DIE PERMEABILITÄTS-PATHOLOGIE

ALS DIE LEHRE VOM KRANKHEITSBEGINN

VON

PROF. DR. HANS EPPINGER

WIEN

MIT 145 GROSSENTEILS MEHRFARBIGEN
TEXTABBILDUNGEN

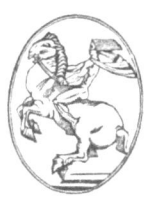

WIEN

SPRINGER-VERLAG

1949

Dieses Werk ging im Jahre 1944 seiner Fertigstellung entgegen, als es der Zerstörung durch Luftangriffe anheimfiel. Der Verfasser übergab dem Verlag im Jahre
1946 ein neubearbeitetes Manuskript zur Herausgabe, hat aber die Fertigstellung
seines Buches selbst nicht mehr erlebt.

Auf Grund der letztwilligen Verfügung des Verfassers hat Herr Privatdozent
Dr. E. Rissel, Assistent der I. Medizinischen Universitäts-Klinik, Wien, die Korrektur besorgt, das Werk selbst aber unangetastet gelassen.

Wien, im Dezember 1948.

Der Verlag.

ISBN-13: 978-3-7091-7725-9   e-ISBN-13: 978-3-7091-7724-2
DOI: 10.1007/978-3-7091-7724-2

Softcover reprint of the hardcover 1st edition 1949

Mit Genehmigung des Bundesministeriums für Unterricht Zl. 6991-I/45

ZUR ERINNERUNG AN

MEINEN SOHN LO

★30. 3. 1917   † 14. 8. 1941

Inhaltsverzeichnis.

Einleitung.

Im peripheren Grenzgebiete, wo Blutkapillare und Parenchymzelle in unmittelbaren Kontakt treten, spielen sich die vitalsten Vorgänge unseres Organismus ab; hier erfolgt der Stoffaustausch zwischen Zelle und den umgebenden Medien — also das eigentliche Leben; dabei wird die einzelne Zelle innerhalb des Gewebes *nicht passiv* ernährt, sondern sie nimmt aktiv an ihrer Ernährung Anteil, indem sie der Gewebsflüssigkeit, von der sie allenthalben umschlossen wird, den für sie erforderlichen Anteil entnimmt. Insofern ist die Ernährung quantitativ als auch qualitativ das Ergebnis einer Zelltätigkeit, wobei die Zelle natürlich auch von der Quantität und Qualität des ihr erreichbaren Nährmaterials — also des Angebotes — abhängig ist, aber keineswegs in der Art, daß sie genötigt wäre, alles aufzunehmen, was und wieviel ihr zufließt. Gleich wie die einzelne Zelle einer Alge aus der Nährflüssigkeit, in der sie lebt, sich nur so viel herausholt, als sie für ihren Lebenszweck braucht, so besitzt auch die tierische Gewebszelle — als Einzelindividuum — inmitten eines zusammengesetzten Organismus *elektive* Eigenschaften, vermöge welcher sie gewisse Stoffe verschmäht, andere aufnimmt und in sich verwertet.

Die Beurteilung dieses Geschehens, speziell die Erforschung der diesen Mechanismus unterhaltenden Triebkräfte, begegnet großen Schwierigkeiten, denn das Terrain, auf dem sich diese Austauschvorgänge abspielen, ist nur schwierig einer direkten Betrachtung zugänglich. Man kommt immerhin zu klareren Vorstellungen, wenn man diesen ganzen Fragenkomplex *nicht nur biologisch, sondern auch morphologisch durch Betrachtung der Gegend, in der diese Austauschvorgänge erfolgen, einer genauen Prüfung unterzieht;* gleichgültig, ob man zum Studium normales oder pathologisch verändertes Gewebe heranzieht, immer stößt man auf dasselbe Gefüge, nämlich die *große Betriebsgemeinschaft „Blut-Kapillarwand-Interstitium-Gewebszelle-Lymphbahn",* was die weitere Erkenntnis beinhaltet, daß überall, wo Substanzbewegungen nach dem Inneren der Zelle oder aus ihr heraus vor sich gehen, *Membranen* eine wichtige Rolle spielen.

Der Vitalist macht es sich leicht, wenn er sagt, daß als Triebkraft der Bewegungsvorgänge die Zelle selbst in Betracht kommt, die durch ihre *Lebenskraft* je nach Bedürfnis Stoffe aus dem Blute aufnimmt und sie wieder abgibt; aber der *starre Vitalismus* ist zusammengebrochen, und so zweifelt heute niemand mehr daran, daß physikalische und chemische Faktoren bei den Lebenserscheinungen mitspielen müssen; selbstverständlich ist man sich auch darüber im klaren, daß bei den Resorptions- und Sekretionsvorgängen noch etwas Besonderes — CLAUDE

BERNARD spricht hier von einem „*vitalen Arrangement*" — in Erwägung gezogen werden muß, das für das lebende Gewebe spezifisch ist. Der *reine Mechanist* hört das nicht gerne, denn belehrt durch die Erfahrung, daß Physik und Chemie oft auch dort noch eine natürliche Erklärung gefunden haben, wo selbst lange Zeit kein Ausweg möglich schien, hoffte auf die Zukunft, die doch vielleicht auch einmal das „*Mysteriöse*" *des vitalen Arrangements* zergliedern wird, und beschränkt sich abwartend auf die Festlegung des Tatsächlichen, während der „*Neovitalist*" den einzig möglichen Mittelweg einschlägt und im Sinne des echten Naturforschers zwar versucht, viele Erscheinungen auf physikalisch-chemischem Wege zu erklären, immerhin aber nicht zurückschreckt, der Zelle ein Prinzip der spezifischen Selektion gegenüber bestimmten Substanzen zuzuerkennen, ungeachtet wie kompliziert auch das Zusammenwirken dieser Faktoren sein mag.

Diese *vitale Eigenschaft der Zelle*, die den Import und Export an Bedarfs- und Abfallstoffen von sich aus regelt, verlegt man vielfach an die Oberfläche der Zelle; nachdem das Wesen der allgemeinen Struktur des Protoplasmas in einer ungeheueren Anhäufung von Grenzflächen zu sehen ist, hängt auch der spezifische Stoffwechsel der Zellen und Gewebe von der Natur der *Membranen* ab; dementsprechend muß auch die Plasmahaut *mehr* sein als eine bloße semipermeable Membran, die nur im Sinne der reinen physikalischen Chemie den gegenseitigen Ionenaustausch kennt *(physikalische Permeabilität)*. Es muß der lebenden Zelle unbedingt eine andere Permeabilität *(physiologische Permeabilität)* zugesprochen werden, die, abgesehen von anderen spezifischen Eigenschaften, auch noch die Fähigkeit besitzen muß, sich gelegentlich *gegen* die Grundprinzipien der semipermeablen Membranen zu wehren, nämlich gegen Diffusion und Osmose; jedenfalls stellt das *Permeabilitätsproblem,* unter diesem Gesichtspunkte betrachtet, eine der Grundlagen aller Lebensvorgänge vor. Der Physiologe hat das schon lange erkannt und sieht in der *spezifischen* Durchlässigkeit vieler Membranen die wichtigste Eigenschaft, die allen lebenden Zellen zukommt, aber mit dem Momente des beginnenden Todes erlischt; geht man von einer solchen Voraussetzung aus und anerkennt dieses Verhalten als etwas Tatsächliches, dann ist damit auch der Beweis erbracht, wie *notwendig es ist, die Grundlagen einer solchen Permeabilitätsbetrachtung auf das Problem der allgemeinen Pathologie zu übertragen.*

Im folgenden bin ich bemüht, unter diesem Gesichtspunkte so manchen krankhaften Prozeß zu prüfen, wobei ich neben der Bedeutung der *Membranen* vor allem auch auf die überragende Stellung der unterschiedlichen *Flüssigkeitsbewegungen* achten will. Vieles, was sich mir dabei als Neuland erwies, ist schon mehr oder weniger richtig von den Humoralpathologen vorausgeahnt worden; jedenfalls steckt in *dieser* alten Lehre so mancher richtige Kern, weswegen ich es begrüßen würde, wenn sich bald eine bleibende *Verbindung zwischen Zellular- und Humoralpathologie* anbahnen ließe, allerdings unter der einzig möglichen Voraussetzung, daß die *neue Säftelehre* einen ebenso gesunden wissenschaftlichen Unterbau erfährt, wie er für die Zellularpathologie schon seit langem erfolgreich errichtet wurde; vielleicht bedeutet meine *Permeabilitätspathologie*, die ebenfalls eine Vereinigung von Zellular- und Humoralpathologie anstrebt, den ersten vorsichtigen Schritt auf diesem schwierigen, aber — wie ich glaube — sehr aussichtsreichen Wege.

Wenn wir über viele krankhafte Geschehnisse, die uns die Klinik gleichsam als Rätsel zu lösen aufgibt, nicht im klaren sind, dann ziehen wir auch das Experiment heran in der Hoffnung, der Pathogenese auf diese Weise näherzukommen. Aber auch der umgekehrte Weg erweist sich aufschlußreich, denn wir werden im Tierexperiment gelegentlich auf Eigentümlichkeiten aufmerksam, die uns vor die Frage stellen, ob nicht Ähnliches auch im kranken Menschen berücksichtigt werden muß. So lehrte uns beispielsweise der bei der Histaminvergiftung zu beachtende Eiweißaustritt ein Krankheitsbild kennen, *das mit einer Kapillarläsion beginnt, in weiterer Folge zu einer allgemeinen Albuminurie ins Gewebe führt und letzten Endes auf einer Permeabilitätsstörung beruht.* Dieser Vorgang ist daher nicht nur ein Vorkommnis im kranken Tierkörper, sondern das Geschehen, das auch vielen Krankheiten des Menschen eigen ist; ja man kann sogar einen Schritt weitergehen und feststellen, *daß die Störung der Kapillarpermeabilität vielfach der ersten Szene im ersten Akte des Dramas „Krankheit" entspricht. In dem Sinne ist für mich die Permeabilitätspathologie auch die Lehre vom Krankheitsbeginn geworden.*

Allgemeiner Teil.

1. Der histologische Aufbau der Betriebsgemeinschaft „Blut-Kapillarwand-Interstitium-Zelle-Lymphbahn".

Wo das Haargefäß aus der Arteriole entspringt, dort beginnt der sogenannte arterielle Kapillarschenkel; in unmittelbarer Nähe dieser Übergangsstelle liegen gelegentlich Zellanhäufungen, die kontraktile Eigenschaften besitzen und so imstande sind, den Zustrom des Blutes zur Kapillare soweit zu drosseln, daß er entweder völlig aufhört oder aber, daß die Erythrozyten zurückgehalten werden und nur noch Plasma vorwärtskommt.

Die Wandungen der Arterien und Venen sind durch eine dreifache Schicht gesichert; etwas Ähnliches läßt sich auch an den Kapillaren feststellen; wir unterscheiden demnach im Kapillarbereiche die *Endothelschicht*, die eigentliche *Kapillarmembran* und die *äußere Hülle*. Der Unterschied zwischen Kapillar- und größerem Gefäß liegt in der Anordnung, bzw. im Ausmaße der Media und Adventitia; sie bilden in den Arterien und Venen mehr oder weniger zusammenhängende und dicke Schichten. Dies kommt zwar der Festigkeit dieses Röhrensystems zugute, behindert aber den Stoffaustausch, der anscheinend im Bereiche der Arteriolen und Venolen auf ein Minimum herabgesetzt ist; anders im Kapillarsystem, hier sind Media und Adventitia nur in Form eines weitmaschigen Netzes angedeutet; *jedenfalls bietet der anatomische Aufbau des Kapillarnetzes die beste Voraussetzung für einen gegenseitigen Säfteaustausch.*

Die Grenze zwischen Kapillare und Vene ist nicht immer leicht zu erkennen, eher ist dies auf der arteriellen Seite möglich; die Muskelhülle vieler Venen ist außerordentlich dünn, oft nur unvollständig angedeutet; in diesem Zusammenhang sei an die Meinung vieler Physiologen erinnert, die im Bereich der Venenanfänge noch mit Austauschvorgängen rechnen.

Das Wesentliche der Kapillare bildet die *Membran*; sie stellt ein zartes Häutchen vor, das aus einem dichten Geflecht von Bindegewebsfibrillen besteht; diese Fibrillen sind zumeist aus Kollagen aufgebaut und entsprechen chemisch fadenförmigen Eiweißmolekülen, die unter Bildung von Nebenvalenzen zu Verzweigungen neigen und so zu Gebilden werden, die sich gegen Zug und Zerreißung sehr widerstandsfähig erweisen. In Berührung mit Wasser quellen die Fibrillen, legen sich noch fester und enger aneinander, so daß ein äußerst dichtes Häutchen entsteht und auf diese Weise *eine gut funktionierende semipermeable Membran wird.* Im Gegensatz zu den *toten Membranen* (ich zähle dazu das Pergamentpapier und so manche andere Membran, die der Physikochemiker verwendet), die nur aus

Kollagenfasern bestehen, stellen *die lebenden Membranen* (wie sie im menschlichen und tierischen Organismus vorkommen) nichts Einheitliches vor, vielmehr haben wir es hier mit einem *Gefüge von festen, gallertigen und sogar flüssigen Substanzen* zu tun; auch handelt es sich dabei nicht um eine unveränderliche Anlage, sondern um Gebilde, die *dauernden* Veränderungen unterworfen sind, so zwar, daß sich das gallertige Bindegewebe bald mehr dem flüssigen, bald mehr dem festeren Zustande nähert. *In dem Sinne stellt die Kapillarmembran, entsprechend ihrer bindegewebigen Zusammensetzung, ein höchst wandlungsfähiges Gebilde vor;* der Wechsel aus dem Gel- in den Solzustand und umgekehrt erstreckt sich nur selten auf die Gesamtmembran, wohl aber haben wir mit *lokalisierten Verflüssigungen* auch schon unter physiologischen Bedingungen gelegentlich zu rechnen.

Gegen das Lumen zu — also an der Innenseite des Kapillarröhrchens — befinden sich die *Endothelien;* sie bilden in allen Blutgefäßen und den meisten Kapillargebieten unseres Körpers ein *geschlossenes Zellhäutchen;* nur in manchen Organen, z. B. in der Leber, Milz, Knochenmark und im Bereiche der inneren Auskleidung der arteriellen Kapillaren im Nierenglomerulus, bilden die Endothelien keinen geschlossenen Zellbelag, sondern die Kapillaren sind mit einem *offenen Deckzellenbelag* ausgestattet. Mit Zwischenstufen dieser Zellanordnung haben wir bei pathologischen Vorgängen stets zu rechnen; tritt an die Kapillare irgendeine Schädigung heran, so können die Endothelien im Bereiche eines geschlossenen Zellbelages auseinanderrücken und anscheinend unter Verkleinerung der einzelnen Elemente zu einer *lochförmigen Lückenbildung* Anlaß geben und so den Austritt von Eiweiß und noch größerer Moleküle ermöglichen. Der Histologe kann durch Versilberung der Kapillaren ihre Zellgrenzen zur Darstellung bringen; finden sich an Stellen, wo sonst das geschlossene Zellhäutchen zur Norm gehört, Lücken, dann spricht man von *Stomata;* fast hat es den Anschein, daß die Kapillaren mit offenem Deckzellenbelag bei einer Schädigung umgekehrt wie die mit geschlossenem Zellgefüge reagieren, also mit Vergrößerung und Näherrücken seiner Elemente.

Das Auseinanderrücken der Endothelien bedeutet anscheinend noch keineswegs eine *Porosität der gesamten Kapillarwand;* auch die Kapillarmembran, der die Endothelien aufsitzen, müßte sich im Sinne einer Umwandlung des Gel- in den Solzustand ändern, was nach dem oben Erwähnten kaum auf Schwierigkeiten stoßen dürfte.

Im Anhang an das eben Gesagte ist auch die Frage zu besprechen, ob die Zellen eines geschlossenen Zellhäutchens durch eine eigene *Kittsubstanz* zusammengehalten werden und so das Auseinanderfallen der Zellschicht verhindern. Diesen Klebstoff stellt man sich manchmal als ein Gel vor, durch das eine Diffusion von mannigfachen Stoffen stattfinden soll; die Grenzflächen, mit welchen die Zellen nebeneinander liegen, sind so raffiniert geformt (leicht gewellt, dabei sich oft überdachend, oft ineinander etwas verschränkt, aber hauptsächlich immer aufeinander passend), so daß selbst Wasser bzw. Gewebsflüssigkeit die Adhäsion der anliegenden Flächen so festigt, daß eine Lockerung der Endothelien kaum in Frage kommt.

Dem Kapillarröhrchen liegen außen ebenfalls Zellen an; sie sind mit feinsten Fortsätzen versehen, die das Lumen der Kapillare umgreifen; manche Morphologen erblicken in diesen Elementen Muskelzellen, andere leugnen die Möglichkeit jeglicher Kontraktionsfähigkeit; diese Elemente werden als *Perizyten* angesprochen, und man stellt sie auf dieselbe Stufe wie die Fibrozyten. Beachtlich ist die Anschauung von Pfuhl;[1] er hält es für wahrscheinlich, daß das Perizytenplasma den dünnen, zwischen den Gitterfasern gelegenen Teil des Grundhäutchens liefert, und zwar in Form einer zähflüssigen Plasmamembran. Wenn die Perizyten in so inniger Beziehung zum Gitterrohr stehen, dann wären sie die Bildner und Ernährer der Membran; diese Annahme würde auch das Verständnis für das Durchwandern von Leukozyten erleichtern, indem die Perizyten für die Unversehrtheit der Membran sorgen. Sind sie vielleicht dafür verantwortlich zu machen, daß sich Öffnungen schließen bzw. Lücken bilden? Ein solcher Standpunkt schließt die Möglichkeit nicht aus, die Perizyten auch als sich kontrahierende Elemente anzusehen.

Die Perizyten können sich unter Einziehung ihrer Fortsätze von ihrer Basis loslösen, sich teilen und sogar die Form von sogenannten *ruhenden Wanderzellen* annehmen; getrennt von ihrem ursprünglichen Verbande sind sie jetzt imstande, Fremdkörper aufzunehmen — also zu phagozytieren; ihre Beziehungen zu den weiter abgelegenen *Fibrozyten* sind nicht geklärt. Über diese Zellen, die für den Entzündungsprozeß von so großer Bedeutung sind, ist viel geforscht worden, wobei man sich hauptsächlich mit der Frage beschäftigte, ob alle diese Variationen nur dem wechselnden Funktionszustand einer noch undifferenzierten Mesenchymzelle entsprechen oder ob es sich bereits um wesensverschiedene Elemente handelt.

Verfolgt man den *allmählichen Übergang der Kapillaren zu den Arteriolen,* wobei man sich vor allem dafür interessiert, was innerhalb der größeren Gefäße die unmittelbare Fortsetzung der Kapillare darstellt, so läßt sich folgendes sagen: Die *Intimazellen* erfahren im Prinzip keine Änderung; mit der Größenzunahme des Gefäßlumens lagert sich zwischen Endothel und Membran eine Schicht ein, die aus eigenartig differenziertem Stützgewebe besteht; die unmittelbare Fortsetzung des Kapillarmembranhäutchens stellt die Elastica interna der Arteriole vor; sie entspricht einer gefensterten Membran und legt sich bei der Erschlaffung des Lumens oder im Zustande der Blutleere in Längsfalten, woraus sich dann die bekannte Schlängelung der Elastica ergibt, wie man dies im histologischen Präparat so häufig an Gefäßquerschnitten beobachten kann; die Elastica gibt mit Orcein eine charakteristische Färbung; diese Reaktion geht beim Übergang in die Kapillarmembran verloren; dadurch, daß ein Teil der der Elastica anliegenden Muskelfasern an der elastischen Membran inseriert, bildet die Elastica bis zu einem gewissen Grade einen Bestandteil der Media.

Die *Media* selbst besteht aus mehreren Lagen glatter Muskelzellen, zwischen denen zarte Bindegewebsfasern und elastische Elemente eingebaut sind. Je mehr sich die Arterie im Aufbau der *Aorta* nähert, desto ausgesprochener büßt die Media die Eigenschaft eines Muskelschlauches ein und wird zu einem bindegewebigen Rohr; in dem Sinne ist es auch gestattet, die Arterien in zwei große Typen zu trennen — in *elastische* und *muskulöse* —, wobei im Grenzgebiete die beiden Typen fließend ineinander übergehen.

Die *Adventitia* verliert sich allmählich in das die Arterien umgebende Binde-

---

[1] Pfuhl: Z. Zellforsch. usw. **20**, 390 (1933).

gewebe; die *Perizyten*, die die äußere Schicht der Kapillaren bilden, entsprechen teils der Media, teils der Adventitia; im Bereiche der Übergänge der Kapillaren zu den präkapillaren Arterien bzw. Venen ist es nicht immer leicht zu entscheiden, ob der betreffende Perizyt schon als glatte Muskelzelle anzusprechen ist oder noch einer Rougetschen Zelle entspricht, wie vielfach die Perizyten auch genannt werden.

Die Unterscheidung in Intima, Media und Adventitia ist auf Grund rein morphologischer Betrachtung erfolgt; dem Biologen ist damit wenig gesagt, weil bei einer solchen Trennung der *Ernährungsfaktor* vollkommen unberücksichtigt bleibt. Viel richtiger erscheint daher eine biologische Unterteilung, die sich ausschließlich an die Ernährung hält; der *innere Anteil* eines Gefäßes ist völlig frei von Vasa vasorum, er benötigt sie auch nicht, weil die Ernährung hier ausschließlich durch Diffusion vom Gefäßlumen aus erfolgt; insofern ist die *innere Schicht* prinzipiell vom *äußeren Anteil* zu trennen. Der Teil, der durch die *Vasa vasorum* seine Nahrung bezieht, ist im Bereiche der Aorta und der größeren Gefäße relativ breit, denn fast der ganze äußere Mediaanteil der Aorta wird so ernährt, während bei den kleineren Organarterien bloß die Adventitia durch die Vasa vasorum versorgt wird; der Rest der Gefäßwandung — und der ist sicher nicht gering anzuschlagen — erhält seine Nahrung auf dem *Wege der Diffusion*.

Den Innenbelag der Kapillaren bilden die *Endothelzellen*; ihre Kerne sind meist leicht zu erkennen, was vom Protoplasma dieser Zellen leider nicht zu behaupten ist, denn ihre Zellgrenzen sind nur schwer darzustellen; nach STRICKER[1] sollen schon unter physiologischen Bedingungen die Endothelien gelegentlich quellen und so zu Änderungen des Kapillarlumens Anlaß geben. VIMTRUP[2] sah auch Fältelung der Endothelzellen. Seiner Ansicht nach sind die Endothelkerne in einer erweiterten Kapillare breit und dünn; bei Verengerung rücken sie näher aneinander und werden dicker, wobei sich ihr Querschnitt der Kreisform nähern kann. Bezüglich des Protoplasmas äußert sich VIMTRUP, daß es bei dilatierten Kapillaren dünner wird: „es löst sich mit sehr unregelmäßigen Konturen in mehrere Ästchen auf, die an der Kapillarwand entlang und besonders rundherum verlaufen; an ihrer Basis zeigen die Ästchen einen deutlich dreieckigen Querschnitt, sie werden platt".

Mit diesem Fragenkomplex hat sich in letzter Zeit besonders NAGEL[3] beschäftigt. Aus seinen sowie aus den Untersuchungen von NIESSING[4] geht wohl eindeutig hervor, wie recht seinerzeit (1864) KÜHNE[5] hatte, als er behauptete, daß auch die Bindegewebszelle ein kontraktiles Protoplasma besitzt; er erschließt dies auf Grund von Veränderungen der Zellform, durch die ein Ineinanderfließen des Plasmas ursprünglich getrennter Zellen oder umgekehrt die Lösung der plasmatischen Verbindung mehrerer Zellen zustande kommt. Zuerst ist dieses Verhalten der Fibrozyten in der Lymphe beobachtet worden, jetzt ist dasselbe auch für die Endothelzellen der Blutkapillaren sichergestellt. *Das Endothelrohr besitzt daher eine aktive Beweglichkeit, die es ihm ermöglicht, das Lumen selbständig zu erweitern oder zu verengern* und so die Gestalt der Kapillarwand in der verschiedensten

---

[1] STRICKER: S.ber. Akad. Wiss. Wien **74**, 213 (1879).
[2] VIMTRUP: Z. Anat. u. Entw.gesch. **65**, 150 (1925).
[3] NAGEL: Z. mikrosk.-anat. Forsch. **42**, 433 (1937).
[4] NIESSING: Arch. exp. Path. (D.) **196**, 473 (1940).
[5] KÜHNE: Protoplasma und Contraktion. Leipzig. 1864.

Weise umzuformen; den besten Beweis, daß die *Kapillarkontraktilität* allein auf einer Endothelwirkung beruht, sieht NAGEL in der Tatsache, daß die Kapillare bei Fehlen der Endothelien nicht mehr in der Lage ist, sich aktiv zu verengern. *Die Endothelzellen können somit an- und abschwellen*, was auf eine Durchlässigkeitsregulierung schließen läßt, die anscheinend weniger den Gesetzen der Osmose unterworfen ist, als vielmehr irgendwelchen aktiven Trieben, die von der Zelle selbst ihren Ausgang nehmen. Man kann sich vorstellen, daß dieser *zelluläre Regulationsmechanismus* bei pathologischen Prozessen — vor allem bei der „Entzündung" — eine bedeutsame Rolle spielen muß.

Manche Endothelzellen besitzen auch die Eigenschaft zu phagozytieren; zuerst hat man diesen Vorgang an den Leberkapillaren beobachtet; bekanntlich besitzen die *Kupfferschen Sternzellen*, die gelegentlich weit in das Lumen der Leberkapillaren vorspringen und schon deswegen eine Sonderstellung beanspruchen, die Fähigkeit, im Blute völlig unlösliche Fremdkörper, zu denen auch die Bakterien zu zählen sind, an sich zu reißen und sie in ihrem Inneren entweder zu speichern oder zu verdauen; sind sie mit solchen Substanzen angereichert, so können sie sich vom Mutterboden loslösen und als freibewegliche Elemente *(Histiozyten)* innerhalb des Blutes auf Wanderung begeben.

Ähnlich den Kupfferschen Sternzellen verhalten sich die *Retikulo-Endothelien der Milz und des Knochenmarkes*; da diese Zellen nicht nur Farbstoffe phagozytieren, sondern auch am intermediären (normalen und pathologischen) Hämoglobin-, Eisen- und Cholesterinstoffwechsel in morphologisch erkennbarer Form beteiligt sind, so sah sich ASCHOFF[1] zur Formulierung des Begriffes eines *retikuloendothelialen Stoffwechselapparates* im Sinne eines anatomisch und funktionell zusammengehörigen Zellsystems veranlaßt.

Morphologisch am besten faßbar sind die Beziehungen dieser Zellen zum Abbau der roten und weißen Blutkörperchen; anscheinend unveränderte Zellen werden von ihnen aufgenommen und unter Vakuolenbildung abgebaut; was für den Fall der roten und weißen Blutkörperchen gilt, hat in entsprechend gleicher Weise auch für andere eiweißhaltige Substanzen Geltung, nicht zuletzt vielleicht auch für das mit der Nahrung aufgenommene Eiweiß. Sicher ist nur, *daß die Retikulo-Endothelien an der Verarbeitung der subkutan oder intraperitoneal aufgenommenen Eiweißkörper beteiligt sind* und daß im Verlaufe dieses Verarbeitungsprozesses charakteristische Verschiebungen in der Eiweißkonzentration im Sinne einer Vermehrung grobdisperser Phasen des Blutplasmas auftreten.

Allmählich hat man erkannt, daß eine solche *phagozytierende Eigenschaft* nicht nur den retikulo-endothelialen Elementen zukommt, sondern daß dazu mehr oder weniger alle Endothelien befähigt sind, nur mit dem Unterschied, daß manche Kapillarendothelien, wie z. B. die Kupfferschen Sternzellen, dies gleichsam hauptamtlich besorgen, während an anderen Stellen unseres Körpers diese Eigenschaft des Endothels nur gelegentlich in Erscheinung tritt.

Wie aus dem beigefügten Schema (vgl. Abb. 1) zu entnehmen ist, erscheint die Blutkapillare zweigeteilt; wir unterscheiden einen *arteriellen und einen venösen Schenkel*, wobei allerdings eine trennende Grenze histologisch nicht zu erkennen

---

[1] ASCHOFF: Erg. inn. Med. **26**, 1 (1924).

ist; auch der Funktion nach fällt es nicht leicht, eine scharfe Scheidung zu treffen; immerhin spricht vieles dafür, daß im arteriellen Schenkel Blutwasser abgepreßt und so ein Flüssigkeitsstrom durch die Kapillarwand in der Richtung gegen das Interstitium gelenkt wird, um schließlich im Bereiche des venösen Kapillarschenkels wieder im Blut zu erscheinen; dementsprechend sind in dem Schema Pfeile eingezeichnet, die die Bewegungsrichtung andeuten. Die Linie A in der Abb. 1 entspricht einer willkürlichen Trennung.

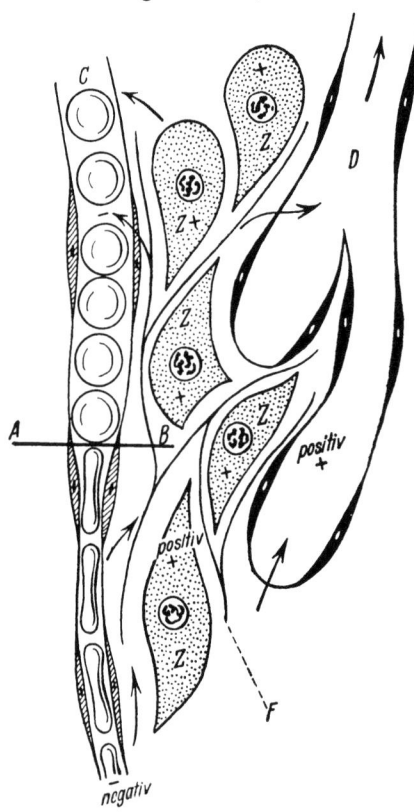

Abb. 1. Schematische Darstellung der Beziehungen zwischen Blut, Gewebsräumen, Parenchymzellen, Bindegewebe und Lymphkapillaren. A—B Grenze zwischen arterieller und venöser Kapillare; C = Blutkapillare (—); D = Lymphkapillare (–); Z = Parenchymzelle (+); F = Bindegewebsfibrille (—).

Unter *Interstitium* verstehen wir jenen Gewebsanteil, der sich an manchen Stellen unseres Organismus, wie z. B. im Bereiche der Subkutis, in beträchtlichem Ausmaße vorfindet, während es an anderen Stellen (vor allem innerhalb der großen Parenchymorgane) nur angedeutet ist und daher vielfach übersehen wird. Das Wesentlichste des Interstitiums ist seine topographische Lage; es ist überall dort zu finden — an manchen Stellen mehr, an anderen weniger reichlich —, wo sich Kapillaren und Parenchymzellen nähern. Diesem Umstande ist es auch zuzuschreiben, *daß die Kapillaren in unserem Organismus nirgends den Parenchymzellen unmittelbar anliegen; immer findet sich zwischen beiden ein Gewebsspalt; die einfachste Form eines Interstitiums bildet eine Schicht, in die bald mehr, bald weniger Bindegewebe eingelagert ist;* soll daher Blutwasser an die Parenchymzelle herangebracht werden, so muß es immer nach Durchtritt durch die Kapillarwand das Interstitium passieren. Da sich ein solches Geschehen oder ein im Prinzip ähnliches Verhalten in mehr oder weniger allen Organen ereignet, erscheint es gerechtfertigt, dies in einem Schema festzuhalten. Die beiliegende Zeichnung veranschaulicht in einfachster Form das Terrain, auf dem die unterschiedlichen Austauschvorgänge innerhalb unseres Organismus vonstatten gehen (vgl. Abb. 2), doch darf man sich nicht vorstellen, daß das im Schema gezeichnete Interstitium ein leerer Raum ist; selbst der Dissesche Raum, wie das Interstitium in der Leber genannt wird, enthält bindegewebige Elemente (argentophile Fasern).

Auch die *Lymphkapillaren* bilden ähnlich den Blutkapillaren ein geschlossenes System, welches mit dem Interstitium ebenfalls nicht in offener Kommunikation steht; es geht daher auch auf Grund histologischer Untersuchung nicht an, *Gewebsflüssigkeit — das ist der ausschließliche Inhalt der Saftspalten —* und Lymphe einander gleichzustellen; die normale Gewebsflüssigkeit betrachte ich im Gegensatz zu DRINKER und FIELD[1] als eiweißfrei oder zum mindesten als außerordentlich eiweißarm, wobei aber ohne Zweifel in bezug auf den Eiweißgehalt hinsichtlich der einzelnen Organe vielleicht gewisse Schwankungen bestehen. Die Gewebsflüssigkeit beansprucht daher gegenüber der Lymphe nicht nur wegen ihrer chemischen Zusammensetzung, sondern auch auf Grund rein theoretischer Überlegungen eine Sonderstellung. Die Lymphkapillaren sind im allgemeinen ähnlich gebaut wie die Blutkapillaren, nur mit dem Unterschied, daß sie zartwandiger sind; es scheint ihnen, soweit man das histologisch beurteilen kann, ein Grundhäutchen zu fehlen, so daß sie *bloße Endothelröhrchen* darstellen, die hauptsächlich nur dann sichtbar sind, wenn sie künstlich oder krankhaft gefüllt sind. In leerem Zustand verschwinden sie im Bindegewebe und sind daher nur schwer zu erkennen. Was von den Blutkapillaren bezüglich ihrer Beziehungen zu den Parenchymzellen gesagt wurde, gilt in veränderter Form auch von den Lymphkapillaren — *an keiner Stelle treten die Lymphkapillaren mit den Parenchymzellen in unmittelbare Berührung*, stets ist auch hier ein Interstitium dazwischengeschaltet (s. Abb. 1 und 2).

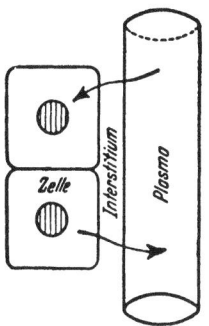

Abb. 2. Einfachstes Schema der gegenseitigen Beziehung von Blut, Interstitium und Zelle.

Eine eigentümliche Stellung nimmt im Rahmen einer solchen Betrachtungsweise das *Bindegewebe* ein; in den großen Parenchymorganen, in denen die epithelialen Elemente überwiegen, finden sich nur entlang der zu- und abführenden Gefäße bzw. Ausführungsgänge und im Bereiche der Kapsel größere Bindegewebszüge. Innerhalb des eigentlichen Interstitiums sieht man nur ganz zarte Bindegewebsfasern, die meist die Eigenschaft einer sogenannten Argentophilie darbieten. Wahrscheinlich flottieren die *argentophilen Fasern* nicht frei im Interstitium, sondern sind nur Teile des Kapillargefüges. Gegensätzlich dazu verhält sich das Bindegewebe an anderen Stellen, z. B. im Bereiche der Haut; die Subkutis besteht vorwiegend aus Bindegewebsfasern, die allerdings die verschiedensten Formen annehmen.

Da Kapillaren und Bindegewebe entwicklungsgeschichtlich zusammengehören und Schädigungen der Kapillarwandung eine große Rolle spielen, erscheint es im Rahmen meiner Permeabilitätspathologie geboten, *Bindegewebe und Kapillare einheitlich zu betrachten*; nur so werden die physiologischen als auch pathologischen Organfunktionen sowohl der Kapillaren wie des Bindegewebes unserem Verständnis etwas nähergebracht.

Um zunächst die *funktionelle Bedeutung des Bindegewebes* besser beurteilen zu können, erscheint es notwendig, eine kurze morphologische Darlegung vorauszuschicken; ich halte mich vielfach an die bekannten Untersuchungen von HUECK.[2] Das Bindegewebe geht aus dem Mesenchym hervor, das einem protoplasmatischen Schwamm entspricht, in dessen Poren sich Gewebsflüssigkeit befindet; in den Knotenpunkten dieses Schwammgerüstes liegen Kerne; eigent-

---

[1] DRINKER und FIELD: Amer. J. Physiol. **47**, 32 (1931); Lymphatics, Lymph and Tissue Fluid. London. 1933.
[2] HUECK: Ziegl. Beitr. **66**, 330 (1920).

liche Zellgrenzen gibt es noch nicht, so daß das ganze Schwammgewebe gleichsam einem großen Syncytium entspricht.

Durch Protoplasmaverdickung innerhalb dieses *mesenchymalen Syncytiums*
kommt es allmählich zu einer Verdickung an den Grenzflächen zwischen Gerüstsubstanz und dem flüssigen Poreninhalt, was an manchen Stellen sogar zu häutchen-
artigen Niederschlagsbildungen bzw. *Membranen* führt. Wird auf diese mesenchymalen Membranen bzw. Grenzschichten in bestimmter Richtung ein Zug oder Druck
ausgeübt, so werden die Membranen in Fasernetze, Faserbündel und in isolierte
Fasern zerlegt. HUECK stellt sich dabei nicht vor, daß die Membranen vielleicht
durch Umwandlung bzw. Verschmelzung von Fibrillen entstehen, sondern umgekehrt — die Membranen sind das Ursprüngliche, aus denen sich sekundär die
Fibrille entwickelt. Der Teil des aus dem Mesenchym entstandenen Häutchens,
der sich nicht in Fasern verwandelt, bleibt eine protoplasmatische Masse — das ist
die sogenannte *Grundsubstanz*. Die aus den Mesenchymhäutchen hervorgehenden
Fasergitter oder Netze bleiben einige Zeit indifferent, doch bald kommt es zu
einer Einlagerung von chemisch wenig identifizierten Substanzen; wahrscheinlich
handelt es sich dabei um Kollagen, bzw. um Vorstufen; färberisch ist das daran
zu erkennen, daß sich jetzt die Fasern intensiver färben und eventuell mit
Silber imprägnieren. Manche Fasern bzw. Grenzmembranen reagieren mit Säurefuchsin oder Orcein, so daß man sogar mit einer Einlagerung von Elastin zu rechnen
hat; kollagene oder elastische Fasern bzw. Membranen bestehen aber an keiner
Stelle aus einer einheitlichen Masse, vielmehr entsprechen sie einem Gemisch von
zwei oder gar mehreren Substanzen. Kollagene und elastische Gebilde sind also
die chemisch noch indifferenten Endprodukte einer gemeinsamen morphologischen Reihe.

Die Umbildung des fetalen Mesenchymnetzes in die Struktur des erwachsenen
Gewebes geht, soweit man das histologisch beurteilen kann, vielfach mit ein-
schneidenden Veränderungen einher: durch frische Einlagerung der Netzmaschen
in die Grenzschichten kommt es einerseits zu einer Vermehrung der Fasern und
anderseits zur Bildung von retikulärem Bindegewebe; in dem einen Fall
kommt es zu einer vollkommenen Ausfüllung der Poren, in dem anderen —
beim retikulären Bindegewebe — zu einer Fibrillenbildung an der Oberfläche des
Protoplasmas.

In die Poren des Syncytiums können sich aus dem mesenchymalen Schwamm-
gerüst Zellen einlagern, z. B. *Blutzellen*; doch ist es nicht angängig, diese Fähigkeit der Blutbildung jeder Form von Bindegewebe zuzuschreiben, man wird sich
vielmehr vorstellen müssen, daß diese Art einer Blutzellenbildung nur dort vonstatten geht, wo sich das Bindegewebe noch einen gewissen fetalen Zustand bewahrt hat. Auch *Phagozyten* können in die Poren einwandern und so zur Bildung
von Makrophagen Anlaß geben; dort, wo sich aus dem Mesenchym adenoides
Gewebe bildet, werden die Maschenräume von Lymphozyten erfüllt; auch für
die *Knorpel-* und *Knochenbildung* muß das syncytiale Zell- und Fasernetz des
Mesenchyms von entscheidender Bedeutung sein.

Weiters können auch *epitheliale Gebilde* von außen in die Poren des Schwammes
einwachsen, wobei dann die Gerüstsubstanz des Mesenchymschwammes einen
zarten Überzug in Form der sogenannten „*Basalmembran*" bzw. der Gitterfasern
um das einwandernde Epithel bildet.

Schließlich können durch Schwund der Zwischenwände, also durch Verschmelzung von Porenräumen, mehr oder weniger zylindrische Röhrennetze — also *Kapillaren* — entstehen; das die Poren begrenzende Schwammgewebe bildet sich zur Gefäßwand, während die die Lichtung der Röhren begrenzenden Anteile des Schwammes, enger aneinandergeschoben, zum geschlossenen *Endothel* werden.

Im fertigen Bindegewebe finden sich die verschiedensten *zelligen Elemente*; vermutlich sind sie alle als unmittelbare Abkömmlinge der Mesenchymzelle anzusehen. Man unterscheidet drei Arten: 1. *Fixe Zellen*, die die faserige oder flüssige Interzellularsubstanz des Bindegewebes erzeugen; sie werden als *Fibrozyten* bezeichnet; sie treten in den Blutgefäßen als Endothelzellen auf. 2. Zellen, die sich durch die Eigenschaft der *Phagozytose*, bzw. durch die Fähigkeit zur *Vitalfärbung* auszeichnen; sie spielen im Abwehrvorgang eine besondere Rolle; man nennt sie *Histiozyten*. 3. Freie, sowohl im Blute zirkulierende, aber auch im Bindegewebe zerstreute Elemente — *Hämozyten*; auch sie sind beim Entzündungsprozeß zu berücksichtigen.

Eine Abart der mesenchymalen Stammzellen, also der Fibrozyten, bilden die sogenannten *Deckzellen der serösen Höhlen*, die früher den Endothelien zugezählt wurden. Im großen Netz erscheinen sie als flach ausgebreitete polygonale Platten. Diese Zellen (früher sprach man von Endothelien) sind nach der gegenwärtig herrschenden Meinung bindegewebiger Natur und bilden als große Bindegewebsflächen die innere Auskleidung der serösen Höhlen. Diese Deckzellen zeigen bei Anwendung bestimmter Reizmittel ein ähnliches Verhalten, wie wir es oben von den Kapillarendothelien beschrieben haben. Unter dem Einflusse von Adrenalin verdicken sich die Netzbalken und verkleinern dadurch die Netzlöcher. Die Verkleinerung ist nicht nur auf einen Formwechsel der Zellen zurückzuführen, sondern auch auf *Quellungsvorgänge* im Faserskelett; damit erscheinen die *Stomata* nicht mehr als präformierte Öffnungen von gleichbleibender Größe, sondern, vom Formwandel der Zellen aus gesehen, als *veränderliche, regulierbare Interzellularspalten*. Jedenfalls sind auch die *Deckzellen — ähnlich wie die Bindegewebsfaser — in der Lage, durch Zunahme ihres Flüssigkeitsbestandes auf die Weite und Beschaffenheit der Bahnen, die sie zu kontrollieren haben, Einfluß zu nehmen*.

Relativ leicht sind die normalen *Bindegewebsfunktionen* zu beurteilen, soweit sie sich mit physikochemischen Methoden erfassen lassen; so kann man folgendes feststellen:

1. *Die kolloidmechanische Funktion.* Das Bindegewebe hat zunächst die Parenchymzellen in ihrem richtigen Verbande zu erhalten (Stützfunktion), dann die unter der Bewegung, z. B. der Muskeln, stets in der Gestalt sich ändernden Komplementärräume zu füllen (Füllfunktion) und schließlich dafür zu sorgen, daß die einzelnen Bewegungen reibungslos vonstatten gehen (Gleitfunktion). Deformitäten werden wieder augenblicklich ausgeglichen; nur normale Kolloide, die das Wesen des gesunden Bindegewebes beinhalten, ermöglichen eine solche ideale Elastizität (Eukolloidalität) (SCHADE[1]).

Nachdem im Kapillarbereiche ein intensiver Flüssigkeitsaustausch stattfindet, muß die Gefäßwand möglichst zart gebaut sein, was gleichbedeutend mit Verminderung der Eigenfestigkeit der Kapillarwandungen ist; damit sich dies nicht bei

---

[1] SCHADE: Molekularpathologie. Dresden. 1935.

jeder kapillären Blutdrucksteigerung ungünstig auswirkt und nicht jede Steigerung des Gewebsdruckes zu einem Kollabieren des Kapillarlumens führt, ist der *federnde Gegendruck des Bindegewebes*, das mit der Kapillarwand verwachsen ist, von großer Bedeutung; also auch hier haben wir es mit einer Stützfunktion des Bindegewebes zu tun; das interstitielle Gewebe, das vielfach wie Faßreifen die Kapillaren umfaßt, erfüllt, ähnlich wie die Tunica media der großen Gefäße, auch in dieser Richtung eine Art Stützfunktion.

2. *Die Funktion der Diffusionsvermittlung.* Da zwischen Organzelle und Blutkapillar Bindegewebe eingeschaltet, ist jeder Stoffaustausch zwischen Zelle und Blut an die Diffusionsvermittlung des Bindegewebes gebunden; nachdem nun die Diffusionsdurchlässigkeit des Bindegewebes von der Beschaffenheit der Bindegewebskolloide abhängig ist, muß sich jede Verminderung bzw. Steigerung der Durchlässigkeit auf die Größe des Stoffaustausches auswirken; *wasserreichere Kolloide sind durchlässiger als wasserarme.*

3. *Die Depotfunktion.* Man darf Laboratoriumsergebnisse biologisch nicht überschätzen, aber immerhin können sie zum Verständnis mancher vitaler Vorgänge von Bedeutung sein; so wissen wir, daß die verschiedenen Eiweißkolloide des Bindegewebes Wasser und Salz speichern; das gilt ganz besonders vom Kochsalz. Schon kleine Änderungen der Gewebsreaktion sind für die Art und Menge des anzureichernden Stoffes entscheidend; unter Säurewirkung schrumpft die Bindegewebsfibrille, während die Grundsubstanz quillt; Alkali verhält sich entgegengesetzt. Klinisch ist es für die Frage der Kochsalzretention von Bedeutung, daß schon eine leichte Gewebsazidose die Menge des von den Bindegewebskolloiden gebundenen Salzes in die Höhe treibt; auch Glykogen und so manche Aminosäure findet sich im Bindegewebe in einer höheren Konzentration als im Blute. Auf Grund solcher Beobachtungen kann man daher wohl mit gutem Grunde den Standpunkt vertreten, *daß das interstitielle Bindegewebe als zwischen Parenchymzelle und Blut eingelagerte Kolloidmasse — gleichsam einer Membran — für den Stofftransport von großer Bedeutung ist.* Gewisse Substanzen bleiben an das Bindegewebe gebunden, andere wieder haben freien Durchtritt in der Richtung zur Zelle; Schade spricht hier von *oberflächenaktiven und -inaktiven Substanzen*; nur Stoffe mit fehlender Haftkraft werden vom Bindegewebe mehr oder weniger festgehalten und dadurch dem durchströmenden Gewebe entzogen, die haftschwachen läßt das Bindegewebe durch. Ausgesprochen haftschwache Stoffe sind der Harnstoff und die Kohlensäure, also Substanzen, die im Stoffwechsel als Ausscheidungsprodukte eine große Rolle spielen; ein Gleiches gilt für die in umgekehrter Richtung wandernden Stoffwechselprodukte der Zelle, nämlich für Traubenzucker und Sauerstoff.

4. *Funktion der Konzentrationsregulierung.* Versucht man die Konstanz der Blutzusammensetzung durch intravenöse Injektion, z. B. einer Säure, zu stören, so stellt sich innerhalb kürzester Zeit wieder das ursprüngliche p_H ein; dieser Ausgleich kann nicht von den Parenchymzellen besorgt werden, sondern nur vom Bindegewebe, zumal die Isoionie des Blutes den physiologischen Sinn hat, die Parenchymzellen durch Darbietung einer praktisch konstant bleibenden Gewebsflüssigkeit vor Gefahren zu bewahren. Man bekommt einen Begriff von dem Ausmaß der Pufferfähigkeit des Bindegewebes, wenn man sich vergegenwärtigt, daß 16% des Gesamtkörpergewichtes eines mageren und erwachsenen Menschen auf

das Bindegewebe entfallen, also ein Mehrfaches des sonst größten Organs, der Leber.

Sehr beachtlich scheinen mir die Beobachtungen von SCHADE, der überall im Bindegewebe zerstreut Vater-Paccinische Körperchen findet und annimmt, daß sie als osmoregulatorische Sinnesorgane die im Bindegewebe vor sich gehenden Ausgleichsvorgänge überwachen.

Überblickt man zusammenfassend die Rolle des Bindegewebes zu den Parenchymzellen in seiner Stoffwechsel- und Speicherfunktion, so erweist sich dieses Durchgangsgebiet als eine wichtige Umschalte- und Regulationsstelle für viele Nahrungsstoffe. *Das zwischen Blutkapillare und Zelle eingeschaltete Mesenchym nimmt aktiven Anteil am intermediären Stoffwechsel*, indem es sich mit Reservestoffen anreichert und so Sorge trägt, daß die Parenchymzellen stets — selbst im Hungerzustand — eine entsprechende Zufuhr von Nährmaterial erhalten können. Sowie der Nerv und der Muskel funktionell zusammengehören, so bildet auch *die Parenchymzelle zusammen mit dem benachbarten Bindegewebe eine vegetative Einheit;* auch diese Erkenntnis wird sich einmal auf die Beurteilung alles Krankhaften auswirken und so die Entwicklung *einer allgemeinen Bindegewebspathologie* ermöglichen.

Die Ernährung des Bindegewebes geht wohl größtenteils auf dem Wege der Diffusion vonstatten. Die Blutgefäße bringen Nahrung in alle Teile des Körpers; durch die dünnen Kapillarwandungen gelangen die Nahrungsbestandteile ins Interstitium und von da an die Bindegewebselemente. Es ist also derselbe Weg, den die Stoffwechselprodukte zur Ernährung der Epithelien benützen, und auch dieselbe Straße, auf der die Stoffwechselschlacken wieder abtransportiert werden. Nachdem ein eigener Stoffwechsel der bindegewebigen Elemente kaum sehr hoch anzuschlagen ist, fungieren die Bindegewebsfasern und ihre Abkömmlinge mehr als *Überträger*, bzw. als eine Art von Membranen für den Gewebsstoffwechsel wie als eigentliche *Verbraucher*; diesem Umstande ist es auch zuzuschreiben, daß Gewebe, wie z. B. die Cornea, der Knorpel, die Innenschicht der Arterien und selbstverständlich auch das Bindegewebe der Subkutis kaum auf eine Ernährung durch Blutkapillaren angewiesen sind. Immerhin erfahren die faserigen Elemente des Bindegewebes gegen ihre Umgebung eine ähnliche Abdichtung wie die Epithelien, die anscheinend auch hier dafür Sorge tragen, daß nicht alles, was sich in der Gewebsflüssigkeit befindet, in die Bindegewebsfaser einzudringen vermag; manchen Substanzen gegenüber öffnet die Bindegewebsfaser gern ihre Grenzschicht, denn wie wäre es sonst zu verstehen, daß sich z. B. in der Subkutis viel mehr Kochsalz findet als sonst in einem Gewebe.

Wenn wir einen Vergleich ziehen zwischen dem feinen Spaltsystem, das z. B. innerhalb der großen Parenchymorgane die Epithelien von den Blutkapillaren trennt, und den größeren Spalten der Stützgewebe, das sich in der Subkutis findet, so handelt es sich in beiden Fällen im Prinzip um dasselbe, nämlich um ein *Spalt- und Porensystem.* Es hat eine gewisse Ähnlichkeit mit dem Wasserleitungssystem der Pflanze, dem bekanntlich die Aufgabe zufällt, Blumen und Blätter mittels eines weitverzweigten Röhrensystems mit Wasser und Salzen zu versorgen. Nun ist aber der *Wassertransport* in einer im Wachstum befindlichen Pflanze ein ganz anderer als in einem alten Baume, bei dem sich das Wasser mühselig durch das Holz durchzwängen muß. Unter ähnlichen Voraussetzungen dürfte sich der Wassertransport auch in unserem Organismus vollziehen; es wird auch für die Gewebsflüssigkeit nicht gleichgültig sein, ob sie sich durch ein jugendliches oder ein alterndes Gewebe bewegt; dementsprechend wird die Flüssigkeitsbewegung innerhalb eines straffen Bindegewebes viel langsamer vonstatten gehen als in einem lockeren oder gar gallertig angelegtem Mesenchym.

Das Interstitium — das so wichtige Poren- und Saftspaltensystem — ist unter normalen Bedingungen, speziell innerhalb der großen Parenchymorgane, histologisch schwer zu erkennen. Viel besser tritt es aber in Erscheinung, wenn sich in ihm pathologische Veränderungen vollziehen, wie z. B. bei der Ansammlung von Ödemflüssigkeit, oder wenn man das Gewebe post mortem in einer sauren Flüssigkeit fixiert; auf jeden Fall muß dem Interstitium — auch schon räumlich und gewichtsmäßig betrachtet — eine große Rolle im Geschehen unserer Organe zugeschrieben werden, denn dieses Poren- und Spaltensystem ist der Sitz der sogenannten *extrazellulären Flüssigkeit.*

Neue Untersuchungen,[1] auf die ich noch des öfteren zurückkommen muß, lassen erkennen, daß die Flüssigkeitsmenge, die das Interstitium füllt, ungefähr 20 bis 24% des Körpergewichtes ausmacht. Dieser Gegensatz erscheint unwahrscheinlich groß, wenn man sich eingesteht, daß ein solches großes System bisher fast unbemerkt geblieben ist. Unser Organismus stellt somit ein *großes Konvolut ineinandergestellter Flüssigkeitsräume* vor; da sich diese Räume verschiedentlich berühren und ihr Inhalt sich in dauernder Bewegung befindet, so bietet sich reichlich Gelegenheit zu *Austauschvorgängen.* Auf der einen Seite bilden diese Geschehnisse einen integrierenden Bestandteil unserer Lebensvorgänge, auf der anderen erwächst daraus die Gefahr, daß dieser Austausch gleichsam über das Ziel schießt und so zu einer vollständigen Angleichung führt; daß das aber nicht geschieht und so die Spezifität der Säfte — solange das Individuum gesund ist und lebt — gewahrt bleibt, dazu sind eigene Vorrichtungen geschaffen; *Membranen,* die die einzelnen Räume von den benachbarten trennen, vollbringen das große Kunststück, daß zwar ein Austausch weitgehend vor sich gehen kann, aber das vitale Interesse immer noch gewahrt bleibt. Hält man sich an solche Vorstellungen, dann möchte man als Morphologe auch gerne etwas über den Aufbau der Grenzschichten oder gar über die Säftebewegung in unseren Geweben erfahren. Hier sind der mikroskopischen Betrachtung Grenzen gesetzt, so daß es schwer fällt, darüber etwas Entscheidendes auszusagen; immerhin muß man sich stets vor Augen halten, daß speziell die Fixation unserer Präparate nur zu leicht zu Fehlschlüssen Anlaß gibt, indem sie etwas vortäuscht, was sich in vivo vermutlich ganz anders gestaltet. Jedenfalls bildet *unser Organismus eine große Symbiose von Kapillaren, Parenchymzellen und Bindegewebe; es kommt dabei zur Bildung einer Unzahl von Membranen und Hohlräumen, was mit den verschiedensten Austauschvorgängen verbunden ist, wobei die Gewebsflüssigkeit das alles miteinander verbindende Prinzip darstellt und wo jede einzelne Flüssigkeit — selbst die in den Zellen — sich in dauernder Bewegung befindet — παντα ρεῖ.*

In diesem einleitenden Kapitel ist es unmöglich, über die Art der Bewegung der Flüssigkeit in den einzelnen Geweben zu sprechen, hier wurde nur das *generelle*

---

[1] Roller: Z. Klin. Med. **136**, 1 (1939).

Wesen hervorgehoben, während im speziellen Teil dieser Zusammenstellung einiges darüber nachgeholt werden kann.

Schließlich noch eine allgemeine Bemerkung: Bei den einzelligen Gebilden, wie sie z. B. im Meerwasser vorkommen, steht die gesamte Zelloberfläche mit der Außenwelt in unmittelbarem Kontakt; die Algen entnehmen dem umspülenden Wasser die zur Ernährung erforderlichen Stoffe und geben die Produkte ihres regressiven Stoffwechsels wieder an das Meerwasser zurück. Histologisch betrachtet, dürfte bei den Algen in bezug auf die Zelloberfläche kein Unterschied bestehen zwischen den Stellen, wo die *Nahrungsaufnahme* erfolgt, und jenen, wo die *Abgabe* geschieht. Bei höheren Protozoen werden diese Stoffe bereits an bestimmte, dazu eingerichtete Stellen aufgenommen, die als „*Mund*" bezeichnet werden, während das von der ganzen Zelloberfläche eindringende Wasser, wahrscheinlich mit den darin gelösten Stoffen, vielfach ebenfalls an bestimmten Stellen der Zelloberfläche mittels sogenannter pulsierender Vakuolen wieder nach außen befördert wird; erst später entwickelt sich daraus die *Kloake*.

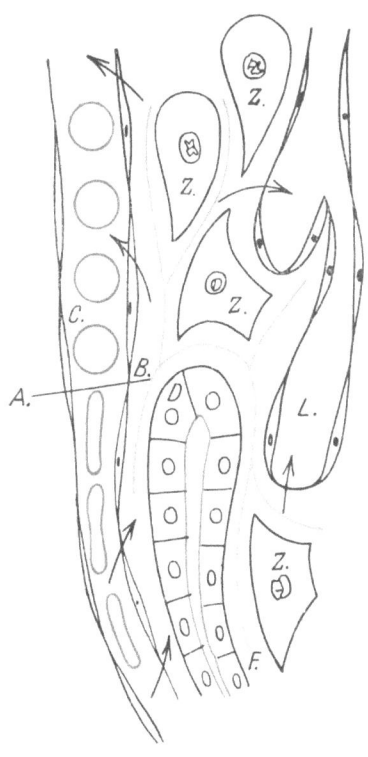

Je mehr aber das Individuum sich dem Wirbeltierorganismus nähert, desto deutlicher tritt allmählich an Stelle der alles umspülenden Außenwelt die Gewebsflüssigkeit, der die spezielle Aufgabe obliegt, die Nahrung an die Zellen heranzubringen, wobei sie sich als Schlepper genau eingehaltener Pfade bedient. Sobald die Nahrung in die Zelle gelangt ist, erfährt sie hier eine weitgehende Änderung; ihre Umwandlungsprodukte werden entweder in der Zelle zurückbehalten, hier verarbeitet und — soweit erforderlich — gespeichert oder als Schlacke an die Gewebsflüssigkeit zurückgeleitet. Alles, was die Zelle nicht braucht, ge-

Abb. 3.   Erweitertes Schema, das die gegenseitige Beziehung der Betriebsgemeinschaft (Blut-Interstitium-Zelle) zu einer Drüse zur Darstellung bringt.

langt über den Blutweg teils in die Lunge, teils in die Niere oder in den Darm zurück, um schließlich den Organismus zu verlassen. Dagegen werden Abbauprodukte, die noch im Dienste unseres Organismus von Bedeutung sind, an Stellen gebracht, wo sie notwendig sind. Bei dieser Arbeitsteilung spielt der Membranfaktor ebenfalls eine entscheidende Rolle, wobei die Hauptaufgabe den zelligen Elementen zugedacht ist. In der Regel deckt sich diese Sonderstellung mit dem histologischen Aufbau einer Drüse, deren Charakteristikum bekanntlich darin besteht, daß ein Großteil des Drüsenepithels mit der Gewebsflüssigkeit in Berührung steht, während ein anderer, meist auch histologisch anders aufgebauter Abschnitt dazu bestimmt ist, die Zellprodukte nebst manchen Stoffwechselschlacken auf einem eigenen Wege (jedenfalls nicht zurück ins Blut) nach außen oder an eine andere Stelle zu bringen. Diese Sonderfunktion des betreffenden Epithels setzt einen außerordentlich fein arbeitenden Mechanismus voraus, an dem sicherlich die die Zellen umschließenden Grenzschichten hervorragend beteiligt sind.

Da die dabei sich abspielenden Geschehnisse sich nur schwer in das oben skizzierte Schema einfügen lassen, habe ich eine neue Versinnbildlichung für diese Vorgänge aufgestellt (vgl. Abb. 3). Die gegenseitigen Beziehungen zur Gewebsflüssigkeit und zur Lymphe sind dieselben geblieben; neu eingebaut ist ein „drüsiges Organ"; die Gewebsflüssigkeit kann in die Drüsenzelle (D) ebenso eindringen wie in eine freie Parenchymzelle (Z), geändert ist nur die Grenzschicht, die am Aufbau des Drüsenführungsganges Anteil nimmt; der Inhalt einer solchen Zelle hat die Wahl, ob er sich mehr in der Richtung zur Gewebsflüssigkeit bewegen soll oder ob er als Sekret den Weg in das Lumen der Drüse nimmt.

Im Schema 1, 2 und 3 fehlt das *Nervensystem*, obwohl es an den Austauschvorgängen ganz sicher lebhaften Anteil nimmt; wenn ich es auch im Schema 3 — das vollständiger sein will — weggelassen habe, so geschah es nicht, weil ich dieses Moment vernachlässigen wollte, sondern um die Veranschaulichung des ohnehin schon komplizierten Getriebes nicht noch schwieriger zu gestalten. An der Wiege jeder biologischen Erkenntnis steht von jeher der Modellversuch; in dem Sinne sollen auch die hier gebrachten Schemen Aufnahme finden; je präziser aber eine Definition, desto leichter auch die Diskussion und Kritik, selbst auf die Gefahr hin, daß das eine oder das andere Detail unserer Bilder eine Änderung erfahren muß.

2. Innerer Kreislauf und seine Betriebskräfte.

Blut, Gewebsflüssigkeit, Zellinhalt und Lymphe kommen entsprechend ihrer topographischen Lage vielfach in innige Berührung, wodurch zu gegenseitiger Fühlungnahme reichlich Gelegenheit geboten ist. Dementsprechend ist es für das Verständnis der eintretenden Resorptions- oder Sekretionsvorgänge von Wichtigkeit, sich über die Geschehnisse zu orientieren, die sich bei der *Berührung heterogener Flüssigkeiten* abspielen, wobei es zunächst gleichgültig ist, ob die aneinandergrenzenden Flüssigkeiten durch eine Membran getrennt werden oder ob sie sich mehr oder weniger schrankenlos berühren. Die damit in Zusammenhang stehenden Fragen bilden den Gegenstand zahlreicher Untersuchungen, die von der *physikalischen Chemie* eine fast restlose Beantwortung erfahren haben; ich kann sie als bekannt voraussetzen.

Die Austauschvorgänge, die sich im lebenden Organismus abspielen, gleichen sich weitgehend an die Gesetze an, die von der theoretischen Chemie aufgestellt werden. In vielen Beziehungen ergeben sich aber *prinzipielle Abweichungen*, die man berücksichtigen muß, wenn man sowohl das normale, als vor allem auch das krankhafte Geschehen im Kapillarbereich verstehen will. Wie bereits im morphologischen Teil betont wurde, muß man auch bei der *biologischen Betrachtung der Austauschvorgänge* von der Tatsache ausgehen, daß sich an keiner Stelle unseres Organismus Blut und Parenchymzelle direkt berühren, sondern daß immer ein Raum — oder richtiger gesagt Bindegewebe — dazwischengeschaltet ist. In dem Sinne hat man auch von einem *Dreikammersystem* gesprochen. Die drei Kammerräume sind: der *Zellraum*, der *Blutraum* und das *Interstitium*; von der Stellung der Lymphe wollen wir zunächst absehen und verweisen im übrigen auf das einfache Schema (Abb. 2). Zwei Scheidewände sehr unterschiedlicher Art trennen in diesem Schema die besprochenen Räume — es sind dies die *Kapillarmembran* und die *Protoplasmawand.* Da sich dieses Dreikammersystem überall dort findet, wo wichtige Stoffwechselvorgänge in Frage kommen, wird man nicht fehlgehen, wenn man in dieser morphologischen Anordnung die beste Voraussetzung für einen idealen Austausch der Nahrungsstoffe und Stoffwechselschlacken erblickt.

Das Prinzip des Dreikammersystems ließe sich in beliebiger Weise erweitern, wenn man alle Gewebsflüssigkeiten und alle Protoplasmaformen in ein solches Schema einzwängen wollte. Dies gilt besonders von der gegenseitigen Beziehung des Protoplasmas zum Kern; durch die schönen Untersuchungen von NIESSING[1] ist jetzt sichergestellt, daß zwischen Kern und Plasma nicht nur gelegentlich Stoffe übertreten, sondern daß hier ein reguläres Austauschsystem besteht. Bei Wasserbedarf im Plasma kann der Kern unter Volumenverringerung einen Teil seines Wassers abgeben und umgekehrt; besonders interessant ist die Schnelligkeit, mit der diese Austauschvorgänge vor sich gehen, und die Tatsache, daß sich ein solcher Wechsel durch körpereigene Substanzen (Azetylcholin oder Adrenalin) beeinflussen läßt; die Kerne können das Sechsfache ihres Volumens an Wasser abgeben bzw. aufnehmen, ohne dabei eine irreversible Schädigung zu erleiden.

Aus einer solchen Betrachtungsweise heraus kommen wir zu der weiteren Erkenntnis, daß *ein dauernder Flüssigkeitsstrom, vom Blute ausgehend, sich durch das Interstitium ergießt, von hier an die Zelle gelangt, um schließlich wieder in das Blut zurückzukehren.* Damit nähern wir uns dem Wesentlichen des ganzen Problems, nämlich der Frage: *Welches sind die Triebkräfte, die die Flüssigkeitsbewegung durch das Interstitium aufrechterhalten* und so die unterschiedlichen Austauschvorgänge überhaupt erst ermöglichen?

Diese Flüssigkeitsbewegung beansprucht auch nominell eine Sonderstellung, weswegen ich hier von einem *inneren Kreislauf* spreche. Selbstverständlich muß innerhalb dieses Kreislaufes eine gewisse Variationsbreite angenommen werden: im Gegensatz zu ruhenden zeigen die in Tätigkeit befindlichen Zellen ein größeres Nahrungsbedürfnis. Auch die Stoffwechselschlacken, die wieder wegtransportiert werden, sind in der Ruhe sowohl in quantitativer wie in qualitativer Hinsicht andere als während der Arbeit.

CARL LUDWIG[2] sah im mechanischen bzw. *hydrostatischen Druck,* der in der arteriellen Kapillare herrscht — nach KROGH[3] schwankt er ungefähr um 12 cm Wassersäule —, den wichtigsten Faktor zur Aufrechterhaltung bzw. Regulierung des inneren Kreislaufes. Damit es nach seiner Ansicht zu einem kontinuierlichen Fließen kommt, müssen in der Richtung der Strömung Druckdifferenzen herrschen. Der Druck im arteriellen Schenkel muß höher sein als der Gewebsdruck und dieser wieder größer als jener im venösen Anteil. Die Triebkraft des inneren Kreislaufes wäre somit nach CARL LUDWIG ausschließlich der *Filtrationsdruck.* CARL LUDWIG kannte nicht den inneren Kreislauf in dem hier dargestellten Sinne und ebenso auch noch nicht die Gewebsflüssigkeit; für ihn ist Lymphe und die Flüssigkeit, die Nahrung den Parenchymzellen anbietet, dasselbe, und dem-

---

[1] NIESSING: Verh. dtsch. anat. Ges. **1938**, 106.
[2] KARL LUDWIG: Lehrbuch der Physiologie, 1. Aufl., II. Bd., S. 142.
[3] KROGH: Kapillaren, 2. Aufl., S. 249. 1929.

entsprechend ist die Lymphe nach der Vorstellung von CARL LUDWIG, wie sie
aus dem Ductus thoracicus fließt, das ausschließliche Produkt des Filtrationsdruckes. Es ist daher verständlich, wenn er sich die Frage vorlegte, welche Änderungen wohl die Lymphe erfahren mag, wenn man den Filtrationsdruck in irgendeiner Weise erhöht oder überhaupt anders gestaltet; im übrigen kannte er das
Wesen der *Ultrafiltration* noch nicht, sonst hätte er sich an dem Eiweißgehalt der
Lymphe gestoßen. Die Filtration, wie sie im Kapillarbereich vonstatten geht,
erfolgt nach seiner Ansicht vielmehr so, wie wenn man eiweißhaltigen Harn oder
Serum durch ein gewöhnliches Papierfilter durchsickern läßt; dementsprechend
wäre jeder Tropfen, der sich aus der Thoracicusfistel ergießt, als ein gewöhnliches
Filtrat anzusehen. Die Quantitäten, die dabei in Frage kommen, bewegen sich
seiner Ansicht nach innerhalb kleinster Dimensionen; *Hydrofiltration* ist somit
nach der Ansicht von CARL LUDWIG das Wesentliche, was die Absonderung
der Lymphe bedingt.

Es bedeutet daher einen Wendepunkt in der Geschichte der Biologie, als man
Membranen kennenlernte, die im Gegensatz zum Filterpapier nicht für Eiweiß
und andere größere Moleküle durchgängig sind, sondern nur für Wasser und
Elektrolyte. Immerhin dauerte es geraume Zeit, bevor sich die Lehre von den
sogenannten *semipermeablen Membranen* auf die Physiologie übertrug und so die
Vorstellung ermöglichte, daß die sogenannte „Lymphe", die unter dem Einflusse
des hydrostatischen Druckes die Kapillarmembran durchsetzt, kein gewöhnliches
Filtrat ist, sondern ein *Ultrafiltrat* darstellt. Die Flüssigkeit, die über das Interstitium zu den Parenchymzellen hinstrebt, müßte demnach, wenn es sich bei
der Passage durch die Kapillarmembran tatsächlich nur um eine Ultrafiltration
handelt, entweder eiweißfrei oder zum mindesten außerordentlich eiweißarm sein.
Leider fehlt dieser Vorstellung von der Bildung eines eiweißfreien Kapillarfiltrates
und damit einer eiweißfreien Gewebsflüssigkeit der experimentelle Beweis —
man theoretisiert zu diesem ganzen Fragenkomplex, aber das Wesentliche fehlt,
denn es ist bis jetzt noch nicht gelungen, wirklich normale Gewebsflüssigkeit in
die Hand zu bekommen. Sicherlich ist die Wahrscheinlichkeit sehr groß, daß die
Verhältnisse so liegen, wie ich es hier vorgebracht habe, aber der Schlußstein zu
dieser so wichtigen Voraussetzung, das die Physiologie und Pathologie in gleichem
Maße interessiert, ist noch nicht gefunden.

Das Problem der Gewebsflüssigkeit hat zuerst STARLING[1] zur Diskussion gestellt und damit vor allem die Anschauung von der *Eiweißfreiheit des Kapillarfiltrates* angebahnt. Er ist so fest davon überzeugt, daß er in dem Fehlen von
Eiweiß innerhalb des Kapillarfiltrates eines der Grundprinzipien für all die Austauschvorgänge sieht, die innerhalb unseres Organismus vor sich gehen. Als
einzige tatsächliche Stütze seiner Anschauung dient ihm der Hinweis auf
zwei Körperflüssigkeiten, die am ehesten Anspruch haben, eventuell als Gewebsflüssigkeit angesprochen zu werden, d. i. der Liquor und das Kammerwasser,
die beide unter normalen Bedingungen fast eiweißfrei sind. Eine neu hinzu-
gekommene Stütze für die Vorstellung von STARLING bedeutet das wichtige
Untersuchungsergebnis von RICHARDS und WEARN,[2] denen es bekanntlich zu-

---

[1] STARLING: Fluid of the body. Chicago. 1909.
[2] RICHARDS und WEARN: Harvey Lectures. 1935.

erst gelang, den Glomerulus zu punktieren und dabei die Eiweißfreiheit dieses Filtrates sicherzustellen.

Obwohl die Starlingsche Lehre zu einer der bestbegründeten Hypothesen zu zählen ist, haben doch DRINKER und FIELD[1] in Verkennung vieler Tatsachen in ihren Darlegungen darauf nicht Rücksicht genommen; ich muß zu ihren Anschauungen Stellung nehmen, denn wenn DRINKER und FIELD recht haben, dann steht die ganze Lehre von der sogenannten serösen Entzündung und in weiterer Folge meine Darstellung von der Permeabilitätspathologie auf schwachen Füßen.

DRINKER und FIELD können sich von der ursprünglichen Anschauung CARL LUDWIGS nicht freimachen. Sie halten noch immer an der Annahme fest, daß das Kapillarfiltrat eiweißhaltig ist und im Prinzip der Lymphe gleichkommt. Als Beweis ihrer Annahme, in dem Eiweißübertritt etwas Normales zu sehen, dient ihnen der rasche Übertritt mancher in das Blut injizierter Substanzen in die Lymphe und dann der hohe Eiweißgehalt der Lymphe selbst. Aus diesen Gründen nehmen DRINKER und FIELD daher an, daß mit Rücksicht auf die Schnelligkeit, mit welcher z. B. Blutkörperchen, Eiweiß und andere Kolloide aus den Blutgefäßen in die Lymphe gelangen, Gewebsflüssigkeit und Lymphe und in vieler Beziehung auch das Blutplasma einen gewissen „approximativen Grad von Identität" besitzen. Ähnlich wie es sich schon CARL LUDWIG vorgestellt hat, soll eiweißhaltige Flüssigkeit durch die Blutkapillarwandung durchsickern, sie soll sich vorübergehend in den Gewebsspalten aufhalten, um dann schließlich durch die Lymphbahnen wieder in das Blut zurückzugelangen. Die Membranen, die das Blut von den Gewebsräumen und diese wieder von der Lymphe trennen, sollen ausschließlich siebartige Gebilde sein, die nur ganz große Moleküle, wie es die Blutzellen sind, zurückhalten, nicht aber kleinere, wie z. B. Eiweißkörper. Zusammenfassend äußern sich die beiden Autoren: „Wir sind der Ansicht, daß die Lymphkapillaren sich wie endothelausgekleidete Gewebsräume verhalten; wenn ein Teilgebiet des Körpers ödematös wird, so ist es fast ebenso leicht für die Ödemflüssigkeit, die Lymphkapillarwandung zu passieren und zur Lymphe zu werden; darnach sind die Lymphkapillaren geschlossene Räume, aber ihr Inhalt ist identisch mit der Flüssigkeit außerhalb derselben. Die Barriere, die durch die Wände dargestellt wird, ist außerordentlich dünn; sie dient nur dazu, um ihren Inhalt in Kanäle zu leiten, aus denen ein Entweichen schwierig ist; es wird somit angenommen, daß die Lymphe und Gewebsflüssigkeit in einem gemeinsamen Reservoir vorhanden sind, zu dem die Blutkapillaren Zuwachs an Flüssigkeit liefern und dieselbe Flüssigkeit durch Resorption wieder entfernen."

DRINKER und FIELD bemühten sich, ihre Lehre durch neue Beobachtungen zu stützen, doch stießen sie dabei auf eine Tatsache, die eher gegen sie sprach und jedenfalls schwer zu erklären war. Komprimiert man nämlich bei einem Hunde, an dessen Hinterbein eine Lymphfistel angelegt wurde, die Vena femoralis, so kommt es zwar zu einer Zunahme der Lymphe, aber der Eiweißgehalt sinkt beträchtlich ab; so enthielt z. B. die Beinlymphe in einer ihrer Versuche um 1 Uhr 15 Min. zunächst 2,25% Eiweiß; wurden jetzt die Venen in der Schenkelbeuge abgebunden, so sank um 3 Uhr 15 Min. der Eiweißgehalt auf 1,26% und um 3 Uhr 55 Min. sogar auf 1,02%. Da man nach der Lehre von DRINKER

---

[1] DRINKER und FIELD: Lymphatics, Lymph and Tissue fluid. Baltimore. 1933.

und FIELD das Gegenteil erwarten sollte, sahen sich die Autoren genötigt, eine Hilfshypothese heranzuziehen; vielleicht — so meinen sie — führt die Drucksteigerung im Venensystem zu einer Änderung der Permeabilität. So paradox es klingt: Drucksteigerung, also Erweiterung des Kapillarlumens, würde nach DRINKER und FIELD zu einer Abdichtung der Membran führen!

Ähnlich schwer fällt den beiden Autoren die Erklärung für folgenden von ihnen erhobenen Befund: Aus der Beinlymphfistel tropft während der Ruhe eine eiweißreiche Flüssigkeit; läßt man aber das Bein Bewegungen ausführen, wobei man sich gut vorstellen kann, daß jetzt der Kapillardruck ansteigt, nimmt zwar die Lymphmenge zu, aber gleichzeitig sinkt der Eiweißgehalt ab.

KROGH, wohl der beste Kenner auf dem Gebiete der Kapillarphysiologie, nimmt in seiner bekannten Darstellung zu den Untersuchungen DRINKER und FIELD kaum Stellung, nach wie vor vertritt er den *alten Starlingschen Standpunkt, daß die normale Kapillare für Eiweiß nicht durchgängig ist;* nur an einigen Stellen, z. B. in der Leber und Milz, kann vielleicht etwas Eiweiß die Kapillarwandung passieren; jedenfalls rechnet KROGH bei all seinen Überlegungen mit *Eiweißfreiheit oder zum mindesten mit einer außerordentlichen Eiweißarmut der Gewebsflüssigkeit.*

In einer seiner letzten Darstellungen der serösen Entzündung hat RÖSSLE[1] die Möglichkeit eines physiologischen Eiweißdurchtrittes durch die normale Kapillarwand diskutiert. Er frägt sich, wie die Parenchymzelle zu einer Eiweißnahrung gelangen könne, wenn dies nicht in Form eines Plasmaübertrittes geschieht? Demgegenüber ist zu betonen, daß auch das Blutwasser, also das Ultrafiltrat des Plasmas, nicht nur Traubenzucker, sondern auch entsprechende Mengen an Aminosäuren enthält; beim hepatorenalen Symptomenkomplex kann es sogar zu einer ganz beträchtlichen Zunahme der Aminosäuren im Blutwasser kommen. Da die Leber als die Hauptbildungsstätte des Harnstoffes anzusehen ist, ist sie ganz besonders auf die Zufuhr von Aminosäuren angewiesen; insofern hat RÖSSLE recht, wenn er in diesem Zusammenhang mit der Möglichkeit eines physiologischen Eiweißübertrittes in das Leberinterstitium rechnet. Demgegenüber möchte ich auf die phagozytierende Eigenschaft der Kupfferschen Sternzellen verweisen, die nicht nur Hämoglobin, sondern auch verschiedene Eiweißmoleküle in sich aufnehmen und deren Abbauprodukte den Leberzellen zwecks Harnstoffbildung, bzw. Aufbau von Zellmaterial zur Verfügung stellen; andere Organe sind viel weniger oder nur gelegentlich auf eine Stickstoffzufuhr angewiesen. Der Bau ihrer Endothelien ist auch kaum mit dem der Kupfferschen Zellen zu vergleichen, die nicht nur gelegentlich, sondern anscheinend, vielleicht entsprechend der Nahrungszufuhr, Eiweißmoleküle (altes Eiweiß?) in sich aufnehmen, es hier abbauen und so den Leberzellen Stickstoff zur Verfügung stellen.

Anerkennt man den Starlingschen Standpunkt, dann erheben sich auch Bedenken gegen die Bezeichnung „Filtrat"; zu leicht wird man verleitet, hier an ein Hydrofiltrat zu denken, während es sich in Wirklichkeit doch nur um ein „Ultrafiltrat" handeln kann; dementsprechend wurde von mancher Seite statt der alten Bezeichnung das Wort *Transsudat* in Vorschlag gebracht, ob zu

---

[1] RÖSSLE: Virchows Arch. **311**, 252 (1943).

Recht oder nicht, möchte ich dahingestellt sein lassen; ich bevorzuge die Bezeichnung *Ultrafiltrat*.

Wie steht es nun mit der Lymphe, da ich doch im Sinne von STARLING betont habe, daß Lymphe und Gewebsflüssigkeit nicht gleichzusetzen sind? Soweit man aus den histologischen Untersuchungen entnehmen kann — das ist von mir auch im 1. Kapitel ausdrücklich betont worden —, bestehen zwischen den interstitiellen Räumen und den Anfängen der Lymphbahnen keine offenen Verbindungen; die *Anfänge der Lymphkapillaren sind blind endigende* — also geschlossene — Saugröhrchen, die ebenso verschieden tief in das Gewebe hineinreichen, wie es von den arteriellen und venösen Blutkapillaren her bekannt ist (vgl. Abb. 1 und 3). Auf Grund dieser histologischen Befunde, die seit den Arbeiten von MACCALLUM[1] allgemein anerkannt werden, müssen wir daher der Lymphflüssigkeit unbedingt eine Sonderstellung gegenüber der Gewebsflüssigkeit einräumen. *Die Lymphkapillaren stellen ebenso ein geschlossenes System dar wie die Blutkapillaren, bei denen dies nie bezweifelt wurde.* Schon aus rein morphologischen Gründen ist es daher unrichtig, wenn Gewebsräume und Lymphkapillaren gleichgestellt werden; dasselbe gilt auch von den Beziehungen der Lymphkapillaren zu den Parenchymzellen; nur Räume, in denen Gewebsflüssigkeit fließt, treten unter normalen Bedingungen unmittelbar an die Parenchymzellen heran, dagegen kommen die Lymphkapillaren an keiner Stelle mit den Parenchymzellen in direkte Berührung. Dies gilt z. B. ganz besonders von der Leber und der Niere. Lymphkapillaren finden sich in der Leber überhaupt nur im Bereiche der Azinusperipherie, der Azinus selbst ist frei von Lymphkapillaren; das, was als Dissesche Räume angesprochen wird, sind Saftspalten, in denen sich nur Gewebsflüssigkeit bewegt, nicht aber Lymphe. Jedenfalls wollen wir an der Tatsache festhalten, daß *Blut- und Lymphkapillaren* — zwei außerordentlich große und weit verbreitete Systeme — sich in engster Nachbarschaft befinden, beide von Gewebsflüssigkeit umspült werden, in das Interstitium eingebaut sind, aber an keiner Stelle die Parenchymzellen unmittelbar berühren.

Die Stellung des Blutkapillarsystems für den Flüssigkeitsaustausch ist bekannt, welches ist aber die Funktion des Lymphkapillarsystems? Es läßt sich darüber einiges aussagen, nachdem man auf bekannte Tatsachen verweisen kann; so ist z. B. durch zahlreiche Experimente sichergestellt, daß das Lymphsystem die Gewebsräume von fremden Bestandteilen befreit. Injiziert man subkutan, also ins Interstitium, z. B. *Tusche*, so erfolgt der Abtransport der Tuschpartikel nicht auf dem Wege des Blutkapillarsystems, sondern durch die Lymphkapillaren; dasselbe gilt, wenn man Tusche in das Interstitium eines Parenchymorgans injiziert. Nichts liegt daher näher, als sich die Frage vorzulegen, ob nicht dem Lymphsystem vielleicht die Aufgabe zufällt, eine Art *Reinigung der Gewebsräume* zu besorgen; da dies nicht nur von der Tusche, sondern von zahlreichen Substanzen ähnlicher Teilchengröße gilt, so kann man wohl mit der Tatsache rechnen, daß die meisten in die Gewebsräume eingedrungenen Fremdkörper schließlich eine Beute der Lymphkapillaren werden. Die betreffenden Substanzen gelangen aus den Lymphkapillaren in die größeren Lymphgefäße und werden schließlich von den regionären Lymphdrüsen festgehalten.

---

[1] MACCALLUM: Arch. Anat. usw. 1903; Bull. Hopkins Hosp., Baltim. 1903, 1.

Es ist klar, daß solche Beobachtungen die Frage anregten, ob sich diese „reinigende Funktion" des Lymphsystems nicht auch gegen körpereigene Substanzen, also auch gegen Eiweiß richtet, das vielleicht fälschlicherweise ins Interstitium übergetreten ist. Zunächst war dies nur eine Vermutung, aber es liegen jetzt mehrere Beobachtungen vor, die sich zugunsten einer solchen Annahme verwerten lassen. So ist z. B. folgendes bekannt: Injiziert man einem Lymphfisteltier subkutan 10 ccm Pferdeserum, so läßt sich bereits 40 Minuten später Pferdeeiweiß mittels Präzipitation in der Lymphe nachweisen, während der Nachweis im Blute erst nach drei Stunden gelingt. Auch Versuche von DRINKER und FIELD lassen sich im selben Sinne verwerten; sie injizierten einem Lymphfisteltier subkutan Eiweiß und konnten bereits nach kurzer Zeit eine beträchtliche Zunahme im Eiweißgehalt der Lymphe sicherstellen; dasselbe gilt auch von bestimmten Farben. Injiziert man z. B. subkutan Farbstoffaufschwemmungen, deren Molekulargröße der des Eiweißes nahekommt, so werden die injizierten Farben immer nur von den Lymphendothelien phagozytiert und nur auf dem Wege der Lymphkapillaren weggeschafft, während die Blutkapillaren sich mehr oder weniger indifferent verhalten. Im selben Sinne sind auch Histaminversuche zu verwerten, auf die ich in einem der folgenden Kapitel zu sprechen komme. Jedenfalls kann man auf Grund des Vorgebrachten die Vorstellung vertreten, daß das *Lymphgefäßsystem unter anderem auch dazu dient, das Interstitium von hochmolekularen Substanzen zu reinigen*, falls sie in unphysiologischer Weise in die Gewebsräume gelangt sind. Bewahrheitet sich eine solche Vorstellung, dann ist sicher auch mit der Möglichkeit zu rechnen, daß das Lymphsystem bei einem Übertritt von Plasmaeiweiß ins Interstitium nicht inaktiv bleibt, sondern sich an der Beseitigung desselben wesentlich beteiligt. Obwohl ich den prinzipiellen Standpunkt vertrete, daß das sogenannte „Ultrafiltrat" unter normalen Umständen eiweißfrei oder zum mindesten sehr eiweißarm ins Interstitium gelangt, so existiert anscheinend doch eine Art *Sicherungsvorrichtung*, die die interstitiellen Gewebsräume vor einer pathologischen Eiweißanreicherung schützt; insofern könnte dem Lymphsystem auch in dieser Richtung eine pathophysiologische Bedeutung zugebilligt werden.

Zwecks Klarstellung der gegenseitigen Beziehungen zwischen Blut, Lymphe und Gewebsflüssigkeit wäre zunächst die Frage aufzuwerfen, *welche Kräfte dafür verantwortlich zu machen sind, daß sich die im Interstitium befindliche Flüssigkeit überhaupt bewegt und so den Transport der unterschiedlichen Nahrungsstoffe ermöglicht.* Bekanntlich hat CARL LUDWIG für das Durchsickern von Blutflüssigkeit durch die Kapillaren *nur* den mechanischen Druck, der im kapillaren System herrscht, als wesentlich angesehen; daß dieser Druck, dessen Erhaltung vor allem durch die Triebkraft des Herzens und durch den tonisierenden Zustand der Gefäße besorgt wird, tatsächlich besteht, unterliegt keinem Zweifel, ebensowenig die Erkenntnis, daß ein Versagen des Kreislaufes und die dadurch bedingte Änderung der Druckverhältnisse zur Ursache schwerer Störungen in der Flüssigkeitsbewegung werden kann; sicher ist aber dieses *rein mechanische Moment* nicht das allein Entscheidende.

Es müssen daher neben den mechanischen Kräften auch noch *physikalischchemische Faktoren* für den Flüssigkeitsaustausch in Betracht gezogen werden. Zunächst glaubte man durch *Osmose und Diffusion* dies allein erklären zu können.

Daß aber die Osmose nicht allein ausschlaggebend sein kann, hat schon vor vielen Jahren HEIDENHAIN[1] dargetan; er injizierte in Darmschlingen hyper- und hypotonische Kochsalzlösungen, die beide in gleicher Weise resorbiert wurden, was unmöglich wäre, wenn es sich bei dem Flüssigkeitsaustausch, wie er in unserem Körper an verschiedensten Stellen zu beobachten ist, nur um osmotische Kräfte handeln würde. Eine osmotische Kraft, wie sie eventuell von Kristalloiden ausgeübt wird, kommt auch schon deswegen nicht allein in Betracht, weil die Kapillarwände semipermeable Membranen darstellen und eine durch Kristalloide bedingte Druckdifferenz nur zu bald auf Null absinken würde; *osmotisches Gleichgewicht bedeutet aber Verlust jeglicher physikalisch-chemischer Triebkraft, bzw. jeder Flüssigkeitsbewegung — also baldigen Tod.*

Wir brauchen daher als Triebkraft des inneren Kreislaufes etwas, was *einen bleibenden Druck* bzw. *Zug* ausübt; da sich ein solcher nur dann physikalisch-chemisch verwirklichen läßt, wenn die dazwischengeschaltete Membran für gelöste Teilchen impermeabel ist, so richtet sich unsere Aufmerksamkeit zunächst auf die Beschaffenheit der Kolloide.

Das große Verdienst, die osmotische Kraft der Eiweißkörper richtig erkannt zu haben, gebührt THOMAS GRAHAM (1861); STARLING übertrug dann (1896) diese Erkenntnis auf die Physiologie und *zeigte an Hand* folgenden Versuches die Bedeutung der Eiweißkörper für die Flüssigkeitsbewegung im tierischen Organismus: er durchströmt zuerst eine Extremität mit physiologischer Kochsalzlösung; wird der Versuch entsprechend lange durchgeführt, so kommt es zu einem Ödem des Beines, ersetzt man aber die Durchströmungsflüssigkeit — also die physiologische Kochsalzlösung — durch eine Flüssigkeit mit entsprechendem Eiweißgehalt, so verschwindet binnen kurzer Zeit das Ödem. Selbst wenn man in das Unterhautzellgewebe eine hypertonische Kochsalzlösung injiziert und so an der Injektionsstelle eine beträchtliche Schwellung erzeugt, läßt sich auch dieses Ödem beseitigen, falls die betreffende Extremität mit Serum durchströmt wird; Kochsalz und Wasser werden vom Eiweiß des Blutplasmas angezogen, was wohl am besten beweist, *daß die wasseranziehende Kraft des Serums weniger auf dem osmotischen Druck beruht, als vielmehr auf der Gegenwart von Kolloiden;* selbst wenn man den osmotischen Druck der Durchströmungsflüssigkeit durch Zusatz von Salzen beträchtlich erhöht, läßt sich eine Wasserretention innerhalb des Unterhautzellgewebes nicht verhindern; im Gegenteil, es kommt meist zu einem noch stärker ausgesprochenen Ödem. STARLING zog daher den für die ganze Biologie so bedeutsamen Schluß, *daß die Anziehungskraft der Serumeiweißkörper für den Flüssigkeitsaustausch innerhalb des Organismus maßgebender ist als ein hoher osmotischer Druck,* der eventuell von verschiedenen Kristalloiden ausgeht, allerdings *immer unter der Voraussetzung, daß die Kapillarmembran an der Grenze zwischen Blut und Interstitium semipermeabel bleibt,* also Eiweißkörper nicht durchläßt. STARLING leugnet keineswegs die Bedeutung des hydrostatischen Druckes, um noch einmal auf das mechanische Moment zurückzukommen, im Gegenteil, er legt ganz im Sinne von CARL LUDWIG darauf größtes Gewicht, denn er betont mehrmals, daß *die Flüssigkeitsbewegung der Hauptsache nach auf ein Wechselspiel zwischen der wasseranziehenden Kraft der Kolloide und dem hydrostatischen Kapillardruck zurückzuführen*

---

[1] HEIDENHAIN: Pflügers Arch. 1888, Suppl. 43.

sei. Sicherlich trifft STARLING das Richtige, wenn er Hämodynamik *und* onkotischen Druck für den Flüssigkeitsdurchtritt durch die Kapillarmembran, also die Kombination beider Faktoren in den Vordergrund drängt; mit der Hämodynamik allein kommt man ebensowenig **vorwärts**, wie **wenn** man sich nur auf die Onkodynamik festlegt. Diesen Vorwurf möchte ich auch STURM[1] gegenüber erheben, der nur das Mechanische sieht und nicht das Physikalisch-Chemische. Er geht von folgender Beobachtung aus: Betrachtet man mikroskopisch ein längeres Kapillargefäß, so zeigen sich dauernd Schwankungen im Lumen; STURM sieht nun in diesen Änderungen des Kapillardurchmessers das wesentliche Moment, das für den Durchtritt von Gewebsflüssigkeit ins Interstitium von Bedeutung sein soll; er greift auf Gesetze der Hydrodynamik zurück, die sich auf die Flüssigkeitsbewegung in Röhren mit wechselndem Querschnitt beziehen; wo sich in einer Glasröhre, durch die Wasser fließt, eine weite Stelle findet, ist der Seitendruck größer als an engen; das ist am besten zu erkennen, wenn man in solche Röhren kleine Löcher bohrt. An engen Stellen wird Luft eingesaugt, an weiten spritzt Flüssigkeit heraus; soweit es gestattet ist, Modellversuche überhaupt auf die Biologie zu übertragen, könnte man daraus den Schluß ableiten, daß *sich im Bereiche einer Kapillarerweiterung entsprechend dem erhöhten Seitendruck der Flüssigkeitsdurchtritt günstiger gestalten dürfte als an engen Stellen.* Anläßlich der Besprechung des *peristatischen Zustandes* im Sinne von RICKER (Pathologie als Naturwissenschaft) werde ich auf die Untersuchungen von STURM noch einmal zurückkommen. Um Verwechslungen zu vermeiden, hat man auch die Bezeichnung „osmotischer Druck" als Kriterium der wasseranziehenden Kraft des Eiweißes vielfach fallen gelassen und an dessen Stelle einen neuen Namen in Vorschlag gebracht; FARKAS[2] spricht von einem *Kolloiddruck.* SCHADE prägte das Wort: *onkotischer Druck.*

Eine Erweiterung bzw. eindeutige Bestätigung der Starlingschen Anschauung über die an der Kapillargrenze stattfindende Flüssigkeitsbewegung bedeutet eine Versuchsanordnung, wie sie SCHADE[3] angegeben hat. Sicherlich handelt es sich dabei nur um einen Modellversuch, der sich aber wegen seiner Einfachheit sehr eignet, uns die Geschehnisse, die sich innerhalb des menschlichen Kapillarbereiches abspielen, deutlich vor Augen zu führen. SCHADE geht von der bekannten Annahme aus, daß die Kapillaren physikalisch-chemisch Röhrchen aus zur Dialyse geeignetem Material darstellen, d. h. sie lassen Wasser und alles echt Gelöste durch, verhindern aber im Normalzustand den Übertritt von Eiweißkörpern. Verwendet man nun aus solchem Material gebaute Röhrchen (vgl. Abb. 4), von denen das eine (A) mit kolloidfreier, das andere (B) mit kolloidhaltiger Flüssigkeit durchspült wird, so kann man entsprechend den eingezeichneten Pfeilen folgende Wasserströmung erschließen. Der mechanische Strömungsdruck nimmt entsprechend der Reibung von Rohrstrecke zu Rohrstrecke ab, während der onkotische Druck das gegenteilige Verhalten zeigt. Da in einer Röhre, in der eiweißhaltige Flüssigkeit strömt, beide Kräfte — hydrostatischer Druck und onkotischer Druck — unter gewissen Bedingungen Gegenspieler sind, so muß man schließlich im Röhrchen an eine Stelle gelangen, wo sich diese beiden Kräfte gegenseitig aufheben. Der Endeffekt ist, daß vor dieser Stelle wegen des Über-

---

[1] STURM: Z. exper. Med. **112**, 78 (1943).
[2] FARKAS: Eiweißkörper des Blutplasmas, S. 165. 1938.
[3] SCHADE: Z. Klin. Med. **108**, 581 (1928).

wiegens der mechanischen Auspressung die durch die Wand erfolgende Strömung nur in der Richtung nach außen erfolgt, während hinter dieser Stelle zufolge des weiteren Absinkens des hydrostatischen Druckes die anziehende Kraft der onkotisch wirksamen Eiweißkörper mehr und mehr in den Vordergrund tritt; das muß dann zur Folge haben, daß die vorher ausgetretene, außerhalb des Röhrchens liegende Flüssigkeit von dem im Röhrchen strömenden Serum wieder in das Lumen zurückgezogen wird.

Auch dem im Interstitium befindlichen Bindegewebe, das teils als Basalmembran, teils als lockeres Retikulum zwischen Blut und Parenchymzelle eingebaut ist, muß eine Art onkotischer Zug zugebilligt werden, denn es reißt als gleichsam kondensiertes Eiweiß ebenso Wasser und Kristalloide an sich wie die Plasmaeiweißkörper innerhalb der Kapillaren. *Jedenfalls ist auch dem inter-*

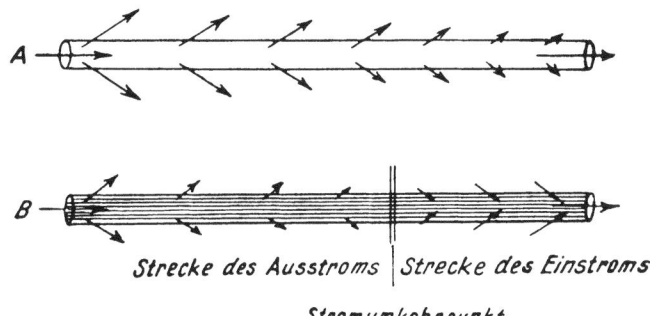

Strecke des Ausstroms | Strecke des Einstroms

Stromumkehrpunkt.

Abb. 4. Richtungsumkehr der Dialysierströmungen als gesetzmäßige Erscheinung über einer Letztstrecke kolloiddurchströmter Kapillaren beim „Sichauslaufenlassen" des mechanischen Strömungsdruckes (Spezialverhalten der kolloiddurchströmten Kapillare B im Gegensatz zur kolloidfrei durchströmten Kapillare) (nach SCHADE).

stitiellen Bindegewebe eine wichtige Rolle bei der Fortbewegung des inneren Kreislaufes zuzubilligen.

Vergleicht man die Zeichnung von SCHADE mit meinen Schemen (Abb. 1 u. 3), die ebenfalls den Flüssigkeitsaustausch an der Grenze zwischen Kapillare und Gewebe veranschaulichen, so ergeben sich weitgehende Analogien. Wenn es überhaupt gestattet ist, Modellversuche auf die Geschehnisse im lebendigen Organismus zu übertragen, so könnte man behaupten, daß es zur Erklärung der hier tatsächlich stattfindenden Austauschvorgänge gar nicht notwendig ist, irgendwelche vitale Kräfte heranzuziehen, da wir unter Zuhilfenahme rein physikalischchemischer Kräfte vollkommen unser Auskommen finden. Darnach würde sich also der Vorgang an der Kapillargrenze entsprechend unserem Schema ungefähr folgendermaßen gestalten: *Im Bereiche des arteriellen Kapillarschenkels wird Blutwasser (das eiweißfreie Ultrafiltrat) durch die semipermeable Membran auf ausschließlich hydrodynamischem Wege durchgepreßt; die so entstandene eiweißfreie Flüssigkeit gelangt mit Unterstützung der Zugkraft, die vom Bindegewebe ausgeübt wird, zunächst in das Interstitium und kann von hier aus durch den onkotischen Druck, der vom Blute im Bereiche des venösen Kapillarschenkels ausgeübt wird, wieder rückresorbiert werden.* Die Rückkehr der Gewebsflüssigkeit ins venöse Blut erfolgt um so leichter, weil sich hier einerseits der hydrostatische Druck bereits weitgehend erschöpft und anderseits der onkotische Druck im Plasma entsprechend der Eiweißeindickung zugenommen hat.

Zunächst glaubte man an einen unbedingten Zusammenhang zwischen Eiweißkonzentration und Kolloiddruck; bald stellten sich aber Unstimmigkeiten heraus. Jetzt wissen wir, daß das Wesentliche, das den onkotischen Druck bestimmt, nicht der absolute Eiweißgehalt ist, sondern die *Beschaffenheit der einzelnen Eiweißkörper im Plasma*. Fibrinogen übt z. B. überhaupt keinen meßbaren Kolloiddruck aus; diesem Umstande ist es auch zuzuschreiben, warum es gleichgültig ist, ob man zur Ermittlung des onkotischen Druckes Plasma oder Serum verwendet; anders liegen die Verhältnisse beim Albumin und Globulin, allerdings mit dem großen Unterschied, daß das Albumin einen viel höheren onkotischen Druck ausübt als das Globulin; eine 1%ige Albuminlösung entspricht einem Kolloiddruck von 7,9 cm Wassersäule, während eine 1%ige Globulinlösung nur einen Druck von 1,3 cm Wassersäule ausübt; auch diese Werte sind nicht ohne weiteres auf das Serum zu übertragen, denn Albumin und Globulin beeinflussen sich gegenseitig. Dementsprechend geht es nicht an, aus der arithmetischen Summe von Albumin und Globulin den kolloidosmotischen Druck zu errechnen; immerhin kann man sagen, daß steigender Albumingehalt des Serums den onkotischen Druck erhöht und umgekehrt die wasseranziehende Kraft des Serums mit der Erhöhung des Globulingehaltes bei entsprechender Abnahme der Albumine sinkt. *Die Eiweißzusammensetzung des Blutplasmas nimmt somit bestimmenden Einfluß auf die Austauschvorgänge im Kapillarbereich;* jede relative Erhöhung des Globulinwertes bedeutet eine Verlangsamung des Austausches, jede relative Zunahme des Albuminwertes eine Beschleunigung in der Bewegung der Gewebsflüssigkeit.

Der onkotische Druck, der vom Blute auf die Umgebung — also in unserem Falle auf die Gewebsflüssigkeit im Interstitium — ausgeübt wird, ist auch von der Beschaffenheit der trennenden Membranen abhängig; so hat z. B. KROGH bzw. DEL BAERE[1] gezeigt, daß man mit Membranen verschiedener Porenweite auch an ein und demselben Substrat verschiedene Werte erhalten kann. Membranen mit großer Porenweite sind geeignet, eher den onkotischen Druck herabzusetzen und umgekehrt. Darnach muß man wohl annehmen, daß eine Kapillare, die von einem Schaden betroffen und dementsprechend zu einem gröbermaschigen Gebilde umgewandelt wurde, die Rückresorption ungünstiger gestaltet. Eine Verminderung des onkotischen Druckes ist auch zu gewärtigen, wenn sich Eiweiß auf beiden Seiten der Membran befindet. Würden wir z. B. in ein Osmometer, das mit Flüssigkeit von bekanntem osmotischem Druck gefüllt ist, in das Außengefäß nicht Wasser, sondern ebenfalls eine Eiweißlösung geben, so verhält sich der Kolloiddruck ganz anders; er kann bis *auf Null absinken*, wenn sich auf beiden Seiten der Membran dieselbe Eiweißkonzentration befindet, und kann sogar negativ werden, wenn in das Osmometer z. B. nur Globuline und außen nur Albumine eingefüllt sind. Überträgt man die Ergebnisse einer solchen Versuchsanordnung auf das biologische Geschehen, *so könnte der Übertritt von Plasmaeiweiß ins Interstitium, hämodynamisch betrachtet, vollständigen Stillstand des inneren Kreislaufes bedeuten.*

Der Kolloiddruck des normalen menschlichen Serums ist vielfach gemessen

---

[1] DEL BAERE: Z. exper. Med. **87**, 126 (1933).

worden; er schwankt zwischen 30 und 40 cm Wassersäule; wenn manche Autoren höhere Werte gefunden haben, so ist das vermutlich darauf zurückzuführen, daß eine weniger permeable Membran verwendet wurde. Beachtlich ist u. a. auch die Angabe, daß der Kolloiddruck bei älteren Personen relativ niedrig ist; auch das Serum des Neugeborenen unterscheidet sich von dem des Erwachsenen in Beziehung auf den osmotischen Druck; nach KYLIN[1] beträgt der Kolloiddruck nach der Geburt nur 26,5 cm Wassersäule, am Ende des ersten Jahres ist er bereits auf 31 gestiegen und hat damit einen Wert erreicht, der sich allmählich dem des erwachsenen Menschen nähert.

Auffällig niedrige Werte fand MEYER[2] bei Asthenikern; FARKAS sah bei Adipösen ebenfalls tiefe Werte, dagegen bei den konstitutionell mageren Personen relativ hohe; vielleicht enthalten die Angaben etwas Wahres, wenn manche Beobachter sagen, daß der kolloidosmotische Druck im Blute der unteren Extremitäten speziell während des aufrechten Stehens beträchtlich höher sei als im Bereiche der Arme. Da bekanntlich bei der aufrechten Haltung auch der hydrostatische Druck im Kapillarbereiche in die Höhe geht, so wäre eine solche Korrektur — teleologisch betrachtet — einigermaßen verständlich.

Wer sich für den günstigen Einfluß einer kochsalzarmen Diät auf die Diurese interessiert, der wird die Angabe gerne zur Kenntnis nehmen, *daß der Kolloiddruck des Serums bei reichlicher Kochsalzzufuhr absinkt und umgekehrt bei kochsalzarmer Diät ansteigt;* sicher spielen dabei neben Änderungen der Membranen auch Verschiebungen im Plasmaeiweißgehalt eine Rolle, z. B. nimmt die Plasmamenge eines durstenden Individuums deutlich ab, sobald man die Wasser- und Salzzufuhr wesentlich herabsetzt.

In gleicher Richtung bewegen sich die Ergebnisse, die bei der absichtlich gesteigerten Wasserzufuhr erhoben wurden; so sieht man z. B. im Serum während eines Wasserversuches eine leichte Abnahme des kolloidosmotischen Druckes; auch hier dürfte die Blutverdünnung die entscheidende Rolle spielen. Wie sehr der onkotische Druck des Serumeiweißes auf den Flüssigkeitsaustausch innerhalb unseres Organismus Einfluß nimmt, ist wohl am besten zu beurteilen, wenn man die Versuche von LEITER[3] berücksichtigt. Er entnimmt Hunden größere Blutquantitäten, zentrifugiert das Blut und refundiert nur die Erythrozyten, nicht aber das Serum. Wird das mehrfach wiederholt, so entwickelt sich allmählich eine beträchtliche Eiweißverarmung des Blutes und gleichzeitig eine Wasserretention, ja die Hunde werden schließlich ödematös; auch in den großen Körperhöhlen findet sich jetzt Flüssigkeit — Hydrothorax bzw. Ascites. Die Ödeme nehmen noch an Umfang zu, wenn man gleichzeitig reichlich Kochsalz gibt. Injiziert man jetzt den ödematösen Hunden wieder das verlorengegangene Albumin, so schwinden innerhalb kürzester Zeit die Ödeme; der Erfolg bleibt aus, wenn man an Stelle eines albuminreichen Plasmas nur Globulin reicht.

In diesem Zusammenhang soll auch auf Beobachtungen verwiesen werden, die man beim Menschen erheben kann. Versucht man z. B. akute Blutverluste durch intravenöse Kochsalzlösungen zu korrigieren, so ergeben sich dabei Erfolge, aber nur vorübergehender Natur, denn das Kochsalz und mit ihm das Wasser ver-

---

[1] KYLIN: Acta paediatr. (Schwd.) **14**, 160 (1930).
[2] MEYER: Erg. Physiol. **34**, 18 (1932).
[3] LEITER: Proc. Soc. exper. Biol. a. Med. (Am.) **26**, 137 (1928); **27**, 1002 (1930).

lassen nur zu bald die Blutbahn und treten ins Gewebe über. Injiziert man aber
Lösungen, die neben Kochsalz auch Kolloide enthalten, dann ist es viel leichter,
den durch die Herabsetzung der in den Gefäßen befindlichen Blutmenge bedingten
Kollaps zu verhindern. In Erkenntnis solcher Tatsachen hat BAYLISS[1] bei großen
Blutverlusten die Injektion von Gummilösungen empfohlen und damit viele
lebensrettende Erfolge erzielt. Dasselbe Verfahren kann man auch bei künstlich
ödematös gemachten Hunden in Anwendung bringen, und zwar ebenfalls mit Erfolg. Lösungen von 7%igem Gummiarabikum zeigen einen kolloidosmotischen
Druck von 21,8 cm Wasser. Jedenfalls besitzen wir im Gummiarabikum einen
ausgezeichneten Ersatz für das Albumin; leider ist die Injektion einer Gummilösung nicht ganz gefahrlos. Manche Gummilösungen enthalten giftige Begleit-
stoffe; sie lassen sich, allerdings mit einiger Schwierigkeit, beseitigen.

Diese Erfahrungen waren der Anlaß, so manches auf die menschliche Pathologie zu übertragen, dabei ergaben sich ganz merkwürdige Befunde. Injiziert man
einem gesunden Menschen eine entsprechende Quantität einer Gummilösung und
versucht so den Flüssigkeitsaustausch für längere Zeit zu heben, so gelingt das
nicht, denn in dem Maße, als der Gummigehalt steigt und so der onkotische Druck
vorübergehend in die Höhe geht, sinken die normalen Eiweißkörper; verschwindet
dann wieder das Gummi aus den Gefäßen, so steigen die Eiweißkörper neuerdings an.
Man hat diese Ergebnisse im Sinne einer Art Gegenregulation zu deuten versucht;
sowie in gesundem Organismus die Tendenz besteht, die Zahl der roten Blutkörperchen oder des Blutzuckers immer auf gleicher Höhe zu halten, so sprechen
auch diese Befunde möglicherweise für das Vorkommen einer Regulationsein-
richtung, die dafür Sorge trägt, daß der Kolloiddruck unseres Blutes tunlichst konstant bleibt, denn jeder Versuch, in unserem Körper eine Erhöhung des
Kolloiddruckes zu erzwingen, wird sofort mit einer Verminderung der sonst wirksamen Bluteiweißkörper beantwortet. Eine solche Hypoproteinämie hält in
unserem Organismus um so länger an, je größer die injizierte Gummiarabikum-
menge ist. Nachdem diese Versuche nur bei gesunden Menschen gelingen, nicht
aber bei ödematösen, hat man bei ödematösen Patienten möglicherweise auch mit
einer Störung dieser Regulationsvorrichtung zu rechnen.

Den Serumeiweißkörpern, vor allem dem *Albumin*, obliegt somit im Interesse
der Austauschvorgänge eine *doppelte* Aufgabe; auf der einen Seite sorgt das Albumin dafür, daß *das Blutwasser nicht restlos von den Geweben aufgenommen wird
und dadurch die Hämodynamik keine Hemmung erfährt, und auf der anderen, daß
die Gewebsflüssigkeit wieder in die Zirkulation zurückgeleitet wird.* Kennt man die
Bedeutung des onkotischen Druckes, der speziell vom Albumin ausgeübt wird,
dann darf man sich darüber nicht wundern, warum sich bei Verlust eines
großen Teiles der Bluteiweißkörper zwei Erscheinungen nur zu oft bemerkbar machen, das ist der *posttraumatische Kollaps* und die *Neigung zu Ödemen.*
In dem Sinne erscheint die intravenöse Darreichung von Blut außerordentlich
segensreich; aber das wichtige einer Transfusion ist nicht der Gehalt an Erythrozyten, sondern das *Wesentliche ist der Eiweißgehalt des Serums;* in dem Sinne
haben LANG und SCHWIEGK[2] bei Kollapszuständen infolge großer Blutverluste
Albuminlösungen empfohlen. Die Industrie hat diesen Gedanken aufgegriffen

---

[1] BAYLISS: J. Pharmacol. (Am.) **15**, 29 (1919).
[2] LANG und SCHWIEGK: Klin. Wschr. 1942, 741.

und getrocknetes Serumeiweiß in den Handel gebracht, das unmittelbar vor dem Gebrauch in Wasser gelöst wird; Eiweiß ist in Trockenform leichter transportabel und beständiger als das flüssige Serum; diese Methode hat sich im Kriege sehr bewährt, wenn es galt, verlorenes Blut rasch zu ersetzen.

Über die *Größe der Flüssigkeitsmenge*, die beim normalen Menschen durch das Gesamtgebiet der interstitiellen Räume fließt, und ebenso über die *Geschwindigkeit, mit der die Gewebsflüssigkeit durch unser Interstitium strömt*, kann man sich ungefähre Vorstellungen bilden. Geht man von der Annahme aus — die natürlich eine willkürliche ist —, daß der Sauerstoffverbrauch nur von den Kohlehydraten bestritten wird und die dazu notwendige Zuckermenge nur von jenem Traubenzucker herrührt, der den Geweben auf dem Umwege über das Ultrafiltrat zur Verfügung gestellt wird, so läßt sich vielleicht folgende Berechnung anstellen: Da der Sauerstoffverbrauch eines gesunden erwachsenen Menschen durchschnittlich 250 ccm pro Minute beträgt, das Ultrafiltrat in 100 ccm 100 mg Zucker enthält und zur Oxydation dieser Quantität 828 ccm Sauerstoff notwendig sind, so müssen etwa 300 ccm Blutwasser die Kapillarwandungen passieren, um die Kohlehydratbestände innerhalb der Parenchymzellen — zu denen wir auch die Muskeln zählen wollen — nicht herabzusetzen. Rechnet man noch die Quantität hinzu, die sich aus der Notwendigkeit ergibt, daß auch dieselbe Flüssigkeitsmenge erforderlich ist, um die Kohlehydrate aus dem Magen oder aus der Leber dem Blute zur Verfügung zu stellen, so müßte der ursprüngliche Wert noch verdoppelt werden. Auf Grund dieser Überlegung, der natürlich eine Menge prinzipieller Fehler anhaften, könnte man sagen, daß beim ruhenden Menschen innerhalb einer Minute *vielleicht* 500—600 ccm Blutwasser die Gefäße verlassen, um nur dem Kohlehydratbedürfnis der Parenchymzellen halbwegs zu genügen.

Die so berechnete Flüssigkeitsmenge scheint mir nicht zu hoch gegriffen, besonders wenn man die Niere in Vergleich stellt, bei der es mit relativ einfachen Mitteln gelingt, die Flüssigkeitsmenge zu berechnen, die vom Glomeruluskapillarsystem innerhalb einer Minute abfiltriert und dann als Gewebsflüssigkeit wieder vom Blute rückresorbiert wird. Bekanntlich bewegen sich diese Werte zwischen 100 bis 150 ccm; diese großen Zahlen dürfen uns im Verhältnis zu den obigen Berechnungen nicht wundernehmen, wenn man sich an die Höhe der Nierendurchblutung hält, die fast 30% des gesamten Minutenvolumens ausmacht, d. h. 1500 ccm Blut durchströmen pro Minute das Nierengewebe.

Was schließlich die absolute Flüssigkeitsmenge anbelangt, die sich eventuell am inneren Kreislauf beteiligt, so habe ich mich darüber bereits geäußert, als ich von der extrazellulären Flüssigkeit sprach. Dieselbe beträgt in der Ruhe auf Grund der Analysen von ROLLER[1] etwa 20—23% des Körpergewichtes; auch wird es zweckmäßig sein, ähnlich wie beim Blute, zwischen *zirkulierender und deponierter extrazellulärer Flüssigkeit* zu unterscheiden. Im ruhenden Organismus ist die deponierte Flüssigkeitsmenge sicher sehr groß; wie sich dieses Quantum während der Arbeit gestaltet, darüber läßt sich schwer etwas Abschließendes aussagen, aber in Analogie zu anderen Vorgängen wird man wohl annehmen können, daß bei jeder *Arbeitsleistung* die zirkulierende Gewebsflüssigkeit beträchtlich ansteigt.

---

[1] ROLLER: Z. Klin. Med. **136**, 1 (1939).

Man könnte verleitet sein, die Gesamtmenge an extrazellulärer Flüssigkeit (bei einem etwa 75 kg schweren Mann wird diese Quantität auf 15—18 Liter geschätzt) mit jenen Zahlen in Vergleich zu stellen, die wir oben als Maß der zirkulierenden Gewebsflüssigkeit errechnet haben; ich möchte aber davon absehen, weil bereits die Berechnung jener Flüssigkeitsmenge, die im ruhenden Organismus das Interstitium durchströmt, mit unvermeidlichen Fehlern behaftet ist.

Eher scheint es angebracht, *die Größe des Ultrafiltrates auf das Minutenvolumen zu beziehen.* Berechnet man das Blutminutenvolumen eines etwa 75 kg schweren Mannes auf 4500 ccm und stellt diese Quantität in Beziehung zur Größe des *Ultrafiltrates,* so würde das beinhalten, daß 11—13% des Blutes bzw. 22—26% des Plasmas bei der Passage durch das Kapillarsystem als Blutwasser abgepreßt werden und dann als Rückresorbat im venösen Kapillarblut wieder erscheinen. Besteht diese Annahme zu Recht, so hätte man mit einer Bluteindickung während der Kapillarpassage nicht nur im Bereiche der Niere, sondern überall in unserem Gewebe zu rechnen. In der Niere spielt die Bluteindickung — wie wir noch sehen werden — bei der Bildung des Harnes die entscheidende Rolle.

Der Vorgang der „backfiltration", wie die Rückresorption von STARLING genannt wird, dürfte sich optimal gestalten, wenn das Interstitium frei von Eiweiß bleibt. Das ergibt sich auch aus rein theoretischen Überlegungen, denn je größer die physikalisch-chemische onkotische Differenz benachbarter Lösungen ist, desto rascher erfolgt der Austausch; im übertragenen Sinne kann daher für das biologische Milieu angenommen werden, *daß die Rückresorption um so besser vor sich geht, je größer die osmotische Differenz zwischen Blut und Gewebsflüssigkeit ist.* Da das Eiweiß, vor allem das Albumin, den höchsten Einfluß auf den Austausch ausübt, so wird man sich vorstellen können, daß unter ungünstigen Bedingungen der Flüssigkeitsaustausch sogar auf Null absinkt, wenn beiderseits der trennenden Membran der onkotische Druck derselbe ist. Im tierischen Organismus würde das bedeuten, daß es zu keinem Austausch kommen kann, wenn die Eiweißzusammensetzung sowohl im Interstitium als auch im Plasma dieselbe ist.

Unter normalen Bedingungen erfolgt keine Eiweißabwanderung gegen das Interstitium, weil die Kapillarwand als semipermeable Membran Eiweiß nicht durchläßt, wenn aber der trennende Mechanismus einen Schaden erlitten hat, dann kann die Semipermeabilität verlorengehen, und damit ist ein Eiweißübertritt möglich. Die Folge wird sich in einer wesentlichen Verringerung des inneren Kreislaufes auswirken. Solche Überlegungen zwingen uns daher zu der Annahme, *daß der biologische Flüssigkeitstransport vom arteriellen System ins Interstitium und wieder zurück ins venöse Blut nicht nur vom hydrostatischen Druck und von der physikalisch-chemischen Beschaffenheit des Plasmas, sondern sehr wesentlich von der Beschaffenheit der Kapillarmembran abhängt.*

Die Geschehnisse, die sich im Kapillarbereiche abspielen, sind einer direkten Prüfung nur schwer zugänglich. Insofern wird sich das hier Vorgebrachte immer eine gewisse Kritik gefallen lassen müssen; es ist daher sehr zu begrüßen, daß LANDIS[1] vieles, was zunächst rein spekulativ erschien, auch experimentell sicherstellen konnte; hier bewährte sich die Methode der Kapillarpunktion; so konnte er feststellen, daß tatsächlich der hydrostatische Druck im arteriellen Kapillar-

---

[1] LANDIS: J. Physiol. (Brit.) **75**, 548 (1926); **93**, 748 (1930).

schenkel höher ist als der Kolloiddruck und dieser wieder höher als der Kapillardruck im venösen Schenkel; steigert man den Kapillardruck, so bedingt dies eine Vermehrung des Flüssigkeitsdurchtrittes, wobei die Menge der in der Zeiteinheit ausgeschwitzten Flüssigkeit der Differenz zwischen Kapillardruck und Kolloiddruck entspricht, jedenfalls ein wichtiger Hinweis für die Bedeutung des hydrostatischen Druckes zur Förderung des inneren Kreislaufes. In diesem Zusammenhange soll auch daran erinnert werden, daß eine Zunahme des Kapillardruckes in den meisten Fällen weniger als die Folge einer allgemeinen Drucksteigerung anzusehen ist, als vielmehr als Ausdruck einer *lokalen Tonusänderung*, woran wahrscheinlich Elemente beteiligt sind, die die Weite des zu- und abführenden Kapillarschenkels kontrollieren und so dafür Sorge tragen, daß einmal mehr, ein andermal weniger Blut in den betreffenden Kapillarabschnitt einströmt. Wahrscheinlich muß man bei diesen Tonusschwankungen Einflüsse des vegetativen Nervensystems ebenso berücksichtigen wie die der Hormone, bzw. anderer körpereigener Substanzen; jeder dieser Faktoren ist für sich schon imstande, teils eine bessere Durchblutung, teils eine erhöhte Durchlässigkeit zu bewerkstelligen; sicherlich handelt es sich dabei um äußerst wichtige, aber sehr komplizierte Regulationsmechanismen, über deren eigentliche Vorgänge wir vorläufig so gut wie gar nicht unterrichtet sind.

Versucht man nun auf Grund des Vorgebrachten — unter Zuhilfenahme unserer Schemen — die Austauschvorgänge im Kapillarbereich kurz zu umreißen, so glaube ich folgenden Standpunkt vertreten zu können: die Kapillaren sind als feinste semipermeable Röhrchen anzusehen; an der immer schon vertretenen Anschauung eines Flüssigkeitsdurchtrittes im arteriellen Schenkel und einer Rückresorption im venösen Anteil kann im wesentlichen festgehalten werden. Die Flüssigkeit, die im arteriellen Schenkel in der Richtung gegen das Interstitium durchsickert, ist nicht Plasma, sondern *Blutwasser — also eiweißfreies Ultrafiltrat*. Das eiweißfreie, aber sonst alle Nahrungsbestandteile enthaltende Blutwasser ist als das Produkt einer Ultrafiltration anzusehen; ihre Gesamtmenge, die im ruhenden Organismus die Gewebsräume durchströmt, schätze ich für den erwachsenen Mann auf mindestens 600 ccm Wasser. Das Fließen von Gewebsflüssigkeit durch das Gesamtgebiet des Interstitiums fasse ich unter dem Begriff „*innerer Kreislauf*" zusammen. Aus dem Interstitium kehrt die übergetretene Flüssigkeit, nachdem sie mit den Parenchymzellen, aber auch mit den bindegewebigen Elementen in Austausch getreten ist und deren Stoffwechselprodukte aufgenommen hat, wieder in das venöse Blut zurück. Als betreibendes Moment des inneren Kreislaufes kommt dem onkotischen Druck, der von den Eiweißkörpern des venösen Blutes ausgeübt wird, große Bedeutung zu; diese Rückresorption erfährt durch die Bluteindickung eine Förderung, die dadurch entsteht, daß das Plasma bei der Passage durch den Kapillarbereich Flüssigkeit an das Gewebe abgibt und dadurch einen höheren onkotischen Druck erfährt. *Hydrostatischer und onkotischer Druck sind daher die Haupttriebkräfte, die die Bewegung der im Interstitium befindlichen Flüssigkeit bewerkstelligen.* Dementsprechend befindet sich das Gewebswasser in dauernder Zirkulation. Durch Organe, die augenblicklich weniger Arbeit zu leisten haben, dürfte sich die Gewebsflüssigkeit in einem langsameren Tempo bewegen als durch Partien, die sich in lebhafter Tätigkeit befinden. Nicht zuletzt ist auf die *Beschaffenheit der Kapillarwand und des damit in Verbindung stehenden retikulären Bindegewebes* Rücksicht zu nehmen, denn davon hängt es vielfach ab, ob die den Parenchymzellen anzubietende Flüssigkeit frei von Eiweißkörpern bleibt. Jede Kapillarschädigung im Sinne einer Permeabilitätsänderung für diese Körper gefährdet das normale Fließen der Interzellularflüssigkeit durch die Gewebsräume und damit die Ernährung der Parenchymzellen, in denen sich das eigentliche Leben abspielt.

Wir Internisten interessieren uns in erster Linie für die Parenchymorgane, aber das beinhaltet noch lange nicht, daß wir die großen Bindegewebslager — vor allem in der Haut — pathogenetisch vernachlässigen dürfen, zumal wir hier mit dem Vorkommen eines inneren Kreislaufes ebenso zu rechnen haben, wie z. B. in der Leber oder Niere, wo er ganz sicher nachweisbar ist. Gerade die in der Subkutis liegenden Bindegewebselemente verfügen über ein außerordentlich wirksames Quellungsvermögen, **denn hier macht nicht nur das eben getrunkene Wasser vorübergehend** halt, sondern vor allem auch das Kochsalz; auch dürfte das subkutane Bindegewebe gelegentlich in der Lage sein, Eiweiß in sich aufzunehmen.

Gegen **das Vorkommen** eines inneren Kreislaufes erhebt die Morphologie vielleicht Einspruch, weil es mikroskopisch vielfach nicht möglich ist, die Räume zur Darstellung zu bringen, in denen sich die Gewebsflüssigkeit tatsächlich bewegt; anscheinend sind Zu- und Abfluß in diesen Räumen so fein gegeneinander ausgerichtet, daß sich die Gewebsspalten unter normalen Bedingungen kaum nachweisen lassen. Nur wenn Störungen hinzukommen, wozu der kranke Organismus reichlich Gelegenheit bietet, erweitern sich diese Räume und bietet so auch dem Physiologen die Möglichkeit, sich von dem Vorkommen dieser Saftspalten zu überzeugen.

Zusammenfassend läßt sich somit sagen: *Blut- und Lymphkapillaren, das Interstitium sowie die unterschiedlichen Parenchymzellen sind voll von Flüssigkeit; in all diesen Räumen herrscht lebhafte Bewegung, und doch kommt es nur zu einem partiellen Austausch; daß die gegenseitige Angleichung keine vollständige ist, hängt von verschiedenen Faktoren ab. Eine große Rolle spielen dabei die die einzelnen Räume umschließenden Membranen; sie halten die Sonderstellung der sich vielfach begegnenden Säfte aufrecht und werden so zu Mittlern der einzelnen Flüssigkeitsbewegungen.* Die Gewebsflüssigkeit als der Inhalt des Interstitiums steht mengenmäßig gegenüber den übrigen Flüssigkeitsquantitäten an zweiter Stelle (ein 75 kg schwerer Mensch faßt zirka 5 Liter Blut, 17 Liter extrazelluläre und 28 Liter intrazelluläre Flüssigkeit); Schwankungen im Ausmaße von 1—2 Liter dürften sich daher kaum bemerkbar machen; diesem Umstande ist es wohl hauptsächlich zuzuschreiben, wenn *das Interstitium als stets vergrößerungsfähiges Depot vikariierend einspringt, falls Gefahr besteht, daß Zellen oder Blutbahnen mit Flüssigkeit überlastet werden.*

3. Gewebsflüssigkeit und Zellstoffwechsel.

Der Flüssigkeitsaustausch und die uns hier in erster Linie interessierende Zufuhr von Nahrung an die Gewebe findet mit der Besprechung des Übertrittes von Blutwasser in das Interstitium und der „backfiltration" keineswegs eine restlose Beantwortung, sondern jetzt erst beginnt das eigentliche Rätsel des Austausches, *die Fühlungnahme der nahrungführenden Gewebsflüssigkeit mit den Parenchymzellen.* Wir wissen, daß die unterschiedlichen Nahrungsmittel, wie Aminosäuren, Zucker, Fettsäuren bzw. Seifen, dann Salze, Vitamine und Sauerstoff, nach ihrem Übertritt ins Interstitium den Gewebszellen angeboten werden, hier Aufnahme finden und dann in veränderter Form wieder die Zellen verlassen. Ein Teil mag in Form von Reservestoffen in der Zelle verbleiben. Viele der entstandenen Abbauprodukte sind uns bekannt, wenigstens deuten wir so den Harnstoff, Harnsäure, Kreatinin, Wasser, Kohlensäure und viele andere Substanzen; wie sich aber der Mechanismus der Austauschvorgänge in Wirklichkeit gestaltet, entzieht sich unserer Kenntnis.

Gestützt auf die im ersten Kapitel skizzierte morphologische Betrachtung, darf man wohl annehmen, daß die in der Gewebsflüssigkeit gelösten Substanzen erst auf dem Umwege über das ins Interstitium eingebaute bindegewebige Retikulum an die Parenchymzellen herantreten. Die intrazelluläre Einlagerung, wie sie nach Verfütterung von Kohlehydraten, Fetten und Eiweißabbauprodukten zu beobachten ist, drängt zu einer solchen Vorstellung. Allerdings scheint die Möglichkeit zu bestehen, *daß ein Teil der Nahrungsstoffe nur die Zelloberfläche erreicht, ohne in die Zelle selbst einzudringen;* vielleicht gilt diese selektive Auswahl sogar auch für den Sauerstoff.

Welche Faktoren sind es nun, die hier als anziehende Kräfte in Betracht kommen und die es bedingen, daß nach einer geraumen Zeit ein Gutteil der zugeführten Nahrungsbestandteile innerhalb der Zelle nachweisbar wird, andere wieder nicht? Auch hier muß man zunächst an physikalisch-chemische *Kräfte* denken, die vielleicht ähnlich wie das Bindegewebe oder die Eiweißkörper im venösen Blute der Gewebsflüssigkeit gewisse Stoffe mittels des onkotischen Druckes entziehen; um dazu — rein theoretisch betrachtet — Stellung zu nehmen, muß man sich zunächst darüber Rechenschaft geben, aus welchen Stoffen der Zellinhalt — also das Protoplasma aufgebaut ist.

Die *Hauptbestandteile der tierischen Parenchymzellen* sind Eiweißkörper und Lipoide; Nukleoproteide bilden 68% des Trockenrückstandes, 16% entfallen auf Lipoide. Hält man sich nur an die wasserlöslichen Protoplasmabestandteile, so gestaltet sich der Nukleoproteidgehalt noch höher. Unter allen Umständen besteht die Hauptmenge des Protoplasmas aus Stoffen, die in Wasser löslich sind und so einer kolloidalen Lösung entsprechen. Die Eiweißkörper der Zelle sind anderer Art als die des Blutplasmas. Serumalbumin und Globulin sind in der Zelle nicht nachweisbar. Die Zelleiweißkörper sollen nach der Meinung vieler Biologen zu den Lipoiden in engster Beziehung stehen, LEPESCHKIN[1] denkt sogar an feste chemische Bindungen.

Bezüglich des Aggregatzustandes der Zellen vertreten die meisten Biologen den Standpunkt einer absolut flüssigen Beschaffenheit. Vor allem soll das Zentrum flüssig oder gallertig sein, während sich an der Peripherie das Protoplasma verdichtet. Befindet sich das Protoplasma in tätigem Zustand, so soll die Verflüssigung zunehmen, um während der Anabiose wieder zu erstarren. Homogen ist die Beschaffenheit des Protoplasmas keinesfalls, denn die in ihm feststellbaren Körnchen und Tröpfchen müssen von einer ganz anderen physikalisch-chemischen Be-

---

[1] LEPESCHKIN: Kolloidchemie des Protoplasmas, S. 57. 1938.

schaffenheit sein. Übrigens handelt es sich hier keineswegs um einen Dauerzustand, denn die verschiedenen äußeren Einflüsse, wie z. B. Qualität und
Quantität der Nahrung, dürften auf die Zusammensetzung des Protoplasmas bestimmenden Einfluß nehmen; des eigentümlichen Gemenges wegen hat man gelegentlich die Zusammensetzung des Protoplasmas mit einer Mischung von
Wasser in Öl oder von Öl in Wasser verglichen (Schaumstruktur).

Für die Frage, ob das Zelleiweiß — in vitro untersucht — einen onkotischen
Druck ausübt, hat man sich bis jetzt wenig interessiert; indirekte Beweise liegen
aber in Menge vor, doch soll darauf erst später eingegangen werden. Eiweißlösungen
können nur dann auf die Umgebung einen onkotischen Druck ausüben, wenn sich
zwischen beiden eine Grenzschicht einlagert. Da die *Pflanzenzelle* ein Objekt
darstellt, an dem die Membran besonders deutlich zu erkennen ist, haben sich die
Botaniker für Permeabilitätsfragen ganz besonders interessiert. Bei der Grünalge
und der Valonia, die beide durch besondere Größe ausgezeichnet sind, erscheint
die Membran so deutlich entwickelt, daß es keine Schwierigkeit bereitet, sie anzu-
stechen. Die Wand der Pflanzenzelle ist vermutlich aus Zellulose aufgebaut; *hier
existiert also wirklich eine Membran.*

Anders steht es bezüglich der *tierischen Zellmembran.* Vieles, was der Morphologe als Zellgrenze bezeichnet, ist wohl als ein *Kunstprodukt* anzusehen, das durch
den Fixationsprozeß entstanden ist. Immerhin läßt sich an der unfixierten und
im Serum flotierenden Zelle — wie bereits oben erwähnt wurde — eine Er-
starrung an der Peripherie erkennen, so daß das Bestehen einer Zellmembran
auch für den Tierkörper als sehr wahrscheinlich anzunehmen ist. In irgendeiner Weise muß doch die Zelle gegen ihre Umgebung — in unserem Falle gegen
die Gewebsflüssigkeit — geschützt sein; wenn es nicht so wäre, dann müßte doch
sehr bald ein gegenseitiges Ineinanderfließen erfolgen und sich so eine allgemeine
Gewebszerstörung vorbereiten.

Der kolloidale Zustand des Protoplasmas dürfte keineswegs ein stets gleichbleibender zu sein. Der Physikochemiker kennt einen solchen Wechsel zwischen
„flüssig" und „starr" und spricht hier von einem Sol- oder Gelzustand. Auf das
Gebiet der Biologie übertragen, heißt das: die Grenzschicht einer ruhenden Zelle
soll (vgl. oben) in einen Gelzustand übergehen, während das übrige Protoplasma
als Sol bestehen bleibt. Umgekehrt kann sich die erstarrte Grenzschicht wieder
außerordentlich leicht in einen Solzustand verwandeln, wie dies z. B. zu beobachten ist, wenn man die Grenzzone durch einen Nadelstich verletzt. Zunächst blieben die Untersuchungen über Zellmembran der Tücke des Objektes
wegen auf die Botanik beschränkt, später verwendete man für solche Untersuchungen auch den Seeigel, jetzt bereitet es kaum größere Schwierigkeiten, ähnliche Versuche auch an tierischen Zellen durchzuführen. Auf die schönen Beobachtungen von NAGEL habe ich bereits im ersten Kapitel aufmerksam gemacht.

Die nächste Frage, die sich dem Biologen aufdrängt, ist die nach der *Natur der
Membran.* Der Zellulosecharakter der Pflanzenzellmembran steht außer Zweifel,
aber *woraus besteht die Membran der tierischen Zelle?* Diese Frage ist zunächst von
OVERTON[1] aufgeworfen worden. Nachdem nur gewisse Substanzen in die Zellen
eindringen, vor allem solche, die neben einer merklichen Löslichkeit in Wasser

---

[1] OVERTON: Pflügers Arch. **92**, 115 (1902); **105**, 176 (1904).

besonders in einwertigen Alkoholen von höherem Molekulargewicht, aber auch in Äther, Benzol und fetten Ölen löslich sind, so entwickelte OVERTON seine *Lipoidtheorie*, die bekanntlich darin gipfelt, daß *die Grenzschichten der unterschiedlichen tierischen Zellen von einer fettartigen Substanz gebildet werden;* diese Substanz soll im wesentlichen aus einem Gemisch von Lezithin und Cholesterinen bestehen. Darnach können nur solche Körper in die Zellen eindringen, die lipoidlöslich sind.

Gegen die Overtonsche Theorie wurde deswegen Stellung genommen, weil man sich überzeugen konnte, daß es genug Substanzen gibt, die gleichfalls, wenn auch langsam, in eine Zelle eindringen, dabei aber in Lipoiden nicht löslich sind. Dementsprechend hat PFEFFER[1] die Anschauung vertreten, *daß die Zellmembran nicht von Lipoiden, sondern von einer eiweißartigen Substanz gebildet wird.*

Da die außerordentlich große Permeabilität des Protoplasmas für anästhesierende Stoffe wieder sehr gegen die Annahme einer ausschließlich eiweißartigen Zusammensetzung der Zellmembran sprach, entstand eine dritte Theorie, die mit der *Möglichkeit einer mosaikartigen Beschaffenheit der protoplasmatischen Grenzschicht rechnet. Ein Teil der Zellmembran soll aus Lipoiden, ein anderer aus Eiweiß bestehen.* Zugunsten einer solchen Vorstellung können vielleicht Beobachtungen von PASCUCCI[2] herangezogen werden, der das Blutkörperchenstroma zu etwa einem Drittel aus Lipoiden und zu zwei Dritteln aus Eiweiß bestehend nachweisen konnte.

Auch die *Traubesche*[3] *Adsorptionstheorie* rechnet mit dem Bestehen einer Zellmembran; an der Grenze zwischen Gewebsflüssigkeit und Protoplasma sollen sich gewisse Stoffe nach Maßgabe ihres Haftdruckes ansammeln, am reichlichsten diejenigen mit geringem, am wenigsten die mit großem Haftdruck; Stoffe mit geringem Haftdruck haben solchen mit größerem Haftdruck gegenüber eine bessere Chance, vom Protoplasma aufgenommen zu werden. Selbstverständlich sind alle diese Vorstellungen von der Beschaffenheit der Grenzschicht der Zelle rein theoretisch; es fehlt ihnen jede histologische oder chemische Beweiskraft, zumal die meisten Beobachtungen nicht an Parenchymzellen, sondern nur an Erythrozyten erhoben wurden.

Kehre ich noch einmal auf die ursprünglich gestellte Frage zurück, welche wohl die Kräfte sein mögen, die die in der Gewebsflüssigkeit gelösten Nahrungsbestandteile in die Zelle hineinziehen, so kann man sich darüber ungefähr folgendermaßen äußern: Es liegt zunächst kein Grund gegen die Annahme vor, daß die in Lösung befindlichen Nahrungsprodukte auch auf dem Wege physikalisch-chemischer Kräfte in das Innere der Zelle hineindiffundieren, zumal die Vorbedingungen für einen solchen Vorgang gegeben sind. Es ist dies die *Anwesenheit einer trennenden Membran,* so daß ein osmotischer Druck ausgeübt werden kann, und dann das *Vorhandensein eines intrazellulären Eiweißkörpers,* an dessen onkotischer Kraft nicht zu zweifeln ist. Etwas Präzises läßt sich nur über die Pflanzenzelle aussagen; die tierische Zelle wurde in dieser Richtung noch kaum untersucht.

Für die Frage, ob physikalisch-chemisch betrachtet ein *Unterschied zwischen lebender und toter Zelle* besteht, hat man sich die längste Zeit wenig interessiert, doch liegen alte Angaben vor, die darauf schon Rücksicht nahmen; so konnte

---

[1] PFEFFER: Pflanzenphysiologie, 2. Aufl., Bd. I, S. 91. 1897.
[2] PASCUCCI: Hofmeisters Beitr. VI, S. 543. 1905.
[3] TRAUBE: Biochem. Z. 98, 120 (1919).

der Botaniker Nägeli[1] (1855) zeigen, *daß das Protoplasma der Zelle für die
osmotischen Eigenschaften ebenso oder in noch höherem Grade maßgebend ist als
die Zellmembran, denn mit dem Tode des Protoplasmas gehen viele charakteristische
Eigenschaften der lebenden Zelle verloren.* Nägeli konnte z. B. folgenden Befund erheben: Legt man eine lebende Pflanzenzelle in Wasser, so diffundiert der im Zellsaft gelöste Farbstoff *nicht* heraus, auch wird das Protoplasma *nicht* gefärbt, wenn
man der Flüssigkeit, in der die Zelle beobachtet wird, Farbstoff zusetzt; sobald
aber die Zelle tot ist, verliert sie ihren eigenen Farbstoff und nimmt zugesetzte
Farben auf. Weiter konnte er zeigen, daß das Protoplasma während des
Lebens mit einem gewissen Druck an die Zellmembran gepreßt wird und so die
Zellmembran straff spannt, daß aber mit dem Absterben der Zelle dieser Span-
nungszustand schwindet und die Zellmembran schließlich ganz schlaff das Protoplasma umfaßt. Er studierte auch an Hand der sogenannten *Plasmolyse* den
Unterschied zwischen toter und lebender Zelle; bringt man eine lebende Pflanzenzelle in eine höher konzentrierte Zucker- oder Salzlösung, so zieht sich das Protoplasma von der Zellwand zurück und ein Teil der Lösung tritt zwischen die Zellwand und die äußere Begrenzung des Protoplasmas. Wenn der Zellsaft gefärbt
ist, so wird die Lösung des Farbstoffes im Zellsaft konzentrierter, da nur Wasser,
nicht aber Farbstoff den Zellsaft verläßt. Gibt man eine solche noch lebende
Zelle nachträglich in Wasser zurück, so tritt der ursprüngliche Zustand wieder
ein. Anders gestaltet sich dagegen das Ergebnis, wenn dieser Versuch an einer
bereits toten Zelle vorgenommen wird; es kommt zwar auch zu einer Plasmolyse,
doch kehrt der ursprüngliche Zustand nach Wiedereintauchen der Zelle in Wasser
nicht mehr zurück. Auf Grund dieser und ähnlicher Versuche äußerte Nägeli
die Vermutung, daß der im Zellsaft gelöste Farbstoff — was sich auch beweisen
ließ — keineswegs die lebende Zelle verläßt und daher das Verhalten des Farbstoffes als Indikator der Vitalität zu betrachten ist. Vielleicht gilt ähnliches auch
von anderen Substanzen, so daß sich auf diese Weise Handhaben ergeben,
zwischen toter und lebender Zelle zu unterscheiden.

Wenige Jahre später hat Hofmeister[2] (1867) diese Untersuchungen fortgesetzt und damals schon folgendes feststellen können: Werden Stückchen von
zuckerreichen Früchten in Wasser gelegt, so kommt es zu keinem Übertritt
des Zuckers in das umgebende Wasser, solange die Zelle lebt; ist aber der
Protoplasmaschlauch — was sich mikroskopisch leicht feststellen läßt —
eingerissen und damit der Zelltod erfolgt, kann Zucker austreten. Hofmeister
faßt die Hauptergebnisse seiner Untersuchungen in folgenden Sätzen zusammen:
*Dem Durchgang von in Wasser gelösten Substanzen setzt das Protoplasma großen
Widerstand entgegen;* aus vielen wäßrigen Lösungen nimmt das pflanzliche Protoplasma nur Wasser auf; *die Widerstandskraft gegen die in Wasser gelösten Farbstoffe besitzt aber das Protoplasma nur so lange, als sich die Pflanzenzelle in unverändert lebendem Zustand befindet; diese Eigenschaft wird aber durch alle Schädlichkeiten aufgehoben, welche den Vegetationsprozeß vernichten,* das ist z. B. zu langes
Verweilen der Zellen in Zuckerlösungen oder in Wasser von zu hoher oder zu
niedriger Temperatur, dann bei Einwirkung von Giften, durch Zerreißen oder

---

[1] Nägeli: Pflanzenphysiologische Untersuchungen, I. H. Zürich. 1855.
[2] Hofmeister: Lehre von der Pflanzenzelle, S. 4. 1867.

Zerquetschen usw.; das durch solche Schädigungen veränderte Protoplasma nimmt gleich allen nichtorganischen porösen Körpern jetzt Farbstoffe gierig auf und läßt farbige Lösungen mit Leichtigkeit durchtreten.

Viele der hier angeführten Angaben habe ich der bekannten Zusammenstellung von Overton (Nagel: Handbuch der Physiologie, Bd. II, S. 744, 1907) entnommen; ich möchte aus dieser Darstellung auch einen besonders sehr beachtenswerten Satz herausgreifen. Overton schreibt (S. 801): „Auf diese Änderung der osmotischen Eigenschaften des Protoplasmas mit dessen Tode wird noch zurückzukommen sein; dieselbe ist bei Pflanzenzellen so auffällig, daß sie keinem aufmerksamen Beobachter entgehen konnte. *Ihre Nichtberücksichtigung seitens vieler Physiologen, die sich mit osmotischen Untersuchungen an tierischen Zellen beschäftigt haben, ist bis zum heutigen Tage die Quelle sehr vieler irrtümlicher Deutungen gewesen.*"

Ungefähr zu gleicher Zeit, in der die Botaniker osmotisch den Wassertransport studierten, beschäftigten sich Traube[1] (1867) und Pfeffer[2] (1877) ebenfalls mit Permeabilitätsfragen, aber in einer ganz anderen Richtung: Tränkt man poröse Tonzellen, wie sie zu elektrischen Batterien verwendet werden, mit Lösungen von Kupfernitrat und füllt sie, nachdem das überschüssige Kupfersalz abgewaschen wurde, mit gelbem Blutlaugensalz, *so bildet sich eine Niederschlagsmembran von Ferrozyankupfer; eine in dieser Weise präparierte Tonzelle verhält sich osmotisch ähnlich wie die Pflanzenzelle; sie ist für Rohrzuckermoleküle und so manche andere Kristalloide impermeabel, für andere schwer permeabel und für Wasser vollkommen durchgängig.* Dieses Verhalten, das man an einer lebenden Zelle beobachten konnte, und das sich dann — fast möchte ich sagen — zufälligerweise auch an einer anorganischen Membran feststellen ließ, mag vielleicht mit schuld gewesen sein, warum sich die Biologen für die Tonzelle in gleicher Weise interessierten wie für die lebende Zelle. Die Tonzelle mit ihrem Ferrozyankupferbelag sollte nichts anderes darstellen als eine große Pflanzenzelle, nur mit dem Vorteil, daß man an ihr wegen der besseren Haltbarkeit Permeabilitätsfragen leichter studieren kann. Die Folge einer kritiklosen Gleichsetzung von künstlicher und natürlicher Zelle blieb nicht aus: *vieles, was im physikalisch-chemischen Laboratorium an Hand von künstlich hergestellten Membranen erkannt wurde, übertrug man mehr oder weniger kritiklos auf die Geschehnisse im lebenden Organismus.* Das Arbeiten mit solchen Membranen — im Prinzip gilt derselbe Vorwurf auch für die Pergamentmembranen, die ebenfalls in den physikalisch-chemischen Laboratorien gerne Verwendung finden — wurde um so bereitwilliger aufgenommen, als Permeabilitätsstudien an lebenden tierischen Zellen immer mit großen Schwierigkeiten verbunden sind. Jedenfalls setzte damit eine wissenschaftliche Ära ein, in der man sich außerordentlich für Permeabilitätsfragen interessierte, *aber vielfach vergaß, zwischen toten und lebenden Membranen zu unterscheiden.* Die Zellmembran wurde vielfach als Gebilde angesehen, das gleichsam nur aus Pergamentpapier aufgebaut ist, nicht aber aus lebendem Material. Immerhin verdanken wir dieser Ära sehr viel, *denn an gewissen chemisch-physikalischen Gesetzen muß unbedingt festgehalten werden; sie bilden trotz aller Einwände die Grundlage für das Verständnis aller vitaler Austauschvorgänge.*

---

[1] Traube: Arch. Anat. usw. **1867**, 87, 129.
[2] Pfeffer: Osmotische Untersuchungen. Leipzig. 1877.

Die schönen Beobachtungen der Botaniker haben sich auch auf die Arbeitsrichtung der Mediziner ausgewirkt. So drängte sich die Frage von selbst auf, ob nicht nur die pflanzliche, sondern auch die tierische Zelle die in der Gewebsflüssigkeit gelösten Nahrungsprodukte rein physikalisch-chemisch an sich reißt. Sicher wäre es wünschenswert gewesen, diesen ganzen Fragenkomplex an isolierten Parenchymzellen zu verfolgen, aber das Arbeiten an isolierten tierischen Parenchymzellen ist leider mit großen Schwierigkeiten verbunden; so einigte man sich zunächst auf ein leicht greifbares Untersuchungsobjekt, *die roten Blutkörperchen*, und legte sich die konkrete Frage vor, *ob nicht auch der Erythrozyt ähnlich wie die Alge Valonia eine semipermeable Membran besitzt*. Die ersten in dieser Richtung durchgeführten Untersuchungen gehen auf HAMBURGER[1] zurück; er prüfte zunächst, wie stark man eine physiologische Kochsalzlösung verdünnen muß, um Hämoglobinaustritt in Form der Hämolyse zu erzielen. Er übertrug seine Beobachtungen auch auf andere Salze und ermittelte die Konzentration, bei der die Hämolyse beginnt. Das Resultat war stets dasselbe. Unabhängig von der Art des Salzes tritt stets bei einer bestimmten Grenzkonzentration Hämolyse auf; entscheidend ist bloß die äquimolekulare Beschaffenheit des betreffenden Salzes. Diese Beobachtungen waren dann für HAMBURGER der Anlaß, die Behauptung aufzustellen, daß *als Ursache jeder Zellzerstörung, besonders der Hämolyse, ausschließlich eine osmotische Schwellung in Betracht kommt*.

An Hand weiterer Untersuchungen konnte sich dann HAMBURGER davon überzeugen, daß die Erythrozytenmembran tatsächlich semipermeabel ist; *rote Blutkörperchen lassen Eiweiß weder ein- noch austreten, wohl aber sind sie für Anionen durchgängig*. Mischt man Erythrozyten mit einer isotonischen Natriumsulfatlösung, so bleibt zwar das Volumen unverändert, aber der Erythrozyt tauscht einen Teil seines Chlorgehaltes gegen Sulfationen aus. Als wichtiges Teilergebnis fand man, daß der Anionenverlust früher einsetzt als der Farbstoffaustritt — die Hämolyse —, was wohl darauf zurückzuführen ist, daß die an sich bestehende Semipermeabilität, je nach der Natur des einwirkenden Salzes, verschieden rasch gestört wird. In Fortsetzung dieser Untersuchungen wurden andere Salze auf ihr Eindringungsvermögen geprüft, mit dem Ergebnis, daß die roten Blutzellen nur für Anionen permeabel sind, nicht aber für Kationen.

Die Beobachtungen von HAMBURGER wurden überprüft und vielfach bestätigt. Dort, wo sich gewisse Unstimmigkeiten ergaben, wurden die entsprechenden Versuche an Erythrozyten anderer Herkunft vorgenommen, denn die Befunde, die man z. B. bei der einen Blutart erheben kann, lassen sich nicht unbedingt auf Erythrozyten anderer Spezies, z. B. auf die des Menschen, übertragen. Auch das Umgekehrte gilt: So sind die menschlichen Erythrozyten für Hexosen und Pentosen permeabel, nicht aber tierische Blutkörperchen.

Eigentümlich gestaltet sich die Kohlensäurewirkung: Kohlensäure dringt rasch in die Blutscheiben ein und läßt sich durch Sauerstoff wieder austreiben. Parallel mit dem Kohlensäureeintritt kommt es auch zu einem Austritt von Chlor. Auch dieses Verhalten ist reversibel. Wohl das Merkwürdigste auf diesem Gebiete ist das, was STARLINGER[2] Reversion der Hämolyse nennt. Durch Erhöhung

---

[1] HAMBURGER: Osmotischer Druck, Bd. I, S. 161. 1902.
[2] STARLINGER: Klin. Wschr. **1931**, 1391.

der Salzkonzentration in einem durch Wasserzusatz hämolysierten Erythrozyten-
brei (bis zur physiologischen Konzentration) wird die vorher lackfarbene Lösung
trüb und undurchsichtig; anscheinend kommt es dabei zu einer Readsorption
von Hämoglobin durch das Stroma der Erythrozyten.

Außerordentlich rasch dringt *Ammoniak* — vermutlich unter Lockerung der
Membran — in die roten Blutzellen ein; das ist wohl auch die Ursache der außerordentlich hämolytischen Wirkung der unterschiedlichen Ammoniumsalze.

Schließlich noch folgende Angabe: Werden rote Blutkörperchen mit Substanzen versetzt, die lipoidlöslich sind, wie z. B. einwertige Alkohole, Aldehyde,
Äther, Ester u. a., so kommt es sofort zu Hämolyse; daß dieser Befund für MEYER-
OVERTON[1] der Anlaß war, ihre Theorie von der lipoiden Beschaffenheit der Zellmembran aufzustellen, wird uns noch mehrfach beschäftigen.

Man wird wohl kaum fehlgehen, wenn man ähnliches, was hier von der Membran der roten Blutkörperchen gesagt wurde, auch für die isolierte Parenchymzelle geltend macht. Konkrete Versuche, die eine solche Meinung stützen könnten,
liegen aber nicht vor. Immerhin kann an die jedem Histologen bekannte Tatsache erinnert werden, daß lebenswarm gewonnene Leberzellen, wenn man sie in
destilliertes Wasser bringt, größer werden, also die gleiche Quellung wie Erythrozyten zeigen; es kann daher an das Bestehen eines gewissen onkotischen Druckes,
der vom Zellinneren ausgeübt wird, nicht gezweifelt werden, ebenso darf man
auf Grund der Untersuchungen von HAMBURGER den unterschiedlichen Parenchymzellen das Vorkommen einer semipermeablen Membran unbedingt zusprechen.

Komme ich nunmehr abschließend auf die oben aufgeworfene Frage noch einmal zurück, ob Parenchymzellen imstande sind, auf rein physikalisch-chemischem
Wege Nahrungsmittel, die ihnen in gelöster Form durch die Gewebsflüssigkeit
angeboten werden, an sich zu reißen, so kann man wohl folgendes sagen: Exakte
Untersuchungen an isolierten Parenchymzellen liegen zwar nicht vor, falls es aber
gestattet ist, die Erythrozyten als Repräsentanten tierischer oder gar menschlicher Parenchymzellen anzusehen, dann kann wohl kaum darüber ein Zweifel
bestehen, daß nicht nur die Pflanzenzelle, sondern *auch das Innere der tierischen
Zelle eine onkotische Saugwirkung ausübt; man kann daher nichts dagegen ein-
wenden, wenn der Biologe auch den unterschiedlichen tierischen Parenchymzellen eine
gewisse physikalisch-chemische Saugwirkung zuschreibt ähnlich den Pflanzenzellen.*

Aus den Untersuchungen an roten Blutkörperchen läßt sich noch ein weiterer
Schluß ableiten, der mir ebenfalls für den Vorgang der zellulären Nahrungsaufnahme von größter Wichtigkeit erscheint; bekanntlich wohnt den roten Blutzellen — wie schon oben gezeigt wurde — auch die Eigenschaft inne, unter den
sie umspülenden Salzlösungen eine gewisse *Auslese* zu üben. So ist es doch
höchst auffällig, daß nur Anionen in die Erythrozyten eindringen, nicht aber
Kationen; noch viel krasser tritt diese Selektion in Erscheinung, wenn man sich
von „in-vitro-Versuchen" unabhängig macht und die Mineralbestände der eben
aus der Zirkulation gewonnenen roten Blutscheiben mit der mineralischen Zusammensetzung des sie umgebenden Plasmas vergleicht. Hier kann man nicht den

---

[1] MEYER-OVERTON: Handbuch der normalen und pathologischen Physiologie,
Bd. I, S. 531. 1927.

Einwand erheben, es handle sich hier gleichsam um Modellversuche, sondern um die Analyse von Elementen, die lebenswarm dem Organismus entnommen wurden.

Tabelle 1.

	Pferd	Schwein	Kanin-chen	Rind	Hammel	Ziege	Hund	Katze
Serum.								
Natrium	4,369	4,251	4,442	4,312	4,294	4,326	4,278	4,439
Kalium	0,259	0,270	0,259	0,255	0,255	0,246	0,245	0,262
Chlor	3,690	3,627	3,883	3,690	3,704	3,691	3,080	4,170
Anorgan. Phosphor ..	0,076	0,052	0,064	0,085	0,085	0,070	0,081	0,071
Blutkörperchen.								
Natrium	—	—	—	2,232	2,257	2,174	2,839	2,705
Kalium	4,130	4,957	5,229	0,722	0,741	0,679	0,277	0,258
Chlor	1,205	1,475	1,236	1,813	1,725	1,480	1,357	1,048
Anorgan. Phosphor ..	1,687	1,653	1,733	0,350	0,365	0,279	1,256	1,186

Wie aus Tab. 1 zu ersehen ist (sie ist einer Arbeit von ABDERHALDEN[1] entnommen), findet sich in den Blutkörperchen des Pferdes, Schweines und Kaninchens überhaupt kein Natrium, dagegen reichlich Kalium. Das gerade Gegenteil zeigt die Mineralanalyse des betreffenden Serums: Hier ist Natrium in reichlicher Menge neben relativ wenig Kalium vorhanden. Die Tabelle zeigt ferner erhebliche Schwankungen bei den einzelnen Tieren. Das gegenseitige Mengenverhältnis des Natriums zum Kalium ist z. B. beim Rind ein ganz anderes als bei der Katze oder beim Hund, was wohl nur so gedeutet werden kann, *daß die Durchlässigkeit der roten Blutkörperchen des Pferdes, des Schweines und Kaninchens für Natrium äußerst gering sein muß und sich dementsprechend die Grenzschicht bei den Erythrozyten verschiedener Tierklassen hinsichtlich der Permeabilität sehr ungleich verhält;* wie wäre sonst die verschiedene Verteilung der Alkalimetalle auf Blutplasma und Blutkörperchen zu verstehen? Die Ergebnisse an den Erythrozyten sind um so auffälliger, als die mineralische Zusammensetzung der Flüssigkeit (Serum), in der die roten Blutkörperchen schwimmen, bei allen Tieren mehr oder weniger die gleiche ist.

Nicht anders gestaltet sich der Antagonismus zwischen Zelle und Außenflüssigkeit bei den submersen Süßwasserpflanzen, wie die nächste Tab. 2 zeigt; ich entnehme sie der zusammenfassenden Darstellung von OVERTON (Handbuch der Physiologie, Bd. II, S. 803, 1907). Es finden sich hier die Aschenanalysen von verschiedenen Pflanzen, die alle im selben Wasser gewachsen sind. Versucht man daraus einen allgemeinen Schluß abzuleiten, so kann man sagen: *Membran und Membran ist nicht immer dasselbe.*

Zu analogen Differenzen gelangt man, wenn man sich an den Mineralgehalt der im Meere lebenden Algen hält; ein sehr beliebtes Untersuchungsobjekt stellt z. B. die Alge Valonia vor, bei der OSTERHOUT[2] (1922) durch Vergleich in der chemischen Beschaffenheit des Meerwassers und des Zellsaftes große Unterschiede feststellen konnte. Wie sich aus der beifolgenden Tab. 3 ergibt, ist die Natrium-

---

[1] ABDERHALDEN: Z. physiol. Chem. **23**, 521 (1897); **25**, 65 (1899).
[2] OSTERHOUT: Erg. Physiol. **35**, 967 (1933).

konzentration der Innenflüssigkeit nur etwa ein Fünftel der des Meerwassers, während Kalium gerade umgekehrt im Zellsaft sehr angereichert erscheint. Die Analysen bei der Alge Valonia illustrieren besonders schön die spezifische Selektion der Grenzschichten, weil bekanntlich das Meerwasser nur Spuren an Kalium enthält und so der Unterschied zwischen dem Mineralgehalt der Umgebung und dem des Protoplasmas besonders kraß zutage tritt.

Tabelle 2. *Mineralgehalt in Süßwasserpflanzen.*

Das umgebende Wasser enthielt in 1000 Teilen	Die Asche der Pflanzen enthielt in 1000 Teilen			
	Charafoetida		Hottonia palustris	Stratiote aloidr.
	I.	II.		
Kali 0,0054	4,9	2,3	83,4	308,2
Natron . . . . —	1,8	1,2	31,8	12,1
Chlornatrium 0,0335	1,4	0,8	89,4	27,2
Eisenoxyd . . . . Spur	0,4	1,6	18,2	3,8
Kalk 0,0533	547,3	548,4	222,9	107,3
Magnesia 0,0112	5,7	7,9	39,4	143,5
Phosphorsäure 0,0006	3,1	1,6	28,8	28,7
Schwefelsäure 0,0072	2,4	2,8	69,7	34,8
Kohlensäure 0,0506	426,0	428,6	212,9	303,7
Kieselsäure . . . . Spur	7,0	3,3	186,4	18,1

Tabelle 3. *Mineralgehalt des Meerwassers und der Valonia.*

	Meerwasser	Saft der Valonia	Verhältnis der Konzentration Meerwasser : Valoniasaft
Chlor	1,65	2,0	1,0 : 1,2
Natrium . . .	1,5	0,23	6,5 : 1,0
Kalium	0,05	4,0	1,1 : 111,0

Ich glaube, man kann noch um einen Schritt weitergehen und die Erfahrungen, die man an der Valonia gewonnen hat, auch auf die im Meere lebenden Fische übertragen; so zeigen die Muskeln der meisten Meertiere, also Tiere, die sich dauernd in einem Milieu von 3—4% Kochsalz befinden, mehr oder weniger dieselbe mineralische Zusammensetzung wie die am Festland lebenden. Im Kiemenapparat dieser Tiere muß sich daher irgendeine Vorrichtung befinden, die es ihr ermöglicht, daß nur gewisse Nahrungsstoffe eindringen, nicht aber Kochsalz, das sich im Meerwasser im Überschuß befindet. Diesem Umstande ist es auch zuzuschreiben, daß von amerikanischer Seite den aus dem Flugzeug ins Meer abgestürzten und dann tagelang im Schlauchboot herumirrenden Soldaten zur Bekämpfung des Durstes empfohlen wird, Fische zu fangen und deren Muskeln auszusaugen.

Die Untersuchungen an Erythrozyten und Algen haben wir deswegen an die Spitze unserer Betrachtungen gestellt, weil es sich hier um *einzellige Elemente* handelt und sich so das selektive Verhalten zwischen Umgebung und Zelle besonders deutlich verfolgen läßt.

Bevor ich das Vorgebrachte zusammenfasse, soll auf einen prinzipiellen Fehler aufmerksam gemacht werden, der die Ergebnisse von Permeabilitätsänderungen unsicher gestaltet und so leicht zur Ursache abweichender Resultate werden kann. Man vergißt, daß auch der Erythrozyt ein lebendes Gebilde darstellt und daß eine gesunde, vielleicht eben erst durch Zentrifugieren gewonnene rote Blutzelle eine ganz andere Permeabilität besitzt als ein Erythrozyt, der vielleicht schon längere Zeit im Kühlschrank aufbewahrt wurde. Solche Einwände müßten auch berücksichtigt werden, wenn wir uns über die Lebensfähigkeit und Lebensdauer eines Erythrozyten ein sicheres Urteil verschaffen könnten. Leider haben wir es aber nicht in der Hand, zu entscheiden, *ob ein Erythrozyt unter den gegebenen Bedingungen noch als „gesund" anzusprechen ist oder ob er schon Zeichen des beginnenden Unterganges erkennen läßt.* Gewöhnlich gilt als Kriterium die Hämolyse: Solange die roten Blutscheiben ihren Farbstoff nicht an die Umgebung abgeben, schreibt man ihnen eine normale osmotische Einstellung zu, vergißt aber — was den Botanikern schon lange bekannt ist —, daß die absterbende Zelle den Farb- und Gerbstoff später abgibt als Kationen und Anionen. *Die Abgabe von Hämoglobin bildet anscheinend für den Erythrozyten gleichsam den Schlußstein im Absterbevorgang, während die Zelle ihre eigentliche Vitalität sicher schon viel früher verloren hat.* Den besten Beweis für die Richtigkeit einer solchen Annahme bilden die Untersuchungen von ORSKOW,[1] der eigentlich nur durch Zufall auf die höchst toxische Wirkung von Blei aufmerksam wurde: Wenn sich Blei in winzigen Konzentrationen ($1/25$ Millionen) in der Außenflüssigkeit befindet, so wird die Blutkörperchenmembran bereits für Kalium und Rubidium permeabel, und doch ist von einer Abgabe des Hämoglobins noch lange nicht die Rede. Wie sehr kleine Zugaben scheinbar harmloser Substanzen auch an Pflanzenzellen die Permeabilität beeinträchtigen, wird noch später zur Sprache kommen, wenn ich die Giftwirkung des Ammoniaks auf die Valoniazelle erwähne. Von einer allmählich einsetzenden Hinfälligkeit der Membranwirkung kann man sich selbst am Pergamenthäutchen überzeugen. Frisch gewonnene Pergamentmembranen lassen Hämoglobin nicht durchtreten, steht aber eine solche Dialysevorrichtung bereits länger im Gebrauch, dann ist die ursprüngliche Permeabilität eine andere geworden, was daran zu erkennen ist, daß jetzt Blutfarbstoff und so manche andere hochmolekulare Substanz in die Außenflüssigkeit übertritt. In derselben Richtung bewegen sich die Untersuchungen von ROLLER:[2] Verabfolgt man einem gesunden Menschen Rhodan intravenös, so tritt prozentuell nur sehr wenig Rhodan in die roten Blutzellen über; dieser Prozentsatz steigt aber bei verschiedenen Erkrankungen stark an; anscheinend zirkulieren im Serum vieler Patienten Toxine, die die Erythrozytenmembran für Rhodan permeabel machen.

Auch andere Beobachtungen, die ROLLER anstellen konnte, sollen hier Erwähnung finden: Es gelang ihm, ein Schlangengift ausfindig zu machen, bei dessen Anwendung zwar eine beträchtliche Änderung in der Mineralzusammensetzung der Erythrozyten erfolgt, die osmotische Resistenz der roten Blutkörperchen im Sinne einer Hämolyse aber vollständig unverändert läßt. Vermutlich führt die chemische Änderung der Zellgrenze, welche eine bereits bekannte Wirkung der Schlangengifte auf die dort vorkommenden Lipoide ausübt, nicht

---

[1] ORSKOW: Biochem. Z. **279**, 250 (1935).
[2] ROLLER: Klin. Wschr. **1942**, 849.

in jedem Falle zu einer Schwächung gewisser mechanischer Eigenschaften, so daß also eine unmittelbare Beziehung zwischen beiden Änderungen zwar häufig vorkommt, aber nicht in jedem Falle bestehen muß.

Besonders deutlich geht dies auch aus anderen Versuchen von REUSS und ROLLER hervor; sie haben menschliche Erythrozyten im eigenen Plasma der Einwirkung von Schlangengiften ausgesetzt; es zeigte sich bei Zusatz von Schlangengift, noch bevor es zu einer Hämolyse kam, eine beträchtliche Natriumanreicherung, die gleichzeitig mit einer Veränderung der Gestalt der Erythrozyten im Sinne der Kugelform einherging. Unter der Einwirkung von Pothrops Jararaka-Toxin blieb in den zur Anwendung kommenden Konzentrationen Hämolyse überhaupt aus, während sich die oben erwähnte Veränderung der Mineralzusammensetzung auch unter der Einwirkung dieses Giftes nachweisen ließ. Ähnliches war zu beobachten, wenn man Erythrozyten von hochfiebernden Patienten auf diese Weise prüft; auch diese Erythrozyten erweisen sich viel empfindlicher als die normaler Personen.

Kennt man diese Schwierigkeiten, dann drängt sich unwillkürlich auch der Gedanke auf, ob nicht so manche Substanz, der man die Fähigkeit zu permeieren ursprünglich zugeschrieben hat, in erster Linie als Membrangift anzusehen ist und nur deswegen die Zelle für diese oder jene Substanz empfänglich macht; ich denke vor allem an die sogenannten *lipoidlöslichen Substanzen*.

Auch den Röntgenstrahlen ist vielleicht eine ähnliche Rolle zuzuschreiben; wie sollen wir sonst Angaben deuten, daß bestrahlte Blutkörperchen wesentlich mehr Chlor und andere Anionen enthalten als unbestrahlte.

Man wird daher wohl den Standpunkt vertreten können, daß absterbende oder kranke Erythrozyten eine andere Permeabilität haben als gesunde, eben erst dem normalen Organismus entnommene, und weiter, daß die mangelnde Hämolyse noch nicht als Kriterium einer intakten roten Blutkörperchenmembran angesehen werden darf. Dementsprechend können kranke Erythrozyten für Kristalloide und atypische Salze früher durchgängig werden als gesunde; *jedenfalls ist Hämolyse keineswegs ein unbedingt verläßliches Kriterium der normalen Erythrozytenpermeabilität.*

Dieser Abschnitt stellt sich unter anderem auch die Aufgabe, auf die Verschiedenartigkeit der Permeabilität der unterschiedlichen tierischen Membranen zu verweisen. *Das Plasma wird rein mechanisch durch die semipermeable Kapillarwand gegen das Interstitium abgepreßt, so daß die dabei entstehende Gewebsflüssigkeit weitgehend dem Blutwasser, also einem Ultrafiltrat entspricht.*

Anders gestaltet sich der Durchtritt der Gewebsflüssigkeit in das Innere der Parenchymzelle; das treibende Element ist hier anscheinend nur der osmotische Druck, bzw. der onkotische Zug, der von den Kolloiden des Zellprotoplasmas auf die Gewebsflüssigkeit ausgeübt wird; aber während durch die Kapillarwand alles — bis auf das Eiweiß — durchtreten kann, übt die Grenzschicht bzw. die Zellmembran eine gewisse Auswahl unter dem ihr Angebotenen. Sie läßt unter den Mineralstoffen nur das durchtreten, was der Zelle bekömmlich ist, und weist alles zurück, was ihr schädlich sein könnte; das gilt nicht nur von den Parenchymzellen, sondern bis zu einem gewissen Grade auch von den Erythrozyten, denn wie könnte man sich sonst die Tatsache erklären, daß die roten Blutzellen mehr Kalium als Natrium enthalten, während diese beiden Elektrolyte im Plasma bzw. im Blutwasser das umgekehrte Verhältnis zeigen. Jedenfalls beweisen die hier angeführten Befunde, daß die Membran eines

*Erythrozyten keinesfalls mit einem Gebilde zu vergleichen ist, das nur von einer ge-
wöhnlichen semipermeablen Membran nach Art eines Pergamentpapiers umschlossen
wird; wäre die Hülle eines Erythrozyten nur eine semipermeable Membran, dann
könnte man sich kaum erklären, daß Anionen in die roten Blutzellen eindringen,
nicht aber Kationen.*

Ich hätte auch gerne den Einfluß pathologischer Geschehnisse auf die Permeabilität der roten Blutkörperchen besprochen, doch ist darüber — soweit ich das
Schrifttum überblicke — wenig Einheitliches zu berichten; solange man als Kriterium nur die Hämolyse verwendete, ergaben sich keine großen Unterschiede
gegenüber der Norm. Wenn man in der Beantwortung dieser Frage kaum vorwärts
gekommen ist, so ist das vielfach hauptsächlich **darauf zurückzuführen**, daß den
Erythrozyten mehr oder weniger alle Merkmale fehlen, die uns darüber Aufschluß
geben, ob ein rotes Blutkörperchen Schaden erlitten hat — also schon krank —
oder noch völlig gesund; *allerdings läßt sich der Erythrozyt kaum mit einer vollwertigen lebenden Zelle vergleichen, denn er besitzt weder Kern noch einen oxydativen
Stoffwechsel.* Man kann ihn höchstens mit einer aus Biokolloiden geformten Maschine vergleichen, die ausschließlich für den Transport des Sauerstoffes bestimmt
ist. Das einzige, was vielleicht doch noch an ein lebendes Gebilde mahnt, ist die
begrenzte Lebensfähigkeit; aber auch hier handelt es sich um eine Eigenschaft,
die mehr oder weniger jeder Maschine zukommt; insofern darf man sich auch
nicht wundern, daß geringe Schäden, die sich an anderen Stellen unseres Körpers
ganz sicher schon als krankhaft auswirken, am Erythrozyten gar nicht oder nur
sehr wenig bemerkbar machen. Der Erythrozyt ist anscheinend das festeste
Einzelgebilde unseres Organismus; davon kann man sich ganz besonders gut überzeugen, wenn man sich an die Beobachtungen von ROLLER hält; immerhin gestattet das Rhodanverfahren in selten exakter Weise eine Unterscheidung zu
treffen, ob der Erythrozyt noch eine normale oder schon eine geschädigte Permeabilität besitzt; an Hand dieser Methode kann man sich auch davon überzeugen,
ob die Membran eines roten Blutkörperchens noch als widerstandsfähig und
daher als relativ normal anzusehen ist.

Wie verhält sich nun die Gewebsflüssigkeit im Zusammenspiel mit den Parenchymzellen? Im wesentlichen ergeben sich hier dieselben Schwierigkeiten wie
an den Erythrozyten, aber in noch viel höherem Maße, weil man auch hier
eine eventuelle Permeabilitätsstörung nicht an einer *einzelnen Zelle*, sondern
immer nur im Rahmen eines *ganzen Organs*, also eines ganzen Zellstaates erfassen kann.

a) Muskulatur.

Als man anfing, sich für genauere Aschenanalysen der tierischen Gewebe zu
interessieren, stieß man schon sehr bald auf einen merkwürdigen Befund: *Die
relative Menge an Aschenbestandteilen ist in mehr oder weniger allen Organen und
ebenso in ihren Sekreten eine dem Plasma verschiedene.* So war es bereits LIEBIG
(1847) bekannt, daß Muskelfleisch weit mehr Kalium als Natrium und mehr
Phosphor als Chlor enthält, während bekanntlich im Serum Natrium und Chlor
gegenüber dem Kalium und der Phosphorsäure überwiegen. LIEBIG hat diesen
Antagonismus zuerst erkannt; er fügt in seiner Abhandlung (Chemische Unter-

suchungen über das Fleisch, S. 85) noch hinzu: „Wäre es möglich gewesen, die Fleischmasse frei vom Blut zu erhalten, würde sich der relative Kaliumgehalt noch weit größer herausgestellt haben, so zwar, daß der Schluß gestattet ist, daß Natriumsalze keine Bestandteile des Fleisches sind." Diese Angabe, die aus dem Jahre 1847 stammt, beansprucht deswegen besonderes Interesse, weil in den neueren Angaben, z. B. in den Mitteilungen von R. KELLER,[1] immer nur FORSTER[2] als der Entdecker der Gewebs- und Blutsalze erwähnt wird. In der oben erwähnten Arbeit betont LIEBIG auch den hohen Kaliumgehalt der Milch gegenüber der geringen Menge an Natriumsalzen. Die Ursache sieht LIEBIG in der Beschaffenheit der Blutgefäße; die Kapillarwandungen der Muskeln und der Milchdrüse sollen eine viel größere Durchlässigkeit für Kalium besitzen als für Natrium.

Vergleicht man die Mineralzusammensetzung des Erythrozyten mit der der Muskelzelle, so zeigt sich *ein weitgehender Parallelismus*. Die Muskelzelle enthält *reichlich* Kalium, obwohl sie von einem kaliumarmen Blutwasser umspült wird, dagegen *wenig* Natrium und Chlor. Man muß daher bezüglich der Permeabilität der Muskelzelle einen ähnlichen Standpunkt vertreten wie bei den Erythrozyten. Anscheinend holt sich die *ruhende Muskelzelle* aus dem vorbeiströmenden Blutwasser — wie schon oben gesagt wurde — nur das heraus, was ihr zuträglich ist (z. B. Kalium, Phosphorsäure und Zucker), während sie alles andere verschmäht.

Ein Lieblingsobjekt, um Permeabilitätsfragen zu studieren, bildet der *Froschmuskel;* das hat sicher seine großen Vorteile, denn dem Kaltblütermuskel kann man noch eine gewisse Vitalität zusprechen, solange er auf elektrische Reize mit Zuckung anspricht; tut er das nicht mehr, dann ist er als geschädigt, wenn nicht sogar schon als tot anzusprechen.

Der für den Warmblüter sichergestellte Antagonismus scheint für den Froschmuskel nicht volle Gültigkeit zu haben, denn Natriumionen erweisen sich für die Kontraktion ebenso bedeutungsvoll wie Kalium; das beleuchtet z. B. folgende Beobachtung: Der Froschmuskel wird innerhalb kürzester Zeit unerregbar, wenn man ihn in eine Flüssigkeit von weniger als 0,07% NaCl taucht. Um die so erloschene Erregbarkeit wiederherzustellen, ist ein Kochsalzzusatz bis auf 0,12% notwendig. Etwas Ähnliches gilt auch für das Kalium, auch hier gibt es Grenzwerte, über die man nicht hinausgehen darf; obwohl der Muskel Kalium im Überschuß enthält, kommt es bei einer Erhöhung des Kaliumgehaltes in der Außenflüssigkeit, z. B. auf 0,07%, zu Lähmungserscheinungen; bei Anwendung niedriger Konzentrationen ist die Lähmung noch reversibel, besonders dann, wenn jetzt noch physiologische Kochsalzlösung hinzugefügt wird. Immerhin ist ein bestimmter Kaliumgehalt in der Ringerlösung notwendig, denn sonst ermüdet der Muskel vorzeitig; ebenso bedingt auch eine reine Kochsalzlösung eine rasch einsetzende Erschlaffung. Gleiches gilt allerdings in modifizierter Form vom Kalk; in dem Sinne nennt man manchmal das Kalzium auch den Antagonisten des Natriums; steigert man den Kalziumgehalt in der Ringerlösung, so kommt es umgekehrt zu einer merklichen Erschlaffung.

Im Gegensatz zu den roten Blutkörperchen, die anscheinend noch immer eine

---

[1] KELLER: Elektrizität der Zelle, 3. Aufl. Mährisch-Ostrau: Kittel. 1933.
[2] FORSTER: Z. Biol. **9**, 357 (1873.)

große Widerstandskraft gegen wechselnde Salzkonzentrationen an den Tag legen, *kommt den Froschmuskelzellen eine sehr empfindlich reagierende Permeabilität zu. Bereits geringe Abweichungen im Mineralgehalt in der einen oder der anderen Richtung können die Muskeltätigkeit rasch benachteiligen. Anscheinend lassen daher die normalen Muskelzellen kraft ihrer Permeabilität von den frei im Blute zirkulierenden Ionen nur so viel durchtreten, als es ihrem Bedarfe entspricht.*

b) Haut.

Ein Objekt, das so recht geeignet erscheint, uns die organspezifische Permeabilität vor Augen zu führen, stellt die Froschhaut vor. Wasser kann beim lebenden Frosch von außen nach innen eindringen, was sich leicht beweisen läßt, wenn man Kloake und Ösophagus abbindet und das Tier in Wasser legt; fortlaufende Wägungen zeigen die Wasseraufnahme. Das durch die Haut eingedrungene Wasser sammelt sich in der Blase und im Darm; eine Wasseraufnahme erfolgt auch, wenn man die Ureteren abbindet.

Vom Gegenteil — also Wassertransport von innen nach außen — kann man sich ebenfalls überzeugen, man muß nur die Tiere in eine hypertonische Lösung setzen und die Gewichtsabnahme verfolgen. Nichts liegt daher näher, als in der Froschhaut eine semipermeable Membran zu sehen, die anscheinend in beiden Richtungen für Wasser durchlässig ist.

Daß aber der Wasseraustausch sich doch wesentlich komplizierter gestaltet, das beweist folgende Versuchsanordnung: Bringt man in ein sogenanntes „Beinhautsäckchen" — das ist eine abgeschnittene Froschextremität, deren Inhalt (Knochen und Muskeln) entfernt ist — Ringerlösung und hängt das Säckchen in Wasser, so wird die Extremität schwerer, sie nimmt also Wasser auf. Wendet man aber das Säckchen, so daß die Innenseite nach außen kommt und taucht jetzt das mit Ringerlösung gefüllte Säckchen in Wasser, so nimmt es an Gewicht ab, was dafür spricht, daß *das Wasser nur von der Außenseite (Epithel) nach innen (Serosa) wandert, nicht aber umgekehrt.* Die Einseitigkeit des Wasserstromes ergibt sich auch aus folgendem: Schaltet man isolierte Froschhaut als Membran zwischen zwei gleich beschaffene Lösungen, so läßt sich auch auf diese Weise eine Wasserwanderung nur von außen nach innen verfolgen. Die Kraft, mit der Wasser nach innen durchtritt, ist auch gemessen worden; zu diesem Zwecke ist es nur notwendig, die osmotische Kraft zu messen, die zur Unterdrückung des einwärtswandernden Wasserstromes erforderlich ist.

Alle diese Feststellungen lassen somit den Schluß zu, daß auch die isolierte Froschhaut nicht mit einer Pergamentmembran zu vergleichen ist, denn sie hat sich trotz Loslösung aus dem Körper noch immer einen gewissen Grad von „Vitalität" gewahrt; *die Froschhaut muß somit als eine Membran angesehen werden, durch die Wasser nur in der einen Richtung strömt.* Die Einseitigkeit der Wasserbewegung muß in der Beschaffenheit der Haut selbst gesucht werden, denn die Versuche an der isolierten Haut schließen mit Sicherheit Triebkräfte aus, die vielleicht von außen kommen.

Man hat sich auch mit der Frage beschäftigt, ob im Bereiche der Froschhaut nicht auch eine gewisse Selektion für bestimmte Ionen nachweisbar ist. Das scheint nun tatsächlich auch der Fall zu sein, denn wenn man z. B. auf beide

Seiten der Froschhaut isotonische Ringerlösung bringt, so ergibt sich im Laufe der Zeit eine Konzentrationsänderung, die daran zu erkennen ist, daß sich jetzt an der Epithelseite die verdünntere und an der Innenseite die konzentriertere Lösung befindet. Bei der Untersuchung der einzelnen Kationen *bewegt sich das Natrium nur von außen nach innen, nicht aber in umgekehrter Richtung. Kalium wandert nach beiden Seiten.* Ähnlich dem Natrium verhalten sich Trauben- zucker, Aminosäuren und Polypeptide.

Die *irreziproke Permeabilität* — so nennt GELHORN[1] diese einseitige Wanderung — läßt sich mit Farbstoffen sicherstellen. Füllt man in ein Froschhautsäckchen z. B. Methylenblau (einen basischen Farbstoff), so wandert das Methylenblau rasch von innen nach außen. Saure Stoffe werden dagegen unter den gleichen Bedingungen meist quantitativ zurückgehalten. Füllt man dieselben Farbstoffe in einen gewendeten Froschhautsack, so daß der Farbstoff die Außenfläche be- netzt, ist das Ergebnis umgekehrt. Noch eindeutiger läßt sich die einseitige Farbstoffwanderung nachweisen, wenn man Mischungen von sauren und basi- schen Farben verwendet. *Die basischen Farben zeigen immer die Tendenz, von innen nach außen zu wandern, die sauren von außen nach innen.*

Großen Einfluß auf den Farbstoffdurchtritt übt sicher auch die chemische Zusammensetzung der die Membran umspülenden Nährlösungen aus. Durch geeignete Änderung des p_H innerhalb und außerhalb der Membran kann der Farbstoffdurchtritt bald gehemmt, bald gefördert werden, so daß man es ganz in der Hand hat, die Farbstoffwanderung durch Säure oder Alkalizusatz in die eine oder andere Richtung zu lenken.

Die Erscheinungen der irreziproken Permeabilität sind deswegen von so großem biologischem Interesse, weil sich an Hand solcher Methoden zeigen läßt, wie lange die dem Organismus entnommene Froschhaut noch die Fähigkeit bewahrt hat Farbstoffe selektiv wandern zu lassen — also noch lebt. Der Physikochemiker wäre vielleicht geneigt, hier auf gewisse chemische Änderungen hinzuweisen, die vielleicht den einzelnen Hautschichten zukommen; daß dies aber nicht der Fall ist, daß also die dem Organismus entnommene Haut doch noch „lebt", geht eindeutig aus den Versuchen von RUF[2] hervor. In Fort- setzung der bereits erwähnten Versuche mit Ringerlösung, wobei er die Angaben von GELHORN über das Verhalten der Froschhaut bestätigen konnte, stellt er den Verlust einer einseitigen Wanderung fest, sobald er die Haut mit minimalen Men- gen von Zyanid (0,001 Mol) vergiftet. Weiter konnte RUF zeigen, daß mit Blau- säure vergiftete „Säckchen" (vgl. Tab. 4) weniger an Gewicht zunehmen als nicht- vergiftete; gewendete „vergiftete" Säckchen nehmen nicht wie nichtvergiftete an Gewicht ab, sondern im Gegenteil an Gewicht zu; auch differentialosmotische Messungen zeigen, daß sich der Flüssigkeitstransport durch die mit Zyankali ver- giftete Haut viel ungünstiger gestaltet als durch nichtvergiftete. Dasselbe läßt sich feststellen, wenn man den Einfluß einer Zyankalivergiftung auf die Ver- änderungen der Chlorkonzentration diesseits und jenseits der Haut verfolgt.

RUF hat sich selbst die Frage vorgelegt, ob diese Zyankaliversuche wirklich im Sinne einer gewissen *Vitalität* zu verwerten sind, die noch immer in der Haut

---

[1] GELHORN: Das Permeabilitätsproblem. Berlin. 1929.
[2] RUF: Klin. Wschr. **1940**, 1297, 1302.

eines abgetöteten Frosches existieren soll, oder ob nicht doch andere Momente zu
berücksichtigen sind; deswegen verfolgte er, wie lange die Haut nach der Entfernung aus dem Organismus noch die Eigenschaft einer Seitendifferenz gegenüber den genannten Stoffen bewahrt, wie lange man also noch eine Zyanid-

Tabelle 4. *Mittelwerte aus 10 (a) bzw. 6 (b) Versuchs-*
resultaten (nach RUF*).*

Haut	Volumsänderung	
	innen	außen
a) Nichtvergiftet	+ 52,6	— 55,6
b) Zyanidvergiftet	+ 6,8	— 10,9

wirkung verfolgen kann. Nach 28 Stunden läßt sich auf diese Weise ein langsames
Sterben erfassen und *erst nach 30 Stunden ist die Haut wirklich tot.* RUF faßt
seine Ergebnisse in folgenden Sätzen zusammen: Es liegen somit gute Gründe zu
der Annahme vor, *daß nicht nur die lebende, sondern auch die überlebende Frosch-*
haut die Fähigkeit besitzt, Kochsalz und Wasser in verschiedener Richtung aktiv
durch sich hindurchzutreiben: Chlor von außen nach innen und Wasser von innen
nach außen. Dies beweist aber zugleich, daß die Haut wirklich gerichtete Widerstands-
unterschiede besitzt, und zwar würde in den geschilderten Versuchen der Widerstand
für Chlor in der Richtung von innen nach außen größer sein als in der Richtung
von außen nach innen; für Wasser liegen die Verhältnisse entsprechend umgekehrt.
Dementsprechend kann man die Froschhaut innerhalb 25 Stunden nach Heraus-
nahme noch nicht als abgestorben betrachten. So wie der Froschmuskel noch viele
Stunden nach der Herausnahme aus dem Organismus auf elektrische Reize anspricht, so bewahrt sich anscheinend auch die Haut des Frosches trotz Unterbrechung der Blutversorgung und der Innervation noch immer das Anrecht, als
überlebendes Organ angesprochen zu werden. *Die Einseitigkeit der Kochsalz- und*
Wasserwanderung kann somit als der Ausdruck einer gewissen Vitalität des Gewebes
angesehen werden. Jedenfalls darf man auch der Froschhaut nicht die Eigenschaft streitig machen, daß sie sich — obwohl sie vorwiegend nur aus Bindegewebe aufgebaut ist — noch immer eine gewisse Selektionsfähigkeit, also
Vitalität bewahrt.

Analoge Versuche an Warmblütern fehlen, aber es besteht darüber kein
Zweifel, daß die „Vitalität" der Organe, z. B. beim Kaninchen, viel schneller
erlischt; ich brauche hier nur daran zu erinnern, wie rasch die Erregbarkeit
unmittelbar nach dem Tode des Tieres gegenüber dem faradischen Strom
erlischt.

c) Magen und Darm.

Auch der Magen-Darmkanal bereitet einer ausschließlich physikalisch-chemischen Betrachtungsweise Schwierigkeiten, besonders wenn man einzelne Phasen
der Resorption verfolgt. Schon HEIDENHAIN[1] sah sich daher veranlaßt, „vitalistisch" zu denken, denn er konnte sich nicht vorstellen, daß eine Aufnahme von
hyper- oder hypotonischen Salzlösungen möglich ist, wenn ausschließlich Diffusion
oder Osmose von Einfluß wären; nachdem aber trotzdem eine Aufnahme durch das

---

[1] HEIDENHAIN: Pflügers Arch., Suppl. **1888**, 43.

Darmepithel stattfindet, muß dafür irgendeine Kraft verantwortlich gemacht werden, die vermutlich an die *Lebenstätigkeit der Darmepithelien* gebunden ist. An die Mitbeteiligung einer solchen Kraft wird man auch gemahnt, wenn man die Resorption hypertonischer Traubenzuckerlösungen fortlaufend verfolgt. Zuerst kommt es zu einer Angleichung im Sinne einer Isotonie durch Flüssigkeitsabgabe und dann erst zu einer Resorption. Dementsprechend ist auch der Kochsalzgehalt im Darminhalt außerordentlich gering; nur wenn die Darmwand irgendeine Schädigung erfahren hat, z. B. durch Fluor oder Arsen, steigt der Kochsalzgehalt im Darminhalt beträchtlich an. Jedenfalls weisen auch diese Beobachtungen in die Richtung, daß die Kochsalzabgabe gegen den Darm — normale Bedingungen vorausgesetzt — *kaum als Ausdruck einer einfachen Diffusion oder gar einer Ultrafiltration angesehen werden kann.* Das Kochsalz des Blutes findet keinen Weg in die Darmwand, und nur unter pathologischen Verhältnissen, wenn z. B. — wie oben erwähnt wurde — die Darmschleimhaut durch Fluor oder Arsen geschädigt wurde, tritt Kochsalz in größerer Menge in das Darmlumen über; allerdings immer unter der Voraussetzung, daß sich zwischen Darm und Blutserum ein Diffusionsgefälle ergibt. Ähnlich wie Fluor wirkt auch die temporäre Unterbrechung der Blutzirkulation, also Sauerstoffmangel. Narkotika scheinen die irreziproke Permeabilität nicht oder nur sehr gering zu beeinflussen. *Jedenfalls bewahrt die Schleimhaut des Magen-Darmkanals selbst bei geringer Läsion noch lange ihre Eigenschaft, spezifische Selektion zu üben, die sich hauptsächlich darin äußert, daß z. B. Kochsalz vorwiegend resorbiert und selbst bei Überschuß im Blute nicht oder nur in geringem Maße gegen den Darm zu abgeschieden wird.*

Ähnliches, nur in umgekehrter Richtung, dürfte für die Sulfate und zum Teil auch für die Magnesiumsalze Geltung haben, denn bekanntlich gehören diese beiden Substanzen zu jenen Elektrolyten, die vom Darmkanal kaum aufgenommen werden. In Analogie zu den Kochsalzversuchen könnte man erwarten, daß sich der Darm, sobald er eine Schädigung davongetragen hat, gegenüber Sulfaten und Magnesiumsalzen anders verhält. Vielleicht ist dieses Moment auch bei der Entstehung von Infekten zu berücksichtigen; die normale Darmschleimhaut läßt weder Bakterien noch Toxine durchtreten, wohl aber die geschädigte.

Was für den Darm gilt, muß im übertragenen Sinne auch für den Magen in Betracht gezogen werden; so müßte in diesem Zusammenhange die Hyperazidität und Achylie besprochen werden, doch möchte ich davon zunächst Abstand nehmen, da es sich hier um eine Frage handelt, die in die spezielle Pathologie gehört.

d) Körperhöhlen und Serosaauskleidung.

Die Permeabilität an der Zellgrenze wird nur in den wenigsten Fällen ausschließlich von den Gesetzen der Physikochemie beherrscht; fast überall macht sich eine gewisse spezifische Selektion bemerkbar. In dem Momente aber, wo das betreffende Gewebe Schaden erlitten hat — also krank oder gar tot ist —, geht die selektive Permeabilität verloren.

Auch im Bereiche der großen Körperhöhlen lassen sich in dieser Richtung Anhaltspunkte gewinnen, aber sie gestalten sich lange nicht so eindeutig wie die entsprechenden Versuche an der Haut oder am Darmkanal. Vielleicht hängt dies damit zusammen, daß die Auskleidung der großen Körperhöhlen nicht von Epi-

thelien besorgt wird, sondern von mesenchymalen Elementen. Injiziert man z. B.
in die Bauchhöhle hyper- oder hypotonische Traubenzuckerlösungen, so bemüht
sich der Organismus, zunächst Isotonie herzustellen, dann erst erfolgt die Resorption. Schädigt man aber das Peritoneum — auch da hat sich das Fluor bewährt —, so kommt es zwar auch zur Ausbildung einer Isotonie, aber die Aufnahme
bleibt aus oder geschieht zum mindesten sehr verzögert. Das Unterscheidende in
der Resorption zwischen Darmkanal und Peritoneum ist die Art und Weise
der Isotonieangleichung: Im Magen-Darmkanal wird die Isotonie dadurch erzielt,
daß entweder Wasser (bei hypertonischen Lösungen) abgegeben oder Wasser (bei
hypotonischen Lösungen) resorbiert wird; im Peritoneum spielt das Kochsalz
im Gegensatze zum Darmkanal die vermittelnde Rolle, denn hier vermissen wir
die einfache Wasserresorption zwecks Ausgleichung der hypotonischen Lösung,
dagegen wird im Peritoneum die Isotonie durch das Kochsalz bewerkstelligt, das
der Organismus seinen Beständen bzw. Depots entnimmt. Im Cavum peritonei
kann dieser Vorgang solche Dimensionen annehmen, daß an Stelle von injiziertem
Zucker nur mehr Kochsalz übrigbleibt.

COHNHEIM,[1] der sich auch mit dieser Frage beschäftigte, sagt zusammenfassend: *Die Endothelien der großen Körperhöhlen verhalten sich bezüglich ihrer
Durchlässigkeit ähnlich wie Darmepithelien, die z. B. durch Fluornatrium geschädigt
wurden.* Dementsprechend kann im Cavum peritonei die Permeation in beiden
Richtungen erfolgen — also von außen nach innen und von innen nach außen.
Die Geschehnisse erinnern somit weitgehend an die, die im Bereiche einer semipermeablen Membran vor sich gehen. Am besten läßt sich das in der Weise
sicherstellen, daß man eine zuckerfreie Ringerlösung ins Cavum peritonei injiziert
und fortlaufend die Zuckerwerte verfolgt: Es kommt zu einem gegenseitigen Austausch, aber mit dem Endeffekt, daß sich nach 1—2 Stunden sowohl im Blute
als auch in der Peritonealflüssigkeit der gleiche Zuckerspiegel findet.

Endlich sei auch die Möglichkeit einer Eiweißresorption durch das Cavum
peritonei besprochen; eine Kolloidresorption aus der Bauchhöhle ist möglich,
aber sie erfolgt wesentlich schneller, wenn das betreffende Tier durch einen
Aderlaß viel Bluteiweiß verloren hat, sonst ist von einer Eiweißresorption aus
dem Peritoneum wenig zu bemerken; im Gegenteil, intraperitoneal injiziertes Eiweiß zeigt eher die Tendenz, Kochsalz anzuziehen und dadurch das Flüssigkeits-
volumen zu steigern. Bestätigt sich diese Angabe, dann kann ein Verschwinden
von Eiweiß aus dem Cavum peritonei nur auf dem Wege der Lymphbahn erfolgen.
Da aber ein solcher Vorgang eher als ein phagozytärer anzusprechen ist, gehört die
Beantwortung dieser Frage eigentlich nicht her, da uns in dieser Zusammenstellung
hauptsächlich Permeabilitätsgeschehnisse im Blutkapillarbereich interessieren.

Das Cavum peritonei — im Prinzip gilt dasselbe sicher auch von der Pleura-
höhle — ist ein Hohlraum, der nicht von Endothelien im alten Sinne ausgekleidet
ist, denn die Elemente, die diese Räume auskleiden, stellen nur eine Abart der
gewöhnlichen Bindegewebszellen vor (Deckzellen). *Insofern stellt das Cavum peritonei bzw. pleurae nur einen großen Gewebsspalt vor, der reichlich, wie jedes Interstitium, von Blut- und Lymphkapillaren durchsetzt ist.* Dementsprechend hat man
auch die Flüssigkeit, die sich gelegentlich in den großen Körperhöhlen ansammelt,

---

[1] COHNHEIM: Z. Biol. **38**, 419 (1899); **39**, 167 (1900).

als Gewebsflüssigkeit anzusprechen. Unter normalen Umständen geschieht diese Flüssigkeitspassage, also die Bildung und Aufsaugung dieser Gewebsflüssigkeit so rasch und reibungslos, daß sie sich z. B. im Cavum peritonei kaum „sichtbar" Geltung verschafft; mein Schema (vgl. Abb. 1 und 3) hat daher auch für die großen serösen Körperhöhlen Gültigkeit.

e) Lunge.

Die Lunge ist ebenfalls ein Organ, an dem sich eine einseitige Permeabilität nachweisen läßt. Bekanntlich dringt Ammoniak sehr leicht in die unterschiedlichen Zellen ein; deshalb mußte es zunächst auffallen, als MAGNUS[1] die Behauptung aufstellte, daß Ammoniak von der Lunge nicht aufgenommen wird und daher auch nicht im Blute erscheinen kann. Das ist auch der Grund, warum die Tiere keine Krämpfe zeigen, wenn man sie Ammoniak einatmen läßt; gerade diese Versuchsanordnung scheint mir im Sinne einer einseitigen Permeabilität beweisend, denn die intravenöse Injektion selbst kleinster Ammoniakdosen erzeugt sofort allgemeine schwere Erscheinungen. Ebenso ist es sehr auffällig, daß in der Exspirationsluft nach intravenöser Ammoniakinjektion kein Ammoniak erscheint, wohl aber im Pleuraraum, sobald man ihn öffnet. Wählt man aber dieselbe Versuchsanordnung an der überlebenden oder gar dem Organismus entnommenen, also bereits toten Lunge, so läßt sich unter den gleichen Bedingungen Ammoniak auch in der Ausatmungsluft nachweisen; *die tote Lunge ist jetzt für Ammoniak permeabel geworden.* Ähnlich sind auch Versuche an „isolierten" Lungen wenig beweisend, denn eine dem Organismus entnommene Lunge hat doch kein Anrecht, noch als „lebendes" Organ angesprochen zu werden. Ich habe diese Beobachtungen an isolierten Lungen deswegen angeführt, weil HEUBNER[2] die Richtigkeit der Versuchsergebnisse von MAGNUS bezweifelte; vermutlich haben beide Autoren recht.

Ein anderes Beispiel, das die Permeabilität der Lunge wieder in ein ganz anderes Licht stellt, ist folgendes: Spritzt man intratracheal z. B. etwas hypertonische Traubenzuckerlösung, so kann man bereits nach wenigen Minuten in den Alveolen Chlor nachweisen, gleichzeitig setzt aber Hyperglykämie ein, die gelegentlich solche Grade erreicht, daß es zu Glykosurie kommt; wieweit dabei nicht auch Schädigungen der Alveolarepithelien (durch die Zuckerinjektion) in Betracht kommen, möchte ich dahingestellt sein lassen.

Auch Kolloide und grobdisperse Farbstoffe, die intratracheal eingebracht werden, verschwinden relativ rasch aus dem Alveolarraum. Hier wird man eher wegen der Farbstoffablagerung in den regionären Lymphdrüsen an eine vermittelnde Tätigkeit der Lymphkapillaren zu denken haben und weniger an einen Durchtritt in die Blutbahnen. Von mancher Seite wurde sogar die Möglichkeit eines Kolloiddurchtrittes durch die normale Alveolarmembran ins Auge gefaßt. Dort, wo dies geschieht, ist vielleicht eine Schädigung vorausgegangen; dies gilt in erhöhtem Maße, wenn es sich vielleicht um eine entzündliche Erkrankung der Lunge (Resorption des Exudates bei der Pneumonie?) handelt, aber die normale Alveole läßt Eiweiß nicht durchtreten, das gilt auch für den

---

[1] MAGNUS: Arch. exper. Path. 48, 100 (1902).

[2] HEUBNER: Handbuch der normalen und pathologischen Physiologie, II. Bd., S. 479. 1925.

Austritt von Bluteiweiß gegen den Alveolarraum; Lungenödem setzt immer eine Kapillarschädigung voraus.

Ob auch nervöse Einflüsse die Permeabilität der Lungengrenzschichten beeinflussen, ist in Erwägung gezogen worden; greifbare Beweise sind dafür schwer zu erbringen, doch wissen wir, daß es nach doppelseitiger Vagusdurchschneidung nur zu leicht zu einem Lungenödem und in weiterer Folge sogar zu einer Pneumonie kommen kann; dieser Fragenkomplex wird noch in einem späteren Abschnitt zur Sprache kommen.

Zusammenfassend läßt sich somit sagen: *Auch der Austausch zwischen Bronchialbaum und Lungenkreislauf weist Eigentümlichkeiten auf, die uns an zwei wichtige Erfahrungen erinnern: 1. an das Selektionsvermögen mancher trennender Membranen, und 2. daß lebende und tote Membranen sich funktionell wesentlich unterscheiden.*

f) Blut-Liquor-Schranke.

Man spricht von einer Blut-Liquor-Schranke und will damit zum Ausdruck bringen, daß viele Substanzen, die sich im Blute befinden, keinen freien Zutritt zum Zentralnervensystem haben. Das geht schon aus der mineralischen Zusammensetzung des Liquors hervor. Der Liquor ist keineswegs als ein gewöhnliches Ultrafiltrat anzusehen, obwohl sich eine weitgehende Ähnlichkeit mit der Gewebsflüssigkeit nicht ableugnen läßt. Die in der Tab. 5 angeführten Zahlen habe ich der Zusammenstellung von KLINGE[1] entnommen.

Tabelle 5. *Durchschnittliche Mineralstoffwerte in mg-%.*

	Plasma	Lymphe	Liquor	Kammerwasser
Natrium	300	290	300	300
Kalium	20	13	11—14	20
Kalzium	10,5	9	5	5
Magnesium.....	2,5	3	3,3	2,5
Chlor	355	420	440	440
Phosphor	2,9	7	1,8	2,9
Bikarbonat	46 Vol.-%	52 Vol.-%	52 Vol.-%	60 Vol.-%

Die Unterschiede innerhalb der Mineralstoffwerte sind nicht groß, aber immerhin beachtlich. Die selektive Permeabilität tritt noch stärker hervor, wenn man bestimmte Substanzen ins Blut injiziert und sich davon überzeugen kann, daß sie nicht im Liquor erscheinen. So läßt sich z. B. feststellen, daß Natriumsalicylat, Natriumbromid oder -pikrat in den Liquor übergehen, nicht aber (oder höchstens nur in Spuren) Natriumjodid oder Natriumferrocyanid. Die Ergebnisse sprechen eindeutig gegen das Vorliegen einer gewöhnlichen Ultrafiltration, was um so auffälliger ist, als selbst das sonst so leicht diffusible Jod, auch wenn man es in beträchtlichen Mengen intravenös injiziert, nicht im normalen Liquor erscheint. Dagegen permeieren einzelne Alkaloide und Farbstoffe in den Liquor außerordentlich leicht: Strychnin, Morphin und Atropin treten in den Liquor über, nicht dagegen Curare. Bemerkenswert ist das Verhalten des Strychnins und Morphins auch insofern, als

---

[1] KLINGE: Medizinische Kolloidlehre von LICHTWITZ, SPIRO und LIESIGANG, S. 469. 1935.

sich diese beiden Pharmaka nach intravenöser Verabfolgung im Liquor sogar in einer höheren Konzentration finden als im Blute. Von den Farbstoffen kann man folgendes berichten: Eosin, Fluoreszein treten in den Liquor nicht über, dasselbe gilt vom Trypaflavin, Kongorot, Fuchsin und vielen anderen Farben; permeabel ist dagegen Uranin, Orange G, Lichtgrün usw. Gallenfarbstoff tritt nicht über, wohl aber Gallensäuren. Die Zuckerwerte sind im Liquor gegenüber den Blutwerten etwa um 50% niedriger. Auch Sulfonamide treten durch die unveränderten Wandungen nicht durch; wohl aber finden sie sich im Liquor, wenn Eiweiß vorhanden; anscheinend ist ein entzündlich veränderter Liquor die Voraussetzung für ihre Wirksamkeit bei Infektionen. Bei Hyperglykämie steigt auch der Liquorzucker; es ist durchaus möglich, daß der verringerte Zuckergehalt im Liquor durch den Eigenstoffwechsel des Zentralnervensystems bedingt ist. Im gleichen Sinne war man auch bemüht, die Harnstoffvermehrung zu deuten, zumal im Anschluß an Krämpfe (erhöhte Zelltätigkeit?) besonders hohe Werte gefunden wurden. Anders verhält sich dagegen der Aminosäurestickstoff: Im Plasma beträgt er 4—5 mg-%, im Liquor nur 1 bis 2 mg-%.

Zur klinischen Prüfung der Permeabilität wurden verschiedene Substanzen herangezogen, die unter physiologischen Bedingungen kaum im Liquor erscheinen, unter krankhaften Verhältnissen aber deutlich nachweisbar sind; eine solche Substanz ist z. B. das schon oben erwähnte Uranin, das nach intravenöser Darreichung nur in Spuren im normalen Liquor erscheint. Unterschiede ergaben sich auch zur Zeit der Menstruation; so ist am 1. und 2. Menstruationstage die Permeabilität zehnmal größer als im Intermenstrum; auch während der Gravidität ist die Uraninpermeabilität wesentlich gesteigert.

Im Tierversuch hat man Trypaflavin geprüft und das Eindringen dieses Farbstoffes in das Gehirn zeitlich verfolgt. Es bestehen bei der Maus deutliche Unterschiede zwischen embryonalem und vollentwickeltem Organismus. Das embryonale Gehirn speichert viel stärker. Anscheinend geht die Aktivierung der Blut-Liquor-Schranke parallel mit dem Reifezustand des Zentralnervensystems. Auch aus der menschlichen Pathologie läßt sich in dieser Richtung einiges anführen. Beim Erwachsenen kommt es trotz lange bestehendem Ikterus fast nie zu einer Gelbfärbung des Liquors, während bei Ikterus neonatorum ein Übertritt von Bilirubin gar nicht so selten zu beobachten ist.

Als Prüfstein der Blut-Liquor-Schranke hat sich die Brommethode eingebürgert; man gibt durch 5 Tage dreimal täglich 0,06 g Bromnatrium; am 6. Tage erfolgt die Lumbalpunktion. Bestimmt man gleichzeitig den Bromgehalt im Serum und im Liquor, so läßt sich ein Quotient errechnen, der beim normalen Menschen nur innerhalb enger Grenzen (2,0—3,3) schwankt; je größer aber der Quotient, desto dichter die Schranke. Unter krankhaften Bedingungen ist die Schranke viel lockerer, oft aber auch dichter. Für manche therapeutische Maßnahmen, die das Zentralnervensystem beeinflussen sollen, kann eine allzu dichte Schranke von nachteiliger Wirkung sein, weswegen man verschiedene Möglichkeiten in Erwägung zog, um eventuell die Schranke zu lockern. Vielleicht hängt damit der günstige Einfluß der Malariatherapie zusammen, zumal die verschiedensten Fieberarten eine Erhöhung der Permeabilität von Brom in den Liquor erkennen lassen. Ähnlich dem Fieber wirkt sich auch der anaphylaktische Schock und der Peptonkollaps aus.

g) Auge.

Mit der Permeabilität der Hornhaut hat sich besonders F. P. FISCHER[1] beschäftigt; wenn man die Hornhautoberfläche mit einer chlorfreien Flüssigkeit in Berührung bringt, so permeieren aus der intakten Cornea nur sehr geringe Kochsalzmengen. Zeigt aber die Hornhaut Zeichen einer Entzündung, so gestaltet sich der Kochsalzübertritt viel intensiver. FISCHER stellt sich daher auf den Standpunkt, *daß die Hornhaut eine reziproke bzw. vitale Permeabilität besitzt,* die aber verlorengeht, wenn sich im Auge krankhafte Prozesse abspielen.

Anders gestalten sich die Verhältnisse an der Blut-Kammerwasser-Schranke. Nachdem unter normalen Bedingungen sich der Mineralgehalt des Kammerwassers nicht wesentlich von dem des Blutwassers unterscheidet, kann man das Kammerwasser vielleicht doch als ein Ultrafiltrat ansprechen.

Das Kammerwasser ist bekanntlich eiweißfrei; punktiert man aber die vordere Kammer mehrmals, so enthält das sich rasch regenerierende zweite Kammerwasser reichlich Eiweiß. Je öfter man die Punktion durchführt, desto höher wird der Eiweißgehalt in dem sich immer wieder erneuernden Kammerwasser. Der Eiweißgehalt ist noch höher, wenn man gleichzeitig mit der Punktion Theophyllin reicht; der Eiweißgehalt kann bis auf 6% ansteigen; andere Diuretika wirken ähnlich. *Die Membran, die das Kammerwasser von der Umgebung trennt, hat anscheinend semipermeablen Charakter; kommt aber eine Entzündung bzw. Reizung hinzu, so ist diese Membran nicht mehr eiweißdicht.*

Injiziert man intravenös Kochsalz, so wirkt sich das im Kammerwasserpunktat deutlich aus; es kommt zu einem Plus an Chlor, aber das Natrium tritt nicht so rasch über.

Hochmolekulare Farbstoffe haben auf das Kammerwasser keinen Einfluß, wohl aber wenn es innerhalb des Auges zu einem entzündlichen Prozeß kommt; es läßt sich nicht nur ein Übertritt von Farbe feststellen, sondern auch von Eiweiß. Dabei ist es für das Verständnis der Durchlässigkeitsverhältnisse wichtig, daß die Hornhaut auch einen Gaswechsel besitzt, und zwar permeiert der Luftsauerstoff durch das Epithel in die Hornhaut und wird wahrscheinlich vom Endothel verbraucht; aus dem Kammerwasser geht Sauerstoff nicht in die Hornhaut über, wohl aber Kohlensäure, die auf diese Weise aus dem Kammerwasser in die Außenluft permeiert; eine Verhinderung der Kohlensäureabgabe führt zur Hornhauttrübung, die auch erfolgt, wenn das Endothel quillt (F. P. FISCHER[2]).

Jedenfalls erinnern die Verhältnisse im Liquor und im Kammerwasser außerordentlich an das Verhalten, das sich mehr oder weniger an jeder Kapillarmembran beobachten läßt. *Die einseitige Durchlässigkeit der Hornhaut ist streng an die anatomische Intaktheit der beiden Hornhautzellschichten gebunden; die Hornhaut wird aber für Wasser und Kochsalz in beiden Richtungen, kammerwärts und epithelwärts, permeabel, wenn die äußere und innere Zellage lädiert bzw. erkrankt ist.*

h) Plazenta.

Ähnlich der Blut-Liquor- und Blut-Kammerwasser-Schranke ist auch die trennende Membran zu beurteilen, die in der Plazenta das kindliche vom mütter-

---

[1] F. P. FISCHER: Medizinische Kolloidlehre von LICHTWITZ, SPIRO und LIESIGANG, S. 263. 1935.

[2] F. P. FISCHER: Arch. Augenhk. **102**, 140 (1930).

lichen Blute **scheidet**. Eiweißkörper oder Glykogen treten nicht über, ebensowenig hochmolekulare Farbstoffe, z. B. Bilirubin. Von sauren Farbstoffen finden sich im fetalen Blute nur solche, die **auch** durch Gelatine **permeieren**. Das Entscheidende ist ausschließlich die Molekülgröße. Gegen Schädigungen ist die Plazenta ziemlich widerstandsfähig; bekannt ist z. B. die Tatsache, daß **während** einer Kohlenoxydvergiftung hochmolekulare Farbstoffe nicht durchtreten; dasselbe gilt vom Wismut und Jod.

Im vorliegenden Kapitel habe ich mir die Aufgabe gestellt, auf die Frage tunlichst eine Antwort zu finden, unter welchen Voraussetzungen die einzelnen Nahrungsmittel, nachdem sie das Interstitium passiert haben, in die Parenchymzelle gelangen.

Morphologisch betrachtet besteht die Zelle aus einem Zytoplasma und einem Kern. Das Zytoplasma ist durch eine Grenzschicht vom Interstitium und ebenso der Kern vom Zytoplasma durch eine Membran geschieden. Da im Zytoplasma Eiweißkörper vorhanden sind, während im Interstitium die Gewebsflüssigkeit unter normalen Bedingungen als eiweißfrei anzusehen ist und beide durch eine Membran getrennt sind, steht der Möglichkeit nichts im Wege, *daß vom Zellinneren auf die umgebende Flüssigkeit ein onkotischer Zug ausgeübt wird. Diese Kraft bemüht sich zunächst, zwischen Zytoplasma und Bindegewebsräumen einen osmotischen Ausgleich herzustellen; er kommt aber nicht zustande, denn die mineralische Zusammensetzung des Zellinneren bleibt eine andere als die der umgebenden Flüssigkeit. Da dies mehr oder weniger in jedem normalen Gewebe nachweisbar ist, muß der normalen Zellmembran wohl die Eigenschaft zugesprochen werden, Kräfte zu entfalten, die einen solchen angestrebten Ausgleich zu verhindern vermögen.*

Vermutlich muß auch die *Kernmenbran* mit einer ähnlichen Eigenschaft ausgestattet sein, denn die Zusammensetzung des Kernes ist eine prinzipiell andere als die des Zytoplasmas. Nukleinsubstanzen sind ausschließlich im Kern zu finden, nicht im Protoplasma.

Auch im Pflanzenorganismus haben wir mit dem Bestehen eines solchen Antagonismus zu rechnen; die Gegensätzlichkeit tritt besonders in Erscheinung, wenn man die Mineralzusammensetzung der im Meerwasser lebenden Algen verfolgt. Trotz des geringen Kalium- und hohen Natriumgehaltes des Meerwassers enthält die Innenflüssigkeit der Valoniazelle fast nur Kalium, dem nur sehr geringe Spuren von Natrium entgegenstehen.

Es fällt nicht leicht, dafür eine entsprechende Erklärung zu geben; immerhin wird man zu der Vorstellung gedrängt, *daß die normale — tierische und pflanzliche — Zelle nicht alles wahllos aufnimmt, was ihr die Gewebsflüssigkeit bzw. die Umgebung anbietet, sondern eine ihr spezifische Auswahl trifft; in die Zelle kann nur das, was ihr bekömmlich ist, eindringen. Anscheinend ist daher die gesunde und lebende Zelle mit einer Kraft ausgestattet, die es ihr ermöglicht, sich gegen die physikalischen Prinzipien zur Wehr zu setzen, die sowohl dem Zellinneren als ihrer Umgebung innewohnen. Wäre dem nicht so, so müßte es den intrazellulären Kolloiden ein leichtes sein, mehr oder weniger alles an sich zu reißen, was sich in der Gewebsflüssigkeit bzw. im Meerwasser befindet. Die Zelle — vermutlich muß man diese Kraft hauptsächlich in die Grenzmembran verlegen — ist somit in der Lage, gegen Osmose und Diffusion Stellung zu nehmen, um so einen Ausgleich tunlichst zu verhindern. Jedenfalls muß der gesunden und lebenden Zelle irgendeine spezifische Eigenschaft zugesprochen werden, welche die Einfuhr und wahrscheinlich auch die Ausfuhr ihrer Nähr- bzw. Abfallstoffe ganz nach ihrem eigenen Bedarf regelt. Diese Fähigkeit der gesunden Zelle bezeichne ich als „gerichtete" oder „physiologische" Permeabilität. Gerichtete Permeabilität kann somit als die Eigenschaft einer gesunden und lebenden Zelle angesehen werden, die dadurch charakterisiert ist, daß die permeierenden Teilchen, je nach der Durchtrittsrichtung, verschieden durchlässig sind, was vielleicht gleichbedeutend ist mit der Fähigkeit, den Elektrolyten, die auf Grund physikalisch-chemischer Kräfte in die Zelle sonst eindringen würden, einen verschieden großen Widerstand entgegenzustellen.*

Diese selektive Eigenschaft der gesunden Zelle scheint mit den Atmungs- bzw. Lebensvorgängen der Gewebe in inniger Beziehung zu stehen. Der Zusammenhang mit den Lebensvorgängen ergibt sich ganz besonders aus den schönen Untersuchungen von Ruf, der auf den schädigenden Einfluß der Blausäure verweisen konnte. Eine gesunde Zelle, der sonst die Eigenschaft einer gerichteten Permeabilität zukommt, wird sofort zum Spielball rein physikalisch-chemischer Kräfte, wenn sie mit Zyankali vergiftet wird, das bekanntlich fast alle Lebensvorgänge momentan ausschaltet. *Die Geschehnisse, die sich beim Übertritt der Nahrungsbestandteile in das Zellinnere abspielen, sind somit von zwei Faktoren bestimmt: der eine Faktor ist die osmotische Anziehungskraft, die von dem Zytoplasma ausgeübt wird, und der andere ist der Membranmechanismus, der dafür Sorge trägt, daß nur bestimmte Substanzen eindringen, anderen dagegen der Eintritt verwehrt wird. Das Kräfteverhältnis, das auf die Nahrungsaufnahme durch die Zelle bestimmenden Einfluß nimmt, entspricht der arithmetischen Summe aus physikalisch-chemischen und vitalen Valenzen.* Ich habe versucht, diese gegenseitige Beziehung durch ein Dichterwort zu charakterisieren: „Wo rohe Kräfte sinnlos walten, da kann sich kein Gebild gestalten" — damit möchte ich der normalen Zelle mit ihrer gerichteten Permeabilität das Epitheton „Gebild" zuerkennen und Osmose und Diffusion zu den „rohen Kräften" zählen. *Der Vorgang der zellulären Nahrungsaufnahme ist somit als ein von der lebenden Zelle zweckmäßig regulierter physikalischer und chemischer Prozeß anzusprechen; die Zelle bestimmt selbst den Ablauf und das Ausmaß ihrer Stoffwechselvorgänge.*

Dieser Abschnitt führt den Titel: Gewebsflüssigkeit und Zellstoffwechsel. Vom Zellstoffwechsel ist zunächst sehr wenig gesagt worden, dafür war ich bestrebt zu zeigen, daß der Übertritt der in der Gewebsflüssigkeit gelösten Elektrolyte in das Zellinnere unmöglich *allein* von physikalisch-chemischen Kräften betätigt wird. Wie wäre sonst der Unterschied in der Mineralzusammensetzung zwischen Parenchym und Gewebsflüssigkeit zu verstehen. Ich habe die Verhältnisse bei der Alge Valonia deswegen an erster Stelle angeführt, weil man gerade bei diesem einzelligen Gebilde wegen seiner Größe ohne Schwierigkeit Zellinhalt gewinnen kann. Der Valoniaversuch ist ein klassisches Beispiel, denn er führt uns in selten eindeutiger Weise die Bedeutung der gerichteten Permeabilität vor Augen. Aber auch ganz unabhängig davon lassen sich zahlreiche Befunde aus dem Schrifttum ermitteln, die uns von der innigen Zusammenarbeit zwischen Zellstoffwechsel und gerichteter Permeabilität überzeugen — *die normalen intrazellulären Geschehnisse sind ohne gewissen vitalen Vorgängen an der Zellmembran nicht zu verstehen.* Sicherlich wäre es erwünscht gewesen, das Prinzip eines selektiven Mineralaustausches auch auf andere Elektrolyte auszudehnen, aber vorläufig möchte ich mich mit der Betonung des Angeführten begnügen.

Anerkennt man das Prinzip der gerichteten Permeabilität als *eine Funktion der normalen lebenden Gewebszelle* und vergleicht diesen Vorgang mit dem Austausch, der sich an der Grenze zwischen Kapillare und Gewebsflüssigkeit abspielt, so ergeben sich wesentliche Unterschiede: *Die Gewebsflüssigkeit ist anscheinend ausschließlich das Produkt physikalisch-chemischer Kräfte, also ein Ultrafiltrat. Der Vorgang aber, der sich an der Grenze zwischen Gewebsflüssigkeit und Zellinnerem abspielt, ist ein anderer; die in der Gewebsflüssigkeit gelösten Elektrolyte und Kristalloide werden selbstverständlich auch von onkotischen Kräften angezogen, die dem Wesen einer gesunden Zelle entsprechen, aber der Durchtritt erfolgt keineswegs wahllos, sondern im Sinne einer gerichteten Permeabilität, die weitgehend an das Leben der Zelle gebunden ist. Der Vorgang der zellulären Nahrungsaufnahme ist daher als ein von der lebenden und gesunden Zelle zweckmäßig regulierter physikalischer und chemischer Prozeß anzusprechen.*

Über die Ursache und das *Wesen der gerichteten Permeabilität* läßt sich schwer etwas Genaues aussagen: es ist am besten, man nimmt die gerichtete Permeabilität als Tatsache hin. Man war zwar von physikalisch-chemischer Seite stets bemüht, auch diesem Zustande eine naturwissenschaftliche Note zu geben; in dem Sinne ist z. B. *die Lehre vom Donnanschen Gleichgewicht* entstanden. Bestimmenden Einfluß nehmen dabei Faktoren, die sich sowohl im Blute als auch in den Geweben aus der Beziehung zwischen Eiweißkörpern und Alkalien ergeben; je nach dem Säuregrad der Umgebung (p_H) können diese Verbindungen bald als Salze, bald ionisiert in Metall oder Eiweiß auftreten. Diesem Umstande ist es auch zuzuschreiben, daß der onkotische Druck der vorhandenen Eiweißlösungen ein ganz anderer ist, als seiner Zahl an Eiweißmolekülen wirklich entspricht. Den Hauptgrund aber, warum das Prinzip der gerichteten Permeabilität keineswegs durch das Donnansche Gleichgewicht ersetzt werden kann, sehe ich darin, *daß das Donnansche Gleichgewicht* — wie dies auch schon in der Bezeichnung zum Ausdruck kommt — *immer nur mit einem bleibenden Dauerzustand rechnet, während die lebende Zelle sich in fortwährender Unstabilität gegenüber ihrer Umgebung befinden muß.* Beachtlich erscheint mir die zusammenfassende Bemerkung, mit der LEUTHARDT[1] — sonst ein überzeugter Physikochemiker — seinen Abschnitt über das Permeabilitätsproblem, noch dazu in einer medizinischen Kolloidlehre, abschließt: „Die Abhängigkeit der Permeabilität vom Funktionszustand ist der Gegenstand zahlreicher Untersuchungen. Sobald wir aber mit unserem exakten Rüstzeug an die Fragen heranzutreten versuchen, erkennen wir die Kluft, die überall noch exakte Wissenschaft und biologische Forschung trennt. Wir können zwar mit Hilfe unserer chemischen und physikalischen Kenntnisse den einzelnen Vorgang oder den einzelnen Zustand aufklären, nur selten aber das Zusammenwirken, das erst den sinnvollen Ablauf der Lebensvorgänge ermöglicht."

Unabhängig davon, was sich stoffwechselmäßig intrazellulär abspielt, bemühte ich mich, die Möglichkeiten in Betracht zu ziehen, wie sich vermutlich

---

[1] LEUTHARDT: Medizinische Kolloidlehre, S. 113. 1935.

der Eintritt der Nahrungsbestandteile in die Gewebszelle vollzieht; das drängt
aber auch zur Beantwortung der Frage, auf welche Weise die Stoffwechselschlacken, also die in der Zelle gebildeten Zersetzungsprodukte wieder in die Gewebsflüssigkeit und von da wieder ins Blut zurückgelangen; als solche Schlacken
sind z. B. Harnstoff, Harnsäure — letzteres vermutlich ein Abbauprodukt des
Zellkernes —, außerdem Kreatinin und Kohlensäure anzusehen. Man könnte sich
vorstellen, daß manches davon auch auf rein physikalischem Wege die Zelle verläßt, aber es ist möglich, ja sogar wahrscheinlich, daß hier ebenfalls Kräfte vom
Typus der gerichteten Permeabilität in Betracht zu ziehen sind, zumal in der Zelle
selbst eine Trennung vorgenommen werden muß, *zwischen dem, was wieder auf
dem Wege über die Gewebsflüssigkeit das Parenchym verläßt, und jenem Anteil, der
als Sekret nach außen befördert wird.* Auf einen solchen Unterschied weist auch
so mancher histologische Befund hin, indem die Grenzschichten jener Zellteile,
die z. B. das Lumen der Ausführungskapillaren bilden, eine ganz verschiedene
Beschaffenheit erkennen lassen (z. B. Kutikularsaum bei den Gallenkapillaren).
Man muß eben berücksichtigen, daß unter normalen Bedingungen innerhalb der
Zelle eine prinzipielle Trennung der Produkte angebahnt wird, ein Teil kehrt in
die Gewebsflüssigkeit zurück, ein anderer verläßt die Zelle als Sekret in der
Richtung gegen die Ausführungsgänge; das sind aber alles Vorgänge, die nicht
von der Osmose und Diffusion allein bestimmt werden, sondern *von Kräften
abhängen, die nur eine lebende Zelle entwickeln kann. Die lebende Zelle tut, gleichsam unbekümmert um die Gesetze, die ihr von der physikalischen Chemie vorge-
schrieben werden, schließlich doch nur das, was ihr frommt, indem sie Stoffe zurückhält oder abgibt, die sie nach den rein naturwissenschaftlichen Spielregeln anders
behandeln sollte.*

Zu der Frage, warum sich einzelne Zellen nur mit bestimmten Substanzen beladen, mit anderen weniger oder gar nicht, nimmt BENNHOLD[1] im Rahmen seiner
Lehre von der Vehikelfunktion der Plasmaeiweißkörper Stellung; *ich* bemühe mich,
dafür die gerichtete Permeabilität verantwortlich zu machen, BENNHOLD denkt
an einen spezifischen Abhängemechanismus. An der Richtigkeit seiner Vorstellung, daß nicht nur *Farbstoffe,* sondern auch *intermediäre Stoffwechselprodukte*
und *gewisse Nahrungsbestandteile* an das Albumin gebunden in unserem Blutplasma zirkulieren, ist nicht zu zweifeln; das Verhalten des Bilirubins bei den
verschiedenen Leberkrankheiten spricht eine eindeutige Sprache. Da nun beim
mechanischen Ikterus der an das Albumin gekuppelte Gallenfarbstoff im Liquor
nicht erscheint, wohl aber in den Harn übertritt, muß angenommen werden, daß
die Liquorschranke entsprechend einem Ultrafiltrat die Verbindung Bilirubin-
Albumin nicht löst, während in der Niere anscheinend *ein Mechanismus existiert,
der diese Bindung lockert* und so den Durchtritt des Gallenfarbstoffes ermöglicht.
Mit ähnlichen Abhängevorrichtungen rechnet BENNHOLD auch an anderen Stellen
unseres Körpers; dieselben sollen „spezifisch" sein, d. h. nur gewissen Geweben
zukommen. „Allenthalben und betreffs ganz verschiedener Stoffe werden wir
im Organismus ein Wechselspiel lokaler Bindungen zwischen Serumeiweißkörpern
und fixen Gewebselementen finden."

BENNHOLD beschäftigt sich dann mit der weiteren Frage, an welchem Punkte
innerhalb der Organe die Abhängung der „Laststoffe" von den Albuminteilchen

---

[1] BENNHOLD: Eiweißkörper des Blutplasmas, S. 220. 1939.

erfolgt oder, um mit BENNHOLD zu sprechen: bis zu welchem histologischen Gewebselement geht die Reichweite des Albuminvehikels? Findet in der Leber z. B. die Abhängung in den Blutkapillaren der Leber statt oder geleitet das Albuminvehikel seine Last bis an die Zelle des Retikuloendothels? Ein Abhängen innerhalb der Blutbahn selbst und eine Aufnahme des freien Stoffes in die Zelle ist sehr unwahrscheinlich, denn dann wäre der ganze Vehikelapparat illusorisch; man muß daher mit der einzig möglichen Vorstellung rechnen, daß die Trennung von den Endothelzellen, also in der Leber von den Kupfferzellen besorgt wird.

Die Abhängevorrichtung im Sinne BENNHOLDs ist meines Erachtens dem Vorgange, den ich unter dem Namen gerichtete Permeabilität zusammenfasse, nicht gleichzustellen, denn das eine ist die Funktion der Parenchymzelle, während die Scheidung des Albumins vom z. B. Bilirubin sicher außerhalb des Interstitiums, also innerhalb des Retikulo-Endothels erfolgen dürfte. Die Sonderstellung der der Zelle zugeschriebenen gerichteten Permeabilität geht auch aus folgendem hervor: Im Gegensatz zu gewissen Farbstoffen und intermediären Stoffwechselprodukten gehen die Plasmaeiweißkörper weder im Natrium bzw. Kalium noch mit Chlor irgendwelche Bindungen ein. Nun sind es aber gerade diese Substanzen gewesen, die uns veranlaßt haben, das Prinzip der gerichteten Permeabilität zu vertreten; denn wie wäre es sonst zu verstehen, daß die gesunde Parenchymzelle vor allem Kalium speichert, sich dagegen vom Natrium bzw. Chlor tunlichst fernhält.

Auf Grund solcher Überlegungen kommt dem Abhängevorgang sicher eine große Bedeutung — vielleicht im Sinne einer *Vorarbeit* — für die Selektion der Parenchymzelle zu, aber die entscheidende Rolle in diesem Wechselspiel zwischen Blut, Gewebsflüssigkeit und Gewebszelle kann meines Erachtens nur der gerichteten Permeabilität zugesprochen werden.

Der Abbau der in die Zelle eingedrungenen Nahrungsbestandteile erfolgt auf fermentativem Wege. Um unseren Vorstellungen von vornherein einen festen Halt zu geben, wird es vielleicht gut sein, von einem bestimmten Beispiel auszugehen. Ein solches stellt z. B. die Leberzelle vor, die sich bei genauer Untersuchung immer mehr als ein Organ herausstellt, dem die Rolle von wichtigen physiologischen Funktionen chemischer Art zufällt. Die Leberzelle bildet Glykogen aus Zucker, zerlegt dieses wieder, erzeugt aus Aminosäuren Harnstoff, wandelt Hämoglobin unter Eisenabspaltung in Bilirubin um, synthetisiert Cholsäure aus einer zunächst noch unbekannten Vorstufe und paart sie mit Glykokoll oder Taurin; sie vermag zugeführte Gifte unschädlich zu machen; das sind nur einzelne, mehr zufällig herausgegriffene Beispiele ihrer umfangreichen und vielseitigen spezifischen Tätigkeit.

Die überraschende Mannigfaltigkeit der in der Leberzelle vor sich gehenden Prozesse muß die Vermutung nahelegen, daß hier einer *Arbeitsteilung* Platz gemacht wird; aber histologisch läßt sich nichts in dieser Richtung verwerten, denn die Leberzellen sind durch das ganze Organ von so homogener Beschaffenheit, auch ihre Beziehungen zu Blut, Galle und Gewebsflüssigkeit sind so gleichartig, daß nichts die Vermutung rechtfertigt, bestimmte Leberzellen seien etwa nur mit der Glykogenspeicherung betraut, andere mit der Harnstoffbildung oder Gallensekretion usw. Es bleibt daher kein anderer Ausweg, als alle Leberzellen für gleichwertig anzusehen. Auch das Mikroskop zeigt in der Regel — um einen Ver-

gleich heranzuziehen, der oft von FRANZ HOFMEISTER[1] gebraucht wurde — bloß
die leere Bühne, und nur unter bestimmten Bedingungen gelingt es, vereinzelte
Episoden der unsichtbaren Handlung sichtbar zu machen. Aus diesem Befund
erwächst aber die große Frage, wie es möglich ist, daß in einer Zelle, deren Größe
sich auf den hunderttausendsten Teil eines Stecknadelkopfes schätzen läßt, sich
so viele chemische Vorgänge nebeneinander abspielen.

Da die meisten in der Leberzelle abrollenden Vorgänge — und was von der
Leberzelle gesagt ist, gilt mit geringen Änderungen von allen chemisch tätigen,
also lebenden Zellen — *an die Vermittlung eines Fermentes geknüpft sind*, setzt
eine gewisse *Unterteilung des Protoplasmas* voraus; in dem Sinne ist daher
von den intrazellulären Profermenten und Fermenten im besonderen zu erwarten,
daß sie mangels einer Diffusibilität dort, wo sie in der Zelle entstanden sind, auch
verbleiben und nur dann in Tätigkeit treten, wenn ihnen das adäquate Material
zugeführt wird. Eine solche Vorstellung, die vor allem von FRANZ HOFMEISTER
vertreten wird, *setzt allerdings das Bestehen von zahlreichen kolloidalen Scheide-
wänden im Protoplasma voraus*, was aber, wenigstens für den, welcher die außerordentliche Neigung vieler kolloidaler Körper kennt, bei dem geringsten Anlaß,
so namentlich an den Berührungsflächen, Membranen zu bilden, nichts Be-
fremdendes hat. Auch das Vorhandensein bestimmter, dem Auge erkennbarer
Organe, des Kernes, der Chromatophoren, das Auftreten von Einschlüssen und
Vakuolen, das Vorkommen des Pigmentes an bestimmten Örtlichkeiten innerhalb
der Zelle *weist auf eine chemische Ungleichwertigkeit und damit auf den komplizierten Bau des Protoplasmas hin:* „Aber selbst, wenn sich dafür nicht so viele
Anzeichen fänden," sagt HOFMEISTER, „wäre man schon aus aprioristischen
Gründen gezwungen, eine solche Annahme zu machen." Zunächst wäre es schwer
verständlich, daß im Protoplasma nebeneinander ganz verschiedene, zum Teil
chemisch entgegengesetzt verlaufende Prozesse ohne Störung verlaufen; außerdem muß man sich vor Augen halten, daß im Protoplasma beim Abbau und Aufbau verschiedener Stoffe eine bestimmte Reihe von Zwischenstufen durch-
schritten werden muß. Diese Reaktionen müssen in bestimmter Reihenfolge vor
sich gehen; *eine gesetzmäßige Reihenfolge der chemischen Reaktionen in der Zelle
setzt aber getrennte Arbeit der einzelnen chemischen Agentien und eine bestimmte
Bewegungsrichtung der gebildeten Produkte voraus, die sich mit der Vorstellung einer
ubiquitären Gleichwertigkeit des Protoplasmas durchaus nicht verträgt, dafür aber
die Promptheit und Sicherheit, mit der der Zellstoffwechsel funktioniert, um so ver-
ständlicher macht.*

Bei der Vielseitigkeit der chemischen Vorgänge, wie sie sich in der Zelle abspielen, kommt man daher zu der Forderung einer sehr *ausgiebigen Vakuolenbildung*. Folgt man den Anschauungen von BUETSCHLI,[2] der als Histologe von
einer *Schaumstruktur des Protoplasmas* spricht, so begegnen sich hier morphologische und physiologisch-chemische Erwägungen. HOFMEISTER sagt dazu: „Wie
wir uns immer die räumliche Unterbringung der chemischen Organisation in der
Zelle vorstellen, eine Forderung läßt sich auf keinen Fall umgehen, daß die
Wandungen des Reaktionsraumes gegen die jeweilig darin stattfindenden Reaktionen relativ widerstandsfähig sein müssen, daß sie z. B. dort, wo Oxydationen

---

[1] HOFMEISTER, FRANZ: Organisation der Zelle. Braunschweig. 1901.
[2] BUETSCHLI: Mikrose Schäume und das Protoplasma. 1892.

stattfinden, für die betreffende Oxydase, wo Eiweißspaltungen erfolgen, für das proteolytische Ferment vergleichsweise unangreifbar sind."

Folgt man solchen Überlegungen, dann stellt sich das einzelne Organ, z. B. die Leber, nicht nur als Zellstaat vor, sondern auch die einzelne Zelle bildet wieder eine Vielheit einzelner Gebilde, von denen jedes einzelne durch eine Membran von der benachbarten getrennt erscheint. Die Austauschvorgänge der ganzen Zellen erfolgen nicht wahllos, sondern fügen sich den Bedürfnissen des lebenden Gebildes, also der gerichteten Permeabilität. Gilt dies bereits von der ganzen Zelle, so muß das Prinzip der gerichteten Permeabilität auch für jedes einzelne Teilgebiet (Plastosom) Geltung haben, denn auch diese Grenzflächen sind weitgehend an das Leben gebunden (Pars pro toto).

Solche Erwägungen dürften auch MÖLLENDORF[1] veranlaßt haben, sein bekanntes Zellschema (vgl. Abb. 5) zu entwerfen. Er betrachtet den Protoplasten

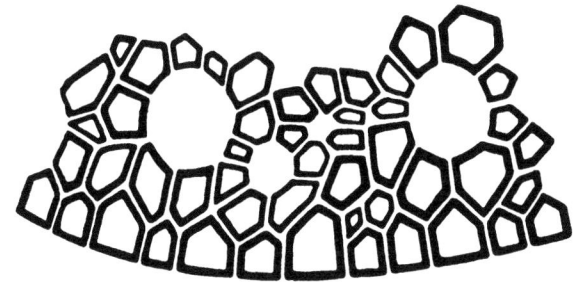

Abb. 5. Hypothetisches Schema über den Aufbau der Zelle. (Nach MÖLLENDORF.)

als einen Komplex *mikroskopischer Dialysierschläuche.* Das Protoplasma ist außerdem von einem *Straßennetz* durchzogen, das an allen Teilen der Zelloberfläche frei ausmündet und dadurch den Nahrungsstoffen Gelegenheit bietet, in das Zellinnere einzudringen, um mit allen Strukturelementen der Zelle in Berührung zu treten. Die Zelle stellt somit nach MÖLLENDORF ein *Aggregat von Tröpfchen* vor, von denen jedes gegenüber seiner Umgebung eine Grenzfläche bildet. So ergibt sich die Möglichkeit für das Auftreten zahlreicher Membranen. Eine solche Auffassung findet eine gute Stütze in direkten Beobachtungen von SPECK,[2] der bei mikroskopischer Dunkelfeldbeleuchtung an unveränderten Infusorien ein starkes Aufleuchten der Granula gegenüber der unmittelbaren Nachbarschaft feststellen konnte. „Zwischen diesen leuchtenden Körnern erschien bei den Infusorien das ganze Plasma mattgrau; bei schwacher Vergrößerung kann man dagegen an geeigneten Stellen mit Sicherheit erkennen, daß die grauen Partien aus zahlreichen, dichtgedrängten, sehr kleinen, kugelrunden Bläschen mit schwarzem Inhalt und mattleuchtenden Konturen bestehen."

In weiteren Untersuchungen konnte dann SPECK feststellen, daß die Zellstruktur sofort eine Änderung erfährt; wenn man sie durch Zusatz bestimmter Salze schädigt: „Läßt man z. B. kleine Mengen von Salzen in die erwähnten Zellen gelangen, so wird die Emulsion instabil, die Bläschen können sich nicht mehr in der normalen, sehr geringen Größe halten; sie vereinigen sich zu größeren;

---

[1] MÖLLENDORF: Kolloid-Z. **23**, 158 (1918).
[2] SPECK: Naturw. **1925**, 893.

es tritt also eine fortschreitende Dispersitätsverminderung der feinen Plasma-
emulsion ein" (vgl. Abb. 6, *A* und *B*).

Bis vor nicht langer Zeit wurde bei der Behandlung von Permeabilitätsfragen
jede Zelle als ein einheitlicher Stoffkomplex aufgefaßt, dessen Oberflächen-
beschaffenheit über den Eintritt der Gewebsflüssigkeit in das Zellinnere ent-
scheidet. *Die Zelle war nach dieser Auffassung gleichsam ein mit Protoplasma
gefüllter Sack, dessen Membran semipermeabel ist. Vieles spricht aber für eine
Unterteilung der Zelleinheit im Sinne einer Emulsion aus Tröpfchen, von denen
jedes einzelne durch eine eigene Wandung von dem benachbarten getrennt ist. Die
Zelle ist daher weniger mit einem großen Saalgebäude zu vergleichen, sondern
vielleicht mit einem Zinshaus, das zahlreiche Wohnungen bzw. Zimmer faßt,
wobei jedes einzelne Zimmer von einer Tür verschlossen, die nicht aus gewöhn-
lichem semipermeablem Material gefertigt ist, sondern einem Gefüge entspricht, das für eine selektive Aufnahme bzw. Abgabe im Sinne der gerichteten
Permeabilität Sorge trägt. Ein ausgedehntes Korridorsystem hat die Aufgabe
übernommen, daß es keine Schwierigkeit bereitet, von der einen Wohnung in
die andere zu gelangen — Voraussetzung ist allerdings, daß man den entsprechenden Schlüssel besitzt, der selektiv nur die eine oder die andere Wohnung öffnet.*

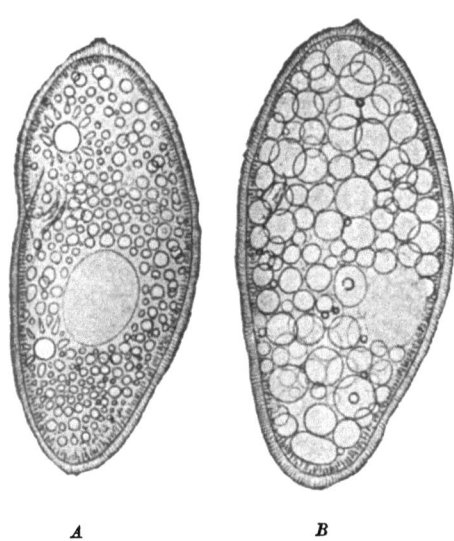

A   *B*

Abb. 6. Infusorien bei Dunkelfeldbeleuchtung. *A* nor-
m a l, *B* nach Schädigung durch Zusatz von Salzen.

Folgt man einer solchen Gedankenrichtung, so erscheint die Vorstellung
eines verschiedenen Baues der einzelnen Tröpfchenmembranen nicht abwegig; die
Membran des einen Tröpfchens könnte aus Lipoiden aufgebaut sein, während eine
andere wieder einer verdichteten Eiweißschicht entspricht. Dem Streit der Meinungen, die sich bald für die Lipoidtheorie, bald für die Vorstellung von TRAUBE
bzw. PFEFFER einsetzt, könnte in vermittelnder Weise begegnet werden. Unsere
Vorstellung vom Zellaufbau nähert sich damit weitgehend der sogenannten *Mosaiktheorie*, allerdings mit dem Unterschied, daß das Mosaik nicht an der „einheitlichen äußeren" Oberfläche, sondern im Inneren der Zelle zu suchen ist. Das
Straßennetz, wie es sich MÖLLENDORF vorstellt, zeigt die Bahnen an, entlang
derer sich die Gewebsflüssigkeit den einzelnen Tröpfchen nähert, um teils Nahrung
zu bringen, teils Schlacken wegzuschaffen.

Das, was uns die Botaniker bei der Betrachtung großer Pflanzenzellen so
leicht vorführen können — *intrazelluläres Zirkulieren von Flüssigkeit* —, dürfte
sich wohl in jeder, auch tierischen Zelle abspielen; in allen Räumen unseres
Organismus „fließt" es, so daß die Gefahr einer gegenseitigen Angleichung sehr
groß ist; wenn es im lebenden und gesunden Gewebe doch nicht zu einer
Dyskrasie kommt, so verdanken wir das hauptsächlich den die einzelnen Flüssigkeiten trennenden Membranen.

Das hier Vorgebrachte hat vielfach spekulativen Charakter und fordert daher zur Kritik heraus, aber ich folge hier den Fußtapfen von Franz Hofmeister, der seinen wunderschönen Vortrag über die Organisation der Zelle mit folgendem Satz endet: Wenn ich am Schlusse den Blick auf das in aller Kürze Entwickelte zurücklenke, so verhehle ich mir nicht, daß gar vieles von dem, was ich hier zum Teil in Übereinstimmung mit schon geäußerten Vorstellungen ausgeführt habe, nicht jene Sicherheit bietet, welche wir von jeder Einzelforschung mit allem Rechte fordern. Das liegt allerdings in der Natur jeder allgemeinen Betrachtung. Mit jedem Schritte zu höheren Gesichtspunkten lassen wir den festen Boden der Tatsachen tiefer unter uns. Dennoch kann eine solche Betrachtung nützlich sein.

4. Elektrische Erscheinungen im Grenzgebiet der Zelle.

Während im normalen Leben eine ziemlich weitgehende chemische Differenzierung der Gewebe und Säfte besteht, läßt sich bei schweren Krankheiten und besonders vor dem Tode oder nach dem Absterben der Gewebe eine allgemeine *Nivellierungstendenz* feststellen. Diese Vorgänge werden von einem Sturz des elektrischen Potentials begleitet, das sich sonst im lebenden Gewebe zwischen Parenchymzelle und Blut in steigendem Maße gestaltet. Will man die Bedeutung dieses Vorganges richtig einschätzen, so ist zunächst die Frage aufzuwerfen, was wohl die Ursache sein mag, daß es innerhalb der Gewebe überhaupt zu Potentialdifferenzen kommt.

Stoßen zwei Elektrolyte verschiedener Konzentration mit scharfer Grenze aufeinander, so entwickelt sich zwischen beiden eine elektrische Spannung — man spricht von einem *Diffusionspotential*. Die eigentliche Ursache dieses elektrischen Geschehens sieht man in einer verschiedenen Wanderungsgeschwindigkeit der einzelnen Kationen bzw. Anionen, die ausschließlich von der Ionenbeweglichkeit in dem betreffenden Lösungsmittel bestimmt wird. An der Grenze beider Flüssigkeiten kommt es zu einer teilweisen Diffusion, wobei das schnellere Ion aus der konzentrierten Lösung in die dünnere gegenüber den weniger beweglichen Ionen vorauseilt. Handelt es sich z. B. um eine Salzsäurelösung, so läuft das schnellere H-Ion dem langsamer wandernden Cl-Ion voraus und drückt so der dünneren Lösung eine positive Ladung auf. In dem Maße, als die Diffusion vorwärtsschreitet und sich bald langsam, bald schneller einem Gleichgewichte nähert, senkt sich das Potential und fällt schließlich auf Null ab, wenn es zu einer gleichmäßigen Mischung gekommen ist.

Dagegen entwickelt sich eine viel höhere Spannung, wenn sich an der Grenze der beiden Elektrolytlösungen ein *Diffusionshindernis* befindet, also eine Scheidewand — eine Membran —, deren Poren nur für korpuskuläre Elemente gewisser Größen durchgängig ist oder zum mindesten die Wanderung der größeren Ionen wesentlich verzögert; man spricht hier von einer *Porenmembran*.

An Stelle von echten Membranen kann man auch Flüssigkeit einschalten, mit der sich die in Wasser gelösten Elektrolyte nicht mischen, also z. B. eine Ölschicht. Wird eine solche „Membran" zwischen beide Elektrolytlösungen eingeschaltet, so kommt es ebenfalls zu einer *Potentialdifferenz*. Je nach der Beschaffenheit der trennenden Schicht spricht man entweder von einem *Porenmembranpotential* oder einem *Grenzflächenpotential*.

Weiter muß man die Bildung von sogenannten *Konzentrationsketten* berücksichtigen. Nach NERNST[1] ist das Potential einer Metallelektrode durch den elektrolytischen Lösungsdruck des Metalls und durch den osmotischen Druck der Metallionen in der angrenzenden Lösung bestimmt; durch Änderung eines dieser beiden Faktoren kann man auch das Potential ändern. Bringt man daher zwei Elektroden des gleichen Metalls in zwei verschieden konzentrierte Lösungen des betreffenden Metalls, so sind die Potentiale der beiden Elektroden voneinander verschieden. Kombiniert man zwei solche Elektroden zu einem galvanischen Element, so zeigt diese sogenannte „Konzentrationskette" eine elektromotorische Kraft; das Entscheidende ist die *Konzentrationsdifferenz* des Salzes auf beiden Seiten der Membran. Der positive Pol der Konzentrationskette liegt stets auf der Seite der konzentrierteren Lösung.

Da die Aufrechterhaltung des Konzentrationsunterschiedes für die Höhe der Potentialdifferenz von entscheidender Bedeutung ist und diese wieder von der Beschaffenheit der trennenden Schicht abhängt, so ergibt sich auch daraus *die große Bedeutung der Membran*. Da nun tatsächlich zwischen Gewebsflüssigkeit und Protoplasma eine Potentialdifferenz existiert, so liegt es nahe, als Ursache der biologischen Potentiale Membranen bzw. Konzentrationsketten verantwortlich zu machen, zumal Ionenunterschiede mehr oder weniger in allen Geweben vorkommen. So schwanken z. B. die Analysenwerte für das Kalium im Blute durchschnittlich um 20 mg-%, ein Wert, der auch der extrazellulären Flüssigkeit entspricht, während sich in den Parenchymorganen der Kaliumgehalt um 200—300 mg-% bewegt.

Es wäre sehr wünschenswert, wenn man etwas über die *Qualität der im tierischen Organismus vorkommenden Membranen* erfahren könnte. Noch am besten ist man über die Zusammensetzung jener Membranen unterrichtet, die die Kapillaren umscheiden. Sie dürften wohl hauptsächlich aus Eiweiß bestehen. Durch Strukturanalysen an Hand von Röntgenuntersuchungen ist die Kapillarmembran als ein Geflecht, vermutlich langer Fadenmoleküle, anzusehen, die palisadenartig nebeneinander gelagert sind; wir kennen Pharmaka, die sowohl lockernd als auch dichtend auf das Eiweißgefüge der Kapillarmembranen Einfluß nehmen und gleichzeitig auch das Potential ändern; Pyramidon, Cortin, Insulin erhöhen z. B. das Potential, während Histamin den gegenteiligen Effekt bedingt. Haben aber jene Autoren recht, die an *Lipoidnatur* der Zellgrenzen festhalten, dann könnte man das oben skizzierte Modell mit der Ölschicht eines *Phasengrenzflächenpotentials* zum Vergleich heranziehen.

Manche rechnen mit der Existenz einer *Mosaikmembran*; die Grenzschicht der Parenchymzellen wäre dann aus zahlreichen, chemisch sehr heterogenen Bestandteilen (z. B. Eiweiß und Lipoid) zusammengesetzt. Diese Mosaiktheorie sucht noch das zu retten, was sich weder durch die Annahme einer Eiweißmembran noch einer Lipoidmembran allein erklären läßt; wie *ich* die Möglichkeit einer Mosaikstruktur der Zelle ins Auge fasse, habe ich im vorigen Kapitel darzulegen versucht.

Beim Durchtritt von Elektrolyten durch eine Membran kommt es an den Grenzflächen der beiden Phasen zur Bildung von elektrischen Doppelschichten, wobei man sich die trennenden Membranen als Flächen vorstellen kann, deren

---

[1] NERNST: Z. physik. Chem. 9, 140 (1892); Theoretische Chemie. Stuttgart. 1921.

eine Seite positiv, die andere negativ geladen ist; dem Physicochemiker erscheint
ein solcher Ladungssinn der Membran wichtig, weil er so eine Erklärung für die
Impermeabilität teils für Kationen, teils für Anionen zu finden versucht, zumal
eine Membran mit positiver Ladung die positiven Kationen elektrostatisch abstößt
und so die Kationen gar nicht in die Poren der Membran eindringen läßt. Es
kommt also nicht nur auf die Salze an, die sich zu beiden Seiten der Membran
befinden, sondern vor allem auch auf den Ladungssinn der betreffenden Grenzfläche, die wieder weitgehend vom p_H der umspülenden Flüssigkeit abhängt. Wie
sehr sich das auswirkt, das lehrt die Tatsache, daß bereits eine Änderung des p_H eine
völlige Umkehr in der Richtung des Membranpotentials hervorrufen kann. Da die
biologischen Membranen nicht nur aus Lipoiden, sondern vorwiegend aus Eiweiß
und anderen organischen Kolloiden aufgebaut sind, ist auch diese Möglichkeit
in Erwägung zu ziehen.

Solche und ähnliche Erfahrungen können jenen als Richtschnur dienen, die die
„gerichtete Permeabilität" ausschließlich physikalisch-chemisch erklären wollen.
Ganz gegen eine rein physikalisch-chemische Betrachtungsweise spricht allerdings
der Befund, daß es Beziehungen zwischen polarer Durchlässigkeit und elektrischer
Ladung der Membran gibt und daß das Potential sofort abfällt, wenn das betreffende
Gewebe nicht entsprechend mit Sauerstoff versorgt wird. So ist es z. B. unmöglich, das
Potential der Froschhaut konstant zu erhalten, wenn man sie nicht genügend mit
Sauerstoff versorgt. Ersetzt man z. B. den Sauerstoff durch Stickstoff, so hat
das ein rasches Absinken des Potentials zur Folge; in ähnlicher Weise wirken
Narkotika (LUND[1]), die letzten Endes vermutlich auch auf die Sauerstoffversorgung
der Zelle Einfluß nehmen; daher sehen sich selbst objektiv denkende Physikochemiker zu stärkster Kritik veranlaßt. So sagt z. B. LEUTHARDT[2]: „Es ist schwierig,
vereinfachte Modelle auszudenken, welche die Eigenschaften der einseitig durch-
lässigen Membranen wiedergeben könnten; alle Vergleiche mit elektrischen Kon-
densatoren usw. sind angesichts der Mannigfaltigkeit der tatsächlichen Erscheinungen sehr unvollkommen. Ob überhaupt die Potentialbildung in lebenden
Membranen eine rein physikalische Frage ist, läßt sich zur Zeit nicht entscheiden;
zahlreiche Beobachtungen deuten auf einen engen Zusammenhang zwischen
Potential und Funktionszustand hin und legen den Gedanken nahe, daß *die*
Trennung der Elektrizitäten eine Funktion des lebenden Protoplasmas ist."

Im Anschluß an das oben Gesagte erscheint es notwendig, auch auf die Vorstellungen von KELLER[3] und seiner Schule einzugehen; seiner Meinung nach sind
im lebenden Organismus beim Elektrolyt- und Kristalloidaustausch neben den
schon bekannten chemischen, osmotischen, thermischen und mechanischen Kräften
auch elektrische Kräfte zu berücksichtigen. Sie sollen es hauptsächlich sein,
die den selektiven Austausch an den verschiedensten Grenzschichten ermöglichen und
so die Annahmen einer „vitalen" gerichteten Permeabilität als nicht notwendig kenn-
zeichnen; er versteht aber unter Elektrizität nicht Kräfte, die zu elektrischen Strömen
führen, sondern statische Ladungen. KELLER erinnert in diesem Zusammenhang
an ein bekanntes Schulbeispiel: Werden zwei an Seidenfäden aufgehängte

---

[1] LUND: Z. exper. Zool. **51**, 291 (1928).
[2] LEUTHARDT: Medizinische Kolloidchemie, S. 104. 1935.
[3] KELLER: Arch. exper. Path. (D.) **183**, 509 (1936); Biochem. Z. **278**, 447 (1936);
Arch. Verdgs.krkh. **60**, 256 (1936).

Hollundermarkkügelchen elektrisch aufgeladen, so werden dieselben mit einer ganz bestimmten Gesetzmäßigkeit angezogen oder abgestoßen, je nachdem, ob ihre Ladung gleichsinnig oder entgegengesetzt ist; zwischen beiden Kügelchen besteht ein elektrisches Feld, ohne daß ein Strom zwischen ihnen fließt. Um *solche* elektrostatische Kräfte soll es sich auch im lebenden Organismus handeln; zum Nachweis derselben verwendet KELLER verschiedene Methoden: Die eine besteht z. B. darin, daß eine mikroskopisch feine Elektrode die lebende Zelle Punkt für Punkt abtastet und die so ermittelten Ladungen mit einem statischen Meßinstrument vergleicht, dessen Kapazität allerdings klein genug sein muß, um die in Millivolt abgelesene Ladungsgröße nach Vorzeichen und Gehalt zu bestimmen. Dementsprechend unterscheidet KELLER elektropositive und elektronegative Gewebe; er versteht darunter nicht die elektrische Ladung sensu stricturi, also nicht den absoluten Gehalt an positiver oder negativer Elektrizität, sondern er stellt nur fest, *ob ein Gewebe im Vergleich zu destilliertem Wasser positiv bzw. negativ geladen ist*, oder ob zwischen zwei Geweben, z. B. zwischen Blut und Parenchym, eine Potentialdifferenz besteht, wobei das eine Gewebe den relativ negativen und das andere den relativ positiven Pol darstellt.

An Hand solcher Untersuchungen sind von KELLER und seinen Mitarbeitern die verschiedenen Gewebe „abgetastet" worden: Die Leberzellen, ebenso Muskeln, Nierenrinde und rote Blutkörperchen erweisen sich als elektropositive „Hochspannungszentren"; Plasma, Lymphe, Galle, Harn, ebenso Bindegewebe, Gefäßwandungen, Gallengänge zeigen dagegen eine negative Ladung. Demzufolge stellt sich KELLER vor, *daß die positiv geladenen Zellen entsprechend dem Coulombschen Gesetz alles Negative anziehen und daß positive Substanzen von negativen Potentialzentren in Beschlag genommen werden*.

Besonders genau ist in dieser Hinsicht von F. P. FISCHER[1] das Auge untersucht worden. Er prüfte nicht nur das tierische, sondern gelegentlich auch das *menschliche Auge*, wenn sich ihm Gelegenheit bot, bei operativen Eingriffen diesen oder jenen Bulbusabschnitt freizulegen. Die Hornhautaußenfläche erweist sich gegenüber der Innenfläche positiv, ebenso gegenüber dem Kammerwasser und der Irisvorderfläche; auch gegenüber dem Blutplasma erscheint die Hornhautvorderfläche positiv. Der negativste Teil des vorderen Bulbusabschnittes ist die Irisvorderfläche; das Ziliarepithel, die Irishinterfläche und die Linsenvorderfläche verhalten sich positiv gegen die Irisvorderfläche, ebenso auch gegen das strömende Blut; der Linsenkern erweist sich positiv gegen die Rindenschichten. Der Glaskörper ist positiv gegenüber der Iris, Chorioidea und Netzhaut; die Chorioidea ist merkwürdigerweise elektrostatisch indifferent; die Netzhaut ist negativer als die Iris und somit das negativst geladene Gewebe im ganzen Bulbus.

Die ausgezeichnete Apparatur, derer sich F. P. FISCHER bediente, bot ihm auch Gelegenheit, Änderungen an der Iris und am Ziliarkörper unter dem Einfluß *pharmakodynamischer und osmotischer* Einflüsse zu verfolgen: *Anästhesie und Narkose sowie Störungen der Blutversorgung oder gar Sauerstoffmangel bewirken sofortiges Absinken des Gewebspotentials, was gelegentlich bis zur Umkehr der Ladung führen kann.* Alle pharmakodynamischen Stoffe, die den intraokulären Druck

---

[1] F. P. FISCHER: Arch. Augenhk. **106**, 428 (1932); Erg. Physiol. **31**, 507 (1931); Medizinische Kolloidchemie, S. 263. 1935.

senken, erhöhen dagegen das negative Potential der Iris. Diese Erhöhung betrachtet FISCHER als den *Ausdruck einer Stoffwechselsteigerung* innerhalb der Iris.
Wird umgekehrt eine Drucksenkung z. B. auf osmotischem Wege erreicht, so
sinkt das negative Potential.

Als zweite Methode zur Ermittlung einer elektrostatischen Potentialdifferenz
verwendet KELLER und seine Schule *Farben.* Ganz neu war sein Verfahren
allerdings nicht, denn mit gleichen Problemen hatte sich schon vorher SCHULE-
MANN[1] beschäftigt. KELLER geht nun von der Vorstellung aus, daß man die unterschiedlichen Zelladungen als „Punktladungen" im Sinne der Elektrostatik betrachten müsse und dementsprechend die aus Zellen zusammengesetzten Gewebe als ein Mosaik von Ladungen. Wird in ein solches System von sich gegenseitig verhaltenden Ladungen ein Probekörper — also eine Farbe — von bekanntem Ladesinn gebracht, so muß diese Farbe gemäß dem Coulombschen Gesetz entweder angezogen oder abgestoßen werden, und zwar mit einer in mikroskopisch gesehenen Dimensionen sehr beträchtlichen Kraft. Voraussetzung ist aber
immer die Forderung, daß der Prüfkörper im Verhältnis zur Größe des auf seine
Ladung zu prüfenden Areals sehr klein ist. Dieser Forderung entsprechen die verschiedenen Farbstoffe, so daß deren sichtbare Anreicherung in bestimmten Zellen
als Ausdruck gegenseitiger Anziehung von Massenteilchen mit entgegengesetzter
Ladung gelten kann. Schon UNNA,[2] dem eigentlichen Begründer der Vitalfärbung, ist die Tatsache bekannt gewesen, daß die Art, durch welche bestimmte
Stellen der Gewebe von Farbstoff angefärbt werden, weitgehend davon abhängt,
ob dieser Farbstoff sauer oder basisch reagiert — ob es sich, könnte man mit
gleicher Berechtigung sagen, um einen elektropositiven oder elektronegativen
Farbstoff handelt. Selbstverständlich müssen bei der Anfärbung auch andere
Eigenschaften — wie Molekulargewicht, chemische Konstitution des Farbstoffes —
mitberücksichtigt werden. Dementsprechend kann die vitalmikroskopische Untersuchung mit Farben — wobei sich vor allem fluoreszierende Farben bewährt
haben — nur *als ein Hinweis angesehen werden,* was für eine elektrostatische Ladung
die einzelnen Gewebe bzw. Zellen zeigen. Jedenfalls handelt es sich bei der Farb-
stoffmethode um die biologische Anwendung des Coulombschen Gesetzes, wonach
sich Körper mit verschiedener elektrischer Ladung anziehen, solche mit entgegengesetzter abstoßen.

KELLER hat sich hauptsächlich folgender Farben bedient: Methylenblau (—),
Neutralrot (—), Methylviolett (—), Eosin (+), Erythrosin (+), Säurefuchsin (+)
und so weiter. Als am Tageslicht nicht, wohl aber im Fluoreszenzlicht sichtbar:
Trypaflavin (—), Fluoreszein (+).

Hat man die Möglichkeit, sich eine Methode auszusuchen, so *wird man der
direkten elektrostatischen Methode unbedingt den Vorzug geben,* was sich am besten
daraus ergibt, daß z. B. Sauerstoffmangel (wie bereits oben erwähnt wurde) von
einer sofortigen Änderung des Potentials beantwortet wird, während eine Zirku-
lationsstörung erst nach längerer Zeit die Fluoreszenz ändert.

Auf Grund solcher Potentialbestimmungen meinte die „Prager biologische
Arbeitsgemeinschaft" eine Art „Elektrohistologie" der Gewebe aufbauen zu können.
KELLER geht darüber sogar hinaus und hoffte so den Weg gefunden zu haben,

---

[1] SCHULEMANN: Biochem. Z. **80**, 1 (1917).
[2] UNNA: Biochemie der Haut. Jena. 1913.

warum einzelne Kationen bzw. Anionen ausgerechnet nur vom Protoplasma oder Bindegewebe übernommen werden, während andere im Blute bleiben; auch die einzelnen Nahrungsmittel haben nach KELLER eine verschiedene Ladung, weswegen er sich vorstellt, daß für die Aufnahme z. B. des Zuckers auch das Coulombsche Gesetz Geltung hat. Die spezifische Selektion und vieles, was sonst nach unserer Meinung das Privileg der gerichteten Permeabilität ist, soll sich durch elektrische Ladungszentren erklären lassen. Um dieser Vorstellung eine wissenschaftliche Grundlage zu geben, hat KELLER die unterschiedlichen Nahrungsmittel auf ihre elektrische Ladung hin geprüft; die Apparatur, die ihm zur Ermittlung der elektrischen Ladung gedient hat, wurde von seinem physikalischen Mitarbeiter R. FÜRTH[1] zusammengestellt. Das Wesentliche dieses neuen Prinzips bildet die Verwendung von Halbleitern als Elektroden, also Stoffen, die im Vergleich zu Metallen einen sehr großen spezifischen Widerstand besitzen. Dadurch ist es möglich, an den Elektroden dauernd eine hohe Spannung zu erzeugen und so einen beträchtlichen Potentialabfall zwischen Elektrode und der zu untersuchenden Lösung zu erzielen. Als solche Halbleiter verwendet FÜRTH Schamotte, Filterglas und eigens dazu gereinigtes Filterpapier. Wie aus der beiliegenden Tab. 6 hervorgeht, die aber nur ein Teilergebnis der außerordentlich umfangreichen und mühevollen Untersuchungen von KELLER und seiner Schule darstellt, lassen sich die als Nahrungsmittel in Betracht kommenden Elektrolyte elektrostatisch in zwei Gruppen teilen — positive und negative.

Tabelle 6.

Elektro-lyte	Natrium- und Lithiumsalze, Rhodanide, Chloride, der dissoziierte Anteil des Kalziums, Aminosäuren, Wasser, Fluoreszein	Zucker, Harnstoff, Harnsäure, Kreatinin, Lipoide, Ammoniumsalze, Kaliumsalze, Sulfate, Phosphate, Trypaflavin
	Positiv	*Negativ*
Ge-webe	Leber, Muskel, Nierenrinde, Erythrozyten, Epidermis	Serum, Lymphe, Liquor, Schleimhaut, Bindegewebe

Es wird zunächst nicht auffallen, wenn Natrium und Kalzium, die man immer schon zu den Kationen gezählt hat, zum negativen Pol wandern und die im Blute zirkulierenden Anionen (Phosphor- und Schwefelsäure) vorzugsweise im Bereiche des positiven Pols gefunden werden. Auf Schwierigkeiten stößt aber der Versuch einer solchen Erklärung, sobald man feststellen muß, daß das Anion Chlor zum negativen Pol und das Kation Kalium zum positiven Pol wandert, wo man doch gerade das Gegenteil erwarten sollte. KELLER sah sich daher genötigt, zu einer Hilfshypothese zu greifen: Die unterschiedlichen Elemente sollen in hochkonzentrierten kolloidalen Lösungen (also im Plasma) keineswegs nur in ionisiertem Zustande kreisen, sondern, da sie an Eiweiß gebunden sind, im elektrischen Felde gelegentlich den entgegengesetzten Wanderungssinn zeigen. Diese Annahme ist nicht aus der Luft gegriffen, denn tatsächlich konnte WAELSCH[2] — ein Mit-

---

[1] FÜRTH: Z. Physik **83**, 400 (1927); Ann. Physik **1923**, 70; Kolloid-Z. **1925**, 373; Erg. Physiol. **27**, 864 (1923).
[2] WAELSCH: Kolloid-Z. **68**, 342 (1934); Hoppe-Seylers Z. **234**, 27 (1935).

arbeiter von KELLER — im Kataphoreseversuch feststellen, daß das Kalium vieler biologischer Flüssigkeiten zur Anode wandert.

KELLER teilt somit die Nährstoffe in zwei große Gruppen: Die eine soll sich im biologischen Milieu elektronegativ verhalten und dementsprechend besonders von den positiv geladenen Parenchymzellen angezogen werden; das Umgekehrte soll von den positiv geladenen Nährstoffen gelten; KELLER glaubt damit das Rätsel gelöst zu haben, warum die Parenchymzelle vorwiegend Kalium anzieht und Natrium im Serum bleibt.

Dieser ausschließlich elektrostatischen Betrachtungsweise haften aber sicher große Mängel an. Das scheint KELLER selbst empfunden zu haben, denn in seinen späteren Arbeiten spricht er nur mehr selten von einer „Ladung" der unterschiedlichen Nahrungsprodukte, dagegen viel häufiger von „Gewebsstoffen" und „Säftesalzen". In dem Sinne ist es auch zu verstehen, wenn er sagt, daß es mit der Einteilung in Basen und Säuren, in Kationen und Anionen im lebenden Organismus nicht immer klappt, da gewisse Basenradikale immer mit bestimmten Säureradikalen kreisen, dagegen niemals mit anderen angetroffen werden. Trotzdem vertritt er bis in die letzte Zeit die Vorstellung, daß die Ursache, warum Kalium und die Phosphate in der Zelle überwiegen und Natrium und Chlor im Serum bleiben, hauptsächlich auf elektrostatischen Kräften beruhen soll, die von den Zellen ausgehen. Wie es aber zur Bildung dieser elektrostatischen Kräfte kommt, die sich sowohl im Pflanzen- als auch im Tierkörper nachweisen lassen, darüber äußert sich KELLER nur vermutungsweise — sie sollen mit der Lebenstätigkeit der Zelle zusammenhängen, dabei glaubt er sich vor allem auf LUND beziehen zu können, der — wie bereits oben erwähnt wurde — bei der Erstickung ein sofortiges Absinken des Potentials beobachten konnte.

Das Vorkommen von Diffusionspotentialen im biologischen Milieu hält KELLER für wenig wahrscheinlich, was aus folgender Bemerkung hervorgeht: „Bis man erfaßt haben wird, daß im lebenden Protoplasma Diffusionspotentiale keine große Rolle spielen, da das Protoplasma etwas im Wesen Antiosmotisches ist, etwas, was Konzentrationsdifferenzen schafft, nicht aber ausgleicht, und so kaum jemals im Leben einem praktischen Gleichgewichte zustrebt, das von Konzentrationsunterschieden veranlaßt wird, so wird man dem Dynamismus der lebenden Zelle erheblich näherkommen" [Protoplasma 25, 75 (1936)].

Wenn man versucht, an den Vorstellungen von KELLER Kritik zu üben, so muß zunächst gegen den Vergleich mit den Holundermarkkügelchen hervorgehoben werden, daß eine solche Elektrostatik unbedingt Trockenheit voraussetzt, denn benetzt man die beiden Holundermarkkügelchen mit Wasser, so verschwindet sofort das Potential. Da nun in unserem Körper überall mit einem wäßrigen Milieu gerechnet werden muß, so wird man wohl kaum mit elektrostatischen Kräften als alleinige Ursache der Potentiale rechnen können.

Berücksichtigt man die charakteristische Ionenverteilung von Kalium und Natrium zwischen Extrazellulärraum und Zellinnerem, so wird man auch an die Lehre von den Konzentrationsketten gemahnt. Eine solche Erkenntnis hat auch FLECKENSTEIN[1] jüngst veranlaßt, in diesem Antagonismus den „primären" Energiespeicher „besonderer" Art für die Muskelkontraktion im Sinne von

---

[1] FLECKENSTEIN: Pflügers Arch. 246, 411 (1942).

BETHE[1] bzw. EMBDEN[2] und HILL[3] zu sehen; der Umsetzungsmechanismus dieser auf diese Weise zu beziehenden Energie in äußere Arbeit wird auf die elektrischen Vorgänge an der Membran bezogen. *Solange dieser Antagonismus zwischen dem hohen Kaliumgehalt innerhalb der Zelle und dem niedrigen Gehalt im Blute, bzw. in der Gewebsflüssigkeit besteht, solange existiert elektromotorische Kraft. Die unbedingte Voraussetzung stellt aber die Membran vor;* solange sie im Sinne der gerichteten Permeabilität in der Lage ist, diese Gegensätzlichkeit aufrechtzuerhalten, haben wir es mit *Konzentrationsketten* zu tun und damit auch mit dem *Bestehen von Potentialdifferenzen.* Ob man sich mit KELLER, wie oben angeführt wurde, dafür einsetzt, in den zwischen Gewebe und Blut schwebenden Potentialen ein Abhängigkeitsverhältnis von der Sauerstoffversorgung zu sehen oder dafür Redoxvorgänge verantwortlich macht, oder sonst noch andere Momente in Erwägung zieht, scheint mir zunächst weniger wichtig. Das Wesentliche ist meines Erachtens immer wieder die Erkenntnis eines *unbedingten Zusammenhanges zwischen Potential und Vitalität der Gewebe,* oder mit anderen Worten: *Die innere Verknüpfung der gerichteten Permeabilität mit der Lebenstätigkeit der Zelle.* Das Primäre in diesem Geschehen ist wohl die Membranwirkung, die z. B. Kalium vom Natrium trennt und so Konzentrationsketten schafft. In dem Sinne betrachte ich die Potentialdifferenz, die sich zwischen Blut und Parenchymzelle zeigt, bzw. *die elektromotorische Kraft, die den Geweben eigen ist, nur als die Folge* und nicht, wie KELLER glaubt, *als die Ursache des Kalium-Natrium-Antagonismus.* Die im gesunden und lebenden Gewebe eine so große Rolle spielende gerichtete Membranwirkung ist mit unseren physikalisch-chemischen Vorstellungen schwer in Einklang zu bringen. Erst wenn das Gewebe abstirbt oder krank wird treten die „rohen Kräfte", wie ich Osmose und Diffusion genannt habe, in ihre Rechte, *während das gesunde Leben der Parenchymzellen unbedingt eine gerichtete Permeabilität voraussetzt.*

Da die Intensität der Potentialdifferenz weitgehend von der Vitalität des Protoplasmas abhängt, kann eine hohe Potentialdifferenz bis zu einem gewissen Grade als Kriterium einer gesunden Zelle, Abnahme als Symptom geschädigter Zelltätigkeit angesehen werden. In dem Sinne habe *ich*[4] auch einmal gesagt: *Leben bedeutet Aufrechterhaltung von Spannung, Tod vollständigen Spannungsausgleich und Krankheit Spannungsminderung.*

5. Pathogenese des Ödems. — Albuminurie im Gewebe.

Zu einer Zeit, da man sich über die Stellung der Blutbahnen zu den Lymphgefäßen noch nicht völlig im klaren war und auch nichts von der Gewebsflüssigkeit wußte, zählte man das Ödem zu den Erkrankungen der Lymphgefäße; man sprach von einer *hydropischen Lymphretention,* aber weder die pathologische Anatomie noch das Tierexperiment konnten Tatsachen anführen, die zugunsten einer solchen Annahme sprachen. Beziehungen zwischen der gewöhnlichen

---

[1] BETHE: Pflügers Arch. **152**, 291 (1911).
[2] EMBDEN: Handbuch der normalen und pathologischen Physiologie, Bd. VIII/1, S. 369. 1925.
[3] HILL: Proc. roy. Soc., Lond., Ser. B: Biol. Sci. **104**, 1 (1928).
[4] EPPINGER: Seröse Entzündung, S. 267. Wien. 1935.

Wassersucht, wie sie z. B. beim Herzfehler vorkommt, und einer mechanischen Verlegung der Lymphgefäße ließen sich nicht nachweisen. Die Anhänger der Lymphretention sahen sich daher gezwungen, das Hindernis noch weiter peripher zu suchen. Man nahm daher Schädigungen im Bereiche der nur mehr mikroskopisch nachweisbaren Lymphkapillaren an, aber auch diese Annahme ließ sich nicht halten.

Unter dem Einfluß von MAGENDIE[1] entstand dann die Lehre, daß das Ödem auf einer *Venenerkrankung* beruht. Viele klinische und anatomische Erfahrungen ließen sich damit in Einklang bringen. Allerdings war man sich auch bald darüber im klaren, daß nicht jeder Venenverschluß mit Ödembildung einhergeht. Wie häufig wird doch der Chirurg und besonders der Geburtshelfer von einer Lungenembolie, bzw. von einer Phlebitis überrascht, nur deswegen, weil weder Beinschwellung noch Schmerzen an eine Thrombose denken ließen. Oft wurde auch darauf hingewiesen, es könne die Thrombose nicht die alleinige Ursache der Ödeme sein, weil die Wassersucht bereits geschwunden sei und die Venenverstopfung trotzdem weiterbesteht. Auch das Experiment spricht im gleichen Sinne, denn mit welch großen Schwierigkeiten haben wir zu kämpfen, um überhaupt beim gesunden Tier, z. B. durch Unterbindung von Venen, Stauungsödeme zu erzeugen! Selbst nach Unterbindung der Cava inferior kommt es nicht unbedingt zu einem Ödem der unteren Extremitäten. Man sah sich daher gezwungen, auf eine *dispositionelle Schädigung* zurückzugreifen, die zu einer Stauung noch hinzukommen muß, damit Wassersucht entsteht. So sagt z. B. RECKLINGHAUSEN:[2] Es begreift sich wohl leicht, daß bei Phthisikern oder bei Kachexie das Ödem regelmäßig auftritt, wenn es zu einem Verschluß einer Vene kommt.

Der Meinungsstreit über die Pathogenese des Ödems ist durch die Untersuchungen von CARL LUDWIG[3] wesentlich beeinflußt worden. Anlaß bot ihm folgender Versuch: Unterbindet man bei einem Hund die Vena pampiniformis, so schwellen die regionären Lymphgefäße stark an. Die Erweiterung geht so weit, daß man in die sonst kaum sichtbaren Gänge feine Kanülen einbinden kann; löst man die Venenligatur, so schwellen die Lymphgefäße wieder ab. Auf Grund solcher Versuchsergebnisse meinte daher CARL LUDWIG den strikten Beweis erbracht zu haben, daß die *Lymphe als ein Filtrat der Blutflüssigkeit* durch die Kapillarwand anzusehen sei. Folgt man einer solchen Vorstellung, dann wären Gewebsflüssigkeit und Lymphe dasselbe. Als Ursache der Lymphbildung betrachtet daher CARL LUDWIG und seine Schule ausschließlich den *kapillären bzw. hydrostatischen Blutdruck*. Bei der Bildung der Lymphe müßte der Druck im arteriellen System höher sein als der Gewebsdruck und dieser wieder höher als jener in den venösen Anteilen des Blutgefäßsystems. Auf Grund seiner Theorie hoffte CARL LUDWIG durch allgemeine kapilläre Blutdrucksteigerung einen vermehrten Lymphfluß in Gang zu bringen; er hat sich vielfach bemüht, dies in irgendeiner Form zu beweisen, doch waren die Resultate seiner Versuche alles eher, nur nicht ermutigend. Auch andere Tatsachen waren CARL LUDWIG bekannt, die sich nicht zugunsten seiner Theorie verwerten lassen.

---

[1] MAGENDIE: Leçons sur les phénomènes, 2. Teil. 1837.
[2] RECKLINGHAUSEN: Allgemeine Pathologie, S. 94. 1883.
[3] CARL LUDWIG: Lehrbuch der Physiologie, Bd. II, S. 128. 1861.

Ungefähr zur gleichen Zeit beschäftigte sich HEIDENHAIN[1] mit dem gleichen Problem; ihm war es gelungen, Substanzen ausfindig zu machen — er nannte sie *Lymphagoga* —, die einen mächtigen Einfluß auf die Lymphbildung ausüben. Gerne hätte es CARL LUDWIG gesehen, wenn diese Lymphagoga auch den Blutdruck steigern würden, aber der objektive Befund sprach gegen ihn. HEIDENHAIN ist auch auf Grund rein hämodynamischer Versuche in der Lage gewesen, der Ludwigschen Theorie zu widersprechen: Unterbindet man z. B. die Aorta abdominalis, was gleichbedeutend mit Druckabfall in der Art. femoralis nahe an Null ist, so sickert noch immer Flüssigkeit aus der eingebundenen Lymphfistel. Dementsprechend sah sich HEIDENHAIN veranlaßt, speziell auf Grund seiner Aortenunterbindungsversuche, aber auch auf Grund der Resultate, die er mit den Lymphagoga erheben konnte, der Ludwigschen Theorie *eine neue Theorie entgegenzusetzen* — es war dies die *sekretorische Lehre der Lymphbildung.* Die Lymphe ist nicht ein Filtrat der Blutflüssigkeit, wie CARL LUDWIG meinte, sondern die Lymphflüssigkeit ist ein *Sekret der Kapillarendothelien.* Die Endothelien der Blutkapillaren holen sich aus dem Blute nur solche Stoffe heraus, die ihnen zuträglich erscheinen, und geben ihr Sekret nur dann ab, wenn ein Bedürfnis besteht.

Auch COHNSTEIN[2] machte die Anhänger der Carl Ludwigschen Lehre auf einen prinzipiellen Fehler aufmerksam: Der Ausdruck Filtration ist nicht angebracht, denn beim Übergang von Flüssigkeit aus einer Blutkapillare in die Richtung gegen die Lymphe handelt es sich nicht um eine *Filtration*, denn Flüssigkeit befindet sich auf beiden Seiten der trennenden Membran, und das ist — seiner Meinung nach — nicht Filtration allein, sondern hier handelt es sich um einen Vorgang, bei dem *Diffusion* ebenso in Rechnung gezogen werden muß wie Filtration.

In dem Sinne nennt COHNSTEIN den Vorgang an der Grenze zwischen Blut und Lymphe nicht Filtration, sondern *Transsudation* und versteht darunter die Summe von Filtration und Diffusion. Auch diese Annahme erweckt kaum unser Interesse, denn sie hält noch immer an der Vorstellung fest, daß Lymphe und Gewebsflüssigkeit dasselbe sind. Sie bedeutet nur insofern einen Fortschritt, als hier zum erstenmal versucht wird, Filtration und Diffusion scharf auseinanderzuhalten; jedenfalls sind beide Faktoren — Filtration und Diffusion — bei der Flüssigkeitspassage durch die Kapillarmembran unbedingt zu berücksichtigen.

Die Theorie von CARL LUDWIG erhielt in STARLING[3] einen mächtigen Förderer; STARLING ging zunächst von folgender Überlegung aus: Der Druck, der gegen die Gewebe ausgeübt wird und im Sinne der Carl Ludwigschen Theorie als eigentliche Kraftquelle der Lymphbildung gilt, ist nicht vom Druck abhängig, der in den großen Blutgefäßen herrscht, sondern nur vom Geschehen innerhalb der Kapillaren. *Ausschließlich vom Kapillardruck wird das Filtrationsausmaß bestimmt*; er ist allein dafür verantwortlich, daß Flüssigkeit in die Gewebsspalten abgepreßt wird. Dementsprechend lag es nahe, das Druckgefälle zwischen arteriel-

---

[1] HEIDENHAIN, HERMANN: Handbuch der Physiologie, Bd. V/1 (1883); Pflügers Arch. **49**, 1 (1891).

[2] COHNSTEIN: Erg. Pathol. III (1896); Pflügers Arch. **59**, 508 (1895).

[3] STARLING: Z. Physiol. (Brit.) XVI, 139 (1894).

lem und venösem Kreislauf unter dem Einfluß der unterschiedlichen Lymphagoga zu prüfen, die HEIDENHAIN angegeben hat; speziell mußte nachgesehen werden, wie sich der Krebsmuskelextrakt verhält, der als Lymphagogum 1. Ordnung besonders wirksam gilt und bis dahin mehr oder weniger allen Theorien größte Schwierigkeiten bereitete. Aber auch STARLING wurde eine Erklärung nicht leicht gemacht, denn eine Änderung im Sinne einer kapillären Blutdrucksteigerung konnte nicht nachgewiesen werden. STARLING mußte daher zu der Hilfshypothese greifen, daß vielleicht der Einfluß der Lymphagoga *auf einer geänderten Durchlässigkeit der Blutkapillaren* beruht, wovon besonders die Endothelien betroffen seien. Eine solche Vorstellung ist aber nicht neu, denn eine ähnliche Annahme wurde bereits früher von dem Pathologen COHNHEIM[1] vertreten. Er stützte sich dabei auf folgende Versuchsanordnung: Bringt man die hintere Extremität eines Lymphfisteltieres in ein Wasserbad von etwa 56 Grad, so nimmt der Lymphfluß sofort zu und auch die Lymphe wird eiweißreicher. Wenn sich somit im Gegensatz zu HEIDENHAIN die Ludwigsche Filtrations- bzw. Rückresorptionstheorie wieder Geltung verschaffen konnte, so ist das hauptsächlich das Verdienst von STARLING. Er war es auch, der zuerst die kombinierte Wirkung von Filtration und der Transsudation richtig erkannt hat.

Eine wesentliche Förderung erfuhr die Lehre von der Lymphbildung durch ASHER.[2] Außer Filtration und Diffusion muß auch die *Zelltätigkeit* berücksichtigt werden. Seine Vorstellung von der Lymphbildung könnte man daher auch unter dem Namen der „*zellulär-physikalischen Theorie*" zusammenfassen. ASHER unterscheidet zwei Lympharten: Die eine „Lymphe" bringt aus dem Blute die Nahrung zu den Zellen, die andere schafft die Abfallstoffe, die von den Zellen gebildet wurden, wieder an das Blut zurück. *Das treibende Element für beide Lympharten ist die Zelle.* Sie ist sowohl für die Entstehung als auch für die Fortbewegung der „Lymphe" verantwortlich oder — wie HAMBURGER[3] sich ausdrückt — *die Lymphe ist das Spiegelbild der Zelltätigkeit.*

Es bedeutete für die Lehre von der Lymphbildung im allgemeinen und im besonderen für die Auffassung, wie es zur Ödembildung kommt, einen großen Fortschritt, als man erkannte, *daß man in unserem Organismus neben Blut und Lymphe noch mit einer zirkulierenden Flüssigkeit zu rechnen habe — das ist die Gewebsflüssigkeit; sie spielt im Getriebe des intermediären Wasserstoffwechsels die weit größere Rolle als die Lymphe.*

Nachdem die Anfänge der Lymphbahnen — soweit man das histologisch beurteilen kann — keine offenen Verbindungen mit dem Interstitium erkennen lassen, vielmehr als blind endigende Saugröhrchen ähnlich wie die Blutkapillaren verschieden tief in das Gewebe eintauchen, kann die Lymphe gar nicht als das unmittelbare Filtrat des Blutes angesehen werden. Das eigentliche Produkt der kapillären Filtration ist nur die *Gewebsflüssigkeit*, nicht die Lymphe, die ihren Inhalt ausschließlich aus dem Interstitium schöpft.

So wie das Blut und die Lymphe *ist auch die Gewebsflüssigkeit in dauernder Bewegung*, weswegen es unbedingt gerechtfertigt erscheint, hier gleichfalls von

---

[1] COHNHEIM: Allgemeine Pathologie, Bd. II, S. 448 (1882).
[2] ASHER: Z. Biol. **36**, 154 (1898).
[3] HAMBURGER: Erg. Physiol. **23**/1, 77 (1924).

einem Kreislauf zu sprechen — ich betonte bereits oben die Stellung des „*inneren
Kreislaufes*".

Wenn man sich davon überzeugt, wie rasch subkutan beigebrachte Medikamente oder Gifte fernab von der Injektionsstelle ihre allgemeine Wirksamkeit
entfalten, und außerdem berücksichtigt, wie langsam der Fluß in den großen
Lymphgefäßen vor sich geht, dann ergibt sich schon daraus der bindende
Schluß, daß z. B. der Transport von subkutan beigebrachten Substanzen unmöglich allein von der Lymphe besorgt werden kann. Hier muß etwas anderes
als treibendes Element eingeschaltet werden und das ist der innere Kreislauf;
der innere Kreislauf nimmt auch schon deswegen eine bevorzugte Stellung ein,
weil nur der Träger dieses Kreislaufes — die Gewebsflüssigkeit — sowohl mit
den Lymph- bzw. Blutkapillaren als auch mit den Gewebszellen in innige
Berührung tritt. Der innere Kreislauf steht zu den Blutkapillaren in viel
innigerer Beziehung als zur Lymphe, die im Verhältnis zum inneren Kreislauf,
bzw. zur Gewebsflüssigkeit die viel geringere Rolle spielt. Das geht vor allem
auch aus der Tatsache hervor, daß z. B. im Bereiche des Leberazinus überhaupt
keine Lymphkapillaren nachweisbar sind.

Die Stellung der Gewebsspalten und damit des inneren Kreislaufes erscheint
in einem anderen Lichte, wenn man *in den großen Leibeshöhlen auch nichts anderes
als große Gewebsspalten sieht;* eine solche Betrachtung erscheint auch schon deswegen wichtig, weil man in diesen Hohlräumen den inneren Kreislauf besser
verfolgen kann, als wenn man sich nur an das engmaschige subkutane Gewebe hält.

In diesem Zusammenhang glaube ich auch auf folgendes verweisen zu können:
Gleichgültig, ob man das Cavum peritonei oder das Cavum pleurae untersucht,
stets kann man sich davon überzeugen, daß der Innenraum niemals völlig trocken
ist; stets ist die Oberfläche der darin eingeschlossenen Organe, ebenso wie ihr
parietales Blatt feucht. Versucht man die Oberfläche zu „trocknen", so „schwitzt"
neuerdings die Leberoberfläche bzw. die Serosa des Darmes. Wenn man unmittelbar nach Eröffnung des Abdomens die z. B. der Leberoberfläche an-
haftende minimale Flüssigkeit mit Filtrierpapier rasch absaugt und analysiert,
so erweist sich diese geringe Flüssigkeitsmenge eiweißfrei. Im Gefolge manueller
Eingriffe, wie sie sich bei Operationen als unvermeidlich ergeben, nimmt die
Tendenz, im Cavum peritonei Flüssigkeit zu bilden, rasch zu; gleichzeitig wird
jetzt die Flüssigkeit eiweißhaltig. Diese Beobachtungen erscheinen mir deswegen
so wichtig, weil sich daraus — wie ich glaube — auch einiges über die Qualität
der Gewebsflüssigkeit ganz im allgemeinen aussagen läßt. Ebenso wie in den
subkutanen Gewebsräumen oder im Interstitium der großen Parenchymorgane
Gewebsflüssigkeit abgepreßt und sofort wieder resorbiert wird, ohne daß es zu
einer Stase kommt, so hat man sich auch den normalen Vorgang im Cavum peritonei bzw. pleurae vorzustellen. Eine minimale Quantität von „Gewebsflüssigkeit"
erscheint an der Serosaoberfläche, sie wird aber sofort wieder aufgesaugt, so daß das
Cavum praktisch fast frei von Flüssigkeit ist. Dementsprechend kann man sagen:
Wie sich die Gewebsflüssigkeit, die den Inhalt des inneren Kreislaufes bildet,
immer nur in einem feinsten, mikroskopisch kaum sichtbaren Maschenwerk bewegt und an keiner Stelle eine Stase erkennen läßt, so ist es auch mit der Flüssigkeitsbewegung im Abdomen oder in einem der anderen großen Hohlräume
bestellt. Übrigens liegen die Därme und ebenso die Lungenlappen in den voll-

kommen luftleeren Leibeshöhlen so innig aneinander gelagert, daß man auch hier nur von *kapillären Räumen* sprechen kann. Nimmt man noch die Eiweißfreiheit der ersten Tropfen hinzu, die sich unmittelbar nach Eröffnung der Leibeshöhle an der Leberoberfläche zeigen, so ergeben sich viele Beziehungen zu dem, was wir in den vorangehenden Abschnitten über die Bewegung bzw. die Qualität der Gewebsflüssigkeit innerhalb des Interstitiums gesagt haben.

Ein sehr geeignetes Objekt, um den Austausch zwischen Blut und der Gewebsflüssigkeit zu verfolgen, stellt auf jeden Fall das Cavum peritonei vor; entsprechende Versuche sind zuerst von STARLING[1] angestellt worden; er erkannte bald, daß es vermutlich der *Eiweißüberschuß im Plasma* ist, der die Rückresorption von Wasser und Elektrolyten aus dem Cavum peritonei besorgt. Das Bluteiweiß, das physiologischerweise die Kapillaren nicht verläßt, übt einen starken osmotischen Druck auf die in der Bauchhöhle befindliche Flüssigkeit aus und zieht Wasser und kleinmolekulare Elektrolyte aus dem Cavum peritonei an sich. Auch der umgekehrte Weg läßt sich an Hand solcher Versuche vor Augen führen; injiziert man in die Bauchhöhle eines Tieres salzfreies Serum, so wird den umgebenden Geweben Flüssigkeit entzogen und so ein rasch wachsender Ascites vorgetäuscht, der aber nicht mehr zunimmt, sobald sich die Salz- und Eiweißkonzentration innerhalb der Bauchhöhlenflüssigkeit der des Serums anzugleichen beginnt.

Gerne hätte ich analoge Versuche auch im Bereiche des Unterhautzellgewebes durchgeführt, doch scheitern alle derartigen Versuche; die Flüssigkeit, die man z. B. einem Tier unter die Haut spritzt, verschwindet außerordentlich rasch, so daß sich keine Gelegenheit bietet, aus dem eventuellen Punktat etwas über den Verlauf des Elektrolytaustausches auszusagen. Damit hängt es auch zusammen, warum wir uns über die Beschaffenheit der normalen Gewebsflüssigkeit kein Urteil bilden können. Wir sind nur auf Vermutungen angewiesen, immerhin wollen wir aber an der Annahme festhalten — wie dies bereits oben dargelegt wurde —, *daß die Gewebsflüssigkeit, die das Vehikel des inneren Kreislaufes darstellt, unter normalen Bedingungen eiweißfrei oder zum mindesten außerordentlich eiweißarm sein muß.* Dementsprechend erscheint es sehr beachtenswert, daß die minimale Flüssigkeitsmenge, die man unmittelbar nach Eröffnung des Abdomens von der Leberoberfläche gewinnt, *kein* Eiweiß enthält.

Das Neue der Starlingschen Lehre war der Hinweis auf die osmotische Kraft, die von den Eiweißkörpern ausgeübt wird. Danach sind die Plasmaeiweißkörper in erster Linie dafür verantwortlich zu machen, daß intraperitoneal injizierte Elektrolyte rasch in das Blut gelangen. So entscheidend diese Lehre für unsere Auffassung vom inneren Kreislauf ist, so haftet ihr doch eine gewisse Schwäche an, *da sie nur die momentan anziehende Kraft der Eiweißkörper berücksichtigt, nichts aber darüber aussagt, was eintreten würde, sobald osmotischer Ausgleich eingetreten ist.* Dies muß aber unbedingt in Erwägung gezogen werden, zumal unser Organismus über Kräfte verfügt, die nicht nur für eine *vorübergehende*, sondern für eine *dauernde* Flüssigkeitsbewegung zu sorgen haben. Insofern bedeutet die oben besprochene Aschersche Theorie über die Austauschvorgänge innerhalb des Kapillargebietes einen Fortschritt: *Die lebende Zelle nimmt das ihr angebotene*

---

[1] STARLING: J. Physiol. (Brit.) **19**, 312 (1896).

*Nahrungsmaterial, soweit es organischer Natur ist, in sich auf und verbrennt es;
die Folge ist eine Änderung in der Konzentration an gelösten Molekülen und gleichzeitig eine neuerliche Steigerung der osmotischen Spannung.* Vielleicht beteiligen
sich daran auch die bindegewebigen Elemente, die ebenfalls den einen oder den
anderen Elektrolyten in sich aufnehmen. Nur auf diesem Wege wird eine bleibende
osmotische Differenz zwischen Gewebsflüssigkeit und Plasma ermöglicht, was
zur weiteren Konsequenz führt, daß jetzt neue Moleküle gegen die Gewebszellen
vorrücken können und so neuerdings die Flüssigkeitsbewegung gegen das Blut
in Gang bringt. Wenn sich auf diese Weise eine Art Perpetuum mobile entwickelt, so ist dies letzten Endes nur der *Tätigkeit der Parenchymzellen und dem
Eingreifen des interzellulären Bindegewebes* zuzuschreiben. *Jedenfalls ist das Um
und Auf, warum es im normalen Organismus nie zu einem vollständigen Ausgleich
zwischen Blut und Gewebsflüssigkeit kommt, also kein Stillstand des inneren Kreislaufes erfolgt, in der Tätigkeit der Gewebszelle zu suchen; so lange die Gewebszelle
gesund ist und lebt, hört sie nie auf, große Moleküle in kleinere zu zerlegen und so
dauernd Konzentrationsunterschiede zu erzeugen.*

Das bis jetzt Gebrachte bildet meines Erachtens die Voraussetzung zum Verständnis einer neuen *Ödempathogenese.* Bevor ich aber auf die Details meiner Lehre
eingehe, erscheint es zweckmäßig, sich noch einmal an folgende Tatsachen zu erinnern: 1. Lymphe und Gewebsflüssigkeit sind nicht dasselbe. 2. Die Gewebsflüssigkeit befindet sich in dauernder Bewegung und bildet so das Wesentliche des inneren
Kreislaufes. 3. Einen großen Einfluß auf die Flüssigkeitsbewegung üben nicht nur
physikalische Kräfte — wie vor allem der onkotische Druck, der von den Bluteiweißkörpern und vom Bindegewebe ausgeübt wird —, sondern auch die Lebenstätigkeit der Parenchymzellen; sie muß man ganz besonders für die Flüssigkeitsbewegung im inneren Kreislauf verantwortlich machen. 4. Die normale Gewebsflüssigkeit ist eiweißfrei oder zum mindesten außerordentlich eiweißarm.
5. Auch das Kochsalz muß berücksichtigt werden, denn es bildet einen wesentlichen Bestandteil jeder Gewebsflüssigkeit.

Hält man sich an diese fünf Argumente und wirft jetzt die prinzipielle Frage
auf, was wohl das Wesen bei der Ödembildung sein mag, so kann man darauf
nur die eine Antwort geben: *Ödem ist die pathologische Ansammlung von kochsalz-
haltiger Gewebsflüssigkeit innerhalb des Interstitiums; das alltäglich zu beobachtende
Ödem hat nichts mit einer Lymphretention zu tun.*

Wenn man weiter nach den Gründen forscht, warum es gelegentlich im Gegensatz zur Norm zu einer Ansammlung von Gewebsflüssigkeit innerhalb des Interstitiums kommt, so können die Gründe — zunächst rein *theoretisch betrachtet* —
vierfacher Natur sein: 1. Die Bildung von Gewebsflüssigkeit ist vermehrt. 2. Der
Abtransport der Gewebsflüssigkeit und ebenso des Kochsalzes gegen das Blut ist
mit Schwierigkeiten verbunden. 3. Die Parenchymzellen, in geringerem Grade
auch das Mesenchym, schaffen infolge Inaktivität keine genügenden osmotischen
Differenzen und verlangsamen so den inneren Kreislauf. 4. Die Zusammensetzung der Gewebsflüssigkeit hat eine Änderung erfahren und hemmt deswegen
ihre kontinuierliche Fortbewegung.

Faßt man das Gemeinsame aller dieser vier Möglichkeiten zusammen, so läßt
sich die obige Definition noch erweitern: *Ödem ist die Folge eines Mißverhältnisses
zwischen Bildung und Abtransport der kochsalzhaltigen Gewebsflüssigkeit.*

Es wäre wünschenswert, im einzelnen zu den vier Punkten Stellung zu nehmen, das stößt aber auf Schwierigkeiten, weil sich bei den verschiedensten Gelegenheiten Überschneidungen ergeben. Ich vermeide diesen Weg und gehe daher historisch vor. Zunächst hat COHNHEIM[1] als pathologischer Anatom sich die Frage vorgelegt, ob sich nicht durch Zufuhr von großen Flüssigkeitsmengen Ödem erzeugen läßt; zu diesem Zwecke hat er bei Kaninchen beträchtliche Mengen einer physiologischen Kochsalzlösung intravenös verabfolgt. Das Ergebnis war aber stets ein völlig negatives; selbst bei intravenöser Injektion sehr großer Flüssigkeitsmengen kommt es beim gesunden Tier niemals zu einem Zustand, der an das menschliche Ödem erinnert; jedenfalls gelingt es nicht auf diese Weise, in den Geweben eine atypische Anhäufung von Gewebsflüssigkeit nach Art einer Wassersucht hervorzurufen, vor allem nicht in der Subkutis. Nach der Vorstellung von COHNHEIM muß daher noch etwas hinzukommen, was erst die Ödembildung entscheidend beeinflußt, und das ist — solcher Meinung war bereits COHNHEIM — *eine Kapillarschädigung.*

Das Ödemproblem erfuhr dann durch die Untersuchungen von MAGNUS eine weitere Klärung; in Fortsetzung der Beobachtungen von COHNHEIM versucht er durch Wasserüberschwemmung *plus* Kapillarschädigung auf experimentellem Wege Ödem zu erzeugen. In dem Sinne wiederholte er die alten Versuche von COHNHEIM und modifizierte sie aber in der Weise, daß er nicht nur große Mengen an Kochsalzlösung intravenös injizierte, sondern gleichzeitig auch das Kapillarsystem schädigte. Als Kapillargift verwendete er Arsen. Injiziert man bei so vorbehandelten Tieren Kochsalzlösungen, so gelingt es jetzt tatsächlich, Ödeme zu erzeugen. Diese Versuche sind richtunggebend geworden, denn seither weiß man, *daß mindestens drei Faktoren bei der Entstehung einer Wassersucht in Frage kommen: Blutverwässerung, Kochsalzüberschwemmung und Kapillarschädigung.*

Ein weiteres Moment, das bei der Entstehung von Ödemen stets berücksichtigt werden sollte, ist die *Abflußbehinderung der Gewebsflüssigkeit:* venöse Stauung und eventuell Stauung im Lymphsystem.

Über die *Bedeutung der Lymphgefäße* für den inneren Kreislauf habe ich mich schon oben geäußert und könnte noch hinzufügen, daß künstliche Hydrämie, z. B. durch intravenöse Infusion von physiologischer Kochsalzlösung, zu keinem vermehrten Lymphfluß Anlaß gibt. Neuerdings ist es gelungen, durch multiple Injektion bestimmter Lösungen in die Lymphbahnen eine Art Ödem zu erzeugen, doch hat diese Form mit der gewöhnlichen Wassersucht anscheinend nichts zu tun. *Elephantiasis*, wie sie z. B. bei der Filariosis vorkommt, unterscheidet sich pathogenetisch wesentlich von der gewöhnlichen Wassersucht, die uns hier allein zu beschäftigen hat.

Anders steht es, wenn man den *Abfluß der Gewebsflüssigkeit durch passive Blutstauung* stört. Auch hier ergeben sich Widersprüche, die eine Aufklärung erfordern. Die Klinik und ebenso die pathologische Anatomie betont bei jeder Gelegenheit die große Bedeutung der *Stauung*, bzw. der Thrombose als Ursache eines Ödems. Anderseits versagt hier das Experiment vollständig; es gelingt entweder gar nicht oder nur ausnahmsweise durch Abbinden großer Gefäßstämme — z. B. der Cava inferior —, eine lokale Wassersucht zu erzeugen. Allerdings

---

[1] COHNHEIM: Allgemeine Pathologie, Bd. II, S. 448. 1882.

muß man hinzufügen, daß auch beim Menschen nicht jede Stauung sofort mit
Ödem beantwortet wird. Viele Mitralfehler zeigen z. B. einen venösen Druck
von über das Doppelte oder sogar Dreifache des Normalen, und doch entwickelt
sich kein Ödem. Auch hier sieht man sich gezwungen, **für die Ödembildung
noch andere Faktoren, wie z. B. eine geänderte Beschaffenheit der Kapillarmembran, heranzuziehen.** Man hat um so mehr Veranlassung, solche Möglichkeiten ins Auge zu fassen, als erfahrungsgemäß alte, schon seit langer Zeit
mit Drucksteigerung im Venensystem einhergehende Herzfehler meist erst
dann zu Ödem neigen, wenn sich ein Infekt (Intoxikation) oder sonst eine
allgemeine Schädigung hinzugesellt; ungeachtet dessen muß hervorgehoben
werden, daß gelegentlich schwere Infekte auch den gegenteiligen Effekt haben
können, besonders bei therapeutisch refraktären Hydropsien. Auf Grund dieser
und vieler ähnlicher Argumente möchte ich somit den Schluß ziehen, *daß es
kaum angeht, ausschließlich Stauung, also hohen Venendruck allein, für die Entstehung einer Wassersucht verantwortlich zu machen. Ich sehe in der Stauung nur
ein unterstützendes Moment — aber nicht mehr; das Ausschlaggebende bei der Entstehung des sogenannten kardialen Ödems ist meines Erachtens doch nur die Kapillarläsion.*

Ob die Rückresorption der Gewebsflüssigkeit in der Richtung gegen die
venösen Kapillaren gut oder schlecht vonstatten geht, ist weitgehend vom
onkotischen Druck, also von der Eiweißzusammensetzung des Plasmas abhängig. Je höher der Albumingehalt, desto stärker die anziehende Kraft des
Plasmas und dementsprechend auch um so ergiebiger die Rückresorption. Ist
aber die Eiweißkonzentration im Plasma herabgesetzt oder überwiegen gar die
Globuline, so hat der Durchtritt der Gewebsflüssigkeit zurück ins Blut mit
Schwierigkeiten zu rechnen. Die Folge ist Retention von Gewebsflüssigkeit
innerhalb des Interstitiums, was gleichbedeutend mit Ödem ist; Zustände mit
stark ausgeprägter Globulinämie neigen daher ganz besonders zu Ödem. In dem
Sinne darf es uns nicht wundern, wenn Herzfehler mit erhöhtem Venendruck bei
gleichzeitiger Globulinämie — wie dies auch im Verlaufe von Infekten vorzukommen pflegt — viel eher zu Wassersucht neigen als Personen mit normaler
Zusammensetzung der Bluteiweißkörper. Eine beträchtliche Globulinämie wirkt
sich auch deswegen fördernd auf die Ödembildung aus, weil jetzt das Übertreten des Blutwassers in der Richtung gegen das Interstitium leichter vonstatten geht, als wenn ein hoher Albumingehalt infolge eines gesteigerten
onkotischen Druckes die Ultrafiltration behindert.

Schließlich soll noch *die Inaktivität der Gewebszellen* als Ursache einer Ödemansammlung zur Sprache kommen. Als klassisches Beispiel kann hier die Wasser-
ansammlung bei Myxödem Erwähnung finden. Der Grund, warum gerade die
Schilddrüse mit der Ödementstehung in Zusammenhang gebracht wurde, war zunächst eine klinische Beobachtung. Wie ich[1] zuerst zeigen konnte, gelingt es bei
manchen Formen hochgradiger Wassersucht, durch Darreichung von Schild-
drüsensubstanz eine mit Diurese einhergehende Heilung zu erzielen. Die Erfolge
sind um so höher einzuschätzen, als in solchen Fällen andere Diuretika sich vielfach als völlig unwirksam erweisen. Diese Erfahrungen habe ich dann auch

---

[1] EPPINGER: Pathologie des menschlichen Ödems. Berlin. 1917.

experimentell überprüft und an Blasenfisteltieren den Einfluß der Schilddrüse auf die Wasserausscheidung verfolgt. Dabei ließ sich immer wieder feststellen (vgl. Abb. 7), daß das per os gereichte Wasser nach Schilddrüsenfütterung viel rascher und reichlicher zur Ausscheidung gelangt. Auch das Umgekehrte läßt sich zeigen: Verabreicht man Tieren, denen die Schilddrüse entfernt wurde, dieselbe Flüssigkeitsquantität, so gestaltet sich die Wasserausscheidung viel träger. Dasselbe gilt auch von der Kochsalzelimination. *Verfütterung von Thyreoidea fördert nicht nur den Kochsalzexport, sondern auch die Wasserausscheidung; Schilddrüsenmangel bedingt den gegenteiligen Effekt.*

Der Einfluß, den die Schilddrüse auf die Gewebe und den inneren Kreislauf nimmt, tritt noch deutlicher hervor, wenn man physiologische Kochsalzlösung

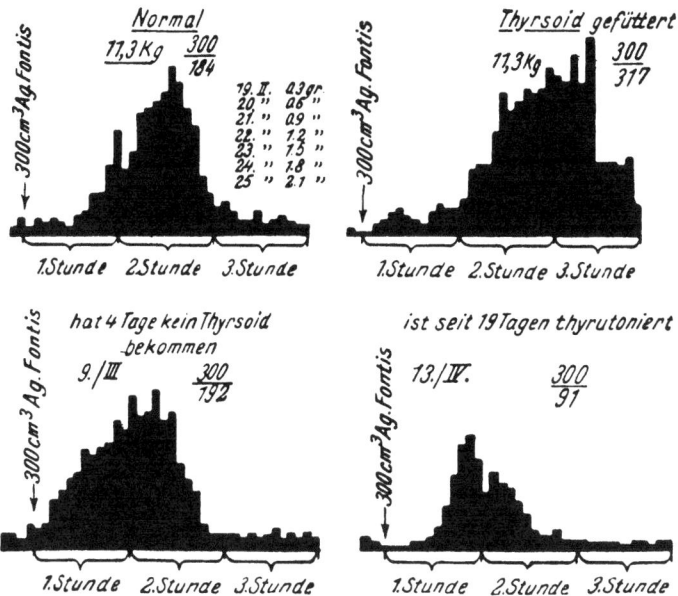

Abb. 7. Einfluß von Wasserzufuhr (300 ccm Aqua fontis) auf die Diurese zuerst beim normalen Blasenfistelhund, dann nach Schilddrüsenfütterung und schließlich nach Schilddrüsenexstirpation.

subkutan verabfolgt. Das *mit Schilddrüse gefütterte* Tier eliminiert das auf diese Weise künstlich erzeugte „Ödem" viel rascher als vor der Thyreoidfütterung. Gerade umgekehrt gestaltet sich die Ausscheidung, wenn man einem *schilddrüsenlosen* Tier physiologische Kochsalzlösung unter die Haut spritzt. Es kommt zu einer fast völligen Stase der Urinausscheidung; diese Retention äußert sich nicht nur in einer verringerten Wasser- und Kochsalzabgabe durch den Harn, sondern auch äußerlich, indem die unter die Haut injizierte Kochsalzlösung im Gegensatz zum normalen oder gar mit Schilddrüse gefütterten Tier Tage hindurch als „Ödem" am Orte der Injektion liegen bleibt. Ich habe diese Beobachtung erwähnt, weil sie besonders geeignet ist, die Ashersche Lehre zu stützen: *Je lebhafter sich der Stoffwechsel gestaltet — dafür sorgt ganz besonders die Schilddrüse —, desto rascher erfolgen der Abbau der Nahrungsprodukte innerhalb der Zelle und parallel damit auch die Austauschvorgänge, die wieder sekundär den inneren Kreislauf anregen.*

Kennt man diese Wirkung, dann versteht man auch so manches, was sich bei vielen Schilddrüsenkranken auf dem Gebiete des Wasser- und Salzstoffwechsels beobachten läßt: getrunkenes Wasser wird vom Myxödempatienten nur sehr langsam ausgeschieden, während **Personen mit erhöhter Schilddrüsentätigkeit** die zugeführte Flüssigkeit viel rascher und reichlicher absondern; auch neigt der Basedowiker unter pathologischen Bedingungen nur selten zu Wasser- oder gar zu Kochsalzretention. Diese Beobachtung war für mich der Anlaß, eine Schilddrüsentherapie vielfach dort in Anwendung zu bringen, wo der Wassertransport träge verläuft; die Erfolge mit Elityran bei manchen Formen von generalisiertem Ödem sind wohl kaum anders als im Sinne von ASHER zu deuten. Wenn die Schilddrüsenmedikation nicht bei allen ödematösen Zuständen zu einem Erfolg führt, so liegt das an der Polyvalenz des Symptoms Wassersucht, denn die Ursachen der Wassersucht sind sehr verschieden. Es ist daher nicht gestattet, die bei schilddrüsenlosen Tieren gewonnenen Erfahrungen zu verallgemeinern oder gar zu sagen, daß bei jedem ödematösen Patienten ein Minus an Schilddrüse vorliegen muß. Ich habe bei vielen Patienten, die das Krankheitsbild der ödematösen Nephrose zeigen, unter Schilddrüsentherapie ausgezeichnete Erfolge gesehen; noch viel eindrucksvoller gestaltet sich aber die Wirkung, wenn man bei solchen Patienten normale Schilddrüsenstückchen implantiert, die z. B. anläßlich einer Strumaoperation gewonnen wurden (ALBRICH[1]). Die Prüfung des Grundumsatzes kann von diagnostischer Bedeutung sein.

Auch die *Leber* nimmt regen Anteil am Wasserstoffwechsel; findet man Ödeme nicht klarer Ätiologie, so kann ursächlich eine Leberzirrhose in Betracht gezogen werden; nach Leberexstirpation tritt eine starke Hemmung der Diurese ein. Injektion isotonischer Kochsalzlösung führt zu einer langanhaltenden Hydrämie, während diese bei normalen Tieren nach 30 Minuten ausgeglichen ist; neben den mechanischen und osmotischen Einflüssen der Leber auf den Wasserhaushalt spielen nach MOLITOR und PICK[2] auch hormonale **Momente** eine Rolle; die Leber soll diuretisch wirkende Hormone produzieren. Der Rückgang der Urinsekretion während der Nacht soll nach FORSGREN[3] mit einer rhythmischen Leberfunktion in Zusammenhang stehen; in der Nacht überwiegt die assimilatorische Tätigkeit der Leber, die mit Wasserretention einhergeht. Ob diese Hormone, die bereits in kleinen Mengen dargestellt wurden, auf die Kapillarpermeabilität Einfluß nehmen, ist noch nicht untersucht worden.

Wie schon oben angedeutet wurde, stellt die *Haut* — und da wieder ganz besonders das *Stratum reticulare* — ein Filzwerk von Fasern vor, das zahlreiche Spalträume in sich faßt. Durch dieses Filzwerk muß sich die an Kochsalz reiche Gewebsflüssigkeit durchzwängen, wobei ein Gutteil des Kochsalzes von der Haut zurückbehalten wird. Mit der Existenz solcher Kochsalzdepots müssen wir rechnen, denn wenn wir Kochsalz in größerer Menge aufnehmen, so zeigt sich innerhalb der ersten Stunden weder ein Plus im Blute noch im Harn und ebenso auch nicht im Darm, dagegen findet sich das Kochsalz schon bald nach der Aufnahme in der Haut abgelagert. Ob nun Wasser und Kochsalz in der Haut lange oder kurz liegen bleiben, hängt anscheinend nicht nur von der Tätigkeit der

---

[1] ALBRICH: Dtsch. med. Wschr. **1942**, 939.
[2] MOLITOR und PICK: Arch. exper. Path. (D.) **97**, 317 (1923).
[3] FORSGREN: Acta med. scand. (Schwd.) **76**, 285 (1938).

Gewebszellen, sondern sicher auch von der Beschaffenheit des Hautgefüges ab. Beim Myxödemkranken dürfte infolge Verquellung der Bindegewebsfasern die Passage der Gewebsflüssigkeit vermutlich langsamer erfolgen, zumal die myxödematöse Haut schon makroskopisch Eigentümlichkeiten darbietet, die sich für einen geregelten Flüssigkeitstransport kaum zuträglich erweisen. M. H. FISCHER,[1] der die Theorie der Gewebsquellung zur Erklärung der Ödeme vertritt, geht von folgender Beobachtung aus: Unterbindet man beim Frosch den Oberschenkel oberhalb des Knies und bringt das Tier in destilliertes Wasser, so wird der abgebundene Fuß stark ödematös. FISCHER nimmt daher an, daß es durch Abbinden zu einem Sauerstoffmangel und dadurch zu Säurebildung kommt; die Azidose der Gewebe spielt bei der Ödementstehung vermutlich nur eine untergeordnete Rolle, jedenfalls kann man die Azidose als alleinige Ursache nicht beschuldigen. Das Wesentliche sehe ich vielmehr darin, daß Säuerung zu einer Kapillarschädigung führt; daß Sauerstoffmangel dasselbe auslöst, wird uns noch später beschäftigen.

Eine Sonderstellung im Rahmen der Ödempathogenese nimmt die Nierenwassersucht ein. An der Tatsache eines gemeinsamen Vorkommens von Nierenschädigung und allgemeiner Ödembereitschaft ist nicht zu zweifeln. Die Häufigkeit von Wassersucht bei renaler Albuminurie ist so groß, daß es schon deswegen gerechtfertigt erscheint, an einen unmittelbaren Zusammenhang zu denken. Zunächst meinte man dafür eine Nierenläsion allein verantwortlich machen zu können, weil Kochsalz und Wasser von der kranken Niere angeblich zurückgehalten werden. Da sich aber in solchen Fällen im Serum weder eine Hydrämie noch eine Vermehrung des Kochsalzgehaltes feststellen läßt, die sonst die unmittelbare Folge der Niereninsuffizienz wäre, so muß die Ursache der renalen Ödeme außerhalb der Niere gesucht werden. Droht eine Hydrämie, so hilft sich der Organismus meist in der Weise, daß er einen Teil der Flüssigkeit an die Gewebe — und da wieder ganz besonders an die Haut — abgibt. Die ausschließlich renale Theorie der Ödementstehung setzt sich daher über viele Tatsachen hinweg, die sich mit bekannten Erfahrungen nicht gut in Einklang bringen lassen; wäre die *renale Theorie* richtig, dann müßte es bei jeder Anurie zu Ödemen kommen, was aber bekanntlich nicht der Fall ist.

Da auch eine noch so schwere Nierenschädigung nicht unbedingt zu Ödemen Anlaß gibt, so hat man die Ursache der Nierenwassersucht in einer Läsion extrarenaler Kapillaren gesucht. Besonders gilt dies von der Scharlachnephritis, zumal die Hautkapillaren schon vor Ausbruch der Ödeme durch das Virus (Exanthem) in Mitleidenschaft gezogen werden. *Dementsprechend sehen viele Ärzte das Ursächliche des renalen Hydrops — speziell der Ödeme bei der akuten Nephritis — in einer Schädigung mehr oder weniger aller Kapillaren.* Es ist nicht nur das Kapillarsystem der Niere betroffen, sondern alle Gewebe, vor allem auch die Haut, können eine Kapillarläsion erfahren. Uneinigkeit besteht nur darüber, ob die allgemeine Kapillarschädigung eine Folge der Nierenerkrankung ist, wobei man an eine Vergiftung vielleicht durch harnfähige Stoffe denkt, oder ob die Läsion der Nierenkapillaren und die Schädigung der Haut nur beigeordnete Erscheinungen einer gemeinsamen Ursache sind.

---

[1] M. H. FISCHER: Kolloidchemie der Wasserbindung. Dresden-Leipzig 1927.

Als ich von den verschiedenen Möglichkeiten sprach, die vermutlich bei der Ödementstehung in Betracht zu ziehen sind, habe ich als vierten Punkt *die Änderung der Gewebsflüssigkeit* hervorgehoben. Auf dieses Moment ist bis jetzt wenig geachtet worden; im Rahmen meiner Lehre von der sogenannten „Albuminurie ins Gewebe" spielt nun dieser Faktor — wie ich glaube — die große Rolle.

Ähnliche Vorgänge, wie sie sich an der Grenze zwischen Blutkapillare und Gewebsflüssigkeit abspielen, erfolgen auch in der Niere im Bereiche des Glomerulus. Bekanntlich kann der Harn als das Produkt einer Ultrafiltration angesehen werden. Die Untersuchungen von RICHARDS und WEARNE[1] haben diese Annahme weitgehend bestätigt, an Analogien zwischen Gewebsflüssigkeit und Glomerulusfiltrat ist daher nicht zu zweifeln. *Der primäre Harn — wie er sich im Bowmanschen Raum findet — ist nichts anderes als ultrafiltriertes Serumwasser und schon deswegen als eine Art von Gewebsflüssigkeit anzusehen.* Spinnt man diesen Vergleich weiter, so kann man sagen: *Ebenso wie der primäre Harn eines gesunden Individuums eiweißfrei ist, dürfte auch die normale Gewebsflüssigkeit frei von Eiweiß sein.*

Ist dagegen die Niere krank, so büßt der Glomerulus seine physiologische Semipermeabilität ein und die Kapillaren des Glomerulus werden für Eiweiß durchlässig, was gleichbedeutend mit Albuminurie ist. Da Albuminurie eine sehr häufige Begleiterscheinung der verschiedensten pathologischen Zustände ist — obenan der unterschiedlichen Nierenkrankheiten —, so muß man sich die Frage vorlegen, *ob nicht mit einer gleichen Kapillardurchlässigkeit für Eiweiß wie in der Niere auch im Bereiche anderer Organe zu rechnen ist;* an Analogien fehlt es nicht, zumal in der Pathologie vielfach die Beobachtung gemacht wird, daß dieselbe Noxe nicht ein Gewebe allein schädigt, sondern die verschiedensten Gewebe in Mitleidenschaft zieht (Allgemeinerkrankung im Sinne der alten Humoralpathologie). An einer Mitbeteiligung der peripheren Kapillaren im Rahmen der verschiedenen Nierenerkrankungen ist schon vielfach gedacht worden, aber das Wesentliche ist dabei doch übersehen worden. Wohl sprach man vielfach von Kapillarläsionen, aber an der Möglichkeit, daß eine Kapillarschädigung auch mit Transsudation, also mit *Durchtritt von Bluteiweißkörpern* einhergeht, ist man die längste Zeit vorbeigegangen.

In Fortsetzung bzw. Abänderung der Lehre von der geschädigten Permeabilität des Glomerulus bei Nierenkrankheiten habe ich die Hypothese von der „Albuminurie ins Gewebe" aufgestellt: *Ähnlich wie es bei der Glomerulusläsion im Verlaufe der verschiedensten Krankheiten zu einer Eiweißausscheidung durch den Harn kommt, muß mit einer Albuminurie auch im Bereiche anderer Gewebe, z. B. des Unterhautzellgewebes, gerechnet werden. Ich sehe daher das Wesentliche bei der akuten Nephritis in einer allgemeinen Kapillarschädigung, die sich hauptsächlich darin äußert, daß mehr oder weniger alle Kapillarmembranen für Eiweiß durchlässig werden. Dieser Zustand kann mit Erscheinungen einhergehen, die sonst bei Entzündungen zu sehen sind (Auswanderung von Leukozyten und Erythrozyten usw.), oft aber bleibt die Kapillarschädigung auf eine Eiweißdurchlässigkeit beschränkt. Histologisch zeigen die Kapillaren manchmal Veränderungen, oft aber verläuft die Schädigung morphologisch kaum erkennbar.*

---

[1] RICHARDS und WEARNE: Amer. J. Physiol. **71**, 184 (1924).

Wenn man meinen Darlegungen folgt, wird man es auch verstehen, warum ich immer für die Eiweißfreiheit oder wenigstens Eiweißarmut der normalen Gewebsflüssigkeit eintrete. So wie das normale Glomerulusfiltrat niemals eiweißhaltig ist, so darf — wie ich glaube — auch die gesunde Gewebsflüssigkeit niemals Eiweiß enthalten. Enthält aber die Gewebsflüssigkeit Eiweiß, so ist das ebenso als pathologisch anzusehen wie das Vorkommen von Albumin im Harn.

Die Folgen des Eiweißaustrittes aus den Blutkapillaren sind für den inneren Kreislauf sehr einschneidende, denn die Rückresorption der Gewebsflüssigkeit in die venöse Bahn ist fast ausschließlich eine Angelegenheit des onkotischen Druckes, der sich aber nur dann günstig auswirken kann, wenn die Gewebsflüssigkeit kein Eiweiß enthält und selbst keinen onkotischen Druck ausübt. Wenn sich daher im Kapillarbereich Eiweiß nicht nur in den Blutbahnen, sondern auch im Interstitium befindet, dann muß es zu einer Verminderung der Anziehungskraft des Plasmas kommen mit dem Ergebnis, daß sich jetzt die im Interstitium befindliche Gewebsflüssigkeit entweder langsamer fortbewegt oder überhaupt stockt. *Jedenfalls hemmt Eiweißübertritt ins Interstitium den inneren Kreislauf, was Flüssigkeitsretention — bzw. Ödem bedeutet.* In diesem Zusammenhang kann auch eine Beobachtung der Botaniker angeführt werden: Die Wasserbewegung in den Pflanzen zeigt vielfach Ähnlichkeit mit dem, was im tierischen Organismus der innere Kreislauf darstellt. Es ist nun sehr beachtlich, daß die Wasserbewegung in den unterschiedlichen Pflanzen sofort aufhört, wenn man in ihre Flüssigkeitsbahn Eiweiß einströmen läßt; an der großen *Bedeutung der Albuminurie ins Gewebe für den inneren Kreislauf kann somit nicht gezweifelt werden.*

Als besonders erschwerend muß beim Eiweißübertritt ins Interstitium die Tatsache in Kauf genommen werden, daß gerade das Albumin mit seinem hohen onkotischen Druck zuerst die Kapillaren verläßt und so die Rückresorption ins Blut um so ungünstiger gestaltet; das bedeutet keine Eigentümlichkeit z. B. nur der Hautkapillaren, sondern stellt etwas ganz Allgemeingültiges vor; so erscheint bei der Nephritis vorwiegend Albumin im Harn und viel seltener Globulin oder gar Fibrinogen. Der Albuminübertritt ins Interstitium ist von zwei Folgen begleitet, die beide bei der Ödementstehung zu berücksichtigen sind: Ein dauernder Übertritt von Albumin ins Gewebe bedingt einerseits *im Blute* eine Vermehrung des Globulingehaltes und anderseits eine Albuminzunahme im Interstitium — beides Momente, die den inneren Kreislauf schwer beeinträchtigen —, denn wenn der onkotische Druck, der vom Blute ausgeübt werden soll, absinkt und sich im Interstitium Kräfte entfalten, die wieder die Gewebsflüssigkeit zurückhalten, dann ist eine Stase des inneren Kreislaufes bzw. Flüssigkeitsansammlung im Gewebe — also Ödem — die unmittelbare Folge.

Meine Hypothese der Ödementstehung ließe sich leicht beweisen, wenn man sich normale Gewebsflüssigkeit beschaffen könnte. Pathologische, eiweißhaltige Gewebsflüssigkeit — also Ödemflüssigkeit — steht uns leicht zur Verfügung, denn es bereitet keine Schwierigkeit, die verschiedenen Ödeme zu punktieren. Jede Ödemflüssigkeit enthält Eiweiß, wobei sich die Ödemflüssigkeit bei der akuten Nephritis im allgemeinen als besonders eiweißreich gestaltet. Im übrigen verweise ich auf die Untersuchungen von BECKMANN,[1] die er in folgenden Zahlen zusammenfaßt:

---

[1] BECKMANN: Dtsch. Arch. klin. Med. **135**, 39 (1921).

Ödemflüssigkeit bei Nephritis............................ 2,52—1%,
Ödemflüssigkeit bei Herzinsuffizienz...................... 1,00—0,4%,
Ödemflüssigkeit bei Kachexie............................ 0,3%,
Ödemflüssigkeit bei Nephrose............................ 0,1% und weniger.

Gegen meine Theorie hat man gelegentlich den allzu geringen Eiweißgehalt der Ödemflüssigkeit, speziell bei der Nephrose, angeführt. Demgegenüber möchte ich auf die Art und Weise der Eiweißausscheidung durch die Niere verweisen. Das Glomerulusfiltrat bei der Nephritis unterscheidet sich bekanntlich wesentlich von der Beschaffenheit des definitiven Harnes, der meist einem 100fachen Konzentrat entspricht; wenn sich daher im definitiven Harn etwa 1% Eiweiß findet, dann enthält der in der Bowmanschen Kapsel aufgefangene „primäre" Harn wahrscheinlich nur 0,01% Eiweiß; im übrigen verweise ich auf den speziellen Teil.

BAYLISS[1] hat sich mit der Durchlässigkeit der Glomeruluskapillaren für die verschiedenen Eiweißkörper beschäftigt; zunächst stellte er fest, daß mit einer gewissen Permeabilität immer zu rechnen ist; entscheidend ist ausschließlich das Molekulargewicht. Eiweißkörper mit einem Molekulargewicht unter 70000 gehen durch die Membran hindurch, so Eieralbumin mit 34500, der Bence-Jonessche Eiweißkörper und Gelatine, beide mit 35000. BECHER[2] nimmt dazu Stellung und meint daher, daß die Harnbildung im Glomerulus kaum als ultrafiltratorischer Prozeß allein anzusehen sei. Mir erscheinen die Versuche von BAYLISS schon deswegen nicht unbedingt stichhaltig, weil sie an überlebenden Nieren durchgeführt wurden, also an Organen, deren Kapillaren vermutlich ihre Semipermeabilität bereits verloren haben.

Nehmen wir an, daß die Eiweißdurchlässigkeit im Bereiche der Niere mit der im Unterhautzellgewebe gleichen Schritt hält, so darf der relativ niedrige Eiweißwert in der Ödemflüssigkeit kaum als Beweis gegen meine Theorie angeführt werden; auf den niedrigen Eiweißgehalt in der Ödemflüssigkeit speziell bei Nephrosen komme ich noch später zu sprechen.

Um zu beweisen, daß die Anwesenheit von Eiweiß im Interstitium die Austauschvorgänge stört, kann ich zwei Tatsachen anführen: Senkt man ein mit Eiweiß gefülltes Osmometer in Wasser, so steigt die innere Flüssigkeitssäule beträchtlich rasch an; taucht man aber dasselbe Osmometer in eine Eiweißlösung, so zeigt sich eine viel geringere und auch langsamer erfolgende Zunahme. Das Ansteigen der Wassersäule im Osmometer bleibt sogar aus, wenn die Außenflüssigkeit denselben Eiweißgehalt enthält wie der Inhalt des Osmometers (vgl. akut entzündliches Ödem). Man erzielt dasselbe Ergebnis, wenn man das Osmometer nicht mit einer Albumin- sondern mit einer Globulinlösung füllt.

Eine Versuchsanordnung, die die Verhältnisse im tierischen Organismus tunlichst nachahmt und so geeignet ist, die hemmende Wirkung des Eiweißgehaltes in der Gewebsflüssigkeit zu beleuchten, stellt folgender Versuch vor: Einem Blasenfistelhund wird zunächst subkutan physiologische Kochsalzlösung injiziert, dann dieselbe Flüssigkeitsmenge mit Zusatz von 0,5% Gelatine und schließlich mit 3% Gelatine. Die einzelnen Kochsalz- und Wassermengen, die durch den Harn zur Ausscheidung gelangen, dienen uns als Maß des inneren Kreislaufes,

---

[1] BAYLISS: J. Physiol. (Brit.) **77**, 386 (1933).
[2] BECHER: Nierenkrankheiten. 1944.

wenn man in halbstündigen Perioden den Harn auffängt. Wie aus beifolgender Abb. 8 zu ersehen ist, kommt es in den der Injektion folgenden Stunden nur bei der Darreichung der nicht mit Gelatine versetzten Kochsalzlösung zu einer deutlichen Ausscheidung. Der Zusatz von 3% Gelatine senkt den diuretischen Erfolg fast auf Null; der Zusatz von 0,5% Gelatine hält sich ungefähr in der Mitte. Wir sehen somit, daß die Salzdiffusion nicht nur in vitro, bzw. im Osmometer durch Zusatz von Eiweiß gehemmt wird — denken wir nur, wie schwer es fällt, Serum durch Dialyse überhaupt salzfrei zu machen —, sondern daß etwas Ähnliches auch im Organismus stattfindet. Die verzögerte Ausscheidung von Wasser und Kochsalz macht sich auch äußerlich bemerkbar. *Die mit Gelatine versetzte Salz-*

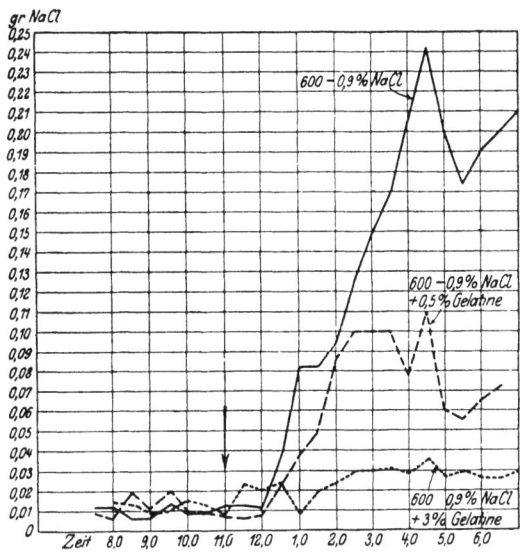

lösung bleibt z. B. beim Hund tagelang an der Stelle der Injektion liegen, während die nicht mit Eiweiß versetzte Kochsalzlösung innerhalb kurzer Zeit aus dem subkutanen Gewebe verschwindet; aus allen diesen Beobachtungen leite ich den Schluß ab, *daß die Anwesenheit von Eiweiß in der Gewebsflüssigkeit den inneren Kreislauf verzögert, wenn nicht sogar völlig hemmt.*

Die Bedeutung des Kochsalzes für die Ödementstehung tritt am deutlichsten in Erscheinung, wenn man einem wassersüchtigen Patienten gesalzene Speisen reicht; das Wirksame am Kochsalz ist nicht das Chlor, sondern das Natrium;

Abb. 8. Nach EPPINGER: Pathologie des menschlichen Ödems. Berlin: Springer-Verlag. 1917.

auch nach Darreichung von Natriumbikarbonat kommt es zu einer Zunahme der Ödeme; Kaliumbikarbonat hat den gegenteiligen Effekt. Auch beim nicht-wassersüchtigen Menschen kann es, wenn dazu eine Bereitschaft besteht, nach Zufuhr von Kochsalz zu Ödemen kommen. Das Kochsalz wirkt hydropigen nicht nur weil es bei seiner Affinität zur Haut im Unterhautzellgewebe liegen bleibt und osmotisch Wasser anzieht, sondern offenbar auch durch eine besonders schädigende Wirkung auf die Kapillarwand.

Schließlich muß noch eine Möglichkeit berücksichtigt werden — *die Beschaffenheit des venösen Kapillarschenkels.* Wenn der arterielle Schenkel Schaden erleidet, so kommt es zur Albuminurie ins Gewebe mit den erwähnten Folgen für die Fortbewegung der in den Gewebsspalten stagnierenden Flüssigkeit, aber eine gleiche Stase von vielleicht nicht eiweißhaltiger Flüssigkeit kann eintreten, wenn die *Membran des venösen Schenkels* auch eine Schädigung erfahren hat. Normalerweise dürfte der venöse Kapillarschenkel den osmotischen Kräften, die vom venösen Blute ausgeübt werden, kein Hindernis entgegensetzen; wie sich aber diese Membran unter krankhaften Bedingungen verhält und wieweit nicht auch hier gelegentlich Diffusionsänderungen Platz greifen, ist schwer zu beurteilen. Daß dieses Moment Berücksichtigung verdient, das scheinen mir Beobachtungen von ELIAS[1] zu beweisen: injiziert man subkutan Uranin und prüft, wann sich dieser fluoreszierende Farbstoff im Venenblut nachweisen läßt, dann erfährt man auf diese Weise etwas über den Übergang der den Farbstoff gelöst haltenden Flüssigkeit aus den Geweben in die Blutbahn. Kreislaufgesunde lassen in der Überzahl der Fälle bereits in der dritten Minute die gefärbte Flüssigkeit im Blute erscheinen. Die kompensierte Mitralstenose führt dies merkwürdigerweise viel schneller durch, womit ELIAS eine Erklärung gefunden haben will, warum die reinen Mitralstenosen so selten zu Ödemen neigen. Jedenfalls kann durch Dekompensation des Kreislaufes die Leistung des Flüssigkeitstransportes wesentlich gehemmt werden. *Ich*[2] habe diese Frage plethysmographisch zu lösen versucht und einen sehr trägen Abfluß beim Myxödem und bei der Nephrose gesehen, dagegen einen beschleunigten bei der Hyperthyreose. Meines Erachtens sind daher bei der Beurteilung einer Wassersucht stets alle Möglichkeiten in Erwägung zu ziehen, die auf die Bewegung des inneren Kreislaufes eventuell hemmend Einfluß nehmen.

Ich glaube, daß das Vorgebrachte weitgehend geeignet ist, meine Ansicht zu stützen, *daß der Übertritt des Albumins (vielleicht auch der Übertritt anderer Eiweißkörper) ins Interstitium einen außerordentlich hemmenden Einfluß auf den inneren Kreislauf ausübt und daß es daher gerechtfertigt erscheint, dieses Moment bei der Entstehung aller Arten von Wassersucht zu berücksichtigen.* Das Wesentliche meiner Theorie der Ödementstehung gegenüber den älteren Vorstellungen sehe ich darin, *daß ich das Schwergewicht auf die Qualität des durch die Kapillarwand durchtretenden Filtrates lege und weniger auf die Quantität.* Ich meine, daß es — soweit nicht andere Faktoren mitspielen — schwerlich zur Ausbildung von Ödem kommt, wenn der Übertritt von normaler Gewebsflüssigkeit auch noch so große Dimensionen annimmt. *Das Entscheidende der Ödempathogenese bildet meines Erachtens die Beschaffenheit der Gewebsflüssigkeit, also vor allem der Eiweißgehalt, der stets als die Folge einer pathologischen Kapillartätigkeit, bzw. einer gestörten Permeabilität anzusehen ist.*

Geht man von der Voraussetzung aus, daß es sich bei der akuten Nephritis um eine allgemeine Kapillarerkrankung handelt, dann wäre damit auch die Erklärung gefunden, warum es in dem einen Fall von Nierenentzündung nur zu einer Albuminurie durch die Niere kommt, während bei anderen Fällen auch andere Gewebe betroffen werden. *Das Wesentliche für die Symptomatologie der Nephritis ist daher die Lokalisation der mit Eiweißübertritt einhergehenden Kapillarläsionen.* Einmal sind davon nur die Nieren betroffen, ein andermal auch andere Gewebe, z. B. das Unterhautzellgewebe, das Gehirn oder die Lunge. Durch eine solche Auffassung werden uns auch jene seltenen Fälle von „Nephritis sine Albuminuria" verständlich, bei denen es zwar zu einem generalisierten Ödem kommt, aber die Nierenbeteiligung so in den Hintergrund tritt, daß sich dieselbe nicht einmal im Harn durch eine Eiweißausscheidung bemerkbar macht.

Einen ähnlichen Standpunkt, natürlich mit gewissen Abweichungen und Einschränkungen, möchte ich auch für Erklärung der „kardialen Ödeme" beanspruchen.

---

[1] ELIAS: Z. Klin. Med. **121**, 88 (1932).
[2] EPPINGER: Pathologie des Ödems. Berlin. 1917.

Von großer Wichtigkeit ist sicher *die venöse Drucksteigerung*, aber sie allein kann die längste Zeit ohne Ödementwicklung einhergehen. Erst beim Hinzutritt eines kapillarschädigenden Faktors — in der Regel ist dafür ein Infekt oder eine Intoxikation verantwortlich zu machen — kommt es zu einem Übertritt von Plasmaeiweißkörper ins Interstitium und damit zum Ödem. *Beides, die Stauung und das Undichtwerden der Kapillarmembran, führt zu einer Erschwerung des Abtransportes der Gewebsflüssigkeit — aber Stauung allein*, soweit sie nicht mit hochgradiger Anoxämie einhergeht, *bedingt meines Erachtens kein Ödem*. Von dem Ort der Kapillarläsion hängt es dann ab, ob dieser Schaden nur mit Wassersucht der Beine beantwortet wird oder ob es auch an anderen Stellen zu Ödemen kommt, z. B. zu einem Übertritt von Plasmaeiweißkörper in die Bowmankapsel, also zu einer „Stauungsalbuminurie".

Die früher erwähnten Versuche von MAGNUS,[1] der durch intravenöse Injektion von physiologischer Kochsalzlösung keine Ödeme erzeugen konnte, wohl aber bei gleichzeitiger Arsenschädigung der Kapillaren, finden in Anlehnung an meine Theorie eine einfache Erklärung; Arsen ist ein schweres Kapillargift (HEUBNER[2]), das die Gefäßmembran für Eiweiß durchlässig macht. Als kapillarschädigend ist sicher auch die Hitze sowie die Kälte anzusehen; COHNHEIM tauchte eine Extremität in heißes Wasser und gab gleichzeitig intravenös Ringerlösung, worauf es zu Ödem kam; ein Eiweißdurchtritt ist auch das Wesentliche bei der Entstehung einer Brandblase. Kennt man die schönen Untersuchungen von STÄMMLER,[3] so wird man gleiches auch von der Kälte anzunehmen haben; auf die feineren Details, die sich bei der Erfrierung entwickeln, hat uns in jüngster Zeit SCHWIEGK[4] aufmerksam gemacht. Auch die Beobachtung von MAGNUS wird uns jetzt verständlich, der tote Tiere mit Ringerlösung durchspülte und sich dabei von dem Auftreten eines Ödems überzeugen konnte; nicht nur die kranken, sondern vor allem auch die toten Kapillaren verlieren ihren semipermeablen Charakter. Eiweiß tritt ins Interstitium über und verhindert so den Abtransport des ins Interstitium übergetretenen Kochsalzes. Die bekannten Totenflecke sind ebenfalls nichts anderes als der Ausdruck einer solchen postmortalen Permeabilitätsstörung.

Die Verschiedenheit der Folgen, warum es einmal bei einem Venenverschluß, z. B. des Beines, sofort zu Ödemen kommt, während bei anderer Gelegenheit davon trotz totaler Verlegung eines großen Venenastes nichts zu bemerken ist, möchte ich folgendermaßen gedeutet wissen: Ist die venöse Stauung — gleichgültig ob als Ursache eine Drucksteigerung infolge Herzinsuffizienz oder eines mechanischen Hindernisses (Thrombus) in Betracht kommt — die Teilerscheinung eines allgemeinen Krankheitsprozesses, der als solcher schon zu einer Kapillarläsion Anlaß gibt, dann treten vermutlich die Ödeme sehr bald in Erscheinung (z. B. bei einer akuten Phlebitis); fehlt aber die Kapillarläsion, dann entwickelt sich bei dauernder Drucksteigerung eventuell eine Venektasie, aber es kommt nicht zu Ödem. Treten im weiteren Verlaufe doch Ödeme hinzu, so ist sicher mit

---

[1] MAGNUS: Arch. exper. Path. (D.) **44**, 1 (1900).
[2] HEUBNER: Arch. exper. Path. (D.) **56**, 370 (1907).
[3] STÄMMLER: Virchows Arch. **312**, 501 (1944).
[4] SCHWIEGK: Klin. Wschr. **1944**, 198.

der Möglichkeit eines neuerlichen Infektes oder sonst einer Komplikation zu rechnen.

Den hier geschilderten Vorgang, der meiner Ansicht nach für die Entstehung von Ödemen von entscheidender Bedeutung ist, habe ich bereits im Jahre 1917 unter dem Namen „*Albuminurie ins Gewebe*" zusammengefaßt; das Wesentliche sah ich schon damals in einer Kapillarschädigung und in der damit einhergehenden Permeabilitätsänderung. Durch meine Theorie lassen sich viele der oben angeführten Tatsachen einer plausiblen Erklärung zuführen, es wäre aber verfehlt zu glauben, daß damit die ganze Ödemfrage eine restlose Erklärung gefunden hätte. Wie bei anderer Gelegenheit, darf man auch bei der Beurteilung der Ödempathogenese nicht in den Fehler verfallen, daß man nur *einen* Faktor in Erwägung zieht und auf die Polyvalenz der Ursachen vergißt. In dem Sinne möchte ich auch das Symptom — Albuminurie ins Gewebe — bei der Entstehung der Wassersucht berücksichtigt wissen. BECHER[1] und FISHBERG[2] haben sich weitgehend meinen Anschauungen angeschlossen.

Die „Albuminurie ins Gewebe" spielt bei der Entstehung eines Ödems die große Rolle, genau so aber noch ein zweiter Faktor — der allerdings mit dem Permeabilitätsproblem nur indirekt in Zusammenhang steht —, das ist die *Beschaffenheit des Blutplasmas*. Wie schon mehrfach betont wurde, ist der Rücktransport der Gewebsflüssigkeit ins Blut fast ausschließlich auf die Wirkung des onkotischen Druckes zu beziehen, der von den intravasalen Plasmaeiweißkörpern ausgeübt wird. Nachdem nun *das Albumin als der Hauptträger dieser Kraft anzusehen ist*, da es einen viel größeren onkotischen Zug ausübt als das Globulin oder gar das Fibrinogen, so kann es für den Wasserstoffwechsel nicht gleichgültig sein, ob in den Kapillaren viel oder wenig Albumin zirkuliert. Da im Verlaufe vieler Infektionskrankheiten der Albumingehalt im Plasma — ganz unabhängig von einer eventuellen Albuminurie — absinkt, so muß man sich bei jedem Ödem, ganz besonders auch bei der renalen und kardialen Wassersucht, die Frage vorlegen, wie es mit der Beschaffenheit des Blutplasmas bestellt ist. In gleicher Richtung muß sich jene *Hypalbuminämie* auswirken, wenn ein Nierenkranker viel Albumin durch den Harn verliert; die Kombination von Hyperglobinämie zusammen mit Albuminurie ins Gewebe gibt oft zu den hochgradigsten Ödemen Anlaß.

Fasse ich das Wesentliche zusammen, was sich aus dem Vorgebrachten für die Ödempathogenese ergibt, so glaube ich *drei Arten von Ödem* unterscheiden zu können: 1. *Ödem mit ausgesprochener Globulinämie.* 2. *Ödem mit Albuminurie ins Gewebe.* 3. *Ödeme, wo beide Faktoren zu berücksichtigen sind;* der venösen Stauung allein kommt nur eine untergeordnete Bedeutung zu. Auch Sauerstoffmangel bedingt eine Kapillarläsion und insofern eine „Albuminurie ins Gewebe"; ich komme darauf erst später zu sprechen.

Meine Ansicht über die Ödembildung schließt die Möglichkeit nicht aus, auch dem *Lymphsystem* eine gewisse Bedeutung zuzuschreiben. CARL LUDWIG hat, wie bereits oben erwähnt wurde, auf eine Zunahme des Lymphstromes bei venöser Stauung aufmerksam gemacht; wir haben diese Versuche wiederholt und können

---

[1] BECHER: Nierenkrankheiten, Bd. I, S. 468. 1944.
[2] FISHBERG: Hypertension and Nephritis. Philadelphia. 1939.

sie vollinhaltlich bestätigen. Das Merkwürdige ist nur, daß die Lymphe, trotz venöser Stauung, nicht eiweißreicher wird; wir haben sogar gelegentlich das Gegenteil, also Absinken des Eiweißgehaltes gesehen; nur bei sehr langer Versuchsdauer und damit einhergehender Verschlechterung des Allgemeinzustandes nimmt der Eiweißgehalt der Lymphe zu. Ich möchte diese Beobachtung in folgender Weise gedeutet wissen: Venöse Stauung allein bedingt einen vermehrten Übertritt von Blutwasser, zunächst aber bleibt die Gewebsflüssigkeit noch eiweißfrei. Ein Teil der übergetretenen Flüssigkeit wandert in die Lymphbahnen, was zu einer Vermehrung des Lymphflusses Anlaß gibt, aber die Hauptmenge der sich im Interstitium ansammelnden Flüssigkeit nimmt doch den normalen Weg in der Richtung zu den venösen Kapillaren. Je länger aber ein solcher Tierversuch dauert, desto mehr verschlechtert sich der Allgemeinzustand des Tieres und damit auch die normale Permeabilität der Kapillaren; unter diesen Voraussetzungen erscheint es daher nicht verwunderlich, wenn bei längerer Versuchsdauer die zunächst eiweißarme Lymphe, wie sie aus der Thoracicusfistel abfließt, allmählich eiweißreicher und schließlich sogar blutig wird.

Jedenfalls muß dem Lymphsystem bei der Entstehung der Ödeme auch eine gewisse Bedeutung zugeschrieben werden. Wenn z. B. der Abfluß der Gewebsflüssigkeit zu den venösen Kapillaren mit Schwierigkeiten verbunden ist, dann kann vielleicht das *Lymphkapillarensystem vikariierend* in Funktion treten. Ich sehe daher die Hauptaufgabe, die der Lymphe zukommt, in der Fähigkeit, das Interstitium vom atypisch übergetretenen Albumin zu befreien; vermutlich kann auf diese Weise das Eiweiß beiseite geschafft werden, das gelegentlich einer Stauung ins Interstitium übergetreten ist. VOLHARD geht noch um einen Schritt weiter und meint, daß während der Ödembildung und auf der Höhe des Ödems auch die Rückresorption des Wassers durch die Lymphgefäße gestört ist und insofern die Flüssigkeitsstase eher zunimmt. Im übrigen komme ich auf diesen Fragenkomplex noch später zu sprechen.

Schließlich muß auch der *Gewebsfaktor* Berücksichtigung finden; ich sehe mich veranlaßt, darauf besonders einzugehen, weil dieses Moment in dem neuen Buch von BECHER gar keine Berücksichtigung gefunden hat. Der Gewebsfaktor ist bei der Entwicklung von Ödemen nach der Meinung mancher Pathologen von ganz besonderer Bedeutung. *Dem mesenchymalen Gewebe kann unter bestimmten Bedingungen eine gesteigerte wasser-, vielleicht auch eiweißanziehende Kraft zukommen*, wobei man sich auf die Erfahrung stützt, daß die Haut in vorgeschrittenen Ödemstadien besonders stark quillt. Wenn wir uns die Gewebsspalten als mit Flüssigkeit gefüllte Hohlräume vorstellen, die von elastischen Fasern umschlossen sind, so müßte man bei einer rein physikalischen Betrachtungsweise zunächst annehmen, daß jede vermehrte Flüssigkeitsansammlung innerhalb eines solchen Gewebes zu einer vermehrten Spannung der die Hohlräume umgebenden Fasern und damit auch zu einer *Erhöhung des Gewebsdruckes* führt. Eine solche Erhöhung müßte sich natürlich störend auf Blut- und Lymphbewegung und in weiterer Folge auch auf den Stoffwechsel auswirken. LANDERER[1] hat sich zuerst diese Frage vorgelegt und an Hand einer von ihm ersonnenen Methode den Gewebsdruck beim Menschen zu messen versucht. Er läßt physiologische Kochsalz-

---

[1] LANDERER: Gewebsspannung. Leipzig. 1884.

lösung aus einer Bürette in das subkutane Gewebe einfließen und bestimmt, wenn er von höheren Werten ausgeht, den Enddruck, bei dem keine Flüssigkeit mehr in die Haut einströmt. Er erzeugte so experimentelle Ödeme und glaubte *ein Ansteigen des normalen Gewebsdruckes* beobachtet zu haben; bei der Messung des Gewebsdruckes im Bereiche eines entzündlichen Ödems — hervorgerufen z. B. durch Injektion von Terpentin — fand er noch viel höhere Werte; auf Grund solcher Beobachtungen behauptet nun LANDERER, daß jede Druckerhöhung innerhalb des Gewebes zu einer Änderung der Gewebselastizität führt. Die Kapillaren werden „leergedrückt"; anderseits schreibt er aber der Gewebselastizität auch wieder eine stromfördernde Wirkung auf den Kapillarstrom zu, indem der Gewebsdruck systolische Energie speichert und sie diastolisch an die Gefäße wieder weitergibt.

MEYER und HOLLAND[1] haben auf verschiedene Mängel der Landererschen Methodik aufmerksam gemacht und daher den ganzen Fragenkomplex an Hand einer besseren Technik wieder aufgenommen. Zunächst erweist sich der von ihnen ermittelte Gewebsdruck viel niedriger, als ihn LANDERER angenommen hat; zur Untersuchung wurde immer die Volarseite des Unterarmes gewählt. Da sich bei den verschiedenen Menschen trotz Änderung der Ernährungslage oder des Alters kaum Unterschiede ergaben, ist der Organismus anscheinend bestrebt, den Gewebsdruck tunlichst konstant zu erhalten.

In Fortsetzung der Gedankenrichtung von LANDERER haben MEYER und HOLLAND zunächst die Frage aufgeworfen, ob der normale Gewebsdruck überhaupt einen Einfluß auf die Blutbewegung der Kapillaren ausübt; diese Frage läßt sich leicht beantworten, da LANDIS[2] genaue Angaben über den Kapillardruck erheben konnte. Durch direkte Einführung sehr feiner Glaskanülen in menschliche Kapillaren ist es ihm gelungen, an den drei am meisten beteiligten Stellen den Blutdruck zahlenmäßig zu erfassen; im arteriellen Kapillarschenkel, dann im Bereich der Übergangsstelle und schließlich auch im venösen Schenkel; wie aus Tab. 7 hervorgeht, ist der Kapillardruck im arteriellen Schenkel — so wie man es immer schon angenommen hat — am höchsten und im venösen am niedrigsten; mittelhohe Werte finden sich im Übergangsbereich. Jedenfalls ist die Kapillarwand einem ganz erheblichen Innendruck ausgesetzt.

Tabelle 7.

	Grenzwerte in mm W. S.	Mittelwerte in mm W. S.
Arterieller Kapillarschenkel	285—659	430
Mittelstück	200—430	270
Venöser Kapillarschenkel	80—240	160
Gewebsdruck	55—85	70

Tab. 8 berücksichtigt neben dem hämodynamischen auch den onkotischen Druck, der einerseits vom Blutplasma und anderseits vom mechanisch wirkenden Gewebsdruck ausgeübt wird. Im wesentlichen ist daraus folgendes herauszulesen:

---

[1] MEYER und HOLLAND: Arch. exper. Path. (D.) **168**, 580, 603 (1932).
[2] LANDIS: Heart **1929—1931**, 209.

Der arterielle Kapillardruck beträgt 430 mm Wasser, der kolloidosmotische Druck des Blutes 360 mm Wasser. Wenn man alle Druckwerte, die im Sinne einer Filtration in Richtung Blutbahn—Gewebe vor sich gehen, als positiv und die entgegengesetzten Werte als negativ rechnet, so ergibt sich für den effektiven Filtrationsdruck im arteriellen Schenkel: + 430 mm — 360 mm = + 70 mm Wasserdruck; die Gewebsflüssigkeit hat dagegen einen hydrostatischen Druck von —70 mm (negativ gerechnet, weil er dem Filtrationsdruck entgegengesetzt ist); den kolloidosmotischen Druck nehmen Meyer und Holland —allerdings etwas willkürlich — mit +50 mm in Rechnung Es ergibt sich somit für den vorliegenden Fall ein tatsächlicher Druckwert der Gewebsflüssigkeit von —20 mm Wasser. Zu diesem Druckwert addiert sich noch der effektive Filtrationsdruck, für den +70 mm in Rechnung gestellt werden kann.

Tabelle 8. *Hydrostatischer und kolloidosmotischer Druck in ihrer Bedeutung für das Druckgefälle zwischen Blut und Gewebsflüssigkeit.*

	Arterielles Stromgebiet	Venöses Stromgebiet
Kapillare		
Hydrostat. Druck .	+ 430 mm W. S.	+ 160 mm W. S.
Kolloidosm. Druck	—360 mm W. S.	—360 mm W. S.
Result. Druck	+ 70 mm W. S.	—200 mm W. S.
Gewebe		
Hydrostat. Druck .	—70 mm W. S.	—70 mm W. S.
Kolloidosm. Druck	+ 50 mm W. S.	+ 50 mm W. S.
Result. Druck	—20 mm W. S.	—20 mm W. S.
Druckgefälle		
Blut-Gewebsflüssigkeit	+ 50 mm	—220 mm

Der Kapillardruck im venösen Schenkel beträgt 160 mm, der osmotische ist annähernd derselbe wie im arteriellen Schenkel — also —360 mm. Der sich daraus ergebende Filtrationsdruck beträgt somit —200 mm. Er hat einen negativen Wert, d. h. die Filtration geht in der Richtung des venösen Blutes zurück.

Jedenfalls bieten die hier gegebenen Zahlen, wenn auch manche der in Rechnung gestellten Werte noch besser begründet werden müßten, einen guten Überblick über die Kräfte, mit denen unser Organismus beim Flüssigkeitsaustausch an der Grenze zwischen Blut und Gewebe zu rechnen hat.

Außer dem intrakutanen Druck ist von Meyer-Holland auch der Druck im Bereiche der Subkutis, also der subkutane Druck bestimmt worden. Als Meßstelle diente ebenfalls die Beugeseite des Unterarmes. Der Mittelwert betrug 30 mm Wasser. Der Druck in der Subkutis ist somit um rund die Hälfte niedriger als in der Haut selbst; das ist auch der Grund, warum sich Flüssigkeit im subkutanen Gewebe reichlicher ansammelt als in der Epidermis.

Meyer und Holland haben mit derselben Methode den Druck im ödematösen Gewebe geprüft; sie sind dabei auf Resultate gestoßen, die den Angaben von Landerer direkt widersprechen. *Im Gegensatz zu Landerer ändert sich nach diesen Autoren der Gewebsdruck in der Subkutis beim kardialen Ödem nicht, dagegen ist der intrakutane Druck auf die Hälfte, gelegentlich sogar auf ein Drittel des Normalwertes gesunken. Selbst bei hochgradigen Ödemen findet sich keine Steigerung des Gewebsdruckes.* Das gilt nicht nur von der allgemeinen Wassersucht, sondern auch vom lokalen Ödem, z. B. vom Ödem in der Nähe eines Furunkels.

Diese Beobachtungen von MEYER-HOLLAND — ich habe sie in jüngster Zeit wiederholt und mich von der Richtigkeit dieser Angaben überzeugen können — drängen zu einer Überprüfung unserer Vorstellungen über die Genese der Ödeme und im besonderen über den mutmaßlichen Zusammenhang zwischen Ödembereitschaft und Bindegewebe.

Das *Bindegewebe der Haut* ist im allgemeinen als ein Gebilde mit erheblicher Elastizität anzusehen; man kann die normale Haut drücken und ziehen und doch kommt es zu keiner bleibenden Formveränderung. Dementsprechend könnte man bei einem vermehrten Flüssigkeitsübertritt, wie dies beim Ödem der Fall ist, eine erhöhte Gewebsspannung erwarten. Statt dessen findet man aber das Gegenteil — *die ödematöse Haut hat ihre Elastizität weitgehend verloren. Aus diesem Grunde kann auch von einer Proportionalität zwischen Spannung und Dehnung keine Rede sein, denn die Dehnung erfolgt ohne Änderung der Spannung. Man hat den Eindruck, daß es im Verlaufe der Ödementwicklung sogar zu einer Abnahme der Elastizität kommt.* Daraus folgt, daß es bei gesteigerter Flüssigkeitsansammlung innerhalb des Interstitiums auch *zu einer plastischen Zustandsänderung der Gewebe kommen muß.* Die Klinik hat immer schon darauf aufmerksam gemacht, daß der Fingerdruck, der auf eine ödematöse Partie ausgeübt wird, bestehen bleibt; gerade diese Beobachtung kann kaum anders gedeutet werden, als daß die elastischen Elemente bei länger anhaltendem Ödem eine Schädigung erfahren.

Auch innerhalb der großen Leibeshöhlen geht eine Anhäufung von größeren Flüssigkeitsmassen stets mit einer *Herabsetzung der Wandspannung* einher, was am besten bei der Pericarditis exsudativa zu beobachten ist. Wir kennen alle die mächtige Ausdehnung des sonst so außerordentlich widerstandsfähigen Herzbeutels. Die Begrenzung der Perikardialhöhle kann bis in die Axillarlinie reichen; es ist dies sehr auffällig, als bekanntlich eine *akut* einsetzende Flüssigkeitsansammlung innerhalb des Herzbeutels nur zu leicht zum Ereignis der so gefürchteten *Herztamponade* führt. In diesem Zusammenhang ist es wichtig, auf die Beobachtungen von BARNARD[1] zu verweisen, der gefunden hat, daß sich der gesunde Herzbeutel erst bei einem Druck von 1330 mm Hg von den großen Gefäßen loslöst, aber auch bei einem Druck von 2 Atmosphären nicht platzt, während das entblößte Herz kaum einem Innendruck von 1 Atmosphäre standhalten kann. Das normale Perikard kann somit ein Vielfaches des Blutdruckes ertragen, ohne sich zu erweitern. Ein Entzündungsprozeß zerstört aber anscheinend die Elastizität der bindegewebigen Elemente im Herzbeutel. Als sichtbarer Ausdruck einer Spannungsanpassung der Haut — und dasselbe kann auch von der Perikardmembran gesagt werden — sind die sogenannten „Striae" zu verwenden, wie sie so oft im Bereiche der ödematösen Haut, aber auch in der Nierenkapsel bei akut einsetzender Vergrößerung der Niere zu sehen sind. In den Striae, die sich in der Haut bei allmählich einsetzender Flüssigkeitsansammlung oder bei der Entzündung (akute Nephritis) bilden, sehe ich den Versuch eines Selbstschutzes, denn würde die Spannung dieselbe bleiben oder gar ansteigen — wie es sich LANDERER

---

[1] BARNARD: J. Physiol. (Brit.) **22**, XLIII (1898).

vorgestellt hat —, dann bestünde für das Perikard die Gefahr einer drohenden Herzkompression, also die bereits oben erwähnte *Herztamponade*. Was sich am Perikard beobachten läßt, spielt sich mehr oder weniger im ganzen Mesenchym ab. *Überall, selbstverständlich auch in der Haut, kommt es bei Einlagerung von zu viel Gewebsflüssigkeit in den Gewebsspalten zu einem Nachlassen des Tonus der elastischen Fasern und damit wohl auch des ganzen Bindegewebes.* Würde das nicht geschehen, so wären die von Ödem umschlossenen Gewebsanteile sehr gefährdet, unter dem Druck zu ersticken. Etwas Ähnliches zeigt sich auch an der entzündeten Sklera, die beim Versuch, eine Naht zu setzen, nur zu leicht einreißt. Das, was schon immer vermutet wurde — daß ödematöses Bindegewebe weniger widerstandsfähig ist —, findet in den Untersuchungen von MEYER-HOLLAND eine zahlenmäßige Bestätigung.

Bei der Analyse solcher Vorgänge hat uns auch die histologische Untersuchung weitergeholfen. Was mit der Bindegewebsfaser im ödematösen Gewebe geschieht, hat zunächst HÜLSE[1] geprüft. Beeinflußt durch die Martin H. Fischerschen Untersuchungen,[2] setzt er sich im Gegensatz zur herrschenden Meinung für die Möglichkeit ein, daß das Primäre bei der Ödembildung eine Quellung des Bindegewebes ist. In dem Sinne gebraucht er die Bezeichnung „*Präödem*". Es entspricht angeblich einem Stadium der Wasserretention, das dem ausgesprochenen Ödem vorausgeht. Man sieht zwar eine leichte Vermehrung der in den Gewebsspalten liegenden Flüssigkeit, aber das Wesentliche ist eine starke Verdickung (Quellung?) aller bindegewebigen Anteile. In erster Linie ist es die *Grundsubstanz*, die davon betroffen ist; auch die kollagenen und elastischen Fasern haben an der allgemeinen Verdickung teilgenommen. Färberisch-histologisch kann dies mit Metachromasie verbunden sein und sich allmählich dem nähern, was von mancher Seite als fibrinoide Entartung angesprochen wird. In solchen Partien erscheinen auch die Kapillarendothelien von der Quellung betroffen; sie sehen den eigentümlich geblähten Schlingen innerhalb des Glomerulus ähnlich, die bekanntlich ein Charakteristikum der akuten Nephritis darstellen. HÜLSE sieht in dieser peripheren Endothelquellung ein Frühsymptom der kommenden Wassersucht und glaubt darin sogar die Ursache des Ödems erblicken zu müssen. Den Vorstellungen von HÜLSE tritt DIETRICH[3] energisch entgegen. Man dürfte nicht Schwellung mit Quellung verwechseln. DIETRICH sagt, das Primäre jeden Ödems ist Flüssigkeitsansammlung innerhalb der Gewebsräume, aber nicht Quellung der Bindegewebsfasern. Ich habe die Untersuchungen von HÜLSE überprüft und mich von der Richtigkeit so mancher seiner Befunde überzeugen können. Der Irrtum, dem anscheinend HÜLSE zum Opfer gefallen ist, scheint nur der zu sein, daß er manche *nicht hinwegzuleugnende Quellung als das Primäre ansieht, während es sich hier sicher um sekundäre Veränderungen handelt*, die unter dem Einflusse der stagnierenden Gewebsflüssigkeit und der damit einhergehenden Azidose entstanden sind. Mir erscheinen aber diese Befunde von HÜLSE wichtig, weil sie vielleicht mit der Abnahme der Hautelastizität zusammenhängen. Die Untersuchung von MEYER-HOLLAND findet, wie ich glaube, damit auch eine histologische Erhärtung.

---

[1] HÜLSE: Virchows Arch. **325**, 234 (1918).
[2] MARTIN H. FISCHER: Kolloidchemie. Leipzig. 1927.
[3] DIETRICH: Virchows Arch. **251**, 533 (1924).

Das Studium der histologischen Veränderungen innerhalb der ödematösen Haut gibt mir Anlaß, auch die Eigenschaft der Kochsalzspeicherung der Haut zu berühren. Untersucht man die verschiedenen Gewebe unseres Organismus auf ihren Chlorgehalt, so zeigen sich große Unterschiede. Vor allem ist es die Haut, die man wegen ihres hohen Chlorgehaltes als Kochsalzspeicher angesprochen hat; die beigefügte Tabelle, die einer Arbeit von WAHLGREN[1] entnommen ist, vergleicht die prozentuelle Chlorverteilung der verschiedenen Organe; die Haut enthält mehr als ein Drittel des gesamten Chlors.

Chlorverteilung in Prozenten.

Haut	Muskel	Skelett	Blut	Darm	Lunge	Leber	Gehirn	Niere
34,95	18,33	17,87	12,44	7,82	3,27	2,60	1,46	1,20

Wir haben auch den Natriumgehalt in der Haut verfolgt und einen weitgehenden Parallelismus zum Chlor gefunden, so daß es wirklich gerechtfertigt erscheint, die Haut als das Kochsalzdepot anzusprechen. Es müssen in der Haut besonders günstige Bedingungen vorliegen, sonst würden wir hier nicht so große Kochsalzmengen finden. Das findet auch im folgenden seinen Ausdruck: Wenn man Hunden absichtlich große Kochsalzmengen zuführt und jetzt die Organe auf ihren Chlorgehalt prüft, finden sich in der Haut 29—77% des im Körper retinierten Chlors gespeichert. Auch das Umgekehrte muß berücksichtigt werden: Wird ein Hund bei chlorarmer Diät gehalten, so sinkt der Chlorgehalt des Körpers auf 11—21%. Das verlorengegangene Chlor stammt zum größten Teil aus der Haut, während die übrigen Organe prozentuell nur sehr wenig Kochsalz einbüßen. Überträgt man diese Beobachtungen auf die Klinik, dann muß auch die menschliche Haut als das wichtigste Chlor- bzw. Kochsalzdepot angesprochen werden; bei vermehrter Salzzufuhr speichert die Haut immer noch Chloride, um im Bedarfsfalle den Überschuß wieder abzugeben.

Überblickt man die Angaben, die wir über das histologische Gefüge der Haut gemacht haben, und berücksichtigt außerdem, daß die Haut als der Hauptspeicher des Kochsalzes anzusehen ist, dann drängt sich unwillkürlich die Frage auf: *Welche* morphologischen Anteile der Haut sind als die eigentlichen Kochsalzspeicher anzusprechen, die Grund- bzw. Kittsubstanz oder die Fasern? Ich hoffte, auf histologischem Wege dieser Frage näherzukommen; leider kam ich zu keinem positiven Resultat, denn das Bindegewebe, das dabei allein in Frage kommt, läßt, histologisch betrachtet, keine Unterschiede bei wasser- oder kochsalzreichen Geweben erkennen. Dieser negative Befund erscheint um so auffälliger, als die prozentuelle Anhäufung von Kochsalz als relativ hoch anzusprechen ist. Dies ist am besten zu beurteilen, wenn man die Natrium- und Chlorwerte — bezogen auf den Wassergehalt — in der Haut mit der des Serums vergleicht. In einer Dissertation hat sich mit dieser Frage an meiner Klinik SALZWIMMER beschäftigt. *Stets zeigte sich der Kochsalzgehalt der normalen Haut höher als der einer physiologischen Kochsalzlösung;* dabei gewinnt man den Eindruck, daß sich die Haut — um einen derben Vergleich zu wählen — ähnlich verhält wie manche embryonale Bindegewebspartie zum Kalk, die sich dann später in Knochen ver-

---

[1] WAHLGREN: Arch. exper. Path. (D.) **61**, 97 (1909).

wandelt; ähnliche Gedanken dürften VIDAL[1] vorgeschwebt haben, als er von *trockenen Ödemen* sprach und darunter Chlorretention ohne gleichzeitige Gewichtszunahme bzw. Wasserretention verstand.

Für *die Haut als Kochsalzdepot* lassen sich auch Beobachtungen von GÄNSSLEN[2] heranziehen, der den Inhalt einer Kantharidenquaddel gelegentlich reicher an Kochsalz fand als den des Plasmas. Dieser Gegensatz tritt besonders deutlich in Erscheinung, wenn man neben dem Chlorgehalt auch Natrium und den Trockenrückstand berücksichtigt. Wie weit bei dieser Kochsalzretention auch mit einer Permeabilität der bindegewebigen Elemente zu rechnen ist, möchte ich nicht entscheiden. Jedenfalls zeigt die Kutis Eigenschaften, die uns an eine Beteiligung im Sinne einer gerichteten Permeabilität erinnern, denn sie speichert prozentuell mehr Kochsalz, als ihr von der Gewebsflüssigkeit angeboten wird.

Die Methode von MEYER-HOLLAND gestattet auch, etwas über die *Elastizität der Haut* auszusagen: Weder Zufuhr von großen Flüssigkeitsmengen, noch Überschwemmung des Organismus mit Kochsalz, noch der Durst nehmen Einfluß auf die Elastizität der gesunden Haut; anders, wenn solche Bestimmungen an kranken Menschen vorgenommen werden — so zeigen z. B. Patienten mit Sepsis oder Pneumonie schon frühzeitig eine herabgesetzte Hautelastizität. Gelegentlich ist dasselbe auch bei der akuten Nephritis zu beobachten, und zwar schon zu einer Zeit, wo von einer deutlichen Wasserretention, bzw. einem beginnenden Ödem noch nicht gesprochen werden kann.

Die Gründe, die mich im Rahmen der auf Permeabilitätsstörungen aufgebauten Ödempathologie veranlaßt haben, mich auch für Gewebsspannung, Kochsalzgehalt der Haut und Elastizität der Bindegewebsfasern zu interessieren, sind verschiedene. Zunächst muß man daran festhalten, daß die Haut ein Organ darstellt, das relativ schlecht mit Blut versorgt ist und daher auch kaum über einen sehr lebhaften inneren Kreislauf verfügt, ein Moment, das sich sicher auch hemmend auf die Entstehung einer Hautwassersucht auswirken kann; dementsprechend muß wohl angenommen werden, daß der Hautturgor vor oder gleichzeitig mit dem Auftreten einer pathologischen Wasserretention im Sinne einer Schädigung abfällt. In diesem Zusammenhang soll zunächst noch einmal daran erinnert werden, daß der normale innere Kreislauf in besonderen Kanälchen zirkuliert, ähnlich dem Blute und der Lymphe. Voraussetzung für eine solche Annahme ist allerdings die *Existenz von Kanälchen*, deren Lichtung ein gewisses Mindestmaß nicht unterschreitet. Um darüber sich ein Urteil zu bilden, kann ebenfalls die Methode von MEYER-HOLLAND herangezogen werden: Geht man vom Poiseuilleschen Gesetz aus, nach dem eine Proportionalität zwischen Druck und Volumen besteht, und handelt es sich innerhalb der Haut nicht um ein Fließen durch ein Kanalsystem, sondern um eine Strömung nach Art eines Filtrationsprozesses, so müßte sich statt der im Poiseuilleschen Gesetz postulierten einfachen Proportionalität zwischen Volumen und Druck eine quadratische Abhängigkeit ergeben. Die Meyer-Hollandsche Apparatur eignet sich nun ausgezeichnet zu solchen Bestimmungen, denn man braucht nur bei verschiedenen Druckwerten das in der Zeiteinheit in die Gewebe abfließende Stromvolumen zu ermitteln. Werden nun

---

[1] VIDAL: La cure de déchloruration, S. 32. Paris. 1906.
[2] GÄNSSLEN: Münch. med. Wschr. 1924, 198.

solche Untersuchungen an der gesunden Haut durchgeführt, dann erfolgt die Bewegung so, als würde die Kochsalzlösung in kapillären Spalträumen fließen, also
sich in Räumen bewegen, deren Größenordnung in die Gültigkeit des Poiseuilleschen Gesetzes fällt. Dementsprechend darf die Flüssigkeitsbewegung im Gewebe
nicht so aufgefaßt werden, als ob sie ähnlich wie Wasser in feinkörnigem Sand,
also wie durch ein Filter hindurchgepreßt würde. Gerne hätten MEYER-HOLLAND
auch die Bewegung des inneren Kreislaufes unter pathologischen Bedingungen,
vor allem beim Ödem geprüft, doch ist das leider nicht durchführbar, *da das subkutane Gewebe bei der Wassersucht keine Elastizität mehr aufweist und dementsprechend plastisch dehnbar ist. Das Poiseuillesche Gesetz hat daher bei pathologischen Zuständen, vor allem beim Ödem, keine Gültigkeit. Jedenfalls liegt kein
Anhaltspunkt vor, im ödematösen Gewebe an eine Verengung der kapillären Gewebsräume zu denken, sondern eher an das Gegenteil, zumal die Kapazität der Wasser-
speicher wächst, ohne daß der Innendruck ansteigt.*

Was sich bei den großen Krankheitsbildern der inneren Medizin in Form
eines teils kardialen, teils renalen Ödems abspielt, ist in kleinem Maße auch schon
bei der *Urtikaria*, dem *Quinckeschen Ödem*, ebenso beim *Mückenstich* zu beobachten;
dasselbe gilt auch von der *Histaminquaddel* und von der Reaktion beim *Arthusschen Phänomen:* Nach vorübergehender Blutkapillarschädigung tritt sehr rasch
Ödem ein. Daß es sich hierselbst tatsächlich um eine Änderung der normalen
Permeabilität verbunden mit Eiweißdurchbruch handelt, beweisen auch *Farb-
stoffversuche*, z. B. mit Kongorot; injiziert man einem gesunden Menschen einen
hochmolekularen Farbstoff, z. B. intravenös Kongorot, so kommt es zu keiner
Verfärbung der Haut, wohl aber setzt sofort eine lokale Rotfärbung ein, also ein
Durchtreten von größeren Molekülen, wenn die betreffende Stelle entweder von
einer Urtikaria oder von einem Mückenstich betroffen ist. Experimentell läßt sich
dies besonders schön an der Histaminquaddel demonstrieren.

Über die Geschehnisse, die sich innerhalb der Haut während der Entwicklung
eines Ödems abspielen, kann man sich verschiedene Vorstellungen bilden. Zwei
Fragen erwecken aber unser besonderes Interesse: *Wie steht es unter pathologischen
Bedingungen speziell beim Ödem mit der Kochsalzbindung,* und weiters, *ergeben sich
Anhaltspunkte, daß auch bei der Quellung der Bindegewebsfaser Eiweiß sich in
dieselben einlagert?*

Da sich im Hautgewebe Kochsalz reichlicher findet als im Serum, so wird
man an das Verhalten des Kaliums in der Parenchymzelle gemahnt, das ich mit
der gerichteten Permeabilität in Zusammenhang gebracht habe; nichts liegt daher
näher, als auch das Verhalten des Kochsalzes so zu deuten, nur mit dem Unterschied, daß die Parenchymzelle selektiv Kalium in sich aufnimmt, während das
Bindegewebe Natrium zusammen mit Chlor zu speichern vermag. Da nun unter
krankhaften Bedingungen — wie ich noch später ausführen werde — die Kapillarwandung, die ebenfalls bindegewebiger Natur ist, vieles von ihrer normalen Beschaffenheit einbüßt, so sollte man sich die Frage vorlegen, *ob nicht unter pathologischen Bedingungen auch das Bindegewebsgefüge z. B. der Haut auf der einen
Seite die Fähigkeit verliert, große Kochsalzmengen zu speichern, und umgekehrt,
wegen Verlust seiner normalen Permeabilität auch Eiweiß in sich aufnimmt?*
Einige Anhaltspunkte lassen sich vielleicht zugunsten einer solchen Annahme verwerten. Kochsalzanalysen der gesunden und ödematösen Haut zeigen keine

wesentlichen Unterschiede; unter beiderlei Bedingungen ist sowohl der Natrium-als auch der Chlorgehalt höher als der des Plasmas. Der hohe Kochsalzgehalt der ödematösen Haut darf uns nicht wundern, denn eine solche Kutis enthält reichlich Ödemflüssigkeit. Um zu entscheiden, ob das festere Gefüge, also die Fasern einer ödematösen Haut ebensoviel Natriumchlorid enthalten wie das der normalen Haut, habe ich normale und ödematöse Haut zwischen Fließpapier gepreßt und dann im restlichen Bindegewebe Mineralanalysen vorgenommen. Unter sechs Fällen konnte ich mich viermal davon überzeugen, daß die Bindegewebsfasern der ödematösen Haut weniger Kochsalz enthalten als die normalen. Diese Zahlen lassen sich wohl dahin verwerten, daß *die Bindegewebsfasern im ödematösen Gewebe* vieles von ihrer normalen Fähigkeit, Kochsalz zu speichern, eingebüßt haben. Ein auf diese Weise nicht mehr gebundenes Kochsalz kann Wasser leichter binden und so zusammen mit dem Eiweißübertritt die Ödembildung nur noch steigern. *Die fibrinoide Entartung der Bindegewebsfasern*, die sowohl nach HÜLSE als auch nach eigenen Erfahrungen im ödematösen Gewebe oft zu sehen ist, wird uns in den folgenden Abschnitten, vor allem bei der Besprechung der Allergie und der speziellen Nierenpathologie, noch vielfach beschäftigen. Möglicherweise ist die *sogenannte fibrinoide Entartung* und so manches andere atypische färberische Verhalten des Bindegewebes *als der sichtbare Ausdruck einer herabgesetzten Elastizität oder zum mindesten einer anderen mineralischen Zusammensetzung der Bindegewebsfasern zu deuten, wenn nicht sogar einer Eiweißimbibition.*

Solche Erwägungen geben mir Gelegenheit, noch einmal den Eiweißgehalt der unterschiedlichen Ödemflüssigkeiten zur Sprache zu bringen. Wie ich schon früher erwähnte, hat man gegen meine Ödemtheorie Stellung genommen; man sagte, wenn es tatsächlich nur der Eiweißgehalt ist, der für die Entstehung der Wassersucht von so großer Bedeutung ist, dann müßten sich bei den Nephrosen die höchsten Eiweißwerte in der Ödemflüssigkeit finden, das gerade Gegenteil ist aber der Fall.

Zunächst möchte ich daran erinnern, daß es gerade bei den Nephrosen oft sehr schwer ist, mittels Hautpunktion Ödemflüssigkeit zu gewinnen; das zusammen mit den oben erhobenen Erfahrungen läßt mich an die Möglichkeit denken, *daß ein Gutteil des in das Unterhautgewebe eingedrungenen Plasmaeiweißes eine Beute des kutanen Bindegewebes wird und deswegen eine Eiweißarmut im Punktat vortäuscht.* Eine solche Annahme hat auch schon deswegen große Wahrscheinlichkeit für sich, weil das kutane Gewebe, wie es bei vielen Nephrosen zu sehen ist, auch histologisch sehr an die Verhältnisse bei Myxödem erinnert.

Die Möglichkeiten, die man bei der Entstehung eines Ödems in Betracht ziehen muß, sind vielfacher Art. Man hat *hämodynamische* und *protoplasmatische* Faktoren zu berücksichtigen. Da ich bemüht bin, die Ödemfrage vor allem vom Permeabilitätsstandpunkt aus zu beleuchten, habe ich der Protoplasmatik den Vorzug gegeben. Die Kapillarwand, die das Blut von den Geweben trennt, ist unter normalen Bedingungen für Eiweißkörper *nicht* oder *nur in sehr geringem Maße* durchgängig: in dem Sinne erscheint es vollkommen gerechtfertigt, wenn man hier von semipermeablen Membranen spricht. *Diese von der Natur gleichsam hochgezüchtete Eigenschaft der Kapillarwand wird weitgehend von der normalen Beschaffenheit der Blutzusammensetzung unterstützt.* Toxine der verschiedensten Art können nun den semipermeablen Charakter der Kapillarmembran beeinträchtigen. Hat einmal eine solche Schädigung stattgefunden, dann können Eiweißkörper des Blutplasmas durch die Kapillarwand durchtreten. Zuerst kommt es zu einem Albuminübertritt, in schweren Fällen auch zu einer Exsudation von Globulinen. Diese „Albuminurie ins Gewebe" bedingt Störungen des inneren Kreislaufes, die sich in zweifacher Art bemerkbar machen. Auf der einen Seite führt der Albuminübertritt zu einer Verminderung des onkotischen Druckes, auf der anderen zu einer Retention der mit Albumin angereicherten Gewebsflüssigkeit. Beide Faktoren sind geeignet, die Geschwindigkeit des inneren Kreislaufes wesentlich herabzusetzen und unter ungünstigen Bedingungen die Flüssigkeitsbewegung sogar völlig brachzulegen. Gleichzeitig damit kann es auch zu histologisch nachweisbaren Veränderungen kommen. *In den Anfangsstadien ist morphologisch an der Kapillarmembran nichts Atypisches zu bemerken, aber allmählich wird sie dicker, was vermutlich auf einer Imbibition mit Eiweiß beruht — Kapillaritis serosa.* Es hängt anscheinend ganz von begleitenden Umständen ab, ob sich diese Störung des Gleichgewichtes zwischen Blutplasma und Gewebsflüssigkeit wieder einrenkt oder größere Dimensionen annimmt. Von entscheidender Bedeutung ist weniger das weitere Schicksal des einmal übergetretenen Eiweißes, als vielmehr *die Dauer und die Intensität der Schädigung bzw. der Eiweißeinlagerung.* Ein vorübergehender Durchtritt von Eiweiß ins Interstitium wird, wenn selbst große Mengen an übergetretenem Eiweiß in Frage kommen, leicht bewältigt, das Gefährliche ist nur *die anhaltende oder gar bleibende Kapillarläsion.* Da sich dieselbe meist als die Folge eines Infektes ergibt, ist darauf als dem ursächlichen Moment besondere Aufmerksamkeit zu schenken; *jedenfalls spielt bei der Entstehung der Wassersucht die „Albuminurie ins Gewebe" die entscheidende Rolle.*

In der Haut und im Unterhautzellgewebe macht sich das Ödem besonders stark bemerkbar. Da die Ödemflüssigkeit mineralisch fast ausschließlich aus Kochsalz besteht, ergeben sich schon deswegen nahe Beziehungen zur Haut, denn diese ist als das Hauptdepot der Kochsalzspeicherung anzusehen. *Da die Möglichkeit einer Kochsalzeinlagerung in der normalen Haut anscheinend sehr groß ist, dagegen bei ödematösen Zuständen Natrium und Chlor gleichsam vor den Toren der Bindegewebsfasern haltmachen,* muß man sich, *weil das Kochsalz im Hautmesenchym nicht die richtige Aufnahme findet,* die Frage vorlegen, ob man bei der Ödementstehung neben der Albuminurie ins Gewebe nicht auch mit einer *Insuffizienz des Hautbindegewebes* zu rechnen hat. Vielleicht hat die Bindegewebsfaser unter dem Einfluß einer generellen Schädigung die Fähigkeit verloren, Kochsalz gleichsam unbegrenzt zu speichern; umgekehrt verhält es sich anscheinend mit dem *Eiweiß, das jetzt in die Bindegewebsfaser ähnlich eintritt wie das Plasma in die Kapillarwand, bzw. in das Kapillarendothel.* Daß unter diesen Umständen das Bindegewebe seine Elastizität einbüßt — was histologisch mit Verdickung bzw. Quellung seiner Fasern einhergeht —, darf uns nicht wundern, ebensowenig, daß ein so verändertes Mesenchym bei der Tinktion mit sauren Farben (z. B. Eosin) anders reagiert *(fibrinoide Degeneration?).* Das Primäre wäre aber nicht eine Bindegewebsquellung, sondern die gestörte Permeabilität der Bindegewebsfaser; an der Durchlässigkeit der mesenchymalen Kapillarmembran für Eiweiß ist unter krankhaften Bedingungen wohl kaum zu zweifeln. In Analogie dazu ist auch an eine Eiweißaufnahme durch viele Bindegewebsfasern zu denken; anscheinend geht

diese Störung auch mit der Unfähigkeit des Bindegewebes einher, Kochsalz entsprechend zurückzuhalten. Hämodynamisch äußert sich dieser Mesenchym-
schaden darin, daß manche Bindegewebsfasern ihre Elastizität einbüßen und
schließlich einreißen.

Ich war bestrebt, die Ödemfrage unter dem Gesichtspunkte einer Permeabilitätspathologie zu erörtern; immerhin war es notwendig, des allgemeinen Ver-
ständnisses wegen, im Rahmen einer solchen Darstellung — um auch nicht einseitig zu bleiben — drei Momente mit zu berücksichtigen; es ist die *Zusammensetzung des Plasmas*, die *Beziehungen zum Stoffwechsel* und der *Gewebsfaktor*.

Solange vom Blutplasma ein hoher onkotischer Druck ausgeübt wird, kann
vermutlich ein geringer Grad von Albuminurie ins Gewebe, besonders wenn das
Lymphsystem noch das seinige dazu beiträgt, bewältigt werden. Es muß daher eine
geringgradige Albuminurie ins Gewebe nicht unbedingt zu Ödem Anlaß geben.
Fällt aber der Albumingehalt im Blutplasma, was besonders dann zu gewärtigen
ist, wenn der Organismus nicht mehr imstande ist, das ins Gewebe übergetretene
Albumin oder die durch den Harn verlorenen Eiweißkörper von sich aus zu ersetzen, dann sinkt die Anziehungskraft des Blutes und führt so zu einer Retention
von Gewebsflüssigkeit. Dementsprechend sind die stärksten Grade von Flüssigkeitsansammlung innerhalb des Interstitiums dann zu gewärtigen, wenn zwei oder
gar mehrere Faktoren zusammenwirken, also z. B. *Albuminurie ins Gewebe* und
Albuminabnahme im Plasma (Verminderung des onkotischen Druckes). Venöse
Stauung allein bedingt keine Ödemansammlung; das auslösende Moment bei
der Entstehung der kardialen Ödeme ist entweder eine „Albuminurie ins Gewebe" oder die Abnahme des onkotischen Druckes. Oft kommen beide Faktoren
in Betracht; immerhin ist die Stauung sekundär imstande, die Intensität der
Ödeme zu erhöhen. Je mehr Teilfaktoren sonst noch zu einer Stauung hinzukommen, desto ausgesprochener die Retention von Flüssigkeit im Interstitium
— also Ödem.

Die Wirkung einer energischen Schilddrüsentherapie, die sich gelegentlich zur
Beseitigung von Ödemen bewährt, stelle ich mir so vor, daß unter dem Einfluß einer
beschleunigten Zelltätigkeit, bzw. eines erhöhten Stoffwechsels der innere Kreislauf in lebhaftere Bewegung gerät und so auch der Umsatz der zur Zelle strömenden Substanzen und die Rückbewegung der Stoffwechselschlacken rascher vor
sich geht.

Die klinische Erfahrung macht uns auch auf *Beziehungen des Nervensystems*
zur Ödempathogenese aufmerksam. An gewissen Tatsachen, die zugunsten einer
Einflußnahme speziell des vegetativen Nervensystems auf die Gefäßpermeabilität
sprechen, kann man nicht vorübergehen. Wir werden uns damit noch in einem
eigenen Abschnitt beschäftigen, jedenfalls erscheint es notwendig, auch dieses
Moment hervorzuheben, wenn man das Ödemproblem vom Permeabilitätsstandpunkt betrachtet.

*Zusammenfassend läßt sich somit sagen, eine einheitliche Deutung des nor-
malen und pathologischen Wasser- und Salzaustausches innerhalb des Kapillarbereiches ist nicht durchführbar. Immer müssen die verschiedensten Teilfaktoren
berücksichtigt werden. Ödem ist ein polyvalentes Symptom, das sich zu den verschiedensten Krankheiten gesellen kann. Insofern ist auch seine Pathogenese keine ein-*

heitliche, aber immer sind Störungen der Kapillarpermeabilität von entscheidender Bedeutung, denn sie führen fast immer zu einer „Albuminurie ins Gewebe", die vermutlich bei der Entstehung der Ödeme eine große Rolle spielt.

6. Die Histaminvergiftung.

Das Studium der Histaminvergiftung war für mich[1] der unmittelbare Anlaß, dem Permeabilitätsproblem neuerdings besondere Aufmerksamkeit zuzuwenden. Im Anfang meiner Studien ergab sich folgende Beobachtung: Ritzt man oberflächlich die Haut z. B. an der Beugeseite des Vorderarmes und tropft etwas Histaminlösung (1 : 1000) auf diese Stelle, so führt dies innerhalb kürzester Zeit zu einer urtikariellen Eruption. Man kommt zu demselben Ergebnis, wenn man die Haut durch einen Histamintropfen mit einer Nadel leicht verletzt: Einige Sekunden später stellt sich eine fleckförmige Rötung ein, die sich allmählich in eine blasse, erhabene Quaddel verwandelt (zuerst verwendete ich eine Lösung 1 : 1000, aber es genügen noch viel stärkere Verdünnungen). Die betroffene Partie beginnt schon sehr bald nach der Einwirkung zu jucken, ähnlich einer Urtikaria oder einem Mückenstich. Besonders eindrucksvoll gestaltet sich auch die von EBBECKE[2] beschriebene Einführung des Histamins *in die Haut* mittels Iontophorese. Nach 10 Minuten dauernder Durchströmung (0,6 mA) der mit Histaminlösung befeuchteten Haut findet sich im Bereiche der Kathode keine Veränderung, dagegen zeigt die Haut dort, wo die Anode anliegt, eine unregelmäßige Schwellung nach Art einer weißlichen Quaddel, die zumeist breiter ist als die aufgelegte Elektrode; auch dies löst einen starken Juckreiz aus. Bei der Ritz- oder Stichprobe hat etwa 5 Minuten nach der Verletzung der Haut die Quaddel ihren Höhepunkt erreicht und schwillt dann allmählich ab. Nach einigen weiteren Minuten verlieren die Ränder ihre anfängliche Schärfe, die Quaddel wird flacher und ist im Verlaufe einer Stunde kaum mehr als solche zu erkennen.

Kapillarmikroskopisch lassen sich dabei folgende, allmählich ineinander übergehende Phasen unterscheiden: 1. Zuerst kurz anhaltende lokale Kontraktion der feinsten Gefäße infolge direkter Reizung bei vorübergehender Blässe. 2. Darauffolgende, länger anhaltende, lokale Erweiterung der feinsten Gefäße mit entsprechender Rötung bei leichter Steigerung der Hauttemperatur. 3. Gesteigerte Durchlässigkeit der feinsten Gefäße in Gestalt einer lokalen Ödembildung. 4. Fernwirkung über Axonreflexe auf die letzten muskelkräftigen Arteriolen: Erweiterung dieser Gefäße und damit verbundene vermehrte, arterielle Blutzufuhr und dementsprechend merkliche helle Rötung und Erwärmung. OTFRIED MÜLLER[3] beschreibt ähnliche Erscheinungen beim Mücken- oder Bienenstich.

Das histologische Bild einer exzidierten Histaminquaddel bietet das Bild einer „Entzündung" mit reichlichem, aber zellarmem Exsudat. In der Lederhaut findet sich eine Flüssigkeitsanreicherung. Zu einer Leukozytenauswanderung

---

[1] EPPINGER: Wien. med. Wschr. **1913**, 1414.
[2] EBBECKE: Pflügers Arch. **195**, 300 (1922).
[3] OTFRIED MÜLLER: Kapillaren, Bd. I, S. 302. 1937.

kommt es auch hier nicht, wohl aber zu einer intravasalen Ansammlung von weißen Blutkörperchen. Die Eosinophilen steigen am Orte der Injektion bis auf 50%. Quaddelflüssigkeit läßt sich kaum auspressen; falls es doch gelingt, so enthält der Tropfen 70—80% an Serumeiweiß, ein Zeichen, daß die Kapillaren im Bereiche einer solchen Quaddel für Eiweiß durchlässig geworden sind; dies gilt auch für andere hochmolekulare Substanzen. So färbt sich z. B. die Quaddel intensiv ikterisch, falls der Patient, bei dem die Quaddel gesetzt wurde, an leichter Bilirubinämie leidet. Hat man einem gesunden Menschen vorher Kongorot oder einen anderen an Eiweiß sich bindenden Farbstoff intravenös verabfolgt, so zeigt die so entstandene Quaddel eine intensiv rote Verfärbung, obwohl sonst die Haut blaß erscheint. Die ikterische Verfärbung einer Histaminquaddel ist gelegentlich so intensiv, daß dies sogar zur Erkennung einer beginnenden Gelbsucht verwendet werden kann. Untersucht man mikroskopisch die Übergänge der Quaddel zur normalen Haut, so erscheinen die Bindegewebsfasern im Bereiche der Schwellung dicker; auch färben sie sich mit sauren Farbstoffen intensiver.

Die Histaminwirkung auf das Kapillarsystem tritt noch viel stärker in Erscheinung, wenn man entsprechende Histamindosen (3—6 mg pro Kilogramm Tier) *intravenös* verabfolgt. Unmittelbar nachdem das Histamin ins Blut gelangt ist, entwickelt sich ein schwerer Kollaps; das nichtnarkotisierte Tier stürzt fast leblos zu Boden, der Puls ist kaum zu fühlen, der Blutdruck sinkt auf ganz niedrige Werte. In nicht wenigen Fällen führt der Kollaps zum Tode des Tieres. Erholt sich das Tier, so steigt der Blutdruck nur langsam an, und damit kehren allmählich die Lebenserscheinungen zurück. Das Tier richtet sich wieder auf, torkelt zwar noch halb benommen herum. Innerhalb einer Stunde ist meist das Tier kreislaufmäßig wieder normal. Verfolgt man die Vorgänge vor dem Röntgenschirm, so erweist sich das Herz auf der Höhe des Schocks wesentlich verkleinert; allmählich stellt sich die ursprüngliche Form wieder her. Schon im Anfang des Schocks kommt es zu Erbrechen und Abgang von Stuhl; die späteren Stuhlentleerungen zeigen oft blutige Beschaffenheit. Im Erbrochenen findet sich Schleim und gelegentlich Blut; doch ist der daraus sich ergebende Flüssigkeitsverlust, im Verhältnis zu den Erscheinungen, die wir jetzt beschreiben werden, minimal. Eine gesteigerte Harnabsonderung habe ich nie gesehen, eher das Gegenteil.

Die Ursache der Blutdrucksenkung ist in einer Verringerung der Blutzufuhr zum Herzen gelegen, deren eigentlicher Grund in einer *Abnahme der zirkulierenden Blutmenge zu suchen ist.* Weil zu wenig Blut dem rechten Herzen angeboten wird, kommt auch zu wenig Blut ins linke Herz — was am besten an der Verkleinerung der röntgenologisch ermittelten Herzgröße zu erkennen ist — und somit auch zu wenig Blut in die Aorta bzw. ins Gehirn. Die Verringerung der zirkulierenden Blutmenge, die wohl als Hauptursache des Kollapses anzusehen ist, wird von verschiedenen Erscheinungen begleitet. Sie sind für unser Problem von entscheidender Bedeutung, weswegen ich darauf näher eingehen muß. Ermittelt man die Zahl der Erythrozyten und ebenso den Hämoglobingehalt *vor, während und nach dem Histaminkollaps, so entwickelt sich eine akut einsetzende Bluteindickung.* Am besten läßt sich dieses Geschehen an Hand einiger konkreter Beispiele beurteilen (siehe Tab. 9).

Tabelle 9.

Versuchs-Nr.	Vor Histamin			30 Min. nach Histamin			3 Std. nach Histamin		
	Erythrozyten in Mill.	Hgb. nach SAHLI	Plasmaeiweiß %	Erythrozyten in Mill.	Hgb. nach SAHLI	Plasmaeiweiß %	Erythrozyten in Mill.	Hgb. nach SAHLI	Plasmaeiweiß %
1	5,20	75	6,82	7,42	100	6,72	6,98	92	6,82
2	5,70	76	7,53	7,86	98	7,38	7,60	90	7,40
3	7,40	85	7,09	8,60	110	7,09	8,58	105	7,09
4	5,42	72	6,42	8,03	100	6,50	7,83	90	6,48

Kurze Zeit nach der Histamininjektion steigt die Zahl der roten Blutkörperchen um 30—50%. Man kommt im Prinzip zu demselben Ergebnis, wenn man nur auf den Hämoglobingehalt achtet. Bei schweren Kollapserscheinungen dauert es manchmal 24 Stunden, bevor die Blutwerte wieder zur Norm zurückkehren. Bestimmt man gleichzeitig auch den Eiweißgehalt im Plasma, so ist merkwürdigerweise von einer Plasmaeindickung — also von einem Wasserverlust allein — nichts zu bemerken: *Der prozentuelle Eiweißgehalt im Plasma hat sich fast nicht geändert. Die Erythrozytenvermehrung kann daher nur auf einer Plasmaabwanderung beruhen.* In weiteren Versuchen haben wir auch die Blut- und Plasmamenge nach dem Kohlenoxydverfahren bestimmt und uns eindeutig von einer Abnahme der Plasmamenge überzeugt. Da Wasserverlust als Ursache der Bluteindickung nicht in Betracht kommt, ist das Wesentliche der Histaminvergiftung in der Abwanderung von Plasma aus den Blutbahnen zu erblicken. Vermutlich ist auch ein Teil der Blutdrucksenkung — des Kollapses — auf das Konto des Plasmaverlustes, bzw. auf die Verminderung der zirkulierenden Blutmenge zu beziehen. Der Einwand, die Bluteindickung könnte nur eine Begleiterscheinung der Blutdrucksenkung sein, läßt sich mit dem tatsächlichen Befund schwer in Einklang bringen, denn wenn man einen sogenannten *Vasomotorenkollaps* auslöst — z. B. durch Injektion von Kokain in die Medulla oblongata —, so erfolgt kein Plasmaaustritt, obwohl der Blutdruck auf die gleiche Höhe absinkt, wie er auf der Höhe der Histaminvergiftung zu beobachten ist. Insofern decken sich diese Befunde mit den Erfahrungen, die ich auf Grund des Quaddelversuches erheben konnte. *Was sich im kleinen in Form der Histaminquaddel abspielt, das zeigt sich im großen während des Histaminkollapses: Plasmaaustritt.*

Der hier betonte große Unterschied zwischen dem Histaminkollaps gegenüber dem Kollaps bei der Vasomotorenlähmung gibt mir auch Gelegenheit, etwas zur Frage des prä- bzw. peristatischen Zustandes im Sinne von RICKER[1] zu sagen. Nach RICKER soll die Kapillarerweiterung die unbedingte Voraussetzung einer Plasmaexsudation sein. Dem schließen sich AXENFELD und BRASS[2] an und nehmen Stellung gegen meine Vorstellung von der permeabilitätssteigernden Wirkung des Histamins. Sie sehen vielmehr — RICKER folgend — in der Exsudation bzw. im Plasmaaustritt nur eine *Phase* der lokalen Kreislaufstörung; wenn das tatsächlich der Fall wäre, müßte es auch bei der Vasomotorenlähmung und

---

[1] RICKER: Pathologie als Naturwissenschaft, S. 46. Berlin. 1924.
[2] AXENFELD und BRASS: Frankf. Z. Path. **57**, 219 (1942).

ebenso bei der venösen Stauung, die beide mit einer beträchtlichen Kapillarerweiterung einhergehen, ähnlich wie bei der Histaminvergiftung, zu einer Bluteindickung infolge Plasmaabwanderung kommen. Da dies aber nicht der Fall ist, kann man Kapillarerweiterung und Plasmaexsudation nicht unbedingt gleichsetzen. Beide Erscheinungen kommen sehr häufig nebeneinander vor, *aber die Exsudation ist nicht die unbedingte Folge jeder Kapillarerweiterung, sondern eine Schädigung* für sich. Kapillarerweiterung *kann* mit Exsudation — also Eiweißdurchtritt — einhergehen, muß es aber nicht.

Warum es im Verlaufe einer Histaminvergiftung zu einem Plasmaaustritt kommt, darüber gibt es eigentlich nur zwei Meinungen. Nach DALE und LAIDLAW[1] bedingt das Histamin *eine primäre Permeabilitätsänderung der Kapillarmembran*, während PICK-MAUTHNER[2] das Wesentliche in einer Leberstauung sehen. Tatsächlich kommt es nach Histamin zu einer Verengerung der Lebervenen, aber die so bedingte Blutstase kann unmöglich die alleinige Ursache der Bluteindickung sein; auch spricht die Beobachtung von LAMSON[3] gegen die PickMauthnersche Theorie, da er nach Histamin auch bei entleberten Hunden eine Bluteindickung beobachten konnte.

An der Tatsache einer geänderten Permeabilität der Kapillarwandung ist daher wohl kaum zu zweifeln, schon der einfache Quaddelversuch beweist dies. Zugunsten einer solchen Vorstellung sprechen auch die Versuchsergebnisse, die wir an der Ductusthoracicus-Fistel erheben konnten. Stets kommt es im Anschluß an eine entsprechende Histamininjektion zu einer Vermehrung des Lymphflusses auf das Dreifache bei gleichzeitiger Erhöhung der Konzentration; die Erhöhung des spezifischen Gewichtes der Lymphe ist, wie *eigene*[4] Versuche zeigen, auf eine Eiweißzunahme der Lymphe zu beziehen (vgl. Abb. 9).

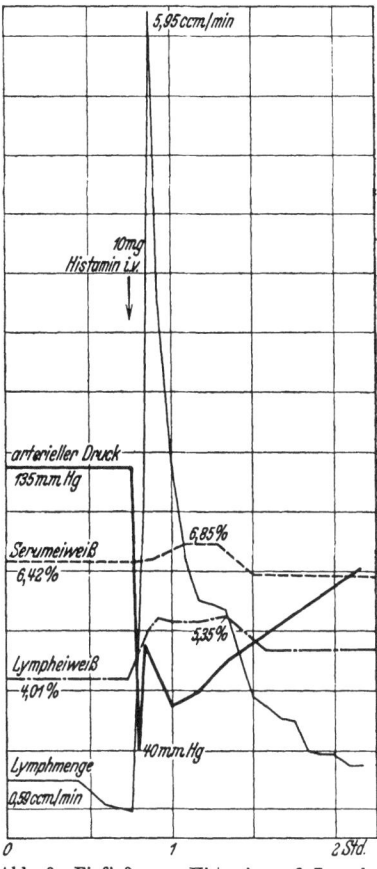

Abb. 9. Einfluß von Histamin auf Lymphmenge, Lympheiweiß und Serumeiweiß.

Im Zusammenhang mit den oben erwähnten Ergebnissen (Zunahme der Erythrozytenzahl, Verminderung der zirkulierenden Blutmenge, Gleichbleiben des Eiweißgehaltes im Plasma) sind auch die Beobachtungen an den Lymphfisteltieren geeignet, die Annahme zu stützen, daß *Histaminvergiftung gleichbedeutend mit weitgehendem Plasmaaustritt ist.* Das einzige, was eventuell doch

[1] DALE und LAIDLAW: J. Physiol. (Brit.) **52**, 355 (1918).
[2] PICK und MAUTHNER: Arch. exper. Pathol. (D.) **142**, 271 (1929).
[3] LAMSON: J. Pharmacol. (Am.) **21**, 401 (1923).
[4] EPPINGER: Seröse Entzündung, S. 17. Wien. 1935.

zugunsten der Pick-Mauthnerschen Anschauung angeführt werden kann, ist die
Beobachtung, daß es auch bei gewöhnlicher Stauung, wie z. B. nach Cavaligatur
zwischen Leber und Herz, zu einem Eiweißanstieg in der Lymphe kommt. Man
wird daher am richtigsten vorgehen, wenn man die Histaminwirkung doppelt
einschätzt: Es kommt nach großen intravenösen Histamindosen zwar zu einer
Lebervenensperre, bzw. zu einer Leberstauung, aber das Ausschlaggebende ist
*die Veränderung der Kapillarpermeabilität. Der semipermeable Charakter der Kapil-
larmembran, die unter normalen Bedingungen nur Blutwasser durchläßt, geht anscheinend unter der Histaminwirkung verloren, so daß jetzt Eiweißkörper die Blutbahn verlassen und ins Gewebe übertreten.*

Während der allgemeinen Histaminvergiftung kommt es auch zu einer *Veränderung der Muskeltätigkeit*, die vermutlich gleichfalls mit einer gestörten Permeabilität in Zusammenhang zu bringen ist. Reizt man intermittierend die Bein-
muskeln und registriert die Kontraktionen vor und während des Histaminkollapses, so setzt schon sehr bald nach Beginn der Blutdrucksenkung Muskelermüdung ein, erkennbar an dem Kleinerwerden der Zuckungen (Abb. 10). Die
Ermüdung kann sich dabei so steigern, daß schließlich der Muskel auf den elektrischen Reiz überhaupt nicht mehr anspricht (Abb. 63). In dem Maße, als der
Kollaps abklingt, beginnt der Muskel, der während der ganzen Zeit im selben
Rhythmus weiter gereizt wurde, wieder normal zu zucken. Wir waren zunächst geneigt, diese Form der Ermüdung auf eine schlechte Durchblutung, bzw.
auf gestörte Sauerstoffversorgung zu beziehen, da während des Kollapses das
Minutenvolumen auf ein Minimum sinkt; dasselbe gilt auch vom Sauerstoffgehalt im arteriellen Blut. Beides kann aber nicht die alleinige Ursache sein,
denn weder Abbinden der den Muskel versorgenden Arterien noch Stickstoff-
atmung nimmt wesentlichen Einfluß auf die Muskelkontraktion, meist ist im
Anschluß daran überhaupt keine Ermüdung zu beobachten. Vermutlich leidet
im Histaminkollaps nicht nur die Sauerstoffversorgung durch die geschädigte
Lunge, sondern es muß auch die Sauerstoffversorgung der Muskelfibrillen irgendeine Störung erfahren. Ich werde im Abschnitt, der sich mit der Frage der
„Ermüdung" beschäftigt, auf diese Beobachtungen noch des Näheren einzugehen haben.

In diesem Zusammenhang muß auch auf die Versuche von Rühl[1] verwiesen
werden: Injiziert man einem Versuchstier größere Histamindosen, so wird das
arterielle Blut intensiv dunkel, also sauerstoffarm. Läßt man aber das Tier
40%igen Sauerstoff atmen, so gleicht sich die Anoxämie wieder aus. Rühl sieht
das Wesentliche dieser schlechten Sauerstoffversorgung in einem *Ödem der Lungen-
kapillarwand;* das histologische Bild gibt ihm recht, denn tatsächlich erscheinen
die Kapillarwandungen auf fast das Doppelte verdickt. Der Sauerstofftransport
durch die Alveolarmembran stößt bei der Passage gegen das Blut auf Widerstände;
wahrscheinlich spielt sich etwas Ähnliches auch an den durch Histamin geschädigten Muskelkapillaren ab, so daß das Eindringen von Sauerstoff zu den Muskelzellen infolge Schwellung der Endothelien und des Grundhäutchens mit
Schwierigkeiten verbunden ist und es daher zur Ermüdung kommt.

Störungen, die wir im Stoffwechselversuch erheben konnten, sind gleichfalls

---

[1] Rühl: Arch. exper. Path. (D.) **158**, 282 (1930); **164**, 695 (1932).

auf eine Beeinträchtigung der Sauerstoffpermeabilität zu beziehen. Einleitend sei zunächst daran erinnert, daß die Muskelkontraktion einen anoxybiotischen Prozeß vorstellt, bei dem verschiedene Spaltungsprodukte frei werden, darunter auch Milchsäure. Während der Erholung nimmt der Muskel Sauerstoff auf, um einen Teil der Abbauprodukte, darunter auch die Milchsäure, die der Resynthese entgangen ist, nach Beendigung der Arbeit wieder oxydativ zu beseitigen. Nachdem sich nun während des Histaminkollapses Muskelermüdung einstellt, war mit der Möglichkeit zu rechnen, daß es während der Histaminvergiftung zu einer Anhäufung von Abbauprodukten. unter anderen auch von Milchsäure kommt. Tatsächlich findet sich während des Histaminkollapses in allen Muskeln

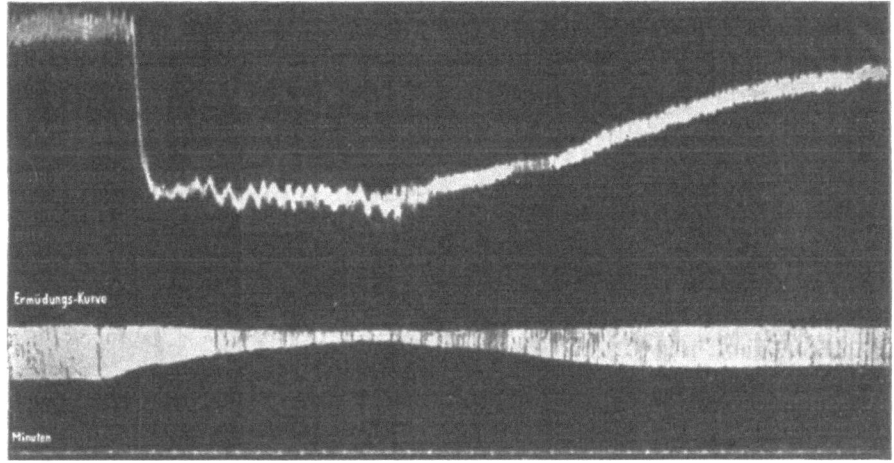

Abb. 10. Einfluß eines Histaminkollapses auf Muskeltätigkeit und Sauerstoffverbrauch.

eine starke Erhöhung der Milchsäure. Die unvollständig abgebauten Stoffwechselprodukte, darunter auch die Milchsäure, können als Hinweis einer mangelhaften Resynthese angesehen werden, so daß sich aus diesen Versuchen der Schluß ableiten läßt, *daß die Resynthese während des Histaminkollapses mit Schwierigkeiten verbunden ist.* Da für die Umwandlung der unvollständig abgebauten Stoffwechselprodukte zu Wasser und Kohlensäure die Gegenwart von Sauerstoff unbedingt erforderlich ist, so kann wohl daraus der weitere Schluß abgeleitet werden, *daß die Sauerstoffversorgung der Muskelelemente während des Histaminkollapses eine ungenügende sein muß.*

Die Richtigkeit einer solchen Annahme läßt sich durch folgende Versuchsanordnung sicherstellen. Aus der beigefügten Abb. 10 sowie Tab. 10, die die zugehörigen Sauerstoffwerte bringt, ist zu entnehmen, daß es auf der Höhe des Histaminkollapses, der absichtlich durch eine dauernde Histaminverabfolgung auf etwa 10 Minuten ausgedehnt wurde, *zunächst zu einem starken Abfall des Sauerstoffverbrauches kommt. In dem Maße, als sich aber der Kreislauf wieder erholt, geht der Sauerstoffverbrauch allmählich in die Höhe.* Sobald sich der Blutdruck wieder der Norm zu nähern beginnt, werden weitaus größere Sauerstoffmengen als vor dem Kollaps verbraucht. Diese Steigerung hält lange Zeit an, selbst nach einer Stunde ist der ursprüngliche Sauerstoffwert noch nicht erreicht; in der Rubrik „Bilanz" der beigefügten Tabelle ist der Mehr- und Minderverbrauch im Verhältnis zum Anfangswert angeführt, so daß sich daraus die Erhebung im Sauerstoffverbrauch leicht berechnen läßt. Je nach dem Gewicht des Tieres und anscheinend auch der Intensität des Kollapses ergeben sich große Unterschiede. *Im Prinzip kommt es aber immer nach Abklingen des Histaminkollapses zu einer beträchtlichen Steigerung des Sauerstoffverbrauches.* Könnte man die hier gefundenen Debtzahlen auf die Oxydation von retinierter Milchsäure beziehen — was sicher einer willkürlichen Annahme entspricht —, so ergäbe sich bei dem im obigen Versuche angeführten 24 kg schweren Hunde (1 Liter Sauerstoff entspricht etwa 7 g Milchsäure) eine Retention von ungefähr 30 g Milchsäure. Wir haben auch das p_H der Gewebe nach der Methode von SCHADE geprüft und in der Leber auf der Höhe des Histaminkollapses eine deutliche H-Hyperionie feststellen können; in der Erholungsperiode klingt die Säuerung wieder ab.

Tabelle 10. *Sauerstoffverbrauch vor, während und nach einem Histaminkollaps.*

	Versuchsdauer Minuten	Atemvolumen pro Min. Liter	CO_2 ccm	O_2 pro Min.	Bilanz	Umrechnung von Sauerstoff in Milchsäure
Ante..............	10	4,70	184	206		
Histaminschock.....	10	5,04	116	137	— 690	— 915
1. Nachperiode.....	15	6,03	166	191	— 225	+ 5136
2. Nachperiode.....	19	7,47	254	272	+ 990	
3. Nachperiode.....	17	8,12	258	294	+ 1672	+ 4248 O_2
4. Nachperiode.....	18	7,56	239	273	+ 1206	= ca. 30 g
5. Nachperiode.....	21	6,20	191	231	+ 525	Milchsäure
6. Nachperiode.....	20	6,51	213	227	+ 410	
7. Nachperiode.....	20	6,06	190	225	+ 360	

Noch viel ausgesprochener zeigt sich die Abhängigkeit zwischen gestörtem Kreislauf und erhöhtem Sauerstoffverbrauch, wenn man das Tier während des Kollapses auch Arbeit leisten läßt. Gerade diese Versuche gestatten den Schluß, *daß der höchst ökonomische Resyntheseprozeß, der sonst die unbedingte Voraussetzung eines ideal arbeitenden, also normalen Muskels darstellt, durch die Histaminvergiftung eine schwere Einbuße erfährt, zumal im Anschluß an einen solchen Kollaps der Ruhesauerstoffverbrauch mächtig ansteigt.*

Als Gegenstück bringe ich[1] die Verhältnisse während eines *Vasomotorenkollaps*. Die Versuchsanordnung ist sonst dieselbe wie vorher. Der Blutdruck ist im Anschluß an die Injektion von Kokain in die Medulla oblongata von 100 mm Hg auf 35 mm Hg gefallen. Vergleicht man die Ergebnisse mit jenen während der Histaminvergiftung, so ergeben sich wesentliche Unterschiede (vgl. Tab. 11).

Im Histaminkollaps kommt es auf der Höhe der Blutdrucksenkung zu einer Abnahme des Energiestoffwechsels, dagegen ist der Sauerstoffverbrauch während des Vasomotorenkollapses kaum verändert; erholt sich das Tier, so kommt es im Anschluß an die Histaminvergiftung wieder zu einer beträchtlichen

---

[1] EPPINGER: Erg. inn. Med. **51**, 185 (1936).

Steigerung der Oxydation, die lange anhält; etwas Ähnliches ist im Anschluß an den Vasomotorenkollaps nicht zu beobachten.

Tabelle 11. *Sauerstoffverbrauch vor, während und nach einer im Vasomotorenkollaps geleisteten Arbeit.*

Vasomotorenkollaps	Dauer Minuten	Kubikzentimeter pro Minute		O_2-Bilanz
		CO_2	O_2	
Ante........................	10	180	220	
Arbeit......................	10	280	310	$+ 900 \rbrace + 1500$ ccm
1. Nachperiode	20	200	250	$+ 600 \rbrace$ O_2
2. Nachperiode	20	180	222	
Ante........................	10	190	224	
Vasomotorenkollaps	10	180	217	
1. Nachperiode	20	175	220	
2. Nachperiode	30	170	215	
Ante........................	10	170	218	
Arbeit im Kollaps	10	295	315	$+ 970 \rbrace + 1330$ ccm
1. Nachperiode	20	200	236	$+ 360 \rbrace$ O_2
2. Nachperiode	20	180	217	
3. Nachperiode	30	170	215	

Schaltet man während des Versuches eine Arbeitsperiode ein, so erweist sich die Tätigkeit der durch Histamin geschädigten Muskeln als außerordentlich unökonomisch, dagegen unterscheidet sich die Arbeit während des Vasomotorenkollapses kaum von der eines gesunden Tieres. Auf Grund dieser Ergebnisse muß der während des Histaminkollapses so höchst unökonomisch sich gestaltende Resynthesevorgang irgendwie mit der Histaminwirkung in Zusammenhang gebracht werden, zumal im Vasomotorenkollaps, also während einer genau so tiefen Blutdrucksenkung, der Stoffwechsel — selbst während der Arbeit — kaum verändert ist. Auch das Abbinden der Art. femoralis oder die Drosselung der Beinvenen, nimmt auf den Ablauf der Muskeltätigkeit und ihren Chemismus keinen nennenswerten Einfluß. Dementsprechend erscheint es nicht angebracht, die bei der Histaminvergiftung auftretende Blutdrucksenkung und ebenso die darauf folgende Verlangsamung der Zirkulation, bzw. Abnahme der zirkulierenden Blutmenge allein für den Muskelschaden verantwortlich zu machen. Es muß während des Histaminkollapses *noch etwas Besonderes hinzukommen,* was sich sowohl auf die Dynamik als auch auf den Chemismus des Muskels schädigend auswirkt.

Zusammenfassend glaube ich somit sagen zu können: *Während des Histaminkollapses kommt es zu einer Blutdrucksenkung, bei der die zirkulierende Blutmenge abnimmt.* Schon aus rein hämodynamischen Gründen ist der von einem Histaminschock betroffene Organismus stark mitgenommen, denn in dem Maße als zu wenig Blut ins Herz gelangt, sind auch die lebenswichtigen Organe, vor allem das Gehirn, schlecht mit Blut versorgt und insofern funktionell benachteiligt. Als Ursache der Drosselung der Blutzufuhr zum Herzen dürfte der Picksche Muskelmechanismus, der von den Lebervenen ausgeht, *auch* eine Rolle spielen. Die zirkulierende Blutmenge verringert sich fortschreitend während der Histaminvergiftung noch in weiterem Maße, weil beträchtliche Anteile an Blutplasma aus den Gefäßen austreten und so die allgemeine Zirkulation noch weiter verschlechtern.

Ganz abgesehen von der Verminderung der zirkulierenden Blutmenge erfährt der vom Histaminschock betroffene Organismus noch eine weitere Schädigung, die vermutlich auf eine *Änderung der Kapillarpermeabilität* zurückzuführen ist. Dadurch, daß die Kapillarmembranen quellen und die Zwischenräume zwischen Kapillare und Parenchymzelle von einer eiweißreichen Flüssigkeit erfüllt sind, wodurch vermutlich auch die Gasdiffusion schwer beeinträchtigt wird, *laufen die Gewebszellen Gefahr, mit zu wenig Sauerstoff versorgt zu werden und bei längerer Dauer dieses Zustandes sogar zu ersticken.* Von einer einmaligen Vergiftung kann sich der Organismus erholen, selbst wenn die toxischen Erscheinungen zunächst sehr schwer waren. Gleichzeitig mit den äußeren Zeichen einer Besserung kehrt langsam die Erythrozytenzahl wieder zur Norm zurück, ebenso kommt es zu einer Vergrößerung der zirkulierenden Blutmenge. Fast gewinnt man den Eindruck, als hätte ein Teil des ausgetretenen Blutplasmas wieder seinen Weg in die Blutbahnen zurückgefunden. Ich vermute, daß dabei das Lymphsystem eine wichtige Rolle spielt. Immerhin kann es gelegentlich auch zu bleibenden Veränderungen kommen; von entscheidendem Einfluß ist die Regenerationsfähigkeit des Organismus, denn von ihr hängt es hauptsächlich ab, ob das Tier den einmal gesetzten Schaden auch wirklich beseitigen kann.

Dieses eigentümliche Verschwinden des Plasmaeiweißes nach experimenteller Histaminvergiftung war für mich der Anlaß, neuerdings das Problem von der ,,Albuminurie ins Gewebe" aufzugreifen. Ursprünglich habe ich mich für die Histaminvergiftung nur deshalb interessiert, weil sich dabei die beste Gelegenheit bietet, den peripheren Kreislaufkollaps zu verfolgen. Je mehr ich mich aber mit der Pathogenese der Histaminvergiftung beschäftigte, desto klarer wurde mir, daß sich das Histamin auch dazu eignet, um experimentell in selten eleganter und eindeutiger Weise eine typische ,,*Albuminurie ins Gewebe*" zu erzeugen.

Bereits die Histaminquaddel läßt ein solches Geschehen vermuten, aber erst der allgemeine Histaminkollaps erbrachte den zahlenmäßigen Beweis. Wie sollte sonst der rasch einsetzende Plasmaverlust, der bei einem etwa 10 kg schweren Hund bis 300 ccm betragen kann, gedeutet werden, als daß die Bluteiweißkörper die Blutbahnen verlassen und ins Gewebe übertreten? Über die Plasmamengen, die hierbei unter Umständen in Frage kommen sind wir durch Gewichtsmessungen unterrichtet. MANWARING[1] errechnete aus einer durchschnittlichen Erhöhung des Lebergewichtes um 62% einen Plasmaverlust des Gesamtblutes von 11,7 ccm pro Kilogramm Körpergewicht.

Sollte diese Annahme richtig sein, so galt es zunächst, sich nach weiteren Beweisen umzusehen und vor allem auch die Frage zu klären, *welchen Weg das Plasma während der Histaminvergiftung einschlägt.* Da es auf der Höhe der Histaminvergiftung zu einer starken Lebervergrößerung kommt, schien es geboten, zunächst diesem Organ besondere Aufmerksamkeit zuzuwenden: Schneidet man z. B. 10—12 Minuten nach der intravenösen Histamininjektion

---

[1] MANWARING: J. Immunol. (Am.) 8, 211, 229 (1923).

in die Leber ein, so entleert sich aus der Leberwunde eine reichlich blutige Flüssigkeit; diese enthält aber prozentuell niemals so viele Erythrozyten und Hämoglobin wie das Blut, das man aus einer peripheren Vene erhält. Dementsprechend kann das Abfließen des diluierten Leberblutes nur so gedeutet werden, daß die aus der Leberwunde abfließende Flüssigkeit einem Gemisch von ausgetretenem Plasma und Blute entspricht.

Auch die mikroskopische Betrachtung der Leber läßt keinen Zweifel aufkommen, daß in der Leber Plasma ins Interstitium übergetreten ist, denn es findet sich hier nicht nur ein enormer Blutreichtum, sondern auch eine reichliche Plasmaansammlung innerhalb der Disseschen Räume und in den periportalen Feldern. Bekanntlich versteht man unter Disseschen Räumen die intraazinösen Gewebsspalten. Dieselben sind unter normalen Verhältnissen so eng, daß sie histologisch kaum zu sehen sind. Sie stellen Gewebslücken vor, die zwischen dem Endothelhäutchen, das die Wand der Blutkapillaren bildet, und den Leberzellen liegen. Zunächst hat man sie als Lymphkapillaren angesprochen, sie haben aber mit dem eigentlichen Lymphsystem nichts zu tun, zumal der Azinus überhaupt frei von Lymphgefäßen ist; sie bilden vielmehr die Bahnen, durch die sich das kapilläre Ultrafiltrat — also Gewebsflüssigkeit — ebenso durchzwängen muß wie durch andere interstitielle Gewebsräume (vgl. Abb. 11).

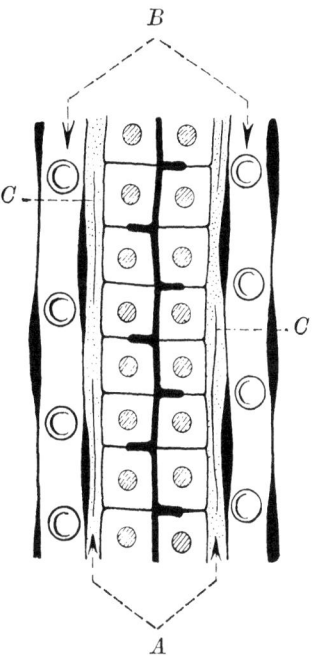

Abb. 11. Leberschema.
A Dissescher Raum, B Blutkapillar, C Gitterfaser.

Unter pathologischen Bedingungen — dies gilt ganz besonders von der Histaminvergiftung — kann es innerhalb der Disseschen Räume zu einer reichlichen Ansammlung von Flüssigkeit kommen, wodurch sie sich erweitern und dadurch deutlich sichtbar werden. Der pathologische Anatom kennt diese Veränderungen schon lange und spricht hier, wenn er diese Räume erweitert sieht, von einem *toxischen Ödem*. Es ist nun sehr beachtenswert, daß gerade die Histaminvergiftung zu einer beträchtlichen Erweiterung der Disseschen Räume führt, also ein toxisches Leberödem auslöst.

Die Erythrozyten innerhalb der Leber sind, soweit man das histologisch beurteilen kann, nicht gleichmäßig verteilt, die Hauptmasse liegt im Bereiche der Vena centralis. Auch das Lumen der größeren Venen erscheint erweitert. Von hier aus setzt sich die Venostase auf die zentralen Kapillaren fort. In der Nähe der größeren Pfortaderäste ist der Blutreichtum wesentlich geringer. Erfolgt die Fixation eines herausgeschnittenen Leberstückchens in kochendem Formol oder durch eine das Eiweiß rasch fällende Flüssigkeit, so lassen sich auf der Höhe der Histaminvergiftung innerhalb der erweiterten Disseschen Räume auch Eiweißgerinnsel feststellen; auch die größeren Lymphgefäße, deren Verzweigungen aber nur bis an die Peripherie des Azinus heranreichen, sind erweitert; sie enthalten Gerinnsel, die ebenfalls geronnenem Eiweiß entsprechen (Abb. 12).

Da man einem histologisch nachweisbaren Gerinnsel nicht mit Sicherheit ansehen kann, ob es wirklich Eiweiß entspricht, galt es ein Verfahren auszuarbeiten, welches das in die Disseschen Räume übergetretene Eiweiß tunlichst spezifisch sicherstellt. Fixiert man die betreffenden Gewebsstückchen in gewöhnlicher Formollösung, so lassen sich die erweiterten Disseschen Räume nur schwer erkennen; das gilt ganz besonders auch vom Nachweis des Eiweißes. Wahrscheinlich dürfte das damit zusammenhängen, daß selbst 40% Formol mit Plasmaeiweiß keinen Niederschlag gibt. Günstiger gestalten sich die Verhält-

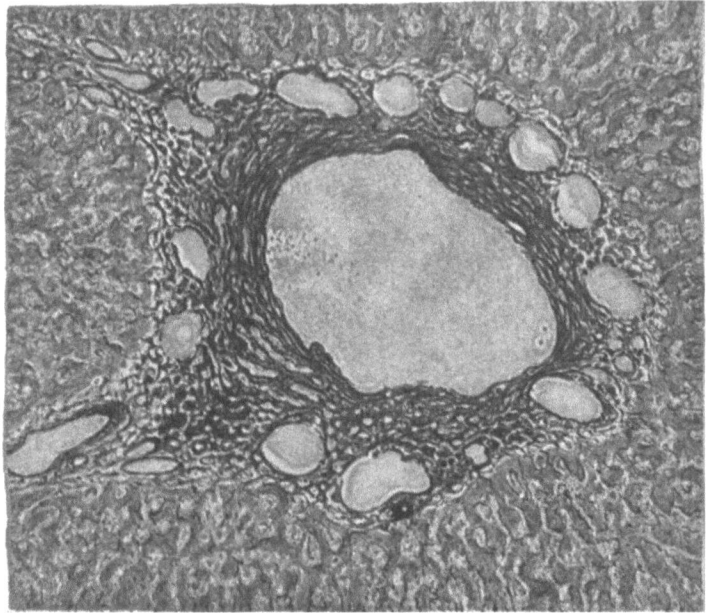

Abb. 12. Erweiterung der periazinösen Lymphgefäße im Anschluß an einen Histaminschock.

nisse, wenn man die Gewebe — wie es bereits oben erwähnt wurde — in Carnoyscher Flüssigkeit oder in Alkoholformol fixiert; dieselben Dienste leistet kochendes Formol, wobei das Wirksame nicht das Formol ist, sondern die Hitze. Bringt man Gewebsstückchen in eine dieser Fixationsflüssigkeiten und trägt Sorge dafür, daß nur kleinste Partikel mit der Carnoyschen Flüssigkeit in Berührung kommen, dann erscheinen die Disseschen Räume nicht nur erweitert, sondern die in den Gewebsspalten befindlichen Gerinnsel treten auch deutlich hervor.

Seit einiger Zeit steht uns eine neue Methode zur Verfügung, die anscheinend in selten eindeutiger Weise Plasmaeiweiß sicherstellt. Das Verfahren basiert auf Untersuchungen, die unter Leitung von HAITINGER durchgeführt wurden. HAITINGER hat zunächst beobachtet, daß Serum, mit Spuren von Fluorochromen versetzt, typische Fluoreszenzerscheinungen zeigt. Die Bindungsfähigkeit an Eiweiß ist so stark, daß es selbst im mikroskopischen Schnitt gelingt, Serumeiweiß als solches neben Plasmaeiweiß zu erkennen. Diese Farben, von HAITINGER

Fluorochrome genannt, geben im Fluoreszenzlicht auch mit anderen Gewebs-
bestandteilen eigentümliche Reaktionen; so erscheint z. B. das Bindegewebe,
wenn man es mit Euchrysin färbt, gelbgrünlich, während die Parenchymzellen
intensiv blau aufleuchten. Jedenfalls wurde uns von HAITINGER ein Verfahren
in die Hand gegeben, das neben vielen anderen Vorzügen auch ausgetretenes
Serumeiweiß im histologischen Schnitt einwandfrei erkennen läßt.

Herr Oberst HAITINGER,[1] mit dem ich seit vielen Jahren arbeite, hat mir für
die vorliegende Permeabilitätspathologie folgende Zusammenstellung zur Verfügung
gestellt; sie enthält auch das Wesentliche an Technik, was sich im Laufe unserer
gemeinsamen Arbeit bei der Analyse der „Albuminurie ins Gewebe" als zuver-
lässig herausgestellt hat.

A. Das Fluoreszenzmikroskop.

Unter Fluoreszenz versteht man eine durch Licht hervorgerufene Leucht-
erscheinung anderer Wellenlänge. Die durch sichtbares Licht erzeugte Fluoreszenz
ist seit langem bekannt. Besonders das kurzwellige sichtbare Licht, also das Blau
und Violett des Spektrums, erregt sehr eindrucksvolle Fluoreszenzerscheinungen.
Noch schönere derartige Beobachtungen kann man erheben, wenn man das Präparat
mit ultraviolettem Licht beleuchtet — das ist Licht mit einer Wellenlänge, die kleiner
ist als 400 $\mu\mu$. Allerdings muß das ultraviolette Licht frei von jedem sichtbaren
Licht sein, weil dieses sonst die kleinen schwachen Fluoreszenzlichter überstrahlen
würde. Deshalb muß das weiße Licht, das jede Lichtquelle mitemittiert, abgefiltert
werden. Man verwendet dazu *Schwarzglasfilter* mit Nickeloxyd als wirksamen Bestandteil. Durch diese wird alles sichtbare Licht mit Ausnahme eines kleinen Teiles
von Rot absorbiert, das Ultraviolett mit der Wellenlänge von 300—400 $\mu\mu$ wird aber
durchgelassen. Dieses Rot entfernt man durch Einschaltung einer *Küvette mit Kupfer-
sulfat* in den Strahlengang.

Als *Lichtquelle* muß eine Leuchte mit großer Flächenhelligkeit benützt werden,
da nur dasjenige ultraviolette Licht, welches das kleine mikroskopische Präparat
trifft, zur Fluoreszenzerzeugung Verwendung findet; in der Regel nimmt man dazu
Quecksilberhochdrucklampen (wir verwenden das von der Firma Reichert gelieferte
Fluoreszenzmiskroskop Lux U.V.); die in manchen Instituten noch üblichen Nieder-
drucklampen sind als Lichtquelle für die Fluoreszenzmikroskopie viel zu licht-
schwach; die Quecksilberhochdrucklampe liefert verbreiterte, stark leuchtende, do-
minante Bande, wodurch ein nahezu kontinuierliches Spektrum entsteht. Die größte
Helligkeit fällt in die Liniengruppe 366 $\mu\mu$, deren Licht das Schwarzglasfilter zu
etwa 90% durchläßt.

Das ultraviolette Licht wird dann über den Spiegel durch den Kondensor in das
Mikroskop geleitet und zum Teil von dem Präparat absorbiert. Ein Teil des Lichtes
geht aber durch alle Glasbestandteile des Mikroskops hindurch und muß vom Auge
abgehalten werden, da es Linse und Netzhaut zur Fluoreszenz anregt und dadurch
das Bild verschleiert. Deshalb wird dem Okular *ein Sperrfilter aus Gelbglas* aufgesetzt.

B. Behandlung der Präparate.

Die Vorbehandlung der zu untersuchenden Präparate unterscheidet sich nicht
wesentlich von jener, die für die Beobachtung im sichtbaren Licht angewandt wird.

Zur *Fixation* muß man eine Methode anwenden, die die Präparate in möglichst
natürlichem Zustande beläßt, sie aber auch für die fluoreszenzmikroskopische Untersuchung geeignet macht; deshalb ist die Fixation mit Sublimat, Eisensalzen und
Osmiumsäure unstatthaft, da diese Substanzen die Fluoreszenz auslöschen; sehr eignet
sich die Carnoysche Flüssigkeit. Das Carnoysche Gemisch hat folgende Zusammensetzung: 50 ccm absoluter Alkohol, 30 ccm Chloroform und 10 ccm Eisessig. Sie dringt
in 1½ Stunden in die Gewebsstücke ein, die dann noch 6—12 Stunden entwässert
werden müssen; es erscheint daher zweckdienlich, möglichst dünne Gewebsstückchen

---

[1] HAITINGER: Die Fluoreszenzmikroskopie. Leipzig: Akad. Verlagsgesellsch. 1938.

zu verwenden, damit die Fixationsflüssigkeit gleichmäßig in das Gewebe eindringt. Die Einbettung geschieht in Paraffin. Nach der Entparaffinierung der aufgeklebten Schnitte erfolgt die Färbung. Die fluoreszierenden Substanzen sind aber ganz andere als jene Farbstoffe, die in der Tageslichtmikroskopie verwendet werden; sie sollen vor allem fluoreszieren. Dazu gehören Farbstoffe sowohl der Akridin-, Chinonimid- und Xanthengruppe, aber auch Stoffe, welche ihrer chemischen Konstitution nach mit Farbstoffen nichts zu tun haben, wie z. B. das Chinin. Der Unterschied in der Behandlung der Schnitte für die Tageslicht- und Fluoreszenzmikroskopie besteht nun darin, daß die Stoffe, die in der Fluoreszenzmikroskopie zur distinkten Unterscheidung von Gewebs- und Zellelementen benützt werden, als sehr verdünnte Lösungen auf die Schnitte einwirken. Lösungen von 1 : 1000 bis 1 : 100000 werden dazu verwendet; außerdem sind die Einwirkungszeiten auf die Schnitte nur sehr kurz (nur wenige Minuten). Das Resultat sind stets polychrome Bilder. Die Gründe für diese Vielfältigkeit sind einmal der Umstand, daß ein Teil der einzelnen Gewebs- und Zellelemente seine Eigenfluoreszenz behält, ein anderer Teil die Farbe des Fluorochroms aufnimmt. Die dadurch erzeugte „sekundäre Fluoreszenz" kann aber wieder in einen anderen Farbenton umschlagen, wofür sowohl die chemische Affinität des Farbstoffes zu den Gewebselementen als auch die verschiedene Wasserstoffionenkonzentration verantwortlich ist. Die mit solchen Stoffen behandelten Präparate zeigen im weißen Licht keine Differenzierung, im Ultraviolett dagegen einen überraschenden Farbenunterschied. Deshalb hat HAITINGER diese Substanz im Gegensatz zu den eigentlichen Farbstoffen der Tageslichtmikroskopie als *Fluorochrome* bezeichnet und die ganze Methodik *Fluorochromierungsverfahren* genannt.

Die meisten Fluorochrome werden in wäßrigen, stark verdünnten Lösungen angewendet. Zu ihrer Herstellung bringt man die einer Lösungsmenge von 100 ccm entsprechende abgewogene Menge des festen Farbstoffes in einen Meßkolben von 100 ccm Inhalt, gibt etwa 80—90 ccm destilliertes Wasser zu und läßt unter wiederholtem Schütteln vollständig lösen. Dann setzt man noch zur Verhinderung von Schimmelbildung einige Tropfen verflüssigter Karbolsäure zu und füllt schließlich mit destilliertem Wasser auf 100 ccm auf (bei Fluorochromen, welche bei einer bestimmten Wasserstoffionenkonzentration zu verwenden sind, fällt natürlich die Zugabe der Karbolsäurelösung weg).

Die Herstellung jener wenigen Fluorochromlösungen, welche mit Alkohol zu bereiten sind (z. B. Morin oder Eutozon A) erfolgt sinngemäß in gleicher Weise wie jene der wäßrigen, jedoch entfällt der Zusatz der Karbolsäurelösung.

Gewisse Fluorochromierungen müssen bei einer bestimmten Wasserstoffionenkonzentration ausgeführt werden. Zur Herstellung der dafür notwendigen Pufferlösungen geht man von folgenden Stammlösungen aus:

Stammlösung 1:	Primäres Kaliumphosphat	9,078 g
	Oxalsäure	8,404 g
	destilliertes Wasser .... auf 1000,000 ccm	
Stammlösung 2:	Borax	25,480 g
	destilliertes Wasser .... auf 1000,000 ccm	

Beide Lösungen sind — getrennt — unbegrenzt haltbar. Zur Herstellung von Pufferlösungen von bestimmter Wasserstoffionenkonzentration werden sie unmittelbar vor Gebrauch gemäß der folgenden Tabelle gemischt:

Wasserstoffionen- konzentration p_H	Stammlösung 1 in ccm	Stammlösung 2 in ccm
4,0	57,8	42,2
5,0	51,8	48,2
6,0	46,6	53,4
7,0	41,2	58,8
8,0	32,2	67,8
9,0	24,6	75,4

Die zur Fluoreszenzmikroskopie bestimmten Materialien dürfen nur in ganz bestimmten Mitteln fixiert und gehärtet werden. Besonders sei darauf hingewiesen, daß alle quecksilber- (z. B. Sublimat) und eisenhaltigen Fixierungs- und Härtungsmittel für die fluoreszenzmikroskopische Untersuchung vollständig unbrauchbar sind.

Die Schnitte werden in üblicher Weise angefertigt; nach dem völligen Trocknen wird der Schnitt auf dem Objektträger in der üblichen Weise in der Xylol-Alkohol-Wasser-Reihe entparaffiniert.

Im Gegensatz zum Paraffinschnitt wird der Gefrierschnitt nicht vollständig trocknen gelassen, sondern sofort nach dem Absaugen des überschüssigen Wassers noch feucht auf dem Objektträger in der Chloroform-Äther-Alkohol-Reihe entfettet; soll im Schnitt gerade das Fett untersucht werden, so entfällt natürlich jede Entfettung.

Von dem auf dem Objektträger befindlichen und fertig entparaffinierten bzw. entfetteten Schnitt wird der Überschuß des zuletzt verwendeten Waschwassers mit einem Stückchen neuen Fließpapiers abgesaugt. Dann wird etwas Fluorochromlösung mit einem Tropfröhrchen auf den Schnitt gebracht und die in der betreffenden Vorschrift angegebene Zeit hindurch einwirken gelassen. Nun wird die überschüssige Fluorochromlösung mit Filterpapier abgesaugt. Der Farbstoff wird entfernt, indem man das Waschwasser ebenfalls mit einem Tropfgläschen auf den Schnitt bringt, einige Sekunden einwirken läßt, dann ebenfalls mit Filterpapier absaugt, neuerlich Waschwasser darauf bringt, wieder absaugt und damit so lange verfährt, bis das mit dem Waschwasser vollgesaugte Filterpapier vollkommen farblos bleibt. Nach dem letzten Absaugen wird der Schnitt an der Luft getrocknet.

Der lufttrockene Schnitt wird in fluoreszenzfreiem Paraffinöl (Einbettungsmittel: „Afluol" der optischen Werke C. Reichert, Wien) eingebettet. Zum Einschließen der Präparate verwenden wir „Gal", ein Mittel, das ebenfalls von der Firma Reichert zu beziehen ist. Das Einschlußmittel wird mit einem Pinsel längs der Ränder des Deckglases aufgetragen und ist in wenigen Minuten trocken.

Fluorochrome:

1. Akridingelb extra	21. Kongorot
2. Akridinorange NO	22. Magdalarot
3. Aminoterephthalsäure	23. Methylenblaulösung nach LÖFFLER
4. Auramin	24. Methylgrün OO
5. Aurophosphin G	25. Morin
6. Berberinsulfat	26. Neutralrot B extra
7. Brillantdianilgrün G	27. Phosphin 3 R
8. Brillantphosphin G extra	28. Primulin O
9. Chelidoniumextrakt	29. Primulingelb
10. Chlorophyllextrakt	30. Rheonin A
11. Coriphosphin HK	31. Rheumextrakt
12. Coriphosphin O	32. Rhodamin B
13. Dianilblau	33. Rhodamin 6 G
14. Dianilgrün	34. Rhodamin 6 GD extra
15. Entozon A	35. Rosolrot B extra
16. Euchrysin 2 GNX	36. Thiazinrot R
17. Flavophosphin B konz.	37. Thiazolgelb G
18. Fluoreszein	38. Thiazolgelb S
19. Fuchsin	39. Thioflavin S
20. Jod	40. Trypaflavin

In der obigen Zusammenstellung finden sich jene Farbstoffe, die HAITINGER im Laufe unserer Untersuchungen als Fluorochrome herangezogen hat; sie alle zeigen eine ausgezeichnete Fluoreszenz.

Zur Darstellung der *Kerne* eignet sich vor allem: Akridinorange NO, Aurophosphin G, Coriphosphin HK, Coriphosphin O oder Phosphin 3 R. Kerne gelb.

Lymphozyten und *Leukozyten:* Coriphosphin HK, Coriphosphin O, Euchrysin 2 GNX oder Thioflavin S. Lymphozyten und Leukozyten orange bis gelb.

Fett: Brillantphosphin G extra-blau, Flavophosphin R. — blau; Phosphin 3 R. — grün; Thioflavin S — dunkelblau.

Plasmaeiweiß: Methylgrün 00 und Thioflavin S — Eiweiß braunrot, Stützgewebe gelb, Lungenalveolen blau.

Markscheiden: Thioflavin S oder Brillantdianilingrün G — Markscheiden blau bis weißlichblau.

Kollagene und elastische Fasern, quergestreifte Muskeln: Thiazolgelb G: kollagene Fasern gelb, elastische Fasern gelbgrün, quergestreifte Muskeln blau. Mit Rosolrot B extra: Kollagene Fasern blaugrau, elastische Fasern leuchtend rot, quergestreifte Muskeln rosarot.

Glatte Muskeln: Primulingelb — goldgelb, Bindegewebe blau.

Gehirn: Akridinorange NO — Ganglienzellen dunkelgrün, Markfasern grünlichgelb.

Makroglia: Dianilgrün — hellgrün.

Bei der Betrachtung der Präparate ist darauf zu achten, daß man diese nicht allzu lang und unnötig dem ultravioletten Licht aussetzt, da es außerordentlich bleichend wirkt. Dies macht sich auch bei photographischen Aufnahmen unangenehm bemerkbar, da die Expositionszeiten verhältnismäßig lange sind. Die Expositionszeit kann nur durch streifenweises Exponieren erhalten werden; bei Farbenaufnahmen ist natürlich eine entsprechend lange Belichtung notwendig, die bei Immersionsvergrößerung bis zu 30 Minuten währen kann.

C. Das Fluorochromierungsverfahren.

Ungefärbte tierische Gewebe zeigen unter dem Fluoreszenzmikroskop nur geringfügige Differenzierungen, die allerdings unter Umständen genügen, weitgehende Untersuchungen durchzuführen (HAMPERL,[1] BOECK[2]); die Gewebe erscheinen im allgemeinen bläulichweiß, weißlichgrau und grünlichblau. Nur Lipofuscine und Porphyrine leuchten rot auf. Man wird daher für weitgehende Forschungen zu dem Fluorochromverfahren greifen müssen.

Für den Nachweis von ausgetretenem Plasmaeiweiß hat sich das Thiazinrot R als besonders vorteilhaft erwiesen. Es färbt das Eiweiß braun, gibt aber keine Möglichkeit im Schnitt, das Eiweiß zu lokalisieren. Deshalb wurde es mit Euchrysin 2 GNX, durch das die Zellkerne gelb bis grünlichgelb im Ultraviolett aufleuchten, kombiniert. Diese beiden Fluorochromierungen werden vorteilhaft hintereinander ausgeführt, da eine Mischung beider Flüssigkeiten nicht lange anhält.

Zum Schlusse wird das Präparat in einer Lösung von Aluminiumsulfat gebadet, weil sonst die Färbung der Zellkerne in wenigen Tagen verschwinden würde. Das Aluminiumsulfat aber bildet mit den Fluorochromen Farblacke, die viele Monate beständig sind. Zur eigentlichen Fluorochromierung verwendeten wir folgende Methode (I):

1. Euchrysin 2 GNX 1:10000 .... $2^1/_2$ Minuten,
2. Leitungswasser 2   ,,   ,
3. Thiazinrot R 1:10000 .... $^1/_2$ Minute,
4. Leitungswasser 2   Minuten,
5. Gesättigte Aluminiumsulfatlösung 2   ,,   ,
6. Leitungswasser 2   ,,   .

Mit dieser Methode färbt sich das Serumeiweiß braunrot. Abb. 13 gibt den Farbenton von Plasmaeiweiß, das unter die Haut gespritzt wurde. Von diesem Braun unterscheidet sich ein leuchtend bräunlicher Farbton, der einem Amyloid angehört, das ebenfalls durch diese Färbemethode sichtbar gemacht werden kann. Dieses braune Amyloid ist noch dem Serumeiweiß ähnlich und stellt nach HAITINGER und GEISER[3]

---

[1] HAMPERL: Virchows Arch. **292**, 1 (1934).

[2] BOECK: Z. Augenhk. **82**, 259 (1934).

[3] HAITINGER und GEISER: Virchows Arch. **312**, 116 (1944).

eine Frühform von Amyloid dar. Altert das Amyloid, so schlägt der braune Farbton in Grün um.

Durch eine kleine Änderung des Färbeverfahrens gelang es HAITINGER und GEISER, noch eine dritte Art von Amyloid zur Darstellung zu bringen — es fluoresziert blau. Letzteres scheint mit Hyalin identisch zu sein, weswegen die beiden Autoren eine Trennung von Amyloid und Hyalin für nicht ganz gerechtfertigt halten. Der Färbegang ist folgender (Methode II):

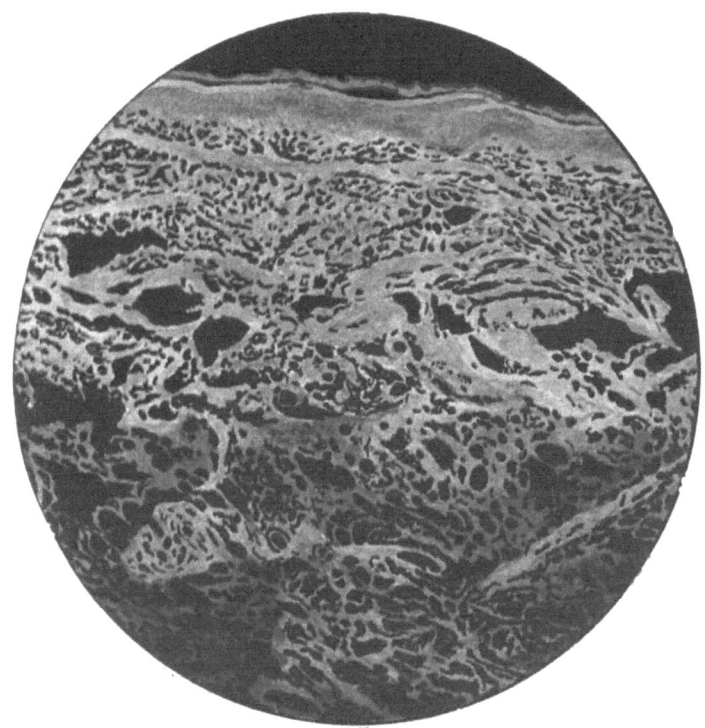

Abb. 13. Subkutan injiziertes Plasma. Nach dem Haitinger-Verfahren gefärbt (Methode II).

1. Thioflavin S 1 : 10 000 .... $1^1/_2$ Minuten,
2. Leitungswasser .... 2 „ ,
3. Euchrysin 2 GNX .... 9 „ ,
4. Leitungswasser .... 2 „ ,
5. Thiazinrot R 1 : 10 000 .... 1,45 „ ,
5. Leitungswasser .... 3 „ ,
6. Gesättigte Aluminiumsulfatlösung .... 4 „ ,
7. Leitungswasser .... 2 „ .

Abb. 14 zeigt einen Schnitt durch eine Histaminquaddel; das ausgetretene Eiweiß ist im ultravioletten Licht als braune Masse zu erkennen. Abb. 15 zeigt einen *Herzschnitt;* entsprechend einer Myokarditis ist seröses Exsudat zwischen Herzparenchym und Kapillare zu sehen. Abb. 16 zeigt die Leber auf der Höhe einer Histaminvergiftung. Die Dissesschen Räume sind deutlich erweitert und zeigen Gerinnsel, die die Haitingersche Eiweißreaktion geben.

An Hand des Haitinger-Verfahrens haben wir alle Organe auf der Höhe der Histaminvergiftung geprüft, mit dem Ergebnis, *daß sich innerhalb der erweiterten interstitiellen Räume in mehr oder weniger allen Geweben Eiweißschollen nachweisen lassen; nachdem gleiches im normalen Gewebe nicht zu sehen ist, sehe ich in diesen Bildern einen weiteren Beweis, daß man das Histamin —* soweit man das histologisch beurteilen kann — *als ein allgemein wirkendes Kapillargift ansprechen muß, und daß Histamin wirklich eine „Albuminurie ins Gewebe" hervorrufen kann.*

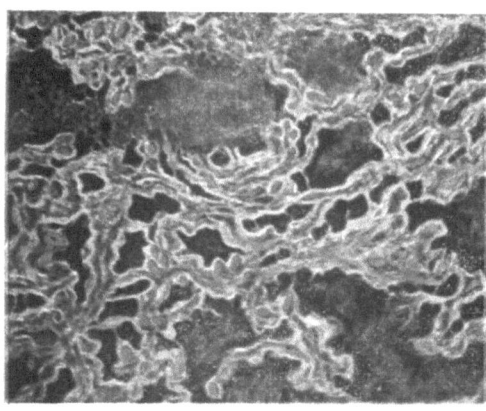

Abb. 14. Schnitt durch eine Histaminquaddel. Zwischen dem gelblich und blau aufleuchtenden Bindegewebe findet sich das braun fluoreszierende Plasmaeiweiß (Thioflavinfärbung).

Überlebt das Tier den Histaminschock, so sind im Blute nach 24 Stunden die ursprünglichen Verhältnisse wieder weitgehend hergestellt. Das gilt sowohl von der Erythrozytenzahl als auch vom Plasmaeiweißgehalt. Auch die Bestimmung der Blutmenge läßt nach dieser Zeit nichts Abnormes mehr erkennen. Dasselbe ist zu sagen, wenn man sich an die Mikroskopie der Leber hält.

Eine Erweiterung der Disseschen Räume ist nicht mehr zu sehen; immerhin befindet sich das Leberparenchym, speziell in der Nähe der Vena centralis, gleichsam in histologischer Unordnung, wenn sich ein solcher Ausdruck über-

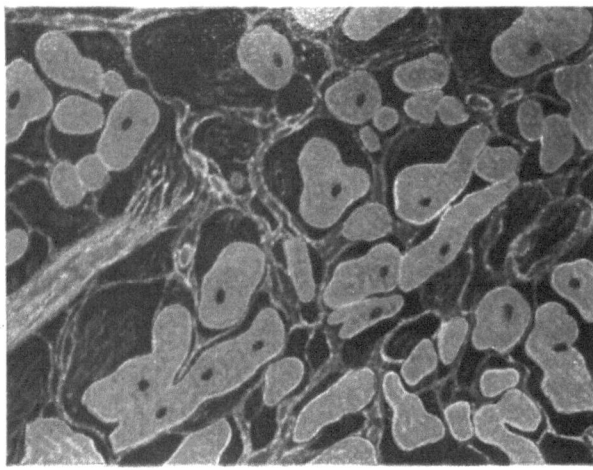

Abb. 15. Seröse Myokarditis. Zwischen den blau aufleuchtenden Muskelzellen sieht man in den erweiterten Interstitien braun fluoreszierende Eiweißgerinnsel (Thioflavinfärbung).

haupt rechtfertigen läßt. Auch in den periportalen Feldern ist nicht alles so, wie es der Norm entspricht; so erweisen sich z. B. die Lymphgefäße noch immer stark erweitert.

Hat man Gelegenheit, die Leber auf der Höhe der Intoxikation zu untersuchen und wenige Stunden später, so sieht man in der Nähe der Vena centralis isolierte und geschädigte Leberzellen, die anscheinend bereits dem Tode verfallen sind. Gelegentlich finden sich auch größere Partien solcher abgestoßener Zellen, so daß man sogar von kleinen *Nekrosen* sprechen kann; auch sind manche der Zelltrümmer reichlich mit Pigment beladen. Fettschollen sind nicht nur in den nekrotischen Anteilen zu erkennen, sondern auch gesünder aussehende Zellen sind von einer Fettinfiltration betroffen. Eine besonders ausgeprägte Ansammlung von Leukozyten oder Lymphozyten ist an keiner Stelle zu sehen,

wohl aber eine ausgesprochene Vermehrung und Schwellung der
Kupfferschen Sternzellen. Im Bereiche der um die Vena centralis gelagerten Nekrosen erweist sich das
sonst kaum sichtbare Bindegewebs-
gerüst vermehrt und gequollen;
dies zusammen mit den vergrößerten Kupfferschen Sternzellen erweckt den Gedanken, daß sich sowohl die Kupfferschen Sternzellen
als auch das interstitielle Bindegewebe an der Plasmaaufnahme beteiligen; nach wenigen Tagen ist
speziell von der sogenannten „Binde-
gewebsvermehrung" nichts mehr zu
bemerken. Etwas Ähnliches spielt
sich auch im Bereiche der periportalen Felder ab (vgl. Abb. 17 und
18). Jedenfalls gewinnt man den
Eindruck, *daß durch den im Histaminschock ausgelösten Plasmaaustritt
sowie durch die gleichzeitige Venostase speziell im Bereiche der Vena
centralis Läsionen gesetzt werden,
daß sich aber der Organismus von*

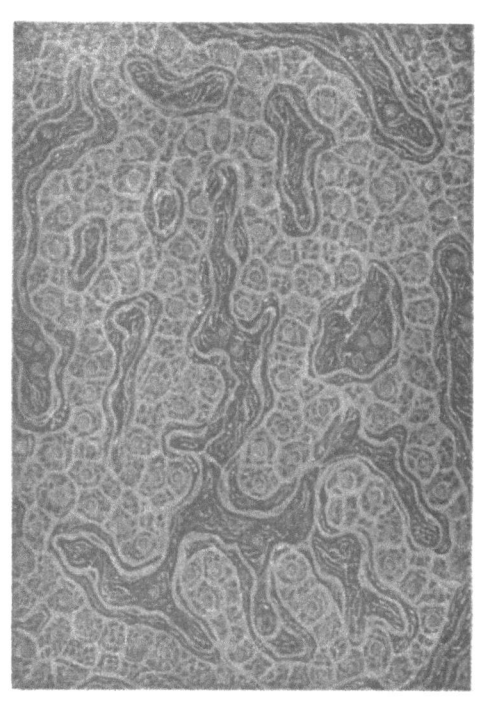

Abb. 16. Eiweiß in den Disseschen Räumen bei akuter Histaminvergiftung (Leber, Thioflavinfärbung).

diesen Schäden wieder rasch und vollkommen erholen kann. Unter dem Einflusse von Plasmaexsudation und Venostase kann es an einzelnen Stellen, speziell in der Nähe der Vena centralis, auch zu einer vorübergehenden Zerstörung des Leberparenchyms im Sinne kleinster Nekrosen kommen, aber ausgedehnte Leberzellnekrosen sind im allgemeinen nicht zu sehen. An der Beseitigung des übergetretenen Plasmas scheinen das Bindegewebe und die Kupfferschen Sternzellen, soweit man das histologisch beurteilen kann, aktiv beteiligt zu sein.

Somit bietet auch die histologische Untersuchung besonders der Leber Anhaltspunkte, daß es während der Histaminvergiftung zu einem Undichtwerden der Kapillaren, also zu einer Albuminurie ins Gewebe kommt. Da die Veränderungen hauptsächlich in der Nähe der Vena centralis zu sehen sind, erscheint es angebracht, die Frage aufzuwerfen, ob man sich bezüglich der Histaminwirkung mehr der Anschauung von DALE oder der von PICK anschließen soll. PICK sieht das Wesentliche — wie bereits oben erwähnt wurde — in der Stauung, die letzten Endes auf eine Kontraktion der Lebervenen zurückzuführen ist, während DALE alle Erscheinungen auf eine Läsion der Kapillarwandungen bezieht. Kennt man das histologische Bild (aus einer Arbeit von POPPER[1]), das sich auf der Höhe der Histaminwirkung im Bereiche der kleinen Leber-

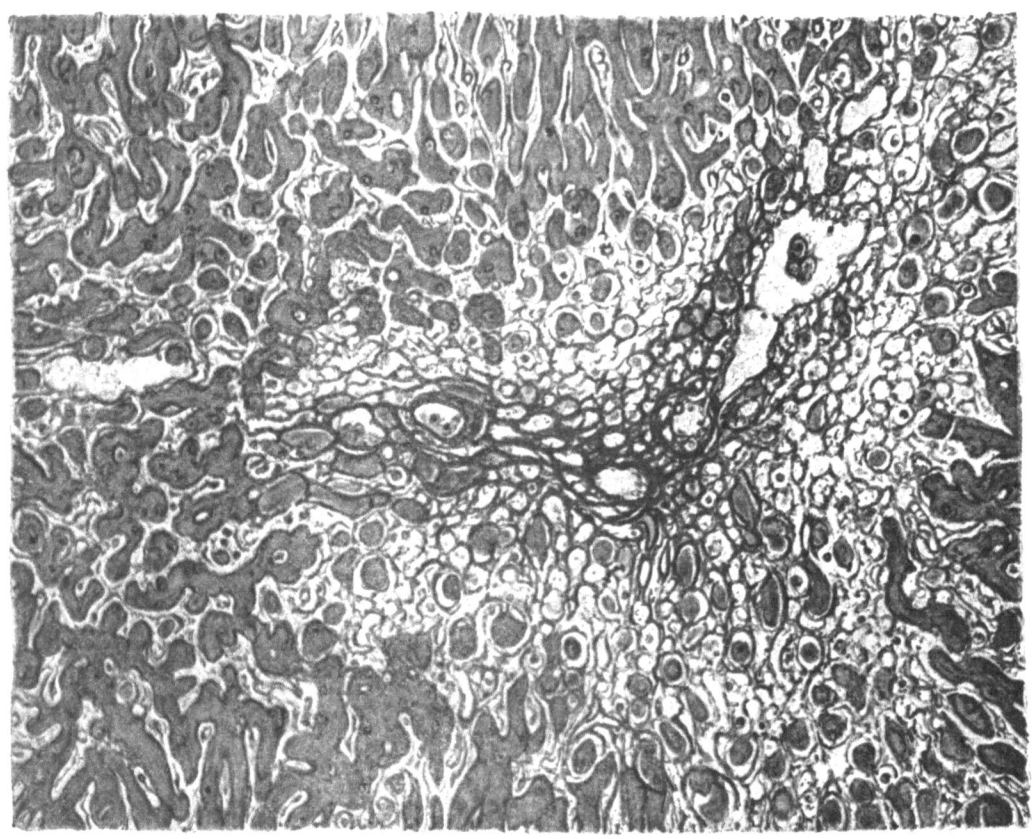

Abb. 17. Nekrosenbildung im Bereiche der Vena centralis nach einem Histaminschock; das sonst kaum sichtbare Bindegewebe erscheint vermehrt und gequollen, ebenso das periportale Bindegewebe.

venen darbietet — ich gebe die entsprechende Abbildung bei (Abb. 19) —, so kann man wohl an dem mechanischen Moment kaum vorübergehen.

Die viel wichtigere Frage scheint mir nun die, ob der Picksche Sperr-mechanismus allein ausreicht, um die Plasmaexsudation zu erklären und ob er im Verlaufe der Histaminvergiftung überhaupt eine so große Rolle spielt. Ich persönlich möchte eine Kombination der Ansichten von DALE und PICK vertreten, zumal die Venendrosselung allein — auf Grund meiner Erfahrung — kaum imstande ist, eine so hochgradige Bluteindickung auszulösen. Anscheinend bedingt daher das Histamin, sobald es in großen Dosen einem Hundeorganismus

---

[1] POPPER: Klin. Wschr. 1931, 2129.

intravenös einverleibt wird, *zwei* pathologische Geschehnisse: *Lebervenensperre und Änderung der Kapillarfunktion; nicht in der Stauung allein, sondern in der Kombination mit einer Permeabilitätsstörung ist die Ursache zu suchen, warum es zu einem Plasmaaustritt in die Disseschen Räume kommt. Die Summe beider*

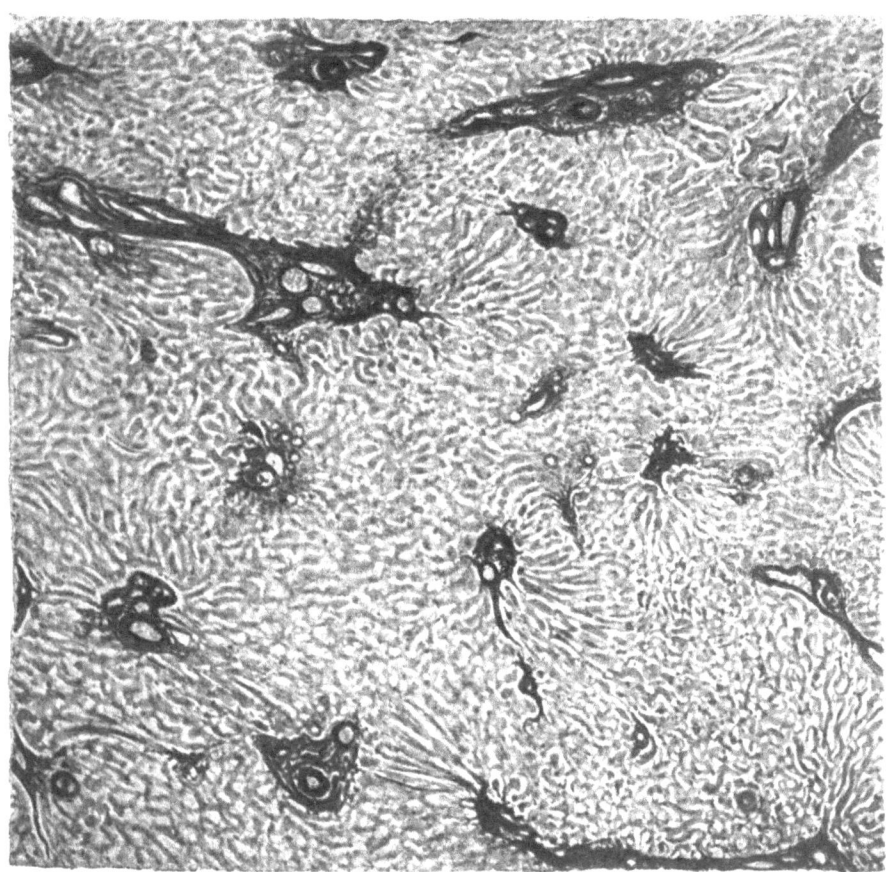

Abb. 18. Pseudovermehrung des Bindegewebes im Bereiche der periportalen Felder bei akuter Histaminvergiftung.

Faktoren dürfte auch der Grund sein, warum sich der Plasmaübertritt hauptsächlich im Pfortadergebiet Geltung verschafft.

Ich habe mir weiters die Frage vorgelegt, ob vielleicht *wiederholte Histamin-schäden* schwerere Veränderungen zur Folge haben. Sicherlich sind die einmal durch Histamin gesetzten Schäden nach längstens 24 Stunden wieder weitgehend ausgeglichen, aber es besteht vielleicht doch die Möglichkeit einer Summation der Schäden. Die Durchführung solcher Versuche ist kaum mit Schwierigkeiten verbunden, denn wenn einmal das Tier den ersten Schock überstanden hat, dann gestalten sich die folgenden Intoxikationen meist weniger gefährlich; fast hat man den Eindruck, als würde sich das Tier an solche Schädigungen allmählich gewöhnen; dementsprechend muß man meist mit der Dosis bedeutend in die

Höhe gehen, um überhaupt noch einen weiteren tiefen Kollaps hervorzurufen. Die mikroskopische Untersuchung einer mehrfach geschädigten Leber läßt immerhin schwerere degenerative Veränderungen erkennen als nach einmaligem Schock. In der Nähe der Vena centralis liegen jetzt reichlich Schollen von abgestorbenen Leberzellen, dazwischen pigmentführende, zum Teil eisenhaltige Elemente und Reste von roten Blutkörperchen; in der Nähe der Vena centralis gelegene Leberzellen scheinen abgeplattet und nicht mehr in Kontakt mit den benachbarten Leberzellbalken zu stehen.

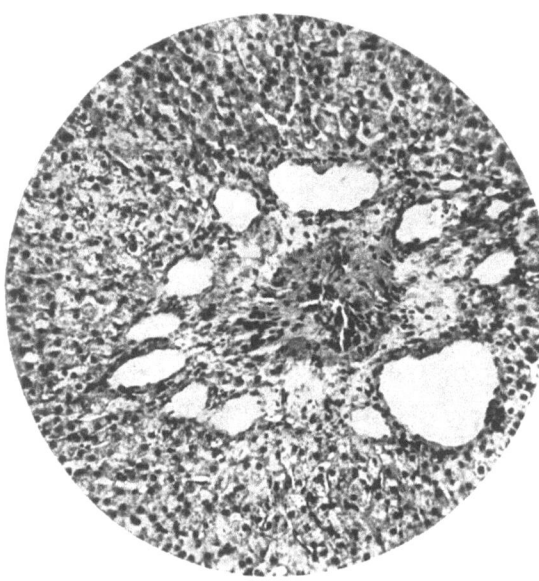

Abb. 19. Kontrahierter Ast der Vena hepatica, umgeben von weiten Lymphräumen (Hund während des Histaminschocks).

Durch solche degenerative Prozesse entwickelt sich an vielen Stellen ein Vorgang, der etwas an „Umbau" erinnert. Die einzelnen Azini erscheinen näher aneinander gerückt, so daß oft mehrere Querschnitte der Vena centralis in einem Gesichtsfeld erscheinen. Dieses Verhalten der Venen kann der Entscheidung Schwierigkeiten bereiten, ob es sich hier wirklich um einen Umbau handelt, zumal vielfach die Venenwand infolge Quellung der einzelnen Bindegewebselemente eine beträchtliche Dickenzunahme vortäuscht (vgl. Abb. 19). Da der degenerative Prozeß in der Nähe der Vena centralis nicht immer zirkulär fortschreitet, kann die exzentrische Lagerung der betreffenden Venen noch deutlicher werden und so das Bild eines Azinusumbaues noch beweisender gestalten. Ein reichliches Auftreten von Leukozyten oder Lymphozyten innerhalb der Leber ist aber auch bei der chronischen Vergiftung an keiner Stelle zu bemerken. Immerhin zeigt die Oxydasereaktion, daß in den degenerativen Gebieten Zellen auftauchen, die an das Vorkommen von Leukozyten mahnen.

Überblickt man die Leberveränderungen, die sich im Laufe mehrfacher, schwerer Histaminvergiftungen entwickeln, so zeigt sich auf Grund der gewöhnlichen histologischen Untersuchung kaum ein Unterschied gegenüber jenen Tieren, die nur einmal eine größere Histamindosis erhalten haben.

Verfolgt man an Hand der Roholmschen Punktionsmethode fortlaufend während der akuten Histaminvergiftung die verschiedenen Stadien der Leberschädigung, so kann man sich gut davon überzeugen, wie rasch manche Veränderungen wieder verschwinden; besonders gilt dies von der Verdickung der Bindegewebsfasern, die nach einiger Zeit wieder verschwindet. Die zur Darstellung gebrachten Veränderungen scheinen weniger einer Vermehrung als vielmehr einer vorübergehenden Quellung der Gitterfasern zu entsprechen; die z. B. in Abb. 17 und 18 zur Darstellung gebrachten blauen Fasern dürfen auch deswegen schon nicht als reelles Bindegewebe angesprochen werden, weil sie sich mit Fuchsin nicht färben. Bei der Besprechung des Parenchymikterus werde ich noch Gelegenheit haben, darauf zurückzukommen.

Bei Tieren, die an den Folgen einer akuten oder chronischen Histaminvergiftung zugrunde gehen, finden sich auch *schwere Veränderungen im Bereiche des Magen-Darmkanals*. Eine Beteiligung dieser Organe ist schon in vivo daran zu erkennen, daß die Tiere häufig erbrechen und unter den Erscheinungen eines

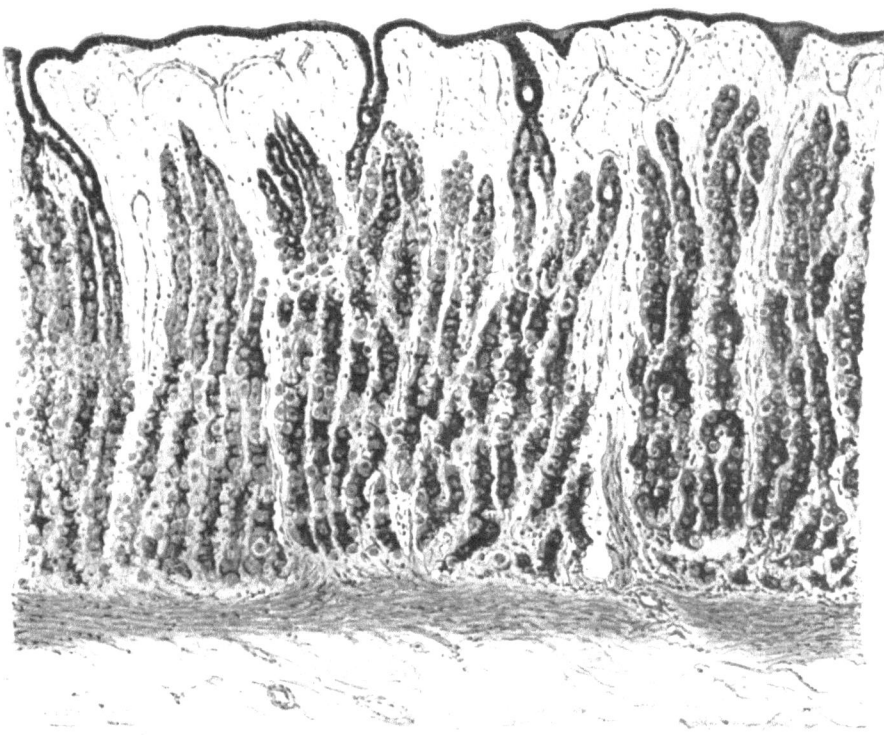

Abb. 20. Ödematöses Stadium der Histamingastritis. Hochgradiges Ödem der subepithelialen Schichten.

schweren Tenesmus blutige diarrhöische Stühle absetzen. Das Erbrochene nimmt gelegentlich sogar kaffeesatzartigen Charakter an. Halten die Folgen der Vergiftung länger an, so können die Magendarmerscheinungen so in den Vordergrund treten, daß dadurch allein schon das Leben des Tieres gefährdet erscheint. Die Tiere weigern sich, Nahrung aufzunehmen. Ob es Schmerzen sind, die sie daran hindern, oder die allgemeine Schädigung, ist schwer zu entscheiden. Im Harn findet sich nur gelegentlich Eiweiß.

Bei der unmittelbar nach dem Tode durchgeführten Sektion des *Magen-Darmkanals* zeigt sich eine allgemeine Blähung. Die Gedärme fühlen sich außerdem schwappend an; sie enthalten reichlich Flüssigkeit, obwohl wir den Tieren vor dem Versuch nichts zu trinken gaben. Die Serosa des Magens und Darms ist dunkelrot, an einzelnen Stellen hochgradig injiziert. Der Mageninhalt besteht aus zäh an der Schleimhaut klebenden, glasigen, kaffeesatzartigen Massen; meist rea-

giert der Mageninhalt stark sauer. Die den Magen-Darmkanal füllende Flüssigkeit
enthält Eiweiß. Die Schleimhaut selbst ist samtartig, weich, geschwollen, stark
durchfeuchtet, vielfach gesprenkelt, wobei helle, rosafarbige Partien mit dunkel-
violetten abwechseln. In der Pars pylorica beginnt eine hochgradige Rötung und
Schwellung der Schleimhaut, die sich fortlaufend bis in die Pars ascendens duodeni erstreckt. Größere Ulcera der Magenschleimhaut werden nur selten beobachtet, dagegen finden sich häufig punktförmige, an hämorrhagische Erosionen
erinnernde Substanzverluste. Alles in allem ein Bild, das man als *akute hämorrhagische Gastritis* ansprechen muß.

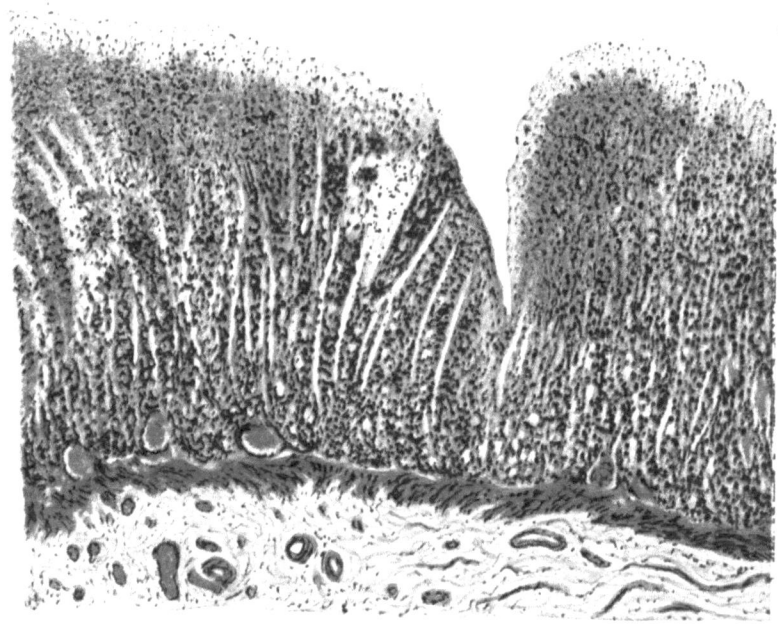

Abb. 21. Infarktstadium der Histamingastritis. Blutung in den oberen Schleimhautschichten.

Bei der mikroskopischen Untersuchung lassen sich drei, oft gleichzeitig
nebeneinander bestehende pathologische Prozesse erkennen, die sich herdförmig
und nur oberhalb der Muscularis mucosae, also in der eigentlichen Schleimhaut,
abspielen. Der *erste dieser Prozesse (das ödematöse Stadium)* betrifft das zarte,
lockere, subepithelial gelegene und alle Drüsenschläuche umhüllende Bindegewebe (vgl. Abb. 20); das Stroma erweist sich an zahlreichen Stellen aufgelockert und verbreitert, wobei diese Verbreiterung gegen das Epithel und die
Ausgänge der Drüsenschläuche zunimmt; es entstehen breitklaffende Lücken,
die nur von einem lockeren, zahlreiche weite, aber leere Kapillaren enthaltende
Bindegewebe ausgefüllt sind; es sieht aus, als ob das Epithel stellenweise durch
ein vorwiegend subepithelial ausgebildetes Ödem abgehoben wäre; sehr auffallend ist auch das Verhalten der Drüsenschläuche; ihre sonst durchaus regelmäßige Anordnung erscheint aufgelockert und ihre normale Kontinuität vielfach
unterbrochen; in den tieferen Schichten sind einzelne Zellverbände losgelöst,
gleichsam vom Ödem erdrückt, so daß ihre Zellen in der Flüssigkeit zusammen-

hanglos zu schwimmen scheinen, was sich besonders gut bei stärkerer Vergrößerung feststellen läßt; stellenweise sind die Drüsenschläuche völlig zerstört, so daß nur noch einige schlecht färbbare Zellreste übrigbleiben. Größere
Zellanhäufungen im Bereiche dieses ödematösen Stromas werden so gut wie
immer vermißt.

Der *zweite Prozeß*, der sich ebenfalls in allen Magenschnitten feststellen
läßt, besteht im Auftreten von breiteren oder schmäleren infarktartigen Bezirken
(Stadium der infarktartigen Blutungen) (vgl. Abb. 21); hiervon werden besonders
die Spitzen der Schleimhautfalten betroffen; man sieht ausgedehnte Blut-

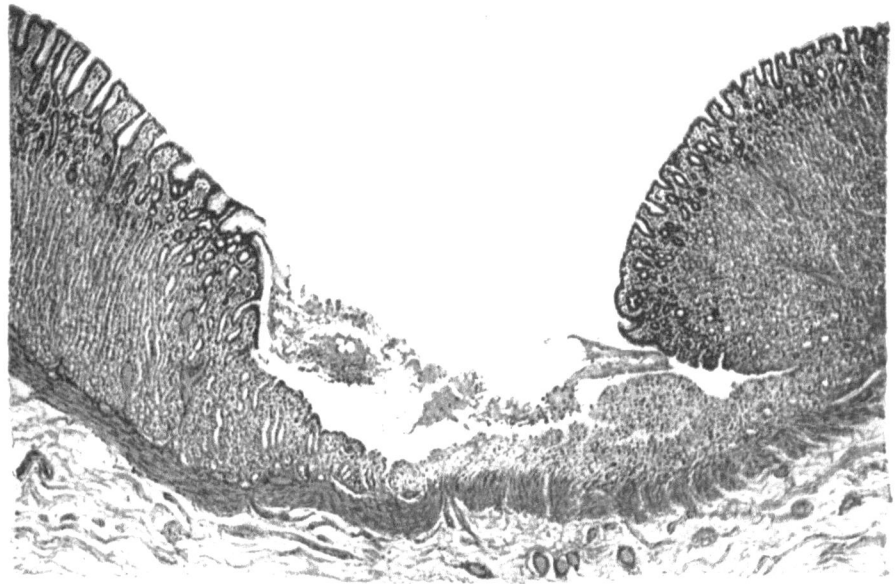

Abb. 22. Ulzerationsstadium der Histamingastritis.

extravasate, die oft nicht bis an das Epithel heranreichen, sondern subepithelial
wieder einem zellarmen Ödem Platz machen; die normale Gewebsstruktur der
Magenschleimhaut, insbesondere der Drüsenschläuche, ist im Bereiche dieser
Herde entweder ganz geschwunden oder nur andeutungsweise zu erkennen;
oft ist es bereits zu kleinen oder größeren Nekrosen gekommen; außerdem ist
der Beginn einer gewissen Demarkierung gegen die unteren Abschnitte der
Drüsenschläuche unverkennbar. Im Gegensatz zum erstgeschilderten Prozeß
sind hier die Gefäße namentlich oberhalb der Muskularis, aber auch in der
Submukosa strotzend mit Blut gefüllt.

Der *dritte Prozeß* zeigt kleine Ulzerationen *(Stadium der Ulzerationen);* hier
ist die beschriebene Demarkation manchmal noch innerhalb der Drüsenschicht,
manchmal aber auch erst in der Höhe der Muscularis mucosae zu erkennen;
die Reste der nekrotischen Epithelien hängen frei in den Substanzverlust hinein;
in den Seitenwänden des Kraters sind ebenfalls strotzend gefüllte Gefäße zu
sehen, außerdem lassen sich im Stroma Anhäufungen von rundzelligen Elementen
nachweisen. Am Grunde solcher Geschwüre sind größere Zellanhäufungen meist

nur spärlich vorhanden; bloß die Submukosa zeigt in diesem Bereiche eine
deutliche Reaktion des Blutgefäßbindegewebsapparates (vgl. Abb. 22).

Im Gegensatz zu diesen *herdförmigen* Magenveränderungen steht *die diffuse
Schwellung im Duodenum, die regelmäßig mit einer schweren nekrotisierenden
Zerstörung einhergeht.* Die noch vorhandenen Darmzotten sind geschwollen und
am Ende klobig verdickt; in ihrem Stroma finden sich neben hochgradiger Hyperämie zahlreiche Zellanhäufungen; nekrotische oder schon in Nekrobiose befindliche Teile der Schleimhaut sind in Abstoßung begriffen.

Daß sich im Anschluß an eine Histaminvergiftung Veränderungen im Sinne
einer *Gastritis* entwickeln, die schließlich bis zur Geschwürbildung ausartet,
ist schon von verschiedener Seite hervorgehoben worden; BÜCHNER konnte
ähnliche Befunde bei der Ratte erheben; während aber BÜCHNER[1] an einen
unmittelbaren Zusammenhang zwischen vermehrter Salzsäureproduktion und
Geschwürbildung denkt und somit den Standpunkt vertritt, daß es der *saure
Magensaft allein* ist, der die Schleimhaut andaut und auf diese Weise zur
Geschwürbildung Anlaß gibt, *sehe ich das Wesentliche in der ödematösen Durch-
setzung der Magenschleimhaut, deren eigentliche Ursache die geänderte Permeabilität
der Magengefäße ist;* aus den geschädigten Kapillaren tritt Plasma aus, so daß
vieles, was man als Ödem ansprechen möchte, sich in Wirklichkeit als eiweißreiches Exsudat entpuppt; durch die reichliche Ansammlung von Plasma werden
die Drüsenschläuche der Magenschleimhaut schon rein mechanisch auseinandergedrängt, wozu noch die mangelhafte Sauerstoffversorgung der in der Ödemflüssigkeit erstickenden Gewebe hinzukommt; die träge Blutzirkulation innerhalb der mächtig erweiterten Kapillaren und die Verdickung ihrer Wandungen
sind schon an sich geeignet, den Transport des Sauerstoffes zu den Zellen zu
erschweren; ein übriges tut dann noch die in die Magenschleimhaut eingedrungene
Flüssigkeit, die die Kapillaren weit von den zu ernährenden Parenchymzellen
abdrängt; *das Schleimhautgewebe des Magens ist somit an vielen Stellen in seiner
Vitalität gestört und bildet damit ein geeignetes Angriffsobjekt für den sauren
Magensaft, wie er in besonders aktiver Form nach Histamin abgesondert wird.*
Zugunsten einer solchen Annahme dürfte auch die streng lokalisierte Ansammlung
von Blutplasma sprechen, wie sie gerade bei der Histaminintoxikation so häufig
gerade im Bereiche der Magenschleimhaut zu beobachten ist.

Wie es zu den Blutungen kommt, möchte ich dahingestellt sein lassen; entweder führt die Histaminintoxikation zu einer so schweren Schädigung der
Kapillaren, daß nunmehr ihre Wandungen sogar für Erythrozyten durchlässig
werden, oder die Verdauungskraft des Magensaftes findet in der durch das Ödem
geschädigten Schleimhaut gute Vorbedingungen, so daß die Kapillaren *sekundär*
durch den Magensaft eröffnet werden; wahrscheinlich kommen beide Momente
in Betracht.

In diesem Zusammenhang wären noch zwei Versuchsanordnungen zu erwähnen, die mir geeignet erscheinen, das Verhältnis von Magensaft
zum geschädigten Gewebe zu beleuchten; implantiert man in einen Hundemagen
den langen Ohrlöffel eines Kaninchens, so kommt es zu keinerlei Andauungs-
geschwüren, wohl aber, wenn vorher die Gefäße des Kaninchenohres unterbunden

---

[1] BÜCHNER: Klin. Wschr. 1927, 2193.

wurden. Ebenso beachtlich sind die Versuche, die JARNO[1] angestellt hat; er verfertigte aus normalen Hundemägen kleine Beutel, die er mit sehr aktivem menschlichem Magensaft füllte; innerhalb vieler Stunden wird die normale Magenwand nicht angegriffen; wird aber vorher, also in vivo, die Magenschleimhaut durch Senföl geschädigt, so kommt es zu tiefen Anɗauungsgeschwüren; wohl ein sicherer Beweis, wie wenig widerstandsfähig sich ein geschädigtes Gewebe verhält, wenn es mit hyperazidem Magensaft in Berührung kommt.

Ähnliche Verhältnisse wie im Magen dürften sich auch im Dünn- und Dickdarm abspielen, denn wir sehen gleicherweise Erweiterung der Kapillaren, Umspülung mit Plasma, Aufwühlung der histologischen Struktur des betreffenden Gewebes durch eiweißreiches Ödem, Abhebung der epithelialen Schutzdecke als Entwicklungsstadium der gleichen Einwirkung, so daß auch hier Verdauungssäfte und Mikroorganismen in das schlecht ernährte Gewebe eindringen können. Auf diese Weise werden Kapillaren eröffnet und Blutungen ausgelöst, wie ich es für die Magenschleimhaut beschrieben habe. Jedenfalls treten auf diese Weise große Mengen von Plasma aus den Gefäßen ins umliegende Gewebe, aber auch in das Lumen des Darmes. *Die Darmentleerungen solcher Tiere enthalten nicht nur Speisereste, sondern reichlich Eiweiß und Eiweißabbauprodukte, was an dem hohen N-Gehalt der Darmentleerungen zu erkennen ist.*

Gelegentlich zeigen sich auch im *Pankreas* bereits makroskopisch erkennbare Veränderungen, die sogar an eine lokale Pankreasnekrose erinnern. Die mikroskopische Untersuchung läßt auch hier die Zeichen eines Plasmaaustrittes erkennen; in den verbreiterten Zwischenräumen zwischen Epithel und Blutkapillare finden sich Eiweißgerinnsel. Mitunter kann es auch zu einer mit Blutungen einhergehenden Zerwühlung des Parenchyms kommen. Vertritt man die Ansicht, daß aktiver Pankreassaft nur dann sein eigenes Parenchym andaut, wenn das umgebende Gewebe seine normale Vitalität eingebüßt hat, dann darf es uns nicht wundern, wenn der Plasmaaustritt mit allen seinen Folgen auch im Pankreas zu Veränderungen Anlaß gibt, die lokalen Pankreasnekrosen entsprechen.

Die *Milz*, die bekanntlich als Blutdepot beim Kollaps eine große Rolle spielt, bietet auf der Höhe der schweren Histaminvergiftung ein ganz anderes Bild als im Erholungszustand. Während des schweren Kollapses ist sie verkleinert und fast blutleer; während der Erholung schwillt sie aber beträchtlich an; wie Trockenbestimmungen zeigen, sind an einer akuten Milzvergrößerung nicht nur Erythrozyten beteiligt, sondern wahrscheinlich auch Plasma. Histologisch ist in de Milz die „Albuminurie ins Gewebe" nicht leicht zu erkennen.

Daß es bei der akuten Histaminvergiftung gelegentlich zu einer geringgradigen *Störung der Nierentätigkeit* kommt, ist bereits erwähnt worden; von histologisch faßbaren Nierenveränderungen habe ich mich aber nie überzeugen können.

Im Histaminschock kommt es auch zu Gefäßveränderungen. Schon *makroskopisch* fühlt sich die Aorta, wenn das Tier auf der Höhe einer Histaminintoxikation zugrunde geht, verdickt an. Noch deutlicher tritt die Schädigung hervor, wenn man sich an kleinere Gefäße hält (Koronarien, Karotis, Brachialis). Die Media erweist sich verquollen, in schweren Fällen ist die ganze Gefäßwand

---

[1] JARNO: Wien. Arch. inn. Med. **29**, 201 (1936).

zu einem homogenen Gebilde geworden. Abb. 23 zeigt uns die Aorta nach
einem Histaminschock; das Haitinger-Verfahren bringt das eingedrungene
Plasmaeiweiß besonders deutlich zur Darstellung. Bei Tieren, die mehrere
Kollapszustände überstanden haben, kann es in der Umgebung der Adventitia
sogar zu kleinen Infiltraten kommen, die teils aus Lymphozyten, teils aus
Fibroblasten bestehen. HEINLEIN[1] sieht die Veränderungen in den unterschiedlichen Parenchymorganen als die Folgen ähnlicher Gefäßschäden. Es ist möglich,
daß dieser Faktor auch eine Rolle spielt, aber das Entscheidende ist immer wieder
die *Kapillarläsion*, bzw. die Intimaschädigung der größeren Gefäße.

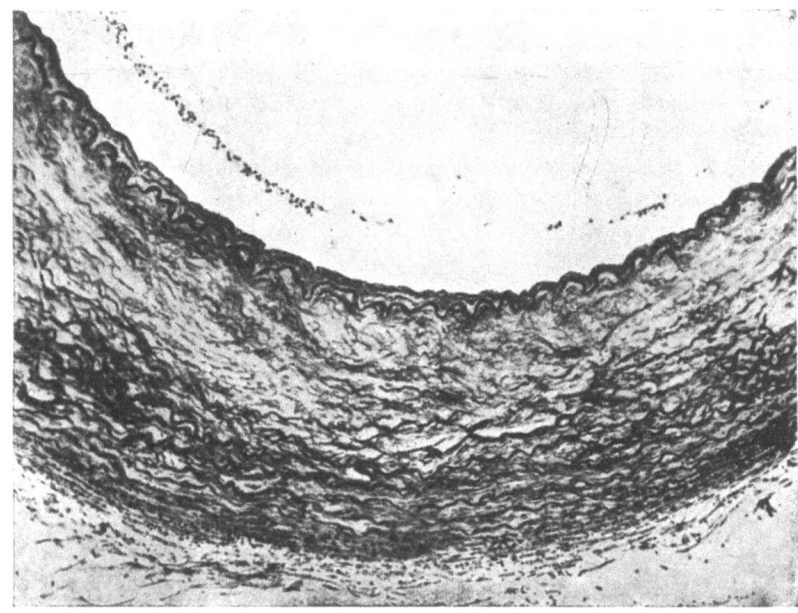

Abb. 23. Seröse Exsudation in die Aortenwandung bei experimenteller Histaminvergiftung (Hund).

Damit hängen auch die Veränderungen am Zentralnervensystem im Histaminkollaps zusammen, auf die besonders MEESSEN[2] aufmerksam gemacht hat; er
deutet dieselben als die Folgeerscheinungen einer schlechten Gehirndurchblutung,
weil er während des Kollapses auch ein Leerlaufen der Retinalgefäße mit nach-
folgendem Netzhautödem feststellen konnte; vielleicht kann sich die Durchblutungsstörung des Gehirnes bis zur Ischämie steigern, denn es kommt im Anschluß daran zu morphologisch faßbaren Veränderungen an den Ganglienzellen.
Die eigentliche Ursache dieses Geschehens sieht MEESSEN in einer schlechten Blutverteilung, wie sie mehr oder weniger jedem Kollaps eigen ist; sicher spielt
dieses Moment *auch* eine Rolle, doch möchte ich die Hauptursache in einer
Schädigung der Kapillaren, bzw. der feinen Gefäße sehen, zumal ganz ähnliche
Gehirnschäden zu beobachten sind, wenn man das Histamin in die Karotis injiziert:
nachdem es bei dieser Versuchsanordnung nur zu einer sehr geringen Blutdruck-

[1] HEINLEIN: Z. exper. Med. **100**, 662 (1937).
[2] MEESSEN: Arch. Kreisl.forsch. **10**, 8 (1942); Zieglers Beitr. **109**, 352 (1944).

senkung kommt, trotzdem aber oft bleibende Gehirnschäden auftreten, kann die Bedeutung der Gefäßläsionen nicht übergangen werden, zumal sich auch histologisch schwere Veränderungen an den Gefäßen bemerkbar machen. Auch ich möchte die Schädigung der Ganglienzellen auf *Sauerstoffmangel* beziehen; ich kann daher die Untersuchungsergebnisse von MEESSEN bestätigen, doch sehe ich die *eigentliche Ursache in Permeabilitätsstörungen der Kapillarwandungen* und weniger in einer mangelhaften Blutverteilung.

Zusammenfassend läßt sich somit über die akute und chronische Histaminvergiftung sagen: *Gelangt Histamin in größeren Mengen in den Kreislauf eines Hundes, so kommt es zwar zu einer Lebervenensperre, im Vordergrund steht aber doch die Läsion im Bereiche der Blutkapillaren; die Kapillarwandungen büßen ihren semipermeablen Charakter ein, so daß die Plasmaeiweißkörper durchtreten können.* Nicht alle Kapillaren sind gleichstark geschädigt. So ist neben der Leber vor allem der Magen-Darmkanal betroffen. Wo es zu einer Kapillarschädigung kommt, treten beträchtliche Plasmamengen ins Interstitium über; *die Folge ist Beeinträchtigung der Sauerstoffversorgung und nachfolgende Läsion der Parenchymzellen.* Den höchsten Grad einer histologisch faßbaren Kapillarläsion stellt die Auflösung bzw. das Verschwinden der die Gewebsräume von der Blutzirkulation trennenden Grenzmembran vor; ein solches Zerreißen der Kapillaren ist bei der Histaminvergiftung nur selten zu beobachten und da nur in der Nähe der Vena centralis. Die aus den Kapillaren austretende Flüssigkeit ist eiweißreich und stellt schon an sich — also rein mechanisch gedacht — ein Hindernis für das normale Geschehen innerhalb des Gewebes vor; da sich dadurch der kolloid-osmotische Druck inner- und außerhalb der Kapillarwand weitgehend angleicht, besteht durch das übergetretene Plasmaeiweiß auch die Gefahr, daß die Kräfte, die sonst für das Leben der Gewebszellen von größter Bedeutung sind, in Fortfall kommen und sich so ein Zustand entwickelt, der jenem eines toten Parenchyms weitgehend gleichkommt. Wenn sich solche Schäden bereits histologisch bemerkbar machen, so darf man wohl annehmen, daß einem solchen, bereits morphologisch faßbaren Zustand schon eine Periode vorausgeht, die sich sicher funktionell auswirkt. *Jedenfalls bedeutet Plasmaaustritt aus den Kapillaren in die umgebenden Gewebsräume eine schwere Gefährdung des Parenchyms. Bei kurzer Dauer wird die Läsion durch verschiedene reparatorische Vorgänge leicht beseitigt. Besteht aber der Zustand eines Plasmaübertrittes länger und versagen die Bestrebungen, den angerichteten Schaden wieder zu beseitigen, dann kann es zu einer auch morphologisch erkennbaren Nekrobiose kommen.*

Ein unliebsames Geschehen, mit dem man zu rechnen hat, wenn es zu einem Kampf zwischen atypisch gelagertem Plasma und der Gewebsvitalität kommt, ist die Verwandlung des ausgetretenen Eiweißes in Bindegewebe ein Vorgang, der von den Morphologen vielfach zur chronischen Entzündung gezählt wird. Die Histaminvergiftung bietet dafür keinerlei sichere Anhaltspunkte; bloß bei wiederholter Histaminschädigung — besonders wenn man durch Wochen hindurch kleine Dosen intravenös verabfolgt — bleibt das Geschehen bei der einfachen „serösen Entzündung" nicht stehen, sondern führt auch zu einer Zellauswanderung, zu einer Vermehrung der ortständigen Mesenchymzellen und damit zu Veränderungen, die gleichsam über das Stadium der „serösen Entzündung" hinaus zur Sklerosierung führen.

Eppinger, Permeabilitätspathologie. 9

In unserem Organismus finden sich in großer Menge Räume und Gewebsspalten wie in einem Labyrinth an- und ineinander verflochten; der Inhalt all dieser Gebilde ist Flüssigkeit, die sich in dauernder Bewegung befindet; infolge der innigen anatomischen Beziehungen, wobei das trennende Prinzip vielfach nur von einer dünnsten Membran gebildet wird, ergibt sich reichlich Gelegenheit zu Austauschvorgängen zwischen den einzelnen Flüssigkeiten. Der Austausch geschieht aber nicht nur nach den Gesetzen, die von der physikalischen Chemie aufgestellt werden, sondern der Austausch erfolgt an vielen Stellen ganz unabhängig davon, vielleicht vitalen Interessen gehorchend. Diesem Umstand ist es auch zuzuschreiben, wenn sich der Inhalt der verschiedenen Flüssigkeitsbahnen im lebenden und gesunden Körper in seiner ihm spezifischen Zusammensetzung kaum ändert; bei der Histaminvergiftung kommt es nun zu einer vorübergehenden Störung dieses Prinzips; in dem Maß als Plasmaeiweiß aus den Blutbahnen in das Terrain des inneren Kreislaufes übertritt, kommt es zu einer weitgehenden Läsion auch in den anderen Flüssigkeitsbahnen, die alle letzten Endes ursächlich auf Veränderungen der trennenden Membranen zurückzuführen sind; das schwere Krankheitsbild der *Histaminvergiftung kann daher als die Folge einer mehr oder weniger generellen Durchbrechung der normalen humoralen Beziehungen* angesehen werden; da es sich dabei zunächst nur um eine vorübergehende Erscheinung handelt, liegt das Gefahrenmoment hauptsächlich in den Anfangsstadien; *das, was sich bei der Histaminvergiftung zeigt, ist auch bei vielen Krankheiten der menschlichen Pathologie zu gewärtigen, so daß es gestattet ist, manches, was wir hier — zunächst nur im Sinne eines Modellversuches — gesehen haben, auch auf die menschliche Krankheitslehre zu übertragen.*

7. Die Nahrungsmittelvergiftung.

Wenn wir Kliniker Tierexperimente anstellen, so geschieht dies immer in der Absicht, die dabei gewonnenen Erfahrungen der menschlichen Pathologie dienstbar zu machen. Ursprünglich ging mein Bestreben dahin, an Hand der Histaminvergiftung die Geschehnisse während des Kollapses festzuhalten. Die Anschauung, die das Wesen des Kollapses in einer Läsion der Peripherie sieht, erfuhr an Hand solcher Versuche eine wesentliche Stütze, aber über das hinaus wurde ich auf einen pathologischen Vorgang aufmerksam, den ich zwar schon immer vermutete, ihn aber nie entsprechend fassen konnte — das ist die „Albuminurie ins Gewebe". Überblickt man die klinischen Erscheinungen, die sich bei der Histaminvergiftung zeigen, so steht neben dem schweren Kreislaufversagen die *Bluteindickung* im Vordergrunde. Sie kann nicht als Folge eines bloßen Wasserverlustes angesehen werden, denn die Konzentration der Bluteiweißkörper hält mit der Erythrozytenzunahme nicht gleichen Schritt. Das Wesentliche ist daher ein *Plasmaverlust.* Auf der Suche nach einem gleichen Geschehnis der menschlichen Pathologie stieß ich auf das Krankheitsbild der *Nahrungsmittelvergiftung.* Der Vergleich mit der Histaminintoxikation erscheint auch schon deswegen angebracht, weil es sich in beiden Fällen um *Vergiftungen* handelt. Jedenfalls mußte die Frage aufgerollt werden, ob sich auch hier eine Albuminurie ins Gewebe feststellen läßt, zumal das Krankheitsbild in den

Anfangsstadien tatsächlich außerordentlich an die akute Histaminvergiftung erinnert.

Milde Formen einer sogenannten „Wurst-" oder „Fleischvergiftung" kommen öfter zur Beobachtung; jedenfalls ist es dem erfahrenen Arzt geläufig, daß Menschen nach dem Genuß einer „verdorbenen" Speise, meist sind es Würste oder Hackfleisch, akut aus voller Gesundheit heraus erkranken, wiewohl sich die „verdorbene" Speise weder durch Geruch noch durch Geschmack besonders unangenehm bemerkbar macht; merkwürdig ist das zeitliche Intervall, denn schon bald nach der Nahrungsaufnahme fühlt sich die betreffende Person krank, was manchmal um so mehr auffällt, wenn gleichzeitig auch andere Personen — die alle dasselbe gegessen haben — von ähnlichen Beschwerden befallen werden.

Die ersten Krankheitserscheinungen sind Übelkeit, Kopfschmerz, Ekel vor Speisen; dazu gesellt sich Blässe, Gähnen, Ohnmachtsanwandlung, Ausbruch von kaltem Schweiß. Von einer horizontalen Lage erhofft sich so mancher Patient Besserung. Raucher vergleichen einen solchen Zustand oft mit jenem, der nach Genuß einer allzu schweren Zigarre aufzutreten pflegt. Zu dem Gefühl äußerster Übelkeit kann Erbrechen mit intensivstem Vernichtungsgefühl hinzutreten; oft setzt bald nachher Durchfall ein, dabei werden überaus reichliche und übelriechende Stühle entleert. Manchmal fühlt sich der Patient im Anschluß an solche Diarrhöen wesentlich erleichtert. Menschen mit habitueller Obstipation neigen zu besonders schweren Krankheitserscheinungen.

Mit der Diagnose Nahrungsmittelvergiftung ist der praktische Arzt — im Gegensatz zum Hygieniker — recht freigebig. Das erklärt sich daraus, daß sich nur in den seltensten Fällen Gelegenheit bietet, Reste der verdorbenen Speisen einer bakteriologischen Untersuchung zuzuführen. In den schweren oder sogar tödlich verlaufenden Fällen läßt sich sehr häufig aus den Organen, aber auch aus den Dejekten eine *Abart des Paratyphusbazillus* isolieren. Die genaue Pathogenese solcher Krankheiten ist unklar, denn die Materia peccans ist derzeit noch nicht bekannt. Auf Grund der Anamnese, der Symptomatologie und insbesondere des Verlaufes möchte ich an der Existenz eines solchen Zustandes — *also einer Vergiftung* — unbedingt festhalten.

Mildere Formen derartiger Intoxikationen sind relativ häufigere Vorkommnisse; jeder erfahrene Arzt kennt diese Krankheitsbilder. Ärztliche Hilfe wird nur selten in Anspruch genommen, weil nach dem Gebrauch von — meist vom Patienten selbst verordneten — Abführmitteln und unter strengem Fasten sich das Wohlbefinden gewöhnlich innerhalb weniger Tage von selbst einstellt. Einer solchen milden Vergiftung wird meist um so weniger Bedeutung geschenkt, weil die subjektiven Beschwerden — Übelkeit, Kopfschmerzen, Erbrechen, Diarrhöen — nicht besonders in Erscheinung treten. Die Schulmedizin spricht beim Auftreten solcher Krankheitserscheinungen, die nach dem Genuß anscheinend verdorbener Speisen einsetzen, gerne von einer *akuten Gastroenteritis.*

Im Anschluß an solche „Nahrungsmittelvergiftungen" kann es auch zu einem ganz schweren Krankheitsbild kommen. Im Gegensatz zu den leichteren Formen, die gar nicht so selten auch mit Temperatursteigerungen einhergehen, beherrscht meist bei den schweren Fällen die *Untertemperatur* das Krankheitsbild. Auch die übrigen Symptome, wie der den ganzen Körper bedeckende *kalte Schweiß*, der *kleine Puls*, die *Leere* der Venen, der *verfallene Gesichtsausdruck,* die *trockene Zunge* zeugen für die Schwere des Krankheitsbildes. Die *starke Verringerung der zirkulierenden Blutmenge*, die *Herabsetzung des Minutenvolumens*, die *Verkleinerung des orthodiagraphisch kontrollierten Herzschattens* und der *niedrige Venendruck* sind uns gegebenenfalls diagnostisch wertvolle Erscheinungen, hier an ein *schweres Kreislaufversagen* im Sinne eines Kollapses zu denken. Die Veränderungen des Blutes — wie z. B. die *Zunahme der Erythrozyten* auf 7—8 Mill., desgleichen die *fehlende Eiweißvermehrung im Serum* — bringen uns das Verhalten bei der Histaminvergiftung in Erinnerung; die Möglichkeit einer gleichzeitig bestehenden Vasomotorenschwäche soll nicht geleugnet werden.

Das starke Erbrechen, die Druckempfindlichkeit des Abdomens und die schlechte Pulsbeschaffenheit kann oft zu *diagnostischen Irrtümern Anlaß geben*. So mancher Fall dieser Art wird unter der Annahme einer akuten Peritonitis zuerst an eine chirurgische Station gebracht; eine irrtümlich vorgenommene Laparotomie ergibt stets einen negativen Befund. Der Eingriff wird schlecht vertragen, oft erfolgt der Exitus, bevor noch das Abdomen geschlossen ist. Bei der Obduktion stehen *die intestinalen Veränderungen im Vordergrund: Ähnlich wie bei der Histaminvergiftung* ist das hervorstechendste Symptom die hämorrhagische Schwellung der Magen- und Darmschleimhaut. Das Intestinum ist erfüllt von einer eiweißhältigen Flüssigkeit, ebenfalls ein Hinweis, daß anscheinend große Plasmamengen in der Richtung gegen das Darmlumen abgegeben werden. Die Schleimhaut des Magen-Darmkanales ist meist nicht nur geschwollen, sondern auch hyperämisch. An manchen Stellen kann es sogar zu *Blutungen* kommen. Magen und Darm sind in der Regel gleichmäßig betroffen. Den Dickdarminhalt bildet häufig eine in Fäulnis übergegangene eiweißhältige Flüssigkeit, die reichlich Blut und Schleim enthält und nur zum geringen Teil einer wirklichen Stuhlmasse entspricht; der Inhalt des Dickdarmes reagiert fast immer alkalisch.

Die parenchymatösen Organe erscheinen vergrößert und insofern schwerer, was im Gegensatz zur Flüssigkeits- bzw. Blutarmut des Unterhautzellgewebes und der Muskulatur (Exikose) auffällt. Histologisch bietet sich dasselbe Bild wie bei der Histaminvergiftung; stärkste Hyperämie der Darmschleimhaut, Erweiterung der Gewebsräume und Erfüllung derselben mit Eiweißmassen beherrschen das morphologische Bild. Leber- und Nierenzellen zeigen außerdem das Bild einer „*trüben Schwellung*" oder der „*parenchymatösen Degeneration*".

Kurze Zeit nach einer solchen alimentären Intoxikation, meist aber erst im Stadium einer scheinbaren Rekonvaleszenz können neue Erscheinungen hinzutreten, die zunächst den Eindruck erwecken, als würden sie mit der eben erst überstandenen Vergiftung überhaupt nicht im Zusammenhang stehen.

Als ein solches Krankheitsbild muß der *sogenannte Ikterus katarrhalis* bezeichnet werden; eine leichte subikterische Verfärbung der Skleren, verbunden mit deutlicher Urobilinurie, ist gar nicht so selten schon während der „Magenverstimmung" zu bemerken, so z. B. nach Genuß eines „verdorbenen Fleisches"; je früher und stärker die Verfärbung einsetzt, um so eher muß mit einer komplizierten Lebererkrankung gerechnet werden, die schließlich in das typische Bild der akuten ikterischen Hepatitis ausartet. Der Ikterus parenchymatosus kann das Anfangsstadium einer *akuten Leberatrophie* darstellen und ebenso kann sich auf dem Boden einer sogenannten „gutartigen" Gelbsucht, wie vielfach

heute noch der Ikterus bei der Hepatitis genannt wird, eine *Leberzirrhose* entwickeln. Ich werde im speziellen Teil noch Gelegenheit haben, auf dieses, in
mancher Hinsicht schwer zu deutende Krankheitsbild zurückzukommen.

Als ein weiterer Folgezustand der alimentären Intoxikation muß auch die
Gastritis angesprochen werden; zunächst führt sie zu keinen besonderen Beschwerden, zuweilen kommt es aber in unmittelbarem Anschluß an die akute
Vergiftung zu Schmerzen, die denen des Magengeschwüres sehr ähneln. Seitdem
uns die Röntgenuntersuchung durch die Darstellung der Magenschleimhaut
über das Bestehen einer Gastritis so klaren Aufschluß gibt, ist es ein leichtes,
sich von der Häufigkeit dieser Magenveränderung als Folge irgendeines alimentären Schadens zu überzeugen. Bessert sich das Allgemeinbefinden, so kann
es zu einer weitgehenden Rückbildung der Gastritis kommen. Ähnliches gilt
auch von der Magensekretion. Auf der Höhe der Intoxikation findet sich fast
immer — mit Ausnahmen hat man selbstverständlich zu rechnen — Achylie,
die meist in der Rekonvaleszenz wieder zurückgeht, ja gar nicht so selten in eine
Hyperazidität umschlägt. Warum manchmal schwerste Schleimhautveränderungen des Magens ohne irgendwelche subjektive Beschwerden einhergehen, ist
nicht geklärt.

Leidet das Opfer einer solchen alimentären Intoxikation an irgendeiner schon
vorher bestandenen anderen Erkrankung — besonders gilt das von der Hepatitis —,
so können die bereits in den Hintergrund getretenen Symptome gleichsam
unvermittelt wieder stärker in den Vordergrund treten. Ganz besonders gilt
dies — abgesehen von der *Hepatitis*, von der *Cholezystitis* und in geringerem
Grad auch von der *Pyelitis*. Vereinzelt haben wir auch Patienten beobachtet, die
während einer Nahrungsmittelintoxikation plötzlich von einer schweren *Gallen-
steinkolik* befallen wurden, die dann so stürmisch verläuft, daß ein operativer
Eingriff notwendig wird; der Chirurg zeigt uns eine Cholecystitis purulenta,
nicht aber einen Stein, der vielleicht den kolikartigen Schmerz verursacht haben
könnte.

Meist verschwindet die *Diarrhöe*, die die häufigste Begleiterscheinung der
akuten Nahrungsmittelintoxikation darstellt, innerhalb weniger Tage. Gar nicht
so selten ist aber dieser akute Durchfall der Beginn von sich über lange Zeit
hinziehenden Diarrhöen. Hier rächt es sich manchmal, wenn eine entsprechende
Therapie nicht frühzeitig oder überhaupt nicht eingeleitet wird. Ich kann mich
nicht daran erinnern, im Anschluß an eine alimentäre Intoxikation je eine *akute
Nephritis* gesehen zu haben; vorübergehende Albuminurien sind keine allzu
große Seltenheit, aber bleibende Albuminurien im Sinne einer Nephritis sind
auch von anderen Ärzten kaum beobachtet worden, und doch hätte man eine
solche Komplikation zu erwarten, da es sich bei der Nahrungsmittelvergiftung
um eine Schädigung der Kapillaren handelt. In diesem Zusammenhang muß
auch festgestellt werden, daß ein allgemeiner Infekt, wie z. B. eine Angina,
die doch so häufig zu einer Nephritis führt, fast nie zu einer Verschlechterung
einer Hepatitis Anlaß gibt und umgekehrt eine abklingende Nephritis durch eine
Durchfallkrankheit nur sehr selten eine Verschlimmerung des Nierenleidens
erfährt. Diese und ähnliche Beobachtungen waren für mich der Anlaß, die
Schädigungen des großen Kreislaufes von den Erkrankungen des Pfortadersystems
tunlichst zu trennen.

Eine sehr schwere Komplikation solcher zunächst harmlos aussehender Magendarmverstimmungen ist die *periphere Neuritis*, die in ihrer schwersten Form unter dem Bilde der *Landryschen Lähmung* auftritt. Im Verhältnis zur relativen Häufigkeit der alimentären Intoxikation stellt sie glücklicherweise eine große Seltenheit vor; beachtlich ist mir eine persönliche Mitteilung von H. CHIARI; angeblich soll jede Poliomyelitis mit einer akuten Gastroenteritis beginnen. Trotz des eindringlichen klinischen Bildes sind die anatomischen Veränderungen bei der Landryschen Paralyse zumeist sehr gering; fixiert man aber Rückenmark und periphere Nerven in Carnoyscher Lösung und untersucht die Gewebe nach Färbung mit dem Haitingerschen Verfahren, so wird man von der Reichhaltigkeit eines Plasmaübertrittes sehr beeindruckt. Die Fälle, die ich gesehen habe, betrafen ältere Personen, so daß schon deswegen eine Verwechslung mit einer akuten Poliomyelitis kaum in Frage kommt.

Charakteristisch für die meisten Nahrungsmittelintoxikationen ist der rasche Beginn; daher gewinnt die Annahme sehr viel an Wahrscheinlichkeit, *daß sich in den verdorbenen Speisen irgendein akut wirksames Toxin befindet, das vom Magen-Darmkanal leicht aufgenommen wird und dann die Erscheinungen auslöst, die uns so außerordentlich an eine akute Histaminvergiftung erinnern.* Auf die *Eindickung des Blutes* bei unverändertem Eiweißgehalt des Serums ist immer zu achten, denn sie kann für den Arzt ein wichtiger Anhaltspunkt sein, an eine Albuminurie ins Gewebe, also an einen Plasmaaustritt zu denken; allerdings ist die Bluteindickung nur bei schweren Krankheitsbildern und da meist nur vorübergehend nachweisbar, denn bei Besserung des Kollapses kommt es nur zu leicht zu einem Einströmen von Gewebsflüssigkeit und damit sogar zu einer Verwässerung des Blutes bzw. Verminderung der Erythrozyten. Die Nahrungsmitteltoxine dürften wohl eine verschiedene Zusammensetzung haben, denn auch die klinischen Erscheinungen bei solchen alimentären Intoxikationen sind nicht immer dieselben, das Gemeinsame ist nur die Kapillarschädigung. Am häufigsten wird von diesen Giften der Magen-Darmkanal betroffen. Eine Mitbeteiligung des *Magen-Darmkanals* scheint mir für den Verlauf des ganzen Krankheitsprozesses von entscheidender Bedeutung, denn eine Imbibition der Darmschleimhaut bedingt den Verlust der normalen Permeabilität. Die normale Darmschleimhaut verhindert die Aufnahme jener Toxine, die sich bereits im normalen Darm befinden; hat aber die Darmschleimhaut ihre normale Permeabilität verloren, dann findet mehr oder weniger jedes Toxin rasche Aufnahme (MAYERHOFER und PRIBRAM[1]). Eine weitere Barriere, die den Giften im Sinne einer Verallgemeinerung Halt gebietet, ist die Leber. In dem Sinne darf es uns nicht wundernehmen, wenn sich so manche Folge einer Nahrungsmittelvergiftung ganz besonders in der *Leber* auswirkt. Man hätte darauf schon mehr geachtet, wenn der Zustand einer akuten Leberschädigung nicht nur klinisch, sondern auch anatomisch leichter zu erkennen wäre; jedenfalls ist ein Leberschaden durchaus nicht immer von dem Symptom Gelbsucht begleitet. Auf den Palpationsbefund der Leber und Milz kann man sich in solchen Fällen noch am ehesten verlassen. Wenn die akute Schädigung in ein chronisches Stadium übergeht, dann stoßen

---

[1] MAYERHOFER und PRIBRAM: Biochem. Z. 24, 453 (1910); Wien. klin. Wschr. 1909, Nr. 25.

wir auf die bekannten Erscheinungen einer leichter erkennbaren Leberaffektion
— der Leberzirrhose —, die sich dann durch Verhärtung der Leber und Milz,
Ascitesbildung, Venektasien im Ösophagus und an der vorderen Bauchwand
sicherstellen läßt. In dem Sinne scheint es ratsam, in allen Fällen von Leberzirrhose, besonders wenn es sich um Kinder handelt und die alkoholische Ätiologie
nicht im Vordergrunde steht, auf das anamnestische Vorkommen einer akuten
Nahrungsmittelvergiftung zu achten; man gewinnt oft den Eindruck, daß sich die
schleichenden, wenig charakteristischen, aber chronischen Schädigungen des
Darmkanals prognostisch oft viel ungünstiger auswirken als die akuten, nur
einmaligen. *Jedenfalls sehe ich in der schweren Nahrungsmittelvergiftung einen
Zustand, der symptomatisch außerordentlich an die experimentelle Histaminvergiftung erinnert.*

In allen Fällen von schwerer alimentärer Intoxikation, die ich auch *histologisch*
überprüfen konnte, zeigte sich eine deutliche Erweiterung der Disseschen Räume;
bei geeigneter Fixation und Färbung wurde auch Eiweiß im Interstitium
gefunden, ganz so, wie ich dies für die Histaminvergiftung beschrieben habe;
die Leberpunktion kann in solchen Fällen sehr aufschlußreich sein.

Die *Erweiterung der Disseschen Räume* stellt für den pathologischen Anatomen
kein Novum vor; er kennt sie schon seit langer Zeit und spricht gelegentlich
von einem toxischen Ödem. Erst Rössle[1] hat dieser Veränderung mehr Aufmerksamkeit zugewendet. Er sieht in der Erweiterung der Disseschen Räume
den Ausdruck einer eigentümlichen Entzündungsform, die nur deswegen nicht
so augenfällig ist, weil die sonstigen Erscheinungen einer Entzündung — vor
allem die Leukozytenansammlung — nur spärlich oder gar nicht angedeutet
sind. Der „*serösen Entzündung*" — so nennt Rössle diesen Zustand — mißt
er eine wichtige Rolle für die Entstehung so mancher chronischen Leberkrankheit
bei. Wie sich auf dem Boden einer *serösen Pleuritis* eine bindegewebige Schwarte
entwickeln kann, so soll auch die seröse Entzündung innerhalb der Parenchymorgane den Beginn einer „Zirrhose" darstellen. Wenn Kliniker und Anatomen
früher von einer *akuten Hepatitis* sprachen, so verstanden sie darunter Nekrosen
und Degenerationen innerhalb des Leberparenchyms. Dem widersetzt sich
Rössle; nach ihm genügt bereits die Exsudation von seröser Flüssigkeit, denn
auch sie kann — allerdings erst sekundär — zu schweren Veränderungen des
Parenchyms führen. Rössle stellt sich somit bewußt in Gegensatz zu
Ackermann[2] oder Kretz,[3] die bei der Ätiologie der Leberzirrhose nur die primäre
Schädigung der Leberepithelien in den Vordergrund gerückt haben. Die seröse
Entzündung im Sinne von Rössle kann sich diffus oder zirkumskript bemerk-
bar machen. Wo es zu Nekrosen kommt, sind sie stets mit Veränderungen
im Sinne einer serösen Entzündung gepaart. Mildere Grade einer epithelialen
Degeneration machen sich durch eine stärkere basophile Färbbarkeit bemerkbar.
Nur selten beteiligen sich Leukozyten oder adventitielle Zellen an solchen
„degenerativen" Prozessen.

---

[1] Rössle: Klin. Wschr. **1935**, 769; Verh. dtsch. path. Ges. **1928**, 89; Virchows
Arch. **311**, 252 (1943); Jkurse ärztl. Fortbild. **33**, 1 (1942); Schweiz. med. Wschr. **59**,
4 (1929).

[2] Ackermann: Virchows Arch. **115**, 216 (1889).

[3] Kretz: Verh. dtsch. path. Ges. **1904**, 54.

Da meines Erachtens die sogenannte „Nahrungsmittelvergiftung" für die Entstehung der unterschiedlichen — teils akuten, teils chronischen — Leberaffektionen von großer Bedeutung ist und die „seröse Entzündung" histologisch bei den letal verlaufenden Formen von alimentärer Intoxikation ganz im Vordergrund steht und auch klinische Anhaltspunkte für das Erkennen einer allgemeinen Plasmaexsudation gegeben sind, so erscheint es geboten, einiges über das *Wesen der Folgen* der „serösen Entzündung" zu sagen.

Das bei der serösen Entzündung in die Interstitien ausgetretene Exsudat stellt nach RÖSSLE *die Muttersubstanz vor, aus der sich allmählich Bindegewebe entwickelt;* als wichtiger Beweis seiner Ansicht dienen ihm die Untersuchungen von DOLJANSKY und ROULET,[1] auf die wir noch im speziellen Teil zurückkommen. Das erste Stadium einer Leberzirrhose sieht RÖSSLE demnach weniger in einem *primären Zelluntergang,* als vielmehr in der bindegewebigen *Organisation des serösen Exsudates;* in diesem Sinne bevorzugt RÖSSLE auch die Bezeichnung *Sklerose* gegenüber der ursprünglichen Bezeichnung — Leberzirrhose.

Vor RÖSSLE hat schon VIRCHOW auf die Durchtränkung der Gewebe mit seröser Flüssigkeit aufmerksam gemacht. In seiner klassischen Arbeit (Virchows Arch., Bd. 26) aus dem Jahre 1852 bespricht er ausführlich die „Entzündung" der Muskeln, im besonderen die des Herzens; er beschreibt drei verschiedene Formen der Exsudation: 1. Die Exsudation an der Oberfläche eines Organs, 2. die Exsudation in den eigentlichen Parenchymzellen (trübe Schwellung), 3. die Exsudation ins interstitielle Gewebe.

Diese interstitielle Exsudation einer Flüssigkeit, von der VIRCHOW *sagt, sie sei nichts anderes als die quantitativ und qualitativ veränderte Ernährungsflüssigkeit* (nach VIRCHOW kam als Ernährungsflüssigkeit allerdings nur Serum in Betracht), *drängt die Zellen auseinander.* An anderer Stelle sagt er: *daß die interstitielle Ablagerung bald in einer „albuminösen", bald in einer „faserstoffigen", bald in einer „hämorrhagischen Flüssigkeit"* besteht; auch der Übergang der interstitiellen Flüssigkeit in Bindegewebe wird bereits von VIRCHOW in Erwägung gezogen.

FRERICHS,[2] der als Kliniker gemeinsam mit VIRCHOW an der Berliner Charité tätig war, hat diesen Standpunkt in seinem Buche über die Leberkrankheiten (1861) übernommen und bereits damals von einem Krankheitsbild gesprochen, das anatomisch betrachtet in einer *Durchtränkung des Lebergewebes durch eine eiweißreiche Flüssigkeit* besteht.

Wenn wir daher in neuerer Zeit der serösen interstitiellen Exsudation innerhalb der Parenchymorgane erhöhte Aufmerksamkeit schenken, so bedeutet dies eigentlich nichts Neues, sondern nur eine Fortsetzung alter Gedankengänge, die bis auf die Zeit von VIRCHOW zurückreichen.

Jedenfalls beanspruchen Organveränderungen, die durch eine seröse Durchtränkung hervorgerufen werden, besonderes klinisches Interesse. Es kann sich manchmal nur um *die mildeste Form einer „Entzündung"* handeln, gelegentlich aber um ganz schwere Zustände; jedenfalls ist uns der Weg gezeigt, wie nicht nur akute, sondern auch chronische Krankheitsbilder entstehen *können;* die Anfangsstadien von chronischen Zuständen machen sich oft kaum bemerkbar

---

[1] DOLJANSKY und ROULET: Virchows Arch. **292**, 256 (1934).
[2] FRERICHS: Leberkrankheiten, Bd. II, S. 19. 1861.

und zeigen uns erst dann ihre ganze Malignität, bis sie in ein nicht mehr reparables, aber dafür diagnostisch leichter erkennbares Stadium übergetreten sind.

Viele Krankheitszustände vergleiche ich gelegentlich mit einem Drama. Man kann von einem 1. und 2. Akt sprechen; im 3. Akt ist das Schicksal meist schon besiegelt, das sich im 4. steigert und im 5. Akt seiner Vollendung entgegengeht. Die Szenerie für den 1. und 2. Akt im Drama Nephritis ist uns bekannt, weil uns die Eiweißausscheidung durch den Harn schon frühzeitig die Diagnose einer Nephropathie sichert, aber bei den Leberkrankheiten sind wir eigentlich nur über die Geschehnisse im 4. und 5. Akt genauer orientiert; wie sich der Szenenwechsel im Drama Leberzirrhose innerhalb der ersten zwei Akte gestaltet, darüber wissen wir klinisch nur sehr wenig Bescheid. *Hier wäre vor allem auf die Zustände zu achten, die mit einer Albuminurie ins Lebergewebe einhergehen.* Gelegentlich ist die Szenerie — wie z. B. bei der akuten Fleisch- und Wurstvergiftung — sehr dramatisch, oft aber spielt sich der Beginn des Dramas gleichsam nur hinter den Kulissen ab und kann sich dementsprechend nur zu leicht einer gesicherten Diagnose entziehen, was sich leider nur zu häufig auch zum Nachteil des Patienten auswirkt. Völlige Heilung einer Krankheit ist aber nur dann zu erzielen, wenn sich frühzeitig Gelegenheit bietet, dem pathologischen Geschehen Einhalt zu gebieten.

Jedenfalls glaube ich den berechtigten Standpunkt vertreten zu können, daß die *bald akut, bald mehr schleichend verlaufende Nahrungsmittelvergiftung nur zu oft den Beginn so mancher schweren akuten, aber auch chronischen Krankheit darstellt. Das Wesentliche und Verbindende zu den Infektionskrankheiten, die sich morphologisch vielfach ganz ähnlich wie so manche Nahrungsmittelvergiftung verhalten, ist die seröse Exsudation, die letzten Endes hier und dort auf einer Permeabilitätsänderung der Kapillarwandung beruht.*

8. Die chemische Natur der mutmaßlichen Nahrungsmittelgifte.

Fleisch, das von kranken Tieren stammt — oft werden mit Paratyphus infizierte Tiere notgeschlachtet —, erweist sich gelegentlich für die meisten Laboratoriumstiere als giftig. HUEBNER,[1] wohl der beste Kenner auf diesem Gebiete, äußert sich darüber wie folgt: Die Fleischvergifter besitzen die Eigenschaft, im Fleisch und in der Kultur giftige Produkte zu bilden; ob es sich dabei um echte Toxine im Sinne der Diphtherie- oder Tetanustoxine handelt, ist noch eine offene Frage. KRAUS, STENITZER, FRANCETTI[2] haben versucht, die Frage zu klären, sie sind aber zu keinem einheitlichen Ergebnis gelangt; so viel ist aber sicher, daß bei längerem Bakterienwachstum im Fleisch oder in flüssigen Medien *Gifte* entstehen, welche 1. wasserlöslich, 2. hitzebeständig sind, 3. bei Filtration der Kulturen in das Filtrat übergehen, 4. bei subkutaner, aber — was das Wichtigste ist — auch bei stomachaler Einverleibung tödlich wirken können. Wir haben mehrfach Gelegenheit gehabt, mit dem Fleisch von notgeschlachteten Tieren (Schweinepest, Kälberruhr) derartige Versuche anzustellen.

---

[1] HUEBNER: Handbuch der inneren Medizin, Bd. IV/2, S. 1873. 1927.
[2] KRAUS, STENITZER, FRANCETTI, vgl. HUEBNER 1894.

Solches Fleisch erweist sich oft als giftig, besonders wenn man es noch einige Tage in der Wärme liegen läßt. Merkwürdig ist nur *die Inkonstanz der Befunde.* Es gibt Fleischarten, die für Kaninchen, wenn man sie per os gibt, hochtoxisch sind, während andere, die unter den gleichen Bedingungen gewonnen wurden, sich als völlig ungiftig erweisen.

Kommt es bei einem Tier, das toxisches Fleisch erhalten hat, zu einer tödlichen Vergiftung, so erinnert sowohl das anatomische als auch das klinische Bild außerordentlich an den Befund einer menschlichen Nahrungsmittelvergiftung. In nicht wenigen Fällen haben wir auch eine Bluteindickung gesehen; Hunde eignen sich leider zu solchen Versuchen gar nicht.

Zunächst mußte man mit der Möglichkeit rechnen, daß die Toxizität des Fleisches vielleicht auf einem *zu hohen Histamingehalt* beruht; möglicherweise schädigt das bewußte Gift die Gewebe und bedingt so ein erhöhtes Freiwerden von Histamin; die Ähnlichkeit des Krankheitsverlaufes und vor allem das anatomische und klinische Verhalten regt die Prüfung einer solchen Frage an. Wir untersuchten daher ,,toxisches" und ,,nichttoxisches" Fleisch auf seinen Histamingehalt; wir wählten zu diesem Zwecke die Methode von DALE.[1] Histamin ließ sich in solchen Organen tatsächlich nachweisen, doch zeigte sich kein wesentlicher Unterschied zwischen toxischem und nichttoxischem Fleisch. Einmal fanden wir ganz große Histaminmengen in einer Fleischportion, das von einem an Schweinepest zugrunde gegangenen Tier stammte, aber gerade das Fleisch dieses Tieres erwies sich im Fütterungsversuch, aber auch wenn wir den Extrakt subkutan verabfolgten, als völlig ungiftig.

Solche Untersuchungen wären gar nicht notwendig gewesen, da sich bekanntlich *Histamin, per os gegeben,* als völlig ungiftig erweist. In der großen Zusammenstellung über das Histamin von FELDBERG und W. SCHILFF (S. 78) findet sich z. B. folgende Angabe: ,,Beim Menschen ist es bis jetzt bei der peroralen Verabreichung selbst großer Histamindosen (100 mg) niemals gelungen, irgendeine Reaktion auszulösen. Nicht einmal eine vermehrte Magensaftsekretion, die bei subkutaner Einführung selbst sehr geringer Mengen in Erscheinung tritt, ist nach peroraler Verabfolgung zu beobachten. Bei einem 5 kg schweren Hund, dem wir ein halbes Gramm mittels Schlundsonde verabfolgten, ließen sich keinerlei Allgemeinerscheinungen feststellen, obwohl mehr als die Hälfte des Histamins innerhalb 2 Stunden aus dem Darm verschwunden war."

Wir haben auch das Blut auf der Höhe einer menschlichen Nahrungsmittelvergiftung, ebenso beim mit toxischem Fleisch vergifteten Tier auf den Histamingehalt geprüft, waren aber nicht in der Lage, eindeutige Unterschiede gegenüber der Norm zu beobachten. Auf Grund meiner Erfahrungen *möchte ich daher einen sicheren Zusammenhang zwischen Nahrungsmittelvergiftung und Histaminintoxikation sowohl für das Tier als auch für den Menschen als unwahrscheinlich hinstellen,* zum mindesten kommt ein hoher Histamingehalt im ,,toxischen Fleisch" nicht in Frage. Wir haben auch im Experiment geprüft, ob vielleicht eine geschädigte Darmschleimhaut Histamin rascher resorbiert; aber auch solche Versuche zeitigten keine sicheren Ergebnisse.

---

[1] DALE: J. gen. Physiol. (Am.) **62**, 297 (1927).

Auch meine Bemühung, das giftige Prinzip aus toxischem Fleisch zu isolieren, führte zu keinem positiven Ziel. Immer wieder zeigte sich, *daß die Giftstoffe beim Versuch, höhere Reinheitsgrade zu erreichen oder gar zu kristallisierten Produkten zu gelangen, ihre Toxizität einbüßten*. Hochmolekular scheinen die „Gifte" nicht zu sein, denn eiweißfreie Ultrafiltrate zeigen vielfach die gleiche Toxizität wie das „giftige" Fleisch selbst. Gelegentlich schien es, als wäre das wirksame Prinzip in der Petrolätherfraktion zu suchen; solche Extrakte waren höchst übelriechend und toxisch, doch ging die Toxizität bei jedem Versuch, das gesuchte Gift zu isolieren, verloren. Oft genügte schon das Eindampfen, um den vorher giftigen Extrakt wieder völlig unwirksam zu gestalten.

In weiteren Untersuchungen waren wir dann bemüht, die aus toxischem Fleisch extrahierten Fette genauer zu prüfen, wobei uns die besonders hohe *„Ungesättigtkeit" dieser Substanzen* auffiel; es lag um so näher, an einen *Zusammenhang zwischen Ungesättigtkeit und Toxizität* zu denken, als ein sehr wirksamer Fleischbrei sofort seine Giftigkeit einbüßte, als der Extrakt mit freiem Jod oder Brom versetzt wurde. Dies war dann auch der unmittelbare Anlaß, warum ich mich für einen *möglichen Zusammenhang zwischen Toxizität und ungesättigter Substanz* besonders der aliphatischen Reihe interessierte. Immerhin haftet diesen Untersuchungen große Unsicherheit an, denn die wenigsten Ergebnisse lassen sich mit Sicherheit reproduzieren, und wenn es schon gelingt, einmal einer schwer toxischen Substanz habhaft zu werden, so handelt es sich meist um sehr labile Körper.

Von der Vorstellung ausgehend, daß ein Teil der schweren allgemeinen Erscheinungen, wie sie z. B. bei septischen Prozessen zu sehen sind, möglicherweise auch auf der Resorption von solchen ungesättigten Stoffwechselprodukten aus der Bakterienreihe beruht, habe ich *Eiter* in den Kreis meiner Untersuchungen einbezogen. Dazu bewog mich auch die Schwierigkeit bei der Beschaffung von toxischem Material. Ich wurde um so mehr dazu veranlaßt, als sich unmittelbar nach der Injektion von solchem Eiter kaum akut einsetzende Vergiftungserscheinungen einstellten, wohl aber im Verlaufe von 3—4 Stunden, die dann meist nach weiteren 2—3 Stunden zum Tode des Tieres führten.

GASPARD[1] hat schon vor mehr als 100 Jahren von einer wohlcharakterisierten putriden oder septischen Infektion gesprochen, die auf der Resorption von giftigem Material beruht. Nach PANUM[2] läßt sich ein chemischer Körper aus dem Fäulnisprodukt darstellen, der im Tierkörper toxische Wirkungen entfaltet. Dieses Produkt wurde als *septisches oder putrides Gift* angesprochen. DRAGENDORF[3] empfiehlt als Ausgangsmaterial zur Darstellung solcher Gifte die faulende Bierhefe. Es gelang dann später BERGMANN und SCHMIEDEBERG,[4] die ebenfalls faulende Hefe als Ausgangsmaterial verwendeten, aus einem Gemenge solcher toxischer Substanzen ein „Alkaloid" — genannt „Sepsin" — zu gewinnen, welches alle Wirkungen des putriden Giftes zeigt. Versuche, die sterilisierte Hefe durch Reinkultur von Proteus vulgaris giftig zu gestalten,

---

[1] GASPARD: J. Physiol. et Path. gén. **2**, 1 (1822).
[2] PANUM: Virchows Arch. **60**, 301 (1874).
[3] DRAGENDORF: Zit. bei KOBERT.
[4] BERGMANN: Med. Centr.bl. Dorpat 1868, 248.

führten zu keinem Ziel. Später hat dann FAUST[1] versucht, das *Sepsin* zu isolieren. Es ist ihm tatsächlich gelungen, aus 5 kg Ausgangsmaterial 30 mg Sepsinsulfat darzustellen; er gab ihm die Bruttoformel $C_5 \cdot H_{14} \cdot N_2 \cdot O_2 + H_2O \cdot O_4$.
Engt man eine wäßrige Lösung von Sepsinsulfat bei gewöhnlicher Temperatur
in Vakuum über Schwefelsäure ein, so wird sie sirupös und verliert gleichzeitig
ihre Wirksamkeit. Das Sepsin geht in Kadaverin über, welches bekanntlich
völlig ungiftig ist. Nach KOBERT[2] stellt das Sepsin vermutlich ein Dioxykadaverin
vor; die Synthese dieses Körpers ist uns bisher nicht gelungen.

Wir haben uns ebenfalls mit der Wirkung von *toxischem Eiter* beschäftigt.
Unmittelbar nach der Injektion machen sich außer einer vorübergehend geringen
Blutdrucksenkung keinerlei schwere Vergiftungserscheinungen bemerkbar.
Immerhin läßt sich beim Hund 2—3 Stunden nach der Injektion eine Blut-
eindickung feststellen, ähnlich wie bei der Histaminvergiftung; die Tiere werden
hinfällig, es kommt zu Diarrhöen und Erbrechen, wenige Stunden später geht
das Tier unter den Erscheinungen eines schweren toxischen Kollapses zugrunde.
Das anatomische Bild unterscheidet sich in nichts von dem einer schweren
Histaminvergiftung; auch das histologische Bild der Organe erinnert weitgehend
daran. Was uns auch hier veranlaßt hat, mit dem Vorkommen von ungesättigten
Körpern zu rechnen, war die Wirkung von Jod bzw. Brom; hochwirksamer
Eiter, der sonst geeignet ist, Hunde innerhalb 12 Stunden zu töten, zeigt sich
im Kontrollversuch als völlig unwirksam, wenn der Eiter vorher mit
Jodtinktur versetzt wurde. Es ergeben sich somit ähnliche Befunde, wie wir
sie schon bei der Analyse von toxischem Fleisch erheben konnten. Der aus
Eiter gewonnene Petrolätherextrakt enthält ebenfalls eine große Zahl
von ungesättigten Verbindungen. Während das normale menschliche Fett
Jodzahlen zeigt, die zwischen 20 und 25 schwanken, bewegen sich die Jodzahlen
von aus Eiter gewonnenen Lipoiden zwischen 60—81. Sehr hohe Jodzahlen
bot vor allem der „heiße" Eiter, während der tuberkulöse Eiter viel niedrigere
Werte erkennen ließ.

Die Beobachtungen, die wir an Eiter erheben konnten, und ebenso das
merkwürdige Verhalten des giftigen Fleisches, lenkten unsere Aufmerksamkeit
auf kleinmolekulare, flüchtige aber ungesättigte Stoffe. Wir dachten vor allem
an *Akrolein* und *Allylverbindungen*, die vielleicht unter dem Einflusse verschiedener Bakterien aus Eiweiß wie aus Fett entstehen. Ein solcher Gedanke
lag um so näher, als HUMPHREY[3] in gewissen Bakteriennährböden Akrolein
nachweisen konnte. Übrigens ist schon mehrfach auf das Vorkommen ungesättigter Produkte bei der Einwirkung verschiedener Bakterien hingewiesen worden.
Daß sich hinter dieser mangelnden Sättigung von biologischem Material gleichsam
ein Geheimnis versteckt, läßt sich auch an einer Reihe organischer Präparate
vor Augen führen; so ist es bekannt, daß z. B. der gesättigte Propylalkohol wesentlich ungiftiger ist als der Allylalkohol; dasselbe gilt auch von vielen anderen
ungesättigten Präparaten.

Auf das Vorkommen ungesättigter Verbindungen hat die Biologie schon
mehrfach aufmerksam gemacht. So entfärben z. B. mit Bakterien beimpfte

---

[1] FAUST: Arch. exper. Path. (D.) **50**, 248 (1904).
[2] KOBERT: Intoxikationen, Bd. II, S. 633. 1906.
[3] HUMPHREY: J. infect. Dis. (Am.) **34**, 282 (1924).

Nährböden Jod viel stärker als unbeimpfte Platten; wir sahen Unterschiede bis zu 50%. Wenn man auch solche Zahlen nicht als Beweis verwerten darf, so ist immerhin dagegen einzuwenden, daß das Verhalten des Jods nicht so sehr als Ausdruck einer Addition, als vielmehr einer Subtraktion anzusehen ist. Doch ist auch dieser Einwand hinfällig, wie folgender Versuch zeigt: Auf einem sehr eiweißarmen Fettnährboden wurde Bact. coli gezüchtet, dann wurde aus dem sterilen Nährboden und aus dem Kulturnährboden das Fett isoliert; seine Fettzahl war von 27 auf 55 gestiegen. Ähnlich verlief ein Versuch, den wir mit Bact. botulinus anstellten. Wir impften Würste mit Bact. botulinus, ließen das Fleisch einige Tage liegen und gewannen dann einen Petrolätherextrakt aus den beimpften und nichtbeimpften Würsten; die Jodzahl des Petrolätherextraktes aus den beimpften Würsten betrug 60, die der nichtbeimpften 39.

Da sich die Allylpräparate als außerordentlich toxisch erweisen und bei peroraler oder subkutaner Darreichung zu Krankheitsbildern Anlaß geben, die außerordentlich an die Histaminvergiftung erinnern, legten wir uns die konkrete Frage vor, ob sich solche oder ähnlich gebaute Substanzen nicht auch im toxischen Fleisch oder in Eiter nachweisen lassen. Leider ist der chemische Nachweis der Allylgruppe oder des Akroleins mit großen Schwierigkeiten verbunden, zumal die meisten Körper dieser Art sehr unbeständig sind; Methoden für ihren qualitativen oder gar quantitativen Nachweis müssen erst gefunden werden. Nach vielen Irrtümern war es schließlich gelungen, mit der im nachstehenden beschriebenen Methode Anhaltspunkte zu gewinnen, daß Allylamin tatsächlich im Eiter vorkommt.

Destilliert man Eiter bei niedriger Temperatur und hohem Vakuum, so lassen sich in der eisgekühlten Vorlage Körper nachweisen, die außerordentlich ungesättigt zu sein scheinen, denn das Destillat entfärbt rasch Jod und Brom; mit diesen Destillaten lassen sich Farbenreaktionen anstellen, die uns die Gegenwart von Allyl *wahrscheinlich* machen; Fürth zeigte uns, daß der bromierte Allylalkohol nach Deniges mit Kodein, Resorzin, Thymol, β-Naphthol Farbenreaktionen gibt. So ist es möglich, Allylalkohol unter Zuhilfenahme des Stufenphotometers sogar quantitativ zu bestimmen; auf Grund solcher Vorversuche ergab sich schließlich folgende Methode: Allylalkohollösungen von bekannter Konzentration (5—100 mg-%) wurden zunächst mit Brom in Eisessig bis zur beginnenden Gelbfärbung versetzt, das überschüssige Brom durch Kochen vertrieben; von dieser Lösung werden 2 ccm mit 4 ccm konzentrierter Schwefelsäure (Merck) tropfenweise versetzt, unter der Wasserleitung gekühlt, 0,5 ccm einer $1/_2$%igen alkoholischen Kodeinlösung hinzugefügt und schließlich 5 Minuten auf dem Wasserbad erhitzt; es resultiert dabei eine prachtvolle Violettfärbung; die stufenphotometrische Eichkurve ergab, daß die Absorptionsbedingungen dem Beer-Lambertschen Gesetz folgen, sich also die Methode zur quantitativen Bestimmung der Substanz sehr gut eignet. Man muß allerdings auf den Einwand gefaßt sein, daß die Farbe keine spezifische ist, ein Einwand, der z. B. nach Untersuchungen von Barrenscheen und Braun[1] sehr naheliegend ist. Deshalb wurde die typische Filterkurve der Substanz mit dem Stufenphotometer bestimmt und eine Reihe von physiologischen Substanzen (etwa 40), die uns bei unseren Untersuchungen vielleicht hätten stören können, in gleicher Weise wie der Allylalkohol behandelt. Keine der untersuchten Substanzen konnte zu einer Verwechslung Anlaß geben; in einigen Fällen wurde Allylalkohol zu biologischem Material hinzugefügt, das Gemenge in eine eisgekühlte Vorlage vorsichtig destilliert und die qualitative wie quantitative Untersuchung in diesem Zusatzversuch durchgeführt. Es ergaben sich dabei recht gute Resultate, ähnlich denen mit reinem Allylalkohol; die quantitative Ausbeute

---

[1] Barrenscheen und Braun: Biochem. Z. **233**, 296 (1931).

schwankte zwischen 70—120%; eine Genauigkeit, die uns genügte, da wir uns zunächst nur über die ungefähre Größenordnung des vielleicht vorkommenden Allylamins unterrichten wollten.

Da das Allylamin bei der gewählten Farbenreaktion ganz andere Reaktionen gibt, mußte es zunächst in Allylalkohol überführt werden. Die Allylaminlösung wurde mit Nitrit und Eisessig geschüttelt, wobei, wie bekannt, das primäre Amin in den entsprechenden Alkohol übergeführt wird. Die Lösung mußte von nitrosen Gasen durch langsames Durchleiten von Luft unter Kühlung befreit werden, da diese Gase sonst die Farbreaktion empfindlich stören; auch hier ergab die Absorptionskurve mit der des Alkohols gute Übereinstimmung; die quantitative Bestimmung ergab eine Ausbeute von ebenfalls 60—120%, was für unsere Zwecke, wie oben gesagt wurde, völlig genügt.

Nach dieser Vorarbeit schritten wir an die Untersuchung von biologischem Material, wobei wir es zunächst mit Eiter versuchten. Die Aufarbeitung z. B. des Eiters geschah in folgender Weise: Eiter wurde zunächst mit Trichloressigsäure enteiweißt, dann die Kohlehydrate durch Kupferkalkfällung möglichst entfernt. Das klare Filtrat, durch Kalkzusatz alkalisch gemacht, in eine gut gekühlte, mit wenigen Kubikzentimetern n/10 HCl beschickte Vorlage abdestilliert: das Destillat, wie oben beschrieben, mit KNO_2 und Eisessig behandelt, Luft unter Kühlung vorsichtig durchgeleitet und jetzt mit Brom und Eisessig behandelt, worauf sich zeigt, daß die einzelnen Destillate in den meisten Fällen Brom entfärben. Dann wird die Lösung — wie oben — mit Schwefelsäure und Kodein versetzt. In über 40 untersuchten Fällen wurde dreimal recht weitgehende Übereinstimmung der Filterkurven des Allylalkohols mit denen der Destillate erzielt, außerdem einmal in einem in ähnlicher Weise behandelten Harn eines Patienten mit schwerer Verbrennung. Die quantitative Bestimmung im Eiter, in dem wir Allyl zunächst qualitativ gefunden haben, ergab Mengen von 2 bis 8 mg-%.

Auch auf *kristallographischem* Wege gelang es uns, die Anwesenheit von Allylamin im Eiter wahrscheinlich zu machen; für den mikrochemischen Nachweis von flüchtigen Aminen kann man sich der Methode von G. KLEIN und M. STEINER[1] sowie von STEINER und LÖFFLER[2] bedienen; das Prinzip der Methode beruht darauf, daß man die Amine in Gasform auf Nitronaphthole einwirken läßt, mit denen sie sehr charakteristisch kristallisierende Verbindungen geben.

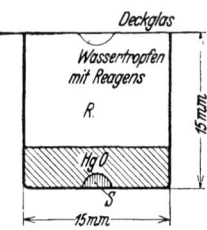

Abb. 24.   Mikrogaskammer (siehe Text).

Man suspendiert einige Kriställchen Nitronaphthol in einem Wassertropfen, der an einem Deckgläschen hängt; mit diesem schließt man eine Mikrogaskammer nach MOLISCH (Abb. 24) ab und läßt jetzt die Amine, die man aus der zu untersuchenden Substanz in der Kammer freigemacht hat, mit Nitronaphthol reagieren. Vorbedingung für das Gelingen des Versuches ist das Fehlen von Ammoniak, der ebenfalls mit Nitronaphtholen reagiert und dessen Reaktionsprodukt die der Amine überdecken kann, zumal in tierischen Sekreten und ganz besonders im Eiter viel Ammoniak und wenig Amine vorhanden sind. WACEK und LÖFFLER[3] umgingen diese Schwierigkeit, indem sie zuerst den Ammoniak durch Behandlung mit gelbem Quecksilberoxyd in alkalischer Lösung entfernten.

[1] KLEIN und STEINER: Jb. Bot. **68**, 602 (1928).
[2] STEINER und LÖFFLER: Jb. Bot. **71**, 463 (1929).
[3] WACEK und LÖFFLER: Mh. Chem. **64**, 161 (1934).

Die von KLEIN und STEINER angegebene Methode wurde von WACEK und LÖFFLER für unsere Zwecke abgeändert; sie gestaltet sich jetzt folgendermaßen:

Auf den Boden eines Mikroglasbechers mit möglichst planem Boden wird die zu untersuchende Substanz in schwach saurer, höchstens neutraler Lösung je nach der Konzentration an Aminen in der Menge von 0,01—0,5 ccm eingebracht; mehr als 10—20 γ an einzelnen Aminen soll die Probe nicht enthalten, da sonst eine quantitative Schätzung, die durch Vergleich mit Lösungen bekannter Konzentration der Größenordnung noch recht gut durchführbar ist, sehr ungenau ist. Man überschichtet hierauf mit gelbem Quecksilberoxyd, so daß nach Aufsaugen der Lösung noch trockenes Oxyd die Oberfläche bildet. Dabei ist darauf zu achten, daß nicht ganz feiner Quecksilberoxydstaub im Gasraum bleibt, da dieser im Wassertropfen mit dem Reagens ein Produkt bildet, das zu Täuschungen führen kann. Man läßt nach dem Zufügen des Quecksilberoxyds das Gemenge am besten ein paar Minuten stehen, dann macht man die Probe alkalisch. Man verlegt durch diese Arbeitsweise die Abtrennung des Ammoniaks, der beim Durchdiffundieren durch die Quecksilberoxydschicht eingefangen wird, in die Gaskammer selbst und erspart dadurch mehrere Arbeitsgänge, so daß man die sonst meist notwendige Anreicherung von Aminen vermeidet und mit sehr kleinen Mengen an Ausgangsmaterial (2 Tropfen Blut oder Eiter) arbeiten kann. Durch stufenweise Erhöhung der Alkalität kann man beim Freimachen der Amine aus der sauren Lösung eine Fraktionierung erreichen, die über die Trennung nur auf Grund der verschiedenen Flüchtigkeit der Amine, die schon KLEIN und STEINER angewendet haben, hinausgeht. Zuerst macht man mit einer Lösung alkalisch, die aus gleichen Teilen einer 5%igen Natriumchloridlösung und einer 5%igen Natriumkarbonatlösung besteht, dann bedeckt man rasch mit einem Deckgläschen, an dem unten ein Tropfen Wasser hängt. In dem Tropfen suspendiert man einige Kriställchen Reagens. KLEIN, STEINER und LÖFFLER benützen α- und β-Dinitronaphthol. Jedes dieser Reagenzien gibt mit den verschiedenen Aminen wohlcharakterisierte Kristalle; das α-Dinitronaphthol hat den Vorteil größerer Empfindlichkeit. Die Reaktionsprodukte zeigen charakteristische „Umlagerungs-" und „Schmelzpunkte", wodurch eine weitere Charakterisierung und Differenzierung der Produkte möglich ist. WACEK und LÖFFLER haben als weiteres Reagens noch Naphthopikrinsäure verwendet; diese gibt wieder ganz andere Kristallformen und ist fast so empfindlich wie α-Dinitronaphthol, so daß auch diese Substanz in Zweifelsfällen mit Vorteil herangezogen werden kann. Nachdem man das Deckglas aufgelegt hat — wobei man sorgfältig darauf achten muß, daß der Wassertropfen nicht den Rand des Glasbechers berührt, weil sonst Lauge in den Tropfen steigen kann, die mit den Reagenzien Salze gibt —, läßt man den Tropfen in der Gaskammer eintrocknen, dann entfernt man das Deckgläschen und untersucht mikroskopisch (erste Fraktion). Zur Bestimmung der Schmelzpunkte bedient man sich eines elektrisch heizbaren Mikroskopiertisches nach KOFLER. Die im Mikroglasbecher verbliebene Substanz versetzt man dann mit einer $2^1/_2$%igen Natronlauge und verfährt dann wie das erstemal (zweite Fraktion); schließlich verwendet man 8%ige Natronlauge (dritte Fraktion).

Bei einem Gemisch von Modellsubstanzen findet man in der ersten Fraktion: Trimethylamin, Dimethylamin und höchstens Spuren von anderen Aminen; in der zweiten Fraktion Dimethylamin und Allylamin, in der dritten Fraktion nur mehr Spuren dieser Amine neben etwas Ammoniak.

Mit dieser Methode sind eine Reihe von verschiedenen Eiterproben untersucht worden. Es gelang auf diese Weise an flüchtigen Aminen Trimethylamin, Dimethylamin sowie *einwandfrei auch Allylamin im Eiter festzustellen*. Allylamin ist nur selten anwesend, doch in dem Falle, wo es sich nachweisen ließ, ist es durch Kristallform, Farbe, Auslöschung, Umlagerungsprodukt und Schmelzpunkt seines Reaktionsproduktes — Eigenschaften, in denen es mit einem Vergleichspräparat aus reinem Allylamin restlos übereinstimmte — mit Sicher-

heit identifiziert worden. Im Harn von Menschen, die das Opfer einer ausgedehnten Verbrennung waren, ließen sich beträchtliche Mengen an Trimethylamin sicherstellen. *Jedenfalls finden sich im Eiter flüchtige Amine; viele erweisen sich im Tierkörper als völlig atoxisch; wirklich schwere Veränderungen
löst nur das Allylamin aus; es ist doch sehr beachtlich, daß sich diese Substanz auch
im Eiter nachweisen läßt.*

Neben dem Allylamin scheinen im Eiter, faulen Fleisch und Bakterienkulturen
auch andere flüchtige ungesättigte Substanzen vorzukommen. Es sei hier
nochmals auf den *Akrolein*nachweis in einzelnen Bakterienkulturen verwiesen.
Viele unter diesen flüchtigen Substanzen, besonders die ungesättigten Amine,
aber auch die entsprechenden Ester, Aldehyde und Alkohole sind synthetisch
außerordentlich schwer darstellbar. Kaum hat man sie in Händen, so gehen sie
in andere Verbindungen über und sind dadurch wieder zu inaktiven Substanzen
geworden. Die präparative Chemie hat sich mit diesen Substanzen wenig beschäftigt, so daß es für ihre präzise Fassung und Identifizierung noch an entsprechenden Methoden fehlt. Mir erschiene eine Klärung dieses ganzen
Problems sehr wünschenswert, doch ist eine endgültige Beantwortung dieser
Frage erst von der präparativen Chemie zu erwarten.

Wir möchten somit unsere Beobachtungen dahin zusammenfassen, *daß sich
sowohl aus toxischem Fleisch, das von notgeschlachteten Tieren stammt, als
auch aus Eiter und Bakterienkulturen flüchtige, Jod und Brom bindende, also
ungesättigte Substanzen nachweisen lassen, die im lebenden Tier toxische Wirkungen
entfalten. Viele dieser so isolierten Substanzen scheinen relativ einfach gebaut,
sind aber chemisch sehr reaktionsfähig. Die Zahl an möglichen Derivaten ist anscheinend sehr groß; vorläufig ist es gelungen, nur Allylamin aus Eiter zu isolieren
und kristallographisch sicherzustellen.*

Im Schrifttum finden sich einige Angaben über das Vorkommen ungesättigter Amine im faulenden Fleisch sowie im eiweißhaltigen Material, das der
bakteriellen Zersetzung zugeführt wurde; abgesehen von ungesättigten Aminen
wurden — soweit ich das sehr zerstreute Schrifttum übersehe — noch folgende
Amine sichergestellt: Methylamin, Trimethylamin, Propylamin, Butylamin,
Isoamylamin. Propylamin kann durch Dekarboxylierung aus Glutaminsäure
und Isoamylamin aus Leuzin entstehen. ACKERMANN,[1] dem wir auf diesem
Gebiete sehr viel verdanken, konnte durch Fäulnisbakterien aus Histidin Histamin gewinnen; es wäre zu wünschen, daß sich für dieses Gebiet der Chemiker
von Fach mehr interessieren wollte; hier sind sicherlich Lorbeeren zu holen.

9. Die akute und chronische Allylamin- und Allylformiatvergiftung.

Auf die Toxizität verschiedener Allylverbindungen ist man schon frühzeitig
aufmerksam geworden; besonders PIAZZA[2] hat sich damit beschäftigt. Ich
arbeitete zuerst mit Allylamin, da es aber schwierig zu beschaffen ist, was
auch mit seiner Labilität zusammenhängt, gebe ich dem *Allylformiat und dem*

---

[1] ACKERMANN: Z. physiol. Chem. **65**, 504 (1910).
[2] PIAZZA: Z. exper. Path. u. Ther. **17**, 318 (1915).

Allylalkohol den Vorzug. Die Vergiftungserscheinungen, die sowohl das Allylamin als auch das Allylformiat bzw. der Allylalkohol zeigen, unterscheiden
sich kaum, dafür hat man aber im Allylformiat die Gewähr eines einheitlichen
und stabilen Körpers, was man selbst vom Hydrochlorid des Allylamins nicht
behaupten kann. Allylformiat ist uns in zuvorkommenster Weise von der
Firma Schering-Kahlbaum in größter Menge zur Verfügung gestellt worden.
Es ist zweckmäßig, die Substanzen abgefüllt in Ampullen zu je 1,0 ccm kühl
aufzubewahren. Nur so sind konstante Ergebnisse zu erzielen. Als Versuchstiere verwendeten wir Hunde und Ratten, an denen sich die einzelnen Intoxi-
kationserscheinungen besonders gut verfolgen lassen.

Allgemeines Symptomenbild. Verabfolgt man einem kräftigen und gesunden
Hund Allylamin oder Allylformiat (50 mg pro Kilogramm Körpergewicht)
subkutan, intravenös, per os oder intraperitoneal, so zeigen sich zunächst
keinerlei Vergiftungserscheinungen. In der ersten Stunde bewegt sich das Tier
genau so wie vor der Injektion; eine rasch einsetzende, also akute toxische
Wirkung macht sich — im Gegensatz zum Histamin — nicht bemerkbar,
selbst wenn das Allylformiat intravenös verabfolgt wird. Die ersten Zeichen
von Krankheit setzen meist erst nach 1—1$\frac{1}{2}$ Stunden ein. Das Tier wird
müde, träge und verkriecht sich. Ungefähr zur selben Zeit beginnt die Bluteindickung und die damit einhergehende Verringerung des Minutenvolumens
bzw. der zirkulierenden Blutmenge.

a) *Blut-Harn-Befund, Erbrechen und Durchfälle, Körpertemperatur.* Die
Erythrozytenzahl beginnt erst nach 1—2 Stunden zu steigen (vgl. Tab. 12).

Tabelle 12. *Erythrozytenanstieg bei Allylformiatvergiftung.*

Versuch Nr.	Erythrozytenzahl in Millionen		
	vorher	nach 2 Stunden	nach 4 Stunden
268	5,33 (ohne Narkose)	5,94	9,17
2	4,57 (ohne Narkose)	6,98	8,94
7	6,67 (ohne Narkose)	10,22	14,88

Ist das Tier z. B. durch Numal betäubt oder hat es sonst ein Narkotikum
erhalten, so bedingt dies auch schon allerdings nur einen geringen Erythrozytenanstieg; kommt jetzt Allylformiat hinzu, so steigen die roten Blutkörperchen
gelegentlich bis auf 14 Millionen; einen solchen Anstieg haben wir wiederholt
beobachtet, so daß man in der *Eindickung des Blutes fast ein Charakteristikum
auch der Allylformiatintoxikation* erblicken kann.

Im Gegensatz dazu zeigt der Eiweißgehalt im Plasma fast keine Änderung;
eine stärkere Eindickung kommt nicht zustande; in der Tab. 13 sind aus einer
größeren Versuchsreihe fünf Beispiele herausgegriffen; aus diesen Zahlen
ergibt sich ein weitgehender Parallelismus zwischen der Histamin- und Allylformiatvergiftung; in beiden Fällen erfolgt eine *entsprechende Eindickung ohne
gleichzeitige Vermehrung des Plasmaeiweißgehaltes.* Der einzige Unterschied
liegt in der zeitlichen Aufeinanderfolge. Bei der Histaminvergiftung kommt es
bereits nach wenigen Minuten zu einer deutlichen Bluteindickung, nach Allylformiat erst nach 1—2 Stunden; dementsprechend liegt es nahe, auch hier mit
einem *Plasmaaustritt* zu rechnen.

Tabelle 13. *Eiweißgehalt des Serums vor und nach Allylformiatdarreichung.*

Versuch Nr.	Eiweißgehalt in Prozenten		
	vorher	nach 2 Stunden	nach 3—4 Stunden
119	7,81	7,39	6,70
302	8,70	9,60	10,29
303	8,19	8,91	8,46
401	7,95	8,03	8,25
407	8,10	8,15	8,20

Die Ähnlichkeit mit der Histaminvergiftung zeigt sich auch im Bereiche des *Magen-Darmkanals:* Wir sehen Erbrechen und Diarrhöen; im Stuhl findet sich Blut und Eiweiß. Mit fortschreitender Eindickung, die — wie erwähnt — nur langsam fortschreitet, verfällt das Tier, so daß es schließlich fast bewegungslos darniederliegt. Auch ohne Narkose entwickelt sich ein Zustand schwerster Benommenheit. Je mehr sich der Zustand verschlimmert, um so schwieriger gestaltet sich der Versuch, Blut aus den Venen zu gewinnen; unmittelbar vor dem Tode wird das Blut hämolytisch. Zu einer ausgesprochenen Anoxämie kommt es im Gegensatz zum Histamin nicht.

Der zunächst reichlich entleerte Harn enthält kaum Eiweiß; unmittelbar vor dem Tode versiegt die Harntätigkeit. Der Exitus erfolgt beim mit Numal narkotisierten Hund meist nach 4—5 Stunden, wenn man sich an die oben angegebene Allylformiatdosis hält. Gegen Ende des Versuches sinkt die Körpertemperatur.

b) *Kreislauf.* Wegen der Ähnlichkeit mit der Histaminvergiftung habe ich auch den Kreislauf verfolgt. Der arterielle Blutdruck hält sich lange hoch; dasselbe gilt auch von der Blutmenge, dem Venendruck und der Herzgröße; alle Veränderungen, die sonst ein Charakteristikum des Kollapses darstellen, sind auch bei der Allylformiatvergiftung zu sehen, nur mit dem Unterschied, daß sie sich im Gegensatz zur Histaminintoxikation *ganz langsam* entwickeln. Im folgenden gebe ich die Tabelle 14, die das Kreislaufverhalten während einer Allylaminintoxikation aufzeigt; Allylamin wirkt im allgemeinen rascher als Formiat.

Tabelle 14. *Kreislaufverhalten bei akuter Allylaminvergiftung.*

	Zeit	Femoralisdruck mm Hg	Minutenvolumen ccm	Z'rkulierende Blutmenge	Venendruck cm H_2O
Hund, 20 kg, erhält 1,4 g Allylamin s. c.	vorher	100	2000	2970	40
	nach 25 Min.	140	2270	—	30
	nach 45 Min.	60	1940	—	20
	nach 65 Min.	50	1070	1427	5
Hund, 19 kg, erhält 1,4 g Allylamin s. c.	vorher	140	1275	2420	35
	nach 45 Min.	70	477	—	20
	nach 80 Min.	65	307	1334	10

Wir haben die Wirkung von Allylformiat auch am Starlingschen Herz-Lungen-Präparat geprüft. Ein wesentlicher Einfluß im Sinne einer kardialen

Schwächung läßt sich die längste Zeit nicht erkennen; erst knapp vor dem völligen Zusammenbruch (Ventrikelflimmern) setzt Steigerung des Venendruckes ein.

c) *Eiweißfraktionen im Plasma*. Da die Veränderungen der Plasmazusammensetzung für das Verständnis des ganzen Vorganges von Bedeutung sind, haben wir auch in dieser Richtung Untersuchungen angestellt. Der prozentuelle Gesamteiweißgehalt im Plasma zeigt während der Allylvergiftung nur geringe Veränderungen. Das Fibrinogen nimmt ab, was wohl damit zusammenhängt, daß gegen Schluß des Versuches das Blut ungerinnbar wird.

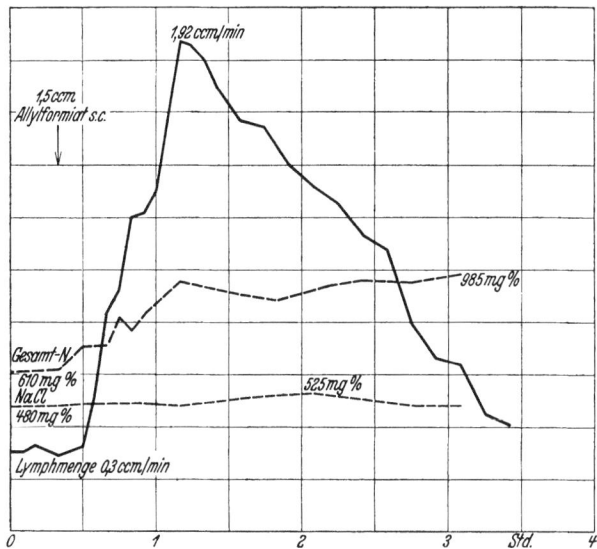

Abb. 25. Lymphmenge, Eiweiß- und Chlorgehalt der Lymphe nach subkutaner Allylformiatgabe.

Tabelle 15. *Albumin-Globulin-Quotient im Blutserum.*

Versuch Nr.	Vorwert	1 Stunde	2 Stunden	3 Stunden
		nach der Allylamininjektion		
120	2,08	1,84	3,08	2,69
121	3,10	1,57	2,57	2,44
302	1,69	1,69	1,87	1,29
303	1,24	1,24	0,83	1,37

Wie die Tab. 15 zeigt, kommt es in drei von vier Fällen zu einem Absinken, darauf zu einem neuerlichen Anstieg des Albumin-Globulin-Quotienten; da sich, wie schon früher gesagt wurde, der Gesamteiweißgehalt nur wenig ändert und wir während der Allylintoxikation wegen der Erythrozytenvermehrung ebenfalls mit einem Austritt von eiweißhaltiger Flüssigkeit aus den Blutbahnen zu rechnen haben, so kann das Verhalten des Albumin-Globulin-Quotienten nur in der Weise gedeutet werden, daß zunächst Albumin die Gefäße verläßt und daß dies vermutlich der Grund ist, warum zunächst die Globuline prozentuell in die Höhe gehen. Erst mit fortschreitender Vergiftung tritt auch das gröber disperse Globulin in das Gewebe über. Parallel dazu ändert sich auch der onkotische Druck und die Blutsenkung.

d) *Verhalten der Lymphe.* Noch deutlicher tritt die Albuminurie ins Gewebe in Erscheinung, wenn man gleichzeitig mit der Blutveränderung auch den Lymphfluß (Ductus-thoracicus-Lymphe) verfolgt (vgl. Abb. 25 u. 26 und Tab. 16); schon wenige Minuten nach der subkutanen Injektion von Allylformiat setzt eine Vermehrung der Lymphmenge ein, die dann im Verlaufe der Vergiftung

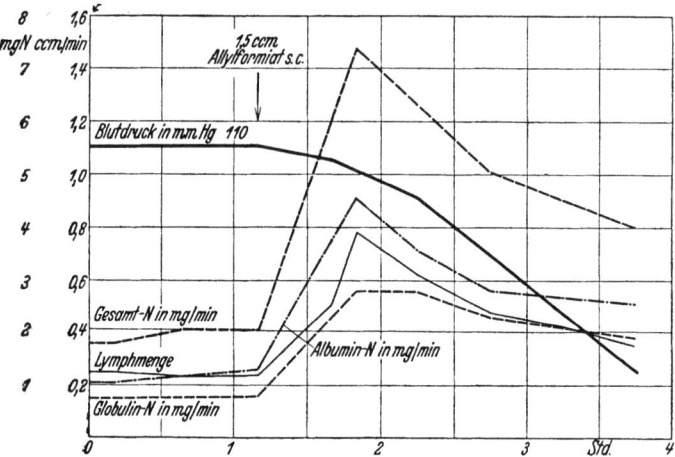

Abb. 26. Lymphmenge und Blutdruck vor und nach Allylformiat. Gesamt-N, Albumin- und Globulin-N in Milligramm pro Minute.

gelegentlich bis auf das Zehnfache ansteigt, um nach einiger Zeit — bei fallendem Blutdruck — wieder abzusinken. Bald nach der Injektion kommt es auch zum Übertritt einzelner Erythrozyten. In dem Maß als die Zahl der roten Blutkörperchen im Blut ansteigt, vermehrt sich auch der Hämoglobingehalt in der Lymphe; der Erythrozytengehalt kann schließlich eine Höhe von mehreren Millionen im Kubikmillimeter erreichen.

Tabelle 16. *Zusammensetzung der Duktuslymphe während der Allylvergiftung.*

Zeit in Minuten	Menge pro Minuten	Gesamt N	Rest N	Albumin N	Globulin N	Albumin/ Globulin	Chlor in mg-%
30	0,16	630	25	387	218	1,77	649
			1,4 ccm Allylformiat subkutan				
15	0,23						
15	0,24						
15	0,23						
15	0,85	934	31	635	268	2,37	643
15	0,83		Zunächst Umschlag ins Gelbliche, dann deutlich hämorrhagisch				
15	1,00						
15	0,66	957	34	545	368	1,44	643
10	0,74		Dauernde Zunahme der Hämorrhagie				
15	0,62	1004	37	527	440	1,20	655
15	0,38		Lymphe tief dunkel wie Blut				
15	0,45						
15	0,41	1002	37	571	454	1,26	655

Der Eiweißgehalt nimmt während des ganzen Versuches — auch zur Zeit des Absinkens der Lymphmenge — kontinuierlich zu; schließlich ist der Eiweißgehalt der Lymphe fast identisch mit dem des Plasmas. Die Untersuchung der Eiweißfraktionen zeigt häufig Veränderungen, die mit dem oben beschriebenen des Blutserums im Einklang stehen. Es kommt zunächst (vgl. Abb. 25) zu einem Anstieg des Albumin-Globulin-Quotienten als Folge der vermehrten Albuminabwanderung; steigt im Blute der Albumin-Globulin-Quotient wieder an, so sinkt er in der Lymphe ab, anscheinend deswegen, weil jetzt neben dem Albumin auch reichlich Globulin — in einem dem Plasma entsprechenden Verhältnis — die Kapillaren verläßt. Gelegentlich ist dieses Verhalten besonders deutlich zu erkennen, wenn man nicht nur den Prozentgehalt der Lymphe an Albumin und Globulin, sondern auch die in der Zeiteinheit durchtretenden Mengen berücksichtigt; wie sich aus der Tab. 16 ergibt, tritt in dem gewählten Versuch vorerst tatsächlich viel mehr Albumin als Globulin in die Lymphe über. Mit fortschreitender Vergiftung steigt dann das Globulin an, so zwar, daß schließlich zu einer Zeit, in der die Lymphorrhöe einschließlich Albuminübertritt bereits deutlich abfällt, das Globulin immer noch in gleichem Ausmaß überwiegt; daß dieses Verhalten der Lymphe nicht bloß auf das Wurzelgebiet des Ductus thoracicus beschränkt bleibt, ergab sich aus der Untersuchung der Halslymphe (vgl. Tab. 17); wir sehen hier ganz dasselbe Ansteigen der Lymphmenge und des Eiweißgehaltes.

Tabelle 17. *Lymphe aus einer Halsfistel*
(24 kg schwerer Hund).

Zeit der Untersuchung nach der Allylvergiftung	Menge in ccm pro Minute	N-Gehalt in mg-%
Vorwert	0,1	469
2 ccm Allylformiat subkutan		
10	0,06	577
18	0,1	
33	0,2	
38	0,3	
41	0,6	
49	0,5	619
50	0,2	
65	0,15	

e) *Leberpreßsäfte.* Auch durch Untersuchung des Leberpreßsaftes läßt sich die Albuminurie ins Gewebe sicherstellen. Wir gingen in der Weise vor, daß die in feine Scheiben zerlegte Leber rasch in Kohlensäureschnee eingefroren und dann mit Quarzsand oder Kieselgur verrieben wurde. Aus dem Brei läßt sich mittels der Buchnerschen Presse Organsaft gewinnen; darin wird der Gesamt-N, die Albumin- und Globulinfraktionen sowie der Rest-N ermittelt, dasselbe geschieht im Plasma. Kontrolluntersuchungen, die mit verschiedenen Teilen der gleichen Leber angestellt werden, müssen gut miteinander übereinstimmende Resultate ergeben. In zwei anderen Versuchen wurde zunächst in Äthernarkose ein Stück Leber entfernt und verarbeitet. Dann wurde die Allylformiatvergiftung eingeleitet und auf der Höhe der allgemeinen Schädigung

nochmals ein Leberstück entfernt. Wie aus Tab. 18 zu entnehmen ist, steigt
in der Leber der Albumin-Globulin-Quotient an, während er im Blute sinkt.
Im Falle I ist er schließlich höher als der des Blutes, so daß der Einwand, der
Albumin-Globulin-Quotient im Leberpreßsaft nach der Vergiftung könnte
durch einen höheren Blutgehalt der Leber vorgetäuscht werden, wegfällt.

Tabelle 18. *Albumin-Globulin-Quotient im Leberpreßsaft
beim Hund.*

Nr.		Albumin-Globulin-Quotient	
		Vor der Allylvergiftung	$1^1/_2$ Stunden nach der Vergiftung
I	Leberpreßsaft	0,62	1,2
	Blutserum	0,78	0,52
II	Leberpreßsaft	0,60	0,76
	Blutserum	1,48	0,91

Diese Beobachtung fügt sich in den Rahmen der übrigen gut ein, denn sie zeigt,
daß *die Gewebe im Lauf einer Allylformiatintoxikation wesentlich albuminreicher
werden, was bei der relativen Albuminverarmung des Blutes und dem Ansteigen
des Albumins in der Lymphe auf Durchsickern einer vorwiegend albuminhaltigen
Flüssigkeit bezogen werden muß.*

f) *Pfortaderdruck.* Bei der Deutung der Allylformiatlymphorrhöe, die wir
auf den Plasmaaustritt aus den Kapillaren beziehen, könnte der Einwand erhoben werden, daß die Lymphorrhöe in gleicher Weise zustande kommt, wie
dies PICK für die Histaminvergiftung angenommen hat, so daß wir neben der
Permeabilitätsstörung auch mit einer Lebervenensperre zu rechnen hätten.
Um diesen Einwand zu entkräften, mußte nachgesehen werden, wie sich der
Pfortaderdruck während der Allylvergiftung verhält. Wir verfolgten neben
dem arteriellen Druck den Venendruck sowohl in der Jugularis wie in der Pfortader. Erst knapp vor dem Tode kommt es zu einer mäßigen Steigerung des
Pfortaderdruckes, also zu einer Zeit, in der die Lymphorrhöe bereits längst
abgeklungen war, während in der Zeit des stärksten Lymphstromes der Pfortaderdruck keine Änderung aufweist. Dieser Befund scheint eindeutig dafür zu
sprechen, *daß sich Allylformiat wohl kaum auf dem Umweg einer Lebervenensperre
Geltung verschafft und daher auch die Lymphorrhöe kaum auf Steigerung des Pfortaderdruckes allein beruht.*

g) *Histamingehalt des Blutes.* Auch die Untersuchung des Blutes auf das
Vorkommen größerer Histaminmengen oder wenigstens histaminähnlicher
Substanzen, deren Anwesenheit schon im Hinblick auf die fehlende Pfortaderdrucksteigerung unwahrscheinlich ist, ergab mit der Methode von GUTTENTAG
(Prüfung am Meerschweinchendarm und an der atropinisierten Katze) ein negatives Resultat. Dieser Befund erscheint mir deswegen so wichtig, weil DALE
mir gegenüber — allerdings nur anläßlich einer persönlichen Aussprache —
die Meinung vertrat, die Wirkung der unterschiedlichen Allylverbindungen
könnte vielleicht auf einer Mobilisation von Histamin beruhen.

h) *Unterschied in der Wirkung von Allylformiat und Allylamin.* Allylamin
zeitigt im wesentlichen eine ganz ähnliche Wirkung wie das Allylformiat; es

kommt zu einer starken Bluteindickung, zu Lymphorrhöe und Plasmaübertritt in die Gewebe und zu den typischen Kreislaufveränderungen wie bei einem schweren Kollaps.

Im einzelnen bestehen allerdings Unterschiede zwischen den Wirkungen beider Substanzen. Bei der Allylaminvergiftung tritt der Tod rascher ein als nach Allylformiat; auch das war ein Grund, dem Allylformiat den Vorzug zu geben, um das Krankheitsbild durch längere Zeit hindurch beobachten zu können. Während unter Allylformiat der Blutdruck bis zum Tode langsam und gleichmäßig absinkt, kommt es bei der Allylaminvergiftung oft schon nach 20 Minuten zu einem ziemlich akuten Sturz des Blutdruckes — gelegentlich bis auf die Hälfte des Anfangswertes. Auf dieser Höhe hält sich dann der Druck längere Zeit; der Eiweißgehalt des Plasmas steigt mitunter ein wenig an, wohl als Ausdruck dafür, daß hier verhältnismäßig mehr Wasser als Eiweiß die Gefäße verläßt. Die Lymphorrhöe unter Allylamin ist vielleicht geringgradiger als die unter Allylformiat, immerhin zeigt die Lymphe bis zum Tode des Tieres den charakteristischen Eiweißanstieg. Jedenfalls löst auch das Allylamin eine typische Albuminurie ins Gewebe aus.

i) *Intermediäre Stoffwechselwirkung des Allylformiats.* Mehr oder weniger alle Allylpräparate wirken lokal reizend; das gilt auch vom Allylformiat bzw. vom Allylamin; dieser schädigende Einfluß wirkt sich auch auf Mikroorganismen aus, denn wenn wir zu Hefezellen Allylformiat zusetzen, so wird die glykolytische Wirkung weitgehend gehemmt; darauf haben wir bereits in der „Serösen Entzündung" 1935, S. 101, aufmerksam gemacht. Die Beobachtungen von FLECKENSTEIN[1] bedeuten daher für uns keine Überraschung, soweit es sich um die Untersuchungen an Hefezellen handelt; daß eine lokal reizende Wirkung, wie sie dem Allylformiat zukommt, auch eine dem Organismus entnommene Froschhaut noch weiter schädigt, darf uns nicht wundern. Der verminderte Sauerstoffverbrauch des Leberbreis allylformiatvergifteter Meerschweinchen ist uns nicht entgangen; auch in der ersten Mitteilung von KAUNITZ-SELZER[2] (Klin. Wschr. 1937/II) kommt dies zum Ausdruck; wie aus der Abb. 1 dortselbst hervorgeht, zeigt die mit Allylformiat vergiftete Leber den niedrigsten Anfangswert, während die gesunde Leber den höchsten Sauerstoffverbrauch erkennen läßt. Ich leugne daher keineswegs die Möglichkeit, daß das Allylformiat auch zu einer schweren Störung des Zellstoffwechsels führen kann; das Wesentliche war uns zunächst die Festlegung der Tatsache, daß es unter dem Einflusse von Allylsubstanzen zu einer Schädigung der Kapillarwand und damit zu einer Albuminurie ins Gewebe kommt; anerkennt man die Möglichkeit einer Stoffwechselschädigung, dann ist es eigentlich selbstverständlich, daß darunter auch der Glykogenaufbau bzw. -abbau leidet; jüngst haben BEIGLBÖCK und BERTSCHINGER[3] bei der tödlichen Allylformiatvergiftung weißer Ratten einen tiefen Abfall des Leberglykogens festgestellt, und ich bin überzeugt, wenn man in anderer Richtung darauf achten würde, ließe sich noch so manche Änderung im intermediären Stoffwechsel erkennen.

Zusammenfassung. Überblickt man die biologischen Auswirkungen einer

---

[1] FLECKENSTEIN: Arch. exper. Path. (D.) **203**, 151 (1943).
[2] KAUNITZ-SELZER: Z. exper. Med. **202**, 308 (1938).
[3] BEIGLBÖCK-BERTSCHINGER: Klin. Wschr. **1943**, 249.

akuten Allylformiat- bzw. Allylaminvergiftung, so ergeben sich bezüglich des Kreislaufes, der Eiweißschwankung im Blute, der Lymphe und der Gewebe weitgehende Analogien zum Histamin; auch hier ist der Kollaps vermutlich auf eine Kapillarläsion zu beziehen. *Die Kapillarwandungen haben aufgehört unter dem Einfluß von Allylformiat noch semipermeable Membranen zu sein, weil sie nicht mehr imstande sind, die Blut-Eiweißkörper in den Blutbahnen zurückzuhalten.* Dies äußert sich in einer Zunahme der Erythrozyten ohne gleichzeitige Eindickung der Plasmaeiweißkörper. Zuerst tritt das relativ kleinmolekulare Albumin aus; je weiter aber die Kapillarläsion fortschreitet, desto mehr beteiligt sich an dem Durchtritt auch das Globulin; schließlich wird die Kapillarmembran auch für Erythrozyten durchlässig. In dem Durchsickern von Bluteiweiß ins Interstitium der Leber sehe ich den direkten Beweis einer Albuminurie ins Gewebe. Die Eiweißzunahme in der Lymphe kann als indirekter Beweis angesehen werden, daß unter Allylformiat Albumin die Blutbahn verläßt. Das Versagen des Kreislaufes ist nicht einheitlich zu beurteilen; sicherlich spielt

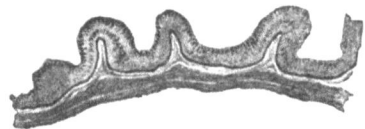
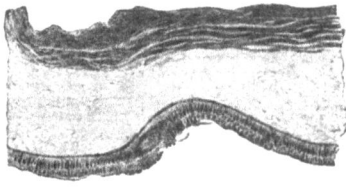

A   B

Abb. 27. Schnitte durch die Magenwand. A normaler Magen, B Magen bei Allylformiatvergiftung.

dabei auch die Verringerung der Blutmenge eine entscheidende Rolle, zumal die Quantitäten der aus den Blutbahnen ausgetretenen Plasmamengen keineswegs als gering anzusehen sind. Dementsprechend habe ich hier auch von einem *protoplasmatischen Kollaps* gesprochen und damit *im Gegensatz zum hämodynamischen Kollaps zum Ausdruck bringen wollen, daß die Verringerung der Blutmenge bei der Allylformiatvergiftung vor allem auf Plasmaverlust zu beziehen ist und weniger auf eine Versackung der Erythrozyten in den Blutdepots infolge Lähmung des Vasomotorenzentrums.*

Der morphologische Befund bei der Allylformiatvergiftung.

Die Annahme, daß es sich bei der Allylintoxikation um eine schwere Kapillarläsion handelt, findet in der histologischen Untersuchung der verschiedensten Organe eine weitgehende Bekräftigung. Schon die *makroskopische* Betrachtung gestattet in dieser Richtung manchen Rückschluß.

Im wesentlichen zeigt die Sektion, die tunlichst unmittelbar nach dem Tode durchzuführen ist, Verhältnisse, die außerordentlich an die bei der Histaminvergiftung erinnern und damit auch an jene schweren Veränderungen, die wir in der menschlichen Pathologie nach schweren Nahrungsmittelvergiftungen, aber auch sonst im Rahmen vieler Krankheitsbilder zu sehen gewohnt sind. Makroskopisch steht auch hier die schwere *hämorrhagische Gastritis und Duodenitis* im Vordergrunde. Die Schleimhaut ist verdickt und aufgelockert, sie ist mit blutig-glasigem Schleim bedeckt. Der Mageninhalt reagiert nicht sauer wie bei der Histaminvergiftung. Eine Verbreiterung des Raumes zwischen Schleimhaut und Muskularis ist schon mit freiem Auge deutlich zu erkennen, wodurch die Magenwand auf das 2—3fache verdickt erscheint (vgl. Abb. 27). Die düsterrote Verfärbung der Magenschleimhaut ist besonders im Fundusteil sehr ausgesprochen, während die geschilderte Verdickung der Submukosa besonders im präpylorischen Teile zu sehen ist. Geschwürsbildungen, wie wir sie bei der Histaminvergiftung sehen können, kommen bei der Allylvergiftung in der Regel nicht vor, was vermutlich mit der mangelnden Salzsäurebildung zusammenhängt. Auch im Duodenum ist die Schleimhaut stark gerötet und verdickt, der Dünndarm bleibt meist verschont, während der Dickdarm wieder stärker befallen ist; auch hier findet sich reichlich blutiger Schleim auf düsterrot gefärbter und verdickter Schleimhaut.

Die *Leber* ist groß und blutreich; von der Schnittfläche fließt reichlich Flüssigkeit ab; die verbreiterten periportalen Felder sinken auf der Schnittfläche deutlich ein. Die *Gallenblase* ist oft vom Leberbett durch eine auch bei einem kleinen Hund etwa 4 mm breite Schicht abgehoben, die schon dem freien Auge als ödematös verdickte Bindegewebslage imponiert (vgl. Abb. 28). Die Schwellung erfaßt Fundus und Halsteil der Gallenblase ziemlich gleichmäßig. Im Bereiche des freien An-

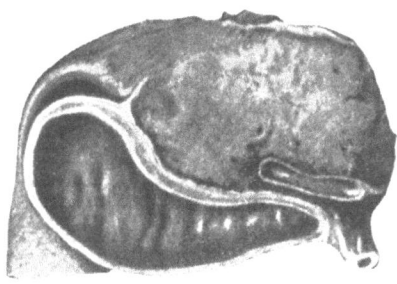

Abb. 28.   Gallenblasenödem mit Ödem des Leberbettes bei Allylformiatvergiftung.

teiles der Gallenblase, die nach Allylformiatvergiftung meist beträchtlich erweitert ist, erscheint die Verdickung der Wand weniger ausgesprochen. In zahlreichen Fällen erkennt man bereits mit freiem Auge eine blutige Durchtränkung des ödematösen Gallenblasenbettes.   Die Gallenblasenschleimhaut zeigt keinerlei auffällige Veränderung.   Das eiweißreiche Ödem des Gallenblasenbettes kommt besonders deutlich zum Ausdruck, wenn man das Haitingersche Verfahren zu Rate zieht (Abb. 29 a, b).

Die *Milz* ist kontrahiert; wenn der tödliche Schock ausbleibt, so erscheint sie vergrößert und außerordentlich blut- und flüssigkeitsreich. Am *Herzen* sind meist keine Veränderungen zu erkennen; der Mundel bleibt kräftig, die Klappen erscheinen unverändert. Die *Lungen* sind sehr ⠄⠄⠄treich; das *Gehirn* bietet die Zeichen eines beträchtlichen Ödems.

Die histologische Untersuchung der einzelnen Organe zeigt Veränderungen, die weitgehend an jene erinnern, die Rössle „seröse Entzündung" nennt. Die meisten Befunde sind bereits an Paraffinschnitten gut zu erkennen, treten aber noch viel deutlicher bei der Einbettung in Gelatine oder Zelloidin hervor; die Untersuchung von Gefrierschnitten muß deswegen öfter zur Kontrolle herangezogen werden, um dem Einwande zu begegnen, daß einzelne Bilder auf Schrumpfung, bedingt durch die Paraffineinbettung, zu beziehen seien.

Auch hier ist die Wahl des Fixationsmittels von großer Bedeutung; das Wichtigste ist darüber schon gesagt worden; großen Wert lege ich auf die Fixation in Carnoyscher Flüssigkeit oder in Alkoholformol; es kommt dabei sicher auch zu Schrumpfungsvorgängen, aber von entscheidender Bedeutung ist das bessere *Hervortreten des interstitiellen Bindegewebes*. Ich kenne kaum eine andere

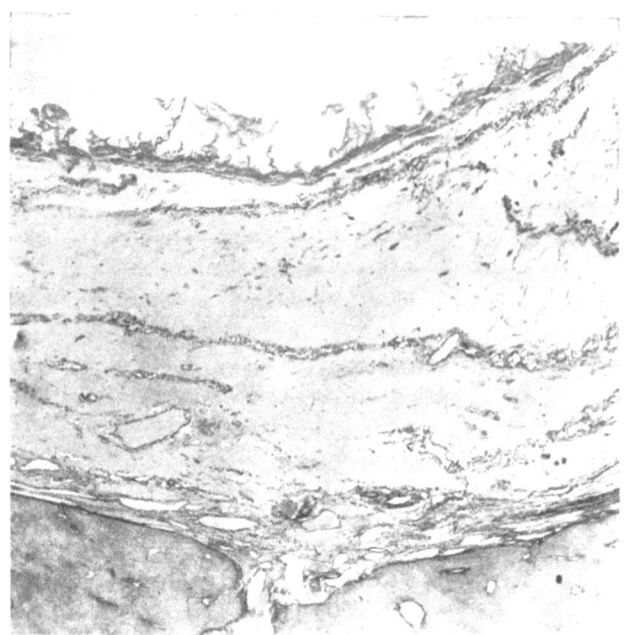

Abb. 29 a. Gallenblasenödem bei akuter Allylformiatvergiftung (H. E.-Färbung).

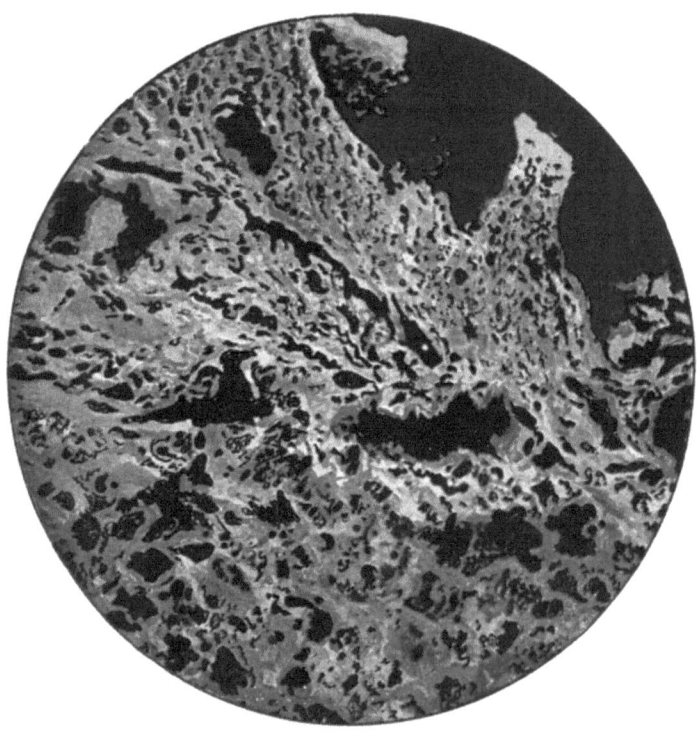

Abb. 29 b. Schnitt aus demselben Organ wie 29 a, aber nach HAITINGER gefärbt.
Das ausgetretene Plasma erscheint rotbraun.

Fixation, nach der die Beschaffenheit der Kapillaren so deutlich hervortritt wie gerade bei Härtung in Carnoyscher Flüssigkeit.

Das histologische Bild des Magens bietet ähnliche Veränderungen, wie wir sie bei der Histaminvergiftung gesehen haben. Die bereits mit freiem Auge sichtbare starke Verbreiterung der Submukosa erweist sich im Schnitt als ödematöse Durchtränkung der normalerweise nur sehr dünnen und lockeren Bindegewebsschicht. Gerade dieses Verhalten gestaltet sich bei der Gelatineeinbettung besonders eindrucksvoll (vgl. Abb. 28). In dem hochgradig ödematösen Gewebe

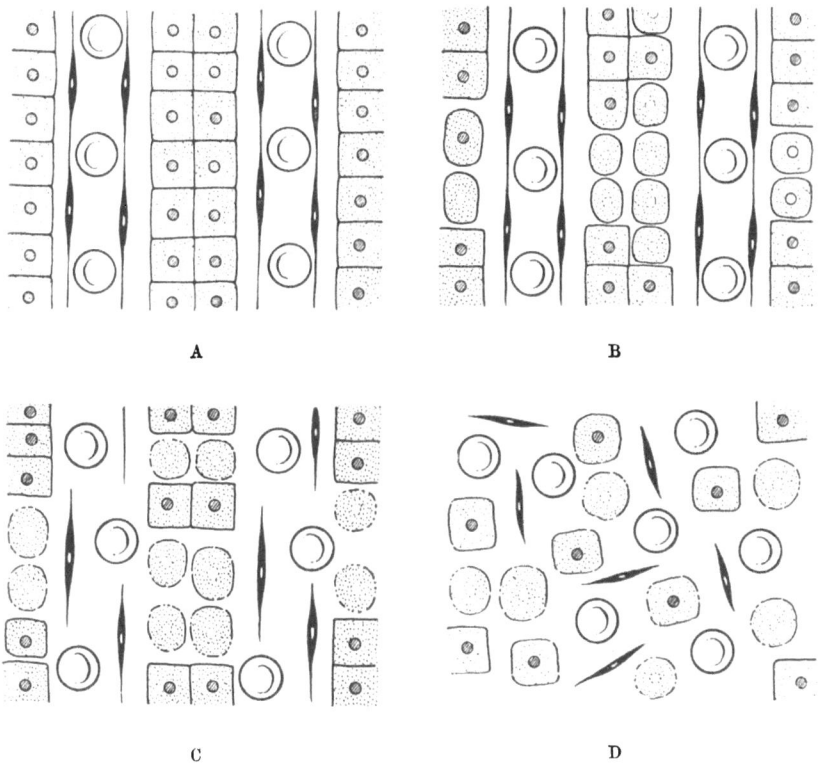

Abb. 30. Schematische Darstellung der Leberveränderungen bei der akuten Allylformiatvergiftung. A Erweiterung der Disseschen Räume, B Störung des Gefüges der Leberzellbalken mit Degenerationserscheinungen an den Zellen, C Durchtritt von roten Blutkörperchen in die Disseschen Räume, D Auflösung der Struktur.

finden sich zahlreiche, von Endothel ausgekleidete breite Räume, die erweiterten Lymphgefäßen entsprechen. Stellenweise sieht man Erythrozyten außerhalb der Gefäße. Die zelligen Elemente der Schleimhaut werden durch das Ödem auseinandergedrängt. Auch die Lymphkapillaren sind mächtig erweitert, desgleichen die Blutkapillaren, die gelegentlich ein so weites Lumen darbieten, daß man sie mit Venen verwechseln könnte. Nicht selten sind auch hier Blutaustritte aus den Kapillaren zu beobachten. Das *Duodenum* bietet ähnliche Bilder.

Die histologisch erkennbaren Schädigungen der *Leber* sind weitgehend von der Dauer, bzw. dem Grade der Vergiftung abhängig. Zunächst fällt wohl in allen Stadien neben einer hochgradigen Blutfülle der Kapillaren die Erweiterung der Disseschen Räume auf (vgl. Schema A der Abb. 30). Die Kupfferschen Sternzellen und die mit ihnen verbundenen Kapillarwände sind von den Leberzellen abgehoben (Kapillarmobilisation im Sinne von RÖSSLE). Bei entsprechender Fixation und Färbung (MALLORY oder BIELSCHOFSKY-MARESCH) sind die Disseschen Räume sehr gut zu erkennen und von einer krümeligen Masse (Eiweißgerinnsel) erfüllt. Ist der Zerstörungsprozeß bereits fortgeschritten, so machen sich an den Leberzellen Zeichen von Degeneration, Verfettung und schlechte Kernfärbbarkeit bemerkbar. Endlich kann, besonders in der Umgebung der peripheren Felder (dies im Gegensatz zur Histaminvergiftung mit der vorzugs-

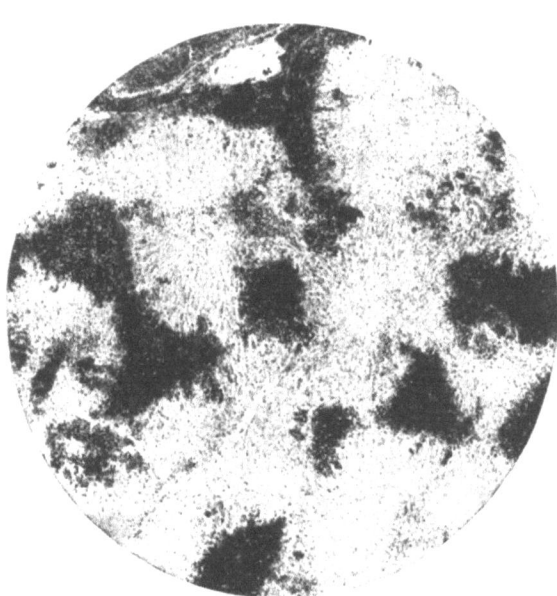

weisen zentralen Schädigung), das Gefüge der Leberzellbalken selbst schwere Schädigungen erfahren (vgl. Schema B, Abb. 30). Bei weiterer Entwicklung der Kapillar- und Zellschädigung erscheint jetzt die Schranke zwischen Blutraum und Interstitium vollständig aufgehoben, zumal jetzt zwischen den Leberzellen ein einziger, meist von Blut erfüllter Hohlraum entstanden ist, der den zerstörten und nunmehr ineinandergeschobenen Kapillaren und dem Disseschen Raum entspricht. Schließlich kommt es dazu, daß große, von blutiger Flüssigkeit erfüllte Räume, ,,Blut-

Abb. 31. Ausgedehnte hämorrhagische Destruktion an der Leberläppchenperipherie bei einem mit Allylformiat vergifteten Hund.

seen", entstehen, in denen einzelne losgelöste Leberzellen neben Erythrozyten und freiliegenden Kupffer-Zellen zu sehen sind (vgl. Schema D, Abb. 30). Derartige Areale mit völliger Auflösung der Struktur finden sich an verschiedenen Stellen des Leberläppchens, *besonders aber an der Läppchenperipherie* oder unmittelbar angrenzend in der Nähe der periportalen Felder. Manchmal kommt es durch Hämorrhagien sogar zu ausgedehnter Zerstörung der gesamten Läppchenperipherie, wodurch die Läppchenzeichnung sehr deutlich zu erkennen ist (vgl. Abb. 31). Der Prozeß einer ödematösen Durchtränkung und Gewebsauflockerung ist nicht nur im Leberparenchym, sondern in gleicher Weise auch in den interazinösen bzw. periportalen Räumen zu beobachten. Zunächst treten die beim Hunde schon normalerweise recht weiten Lymphgefäße der periportalen Felder deutlich hervor. Das Zellgewebe der Räume ist ebenfalls hochgradig ödematös aufgelockert, wodurch Gallengänge bzw. Gefäße weit auseinandergedrängt werden. Auch hier kommt es schließlich, ähnlich wie im Leberparenchym, zu Blutaustritten. Histologische Zeichen einer Lebervenensperre sind nirgends zu sehen: im Gegenteil, in vorgeschrittenen Stadien kommt es innerhalb der Drosselmuskel der Lebervenen sogar zu Hämorrhagien. *Eigentümlich ist das Verhalten der weißen Blutkörperchen.* Nirgends kommt es zu einer Leukozytenansammlung, bzw. zu einem reichlichen Übertritt von weißen Blutzellen; gleiches betont auch RÖSSLE für die sogenannte „seröse Entzündung" der menschlichen Leber.

Im ödematös verbreiterten Gallenblasenbett erscheint das lockere kollagene Netzwerk, das normalerweise das Substrat der Tunica subserosa bildet, weit auseinandergedrängt. Es umspinnt die in großer Menge vorhandenen geronnenen Eiweißmassen, die gelegentlich auch Fibrinreaktion geben. Auch hier fällt im lockeren Gewebe die große Zahl erweiterter Lymphgefäße auf, an manchen Stellen kommt es auch zu Blutaustritten. Das Ödem beschränkt sich auf die reichlich Gefäße und Nerven führende Tunica subserosa, läßt aber die Schleimhaut und Muskelschichten frei (vgl. Abb. 29). Die erweiterten *Lymphgefäße* der Tunica subserosa können zur Erklärung dieses eigentümlichen Ödems des Gallenblasenbettes, das übrigens OPIE[1] auch bei der Kantharidinvergiftung beschrieben hat, herangezogen werden. Die Lymphgefäße und wahrscheinlich auch das Interstitium der Gallenblase stehen, wie besonders die Untersuchungen von SUDLER[2] und NAKASCHINA[3] gezeigt haben, mit den Zwischenräumen des Leberparenchyms in ausgedehnter Verbindung. Das Vorkommen eines weitverzweigten, interstitiellen Spaltsystems, das von der Gegend der periportalen Felder seinen Ausgang nimmt und sich entlang der Gallengänge und Pfortaderverzweigungen einerseits zur Gallenblase, anderseits zur Leberkapsel ausbreitet, habe ich bereits erwähnt. In diesem *großen Bindegewebsraum* liegen auch die Lymphgefäße, die sich ebenso wie die Blutkapillaren an der Aufsaugung des Ödems beteiligen. Kommt es bei der ödematösen Durchtränkung der Leber zu einer Drucksteigerung innerhalb der Disseschen Räume oder im Lymphgefäßsystem, das sich vor allem in den periportalen Feldern und in der Glissonschen Kapsel bemerkbar macht, so kann sich das Leberödem auch auf das Gallenblasenbett ausdehnen; in dem Sinne bildet das Interstitium der Gallenblasenwand samt ihrer bindegewebigen Umgebung gleichsam ein Steigrohr bzw. Niveaugefäß, das uns über die Druckverhältnisse innerhalb der intrahepatischen Gewebsräume Aufschluß gibt, findet sich daher ein *Gallenblasenödem, so kann dies als Zeichen einer gesteigerten Flüssigkeitsansammlung innerhalb des Leberparenchyms diagnostisch verwertet werden.*

Das *histologische Bild der Gefäße* wäre noch kurz zu streifen: Bei mit Allylformiat vergifteten Tieren erscheint die Lichtung der größeren und besonders der kleineren Arterien oft sehr eng, dagegen die Wandung verdickt, die Gefäße wie kontrahiert. Unter Umständen sind auch eigentümliche Vakuolenbildungen in allen Wandschichten zu sehen, was den Gedanken aufkommen läßt, es könnte sich hier vielleicht um eine ödematöse Durchtränkung der Gefäßwand handeln. Manchmal erscheint auch das Endothel der Arterien und Venen abgehoben, wodurch subendotheliale kleinste Hohlräume entstehen, die von scholligen Massen erfüllt sind. In ihnen finden sich gelegentlich sogar Erythrozyten. Nicht selten kann man rote Blutkörperchen auch in der Wandschicht kleiner Gefäße bemerken;

---

[1] OPIE: J. exper. Med. (Am.) **16**, 831 (1912).

[2] SUDLER: Bull. Hopkins Hosp., Baltim. **12**, 126 (1901).

[3] NAKASCHINA: Acta Scholae med. Kyoto 9, 225 (1926).

die schützende Membran, die von der Endothelschicht der Gefäße gebildet wird, hat anscheinend unter dem Einfluß des Allylformiats Schaden gelitten und läßt nicht nur Plasma, sondern sogar zellige Elemente aus dem Blut ins Parenchym der Gefäßwand übertreten; unter physiologischen Verhältnissen darf nur Blutwasser das Endothel passieren, unter pathologischen Bedingungen kann sich aber hier etwas Ähnliches abspielen wie im Kapillarbereich, denn auch die Intimamembran kann ihren semipermeablen Charakter verlieren.

Im mit Allylformiat vergifteten Hundeorganismus zeigen sich auch eigentümliche Veränderungen an den Bindegewebsfasern. Dies gilt nicht nur vom Lebermesenchym, sondern von allen betroffenen Organen. *Mehr oder weniger alle Bindegewebsfasern, vor allem die Gitterfasern, erscheinen gequollen.* Ähnlich wie KLINGE[1] die Bindegewebselemente darstellt, die nach Eiweißumspritzung *fibrinoide Degeneration* erkennen lassen, so zeigen auch bei der Allylvergiftung einzelne Bindegewebsfasern gleiche Veränderungen; dies tritt besonders dann in Erscheinung, wenn man das Bindegewebe mit Eosin oder noch besser mit Kresylviolett zur Darstellung bringt; *anscheinend schädigt Allylformiat auch die Membran, die die Bindegewebsfaser umschließt, so daß das Mesenchym jetzt (vielleicht unter Eiweißaufnahme) quillt.*

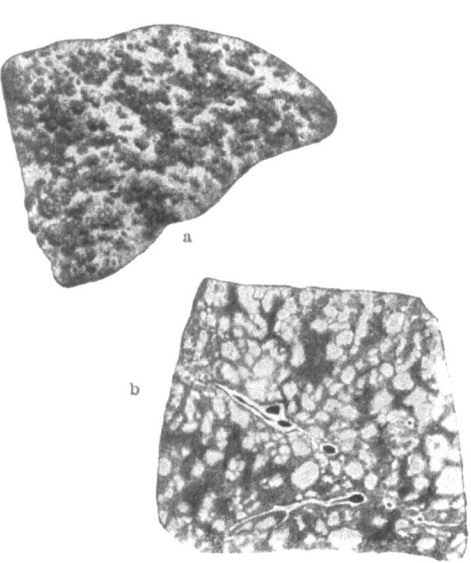

Abb. 32. Makroskopisches Bild der Oberfläche und der Schnittfläche einer zirrhotisch veränderten Hundeleber nach Allylformiat- und Bakteriengabe.

Beachtlich sind die *Veränderungen bei chronischer Allylformiatvergiftung.* Verabfolgt man einem Hunde nur eine, aber nicht tödliche Dosis, so ist nach einigen Tagen wieder eine vollständige Genesung und Wiederherstellung des histologischen Gefüges eingetreten. Wiederholt man die Verabfolgung von Allyl und versucht so durch längere Zeit hindurch mit kleinen, aber häufigen nicht tödlichen Dosen eine chronische Vergiftung hervorzurufen, so setzt Abmagerung ein. Es kommt zu immer wiederkehrendem Erbrechen, das die Tiere ebenso schwächt wie die blutigen Diarrhöen. Schließlich sterben sie an verhältnismäßig geringen Einzelgaben. Bei der Sektion kann man entsprechend der Vergiftungsdauer — wir konnten einzelne Tiere unter Darreichung nur kleiner Einzeldosen durch Monate am Leben erhalten — verschiedene Befunde erheben.

Die *Leber*, die meist vergrößert ist und sehr deutliche Veränderungen aufweist, zeigt (außer Gallenblasenödem) in den peripheren Läppchenteilen eine *deutliche Dissoziation der Parenchymzellen*, manchmal *mit schlechter Kernfärbung;* die periportalen Felder sind verbreitert, man sieht bereits deutliche

---

[1] KLINGE: Erg. Path. **27**, 158 (1933).

Wucherung der präkapillaren Gallengänge und stellenweise auch Rundzellen-infiltration. Bindegewebsfärbung zeigt Faservermehrung an der Läppchen-peripherie, die teils auf einer Wucherung, teils auf einem Zusammensintern der Fibrillen infolge Ausfalles von Leberzellen beruht. Ein Teil dieser Veränderungen, die die Läppchenzeichnung besonders augenfällig gestaltet, ist bereits als Aus-druck eines Reparationsbestrebens anzusehen.

Ganz anders gestaltet sich das Äußere der Leber, *wenn man die chronische Allylformiatvergiftung öfter mit intravenösen Gaben von Bakterien kombiniert;* man erkennt schon makroskopisch Veränderungen, die uns weitgehend an die menschliche Zirrhose erinnern. Wir sehen eine richtige Verhärtung mit Granu-lierung der Leberoberfläche, wie bei der menschlichen Cirrhosis hepatis. Die Leber ist auch sichtlich verkleinert, scharfrandig, derb; ihre Farbe ist entweder blaßbräunlich oder infolge eines bestehenden Ikterus grünlich; unter der ver-dickten Kapsel sieht man unregelmäßige Höcker, zwischen denen vielfach aus-gebreitete flache Einsenkungen nach Art von Absumptionen mit rötlichem Grund auffallen (vgl. Abb. 32a). An der Schnittfläche kommt die charakteristische Läppchenzeichnung nicht mehr zur Geltung; dagegen ist an deren Stelle nur ein ganz unregelmäßiges Bild zu sehen (vgl. Abb. 30b). Gegen die Annahme, es handle sich hier vielleicht um eine zufällige Häufung von spontanen Zir-rhosen bei Hunden, die an sich schon sehr selten sind, spricht der Umstand, daß wir bei unseren sehr ausgedehnten Untersuchungen niemals derartige Bilder beobachten konnten.

Von wesentlicher Bedeutung, ob die Allylvergiftung im einzelnen Falle zu einer Bindegewebswucherung führt, ist das Vorkommen der sogenannten „Blut-seen": nur dort, wo die Giftwirkung auch zu einer Zerreißung der Kapillaren führt — was am besten zu erkennen ist, wenn man die Gitterfasern zur Dar-stellung bringt —, also die Kapillarwandungen fehlen und es so zu diffusen Nekrosen kommt, die sich bei der histologischen Betrachtung als ein Gemenge von isolierten Leber- und Kupffer-Zellen sowie von Erythrozyten erweisen, scheinen unserer Erfahrung nach jene Bindegewebswucherungen vorzukommen, die dann so außerordentlich an die menschliche Zirrhose erinnern.

Wenn man sich den Entstehungsgang einer solchen tierischen Zirrhose zu versinnbildlichen sucht, so kann man ihn folgendermaßen umschreiben: ein-geleitet wird der Prozeß durch den Übertritt von Plasma ins Interstitium — sowohl in die Disseschen Räume als auch in die periportalen Felder; allmählich werden die Kapillargrenzen, die die Blutkapillaren von den Leberzellen trennen, zerstört. Erythrozyten können nunmehr in das Interstitium übertreten; unter dem Druck des mit Gift geschwängerten ausgetretenen Plasmas und einer ent-sprechenden Unterernährung und Erstickung der Leberzellen gehen ganze Reihen von Leberzellbalken zugrunde, was zur Bildung großer Blutseen Anlaß gibt. Erliegen die Tiere in diesem Stadium, so erinnert das histologische Bild außer-ordentlich an das der *akuten Leberatrophie;* kann sich aber der Organismus von den gehäuften Vergiftungsschäden erholen, dann tritt an Stelle der Nekrose *Narbengewebe;* aus dem übergetretenen Plasma und den in den Blutseen liegen-gebliebenen Zelltrümmern kann sich *junges Bindegewebe entwickeln, das sich allmählich in festeres und faseriges verwandelt.*

Ein sehr geeignetes Objekt zur Erzeugung von tierischen Zirrhosen ist die Ratte;

damit haben sich besonders ALBRICH[1] und BEIGLBÖCK[2] beschäftigt; sie legten sich unter anderem auch die Frage vor, ob ein vitaminarm ernährtes Tier sich gegen Allylformiat anders verhält als ein normales. Dabei ließ sich der wichtige Befund erheben, *daß avitaminotische Tiere gegenüber Allylformiat viel empfindlicher sind als normal gefütterte;* ganz kleine Dosen töten bereits die Tiere. Verabfolgt man durch lange Zeit an vitaminarm ernährte Tiere Allylformiat in ganz kleinen Dosen, so entwickelt sich mit fast 100%iger Sicherheit das typische Bild einer Leberzirrhose; bei diesen Rattenversuchen ist es nicht notwendig, neben dem Allylformiat noch Bakterien zu geben. Der avitaminotische Zustand im Sinne einer Schädigung genügt bereits, um mit ziemlicher Sicherheit bei Ratten unter Anwendung kleinster Allylformiatdosen Leberzirrhosen hervorzurufen.

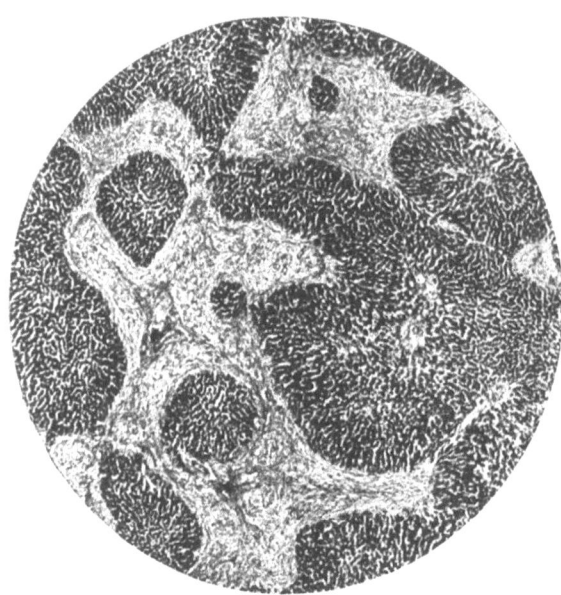

Abb. 33. Leberaufbau einer experimentell erzeugten Zirrhose.

Auch beim Kaninchen gelingt es, mit Allylformiat schwere Leberschäden hervorzurufen; doch ist hier äußerste Kritik am Platze, weil durch die weitverbreitete Kokzidiose gar nicht so selten Leberveränderungen ausgelöst werden, die an die Zirrhose erinnern und so die Wirkung einer anderen Noxe beträchtlich verstärken. Ich stütze mich daher hauptsächlich auf die Befunde bei Hunden und Ratten.

Aus der Mannigfaltigkeit der sich bei der chronischen Allylformiatvergiftung ergebenden Bilder möchte ich *besonders die starke Schädigung der Azinusperipherie* hervorheben. Schon bei der akuten Schädigung ist das Gefüge der Zellbalken in den Randpartien stärker betroffen als im Zentrum. In dem Maße als es dann zu einer ausgeprägten Fibrose kommt, tritt die Beteiligung der Peripherie des Läppchens noch deutlicher in Erscheinung (vgl. Abb. 33). Fallen die Zellen ganz aus, so sind an der Azinusperipherie nur mehr erweiterte Kapillaren, umgeben von einem dichten Fasernetz, zu sehen. Schließlich finden sich nur mehr die aneinandergerückten und verdichteten Gitterfasern des Leberparenchyms. Die peripheren Felder sind außerdem durch die Wucherung eines hier wesentlich dichter gewebten und selbst van Gieson-Reaktion gebenden Bindegewebes verbreitert, wobei es innerhalb dieser Verbreiterungen auch zu einer ausgeprägten Wucherung der präkapillaren Gallengänge kommt.

[1] ALBRICH: Erg. inn. Med. **63**, 264 (1943).
[2] ALBRICH und BEIGLBÖCK: Wien. Arch. inn. Med. **34**, 145 (1941).

Im ganzen zeigt also das geschilderte Bild die Reaktion bzw. *den Ausheilungs-vorgang nach einem Leberschaden, der vorwiegend im Bereiche der Läppchenperipherie durch eine primäre Plasmaexsudation herbeigeführt wird.* Die beträchtliche Ver-breiterung der periportalen Felder und der Ausfall von Läppchenparenchym führt zu einer Verschmälerung der einzelnen Läppchen. An vielen Stellen sind auch deutliche Abschnürungen erkennbar und schließlich treten bizarre Bilder in Erscheinung, indem im Schwielengewebe der Glissonschen Kapsel vollkommen abgetrennte Läppchenanteile zu finden sind, die an die *Pseudolobuli der mensch-lichen Pathologie erinnern.* Wenn auch an zahlreichen Stellen deutliche Regene-rationsbilder zu sehen sind, ist die ursprüngliche Struktur dennoch verzerrt, aller-dings nirgends aufgehoben, denn überall ist noch die An-ordnung um die Äste der Venae hepaticae zu erkennen. In Serienschnitten ist noch immer ein Zusammenhang der abgeschnürten Teile mit den übrigen ursprünglich vorhan-denen Läppchen zu beobach-ten. Besonders klar gibt ein Wachsplattenmodell den Auf-bau einer so veränderten Leber wieder (vgl. Abb. 34).

Ähnliche Leberschäden lassen sich auch durch andere Gifte hervorrufen; die dabei entstandenen Nekrosen bevor-zugen nicht immer dieselbe Stelle: Histamin und Pyrrol befallen mehr das Läppchen-zentrum, ebenso der Methyl-alkohol, während Allylformiat

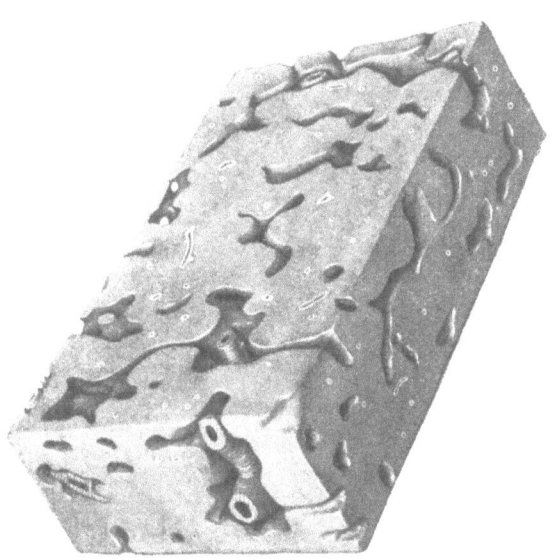

Abb. 34. Wachsplattenrekonstruktion einer experimentellen „Zirrhose". Das Gewebe modelliert, die periportalen Felder freigelassen, die Äste der Vena portae durch Schraffierung, der Venae hepaticae als Lücken markiert.

die Hauptschäden im Bereiche der Azinusperipherie setzt; gleiches gilt auch vom Porphyrinschaden oder von der Peptonvergiftung.

Es erhebt sich nun die Frage, ob die hier angeführten chronischen Leberver-änderungen bereits so weit gediehen sind, daß man sie in den Formenkreis der Zirrhose einbeziehen kann. Hält man sich an die Definition von RÖSSLE, der das Wesentliche einer Zirrhose in einem chronischen Entzündungsprozeß sieht, der mit Parenchymverlust und Regenerationsbildung einhergeht, so muß man sagen, daß unsere Bilder dieser Forderung weitgehend entsprechen; jedenfalls ist bei der experimentellen Leberzirrhose — worauf RÖSSLE besonderes Gewicht legt — eine gemeinsame und gleichzeitige Schädigung von Mesenchym und Parenchym feststellbar. Hält man sich allerdings an die weitergehende Definition von MOON,[1] der für die Zirrhose außerdem noch eine Verzerrung des Läppchengefüges im Sinne des Umbaues fordert, dann hätten wir auf Grund der eben beschrie-benen Leberveränderungen noch kein volles Recht, von einer typischen

[1] MOON: Klin. Wschr. **1934 II**, 1489, 1521.

Zirrhose zu sprechen; man geht diesem Zwiespalt am besten aus dem Wege, wenn man — wie es auch RÖSSLE tut — nicht von einer Zirrhose, sondern richtiger von einer *Sklerosierung der Leber* spricht.

Als wesentlich ergibt sich aus unseren Experimenten die Tatsache, *daß im Verlaufe einer Allylformiatvergiftung auf dem Umwege über ein Stadium, das außerordentlich an die akute Leberatrophie erinnert, Veränderungen auftreten, die weitgehend an die menschliche Zirrhose erinnern.* Eingeleitet wird der Prozeß durch einen Kapillarschaden, der außer mit Erweiterung der feinsten Blutbahn vor allem mit einem Übertritt von Plasma in die Disseschen Räume und in das übrige Interstitium der Leber beginnt; unter dem Einflusse bestimmter Gifte werden die Kapillargrenzen, die die Biträume von den Leberzellen trennen, zerstört, so daß nicht nur Plasma, sondern auch Erythrozyten in das Interstitium übertreten. Unter dem Druck und vielleicht auch der physikalisch-chemischen Wirkung des ausgetretenen Blutplasmas bzw. des Giftes — stelle ich mir vor — werden die Leberzellen zerstört, so daß sich große „Blutseen" bilden, bestehend aus isolierten Leberzellen, Kupfferschen Sternzellen, Erythrozyten und übergetretenem Plasma. Es kommt zu bald größeren, bald kleineren Nekrosen als Folge der Desorganisation und der dadurch bedingten Ernährungsstörung bzw. Erstickung. Ein Charakteristikum der durch Allylformiat gesetzten Blutseen ist ihre Lage an der Läppchenperipherie.

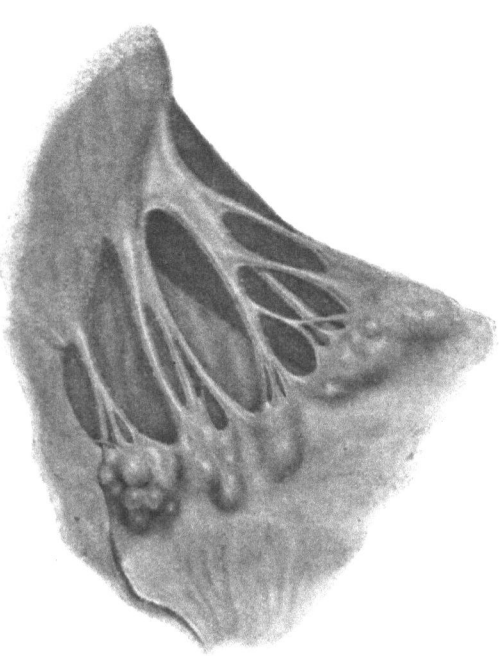

Abb. 35. Mitralklappenverdickung bei chronischer Allylvergiftung + Bakterieninjektion.

Die seröse Exsudation und der damit in Zusammenhang stehende Sauerstoffmangel der Gewebe bedingt eine Stoffwechselstörung, die sich in einer vermehrten Bildung von sauren Stoffwechselprodukten auswirkt. Es wird sich dabei in erster Linie um die sogenannten fixen Säuren handeln, wobei der Milchsäure mengenmäßig große Bedeutung zukommen dürfte. Eine weitere Verschlechterung der Stoffwechsellage wird dadurch geschaffen, daß es infolge der Abnahme des kolloidosmotischen Gefälles zwischen Blutbahn und Interstitium auch zu einem verzögerten Abtransport der vermehrt entstandenen Stoffwechselschlacken kommt. Der Organismus ist zwar bemüht, der beginnenden Azidose durch Zufuhr von fixen Alkalien zu begegnen, ob mit Erfolg, das hängt von der Masse des ausgetretenen Exsudates, bzw. von der Beseitigungsmöglichkeit ab. Durch die Untersuchungen von RISSEL und SCHALLER[1] konnte nämlich gezeigt werden, daß es in

[1] RISSEL und SCHALLER: Z. Klin. Med. **143**, 129 (1943).

diesem Stadium zu einer Verschlechterung der Zellatmung kommt. ALBRICH und BEIGLBÖCK[1] hofften durch Laktoflavin zwecks Stützung der Zellatmung therapeutisch etwas zu erreichen; daß aber alle diese Versuche nicht ausreichen, um die Azidose zu verhindern, zeigen die Untersuchungen von BENDA und WEISZER,[2] die eine eindeutige Azidose im Gewebe bei der experimentellen Allylformiatvergiftung nachweisen konnten. Die Bedeutung dieser Befunde scheint uns dadurch gegeben, daß die Beibehaltung der gegebenen H-Ionenkonzentration für den geregelten Ablauf des Stoffwechsels unbedingt notwendig ist. Daraus ist aber auch zu ersehen, daß der Organismus durch Änderung der physiologischen Permeabilität in seiner Funktionstüchtigkeit auf das schwerste gefährdet wird.

Bei der akuten Vergiftung steht die *kapilläre Durchlässigkeitssteigerung für Plasma* im Vordergrund; bei länger anhaltenden Schädigungen bleibt der

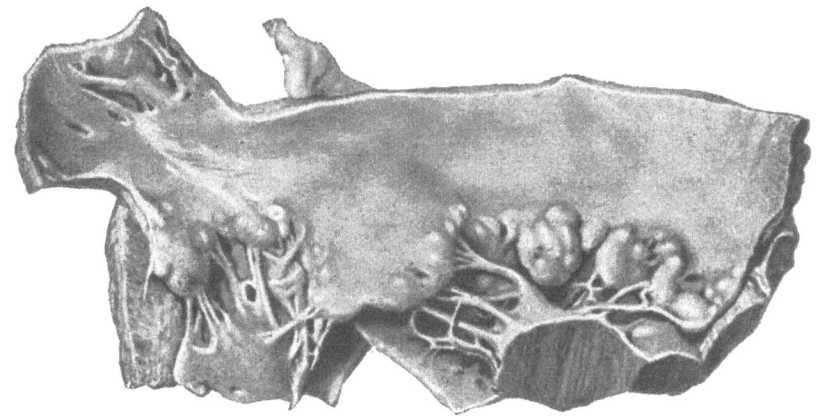

Abb. 36. Quellung des Klappenendokards. Allylvergiftung + Bakterieninjektion.

Prozeß beim Stadium einer „serösen Entzündung" nicht stehen, sondern es kommt auch zu einer Zellauswanderung und Vermehrung der ortsständigen Mesenchymzellen. Die dabei auftretenden Zellen sind vorwiegend mononuklear; *polynukleare Leukozyten sind kaum zu beobachten.*

Regelmäßiger und viel intensiver sind die Folgen einer teils akuten, teils chronischen Allylintoxikation, wenn, wie bereits erwähnt, gleichzeitig entweder Bakterien verabfolgt werden oder das Tier bei einer vitaminarmen oder gar vitaminfreien Nahrung gehalten wird. Die Art der Bakterien ist von wesentlicher Bedeutung: Bacterium coli und hämolysierende Streptokokken aus menschlichem Material gezüchtet oder Tuberkelbazillen bedingen keinen greifbaren Unterschied gegenüber der chronischen Allylformiatvergiftung; dagegen Schweinerotlaufbazillen sowie andere Mikroorganismen, die vom kranken Tier stammen, bewirken viel schwerere pathologische Leberveränderungen, als wenn nur Allyl verabfolgt wird. Es ist wohl nicht notwendig zu betonen, daß die alleinige Darreichung der unterschiedlichen Bakterien niemals derartige Bilder hervorruft.

Entzieht man Ratten durch länger dauernde Mangelkost die Vitamine, so

---

[1] ALBRICH und BEIGLBÖCK: Wien. Arch. inn. Med. **34**, 145 (1940).
[2] BENDA und WEISZER: Z. exper. Med. **114**, 242 (1945).

kommt es in den verschiedensten Organen auch schon so — also ohne Zutun von Allylformiat — zu Veränderungen, die histologisch als Permeabilitätsstörungen anzusehen sind; der avitaminotische Zustand ist also an sich schon geeignet, eine „seröse Entzündung" vorzubereiten. In dem Sinne ist die Wirkung von Allylformiat bei vitaminfrei gehaltenen Tieren gleichsam nur als Verstärkung eines schon bestehenden atypischen Zustandes anzusehen. Das deckt sich weitgehend mit der Vorstellung von MOON, der eine Kombination von zwei Giften als besonders wirksam hervorhebt. Man wird daher wohl mit der Möglichkeit zu rechnen haben, daß *die Anwendung von Allylformiat bei avitaminotischen Tieren* deshalb schwerere

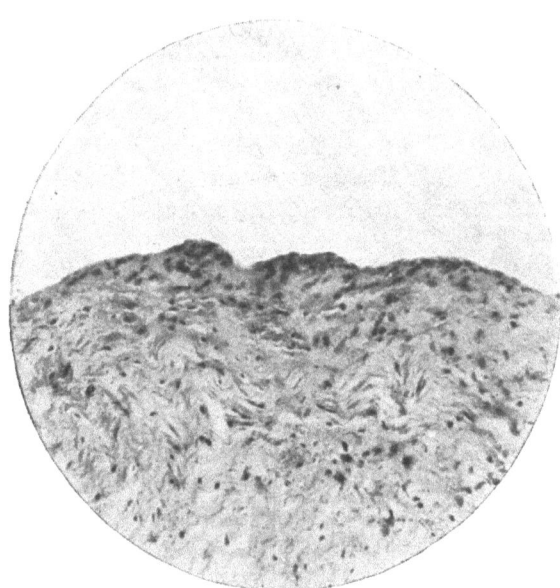

Veränderungen nach sich zieht, weil der eine Zustand — in unserem Falle die Avitaminose — die atypische Permeabilität einleitet und so den Boden für das zweite Gift — das Allylformiat — empfänglicher gestaltet. Mutatis mutandis gilt dies auch von der Kombination Bakterientoxin plus Allylformiat. Gifte können bei bereits geschädigter Kapillarwand leichter in die Gewebe eindringen. *Das übertretende Plasma ist gleichsam das Vehikel, das die Bakterien bzw. ihre Toxine mitschleppt, soweit sie nicht schon vorher eine Beute des retikulo-endothelialen Systems geworden sind.*

Abb. 37. Wucherung der histiozytären Elemente in den sub-endothelialen Lagen.

Mitunter sieht man bei der Allylformiatvergiftung eine *ödematöse Verdickung der Herzklappen.* Histologisch zeigt sich dabei eine Auflockerung des schon normalerweise gallertig angelegten Klappengrundgewebes. Bei der geschilderten kombinierten Giftwirkung — Allylformiat plus Bakterien — sieht man aber gelegentlich Bilder, die schon dem freien Auge gleichsam als endokarditische Veränderungen imponieren. Besonders die Mitralklappen, nur ganz selten die Semilunarklappen der Aorta sind deutlich verdickt, wie glasig gequollen (vgl. Abb. 35); die sonst glatte Oberfläche zeigt manchmal runzelige Vertiefungen sowie kleinste Wärzchen (vgl. Abb. 36); manchmal sind es auch feinste Blutpunkte in dem sehr rauhen Gewebe. Ein Nachweis von Bakterien ist uns aber weder hystologisch noch bakteriologisch gelungen.

Bei der histologischen Untersuchung zeigt sich das Grundgewebe, das sonst einem embryonalen Gewebe gleicht, vorzugsweise im oberflächlichen Anteil stark ödematös durchtränkt und gequollen. Die Klappen sind dadurch auf ein Vielfaches verdickt, die zarten kollagenen Fasern und elastischen Bündel weit aus-

einandergedrängt, aber auch
selbst gequollen und daher
dicker aussehend. In der
Nähe der Klappenoberfläche
sind die deutlichsten, vermutlich auch vom Alter der
Veränderungen abhängigen
Befunde zu erheben. Neben
der ödematösen Durchträn-
kung läßt sich auch eine
Aufquellung der Grundsub-
stanz der einzelnen Bindegewebsfasern erkennen. Dort,
wo sich breitere Bindege-
websmassen zeigen, scheint
sich eine Umwandlung der
Bindegewebssubstanz unter
Bildung wachsartiger, stark
lichtbrechender Massen vorzubereiten, in denen man bei
gewöhnlicher Färbung die
einzelnen Fibrillen kaum
mehr unterscheiden kann.
Gelegentlich läßt sich sogar
bei Silberfärbung eine Erscheinung zur Darstellung
bringen, auf die KLINGE besonders aufmerksam macht.
Die flachen Endothelzellen
sind zunächst herdweise an-
geschwollen, kubisch; sie
ragen über das Niveau der
anderen hervor, schließlich
erscheint die Endothellage
an anderen Stellen ganz abgehoben, wobei es zu flachen
subendothelialen Höhlungen
kommt, die anscheinend von
einer eiweißreichen, mit
Eosin deutlich färbbaren
scholligen Masse erfüllt sind
(vgl. Abb. 37, 38 und 39);
unter Umständen sind hier

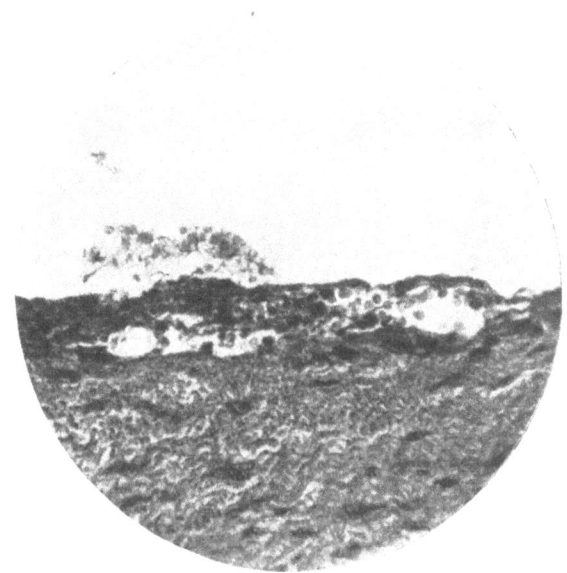

Abb. 38. Zellknötchen mit Verquellung der Grundsubstanz (unter dem Vorhofendokard).

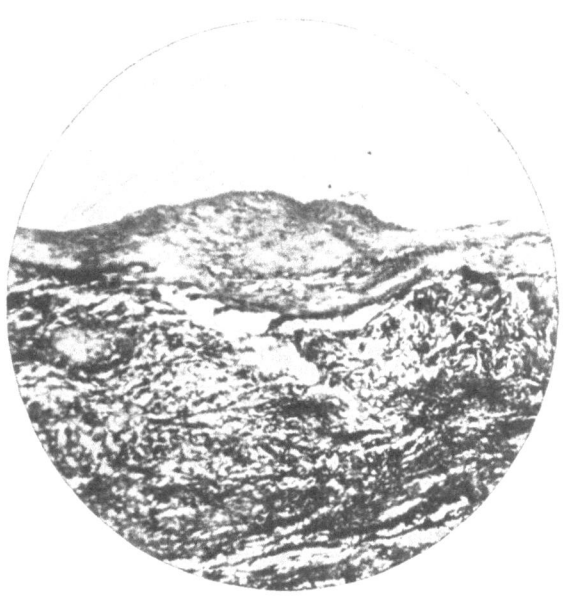

Abb. 39. Subendotheliale Höhlungen im Klappengewebe, die von einer eiweißreichen Flüssigkeit und Erythrozyten erfüllt sind.

auch einzelne rote Blutkörperchen erkennbar; aber auch im Klappenapparat
sind einzelne verstreute oder in Haufen beisammenliegende Erythrozyten zu
sehen, allerdings nicht allzuweit von der Klappenoberfläche entfernt. Ganz
vereinzelt kann es auch zu einem Eindringen von Leukozyten kommen.

11 a

Die abgehobenen Endothellagen können schließlich einreißen; das intramurale Klappengewebe liegt dann gegen das Lumen des Herzens frei, ist aber gelegentlich von zellarmen, mit Eosin stark färbbaren Auflagerungen bedeckt. Zieht man das Haitinger-Verfahren zu Rate, so kann man sich leicht davon überzeugen, daß im Anfang all der geschilderten Klappenveränderungen das *Eindringen von Serumeiweiß* steht.

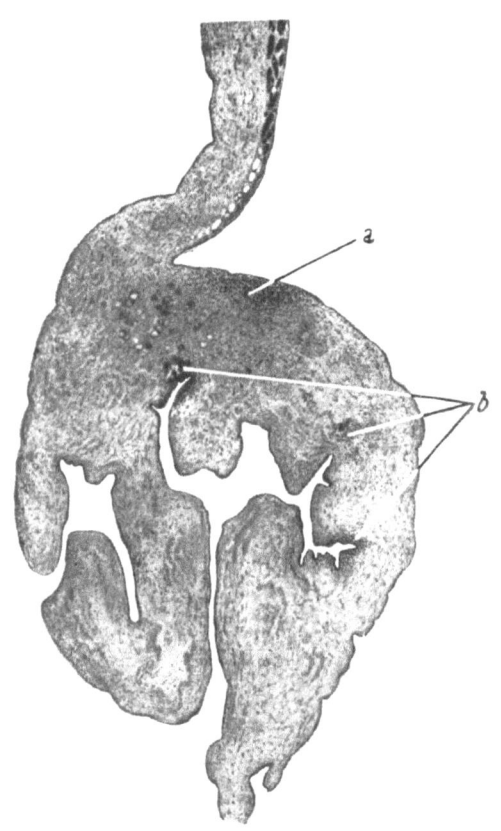

Abb. 40. Verdickung der Mitralklappe durch ödematöse Auflockerung des Grundgewebes (herdweise Einlagerung von Leukozyten und Erythrozyten).
a Leukozytenansammlung, *b* Erythrozyten im Klappengewebe.

Unabhängig von diesen Bildern sind an vielen Stellen auch Zellvermehrungen in den subendothelialen Schichten zu sehen. Die Zellen — es sind keine polynuklearen Leukozyten — zeigen größere, chromatinreiche, runde Kerne mit deutlich basophilem Protoplasma und sind vielleicht als Histiozyten anzusprechen; sie bilden unter Umständen ganze Haufen, die knopfförmig gegen das Lumen vorragen, aber noch von Endothel überzogen sind (vgl. Abb. 37). Im wesentlichen resultieren daraus an der Oberfläche feinpapilläre Exkreszenzen, die gemeinsam mit den Knötchen und den Endothelabhebungen dem freien Auge als Wärzchen (vgl. Abb. 37) imponieren. **Auf** dem Boden solcher Endothelschädigungen kann es zur Bildung von Thromben kommen; das gilt sowohl für das Endokard als auch für die Venenwand, die gelegentlich unter dem Einflusse von Allylpräparaten eine Läsion erfährt (Abb. 42).

Sucht man zu den geschilderten Bildern nach Analogie in der menschlichen Pathologie, so stößt man auf die Arbeiten von SIEGMUND.[1] Bei seinen Untersuchungen über das Frühstadium der menschlichen Endokarditis sagt SIEGMUND, sich auf Befunde von DIETRICH[2] beziehend: „Die leichteste Veränderung besteht darin, daß in dem stark aufgelockerten und ödematösen subendothelialen Gewebe in den äußersten, dicht unter dem Endothel gelegenen Schichten Zellanhäufungen zu finden sind; das Endothel überzieht zumeist als deutlicher Zellbelag die zusammenhängenden Zellwucherungen; oft

---

[1] SIEGMUND: Virchows Arch. **200**, 3 (1933).
[2] DIETRICH: Z. exper. Med. **50**, 73 (1926).

ist die Endotheldecke auffallend gequollen, was dazu führt, daß fast in der Hälfte der Fälle sich kleine Endotheldefekte im Umfange von zwei bis drei Zellen entwickeln, die dadurch besonders auffallen, daß sich an ihrer Stelle eine mit Eosin und Anilinfarben stark färbbare, homogene, schleierartige Substanz abgeschieden hat."

Versucht man auf Grund der vorliegenden histologischen Befunde die Entstehung der durch Allylformiat bedingten Klappenveränderungen zu deuten, so ist *das* Wesentliche in einem *Undichtwerden der endothelialen Klappengrenzmembran und in weiterer Folge in einem Eindringen von Plasma in das Klappengewebe* zu

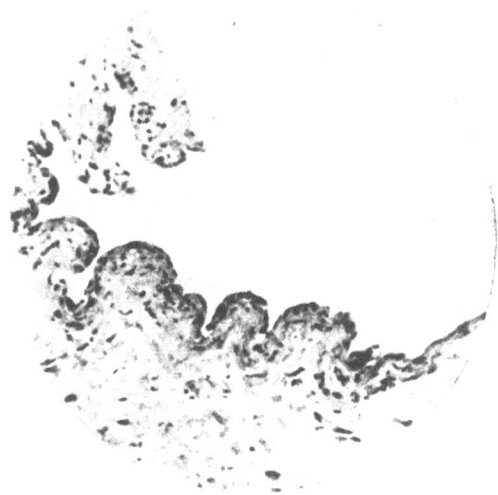

Abb. 41. Knopfförmige Wucherung und Exkreszenzbildung im Bereiche des Endokards.

erblicken. Die Permeabilität der Endothelschicht hat schweren Schaden erlitten, denn es können gelegentlich sogar Erythrozyten in das Gewebe eindringen. Es kommt somit ohne einen eigentlichen Speicherungs- oder Aktivierungsprozeß zu einer Wucherung der histiozytären subendothelialen Elemente, was einem Vorgang entspricht, den wir in ähnlicher Weise im ersten Stadium der menschlichen Endokarditis beobachten. Man sieht stellenweise eigentümliche Knötchen und Verquellungen, die vielleicht an die Bilder bei rheumatischen Erkrankungen erinnern (Aschoffsche Knötchen). All dies berechtigt uns dazu, *die geschilderten experimentellen Herzklappenveränderungen der Endokarditis des Menschen an die Seite zu stellen.*

Zunächst konnten wir im Hundeorganismus akute

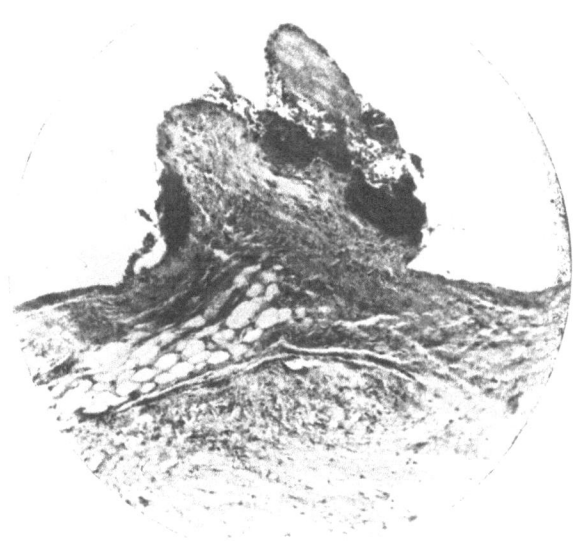

Abb. 42. Größere thrombotische Auflagerung des Endokards (Mitralklappe).

Endokarditiden erzeugen, wenn wir eine *Kombination von Allylformiat und Bakterien* wählten; später haben wir die Bakterien weggelassen und es mit *vitaminfreier Kost* bei der Ratte versucht. Auch auf diese Weise waren wir in der Lage, Krankheitsbilder zu schaffen, die zur Leberzirrhose große Verwandtschaft zeigen, aber zur Entwicklung von Endokarditiden ist es dabei nicht gekommen. Später haben wir auch die Wirkung von Schilddrüsenextrakten auf die Allylformiat-intoxikation verfolgt. Es wurde z. B. folgende Versuchsanordnung gewählt: Ein Teil der Hunde erhielt durch 14 Tage 8—20 Elityrantabletten (I. G.) oder entsprechende Mengen eines anderen wirksamen Schilddrüsenpräparates. Nachdem sich eine thyreotoxische Wirkung feststellen ließ, erhielten die Tiere durch 3 bis 7 Tage verhältnismäßig geringe Allylformiatdosen (etwa 0,02 g pro die und kg Gewicht), die Tiere magerten stark ab, aber zu Endothelverdickungen kam es nicht. Auch die Kombination von Histamin und Allylformiat haben wir studiert; die Tiere erhielten 2—3mal im Verlaufe weniger Tage etwa 10 mg Histamin (intravenös) und gleichzeitig täglich ungefähr die halbe tödliche Dosis von Allyl-formiat; auch auf diese Weise gelingt es, an den Herzklappen Veränderungen zu erzeugen, wie wir sie oben beschrieben haben, aber nur in einem geringen Prozentsatz.

Jedenfalls gelingt es, im Tierkörper Klappenveränderungen vom Typus einer akuten verukösen Endokarditis hervorzurufen, wenn man Gifte, die die Permeabilität der Klappenendothelien schädigen, subkutan oder intravenös verabfolgt. Bis jetzt konnten experimentell ulzeröse Endokarditiden nur nach *mechanischer* Verletzung der Klappen bei gleichzeitiger Injektion von Bakterien oder artfremden Eiweißes erzeugt werden; in unseren Fällen handelt es sich aber um eine *rein toxische, nichtulzeröse Endokarditis;* sie läßt sich hervorrufen, wenn man Gifte reicht, die sich gegen die Permeabilität der Kapillaren bzw. der Endothelmembran richten. An der Möglichkeit, das Kapillarendothel durch Allylformiat zu schädigen, ist nicht zu zweifeln; die letzterwähnten Versuche sagen uns aber, *daß das Allylformiat unter bestimmten Voraussetzungen auch das Endothel der großen Gefäße, der Herzklappen und selbst des Endokards so beeinflussen kann, daß Plasmaeiweiß durch die Endothelschicht durchzutreten vermag und so Veränderungen erzeugt, die uns von der menschlichen Pathologie schon längst bekannt sind.*

Wenn ich nunmehr meine Erfahrungen zusammenfasse, die ich bei der akuten und chronischen Allylformiatvergiftung gewonnen habe, so läßt sich folgendes sagen: Im Verlaufe der akuten Allylformiatvergiftung kommt es zu einer *mächtigen Bluteindickung,* zu einer *Verringerung der zirkulierenden Blutmenge, Verminderung des Minutenvolumens* und *Absinken des Venendruckes;* da sich der prozentuelle Eiweißgehalt im Serum kaum ändert, *so handelt es sich bei der Allylformiatvergiftung in gleicher Weise wie bei der Histaminintoxikation um das Schulbeispiel einer typischen Albuminurie ins Gewebe;* die meist auch histologisch nachweisbare Kapillarschädigung bedingt eine Änderung des semipermeablen Charakters der Wandung, so daß jetzt Plasmaeiweiß aus den Blutbahnen austreten kann und sich in den interstitiellen Räumen verteilt. Diese mit *Plasmaexsudation einhergehende Kapillarschädigung* tritt im Gegensatz zum Histamin nicht unmittelbar nach der Giftdarreichung auf, sondern erst nach einer Latenzzeit von 1—2 Stunden; an dieser Tatsache ändert sich auch nichts, wenn man Allyl-formiat intravenös verabfolgt; fast gewinnt man daher den Eindruck, als würde das Allylformiat zunächst in eine andere Substanz verwandelt, bevor es seine volle Wirksamkeit entfaltet. Ich lege auf das Bestehen einer Latenzzeit und das

Fehlen einer Lebervenensperre deswegen besonderen Wert, weil von mancher Seite die Vermutung geäußert wurde, daß die Allylwirkung nur eine verkappte Histaminvergiftung sei; das Allylformiat soll nach dieser Vorstellung die Gewebe in der Art schädigen, daß es zu einer vermehrten Histaminabgabe kommt und erst auf diesem Umwege die Bluteindickung, Drucksenkung und auch die anderen Symptome auslöst. Ganz abgesehen davon, daß es uns nicht gelungen ist, im Blute von allylvergifteten Tieren Histamin in vermehrter Menge nachzuweisen, spricht auch die fehlende Pfortaderdrucksteigerung und das Nichtauftreten einer Hyperazidität dagegen. Ich halte daher an meiner ursprünglichen Vermutung fest, *daß auch das Allylformiat ein spezifisches Kapillargift darstellt, das als solches die Gewebsblutschranke lockert; ob die Plasmaexsudation gleichzeitig mit einer Kapillarerweiterung im Sinne von* RICKER[1] *erfolgt oder ob das unabhängig davon geschieht, möchte ich dahingestellt sein lassen; die Erfahrungen, die wir auch an größeren Gefäßen erheben konnten, sprechen eher zugunsten einer ausschließlichen Permeabilitätsstörung; das, was im Vordergrund des ganzen Geschehens steht, ist jedenfalls der generalisierte Übertritt von Plasmaeiweißkörper;* mehr oder weniger alle Gewebe — die Niere bildet anscheinend eine Ausnahme — können von einer solchen Kapillarläsion betroffen werden. Damit möchte ich die Möglichkeit keineswegs in Abrede stellen, daß das Allylformiat im tierischen Organismus nicht erst in eine *aktive Form* umgewandelt wird.

Die Zahl der Pharmaka, die ähnlich wie Allylformiat oder Histamin das Kapillargefüge beeinflussen, ließe sich sicherlich leicht vermehren, denn bei vielen innerhalb weniger Stunden zum Tode führenden Intoxikationen lassen sich mehr oder weniger ähnliche, wenn nicht sogar dieselben Veränderungen hervorrufen. Auf Grund neuerer Beobachtungen ist mir z. B. bekannt geworden, daß bei der Methylalkoholvergiftung die Plasmaexsudation ebenfalls eine große Rolle spielt. Auch habe ich in Erfahrung gebracht, daß die photodynamische Wirkung des Hämatoporphyrins vermutlich ebenfalls zu einer Permeabilitätsstörung der Kapillaren führt; die mit Hämatoporphyrin behandelte weiße Maus zeigt nach der Belichtung schwerste Leberveränderungen, die außerordentlich an die bei der Histaminvergiftung gewonnenen Bilder erinnern.

Ähnliche histologische Bilder, wie ich sie hier bei der experimentellen Histamin- und Allylformiatvergiftung in der Leber beobachten konnte, hat RÖSSLE für die sogenannte „seröse Entzündung" als charakteristisch beschrieben. Er sah in der Leber bei schweren Infektionen und Intoxikationen erweiterte, mit Eiweiß erfüllte Dissesche Räume. Dadurch, daß RÖSSLE in der „serösen Entzündung" gleichsam das erste Stadium einer kommenden schweren Parenchymerkrankung (z. B. der Leberzirrhose) sieht, beanspruchen unsere Beobachtungen erhöhtes Interesse, denn uns Klinikern ist das akute — also das erste — Stadium einer Leberzirrhose und so mancher anderer chronischer Erkrankungen fast unbekannt. Glücklicherweise führt nicht jede „seröse Entzündung" der Leber zu einer Zirrhose, immerhin kann aber dieses Geschehen Krankheitsbilder nach sich ziehen, die der pathologische Anatom zu den chronischen Entzündungen rechnet.

Ich habe bei meinen Untersuchungen die Vorstellung, die RÖSSLE über die seröse Entzündung entwickelt hat, und damit auch den Namen weitgehend über-

---

[1] RICKER: Pathologie als Naturwissenschaft, S. 91. Berlin. 1924.

nommen. Ob es allerdings gerechtfertigt erscheint, in allen Fällen, wo es sich nur um eine *Erweiterung* der interstitiellen Räume durch eiweißhaltige Flüssigkeit handelt, schon von einer *Entzündung* zu sprechen, möchte ich dahingestellt sein lassen. Übrigens werde ich zu dieser Frage später noch Stellung nehmen; mich als Kliniker interessiert zunächt nur die Tatsache, *daß Plasmaeiweiß unter pathologischen Bedingungen ins Interstitium der unterschiedlichen Parenchymorgane übertreten und so zum Auftakt vieler Krankheiten werden kann*; ob daher der Name „seröse Entzündung" wirklich das Richtige trifft, ist eine Angelegenheit, die mit der Frage innig zusammenhängt, was man überhaupt unter „Entzündung" versteht. Ich will zunächst an der Tatsache festhalten, *daß es unter dem Einfluß von Histamin und noch stärker während der Allylformiatintoxikation zu einer Schädigung des Kapillarsystems, aber auch der Endothelschicht der Gefäße kommt.* Unter *normalen* Bedingungen zeigt die Kapillarwand und ebenso die Endothelmembran weitgehend die Eigenschaft einer semipermeablen Membran, denn sie verhindern den Durchtritt von Eiweißkörpern ins Interstitium. Unter *krankhaften* Umständen büßt aber das Kapillarsystem diese Eigenschaft ein (ähnlich wie bei der Nephritis die Kapillaren des Glomerulus) und wird jetzt für Plasmaeiweißkörper durchlässig. Von der Schwere der Kapillarschädigung dürfte es neben anderem abhängen, ob die ausgetretene Flüssigkeit viel oder wenig Eiweiß enthält, ob nur Albumin durchtritt oder auch höhermolekulare Eiweißkörper (Globulin oder Fibrinogen).

Wir müssen daher *ganz generell mit einem pathologischen Vorgang* rechnen, der außerordentlich an die *Exsudation in die großen Leibeshöhlen* erinnert; nur spielt sich dieses atypische Geschehen nicht allein im Cavum peritonei oder pleurae ab, sondern auch in den Gewebsräumen der großen Parenchymorgane. Ein Vergleich zwischen Cavum pleurae und Gewebsräumen der Parenchymorgane erscheint um so mehr gerechtfertigt, als auch bei der serösen Pleuritis bzw. Peritonitis die Anwesenheit von Exsudatzellen eine ganz untergeordnete Rolle spielt. *Der im Experiment durchgeführte Vorgang — Albuminurie ins Gewebe — beinhaltet somit eine krankhafte Veränderung des Mesenchyms.* Manchmal sehen wir die „Albuminurie" hauptsächlich dort, *wo weite interstitielle Räume* (Pleuraraum, Cavum peritonei) gleichsam raumgemäß die Voraussetzung für eine Flüssigkeitsansammlung bilden, ein andermal lokalisiert sich aber die Albuminurie ins Gewebe *in Gegenden, wo ein interstitieller Raum kaum zu erkennen ist* (z. B. der Raum zwischen Magenschleimhaut und darunter liegender Muskulatur oder im Gallenblasenbett). Schließlich kann dasselbe Geschehen auch innerhalb der großen Parenchymorgane vor sich gehen, und zwar *an Stellen, denen man als Flüssigkeitsdepot bis jetzt überhaupt keine Aufmerksamkeit geschenkt hat*. Da die Albuminurie ins Gewebe während des akuten Stadiums selbst mikroskopisch nicht immer leicht und noch weniger makroskopisch erfaßbar ist, wurde die intraparenchymatöse Plasmaexsudation die längste Zeit — trotz ihrer großen Bedeutung — übersehen.

Flüssigkeitsansammlungen, wie wir sie in den großen Leibeshöhlen beobachten, trennt man je nach dem Eiweißgehalt in Ödeme, Transsudate und Exsudate. Die Trennung ist vielfach nur eine willkürliche, denn wie wäre es sonst zu verstehen, daß die Kliniker die Flüssigkeiten, die ein höheres spezifisches Gewicht als 1015 haben, zu den Exsudaten zählen, während alles, was unter 1014 liegt, als Transsudat oder gar nur als Ödem angesprochen wird. Im Abschnitt über die

Ödementstehung habe ich bereits auf die Bedeutung der Albuminurie ins Gewebe verwiesen und auch dort die nahe Verwandtschaft zwischen Ödem, Transsudat und Exsudat betont. Das Wesentliche ist in allen drei Fällen *die Permeabilitätsstörung.* Immerhin wäre es wünschenswert, wenn man den Eiweißgehalt und damit die Qualität der Flüssigkeit, die sich unter krankhaften Bedingungen in den Interstitien der Parenchymorgane ansammelt, auch histologisch erfassen könnte, denn auch hier sollte man einen Unterschied machen, ob es sich nur um Ödem oder um ein Exsudat handelt. Im klinischen Sprachgebrauch wäre sinngemäß daher die Bezeichnung „seröse Entzündung" nur dann zu gebrauchen, wenn in Analogie zum Exsudat die in den Interstitien liegende Flüssigkeit *sehr eiweißreich* und ein spezifisches Gewicht von über 1015 hätte.

RÖSSLE sieht in den erweiterten Interstitien ein Charakteristikum der sogenannten „serösen Entzündung"; ich meine, man darf unter diesem Begriff nicht nur jenes Stadium sehen, das wir mit *seröser Exsudation* bezeichnen, weil es histologisch am meisten in die Augen fällt und am deutlichsten darstellbar ist; ich lege das Schwergewicht auf die *Permeabilitätsstörung, die mit einer Undurchlässigkeitsstörung beginnt,* wobei zunächst die Kapillarwand von Blutplasma durchtränkt wird, ohne daß eine seröse Exsudation, also Blutplasma, außerhalb der Kapillarwand nachgewiesen werden kann. Nicht nur in den Kapillaren, sondern auch in den großen Gefäßen kann sich derselbe Krankheitsprozeß abspielen. Dieser Vorgang in der Kapillarwand, die *Kapillaritis serosa,* die sich bei entsprechender Darstellung durch Verquellung, Verdickung und doppeltem Kontur am Kapillarquerschnitt bemerkbar macht, ist vermutlich innerhalb kurzer Zeit wieder vollkommen rückbildungsfähig, besonders wenn es gleichzeitig zu keiner serösen Exsudation kommt; immerhin kann dieser Zustand zu einer Reihe folgenschwerer Störungen Anlaß geben; ich nenne unter diesen *die Kapillaratonie, sinusoide Erweiterung des Lumens und Ektasie, die mit hochgradiger Hyperämie und Aufhören des Blutstromes und Serostase einhergeht;* als Folge davon kann es ebenfalls zu Druckatrophie des Parenchyms und schließlich sogar zu Einrissen der Kapillarwände kommen, so daß, noch bevor sich eine seröse Exsudation nachweisen läßt, eine hämorrhagische Destruktion des Parenchyms mit ihren Folgen auftritt. Daß diese Reaktionsart bei den stärksten Permeabilitätsgiften gelegentlich ohne, oft aber mit gleichzeitigen Zeichen einer serösen Exsudation einhergeht, *spricht für die Zugehörigkeit der Kapillaritis serosa in den Symptomenkreis der „serösen Entzündung".*

Eine häufige Folge der Kapillaritis serosa ist die degenerative Schädigung des Parenchyms; es ist nicht unbedingt erforderlich, daß ein eiweißreiches Exsudat die Kapillaren von den Parenchymzellen abhebt und mit letzteren in Berührung kommt, *schon das Eindringen von Eiweiß in die Kapillarwand genügt oft, um durch chemische oder anatomische Zustandsänderung der Kapillarwand die Zufuhr des für das Leben der Zelle notwendigen Sauerstoffes, von Nähr- oder Wirkstoffen aus der Blutbahn, ebenso wie den Abtransport von Stoffwechselschlacken in das Blut und die normale gerichtete Permeation bestimmter Mineralien schwerst zu stören und so zur Entartung der Parenchymzelle bis zum totalen Zelltod zu führen;* die manchmal bei akuter Histamin- und Allylformiatvergiftung sichtbaren peripheren und zentralen Läppchennekrosen und blasige Entartung von Leberzellen, die sowohl als Folge der serösen Exsudation, aber auch primär, also infolge einer in der

Leber allerdings seltenen Kapillaritis serosa auftreten können, finden dadurch ihre einfachste Erklärung.

Die seröse Durchtränkung der Kapillarwand führt schließlich je nach dem Bau derselben und unabhängig von der zeitlichen und mengenmäßigen Verabreichung des Giftes sowie von der Reaktionslage des betroffenen Organismus oder Organs zur Kapillarerweiterung, Blutstase und zur pathologischen Durchlässigkeit der Kapillaren zunächst für das Blutplasma, das sich als seröses Exsudat in die Umgebung der Kapillaren ergießt; als Folge davon ergeben sich jene Schäden, die wir bereits zur Genüge als Dissoziation, Blutseenbildung, schwere degenerative Parenchymschäden, Zelluntergang usw. beschrieben haben.

Die Umwandlung großer Exsudatmassen — wie dies z. B. von der Pleuritis her bekannt ist — in *bindegewebige Schwarten* stellt bei längerem Bestehen leider kein so seltenes Ereignis vor, während sich die Erkenntnis von einer Umwandlung des intraparenchymatösen Exsudates in Bindegewebe erst allmählich Geltung verschaffen muß. Eine gleiche Umwandlung zu Bindegewebe, wie sie sich intraparenchymatös bei der experimentellen Allylformiatvergiftung verfolgen läßt, muß sicher auch für den menschlichen Organismus Geltung haben, denn die Bilder, die wir hier und dort zu sehen Gelegenheit haben, sind fast die gleichen; jedenfalls regen unsere experimentellen Erfahrungen an, zukünftig bei allen Prozessen, die von den Morphologen zu den chronischen Entzündungen gezählt werden, anamnestisch auf das Vorkommen eines mit seröser Exsudation einhergehenden Frühstadiums zu achten. Unwillkürlich wird sich dabei die Frage aufdrängen, ob allein die Intensität der Plasmaausscheidung gegen das Interstitium für die Entwicklung von Bindegewebe von entscheidender Bedeutung ist. Im allgemeinen führt das entzündliche Exsudat häufiger zu Schwarten, was natürlich nicht ausschließt, daß auch ein eiweißarmes Transsudat gelegentlich zu bindegewebigen Verwachsungen führen kann. Dürfte man diese Erfahrungen, die wir beim Studium der unterschiedlichen Flüssigkeitsansammlungen innerhalb der großen Körperhöhlen gesammelt haben, auf die Geschehnisse in den Parenchymorganen übertragen, so müßte im Prinzip auch eine Überschwemmung der Interstitien mit relativ eiweißarmer Flüssigkeit genügen, um zu einer „Zirrhose" (Cirrhose cardiaque) zu führen. Kleine Ursachen bedingen also auch hier manchmal große Wirkungen.

Auch bei der Allylformiatvergiftung steht die *Störung der gegenseitigen Harmonie zwischen Blut- und Gewebsflüssigkeit* im Vordergrund des Interesses, doch frägt man sich, was wohl die Ursache sein mag, daß das Allylformiat viel schwerere und öfters sogar bleibende Veränderungen nach sich zieht, während bei der intensivsten Histaminvergiftung meist nach 24 Stunden wieder normale Verhältnisse Platz greifen. Selbstverständlich beherrscht auch bei der Allylvergiftung die Albuminurie ins Gewebe das pathologische Geschehen; aber bei der Histaminintoxikation ändert sich in erster Linie nur der permeable Charakter der Kapillarwand in *funktioneller* Hinsicht, während bei der Allylvergiftung — im Sinne einer schweren morphologisch nachweisbaren Schädigung — die trennende Schicht gelegentlich zerstört wird und es auf diese Weise zu einer breiten Kommunikation zwischen Blut und jenem System kommt und so den inneren Kreislauf stört.   Das Abweichende in bezug auf Schädigungen zwischen

Histamin- und Allylformiatvergiftung tritt am deutlichsten in Erscheinung, wenn man die betreffenden Gewebe mit einer Methode behandelt, die auch die Gitterfasern zur Darstellung bringt. Das feine Gerüst der argentophilen Fasern

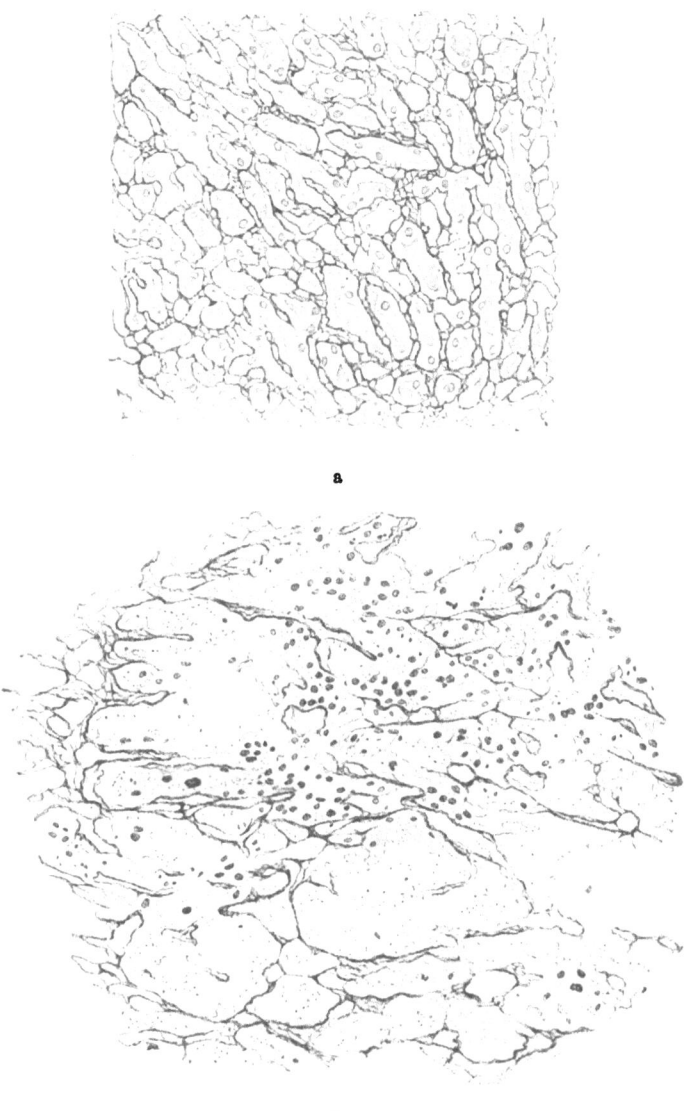

a

b

Abb. 43. Der Aufbau der Gitterfasern charakterisiert am besten die Beschaffenheit der Kapillaren. a bei der Histaminvergiftung, b Gitterfasergerüst bei der Allylformiatvergiftung.

findet bei der Histaminvergiftung kaum eine Änderung — die einzelnen Fasern werden höchstens dicker —, während die Allylintoxikation das Gitterfaserngerüst auf weite Strecken zerstört. Meist paart sich diese Veränderung mit dem, was ich „Seenbildung" genannt habe (vgl. Abb. 43 a und b).

Wenn unter dem Einfluß des Allylformiats auch die Parenchymzellen — im Gegensatz zum Histamin — schwerere Schädigungen davontragen, so darf man sich darüber nicht wundern, denn das Allylformiat, welches die Kapillarwandung aufreißt, zerstört an sich auch die Parenchymzellen, so daß es sich hier um die Paarung zweier Schädigungen handelt: Albuminurie ins Gewebe *und* direkte Beeinflussung der Zellen durch das Allylformiat. Beruhigt sich die Wirkung des Allylformiats, dann ist es Aufgabe des Gesamtorganismus, den angerichteten Schaden wiedergutzumachen und womöglich festere Barrieren zu errichten, um die ursprüngliche, untereinander bestehende Harmonie der Säfte wiederherzustellen. Vor allem hat aber die allgemeine Heilungstendenz dafür zu sorgen, daß die Säfte, die das Leben unserer Gewebe garantieren, wieder in ihre ursprüngliche Verfassung bzw. Bahnen zurückversetzt werden; falls die trennenden Membranen einreißen, dann erwachsen dem Organismus größere Gefahren, und es kommt ganz darauf an, wie es mit der Wiederherstellungskraft unseres Gewebes bestellt ist, ob sie die Schäden, die sich gelegentlich bis zur völligen Zerstörung gesteigert haben, durch entsprechenden Ersatz wieder zu beseitigen vermag oder ob der Zerfall weiterschreitet und das betreffende Organ völlig außer Tätigkeit setzt.

10. Humoralpathologie.

Wir experimentieren nicht, um nur Einblick in die Geschehnisse zu gewinnen, die sich im gesunden oder kranken Organismus abspielen, sondern das Wesentliche unserer Neugierde geht auch darauf hinaus, die pathologischen Störungen richtig zu erfassen, um sie dann einer zweckmäßigen Behandlung zuzuführen. In den vorangehenden Abschnitten haben wir uns an Hand solcher Versuche immer wieder davon überzeugt, daß die *Körpersäfte* und die sie einengenden *Membranen* in der Pathologie viel zu wenig gewürdigt wurden. Sicher geht es nicht an, jeden pathologischen Zustand, der unseren Körper gefährdet, einheitlich (z. B. nur auf Störungen der Permeabilität) zu beziehen, aber daß es in einem Gutteil der Krankheiten nicht nur zu einer Störung der in unserem Organismus zirkulierenden Säfte kommt, sondern daß gelegentlich diese Abweichung ausschlaggebend ist und so zur eigentlichen Krankheitsursache werden kann, erscheint mir doch für viele Krankheiten sehr wahrscheinlich. Unwillkürlich wird man an den Begriff der *Dyskrasie* erinnert, *womit die alte Humoralpathologie eine schlechte Mischung der Säfte verstanden hat.*

Bis vor 100 Jahren befand sich die medizinische Lehre und Praxis vollkommen im Banne der Humoralpathologie. Unter dem Einflusse der weit über die Absicht ihres Begründers hinaus *spezialistisch, lokalisierenden Virchowschen Zellular- und Organpathologie* der letzten 80 Jahre ist die *Säftelehre* so gut wie verschwunden oder stark in den Hintergrund gedrängt worden; jedenfalls wurde es ROKITANSKY[1] von VIRCHOW[2] schwer verübelt, als er mit seiner *Krasenlehre* wieder für die Humoralpathologie eintrat — noch dazu zu einer Zeit, wo man schon glaubte, die Säftelehre restlos vernichtet zu haben.

Das medizinische Denken auch unserer Zeit steht noch immer im Banne einer *extrem lokalisierenden pathologischen Anatomie, bzw. der Lokal- und Zellular-*

---

[1] ROKITANSKY: Handbuch der pathologischen Anatomie, Bd. III. 1844.
[2] VIRCHOW: Morgagni und der anatomische Gedanke in der Medizin. Intern. Kongreß Rom. 1894.

pathologie; nur selten taucht hier und da eine Stimme auf, die bescheiden zu betonen versucht, daß sich die heutige Medizin, die die Lehre von der inneren Sekretion und ebenso die Lehre von Vitaminen und von der Immunität anerkennt, vielfach der alten Humoralpathologie wieder nähert und es daher gerechtfertigt war, daß die Anhänger der Säftelehre so rasch verstummten und mehr oder weniger kampflos ins Gegenlager übertraten. Die Ursachen, warum das so rasch geschah, mögen verschieden sein, einer der Hauptgründe war wohl der, *daß die Zellularpathologie Positives vorweisen konnte, während die Humoralpathologie noch immer auf Hypothesen und sehr wenig auf positivem Wissen aufgebaut war.*

Noch am längsten konnte sich die Säftelehre in Frankreich behaupten, und so ist eine Schrift von einem der letzten großen Humoralpathologen zu verstehen — von JACCOUD (l'humorisme ancien comparé à l'humorisme moderne, thèse de Paris 1863). Zunächst geißelt er die Schwächen der alten Lehre, bemüht sich aber, für eine neue Humoralpathologie Stimmung zu machen; der Verstand allein genügt nicht — betont er ausdrücklich —, um eine *rationelle Humoralpathologie* aufzubauen; um anwendbar und nutzbringend zu sein, müßte eine solche vielmehr auf Tatsachen aufgebaut werden.

Der Mann, der schon frühzeitig bestrebt war, etwas wie Wissenschaft in die Humoralpathologis hineinzutragen, war HELMONT;[1] so nahm er Stellung *gegen die alte Säftelehre* und betonte, daß einer der vier Galenschen Säfte, die schwarze Galle, rein imaginär ist und daß zwei andere — die gelbe Galle und der Schleim — aus dem Blute stammen und daher als „Säfte" sui generis gar nicht in Frage kommen; er sieht das Blut als sämtlichen Säften übergeordnet an und glaubt auf diese Weise die Grundlage einer allgemeinen Lehre von den Ausscheidungen gefunden zu haben. Das große Phänomen in unserem Organismus ist für HELMONT der *Kampf der Säuren und Alkalien,* was ihn neuerlich veranlaßt, die *Schärfe der Säfte* zu betonen; ROBERT BOYLE[2] führt mit den von ihm entdeckten pflanzlichen Farbstoffen (Indikatoren) Analysen der Säfte durch und ist so imstande gewesen, eventuell den sauren oder alkalischen Charakter der Säfte zu prüfen. Diese Untersuchungen stellen eigentlich den Beginn einer funktionellen Analyse am Krankenbett vor; jedenfalls war man schon damals bestrebt, auf den Trümmern der alten Galenschen Säftelehre gleichsam eine *neue Humoralpathologie* aufzubauen, und so kam es auch, daß im Beginn des 19. Jahrhunderts führende französische Kliniker, wie PIORRY[3] und BOUILLAUD,[4] schreiben konnten: „Wir hoffen, daß unsere Betrachtungen genügen, unsere Leser von der Wichtigkeit der Erforschung von Säfteveränderungen zu überzeugen; unter den Krankheiten, die man üblicherweise mit dem Namen ‚innere Krankheiten' bezeichnet, gibt es tatsächlich fast keine, die nicht mehr oder weniger ursächlich mit einer Säfteveränderung zusammenhängen."

JACCOUD war sich der mißlichen Lage vollkommen bewußt, mit der die Humoralpathologie seiner Zeitperiode zu rechnen hatte, und war daher bestrebt, *statt Hypothesen,* die bis dahin das Um und Auf der Humoralpathologie bildeten,

---

[1] HELMONT: Ortus medicinae. Amsterdam. 1640.
[2] BOYLE: Certain physiol. Essays. London. 1708.
[3] PIORRY: Traité de diagn. et de la sémiol., S. 37. 1836.
[4] BOUILLAUD: Essay sur la philosoph. méd. 1831.

Tatsachen sicherzustellen; so sind auch seine Worte in der Zusammenfassung seiner Schrift zu verstehen: „Die moderne Humoralpathologie, gestützt auf die Ergebnisse der Beobachtung und Erfahrung, weiß, daß die Säfte keine abgesonderten und unabhängigen Elemente sind, sie kennt die hauptsächlichsten Gesetze ihrer Entstehung und den dauernden und tieferen Zusammenhang aller den Organismus bildenden Teile und spricht in strenger Folgerichtigkeit Veränderungen der Säfte jeden selbständigen Charakter ab. Ferner gelten diese Veränderungen keineswegs mehr als nächste Ursache der Krankheiten, und wenn sie auch unter ihrem Einfluß eine weitere Reihe pathologischer Zustände entwickeln, so wissen wir, daß selbst die eindeutigsten Veränderungen der Säfte nicht imstande sind, aus sich selbst heraus diese pathologischen Zustände zu erklären, und sie können bestenfalls die unmittelbare Ursache der Symptome sein; nichtsdestoweniger studieren auch wir mit Sorgfalt die Veränderungen in den Säften des Organismus. Sobald wir jedoch die Säfteveränderungen im Lichte der modernen Wissenschaft betrachten, so geschieht dies nicht mehr in der irrigen Hoffnung, die Kenntnis der nächsten Ursache zu erlangen, sondern im Interesse eines möglichst genauen Ausbaues der Diagnostik; in dem Sinne muß man sagen, daß die alte Humoralmedizin eine nicht zu verwirklichende nosologische Einteilung versucht, indem sie zur Grundlage dieser Einteilung die Säfteveränderungen machen will. Trotz der genauen Begriffe, die wir heute von den Veränderungen der Säfte besitzen, trotz der zahlreichen Tatsachen, die den wissenschaftlichen Reichtum der modernen Humoralmedizin ausmachen, kann sie ebensowenig der Ausgangspunkt nosologischer Einteilung wie die Grundlage eines medizinischen Systems sein. *Die alte Humoralmedizin, eine Sammlung von Hypothesen, unbeschwert von Tatsachen*, konnte nach Belieben *theoretisieren; die moderne Humoralmedizin, eine Sammlung von Tatsachen, unbeschwert von Hypothesen*, darf kein anderes Ziel haben, als neue Tatsachen, soweit sie auftauchen, zur Kenntnis zu nehmen; jeder Anspruch auf allgemeine Geltung ist ihr untersagt, da ihr Bereich begrenzt ist und sie in ihrer Ausdehnung noch gar nicht urbar gemacht wurde.“

Bald nach der Veröffentlichung der Jaccoudschen Schrift begann der totale Zusammenbruch der Humoralpathologie, die sich als die unmittelbare Folge der Humoralmedizin ergab; beeinflußt durch VIRCHOW *und seine Schule*, richtete sich die ganze Aufmerksamkeit nur den Zellen zu, die den eigentlichen Sitz der metabolischen Vorgänge bilden, während die Säfte bloß den Endeffekt im Spiele der Gewebe darstellen; da der Ursprung der Säfte derart an den Zellstoffwechsel gebunden ist, wird die Pathologie selbstredend dahin geführt, alle Krankheiten zytologischen Störungen zuzuschreiben. *Pathologische Anatomie und Histologie erhalten in der Krankheitsforschung die alles überragende Rolle, so daß man heute nicht mehr nach einer Humoralmedizin fragt;* dasselbe gilt auch von der Humoralpathologie, sie ist im Laufe der Jahrhunderte begrifflich viel hin- und hergeworfen worden, bis sie schließlich in völlige Vergessenheit geriet.

In letzter Zeit machen sich gewisse Bestrebungen bemerkbar, die der alten Humoralpathologie wieder zu ihrem Rechte verhelfen wollen; ein vielgelesenes Buch, das in dieser Absicht verfaßt wurde, ist das von AUGUSTE LUMIÈRE;[1]

---

[1] LUMIÈRE: Grundlage einer neuen Humoralmedizin. Leipzig: Verlag f. Medizin. 1927.

auf Seite 31 findet sich z. B. folgende Bemerkung: Um die Humoralpathologie wieder aufleben zu lassen, *müßte man in den humoralen Flüssigkeiten gewisse Bestandteile nachweisen, deren bloßes Vorhandensein genügte, pathologische Zustände hervorzurufen; man müßte zeigen, daß diese Bestandteile tatsächlich die charakteristischen pathologischen Vorgänge — zum mindesten in gewissen Syndromen — auslösen.* Lumière glaubt bei den verschiedenen Krankheiten Änderungen in der Struktur der Kolloide innerhalb der Körpersäfte gefunden zu haben und baut daraufhin eine moderne Humoralpathologie auf.

Ich will diese Lehre keiner eingehenden Kritik unterziehen oder gar sie zu der meinen machen, sondern nur auf Beobachtungen unserer Klinik aufmerksam machen, die vielleicht geeignet sind, so mancher Forderung von Lumière Rechnung zu tragen: Wir konnten nämlich in den „humoralen" Flüssigkeiten, die von kranken Menschen stammten, tatsächlich Substanzen nachweisen, deren bloße Anwesenheit im Blut anscheinend genügt, um pathologische Zustände hervorzurufen.

Wie ich dazu kam und was dann der eigentliche Anlaß war, mich überhaupt für die Humoralpathologie zu interessieren, ist am besten zu beurteilen, wenn ich historisch vorgehe: In einer *ersten Periode* studierte ich die sogenannte „Albuminurie ins Gewebe" zunächst ausschließlich im Tierexperiment; die Versuche sprachen eindeutig dafür, daß die „Albuminurie ins Gewebe" ein ganz allgemeines Geschehen darstellt, an dem man nicht vorübergehen kann. In einer *zweiten Periode* war ich dann bemüht, die im Tierkörper erhobenen Beobachtungen auch auf die menschliche Pathologie zu übertragen; ich legte mir unter anderem die konkrete Frage vor, ob sich nicht im Eiter oder im Stuhl oder Harn bei Krankheiten, die klinisch oder anatomisch Züge erkennen lassen, die an das experimentelle Bild der Albuminurie ins Gewebe erinnern, Gifte nachweisen lassen, die toxikologisch vielleicht eine ähnliche Wirkung entfalten wie Histamin oder Allylformiat. Die Beantwortung dieser Frage ist uns nur teilweise gelungen, denn die dabei in Betracht kommenden toxischen Substanzen fanden sich nur in so geringer Menge und außerdem sind sie von so labiler Beschaffenheit, daß wir zunächst von jeder chemischen Ermittlung Abstand nahmen und es mit biologischen Methoden versuchten; damit setzt die *dritte Periode* ein, die es sich zur Aufgabe macht, *auf biologischem Wege in den unterschiedlichen Säften kranker Menschen Toxine nachzuweisen;* nicht nur aus materiellen Gründen habe ich auf das Experimentieren am Hunde verzichtet, sondern hauptsächlich auch deswegen, weil sich der Warmblüter zu Kapillarbeobachtungen wenig eignet; aber gerade darauf kommt es besonders an. Das beste Versuchsobjekt, um eventuell die Durchlässigkeit der Kapillarwandungen zu prüfen, ist noch immer der Frosch oder der Salamander, weil man auf Temperaturschwankungen viel weniger Rücksicht zu nehmen hat.

Von solchen Überlegungen ausgehend, wurde von Roller[1] eine Methode ausgearbeitet, die den oben gestellten Forderungen weitgehend nachkommt.

I. Injiziert man intrakardial einem Feuersalamander 0,1 ccm einer 1—5% Uraninlösung und beobachtet im ultravioletten Licht die Kapillaren, so sieht man diese — zunächst in der Leber, etwas später auch in den Gallenkapillaren und in der Gallenblase — grün aufleuchten; niemals sieht man aber beim normalen

---

[1] Roller: Z. exper. Med. **100**, 547 (1937).

Tier einen Durchtritt des Uranins durch die Kapillarwand; lange Zeit hindurch leuchten die feinen Gefäße und Kapillaren als gelbe Streifen auf (vgl. Abb. 44 a und b). Injiziert man gleichzeitig mit dem Uranin oder wenige Minuten später etwas Allylformiat (z. B. 20 mg) subkutan oder entsprechende Mengen an Histamin, so sieht man bereits nach wenigen Minuten ein Durchtreten des Farbstoffes durch die Gefäßwand; der Farbstoff tritt entlang der Gefäße in Form von sogenannten Begleitstreifen in Erscheinung (vgl. Abb. 44 b und c).

Je nachdem, ob man das Allylformiat rasch oder langsam verabfolgt (intrakardial oder subkutan), gestaltet sich auch der Durchtritt des Uranins ins perikapilläre Gewebe; injiziert man z. B. das Allylformiat sehr vorsichtig, so treten die Begleitstreifen langsamer, aber viel deutlicher hervor und die Tiere erliegen viel später den sonstigen Giftwirkungen des Allylformiates; wählt man aber ganz große Allylformiatdosen, so kommt es überhaupt nicht zur Ausbildung richtiger „Begleitstreifen"; das Uranin diffundiert in das umliegende Interstitium, gleichsam en masse innerhalb weniger Minuten, so daß nun das ganze Gewebe diffus gelb aufleuchtet; um sich ein möglichst objektives Urteil zu bilden, war ROLLER bemüht, die Begleitstreifen auch photographisch festzuhalten; die Schwierigkeit einer solchen Aufnahme liegt aber vor allem darin, daß die durch die ultravioletten Strahlen hervorgerufene Fluoreszenz außerordentlich licht- schwach ist und man daher sehr lange Belichtungszeiten benötigt; immerhin geben die beigefügten Abbildungen Einblick von der Eindeutigkeit solcher Beobachtungen.

Durch die Beobachtungen von ROLLER ist neuerlich der Beweis für die gefäßschädigende Wirkung des Allylformiats und des Histamins erbracht. Der normalen Kapillarmembran kommt die Aufgabe zu, höhermolekulare Substanzen, vor allem die Bluteiweißkörper, nicht durchzulassen. Nun hat ROLLER im Fluoreszenzmikroskop den Nachweis erbracht, daß intravenös injiziertes Uranin die längste Zeit die Blutbahn nicht verläßt; verabfolgt man aber Allylformiat oder Histamin, so tritt innerhalb der kürzesten Zeit der fluoreszierende Farbstoff ins perikapilläre Gewebe über, als Zeichen, daß jetzt die Kapillarmembran ihren semipermeablen Charakter eingebüßt hat. Zunächst könnte man glauben, daß damit nur der Beweis für den Durchtritt des Uranins erbracht sei, also für Moleküle von der Größe 350; hält man sich aber an die Forschungen von BENNHOLD,[1] dann ist durch die Untersuchungen ROLLERS möglicherweise auch sichergestellt, daß es sich dabei nicht nur um den Übertritt von Uranin, sondern auch von Eiweiß handelt; BENNHOLD hat nämlich gezeigt, daß die Serumeiweißkörper Farbstoffe binden und daß sich diese dann in ihrem Diffusionsvermögen genau so verhalten wie die Serumeiweißkörper selbst; sogar grobdispersen, an sich nicht diffusiblen Farbstoffteilchen wird das Diffusionsvermögen der Serumeiweißkörper erteilt, so daß sie z. B. durch Uranin gleichsam „uniformiert" in ihrem weiteren Verlaufe besser verfolgt werden können. TEICHMANN[2] untersuchte im Auftrage von GICKLHORN die Art und Weise, wie das Uranin die Kapillarwand durchsetzt; er war vor allem für die Frage interessiert, ob beim Durchtritt nicht auch die Stomata eine Rolle spielen; tatsächlich konnte er sich davon überzeugen, daß das Fluoreszein nicht diffus aus den Kapillaren austrat, sondern zunächst an bevorzugten Stellen durch Auseinandertreten der Endothelzelle. Die im

---

[1] BENNHOLD: Erg. inn. Med. 42, 273 (1932).
[2] TEICHMANN: Z. exper. Med. 110, 732 (1942).

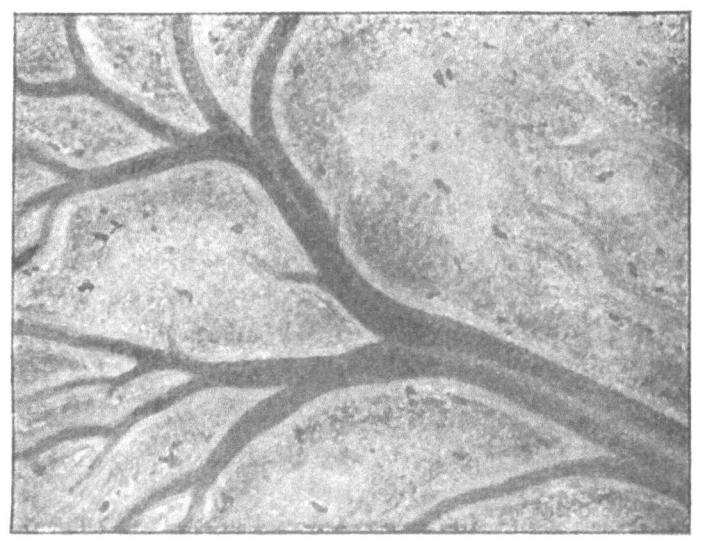

a

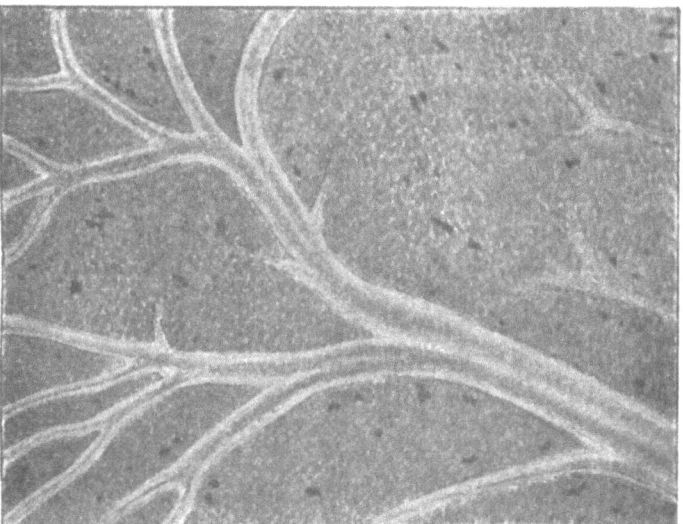

b

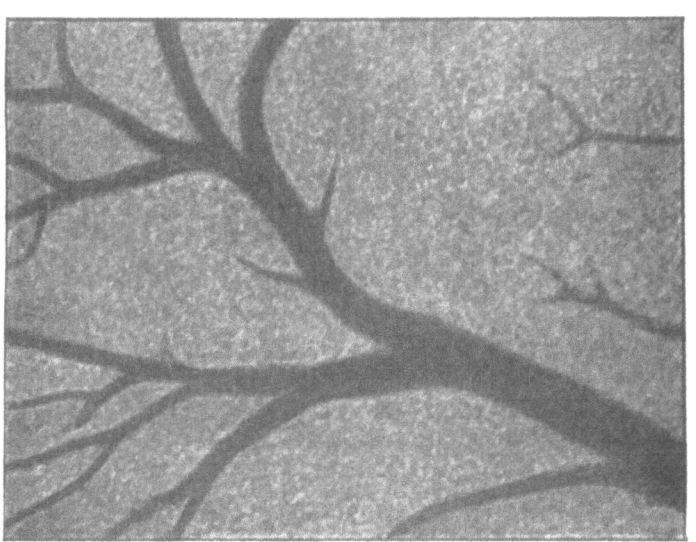

c

Abb. 44 *a*—*c*. *a* Kapillare eines Salamanders vor der intrakardialen Injektion von Fluoreszein. — *b* Dieselbe Kapillare nach der Injektion von Fluoreszein. Der fluoreszierende **Farbstoff** befindet sich n u r in den Kapillaren. — *c* Dieselbe Kapillare nach Injektion von Allylformiat. Schon sehr bald nach der Injektion tritt das Fluoreszein aus den Blutbahnen und bildet die sogenannten „Begleitstreifen".

histologischen Bilde nachweisbaren interzellulären Stomata sind nicht dauernd, auch nicht auf bestimmte Zellbezirke lokalisiert, sondern werden unter weitgehender Regulation der aktiv beweglichen, lebenden Endothelzellen vorübergehend gebildet; TEICHMANN verallgemeinert diese Beobachtung und meint, daß die Lückenbildung einen zusätzlichen Mechanismus zur Regelung auch des physiologischen Stoffaustausches zwischen Blut und Gewebe darstellt, der vor allem im Zustande der Reizung, bzw. unter pathologischen Bedingungen wirksam wird.

Um dem Einwande zu begegnen, daß sich vielleicht der Salamander in bezug auf „Albuminurie ins Gewebe" anders verhält, hat POPPER[1] die Geschehnisse einer Allylformiatvergiftung auch beim Salamander histologisch verfolgt; die normale Salamanderleber läßt Dissesche Räume überhaupt nicht erkennen; die Leberzellen scheinen den Bluträumen unmittelbar anzuliegen. Das Vorkommen von Disseschen Räumen ist aber leicht auch beim Kaltblüter zu erkennen, wenn man die Leber auf der Höhe einer Histamin- oder Allylformiatvergiftung betrachtet; bereits nach kurzer Zeit sind Spalträume zwischen Zelle und Kapillare zu sehen, also das typische Bild einer „Albuminurie ins Gewebe" (vgl. Abb. 45 a und b); verfolgt man die Geschehnisse nach dem Verfahren von HAITINGER, so bereitet es keine Schwierigkeit, den Eiweißaustritt auch färberisch sicherzustellen; es ergibt sich somit *ein weitgehender Parallelismus zwischen biologischem Verhalten (Uraninversuch) und dem histologischen Bild.*

Damit war auch die Möglichkeit einer Prüfung gegeben, ob vielleicht Medikamente existieren, die die Resistenz der Kapillarwand gegen permeabilitätsstörende Gifte erhöhen und so die Kapillaren vor eventuellen Schäden bewahren. Entsprechende Versuche ergaben die höchst beachtliche Tatsache, *daß das Pyramidon, das sich so vielfach in der Klinik bei der Heilung von so mancher Form von „Albuminurie ins Gewebe" bewährt, tatsächlich imstande ist, die durch Histamin erzeugte Permeabilitätsstörung zu mildern bzw. zu verhindern.* Fluoreszein tritt beim mit Pyramidon vorbehandelten Salamander trotz Histamindarreichung viel später oder gar nicht ins umgebende Gewebe über; gerade diese Beobachtung war es dann, warum wir seither von einer „*kapillardichtenden Wirkung"* des Pyramidons sprechen.

Diese anscheinend sehr empfindliche Methode schien uns geeignet, *auch der Frage näherzutreten, ob sich nicht im Blute kranker Menschen „toxische Substanzen" befinden, die sich gegen das normale Gefüge der Kapillarwandungen richten.* Unsere Erfahrung, daß relativ einfach gebaute Substanzen für die Entstehung der experimentellen Permeabilitätsstörung in Betracht kommen, war der unmittelbare Anlaß, solche Möglichkeiten ins Auge zu fassen. Die ersten Versuche, die in dieser Richtung durchgeführt wurden, stammen von SCHOBER;[2] er hielt sich an die Methode von ROLLER und prüfte zunächst die Wirkung von Seren, die er *von gesunden Menschen gewonnen* hatte; injiziert man einem Salamander normales Menschenserum intrakardial, der vorher schon Fluoreszein erhalten hatte, *so zeigt sich kein Übertritt des fluoreszierenden Farbstoffes ins benachbarte Gewebe;* selbst wenn man den Versuch auf über eine Stunde ausdehnt, kommt es nicht zur Bildung von sogenannten Begleitstreifen.

---

[1] POPPER: Virchows Arch. **298**, 574 (1937).
[2] SCHOBER: Z. Klin. Med. **130**, 218 (1937).

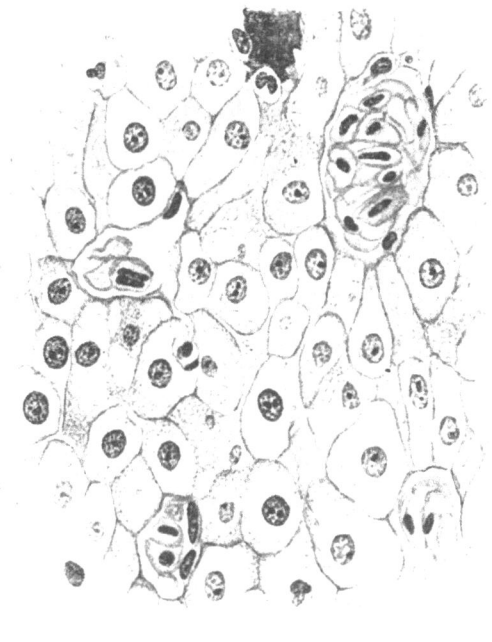

a

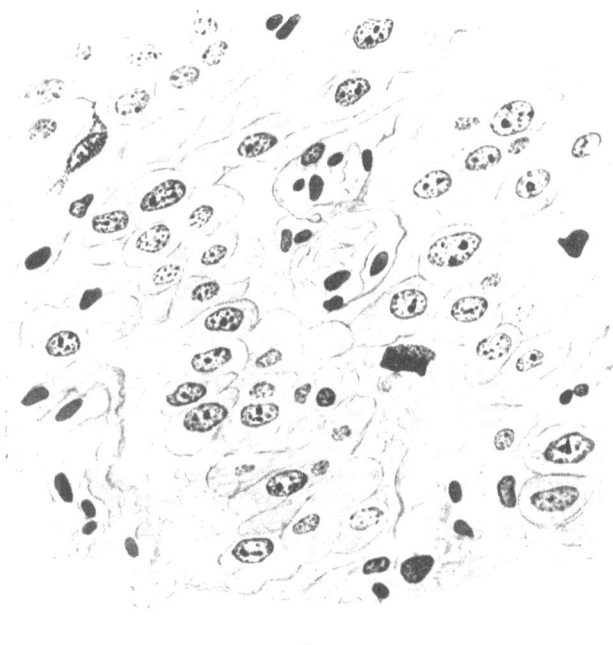

b

Abb. 45 *a* und *b*. Salamanderleber. *a* Normal. *b* Nach Allylformiat. In der normalen Leber sind die Disseschen Räume überhaupt nicht sichtbar; nach Allylformiat entwickeln sich breite Räume zwischen Leberzellen und Blutkapillaren.

Völlig entgegengesetzt gestaltet sich das Verhalten des Fluoreszeins, wenn
das *Serum von* einem *kranken Menschen* stammt (z. B. fieberhafter Rheumatismus, Pneumonie, akute Nephritis, Nahrungsmittelvergiftung usw.), also von
einem **Patienten**, der wahrscheinlich von einer Krankheit befallen ist, die pathologisch-anatomisch mit einer schweren Kapillarschädigung einhergeht.

Die dabei erhobenen Ergebnisse gestalten sich noch viel eindeutiger, wenn
man statt Vollserum das entsprechende *Ultrafiltrat* verwendet; *schon sehr bald
nach der Injektion eines solchen Filtrates tritt der Farbstoff aus und führt zu den
oben erwähnten „Begleitstreifen".*

Wurde das Blut eines Patienten neuerdings geprüft, sobald er sich von der
akuten Krankheit erholt hatte, so ließen sich jetzt im Salamanderversuch keine
toxischen Substanzen weder im Serum noch im Ultrafiltrat nachweisen.

Zur Sicherstellung von Toxinen, speziell von Giften, die im Blute von kranken
Menschen kreisen und sich gegen die normale Kapillarpermeabilität richten,
läßt sich gelegentlich auch der *Blasenfistelhund* verwenden; man kann so zu
jeder Zeit aus der Blase Harn gewinnen und Untersuchungen anstellen, die uns
dauernd über das Verhalten der Nierenkapillaren ein anschauliches Bild gewähren.
Injiziert man einem solche Hunde normales Menschenserum **intravenös** (z. B. in der
Menge von 1—2 ccm), so ändert sich nichts an der normalen Harnbeschaffenheit;
injiziert man aber einem solchen Tier das Serum eines Patienten, der z. B. an
einer akuten Nephritis erkrankt ist oder sich auf der Höhe einer Pneumonie
befindet, so kann es zu einer vorübergehenden Albuminurie kommen, die vorher
nicht nachweisbar war. Auch das entsprechende Ultrafiltrat erweist sich als
toxisch.

Es war verlockend, sich auch für die chemische Natur dieser im Ultrafiltrat
nachweisbaren Toxine zu interessieren; vorläufig ist uns nur bekannt, daß die
vermutlichen Toxine hitzebeständig sind und von den unterschiedlichen Körper-
fermenten *nicht* angegriffen werden. Die permeabilitätsstörenden Stoffe scheinen
demnach weder Eiweißkörper zu sein, noch sind sie an Eiweiß gebunden; die
Möglichkeit, daß diese Substanzen einer kleinmolekularen Fraktion angehören,
ist nicht auszuschließen, aber **vorläufig nicht bewiesen.**

II. ROLLER[1] hat noch eine zweite Methode ausgearbeitet, die geeignet erscheint, im menschlichen Blute Toxine sicherzustellen; diese Methode geht einen
ganz anderen Weg; sie richtet sich nicht gegen die Permeabilität der Kapillaren,
sondern der Erythrozyten; den Ausgangspunkt bildete für ROLLER folgende Beobachtung: Werden Erythrozyten in **einer Flüssigkeit** suspendiert, der Schlangengift zugesetzt **wird**, so kommt es zwar zu einer beträchtlichen Änderung der
Mineralzusammensetzung, dagegen bleibt die osmotische Resistenz vollständig
unverändert, vor allem kommt es zu keiner Hämolyse; diese Beobachtung
ließ vermuten, daß die chemische Änderung der Zellgrenzschicht nicht in jedem
Falle zu einer *allgemeinen* Schwächung der Membran führen muß, daß also
Hämoglobinaustritt und Änderung der Elektrolytbestände zwar häufig nebeneinander vorkommen, aber nicht in jedem Falle parallel verlaufen; demnach
wäre also der Durchtritt von Natrium und auch von **Wasser** durch die Zellmembran nur als der erste Grad einer Permeabilitätsschädigung durch Schlangen-

---

[1] ROLLER: Klin. Wschr. 1942, 849.

gifteinwirkung anzusehen, während die viel bekanntere, nämlich die Hämolyse, die höhere Stufe der Erythrozytenschädigung darstellt; sie ist anscheinend von der angewendeten Giftmenge, aber auch von der Art des Giftes abhängig, wie sich dies besonders bei Verwendung von Jararaka-Toxin nachweisen läßt. Jedenfalls eignen sich auch die Erythrozyten, wie aus dieser Versuchsanordnung hervorgeht, zum Nachweis von feineren Permeabilitätsstörungen.

Warum ROLLER später als Prüfsubstanz für Permeabilitätsstörungen Rhodan verwendet, hat wieder folgenden Grund: Injiziert man einem Menschen intravenös irgendein Rhodansalz, so erfaßt man damit nicht nur die Blutflüssigkeit, sondern darüber hinaus auch die Flüssigkeit, die sich in den Gewebsspalten — also im Interstitium — befindet; in die Zellen selbst dringt Rhodan unter normalen Bedingungen anscheinend nicht ein. Die dabei ermittelten Werte zeigen nun beim normalen Menschen eine so beachtliche Übereinstimmung, daß man damit anscheinend eine bestimmte physiologische Größe erfaßt, und das ist nun (nach Abzug der Flüssigkeit, die der der zirkulierenden Blutmenge entspricht und anderweitig erfaßt werden kann) die extrazelluläre Flüssigkeit.

Wenn sich daher bei ödematösen Personen eine Erhöhung der extrazellulären Flüssigkeit nachweisen läßt, so darf uns das nicht wundern, denn Ödem bedeutet eine Vermehrung der extrazellulären Flüssigkeit. Eine Zunahme der sogenannten extrazellulären Flüssigkeit ist aber auch bei vielen Schwerkranken zu beobachten, die *keine* Ödeme zeigen; die Annahme liegt daher nahe, daß vielleicht unter gewissen pathologischen Bedingungen Rhodan auch in die Zelle eindringt und auf diese Weise eine Vermehrung der extrazellulären Flüssigkeit vortäuscht. Zum Verständnis einer solchen Annahme trägt ein Versuch bei, den ich einer Arbeit von ROLLER entnehme.

Er bestimmte zuerst die extrazelluläre Flüssigkeit bei einem normalen Tier, dann erzeugte er durch Darreichung von Schlangengift eine schwere Schädigung,

Tabelle 19.

Datum	Extrazelluläre Flüssigkeit	Prozentgehalt des Körpergewichtes	Verhältnis zum Vorwert
7. 2. 1938	5680	39,1	100
8. 2. 1938	9 Uhr 30 Min. 18 mg Schlangengift		
nach 7 Std.	9160	63,1	161,5
nach 10 Std.	12200	84,1	215

die aber keinesfalls zu einem sichtbaren Ödem führte. Aus der Tab. 19 ergibt sich, daß es bei diesem Tier innerhalb von 10 Stunden zu einer starken Erhöhung des Raumes kam, der sich gegenüber Rhodan ähnlich verhält wie das Interstitium. Dieser Befund zusammen mit den Ergebnissen, die er bei schwerkranken, aber nicht ödematösen Patienten erheben konnte, veranlaßte ROLLER zu der Annahme, daß das Rhodan, das normalerweise nur die extrazellulären Räume erfüllt, aber in die Parenchymzellen nicht eindringt, unter bestimmten pathologischen Bedingungen doch von den Zellen aufgenommen wird.

Dieses Versuchsergebnis war dann der unmittelbare Anlaß, die *Rhodanmethode zwecks Prüfung der Permeabilität menschlicher Erythrozyten* in Erwägung zu ziehen; vielleicht dringt Rhodan unter krankhaften Bedingungen nicht nur in das

Interstitium ein, sondern darüber hinaus auch in die unterschiedlichen Zellen. Die konkrete Frage lautete somit: Sind nicht auch die Erythrozyten von Patienten, die z. B. an einer schweren akuten Nephritis erkrankt sind, für Rhodan durchgängig, und weiter, *läßt sich nicht durch Mischen von pathologischem Serum mit normalen Blutkörperchen die normale Permeabilität so beeinflussen, daß jetzt Rhodan in vermehrter Menge in die ursprünglich gesunden Erythrozyten eindringt?* An Hand eines Beispiels, das ich der Arbeit von ROLLER entnehme, soll die Richtigkeit einer solchen Annahme sowie die Methodik vorgeführt werden.

Von 2 Personen derselben Blutgruppe, die beide nüchtern sind und seit etwa 48 Stunden nicht geraucht haben, werden je 40—60 ccm Blut entnommen und mit eben genügenden Mengen pulverförmigen Vetrens für etwa 9 Stunden ungerinnbar gemacht; die eine dieser Personen ist ein Normalfall, die andere ein Patient, dessen Blut auf das Vorkommen von permeabilitätssteigernden Stoffen untersucht werden soll. Das pulverförmige Vetren wird durch langsames Hin- und Herkippen gelöst und die beiden Blute recht bald gleich lange zentrifugiert, Erythrozyten und Plasma peinlichst genau getrennt, die Erythrozyten nochmals abgeschleudert und die letzten Reste des überstehenden Plasmas mit Filterpapier von der Wand abgesaugt. Dann werden aus den vier Blutfraktionen des Normalen und des Patienten folgende vier Mischungen hergestellt, wobei es von sekundärer Bedeutung ist, welcher Prozentsatz von Erythrozyten zur Anwendung kommt, solange er nur in allen vier Proben gleich gehalten wird; meist aber waren in den hier angeführten Versuchen gleiche Teile von Erythrozyten *und* Plasma gemischt:

1. Normalplasma und Normalerythrozyten,
2. Normalplasma und pathologische Erythrozyten,
3. Krankenplasma und Normalerythrozyten,
4. Krankenplasma und pathologische Erythrozyten.

Zu allen diesen vier Proben wird dann eine ganz bestimmte, genau bemessene Menge von Natriumrhodanid als Lösung zugesetzt, sehr vorsichtig gemischt und die vier Blute unter gelegentlichem vorsichtigen und bei allen Proben gleichmäßigen Schütteln erst nach 3—6 Stunden wieder voneinander getrennt, die Erythrozyten sauber abzentrifugiert und die letzten Reste des überstehenden Plasmas abgesaugt. Zur Kontrolle, ob eine Änderung des Quellungszustandes während dieser Zeit zustande gekommen ist, kann eine Hämatokritbestimmung im Anfang und zum Ende des Versuches vorgenommen werden. Die Rhodanbestimmung erfolgt nach HARTNER.[1] Gleichzeitig wird auch der Trockenrückstand und der Chlorgehalt ermittelt, doch hat sich bei diesen Untersuchungen nur gezeigt, daß von den Permeationsstörungen immer nur die Rhodanwerte größere Änderungen erkennen lassen.

Die Krankheit, die auf Grund der Erfahrungen von ROLLER mit einer besonders starken Permeabilitätsstörung der Erythrozyten einhergeht, ist merkwürdigerweise die akute Nephritis; die Rhodanidpermeabilität kranker Erythrozyten kann umgekehrt durch längeren Aufenthalt in normalem Serum bis zu einem gewissen Grade wieder vermindert werden; für die Annahme, daß das fragliche permeabilitätsstörende Toxin sich im Serum befindet, kann auch die Beob-

---

[1] HARTNER, vgl. ROLLER: Klin. Wschr. 1942, 849, und Z. Klin. Med. 136, 1, 1939.

achtung verwertet werden, daß normale Erythrozyten durch Aufenthalt in
Nephritikerplasma beträchtlich größere Rhodanmengen als zuvor aufnehmen.

Um dem Einwande zu begegnen, daß vielleicht Eiweißkörper des Plasmas auf
die Permeabilität des Rhodans Einfluß nehmen und so Gifte vortäuschen, die
gar nicht existieren, sind Versuche mit entsprechenden Ultrafiltraten vorgenommen worden; das Ergebnis war dasselbe wie mit Vollplasma, so daß es über-
flüssig ist, dieses Moment an einem konkreten Beispiel zu besprechen.

In diesem Zusammenhange ist auch folgende Beobachtung von ROLLER[1] beachtlich: Das Eindringen von Rhodan in die Erythrozyten ändert sich nicht,
wenn man Histamin zusetzt; wohl aber zeigt das Serum eines Tieres, das vorher
eine größere Histamindosis erhalten hat, eine deutliche Permeabilitätsänderung
für Rhodan.

Die schädigende Wirkung des Nephritikerserums auf die Erythrozytenpermeabilität hält oft lange Zeit an, denn auch nach Abklingen der stürmischen
Nephritiserscheinungen kreisen im Plasma noch immer Stoffe, die sich an Hand
solcher Rhodanversuche feststellen lassen; in dem Sinne darf es uns auch nicht
wundern, wenn solche die Permeabilität störende Substanzen gelegentlich auch
im Plasma einer schon länger bestehenden Nephritis vorkommen.

Ob die fraglichen Toxine sich *nur* gegen rote Blutkörperchen richten oder ob
darunter auch andere Zellmembranen Schaden leiden, darüber ist nur schwer
etwas Sicheres zu sagen; aus der Diskrepanz zwischen Absorption von Rhodan
durch den kranken Organismus, wenn man sich z. B. für die extrazelluläre
Flüssigkeit interessiert, und der Abwanderung von kleinsten Mengen in die Erythrozyten kann wohl der Schluß abgeleitet werden, daß nicht *nur* die roten
Blutkörperchen unter krankhaften Bedingungen Rhodan speichern, sondern vielleicht mehr oder weniger alle Parenchymzellen. Wenn sich diese Frage z. B. an
isolierten Parenchymzellen genauer verfolgen ließe, dann könnte man auch die
Möglichkeit einer Spezifität der verschiedenen Toxine ins Auge fassen, die ganz
sicher besteht.

Da die Erythrozyten eines kranken Menschen unter der Einwirkung eines
normalen Plasmas gleichsam gesunden und daher weniger Rhodan aufnehmen,
ja sogar, wie sich ebenfalls feststellen läßt, weniger als gesunde Erythrozyten, so
weist dies auf eine weitgehende Erholungsfähigkeit kranker Erythrozyten im
normalen Plasma; fast könnte man daraus auf eine beinahe unbekannte Indika-
tion zur Vornahme von Plasmatransfusionen schließen, was um so beachtens-
werter erscheint, da so eine weitgehende Beeinflussung der Permeabilität nicht
nur der Erythrozyten, sondern auch der Parenchymzellen in den Bereich der
Möglichkeit gerückt erscheint.

Jedenfalls zeigt auch die von ROLLER ausgearbeitete Rhodanmethode, *daß*
wir ganz sicher bei den verschiedensten Krankheiten mit dem Vorkommen von im
Plasma kreisenden Substanzen zu rechnen haben, die auf die Permeabilität der unter-
schiedlichen zelligen Elemente ungünstigen Einfluß nehmen, und daß umgekehrt im
Blute des gesunden Menschen vielleicht Körper vorkommen, die eine gestörte Per-
meabilität wieder weitgehend verbessern; hierbei erscheint es zunächst nicht ent-

---

[1] ROLLER: Klin. Wschr. 1943, 704.

scheidend, ob durch eine solche Methode wirklich Toxine oder physikalische Einwirkungen registriert werden.

In letzter Zeit sind wir noch auf zwei Möglichkeiten aufmerksam geworden, die uns die Gegenwart von Toxinen im Blute kranker Menschen sehr wahrscheinlich macht: CHWALLA und KEIBL prüften, ob in Wasser suspensierte Paramäzien Farbstoff aufnehmen; Zusatz von normalem Serum blieb wirkungslos, wurde aber das Serum von kranken Menschen zugesetzt, so drang der Farbstoff ein — gleichzeitig hörten die Bewegungen auf. Ähnlich gestaltet sich die Färbbarkeit von in Ringerlösung suspensierten roten Blutkörperchen, wenn man etwas Methylenblau zufügt; normales Serum bedingt keine Blaufärbung der Erythrozyten, verwendet man aber das Serum schwerkranker Patienten, so erscheinen die Erythrozyten deutlich blau gefärbt.

Wenn ich nunmehr zusammenfasse, was ich in diesem Abschnitte als das Wesentliche zur Sprache bringen wollte, so glaube ich folgendes sagen zu können: Im Tierversuch haben wir chemisch wohldefinierte Körper kennengelernt, die die Permeabilität der Kapillaren schwer beeinträchtigen und so experimentelle Krankheitsbilder erzeugen, die wir auch von der menschlichen Pathologie her kennen; es wäre vermessen zu glauben, daß dieselben Gifte auch für die Entstehung der Krankheiten in Betracht kommen, die wir von der Klinik her kennen, immerhin fordern sie auf, im Sinne der sogenannten „Humoralpathologie" zu prüfen, ob nicht auch im kranken menschlichen Blute gelegentlich „Toxine" kreisen, die an sich schon in der Lage sind, die Permeabilität zu stören und so Krankheiten hervorrufen.

Auf fünf Methoden glaube ich nun hinweisen zu können, die sich vielleicht zugunsten einer modernen Humoralpathologie verwerten lassen: 1. Während das Serum eines gesunden Menschen, *wenn man es einem Salamander intrakardial injiziert, keinerlei Änderung der Permeabilität gegenüber dem Uranin zeigt, tritt dieser Farbstoff sofort aus den Kapillaren ins Interstitium über, wenn das Serum eines schwerkranken Patienten, z. B. von einer akuten Nephritis oder einer Pneumonie sowie jeder Infektionskrankheit injiziert wird;* die wirksamen Stoffe sind nicht hochmolekular, denn sie finden sich auch im Ultrafiltrat.

2. *Ein Einfluß auf die Kapillarpermeabilität läßt sich gelegentlich auch am Blasenfistelhund vorführen;* der von solchen Hunden stammende Harn zeigt nach Injektion von normalem Serum keine Eiweißausscheidung. Wird aber das Serum oder das entsprechende Ultrafiltrat eines Patienten verabfolgt, der an einer akuten Nephritis oder an einem Infekt leidet, so kommt es oft zu einer vorübergehenden Albuminurie — also zu einem Undichtwerden der Glomeruluskapillaren.

3. Ferner ließ sich *der Nachweis von permeabilitätsändernden Toxinen auch an Hand von roten Blutkörperchen erbringen.* Werden Erythrozyten in gesundem Serum aufbewahrt, so dringt Rhodan nicht in die roten Blutkörperchen ein, wohl aber, wenn das Serum von kranken Menschen stammt, z. B. von einer akuten Nephritis. Wirksam erweist sich das Serum hauptsächlich von solchen Patienten, die klinisch Symptome darbieten, die vermutlich auf eine Albuminurie ins Gewebe zu beziehen sind.

4. und 5. Lebende Paramäzien und normale Erythrozyten nehmen in Flüssigkeit suspensiert keine Farbstoffe auf, wenn sie mit gesundem Serum

versetzt werden, wohl aber, wenn das Serum von schwerkranken Patienten stammt.

Diese Befunde sind noch lange nicht als Beweise anzusehen, daß es geboten wäre, daraufhin schon von einer *neuen Humoralpathologie* zu sprechen. Immerhin fordern sie uns auf, sich mehr als es bis jetzt geschehen ist für die Prinzipien der *alten Säftelehre* zu interessieren.

11. Störungen der Zellpermeabilität.

In den vorangehenden Abschnitten habe ich mein besonderes Interesse den Störungen an der Grenze zwischen Blutkapillare und Interstitium entgegengebracht; im folgenden soll die Frage zur Diskussion stehen, ob sich *Permeabilitätsstörungen auch an der Zellmembran, also an der Grenze zwischen Interstitium und Parenchymzelle* nachweisen lassen und *ob es in Fortsetzung dieses Gedankens auch eine Permeabilitätspathologie der Zellmembran gibt.* Eine solche Überlegung fordert zu besonderer Kritik heraus, um so mehr als Austauschvorgänge an der Zellgrenze sich sicher viel komplizierter gestalten und daher mit Schädigungen hierselbst eher zu rechnen ist als im Bereiche der Kapillarmembran; auch das Geschehen an der Zellmembran ist an die Tätigkeit des inneren Kreislaufes gebunden, dessen Hauptaufgabe bekanntlich darin besteht, Wasser, Nährstoffe, Salze, Vitamine, Hormone und Sauerstoff an die Zellen heranzubringen. Entsprechend dem Filtrationsdruck und der Diffusion haben die Nahrungsbestandteile die Kapillarmembran durchsetzt, sind nunmehr in das Interstitium eingedrungen und bieten sich hier den Zellen an. Die Zelle nimmt aber nicht alles auf, sondern sie trifft eine spezifische Auswahl, so daß in die Zelle nur das eindringt, was sie verwerten kann. Die Stoffwechselabbauprodukte der Zelle kehren dann wieder ins Interstitium zurück, um neuerdings die Kapillarwand zu durchdringen, allerdings in umgekehrter Richtung, also vom Interstitium zurück ins Blut oder zur Lymphe; als Ort der Rückwanderung ins Blut haben wir vor allem den venösen Kapillarschenkel und vielleicht auch die Anfänge der feinsten Venenwandungen anzusehen.

Die Albuminurie ins Gewebe gibt zu einer Reihe von Störungen Anlaß, die sich auch auf die Parenchymzellen auswirken müssen.

Zunächst haben wir uns mit der Frage zu beschäftigen, *was das weitere Schicksal des ins Interstitium eingedrungenen Plasmaeiweißes sein mag.* Dort, wo sich Lymphkapillaren befinden, wird sicher ein Gutteil des ausgetretenen Eiweißes auf diesem Wege abtransportiert und so dem Organismus vermutlich wieder zur Verfügung gestellt, aber meist folgt die Lymphe nur den größeren Blutgefäßen und Ausführungsgängen und macht mit ihren Endausbreitungen dort halt, wo das eigentliche Parenchym beginnt; so finden sich Lymphkapillaren z. B. in der Leber nur in den periportalen Feldern und im Bereiche der Kapsel, nicht aber im Azinus, der bekanntlich frei von Lymphkapillaren ist.

Ein Gutteil des übergetretenen Plasmaeiweißes dürfte einer Zerstörung anheimfallen, denn wie soll man sich sonst die Tatsache erklären, daß es z. B. im Anschluß an eine akute Allylformiatvergiftung nur zu oft zu einer Steigerung der Stickstoffausscheidung durch den Harn kommt; das ausgetretene Eiweiß muß daher entweder im Interstitium eine Auflösung erfahren oder es wird von den

Parenchymzellen aufgenommen und hierselbst nachträglich abgebaut; ein wichtiger Anhaltspunkt, daß an diesem Vorgang die Zellen gleichsam *aktiv* beteiligt sind, ergibt sich aus der histologischen Betrachtung; so sehen wir in der Leber, falls Eiweiß in die Disseschen Räume übergetreten ist, die Zellen beträchtlich vergrößert, und zwar sowohl die Kupfferschen Sternzellen als auch die eigentlichen Leberzellen; dabei bieten die Leberzellen vielfach das *Bild der sogenannten trüben Schwellung;* die Zellen werden größer und lassen Granula erkennen, die mikrochemisch als dem Eiweiß zugehörig anzusprechen sind; die trübe Schwellung stellt allerdings ein strittiges Objekt der Pathologen vor; manche sehen darin nichts Atypisches, andere etwa Krankhaftes, weswegen sie von einer albuminösen Degeneration sprechen. Wir sind uns der Angreifbarkeit einer solchen Bezeichnung bewußt, denn Eiweiß ist im Protoplasma stets vorhanden, weswegen sich manche Autoren auch mit der Frage beschäftigt haben, ob es sich hier nur um eine *Metamorphosierung* des in der Zelle vorhandenen Eiweißes handelt, worunter der Physikochemiker eine Änderung des Aggregatzustandes versteht: Die unter normalen Bedingungen nicht darstellbaren Tröpfchen sind — vielleicht durch eine Art Gerinnung oder Quellung — sichtbar geworden.

Pathologisch-anatomisch gesehen hat die trübe Schwellung an Bedeutung verloren, weil derartige Zellveränderungen — soweit sich das histologisch beurteilen läßt — bei den verschiedensten Zuständen zu sehen sind, und zwar gelegentlich auch bei Personen, die aus völliger Gesundheit akut verstorben sind; auch beschrieb man ähnliche Zellveränderungen, wenn dem Tode eine lange Agonie vorangegangen war; auch postmortal soll sich so manches entwickeln, was pathologisch-anatomisch als trübe Schwellung bezeichnet wird.

Mit der Frage, ob es sich bei der „albuminösen" Degeneration *nur* um eine Änderung im Aggregatzustand des Protoplasmas handelt oder ob diese Erscheinung mit dem Eiweißübertritt ins Interstitium in Zusammenhang steht, hat sich zuletzt TERBRÜGGEN[1] beschäftigt; er bezieht sich auf Beobachtungen, die zuerst HOPPE-SEYLER[2] erheben konnte; er ermittelte den Eiweißgehalt der Leber, die morphologisch das typische Bild der trüben Schwellung darbot, und fand eine beträchtliche Erhöhung des Eiweißgehaltes. So wichtig dieser Befund auch ist, so geht daraus leider nicht hervor, ob der hohe Stickstoffwert auf einer Eiweißansammlung im Interstitium oder innerhalb der Zelle beruht; *das eine scheint aber festzustehen, daß der Eiweißgehalt einer Leber, die histologisch das Bild einer trüben Schwellung darbietet, beträchtlich erhöht ist.*

Wo sich Zeichen einer „albuminösen" Degeneration zeigen, lassen sich meist auch sonst noch Zeichen einer Zellschädigung erkennen; Übergänge von anscheinend normal beschaffenen Zellen bis zu total zerstörten und aus dem Gefüge der Parenchymstruktur völlig gelösten Elementen sind allenthalben zu beobachten; dies war vielfach auch der Grund, warum manche Pathologen in der trüben Schwellung den sichtbaren Ausdruck eines langsam einsetzenden Zelltodes vermuteten.

In ein neues Stadium trat das Problem der trüben Schwellung, als GROLL[3] die Meinung vertrat, daß es sich bei der trüben Schwellung keineswegs um einen

---

[1] TERBRÜGGEN: Verh. dtsch. path. Ges. **1937**, 171.
[2] HOPPE-SEYLER: Hoppe-Seylers Z. **116**, 67 (1921); **130**, 217 (1923).
[3] GROLL: Krkh.forsch. **1**, 59 (1925).

degenerativen Prozeß handelt, sondern vielmehr um eine *Leistungssteigerung der Zelle*. Nach der Grollschen Anschauung könnte man sich vorstellen, daß überall dort, wo es sich zufolge einer Permeabilitätsstörung um einen atypischen Übertritt von Plasmaeiweiß ins Interstitium handelt, die Zelle zu gesteigerter Leistung angeregt wird; in dem Sinne wäre die trübe Schwellung der histologisch faßbare Ausdruck eines reparatorischen Vorganges (parenchymatöse Entzündung?).

Nachdem aber die Parenchymzelle unter physiologischen Bedingungen kaum auf eine Nahrungszufuhr von Eiweiß eingestellt ist, vielmehr ihren Stickstoffbedarf hauptsächlich durch Aminosäuren deckt — an der Eiweißfreiheit der normalen Gewebsflüssigkeit wollen wir unbedingt festhalten —, dann müßte die Parenchymzelle entsprechend den geänderten Verhältnissen ihre gerichtete Permeabilität aufgegeben haben; in dem Sinne könnte man die trübe Schwellung auch als den sichtbaren Ausdruck einer Permeabilitätsänderung ansehen; das gleiche gilt vom Vorkommen großer gequollener Zellen, wie dies ebenfalls bei der „Albuminurie ins Gewebe" zu beobachten ist; die normale Zelle läßt kraft ihrer gerichteten Permeabilität nur das eintreten, was ihr entspricht; wenn sie daher doch mehr Wasser oder gar Eiweiß in sich aufnimmt, dann hätte sie ihre physiologische Eigenschaft, die sich gegen alles wehrt, was ihr nicht zukommt, weitgehend eingebüßt. In Fortsetzung dieses Gedankenganges scheint es durchaus möglich, daß Diffusionsstörungen — also Verlust der gerichteten Permeabilität — schon früher in Erscheinung treten, bevor morphologisch etwas Atypisches zu erkennen ist; das darf uns nicht wundern, denn wahrscheinlich machen sich die Anfänge pathologischer Geschehnisse nur in der Minderzahl sofort histologisch bemerkbar.

In diesem Zusammenhang ist auch die Frage der sogenannten „*kompensierten serösen Entzündung*" zu besprechen, ein Ausdruck, den ich zuerst in der Arbeit von ZINCK[1] gefunden habe; das Charakteristikum der sogenannten serösen Entzündung ist die Einlagerung von Eiweiß in den erweiterten Interstitien, also z. B. in der Leber in den Disseschen Räumen; es hängt nun von den kompensatorischen Vorgängen ab, zu denen wir nach dem eben Gesagten auch die Eiweißaufnahme durch die Parenchymzellen zu rechnen haben, ob die Anfüllung der Interstitien mit Eiweiß länger anhält oder ob nicht der Organismus versucht, diese Schädigung in irgendeiner Weise zu korrigieren. Eine Klärung dieses ganzen Fragekomplexes scheint das Haitinger-Verfahren vorzubereiten; da es auf diese Weise möglich ist, mit gewissen fluoreszierenden Farbstoffen Plasmaeiweiß von Protoplasmaeiweiß zu unterscheiden und sich dieses Verfahren auch im histologischen Schnitt bewährt, war es möglich, damit der Frage näherzutreten, ob es sich bei der trüben Schwellung tatsächlich um eine Einlagerung von Bluteiweiß in die Zelle handelt. Bei Einhaltung bestimmter Vorschriften (über Details verweise ich auf die Mitteilung: HAITINGER-GEISER, Virchows Archiv, Bd. 312, 1944, 125, sowie auf das S. 113 ff. Gesagte) färben sich die Kerne gelbgrünlich, das Zellprotoplasma blaßgrünlich, das lockere interstitielle Bindegewebe, ebenso die Kapillarwandungen blaßbraun, während das geflechtartige sowie das fibrinöse Bindegewebe eine hellblaue bis violette Farbe zeigen.

Färbt man nach dem Haitingerschen Verfahren ein Diphtherieherz, dessen

---

[1] ZINCK: Die Verbrennung. Jena. 1940.

Muskelfasern eine typische trübe Schwellung erkennen lassen, dann läßt der
Schnitt in der Fluorochromfärbung einen ungeheuer großen Plasmaeiweißgehalt
erkennen, der sich nicht nur auf das lockere, stark ödematös durchtränkte Bindegewebe beschränkt, sondern auch die Muskelfasern selbst erfaßt; dürfte man sich
auf das Haitingersche Verfahren unbedingt verlassen, so wäre die intensive
Braunfärbung einer Zelle wohl als der sicherste Ausdruck stärkster seröser Durchtränkung anzusehen; auch an zahlreichen Arteriolen und Präkapillaren tritt im

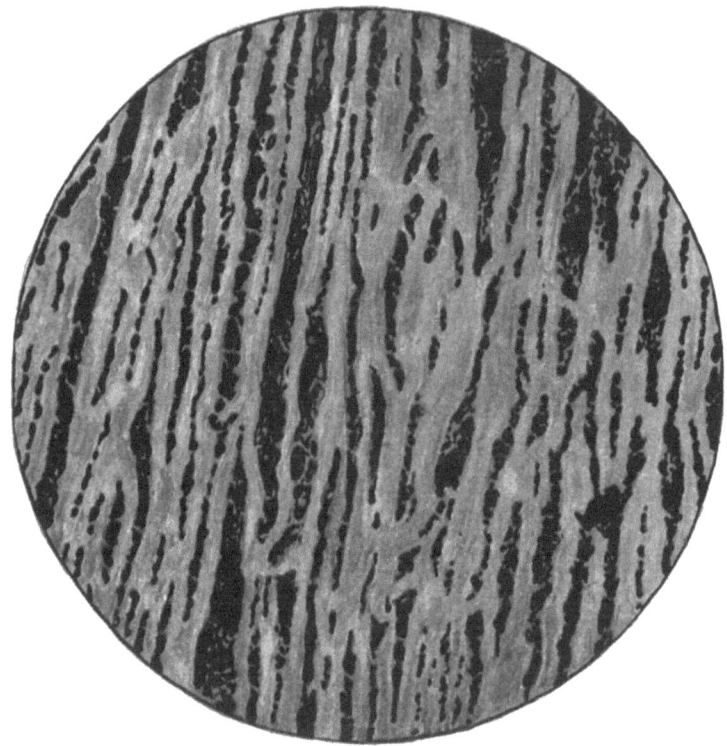

Abb. 46. Seröse Imbibition des Herzmuskels (trübe Schwellung). Nach HAITINGER gefärbt.

Diphtherieherz die verquollene braunrot gefärbte Wandung sehr deutlich hervor, so daß es sich auch hier um eine Eiweißeinlagerung handeln muß. GEISER,
der zusammen mit HAITINGER über die Anwendung dieses Fluorochromverfahrens
für die Pathologie berichtet, sagt: *Man hat den Eindruck, als sei der Muskel im
serösen Exsudat geradezu ertrunken* (vgl. Abb. 46). Abb. 47 zeigt den normalen
Herzmuskel, wenn er nach demselben Haitinger-Verfahren gefärbt wird. Diese
Beobachtungen, zusammen mit denen von TERBRÜGGEN bzw. HOPPE-SEYLER
drängen zu der Vorstellung einer *Eiweißaufnahme durch die Parenchymzelle.*
Vermutlich ist diese Form der Stickstoffzufuhr zur Zelle nicht das reguläre,
aber nachdem sich zwischen normalen und pathologischen Vorgängen vielfach
fließende Übergänge ergeben, können wir vielleicht tatsächlich — ganz im Sinne
von GROLL — in der trüben Schwellung, bzw. in der albuminösen Zellverände-
rung eine Abwehrvorrichtung oder Leistungssteigerung der Zelle vermuten.

Betrachtet man die Vorgänge, die sich histologisch im Anschluß an eine primäre Albuminurie ins Gewebe entwickeln, so bietet sich ein ziemlich buntes Bild, das schließlich so ausarten kann, daß man von der ursprünglichen serösen Exsudation überhaupt nichts mehr sieht; dabei sind die verschiedensten Vorgänge teils kompensatorischer, teils reparatorischer Art zu berücksichtigen, die teils von der *Widerstandskraft* des betroffenen Organismus, teils von der *Intensität der Schädigung* abhängen; jedenfalls glaube ich, hat ZINCK das Problem richtig

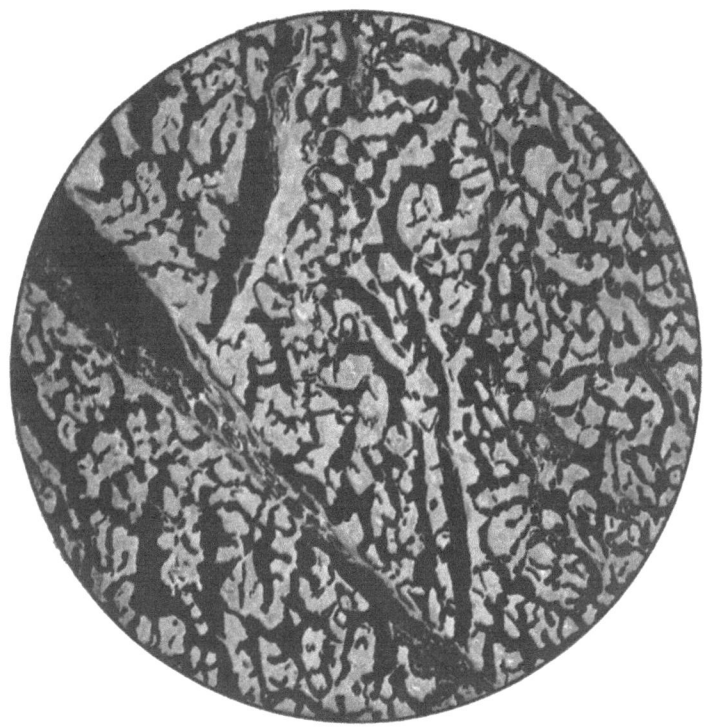

Abb. 47. Normales Herz. Nach HAITINGER gefärbt (Methode II).

erfaßt, wenn er hier von einer „kompensatorischen serösen Entzündung" spricht; mehr oder weniger jede Gewebsschädigung wird von einer serösen Exsudation eingeleitet, doch hängt es von begleitenden Umständen ab, welches weitere Schicksal die ursprünglich erfolgte Plasmaexsudation erfährt; sie kann die längste Zeit unverändert bestehen bleiben, sie kann sich durch Imbibition des Bindegewebes äußern, sie kann aber auch eine derartige Modifikation erfahren, daß später die seröse Exsudation nicht mehr zu erkennen ist. Diesem Umstande ist es auch zuzuschreiben, wenn sich nicht jede „trübe Schwellung", nach dem Haitinger-Verfahren betrachtet, färberisch in gleicher Weise zu erkennen gibt.

Das ganze Geschehen, das vielleicht das Wesentliche der trüben Schwellung beinhaltet, ist wohl in erster Linie auf eine Permeabilitätsänderung der Kapillarwandungen zu beziehen; die sich daraus ergebende „Albuminurie ins Gewebe" bedeutet für das Gedeihen der Gewebe eine Gefahr, weswegen der Organismus seine verschiedenen Abwehrmaßnahmen einschaltet. Zuerst dürfte wohl das Lymphsystem in die Bresche treten, um einen Gutteil des ausgetretenen Eiweißes dem Blute wieder zurückzugeben; wenn aber diese Hilfsvorrichtung nicht ausreicht, dann stellt sich das Gewebe selbst zur Abwehr, indem es das ins Interstitium übergetretene Plasmaeiweiß in sich aufnimmt und vermutlich fermentativ abbaut. Es ist möglich, daß dieser mit einer trüben Schwellung beginnende Prozeß wieder zu *einer restlosen Ertüchtigung des Parenchyms führt*, aber ebenso kann man mit *einem völligen Untergang der betroffenen Zellen* rechnen. Ein solcher Verlust kann durch *Regenerationsbestrebungen*, die von der Umgebung ausgehen, wieder gutgemacht werden, so daß in diesem Falle die trübe Schwellung doch nichts anderes darstellt, als den Anfang eines Zerstörungsprozesses, dem sich der Organismus durch Gegenmaßnahmen entgegenstellt; versagt die Zelltätigkeit und ebenso die Nachbarschaft, indem die Regeneration ausbleibt, dann kommt es entweder zur *Gewebsatrophie* oder zur *Narbenbildung*.

Das Wechselspiel der Austauschvorgänge zwischen Blut und Zelle kann, wie bereits oben erwähnt wurde, durch die Albuminurie ins Gewebe schweren Schaden erleiden. Selbstverständlich besteht aber auch die Möglichkeit, daß manches Toxin, das die Semipermeabilität der Kapillarwand gefährdet, auch *unabhängig von jeder Kapillarläsion* auf die Zelle einwirkt; der erste Angriffspunkt einer solchen Läsion wäre dann die *Zellmembran*, die vermutlich daraufhin nur zu rasch mit einer gestörten Permeabilität antwortet; die Frage spitzt sich so dahin zu, ob irgendwelche Anhaltspunkte vorliegen, die sich zugunsten einer solchen Anschauung verwerten lassen; es lag nahe, auch dieses Problem, bevor man es auf die Klinik überträgt, zunächst im Experiment in Angriff zu nehmen, zumal wir es hier vielfach in der Hand haben, Zustände zu schaffen, die sich weitgehend an die Geschehnisse der menschlichen Pathologie angleichen; welche Wege sich dabei als geeignet erwiesen, ist am besten zu beurteilen, wenn ich auch hier historisch vorgehe.

Auf einen Zusammenhang zwischen pathologischem Geschehen und Mineralstoffwechsel wurde ich zuerst aufmerksam, als wir uns mit der mineralischen Zusammensetzung des insuffizienten Herzens beschäftigten; so konnte LASZLO[1] bei Patienten mit deutlichen Zeichen von Herzinsuffizienz Störungen im Phosphorsäurestoffwechsel sicherstellen; in Fortsetzung dieser Befunde wurde dann der Mineralgehalt im Diphtherieherzen verfolgt; später dehnten sich dann unsere Untersuchungen auf den lebenden Menschen aus; so gelang es ZUCKERKANDL[2] und seinen Mitarbeitern in relativ einfacher Weise, das Verhalten der Natriumausscheidung bei Leberkranken zu prüfen; er bestimmte den Na- und Cl-Gehalt des Harnes und berechnete die molare Relation Na/Cl; während dieser Quotient bei gesunden Menschen und gemischter Kost 1,0 ist, fand er bei vielen nicht ödematösen pathologischen Zuständen ein starkes Absinken dieses Quotienten, was eindeutig auf eine Natriumretention hinweist; eine solche starke Erniedrigung — also Natriumretention — läßt sich bei Ikterus katarrhalis, dann bei vielen Infektionskrankheiten (Pneumonie, Rheumatismus), ferner bei akuter Endokarditis,

---

[1] LASZLO: Wien. Arch. inn. Med. **25**, 161 (1934); Klin. Wschr. **1928, 1411**.
[2] ZUCKERKANDL: Klin. Wschr. **1935**, 567, 1137, 1428.

bei der akuten Nephritis, maligner Nephrosklerose nachweisen, also gerade bei jenen Krankheiten, die unserer Erfahrung nach mit einer ausgesprochenen Albuminurie ins Gewebe einhergehen; der Einwand, daß als Ursache dieser Erniedrigung des Na/Cl-Quotienten eine Mehrausscheidung von Chlor in Frage kommt, ist wohl auszuschließen, denn gerade bei den fieberhaften Infekten und ebenso bei der Nephritis ist eine Chlorretention schon seit langem bekannt; dasselbe gilt auch vom experimentellen Fieber. *Das Absinken des Quotienten ist daher ausschließlich auf ein Zurückbehalten von Natrium zu beziehen,* dem daher pathogenetisch eine weit größere Aufmerksamkeit zugewendet werden muß als dem Chlor; da bei diesen Fällen sehr häufig auch die Alkalireserve absinkt, lag es zunächst nahe, die Natriumretention mit einer *atypischen Bildung von sauren Stoffwechselprodukten* in Zusammenhang zu bringen, aber die weitere Untersuchung machte uns auch auf andere Möglichkeiten aufmerksam.

Eine Änderung des Na/Cl-Quotienten kann gelegentlich schon unter physiologischen Bedingungen in Erscheinung treten; so sinkt z. B. der Quotient während des Volhardschen Wasserversuches; ebenso zeigt sich eine Retention von Natrium bei schwerer körperlicher Arbeit; in dem Sinne ist es zu verstehen, wenn der überanstrengte Organismus auch Wasser retiniert.

Als wir auf das eigentümliche Verhalten des Natriums aufmerksam wurden, befanden wir uns mitten im Studium über die Folgen der sogenannten Albuminurie ins Gewebe; es lag daher nahe, unsere Erfahrungen auf dem Gebiete des Mineralstoffwechsels mit jenen der sogenannten „serösen Entzündung" in Einklang zu bringen — kurz, es drängte sich der Gedanke auf, ob nicht *ein ursächlicher Zusammenhang zwischen „Albuminurie ins Gewebe" und Natrium- bzw. Wasserretention besteht. Wenn es daher richtig ist, daß die Gewebe bei der Albuminurie ins Gewebe natriumreicher werden, dann muß es auch zu Veränderungen des Kaliumstoffwechsels kommen,* denn trotz des ähnlichen chemischen Verhaltens von Natrium und Kalium besteht im biologischen Milieu ganz sicher ein ausgesprochener Antagonismus dieser Elemente. Das ist schon unter normalen Bedingungen zu erkennen, indem *vermehrte Natriumzufuhr die Kaliumausscheidung in die Höhe treibt, und umgekehrt Verfütterung von Kalium fast immer mit einer erhöhten Natriumausscheidung vergesellschaftet ist;* nicht zuletzt muß hier an die bereits oben erwähnte Tatsache erinnert werden, daß die normalen Parenchymorgane kaliumreich und natriumarm sind, während das Blutplasma als das flüssige Depot des Natriums und des Chlors anzusehen ist.

Auf Grund solcher Überlegungen prüften wir, ob es bei Zuständen, die mit einer „serösen Entzündung" einhergehen, auch innerhalb des Gewebes bei gleichzeitigem Verlust von Kalium zu einer Retention von Natrium kommt; Anhaltspunkte in dieser Richtung lagen bereits vor, zumal wir uns schon früher von der Kaliumeinbuße im kranken Herzen bei diphtheriekranken Tieren überzeugen konnten; Natriumanalysen konnten wir (1928) nicht durchführen, weil eine geeignete Na-Analyse uns damals noch nicht zur Verfügung stand.

Zunächst war es notwendig, das gegenseitige K/Na-Verhältnis innerhalb normaler Organe kennenzulernen; wie zu erwarten, ergab sich dabei eine außerordentliche Konstanz; *tierische Parenchymorgane, aber merkwürdigerweise auch pflanzliche Gewebe enthalten zwei- bis dreimal mehr Kalium als Natrium.* Diese Gegensätzlichkeit tritt noch mehr in Erscheinung, wenn man gleichzeitig auch die Anionen berücksichtigt. Auf Grund zahlreicher Analysen können wir jetzt feststellen, daß sich *in der normalen Parenchymzelle viel Kalium und Phosphorsäure findet, dagegen wenig Natrium und Chlor.* Ganz im Gegensatz dazu gestalten sich das Blutplasma und die anderen Gewebssäfte; hier überwiegt das Natrium und das Chlor; bei unseren Berechnungen legen wir weniger Wert auf die gewichtsmäßige Relation K/Na als auf den molaren Quotienten, da wir uns zunächst nur für die Frage interessieren, wieviel Atome Kalium auf ein Atom Natrium entfallen.

Im Rahmen der uns gestellten Aufgabe führten wir Analysen in Organen durch, die eine experimentelle Schädigung erfahren haben; wenn unsere Annahme zu Recht besteht, mußte das gegensätzliche Verhalten des Natriums zum Kalium im geschädigten Gewebe eine wesentliche Änderung erfahren. Solche Untersuchungen wurden von uns in großem Stile durchgeführt; als Versuchsobjekt dienten uns Tiere verschiedenster Art, die Allylformiat erhielten und Zeichen von Erkrankung aufwiesen; es erfolgten Stichproben, die in den verschiedensten Stadien einer generalisierten Albuminurie ins Gewebe vorgenommen wurden; gleichzeitig wurden die Gewebsveränderungen auch histologisch verfolgt, so daß man sich jederzeit von der Intensität der Gewebsläsion überzeugen konnte. Im wesentlichen verhielt sich das mineralische Verhalten immer gleichsinnig (vgl. Tab. 20); *stets erfährt die Relation zwischen Kalium und Natrium innerhalb eines Gewebes, in dem sich eine Albuminurie ins Gewebe abgespielt hat, eine Änderung zugunsten des Natriums; geschädigte Gewebe verlieren Kalium, wahrscheinlich auch Phosphorsäure, dafür werden sie an Natrium, Chlor und Wasser reicher;* wenn die Anreicherung des Kaliums und Phosphors im Plasma nicht immer so stark in Erscheinung tritt, so liegt das an der raschen Kaliumausscheidung durch den Harn bzw. durch den Stuhl; jedenfalls bemüht sich der Organismus, die normale Blutzusammensetzung tunlichst lange zu bewahren.

Tabelle 20. *Äquivalentquotient K/Na und K/Ca in Herz und Leber bei normalen und geschädigten Tieren.*

Behandlung	Zahl der untersuchten Tiere	Organ	Mittelwert	
			K/Na	K/Ca
Normale Tiere.....................	29	Herz	1,03	62
Erstickende Tiere	28	Herz	0,76	29
Diphtherietoxinvergiftung	16	Herz	0,78	25
Normale Tiere.....................	32	Leber	1,19	74
Erstickende Tiere	19	Leber	0,76	35
Allylformiatvergiftung (akute Leberatrophie)......................	12	Leber	0,28	4

Was für den Tierkörper gilt, müßte sich auch für den menschlichen Organismus nachweisen lassen. Leider kann man sich auf Analysen an Leichenorganen nicht verlassen, weil sich entsprechend den Untersuchungen von HENRI THIERS[1] der Mineralgehalt in den Geweben sehr rasch nach dem Tode ändert; die Mineral-

---

[1] HENRI THIERS, vgl. KAUNITZ: Erg. inn. Med. **51**, 233 (1936); ebenso bei R. KELLER: Elektrische Gruppen in Biologie und Medizin, S. 35. Zürich: Sperber-Verlag.

bestände der Organe gleichen sich mit jenen des Blutes nur zu bald aus; fast könnte man sagen, *daß es sich beim langsamen Sterben* — die meisten Leichen, die zur Sektion kommen, sterben einen langsamen Tod — *im Prinzip um dasselbe handelt, was in vivo das Wesen vieler Krankheiten, unter anderem auch der sogenannten „Albuminurie ins Gewebe" dargestellt — Angleichung.*

Nur unter seltenen Bedingungen bietet sich Gelegenheit, auch bei der Sektion gewonnenes menschliches Material zu verwerten; so war es z. B. sehr auffällig, daß das Rückenmark eines Falles von Poliomyelitis gerade an der Stelle einen besonders niedrigen K/Na-Quotienten darbot, wohin die in vivo beobachtete Lähmung ursächlich zu verlegen war; wahrscheinlich sind die erkrankten Rückenmarkspartien schon frühzeitig an Kalium arm, dafür reich an Natrium; ähnliches läßt sich auch am Herzen demonstrieren, falls sich Gelegenheit bietet, insuffiziente Herzen unmittelbar nach einem plötzlichen Tode zu untersuchen. Solche Untersuchungen haben WILKINS und CULLEN[1] durchgeführt; ihre Ergebnisse finden sich in der beigefügten Tabelle. Auch im lebenden Organismus läßt sich ein solcher Antagonismus zwischen gesundem und krankem Gewebe verfolgen; analysiert man Harnproben, die bei einseitiger Nierenkrankheit gewonnen wurden, so ist der Harn auf der Seite der kranken Niere immer kaliumreicher und ärmer an Chlor bzw. Natrium als auf der gesunden.

Im selben Sinne lassen sich auch tierexperimentelle Stoffwechselversuche verwerten; es bereitet meist keine Schwierigkeit, die entsprechende Giftdosis zu finden, um einen Allylformiatversuch über nicht länger als 24 Stunden auszudehnen; auch dabei zeigte sich dasselbe Verhalten; schon bald nach der Darreichung von Allylformiat nimmt die Natriumausscheidung ab, während das Tier durch Harn und Stuhl reichlich Kalium verliert.

Tabelle 21. *Analysen des linken Herzens.*

	$\%$ H_2O	$\%_0$ Na	$\%_0$ P	$\%_0$ K	$\%_0$ Mg
Normal	78	92	203	311	20
Gering krank	80	102	185	284	18
Schwer krank	80,5	115	170	258	15

Nichts lag näher, als ähnliche Untersuchungen auch beim Menschen durchzuführen; so hofften wir Änderungen in der Mineralausscheidung während eines *Malariaanfalles* zu erhalten. Vergleicht man aber die Zahlen, die während des Anfalles gewonnen wurden, mit einer Vorperiode, so kommt es zu keiner Chlorretention, geschweige denn zu einer Änderung des K/Na-Quotienten; wünschenswerter wäre es, entsprechende Werte vor und nach Ausbruch einer Infektionskrankheit zu erfassen, doch ist das im akuten Versuch kaum zu erreichen. Wir verfolgten unter anderem auch den Einfluß eines schweren operativen Eingriffes, denn auch hier kommt es zu einer Art Albuminurie ins Gewebe. KAUNITZ[2] ermittelte die Stickstoff- und Mineralbilanz bei 6 Fällen und verglich die Werte vor und nach der Operation; trotz des Fehlens jeglicher Nahrungszufuhr steigt die Kaliumausfuhr nach einer Laparotomie beträchtlich an, so daß man auch hier von

---

[1] WILKINS und CULLEN: J. clin. Invest. (Am.) **1936**, 1065.
[2] KAUNITZ: Z. Klin. Med. **131**, 317 (1937).

einer negativen Kaliumbilanz sprechen muß. Dasselbe gilt von der Phosphorsäure;
entgegengesetzt verhält sich das Natrium und Chlor; auf beträchtliche post-
operative Stickstoffverluste hat zuerst BÜRGER[1] aufmerksam gemacht; wir
können seine Angaben bestätigen, nur machen sich die stärksten Verluste nicht
unmittelbar nach der Operation bemerkbar, sondern meist erst nach 2—3 Tagen.
Fast sieht es so aus, als könnte man die hohen Stickstoffverluste auf den Abbau
des ins Interstitium übergetretenen Plasmas beziehen.

Beobachtungen, die ganz mit den unsrigen übereinstimmen, stammen von
UHER,[2] der ebenfalls den Mineralgehalt der unterschiedlichen Organe bei trüber
Schwellung prüfte; UHER ist pathologischer Anatom und hat dementsprechend
auf die Diagnose „trübe Schwellung" besonderen Wert gelegt; über seine Ergebnisse ist man am besten orientiert, wenn man sich an seine Zahlen hält,
die ich in der Tab. 22 zusammenfasse.

Tabelle 22.

	Trocken-substanz %	Umrechnung auf 100 g frisches Organ								
		Asche %	Wasser %	Ges. N %	Eiweiß %	Na %	Ka %	Ca %	Cl %	P %
Normale Hundeleber.	30,48	1,80	69,5	2,7	15,4	98	300	12	200	25
Hundeleber bei trüber Schwellung .	24,8	1,44	75,4	2,6	14,8	122	267	14	333	20

Auch diese Zahlen zeigen, daß die mit trüber Schwellung behafteten Organe
wasserreicher werden, Kalium verlieren, dafür aber Natrium und Chlor aufnehmen
— daß es zu einer Transmineralisation kommt. UHER hat auch auf Kalzium
und Phosphorsäure geachtet; Kalk wird retiniert, Phosphorsäure geht verloren;
die Unterschiede wären noch viel augenfälliger, wenn UHER die Werte auf den
Trockenrückstand bezogen hätte. Da wir analoge Veränderungen auch in anderen
Organen (Niere, Gehirn, Magenmuskulatur, Nebenniere) feststellen konnten,
dürfte die *Transmineralisation* etwas für den kranken Organismus Charakteristisches sein. *Sowohl die experimentelle Schädigung als auch der menschliche
Erkrankungsprozeß gehen daher nicht nur mit einer Kapillarläsion einher, also mit
einer Albuminurie ins Gewebe, sondern auch die Parenchymzellen müssen einen
Schaden erlitten haben, denn wie wäre sonst dieser Mineralaustausch zu deuten, der
zwischen Blutplasma und Gewebe stattfindet.* Sicherlich kann man zu diesen
Zahlen in verschiedenster Weise Stellung nehmen, aber am leichtesten fällt
m. E. eine Erklärung, wenn man sich auf den Standpunkt stellt, daß es sich
hier um eine Veränderung der gerichteten Permeabilität handelt. Ich stelle
mir vor, daß eine kranke Zelle nicht mehr imstande ist, die physiologische
Mineralverteilung zwischen Blut und Parenchymzelle aufrechtzuerhalten; *fehlt
dieses Prinzip, dann besteht die Gefahr einer Angleichung der gegenseitigen Mineralbestände.* In dem Sinne, glaube ich, kann man abschließend sagen: *Sobald eine
Zelle krank ist — und das braucht sich histologisch nicht immer bemerkbar zu machen,*

---

[1] BÜRGER: Z. exper. Med. **27**, 97 (1922); **35**, 16 (1923); **42**, 345 (1924).
[2] UHER: Virchows Arch. **281**, 821 (1933); **284**, 880; **288**, 562.

— *vermag sie nicht mehr ihre Kalium- und Phosphorbestände aufrechtzuerhalten; in dem Maße aber, als Kalium und Phosphorsäure die Zelle verlassen, treten an deren Stelle Natrium und Chlor; zu einer Anreicherung des Blutes mit Kalium und Phosphorsäure kommt es nur vorübergehend, weil ein eventueller Überschuß vermutlich durch die Niere, bzw. durch den Darm rasch korrigiert wird.* Wir haben zunächst nur das Kalium, Natrium, Kalzium, Magnesium, Chlor und Phosphorsäure berücksichtigt, wenn wir aber auch auf andere Ionen oder gar auf organische Bestandteile geachtet hätten, so hätte die Transmineralisation noch eine Erweiterung erfahren. Der Wasserreichtum der kranken Zelle hängt wohl mit dem Ersatz des Kaliums durch Natrium zusammen; während nämlich das Kalium eine Entquellung des Protoplasmas hervorruft, bedingt Natrium nach all dem, was wir wissen, eine erhöhte Quellbarkeit der Gewebe. Das beigefügte Schema (Abb. 48) bemüht sich, die Verhältnisse, die wir hier geschildert haben, bildlich zur Darstellung zu bringen.

Die gesunde Zelle kann mit einem geladenen Akkumulator verglichen werden, dem potentielle Energie chemischer, mechanischer und physikochemischer Natur innewohnt; nur so kann die Zelle allen Aufgaben nachkommen, die ihr obliegen. Im entladenen Akkumulator geht die potentielle Energie verloren, aber der Akkumulator wird wieder leistungsfähig, sobald man das stabile Gleichgewicht aufhebt — also den Akkumulator auflädt, bzw. neuerdings Ungleichheit schafft und zu diesem Zwecke Widerstände einschaltet. *Jedenfalls spielt bei der elektrischen Aufladung der Zelle die Zellmembran die entscheidende Rolle, die Arbeitsfähigkeit einer Zelle ist daher in erster Linie von der Funktion der Oberfläche bzw. der Membran abhängig,* doch kann eine solche ideal gebaute Membran unmöglich nur mit den Eigenschaften einer gewöhnlichen Semipermeabilität ausgestattet sein, denn das würde über kurz oder lang doch zu einer Entladung des Akkumulators führen. Die trennende Membran muß *mehr* können als ein gewöhnliches Pergamenthäutchen, zumal sie nicht nur den Antagonismus der unterschiedlichen Ionen aufrechtzuerhalten hat, sondern auch den Änderungen, die das alltägliche Leben mit sich bringt, gewachsen sein muß. Über diesen filigransten Mechanismus kann man sich

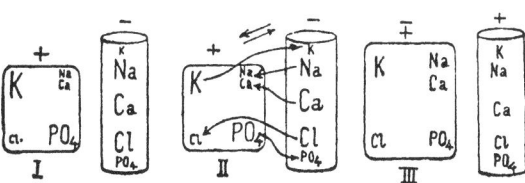

Abb. 48.

I Schema einer normalen Zelle in ihrer Beziehung zum Plasma (große Potentialdifferenz). II Schema der gegenseitigen Angleichung der Mineralbestände und des Potentials. III Schema einer geschädigten Zelle (trübe Schwellung), Angleichung (sehr geringe Potentialdifferenz).
(Die Größe der Buchstaben versinnbildlicht den ungefähren Ionengehalt.)

kaum eine klare Vorstellung bilden, immerhin hat man dafür einen Namen geschaffen — *gerichtete Permeabilität* —, *worunter man die ganzen Geschehnisse an der Grenze zwischen Zelle und Interstitium zusammenfaßt, die von der lebenden und gesunden Zelle geleistet werden, aber mit dem Tod erlöschen und so den rein physikalisch-chemischen Kräften freie Bahn geben.* Das beigefügte Schema (Abb. 48) will auch diesen Forderungen nachkommen und bemüht sich, neben dem Mineralausgleich auch den Änderungen der Zellgröße und des elektrischen Potentials tunlichst gerecht zu werden.

Da unter dem Einflusse mancher Gifte, wie z. B. des Allylformiats, in den unterschiedlichen Organen nicht nur histologisch nachweisbare Veränderungen entstehen, die uns an ähnliche Geschehnisse aus der menschlichen Pathologie erinnern, sondern auch gleichsinnige Mineralverschiebungen zustande kommen, *so liegt es nahe, gestörte Zellfunktion — also Krankheit — mit veränderter gerichteter Permeabilität in Einklang zu bringen.* Eine solche Vermutung, die das Schwergewicht auf den Mineralbestand der Zelle legt, ist nicht aus der Luft gegriffen, denn wir wissen, daß schon ganz geringe Abweichungen in der Zusammensetzung der Ringerlösung genügen, um weitgehende Störungen der Herztätigkeit beim künstlich genährten Herz zu bedingen; in dem Sinne kann es auch für die Tätigkeit der Leber, der Nebenniere oder des Gehirnes nicht gleichgültig sein, wenn plötzlich ihre Parenchymzellen infolge einer gestörten gerichteten Permeabilität, z. B. an Kalium ärmer werden und an dessen Stelle Natrium tritt, das im biologischen Milieu vielfach als der direkte Antagonist des Kaliums anzusehen ist.

Das Lieblingsobjekt zur Prüfung, welchen Einfluß dieses oder jenes Mineral auf die Zellfunktion ausübt, bildet immer noch das Herz oder der Sartorius des Frosches; solange das Herz schlägt und der Muskel auf elektrische Reize anspricht, kann beiden noch eine gewisse Vitalität zugesprochen werden. Prüft man aber an solchen Präparaten den Einfluß z. B. der verschiedenen Kationen, so hat man hier wirklich das Recht, von einer schädigenden oder fördernden Wirkung der Kationen auf die Funktion zu sprechen, denn wir haben hier einen *Maßstab* — das ist die Rhythmik bzw. die Dynamik des Herzens und die Leistungsfähigkeit des M. sartorius. Ganz schlecht ist es dagegen mit der *Beurteilung der Parenchymorgane*, z. B. der Leber, bestellt; wer sagt uns, wenn wir gewisse Änderungen vornehmen, ob das betreffende Organ noch über eine gewisse Lebensfähigkeit verfügt oder als geschädigt oder gar schon als dem Tode verfallen anzusehen ist. Das einzige, was sich in dieser Richtung doch noch verwerten ließe, wäre vielleicht die Fähigkeit, Glykogen zu speichern bzw. zu bilden, ein Vorgang, der angeblich nur dann mit Erfolg vonstatten geht, wenn die Leber über einen entsprechenden Kaliumgehalt verfügt.

Der die Permeabilität schädigende Einfluß bestimmter Substanzen (Gifte) führt nicht nur im Tierkörper zu einer Mineralverschiebung, sondern auch im Pflanzenorganismus; OSTERHOUT[1] hat an der großen Valoniazelle den Einfluß verschiedener Pharmaka auf die mineralische Zusammensetzung des Zellinhaltes verfolgt. Unter anderem prüfte er auch die Wirkung von Ammoniak, das er dem die Algen umspülende Meerwasser zusetzte und so den Ammoniakgehalt des Meerwassers auf n/500 erhöhte; während das Meerwasser trotz seines hohen Kochsalzgehaltes nicht imstande ist, den Natriumgehalt im Zellinneren der Valonia zu erhöhen, ist unter dem Einfluß von geringen Ammoniakspuren die Zellmembran nicht mehr imstande, das Kochsalz zurückzuhalten, denn Natrium dringt ein. Das gerade Gegenteil macht sich bezüglich des Kaliums bemerkbar, das jetzt die Tendenz zeigt, aus der Valoniazelle auszuwandern; ähnlich wie das Natrium verhält sich das Chlor; gleiche Verhältnisse sind zu gewärtigen, wenn man statt des Ammoniaks andere Amine oder Zellgifte verwenden würde

---

[1] OSTERHOUT: Erg. Physiol. **35**, 967 (1933).

(vgl. Abb. 49). JACQUES und OSTERHOUT[1] schädigten die Süßwasseralge Nitella durch dreitägigen Aufenthalt in destilliertem Wasser und verzeichneten die Gehalte der Innenflüssigkeit an Kalium. Sie fanden normal 0,056 Mole Kalium, in den geschädigten Algen nur mehr 0,033 Kalium, in den in Lösung mit 0,001 m. K. zurückgebrachten Pflanzen aber 0,078 m. K. Sie produzieren während der Erholung größere Kaliumvorräte als die normalen Algen. Jedenfalls ist es sehr interessant, *daß vor allem Amine nicht nur die Permeabilität tierischer, sondern auch pflanzlicher Zellen beeinflussen;* die Valoniaalge

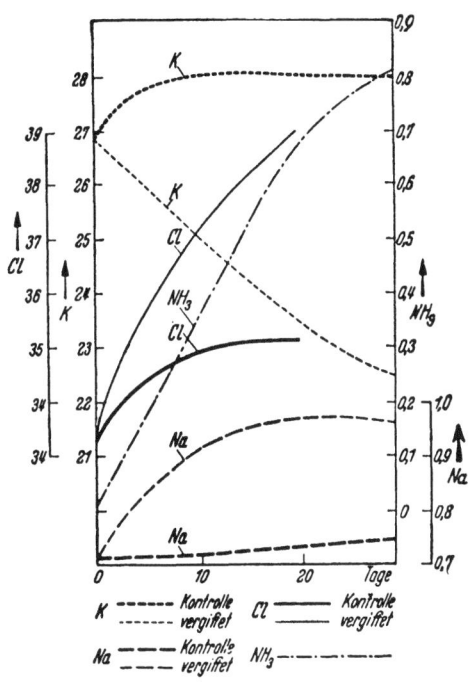

büßt, wenn ihre Membran eine Schädigung erfährt, die Fähigkeit ein, unter den ihr zur Verfügung stehenden Mineralstoffen eine zweckmäßige Auswahl zu treffen. Sie *degeneriert unter pathologischen Bedingungen* — wie wir das schon oben gesagt haben — *gleichsam auf das Niveau eines Würfels aus Pergamentpapier,* das nur auf Osmose und Diffusion eingestellt ist; das Prinzip einer gerichteten Permeabilität kann dem Pergamentpapier schon deswegen nicht zugemutet werden, weil es sich hier um eine tote und nicht um eine lebende Membran handelt. In eine so geschädigte Valoniazelle kann jetzt Natrium aus dem Meerwasser eindringen und gleichzeitig verliert die Alge ihre normale Eigenschaft, das Kalium in entsprechender Menge zurückzubehalten, wodurch sich der Zellinhalt weitgehend

Abb. 49. Einfluß von n/500 Ammoniak auf den Mineralgehalt der Valoniazelle.

dem Milieu angleicht, von dem die Valonia umgeben wird — dem Meerwasser.

Diese eindeutigen Beobachtungen der Botaniker fordern auf, *Vergleiche zwischen Valoniazelle und tierischer Zelle anzustellen;* ähnlich wie die Valoniazelle, die im Meerwasser — also in einer 3%igen Kochsalzlösung — lebt und trotzdem kein Natrium aufnimmt, aber Kalium im Überschuß in sich aufstapelt, obwohl das Meerwasser nur sehr wenig Kalium enthält, verhält sich auch die tierische Zelle; auch sie befindet sich in einem natriumreichen, aber kaliumarmen Milieu und ist trotzdem reich an Kalium und arm an Natrium. Ich kann dies nur so verstehen, *daß der normalen Zelle bzw. ihrer Zelloberfläche sowohl im Tierkörper als auch im Pflanzenorganismus irgendeine Kraft innewohnt, die sich gegen die Bestrebungen der reinen Osmose und Diffusion richtet; hauptsächlich einer solchen Kraft ist es zuzuschreiben, daß sich in der Zelle vorwiegend nur gewisse Anionen bzw. Kationen befinden; dieses Verhalten der Zelle, das die Ein- und Ausfuhr*

---

[1] JACQUES und OSTERHOUT, J. gen. Physiol. (Am.) **18,** 967 (1935).

an Nähr- und Abfallstoffen gleichsam in spezifischer Weise regelt, ist anscheinend die Eigenschaft nur des gesunden und lebenden Organismus. Sobald sich aber der Organismus dem Tode nähert oder das Gewebe krank ist, büßt die Zelle dieses Vermögen — entsprechend dem angerichteten Schaden — bald rasch, bald langsam ein; diese ganz eigenartige, an das Leben einer gesunden Zelle gebundene Funktion, die man vielfach unter dem Namen *gerichtete oder physiologische Permeabilität* zusammenfaßt, *ist sicher auch von physikalisch-chemischen Kräften und gewissen Stoffwechselvorgängen beeinflußt, aber letzten Endes kommen hier Faktoren in Betracht, über die wir nichts aussagen können,* denn sie sind an die Lebenstätigkeit gebunden und lassen sich deswegen nicht weiter definieren. Gegen meine Vorstellung von der gerichteten Permeabilität erhebt VERZAR[1] Bedenken; er sagt, „es handle sich nur um eine Verschiebung des Problems, welche die experimentelle Analyse mit einem insofern mystischen Wort umgeht, als sie glauben macht, daß das etwas Bewiesenes sei". Er sagt weiter: „Man ging sogar so weit, die Wirkung des Rindenhormons in der Beeinflussung der Kapillarpermeabilität zu sehen, womit überhaupt nichts Positives ausgesagt ist, sondern nur die Störung des Na-, K- und H_2O-Stoffwechsels umschrieben wird."

Tatsächlich kommt es im Verlaufe des Nebennierenmangels zu Erscheinungen, die ich als charakteristisch für so manche seröse Exsudation vertreten habe: das Blut im nebennierenlosen Tier wird stark eingedickt, die Zusammensetzung des Plasmas ändert sich nicht, die Zahl der Erythrozyten nimmt zu; der Wassergehalt des Plasmas bleibt dabei konstant, aber der Natriumgehalt geht von 385 mg-% auf etwa 310 mg-% herab. Die Ursache dieser Verschiebung sieht VERZAR in gewissen chemischen Vorgängen, an deren Richtigkeit kaum zu zweifeln ist; daß die Kohlehydrate sowohl beim Aufbau als auch Abbau des Glykogens eine Paarung mit Phosphorsäure eingehen, wird jetzt allgemein anerkannt. Beim nebennierenlosen Tier bleibt aber diese Reaktion entweder aus oder geht nur langsam vonstatten; reicht man einem solchen Tier ein wirksames Nebennierenpräparat, so ergeben sich wieder normale Verhältnisse. Weiter ließ sich zeigen, daß der Glykogenaufbau stets an die Gegenwart von Kalium gebunden ist; selbst bei intravenöser Darreichung von Glukose kommt es zu einer Kaliumanreicherung im Blut; diese beiden Reaktionen fehlen beim nebennierenlosen Tier.

VERZAR kommt auch auf die Bluteindickung und Natriumanreicherung in den Geweben zu sprechen und glaubt folgenden Standpunkt vertreten zu müssen: Wenn Wasser aus der Blutbahn austritt, dann muß im Gewebe die Bedingung für einen erhöhten osmotischen Druck herrschen; es muß also im Gewebe eine Reaktion verlaufen, die Wasser dorthin zieht; eine solche wäre die Anhäufung von Kristalloiden, wenn diese nicht mehr zu Kolloiden, wie Glykogen, synthetisiert werden. Wenn sich also das Wasser in der Richtung der Gewebszelle verschiebt, würde es zu einer Erhöhung des osmotischen Druckes im Blutplasma kommen, und das wird so umgangen, daß das überflüssige NaCl teils durch die Niere ausgeschieden wird, teils in die Interzellulärräume wandert. Das Fallen des Natriumspiegels im Blutplasma ist demnach nach VERZAR sekundär, primär ist die Abwanderung des Wassers und dieses ist durch eine gestörte

---

[1] VERZAR, Schweiz. med. Wschr. 1942, Nr. 25. Theorie der Muskelkontraktion. Basel. 1943. Schweiz. med. Wschr. 1944, Nr. 16.

Synthese innerhalb der Gewebszelle verursacht. Zur Illustrierung des Gesagten gibt VERZAR ein Schema, das ich beifüge (vgl. Abb. 50).

Bei voller Anerkennung der Lehre von VERZAR muß doch betont werden, daß sich vieles ohne Berücksichtigung einer gestörten Permeabilität kaum erklären läßt. VERZAR spricht immer nur von einem *Wasserverlust*, während es sich in Wirklichkeit bei der Nebennereninsuffizienz ganz sicher auch um einen Eiweißübertritt handeln muß, denn nur so ist die Bluteindickung zu

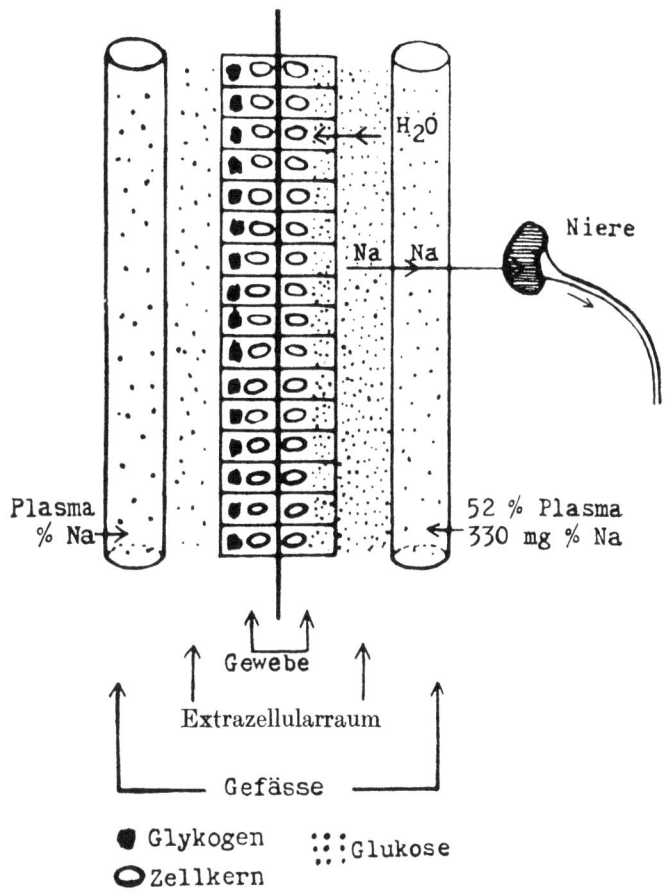

Abb. 50. Schematische Darstellung der Glykogenbildung in der Leber (nach VERZAR).

erklären. Auch der *Mineralaustausch*, wie er nach Ausschaltung der Nebenniere einsetzt, setzt eine Permeabilitätsstörung voraus; besonders augenfällig wird dies im Verlaufe der Muskeltätigkeit; während im gesunden Organismus Kalium selbst bei großer Anstrengung nur in relativ geringer Menge in die allgemeine Zirkulation gelangt, ist der Kaliumverlust nach Nebennierenverlust außerordentlich bedrohlich, was sicher nicht der Fall wäre, wenn die Grenzschichten, die die Muskelzellen umgeben, im Sinne einer gerichteten Permeabilität einen solchen Verlust verhindern würden.

Ich möchte daher den Standpunkt vertreten, daß die intakte Tätigkeit mehr oder weniger aller Organe auf eine innige Zusammenarbeit der verschie-

densten Teilfunktionen angewiesen ist und es daher nicht angeht, sich nur
auf ein Prinzip festzulegen. VERZAR will jedes vitalistische Geschehen im
Rahmen der Nebenniereninsuffizienz vermieden wissen; ein solcher einseitiger
Standpunkt ist meines Erachtens ebenso zu vermeiden wie eine Lehre, die
vielleicht geneigt wäre, alle zellulären Schädigungen ausschließlich auf Permeabilitätsstörungen zu beziehen.

Der Begriff „gerichtete Permeabilität", der von HOEBER eingeführt wurde,
verdankt seine Entstehung — wie eben gesagt wurde — der Erkenntnis, *daß
sich viele zelluläre Vorgänge im rein physiko-chemischen Sinne, wie man ursprünglich annahm, nicht erklären lassen;* es handelt sich hier vielmehr um etwas *Besonderes*, an dem neben Osmose und Diffusion selbstverständlich auch chemische
und physikalische Vorgänge Anteil nehmen, die aber auch letzten Endes doch
wieder alle unter der Kontrolle vitaler Kräfte stehen und so erst das gesunde
Leben der Gewebe garantieren. Die klinische Pathologie legt Wert darauf,
ein ungefähres Maß in der Hand zu haben, um sich ein Urteil bilden zu können,
wie weit man sich auf die Leistungsfähigkeit eines Parenchyms verlassen kann
und ob es vielleicht möglich ist, auf diesem Wege den Beginn so mancher Krankheit zu erfassen. Der Anfang einer Nierenschädigung leitet sich mit dem *Undichtwerden der Glomeruluskapillaren* ein, die dann zur Eiweißausscheidung führt.
Derselbe Kapillarprozeß spielt sich mehr oder weniger unverändert in jedem
kranken Organ ab und wird so zum Anlaß der Albuminurie ins Gewebe. Schwieriger gestaltet sich die *Beurteilung der eigentlichen Zellfunktion*, denn sie wird
weitgehend von vitalen Kräften gesteuert; der beste Maßstab, ob die Nierenzellen
sich noch entsprechend ihrer rückresorbierenden Funktion als gesunde Elemente
gestalten, ist uns die Prüfung der Konzentrationsfähigkeit, die sicherlich auch nicht
einheitlich zu deuten ist, und so ist es meines Erachtens auch mit der *Beurteilung
der Zellfunktion* ganz im allgemeinen. Anscheinend kommt man derselben noch
am nächsten, wenn man sich auf den Standpunkt stellt, *daß die gesunde Zelle
neben anderen auch mit Eigenschaften ausgestattet ist, eine selektive Auswahl
zu treffen zwischen dem, was in ihr Protoplasma eindringen darf, und dem, was
ihr nicht zuträglich ist und daher in der Gewebsflüssigkeit zu verbleiben hat. Diese
Eigenschaft läßt sich noch am besten beurteilen, wenn man sich an den Mineralgehalt und da wieder ganz besonders an den Verbleib des Natriums und Kaliums
hält.* Ich brauche mich eines solchen zurückhaltenden, also mehr oder weniger
vitalistischen Eingeständnisses nicht zu schämen, denn einer der bedeutendsten
Physiologen — EWALD HERING[1] — sagt: „Wo immer die physikalische und chemische Untersuchung in den tierischen Organismus vorgedrungen ist, überall traf sie
früher oder später auf das geheimnisvolle Walten der lebenden Substanz jener Ele-
mentarorganismen, aus denen der Tier- und Menschenleib sich aufbaut. Wir haben
uns jetzt bescheiden gelernt und wo wir einst bereits ins Innerste eingetreten
zu sein glaubten, bekennen wir jetzt, daß wir noch kaum die erste Vorhalle
durchmessen haben. Darf es uns wundernehmen, daß heute die alte Irrlehre
von der Lebenskraft, die wir bereits für endgültig besiegt hielten, unter neuem
Namen zu neuer Geltung emporsteigt? Gestehen wir, daß wir das selbst ver-
schuldet haben, weil wir in der ersten Freude des Erfolges mehr versprachen,

---

[1] HERING: Zur Theorie der Vorgänge in der lebenden Substanz, S. 79. Prag. 1898.

als wir zu halten vermochten. Geben wir es auf, die Physiologie nur als allgemeine Physik und Chemie gelten zu lassen und so den begründeten Widerspruch derjenigen zu wecken, welche der Überzeugung sind, daß es vergebens ist, das Lebendige aus dem Leblosen erschöpfend erklären zu wollen. Das Leben könnte nur aus sich selbst ganz verstanden werden und eine Physik und Chemie, welche allein dem Boden der unbelebten Natur entsprossen und darum nur dieser angepaßt ist, wird eben deshalb nur zur Erklärung dessen hinreichen, was das Lebendige mit dem Toten gemeinsam hat. Dies ist sehr vieles, aber es ist nicht alles."

Die gerichtete Permeabilität vereinigt in sich gleichsam die vornehmsten Eigenschaften einer gesunden und lebenden Zelle; sie entspricht einem außerordentlich fein und exakt arbeitenden Mechanismus, der allerdings von den verschiedensten Faktoren abhängig ist; gerade die Präzision der gerichteten Permeabilität bringt es aber mit sich, daß hier Schädigungen nur zu leicht und zu häufig möglich werden und so die Zelle vielfach zum Spielball jener Kräfte macht, die sich *gegen* die gerichtete Permeabilität wenden; in dem Sinne *beginnt mit dem Einsetzen einer Permeabilitätsstörung das Pathologische und mit dem Erlöschen der gerichteten Permeabilität beginnt der Zelltod.*

Wie sich funktionell die Anfänge einer gestörten „gerichteten Permeabilität" gestalten, darüber kann man nichts Genaues aussagen; in dem Moment aber, wo sich Austauschvorgänge der Mineralbestände bereits bemerkbar machen, hat die gerichtete Permeabilität, soweit es sich dabei nicht um den Ausdruck einer physiologischen Notwendigkeit handelt, sicher schon Schaden erlitten; ihr Verhältnis zur Morphologie ist schwer zu beurteilen, denn der Verlust der gerichteten Permeabilität geht in den Anfangsstadien zweifellos ohne histologisch nachweisbare Veränderungen einher. Sobald sich aber mikroskopisch zelluläre Änderungen erkennen lassen, ist an dem Bestehen einer Störung der gerichteten Permeabilität wohl kaum mehr zu zweifeln.

An welche Stelle der Zelle das Prinzip der gerichteten Permeabilität zu verlegen ist, läßt sich schwer entscheiden, vermutlich wird man es an der Grenzfläche bzw. Membran zu suchen haben, nur darf man sich nicht vorstellen, daß wir es in der Zelle *nur mit einer* Membran zu tun haben, die vielleicht der äußeren Peripherie entspricht. Nach HOFMEISTER besitzt die Zelle — wie oben gezeigt wurde — Schaumstruktur und entspricht so einer gewaltigen Organisation, die sich mit der Vorstellung einer ubiquitären Gleichwertigkeit nicht vereinen läßt; das Protoplasma stellt vielmehr ein Labyrinth von Einzelgebilden dar, von denen *jedes* einzelne wieder durch eine Membran von der Nachbarschaft getrennt ist; jedes Einzelgebilde besitzt eine selektiv arbeitende Hülle, deren Permeabilität man sich sicher sehr verschieden aufgebaut vorstellen muß, so daß auch der Inhalt der unterschiedlichen Kammern nicht überall der gleiche sein wird. Dementsprechend kann auch die Schädigung gelegentlich *nur Teile* im Gesamtkomplex der Zelle erfassen, was natürlich nicht ausschließt, daß darunter auch die Zelle in toto zusammenbricht. *Die unter pathologischen Bedingungen sich innerhalb der Zelle entwickelnden Granula, bzw. mit Inhalt gefüllten Vakuolen sind vielleicht als übersättigte oder in Auflösung befindliche Kammern anzusehen;* hier weiter zu denken, wäre sehr verlockend, doch müßte eine solche Vorstellung erst entsprechend unterbaut werden.

Als *Maß der gestörten Zellpermeabilität* kann auch das *elektrische Potential* herangezogen werden; der ganze Fragenkomplex, der damit zusammenhängt, ist nicht leicht zu übersehen, denn wir wissen über die eigentlichen Ursachen und die Entstehung des elektrischen Potentials nur wenig, immerhin stimmen alle Elektrophysiologen, die sich für die Produktion von Elektrizität innerhalb der Organe interessieren, darin überein, daß das *elektrische Potential absinkt* oder sogar völlig schwindet, wenn die Sauerstoffzufuhr unterbrochen ist oder sonstwie die Lebenstätigkeit der zu prüfenden Zellen zu schwinden beginnt. Das gilt vermutlich für alle Organe, wenn auch bis jetzt das eigentliche Versuchsobjekt für solche Untersuchungen immer nur der Muskel oder der Nerv war; nur gelegentlich interessierte man sich auch für andere Organe, z. B. für das Potential der Haut oder des Magens.

Es ist ein Verdienst der Prager biologischen Arbeitsgemeinschaft — an ihrer Spitze RUDOLF KELLER[1] —, den Versuch unternommen zu haben, das Potential auch an einzelnen Zellen zu messen; so zeigt z. B. die normale *Leberzelle* des nicht narkotisierten, im Winterschlaf befindlichen Salamanders gegenüber Wasser eine durchschnittliche Potentialdifferenz von etwa 40 Millivolt. Bindegewebe erweist sich als negativ geladen; da das Blut und das Bindegewebe im Verhältnis zum Wasser elektronegativ sind, besteht zwischen dem Blut bzw. Bindegewebe einerseits und den Parenchymzellen anderseits eine relativ große Potentialdifferenz; dabei ist das Blut oder das Bindegewebe sozusagen der negative, die Parenchymzelle der positive Pol.

Prüft man fortlaufend bei einem Tier, das mit Allylformiat vergiftet wurde, das entsprechende Potential, so zeigt sich schon wenige Minuten nach der Verabfolgung ein deutliches Absinken — also zu einer Zeit, wo sich histologisch noch nichts von einer Zellschädigung nachweisen läßt; zuerst fällt das Potential der Gefäßwand und erst nach etwa 40 Minuten das Potential der Leberzelle; das Gesagte kann an einem Beispiel veranschaulicht werden (vgl. Tab. 23).

Ich halte es für sehr beachtlich, daß zunächst das mesenchymale Gewebe, z. B. das Gefäß und erst viel später die epitheliale Leberzelle ihr Potential einbüßt, was mir neuerlich zu beweisen scheint, daß das Allylformiat in erster Linie als Kapillargift anzusehen ist und daß die damit einhergehende Albuminurie ins Gewebe mit einer primären Schädigung des Mesenchyms — also der Kapillaren — beginnt und erst sekundär die Parenchymzellen außer Tätigkeit setzt.

Tabelle 23. *Versuchsprotokoll. Salamandra maculosa ⚥, 30 g schwer; Beginn des Versuches 10,30 Uhr.*

Zeit	Potentialdifferenz gegen Leitungswasser	
	Leber (eingestochen)	Vena cava inf. außen
10,33 Uhr	+ 30	+ 42
10,35 Uhr	20 mg Allylformiat intrakardial	
10,40 Uhr	+ 30	+ 30
10,45 Uhr	+ 30	+ 30
10,55 Uhr	+ 30	+ 30
11,05 Uhr	+ 26	+ 30
11,15 Uhr	+ 24	+ 24
11,30 Uhr	+ 12	+ 20
11,45 Uhr	+ 10	+ 18
12,00 Uhr	+ 8	+ 1

---

[1] KELLER: Die Elektrizität der Zelle. 1932; Elektrische Gruppen in Biologie und Medizin. Zürich: Sperber-Verlag.

Bei solchen Untersuchungen haben wir auch die Wirkung der unterschiedlichen Pyrazolonderivate — vor allem des Pyramidons und des Novalgins — in ihrem Verhalten auf das Potential verfolgt. Novalgin, das — wie wir bereits gezeigt haben — imstande ist, den Eiweißaustritt z. B. nach Allylformiatvergiftung zu hemmen, verhindert merkwürdigerweise auch das Absinken des Potentials oder schwächt die Wirkung gewisser Gifte — wie vor allem die des Allylformiats (vgl. Tab. 24). *Sollte das Gewebspotential — wie zu erwarten — von der Beständigkeit gewisser Grenzflächen abhängig sein, so müßte man den einzelnen Pyrazolonderivaten eine gegenteilige Wirkung gegenüber den die Kapillarwandungen zerstörenden Toxinen zuschreiben;* es ist dies um so auffälliger, als diese Medikamente nicht nur imstande sind, den normalen Zustand in Millivolt wiederherzustellen, sondern gleichzeitig auch die Transmineralisation hemmen, ja gelegentlich in bezug auf das Potential eine Wirkung entfalten, die über das Normale hinausgeht und so Rekordzahlen an Millivolt und an Aschenwerten bedingt, die höher sind als die normalen; das Pyramidon unterstützt

Tabelle 24. *Versuchsprotokoll. Salamandra maculosa ☿. Beginn des Versuches 21,00 Uhr.*

| Zeit | Potentialdifferenz gegen Leitungswasser | |
	Leber	Vena cava inf. außen
21,10 Uhr	+ 36	+ 48
21,12 Uhr	10 mg Novalgin + 30 mg Allylformiat intrakardial	
21,15 Uhr	+ 58	+ 70
21,35 Uhr	+ 96	+ 96
21,50 Uhr	+ 115	+ 114
22,05 Uhr	+ 78	+ 84
22,20 Uhr	+ 96	+ 96
22,35 Uhr	+ 108	+ 108
22,50 Uhr	+ 84	+ 96

sozusagen die Ladung des Akkumulators. Dieses Verhalten ist nach mehreren Richtungen hin von Interesse; erstens stützt es die Ansicht, *daß dem Pyramidon, bzw. dem Novalgin auch eine direkte Wirkung auf das Gewebe zukommt, ferner beweist es, wie richtig es ist, wenn wir in allen Fällen, wo eine Kapillarschädigung im Sinne einer Albuminurie ins Gewebe droht oder bereits ausgebrochen ist, therapeutisch von den unterschiedlichen Pyrazolonderivaten ausgiebig Gebrauch machen;* ich glaube, diese Beobachtungen fordern uns auf, dem *elektrischen Potential als Maßstab der Zellvitalität bzw. -permeabilität* besondere Aufmerksamkeit zuzuwenden.

Um dem Einwande zu begegnen, daß es kaum gestattet sei, Ergebnisse, die an Kaltblütern gewonnen wurden, ohne weiteres auf den Warmblüter oder gar auf den Menschen zu übertragen, wurden ähnliche Versuche auch an Säugetieren angestellt; in Vorversuchen wurde zunächst der Einfluß der unterschiedlichen Narkotika auf das Gewebspotential verfolgt, zumal solche Versuche an Warmblütern ohne Narkose nur schwer durchführbar sind. Da sich dabei zeigte, *daß es nicht nur bei Anwendung von Äther, sondern auch nach der Darreichung der unterschiedlichen Barbitursäurepräparate zu einem Absinken des Potentials kommt,* so muß darauf auch therapeutisch Rücksicht genommen werden; ich glaube, man geht nicht zu weit, wenn man in jeder Narkose mehr oder weniger eine Zellschädigung sieht, die sich vermutlich zuerst in einer Änderung der Zellpermeabilität äußert. Die beigefügte Tab. 25, die uns z. B. den Einfluß einer Äthernarkose vorführt, zeigt, wie es bei nicht zu tiefer

Narkose nach Aussetzen der Betäubung wieder zu einem Potentialanstieg kommt; während der Narkose kann das normalerweise gegen Wasser immer positive Leberpotential sogar negativ werden, so daß die Differenz zwischen Leber und Blut fast aufgehoben erscheint.

Tabelle 25. *Änderung der Leber- und Gefäß-potentiale während einer Äthernarkose. Maus. Beginn der Narkose 16,56 Uhr.*

Zeit	Wasser: Leber	Wasser: Vena porta außen
17,05 Uhr	+ 10	+ 10
	Narkose geht weiter	
	+ 6	+ 8
	+ 2	+ 6
	Narkose wird unterbrochen	
17,20 Uhr	+ 6	+ 8
17,25 Uhr	+ 8	+ 10
17,30 Uhr	+ +	+ 10
17,40 Uhr	+ 8	+ 12
17,50 Uhr	+ 10	+ 12
18,00 Uhr	+ 10	+ 16
18,10 Uhr	+ 12	+ 24
18,20 Uhr	+ 12	+ 24

Unter Berücksichtigung der Narkosewirkung, die — wie gesagt — beim Warmblüter nicht zu umgehen ist, führt das Allylformiat bei der Maus zu folgenden Veränderungen: Zuerst fällt das Potential im Bereiche der Gefäße, später auch das des Leberparenchyms; von einer tiefen Narkose kann sich die Maus, gemessen am Potential, wieder vollständig erholen, während bei gleichzeitiger Allylformiatwirkung der Tod eintritt und damit das Potential fast auf Null herunterfällt.

Ein anderes instruktives Beispiel des Potentialsturzes nach schädlichen Einwirkungen ergibt eine Versuchsreihe von KAUNITZ,[1] bei der das Verhältnis zwischen Kalium und Kalzium in der Meerschweinchenleber untersucht wurde. Dieser Quotient ist normal 74, fällt nach Sauerstoffmangel auf durchschnittlich 35 (bei 19 Tieren), nach Vergiftung mit Diphtherie auf 54 (6 Tiere), stürzt nach Allylformiat auf 2 bis 6 (4 Tiere), geht nach Novalgindarreichung auf 43, 73, 140 (8 Tiere); bei den letzteren Tieren hatten 2 Tiere nach dem Tode 316 mg-% K und nur 2,2 mg-% Ca — offenbar infolge der potentialsteigernden Wirkung des Pyramidons.

Tabelle 26. *Maus. 14,30 Uhr Beginn der Äther-narkose.*

Zeit	Potentialdifferenz gegen Wasser	
	Leber	Vena porta
14,40 Uhr	+ 12	+ 24
14,50 Uhr	0,0002 mg Strophanthin	
	+ 20 mg Allylformiat	
14,55 Uhr	+ 12	+ 23
15,05 Uhr	+ 12	+ 24
15,20 Uhr	+ 16	+ 24
15,35 Uhr	+ 20	+ 30
15,50 Uhr	+ 20	+ 32
16,15 Uhr	+ 24	+ 36

Bei der Besprechung der Kreislaufinsuffizienz werden wir auf die herzspezifische *Wirkung des Strophanthins* eingehen; hier soll nur soviel gesagt sein, daß sich das Strophanthin in bezug auf das Potential ähnlich wie das Novalgin verhält; es kann selbst die Allylformiatwirkung, soweit sich das am Leberpotential beurteilen läßt, für viele Stunden aufheben, zum mindesten läßt sich das schädigende Tempo wesentlich einschränken. Wegen der Wichtigkeit dieser Beobachtung habe ich einen entsprechenden Versuch in Tabellenform angeführt (vgl. Tab. 26).

---

[1] KAUNITZ, Z. Klin. Med. **131**, 192 (1937).

Das Strophanthin richtet, wie ich glaube, *seine Wirksamkeit nicht nur gegen die Herzmuskulatur, sondern es muß ihm wahrscheinlich auch eine ganz allgemeine Kapillarwirkung zugesprochen werden.*

Schließlich möchte ich noch über *Potentialmessungen an der menschlichen Haut berichten;* wie in einem früheren Kapitel gezeigt wurde, kann man durch Aufträufeln von etwas Histaminlösung (1 : 1000) auf die geritzte Haut eine urtikariaähnliche Quaddel hervorrufen, deren Inhalt außerordentlich eiweißreich ist. BERGER und LANG[1] haben solche Partien histologisch untersucht und die dabei sich abspielenden Veränderungen als seröse Entzündung angesprochen; wir untersuchten zunächst die Potentialdifferenz, die die normale menschliche Haut des Vorderarmes gegen Wasser aufweist, und fanden sie zwischen + 36 und 78 Millivolt schwankend. Das Potential sinkt ausnahmslos ab, wenn man im Bereiche der messenden Elektrode eine Histaminquaddel erzeugt; der jetzt gefundene Wert entspricht einem Drittel oder sogar einem Viertel der ursprünglichen Potentialdifferenz; mit dem Ausfall dieses Versuches stehen auch Aschenanalysen der geschädigten Haut in bester Übereinstimmung; das Natrium zeigt in der Quaddel doppelt so hohe Werte als innerhalb einer normalen Partie; das Kalium bietet keinerlei Veränderung, wohl aber das Kalzium, das ähnlich dem Natrium beträchtlich ansteigt.

Ganz dasselbe läßt sich beobachten, wenn man Potentialmessungen während der Ausbildung eines *Arthusphänomens* durchführt; auf die dabei zu beobachtenden Mineralverschiebungen werden wir noch zu sprechen kommen; jedenfalls besitzen wir in der *Potentialmessung ein Verfahren, das uns über die Vitalität eines Gewebes sehr viel aussagen kann.*

Überall im lebenden Organismus — und das gilt sowohl für das Tier wie für die Pflanze — lassen sich Potentialdifferenzen sicherstellen; sie treten überall dort auf, wo es zur Bildung von Grenzflächen kommt und wo die verschieden geladenen Ionen rascher oder langsamer die Membran passieren. F. P. FISCHER[2] hat das Potential des Auges studiert und diese Methode sogar für die Augenheilkunde dienstbar gemacht. Was auf Grund der Experimente nicht anders zu erwarten war, zeigte sich auch am menschlichen Bulbus. Das gesunde Auge zeigt eine beträchtliche Potentialdifferenz, das kranke dagegen eine niedere. F. P. FISCHER achtete in nachahmungswerter Weise auch auf die Mineralzusammensetzung der betreffenden Augenabschnitte; überall, wo der betreffende Bulbusabschnitt pathologische Veränderungen erkennen ließ, war der Natriumgehalt erhöht und das Potential erniedrigt. Vielleicht noch beachtlicher ist die Feststellung F. P. FISCHERs, daß nach Darreichung von Pyramidon auch das Potential des menschlichen Auges wesentlich ansteigt. Es wäre wünschenswert, wenn diese wunderschönen Untersuchungen von F. P. FISCHER Nachahmungen fänden.

Schließlich möchte ich ein Wort von ZWARDEMAKER[3] zitieren, das so recht zu dem paßt, was ich hier vorgebracht habe. „Der elektrische Potentialunterschied, der sich an so vielen Stellen in Muskeln, Drüsen, Nervenzellen, Sinnesorganen usw.

---

[1] BERGER und LANG: Z. Hyg. 113, 206 (1931).
[2] FISCHER: Erg. Physiol. 31, 508 (1931).
[3] ZWARDEMAKER: Erg. Physiol. 25, 535 (1926).

immer wieder von neuem offenbart und anscheinend mit in ihrer Art sehr verschiedenen Funktionen zusammenhängt, ist mit anderen Worten eine *Membran-
erscheinung.* Sinkt das Potential ab, so hat die Permeabilität der betreffenden
Membran eine Schädigung erfahren, steigt sie an, so ist wohl mit der gegenteiligen
Wirkung zu rechnen."

Zusammenfassend läßt sich somit feststellen: *Gifte, die das Gefüge der Kapillarmembranen lockern und so die Erscheinungen einer „Albuminurie ins Gewebe" vorbereiten, können auch eine deletäre Wirkung auf die gerichtete Permeabilität der
Zellen ausüben;* ungefähr gleichzeitig mit den ersten Zeichen einer kapillären
Durchlässigkeitssteigerung kommt es auch zu einem Nachlassen der Potentialdifferenz zwischen Blut und dem erkrankten Gewebe. *In dem Maße, als die gerichtete Permeabilität abfällt oder gar zu wirken aufhört, kann rücksichtslos Diffusion
bzw. Osmose einsetzen, so daß jetzt Angleichung der Kationen und Anionen zwischen
der im Interstitium befindlichen Gewebsflüssigkeit und dem Zellinhalt erfolgt;* dieses
zunächst nur funktionelle Geschehnis braucht sich histologisch noch nicht
bemerkbar zu machen. *Hat aber einmal eine völlige Angleichung stattgefunden,
dann hat die Zelle ihre Lebenstätigkeit eingestellt; sie ist schwer krank, wenn nicht
sogar dem Tode verfallen;* ist aber die Zelle nicht mehr lebensfähig, so verfällt sie
entweder der Autolyse oder wird von der noch gesunden Umgebung als Fremdkörper behandelt. *Alles was sich an Permeabilitätsstörungen zwischen Gesundheit
und Tod innerhalb der Zelle abspielt, müßte sich funktionell als Krankheit auswirken, tut es aber nur dann, wenn von diesem Zellschaden entweder das ganze Organ
oder zum mindesten ein Großteil des Gewebes in Mitleidenschaft gezogen wird;* lokale
Schädigungen machen sich funktionell nur dann bemerkbar, wenn davon besonders exponierte und lebenswichtige Partien erfaßt werden. Die Anfänge solcher
Geschehnisse dürften sich wohl dem Morphologen entziehen; auch Störungen der
gerichteten Permeabilität brauchen sich histologisch, selbst wenn sie besonders
intensive Grade erreichen, nicht unbedingt bemerkbar zu machen; vielleicht wird
es einmal dem Haitinger-Verfahren gelingen, eine entsprechende Klärung anzubahnen.

Ein Vorgang, der so recht an der Grenze zwischen Physiologie und Pathologie
steht, stellt das Geschehen vor, das man vielfach unter dem Begriff der *Zellmauserung* zusammenfaßt. Jede Zelle hat nur eine bestimmte Lebensdauer, sie
geht nach einer bestimmten Zeit zugrunde, um einer neuen, jungen Zelle Platz
zu machen. Die alternde Zelle geht sicher auch den Weg über die Permeabilitätsänderung, insofern besteht kein prinzipieller Unterschied zwischen pathologischem
Untergang und physiologischer Zellmauserung. Das Unterscheidende dürfte nur
das Tempo sein. Jedenfalls ein neuer Beweis für die Richtigkeit der Annahme,
daß die Grenzen zwischen Physiologie und Pathologie vielfach nur fließende sind.

Es ist einmal die Frage zur Diskussion gestanden, ob gewisse Toxine, die
Gewebsschäden zur Folge haben, *nur* auf dem Umwege der „Albuminurie ins
Gewebe", also erst nach Läsion der Kapillarwand die Zellen schädigen oder ob
nicht so manches Gift direkt — also ohne Kapillarläsion — die Parenchymzelle
außer Tätigkeit setzt. Diese Frage läßt sich schwer eindeutig beantworten; soweit
man sich auf histologische Bilder verlassen kann, greifen manche Toxine anscheinend hier und dort an, womit aber noch nicht gesagt ist, daß dies unter allen
Umständen der Fall sein muß, denn es gibt ganz sicher auch Kapillarschäden,
die sich histologisch kaum oder gar nicht bemerkbar machen. Immerhin muß

man theoretisch mit dem Vorkommen von Toxinen rechnen, die, ohne *die Kapillarmembran zu schädigen, unmittelbar die gerichtete Permeabilität beeinflussen;* in dem Sinne bemüht sich z. B. Rössle,[1] eine *Trennung zwischen Hepatitis und Hepatose* anzubahnen. Die Hepatitis geht vorwiegend mit einer Mitbeteiligung des Mesenchyms einher, während bei der Hepatose ausschließlich die Leberzelle Schaden erleidet; bei der Besprechung der Vitaminwirkung werde ich auf diese Frage noch zu sprechen kommen und dabei auf neue Möglichkeiten verweisen.

Säfte zirkulieren nicht nur innerhalb der Blut- bzw. Lymphbahnen und im Interstitium, sondern *auch in der Zelle selbst muß mit einer Flüssigkeitsbewegung* gerechnet werden; Möllendorf hat in seinem Zellschema (Abb. 51) sogar Straßen gezeichnet, auf denen sich die Gewebsflüssigkeit bewegt, wenn sie an die einzelnen

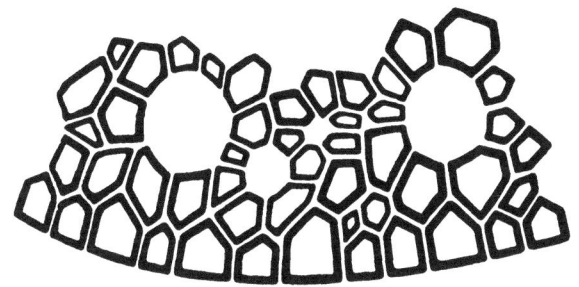

Abb. 51. Zellschema nach Möllendorf.

Zellkammern Substanzen heranbringt und die entsprechenden Abbauprodukte weiterleitet. Den Sinn der gerichteten Permeabilität erblicke ich nicht darin, daß die Zelle durch ihre Grenzschichten nur das aufnimmt, was ihr zweckmäßig erscheint, sondern daß sie auch für die intrazelluläre Fortbewegung der in die Zelle eingedrungenen Säfte sorgt; der Botaniker, dem große Zellen zur Verfügung stehen, kann sich von der Existenz solcher intrazellulärer Flüssigkeitsbewegungen leicht überzeugen. Der Nachweis solcher Bewegungen ist in der tierischen Zelle mit größten Schwierigkeiten verbunden, immerhin müssen wir mit der Existenz derselben rechnen. Wenn ich von den Säften, die in unserem Körper vorkommen, gesagt habe: πάντα ῥεῖ, so gilt dies sicher auch von der Flüssigkeit, die sich innerhalb der Zelle befindet; ob aber im kranken Organismus alles „fließt", ist doch sehr zweifelhaft.

12. Die Sauerstoffversorgung der Gewebe.

Den Kapillarwandungen obliegt die Aufgabe, den Gasaustausch zwischen Blut und Gewebe möglichst günstig zu gestalten; der Sauerstoff breitet sich, ebenso die Kohlensäure entsprechend den Vorgängen der Diffusion von Punkten hoher zu niedriger Konzentration aus, wobei wir stillschweigend von der Vorstellung ausgehen, daß die normale Kapillarwand dem Gasaustausch nicht den geringsten Widerstand entgegensetzt; bestimmend ist unter diesen Voraussetzungen ausschließlich das *Konzentrationsgefälle.*

---

[1] Rössle: Schweiz. med. Wschr. **1929**, 4.

Vergegenwärtigt man sich die Beziehungen zwischen Blutkapillare und Muskulatur, um nur ein Beispiel herauszugreifen, das aber die gegenseitige Abhängigkeit zwischen Blut und Gewebe besonders gut zur Darstellung bringt, so gestaltet sich die arterielle Kapillare — rein physikalisch betrachtet — als die Stelle höchster Sauerstoffkonzentration, während im Zentrum eines Muskelquerschnittes der niedrigste Sauerstoffgehalt anzunehmen ist. Der Sauerstofftransport zur Parenchymzelle geschieht daher unter dem Einflusse physikalisch-chemischer Kräfte. Bei der Betrachtung eines Injektionspräparates, das die räumliche An-

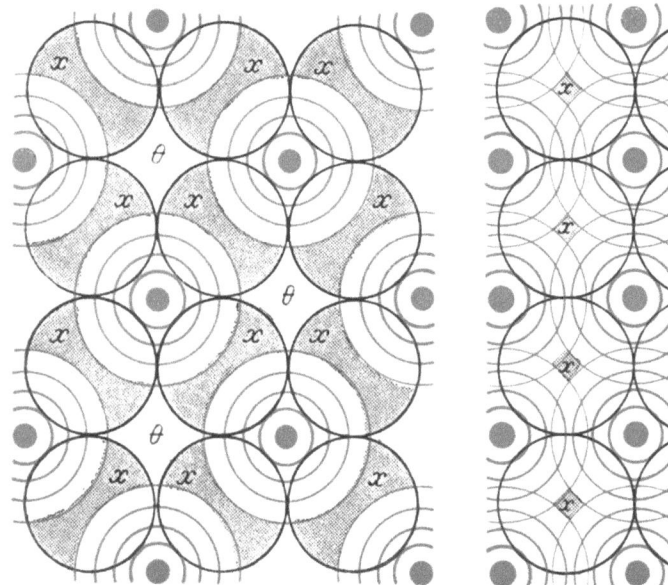

Abb. 52. Schema der Muskelkapillarisierung während der Ruhe. Die dickgezeichneten Kreise entsprechen den Muskelquerschnitten, die kleinen roten Kreise den Kapillaren. Die grau gehaltenen Partien sind als Anteile anzusehen, die nicht mit Sauerstoff versehen sind.

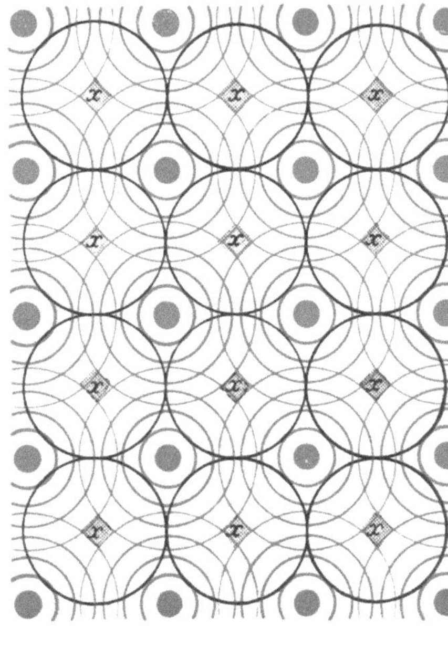

Abb. 53. Schema der Muskelkapillarisierung während der Arbeit; entsprechend der Vermehrung von Kapillarquerschnitten verringern sich die nicht mit Sauerstoff versorgten Muskelanteile.

ordnung der Kapillaren zum Muskel zur Darstellung bringt, erkennt man, wie außerordentlich günstig die Morphologie hier vorgebaut hat; rings um jede einzelne Muskelfaser lagern sich Kapillaren, darnach kann das Sauerstoffversorgungsgebiet, das sich um jede einzelne Blutkapillare bildet und das die benachbarten Muskelfasern durch Gasdiffusion speist — folgend einem Vorschlage von KROGH[1] —, in Form eines Zylinders zur Darstellung gebracht werden; am Querschnitt betrachtet erscheint dann ein solcher Zylinder als kreisrunde Fläche. In Abb. 52—56 stellen die kleinen roten Kreise die Kapillarquerschnitte vor, während die dunkelumrahmten Muskelquerschnitte versinnbildlichen. Rings um die Kapillarquerschnitte sind konzentrische rote Kreise gezeichnet, die als Maß jener Sauerstoffmenge anzusehen sind, die von der Kapillare abgegeben wird, wobei man

---

[1] KROGH, Physiol. d. Kapillaren, 2. Aufl., S. 224 (1929).

stets im Auge behalten muß, daß der Sauerstoff die Kapillarwand nicht als freies Gas durchsetzt, sondern in gelöster Form. Das Blutwasser ist während der Passage durch die Kapillarwand zur Gewebsflüssigkeit geworden und bringt Sauerstoff in physikalisch gelöster Form an die Parenchymzellen heran.

Werden mehrere Kapillarquerschnitte samt den dazugehörigen Muskelfibrillen nebeneinander gezeichnet, so kann man die Stellen erkennen, wohin unter diesen Voraussetzungen vermutlich gar kein Sauerstoff oder nur sehr wenig gelangt; diese Stellen sind in unseren Schemen in grauem Ton gehalten; sie sind daher nur auf einen anoxybiotischen Stoffwechsel angewiesen. Wird vom Muskel keine Arbeit geleistet, so dürfte eine solche mangelhafte Sauerstoffversorgung genügen, um den Erfordernissen während der Ruhe nachzukommen.

Da nun bei der Muskeltätigkeit der Sauerstoffverbrauch mächtig in die Höhe geht, müßte es unter den gleichen Bedingungen, die wir für die Ruhe angegeben haben, zu einer ungenügenden Sauerstoffversorgung kommen; die Folge davon wäre Ansammlung von mangelhaft abgebauten Stoffwechselprodukten, die an sich schon die Funktion der Muskulatur gefährden könnten. Auf Grund solcher Erwägungen hat sich daher Krogh[1] gesagt, daß einer solchen Gefahr nur durch Aufschließen neuer Kapillaren begegnet werden kann, um halbwegs dem während der Arbeit erhöhten Sauerstoffverbrauch nachzukommen; das Experiment hat ihm recht gegeben, so daß es nunmehr gestattet ist, die gegenseitige Beziehung zwischen Blutkapillare und Muskelquerschnitt auch während der Muskeltätigkeit in schematischer Weise zu umreißen (vgl. Abb. 53). Durch die neu aufschießenden Kapillaren ist jetzt der größte Teil des tätigen Gewebes von mehr als einer Kapillare versorgt; Bezirke mit Nullspannung — also Stellen, wohin kein Sauerstoff gelangt (in der Abbildung als grau gezeichnet) — sind noch immer im Zentrum jeder Fibrille zu sehen, dafür sind aber große Anteile, und zwar vor allem die peripheren, gleichsam mehrfach mit Sauerstoff sichergestellt. Man wird daher nicht fehlgehen, wenn man in diesen Skizzen nicht nur ein Schema sieht, das uns zeigen will, wie sich vielleicht die Sauerstoffversorgung innerhalb der Muskulatur gestaltet, sondern sie entsprechen weitgehend den tatsächlichen Verhältnissen nicht nur des Muskels, sondern mehr oder weniger aller Gewebe. Jedes Organ braucht bei der Arbeit — rein hämodynamisch betrachtet — mehr Blut bzw. Sauerstoff und erhält es auch. Welche Faktoren dafür verantwortlich zu machen sind, daß eine solche *ideale Kapillarisierung* zustande kommt, läßt sich schwer sagen; jedenfalls stellt diese automatisch einsetzende Verbesserung der Kapillarversorgung die tunlichst beste Form der Sauerstoffversorgung eines Organs vor.

Der Grund, warum sich der Internist auch für die kapillären Zirkulationsverhältnisse im peripheren Muskel interessieren muß, ist naheliegend; sicher sind die Stoffwechselvorgänge im peripheren Muskel andere als im Herzmuskel, aber es ist vielleicht doch gestattet, die hier gewonnenen Erkenntnisse auf die Geschehnisse im Herzen zu übertragen; man darf daher wohl annehmen, daß es sich vielleicht bei der erlahmenden Herztätigkeit auch um eine Störung der *hämodynamischen Kapillarisierung* handelt. Selbstverständlich hat man bei einer Herzinsuffizienz auch auf die Beschaffenheit der größeren Gefäße des Myokards

---

[1] Krogh: J. Physiol. (Am.) **52**, 405, 457 (1919); **53**, 399 (1920); **55**, 412 (1921).

zu achten, aber in der Mehrzahl der Fälle von chronischer Herzinsuffizienz ist
an den Koronargefäßen nichts Atypisches zu sehen, so daß man den Kapillaren
mehr Aufmerksamkeit zuwenden muß.

Fußend auf solchen Überlegungen war ich dann bemüht, die Ursache der
Herzinsuffizienz in einer gestörten Kapillarverteilung des Myokards zu suchen;
vielleicht — so sagte ich mir — läßt sich durch das Injektionsverfahren zeigen,
wie es mit der Kapillarisierung im insuffizienten Herzen steht, denn falls der
Herzmuskel schlecht mit Blut versorgt wird, so bedeutet das Funktionsstörung
und insofern Herzinsuffizienz. Sehr bewährt hat sich das von WEARN[1] empfohlene
Tuschverfahren; injiziert man in den linken Vorhof eines bloßgelegten schlagen-
den Herzens atoxische Tusche, so färbt sich das Herz innerhalb weniger Minuten
intensiv schwarz. Schnitte, senkrecht zur Verlaufsrichtung der Muskelfasern
eines so injizierten Herzens, zeigen ganz ähnliche Verhältnisse, wie sie KROGH
für·den peripheren Muskel abbildet; außerdem erinnern sie uns außerordentlich
an unsere Schemen, so daß man hier nicht von Phantasiegebilden sprechen kann;
jedenfalls tragen die Schemen den tatsächlichen Verhältnissen weitgehend
Rechnung.

Übt man dieselbe Versuchsanordnung an einem diphtherievergifteten Tier, so
ergeben sich im Herzen keinerlei wesentliche Unterschiede in der Kapillarverteilung gegenüber der Norm; das Ergebnis einer ziemlich ausgedehnten Untersuchungsreihe kann ich daher dahin zusammenfassen: Eine *gestörte hämodynamische
Kapillarisierung* dürfte — soweit sich dies aus der rein morphologischen Betrachtung ergibt — kaum als Ursache der schweren Herzmuskelinsuffizienz z. B.
nach Diphtherieintoxikation in Frage kommen; anscheinend finden sich rings um
die einzelnen Muskelfasern eines infolge Diphtherieschädigung erlahmenden
Herzens ebenso viele und ebenso weite Kapillaren wie im gesunden Herzen. Ich
habe auch Leichenherzen mit Tusche injiziert und dabei auf die Kapillarverteilung
geachtet; in Herzschnitten, die von Patienten stammten, die die schwersten
Zeichen einer Herzinsuffizienz darboten, ließ sich eine Verminderung des
Kapillarquerschnittes nicht nachweisen. Solche Befunde dürfen uns nicht
überraschen, denn die histologische Intaktheit der Kapillaren beweist noch
lange nicht eine normale Sauerstoffversorgung. Damit wird man vor die entscheidende Frage gestellt, wie es mit der *Beschaffenheit der Kapillarwand* selbst
steht, ob sie wirklich alles durchdiffundieren läßt, was die Zelle benötigt; diese
Frage beansprucht deswegen allgemeines Interesse, weil eine Änderung der
Kapillarwand sich sowohl gegen den Durchtritt von Elektrolyten als auch von Sauerstoff richten kann. Bekanntlich zirkuliert im Blute der Sauerstoff — abgesehen
von der Bindung an das Hämoglobin — nicht in Gasform, sondern im Plasma
gelöst; dementsprechend passiert der Sauerstoff nur in dieser Form die Kapillarmembran und erscheint dann im Interstitium als *sauerstoffgesättigte Gewebsflüssigkeit.* Liegt aber eine Kapillarschädigung vor, dann kann der Sauerstoffdurchtritt
ebenso mit Schwierigkeiten verbunden sein wie der Durchtritt der anderen im
Blutwasser gelösten Substanzen; wir haben um so mehr mit solchen Möglichkeiten zu rechnen, als in dieser Richtung schon konkrete Beobachtungen vorliegen.

Um die Bedeutung der Permeabilität z. B. des Sauerstoffes durch die Kapillar-

---

⁎ WEARN: J. exper. Med. (Am.) **47**, 273 (1928).

membran in das richtige Licht zu stellen, erscheint es notwendig, etwas weiter
auszuholen. Den Ausgangspunkt aller solcher Überlegungen bilden die Untersuchungen von A. KROGH;[1] er ermittelte für bestimmte Gewebe die
Diffusionskonstante, worunter man die Zahl Kubikzentimeter Sauerstoff versteht, die in der Minute durch eine Fläche von 1 ccm bei einem Druckabfall
von einer Atmosphäre diffundieren; die Konstanten betragen:

in Wasser	0,34	Bindegewebe	0,115
Gelatine	0,20	Chitin	0,013
Muskel	0,14	Kautschuk	0,077

Obwohl es sich hier um totes
Material handelt, so zeigen diese
Zahlen doch eindeutig, welch großen
Einfluß die Beschaffenheit einer
Membran auf die Sauerstoffdiffusion

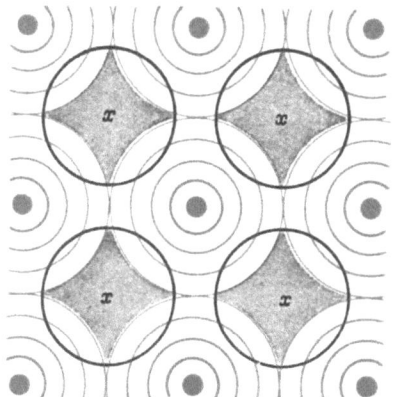

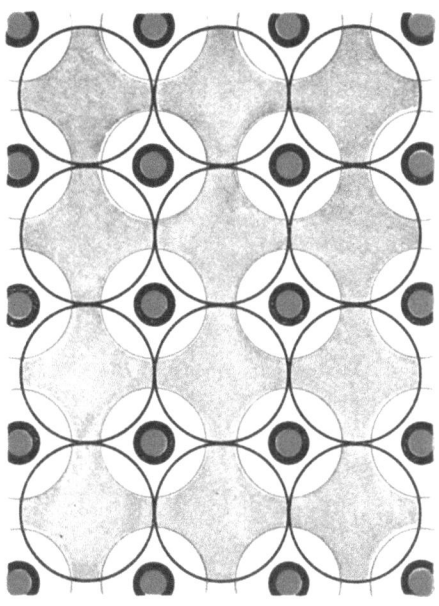

Abb. 54. Obwohl die Sauerstoffdiffusion durch
die Kapillarwand normal ist, ist die Sauerstoffversorgung der Muskelquerschnitte schlechter,
da Distanzierung besteht.

Abb. 55. Das Schema veranschaulicht die schlechte
Sauerstoffversorgung der Muskeln, wenn der Gasdiffusion
durch Verdickung der Kapillarwandung Hindernisse
entgegengestellt werden.

nehmen kann; wie sehr muß sich das erst auswirken, wenn man ähnliche Versuche an einer „lebenden Membran" anstellen könnte!

Abgesehen von der Beschaffenheit der Membran, muß bei der Analyse der
Sauerstoffversorgung der Gewebe noch ein Moment berücksichtigt werden, das
unter krankhaften Bedingungen sicher auch von ausschlaggebender Bedeutung
sein kann, das ist die sogenannte „*Distanzierung*" (vgl. Abb. 54); sie stellt vermutlich eine Begleiterscheinung, wenn nicht sogar Voraussetzung vieler Kapillarschädigungen vor und muß daher bei der Analyse jeder Gasdiffusionsstörung
ebenso berücksichtigt werden wie der Austausch von Elektrolyten. Durch Einlagerung von Flüssigkeit in das Interstitium liegen die Kapillaren nicht mehr
unmittelbar den Muskelquerschnitten an, sie sind abgedrängt und dadurch die
Distanz zwischen der äußeren Zirkumferenz der Kapillare und der Grenzschicht

---

[1] KROGH: J. Physiol. (Brit.) 49, 271 (1915).

des Muskelquerschnittes beträchtlich vergrößert. Das Wirkungsfeld der Sauerstoffspannung des Blutes im Sinne von KROGH hat auf diese Weise — schon rein
mechanisch betrachtet — eine wesentliche Einbuße erlitten; nimmt man noch
eine Verdickung (Abb. 55) der Kapillarwand hinzu, was in solchen Fällen gar
nicht so selten auch zu beobachten ist, so ergibt sich aus der Kombination dieser
beiden Schäden — *Distanzierung und Kapillarwandverdickung* — die Wahrscheinlichkeit, daß unter solchen Voraussetzungen das Gewebe viel schlechter mit
Sauerstoff versorgt wird. Abb. 56 soll die ungünstige Sauerstoffversorgung
charakterisieren, wenn einzelne Kapillaren vollkommen verschlossen sind.

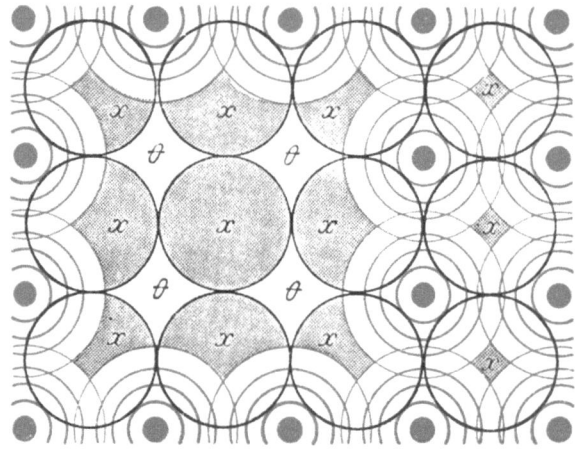

Abb. 56. Dieses Schema soll die ungünstige Wirkung auf die Muskelfibrillen zur Anschauung bringen, wenn
einzelne Kapillaren unwegsam geworden.

Die Erörterung der physiologischen Bedingungen des Gasaustausches nimmt
ihren Ausgang von der *rein physikalischen Betrachtungsweise;* diese Vorstellung,
die sich nach der Jahrhundertwende entwickelt hat, ergab sich als Reaktion
gegenüber der Lehre von BOHR,[1] der in einer geistreichen Studie die Anschauung
vertrat, daß auch *vitale Sekretionsvorgänge* dem Gasaustausch zugrunde liegen.
Da seine Lehre mit manchen neueren Erfahrungen in Widerspruch steht, darf es
nicht wundernehmen, daß die Sauerstoffsekretionstheorie völlig in Vergessenheit geriet, obwohl BOHR auf eine Reihe von Tatsachen hinweisen konnte, an
denen man kaum achtlos vorübergehen kann, außer man leugnet die Richtigkeit
der betreffenden Analysen.

Hält man sich zunächst nur an die physikalische Hämodynamik, dann
kommen nur physikalische Kräfte für den Sauerstoffübertritt in Betracht; dementsprechend muß vor allem die Druckdifferenz aus Blutgasspannung vor und
hinter der Kapillarwand berücksichtigt werden; wenn wir diesen Diffusionsvorgang nach der Gasmenge beurteilen, die in einer gegebenen Zeit durch die
Membran bei einer gegebenen Oberfläche hindurchgeht, so müßte die Diffusion
um so besser sein, je größer das zur Verfügung stehende Gasdruckgefälle ist, und

[1] BOHR: Nagels Handbuch der Physiologie, Bd. I, S. 131. 1903.

umgekehrt würde sich die Diffusion um so ungünstiger gestalten, je dicker die zu permeierende Membran und je schwerer das hindurchtretende Gas in der wäßrigen Phase der Membran löslich ist; neben diesen Faktoren muß noch eine *Konstante* in Rechnung gezogen werden, die von der Art des Gases, der permeierenden Flüssigkeit und der Temperatur abhängt. Aufbauend auf einer solchen rein physikalischen Betrachtungsweise, hat MEYER[1] folgende Diffusionsformel aufgestellt:

$$V = \frac{1\,(P-p)\,K \cdot T \cdot O}{760\,d}$$

V = diffundierende Gasmenge,
$(P-p)$ = Druckdifferenz zu beiden Seiten der Membran,
d = Dicke der Membran,
a = Bunsenscher Absorptionskoeffizient,
O = Oberfläche der Membran,
K = Konstante.

Da sich gezeigt hat, daß die Konstante K umgekehrt proportional ist der Quadratwurzel der spezifischen Dichte der $\frac{m}{\text{Gase}}$, so ist es zweckmäßig, auch diesen Wert in die Formel einzufügen und statt der Konstante K einen Diffusionskoeffizienten $C = K \cdot \sqrt{m}$ einzuschalten. Dementsprechend sah sich MEYER veranlaßt, die obige Formel zu modifizieren:

$$V = K \cdot \frac{(P-p)\,T \cdot O}{760 \cdot d \cdot \sqrt{m}}$$

Will man diese Diffusionsformel gleichsam ins Biologische übersetzen und die physiologischen Korrelate zu den einzelnen Werten der Formel klarstellen, so muß man zunächst die einzelnen Faktoren diskutieren, die erfahrungsgemäß auf die Permeabilität der zu durchdringenden Schicht Einfluß nehmen. Es sind dies vor allem die drei Werte: Konstante K, Oberfläche O und Dicke der Membran d; falls der kolloide Zustand der Kapillarmembran infolge eines krankhaften Vorganges eine Veränderung erfährt, so müßte sich dies in erster Linie gegen die Konstante richten, denn in ihr finden sich die biologischen Werte gleichsam vereinigt; sie erfährt vermutlich unter normalen Bedingungen keine Änderung, wohl aber unter krankhaften Einflüssen. Selbstverständlich kann sich ein pathologisches Geschehen auch auf die Größe O und d auswirken, aber das müßte sich histologisch doch leichter erfassen lassen, wogegen sich K nur aus der Differenz der arteriellen und venösen Sauerstoffspannung berechnen läßt; jedenfalls ist der Wert $\frac{K \cdot O}{d}$ unserer Gleichung gleichsam das Symbol eines ganz bestimmten biologischen Vorganges.

SARRE,[2] der sich ebenfalls für die physikalische Diffusion des Sauerstoffes durch die Kapillaren interessiert, geht von einer anderen Diffusionsformel aus; sie ähnelt vielfach der Formel von KROGH:

$$T_0 - T_R = \frac{10^4 \cdot p}{d}\left(1{,}15\,R^2\,\log \cdot \frac{R}{r} - \frac{R^2 - I^2}{4}\right).$$

T_0 und T_R charakterisieren den Sauerstoffdruck in den Kapillaren und im Gewebe; d = die Diffusionskonstante, p = der Sauerstoffverbrauch pro ccm/Min.;

[1] MEYER: Arch. exper. Path. (D.) **177**, 193 (1935); Klin. Wschr. **1936**, 48.
[2] SARRE: Klin. Wschr. **1938**, 1716.

$r =$ der Radius der Kapillare und $R =$ der Abstand des Gewebspunktes von der Kapillare. Unter der Annahme einer gewissen Konstanz des Sauerstoffdruckes im vorbeifließenden Blute wird der Sauerstoffdruck im Gewebe bei steigendem Verbrauch mit dem Quadrat der Entfernung kleiner und bei verbesserter Diffusion größer.

In wirklich exakter Weise könnte man Genaues über den Gasdurchtritt und damit auch über die Beschaffenheit der Kapillarmembran erfahren, wenn man einerseits die Sauerstoffspannung im arteriellen Blute und andererseits im Gewebe ermittelt; *die Differenz dieser beiden Werte wäre wohl der beste Maßstab der Sauerstoffdiffusion.* Die Bestimmung der Sauerstoffspannung im arteriellen Blute ist leicht durchführbar, schwieriger, wenn nicht sogar undurchführbar gestaltet sich dagegen die *Ermittlung der Sauerstoffspannung im Gewebe;* CAMPBELL[1] hat uns zwar einen Weg gezeigt, wie man dieser Größe auch beim Menschen näherkommen kann. Injiziert man in das subkutane Gewebe etwas atmosphärische Luft und untersucht darin in gewissen Abständen die Sauerstoff- und Kohlensäurespannung, so ergeben sich Abweichungen, die sich sogar pharmakologisch beeinflussen lassen; leider ist es nur in der Minderzahl möglich, die injizierte Luft wieder zu gewinnen. Um selbst mit kleinen Mengen sein Auskommen zu finden, hat MEYER[2] einen Mikrogas-Analysenapparat konstruiert, der es gestattet, auch in geringen Quantitäten genaue Bestimmungen durchzuführen. Er fand für die Subkutis des normalen Menschen eine Sauerstoffspannung von durchschnittlich 37,0 mm Hg und für Kohlensäure von 41 mm Hg. Die gefundenen Zahlen entsprechen nicht ganz unseren Erwartungen, denn wenn man sich auf sie verlassen könnte, würden sie uns höchstens über die venöse Spannung etwas aussagen, aber keineswegs über den Sauerstoffgehalt im Bereiche des arteriellen Kapillarschenkels, der uns hier allein interessiert. Der wahre Grund, warum die gefundene Gasspannung so stark von der des arteriellen Blutes abweicht, wird wohl der sein, daß sich die unter die Haut gespritzte Luft eher mit dem Blute in den weitverzweigten venösen Kapillaren ausgleicht und weniger mit den kürzeren arteriellen. Immerhin wäre auch folgende Möglichkeit in Erwägung zu ziehen: Die injizierte Luftmenge könnte als Gewebsreiz wirken und dabei die benachbarten Kapillaren so schädigen, daß jetzt der Sauerstoffdurchtritt auf Schwierigkeiten stößt; wäre diese Vorstellung richtig, dann wäre damit der Beweis erbracht, daß eine geschädigte Kapillarmembran für Sauerstoff weniger durchlässig ist als eine gesunde, die wir leider nicht einwandfrei in diesem Zusammenhang beobachten können. Wir haben in letzter Zeit eine Reihe solcher Untersuchungen wieder durchgeführt und haben dabei folgende Zahlen erhalten; sie decken sich mit den von MEYER erhobenen Werten (Tabelle 27).

Tabelle 27.

	O_2-Verbrauch	kg	Alter	T_A art. O_2-Spannung mm Hg	T_G Gewebs- O_2-Spannung mm Hg	$T_A - T_G$ Maß der Diffusion
Normal I	210	68	25	90	38	52
Normal II	225	71	19	96	40	56
Normal III....	208	73	22	92	40	52

[1] CAMPBELL: J. Physiol. (Brit.) **59**, 1 (1924).
[2] MEYER: Arch. exp. Path. **177**, 693 (1935); Klin. Wo. 1935, 627, u. 1936, 48.

Die moderne Physiologie ist weitgehend physikalisch-chemisch eingestellt; das gilt ganz besonders auch vom Gasstoffwechsel; deswegen soll der Übertritt von Sauerstoff und Kohlensäure ins Gewebe und zurück ins Blut ausschließlich physikalischen Gesetzen folgen. Diese gegenwärtig vertretene Anschauung hat sich unter dem Einflusse von KROGH weitgehende Geltung verschafft. Die älteren führenden Physiologen waren anderer Meinung, denn wie wäre es sonst zu verstehen, daß sie sich vielfach die Frage vorgelegt haben, ob nicht beim Durchtreten von Sauerstoff und Kohlensäure von Stellen höherer zu Stellen niederer Spannung neben dem physikalischen Moment auch andere (vitale?) Faktoren zu berücksichtigen seien. In dem Sinne wurden z. B. Untersuchungen vorgenommen, ob die durchgetretene Sauerstoffmenge auch der physikalisch berechneten wirklich entspricht; auf den Lungenkreislauf übertragen, wurde geprüft, ob z. B. die Sauerstoffspannung in der Alveolarluft höher ist als im Blute der Art. pulmonalis; das ist scheinbar nicht immer der Fall. HALDANE[1] und vor allem BOHR[2] stehen daher auf dem Standpunkt, daß der Gasaustausch auch unter Zuhilfenahme eines „sekretorischen" Vorganges stattfinden müsse, weil sich im Blute oft eine höhere Sauerstoffspannung als in der Alveolarluft nachweisen läßt; als Hauptargument seiner Lehre führt BOHR die Tatsache an, daß beim Fisch in der Schwimmblase sich hochprozentiger Sauerstoff findet, während sich im Wasser, in dem der Fisch lebt, nur physikalisch gelöster Sauerstoff, also etwa 0,4%, findet; das läßt sich physikalisch im Sinne einer Diffusion nicht erklären; obendrein steht dieser Vorgang unter dem Einfluß des Vagus, denn nach Durchschneidung dieses Nerven sinkt der Sauerstoffgehalt in der Schwimmblase. Die Richtigkeit mancher dieser Befunde wird von BARCROFT[3] und KROGH angezweifelt, so daß sie glauben, von ihrer ursprünglichen, rein physikalisch eingestellten Anschauung nicht abgehen zu müssen; die Beweiskraft der Schwimmblasenversuche können sie aber nicht ableugnen.

Daß dieser ganze Fragekomplex keineswegs völlig geklärt ist, das entnehme ich auch dem Übersichtsreferat von LILIENSTRAND (über den Chemismus des Lungengaswechsels — Handbuch der normalen und pathologischen Physiologie, Bd. II, S. 219), in dem sich der auf diesem Gebiete doch sehr bewanderte Autor dazu sehr vorsichtig äußert: „Über die Art der Kräfte, durch die Sauerstoff und Kohlensäure durch die Lungenwand getrieben werden, ist sehr viel gestritten worden. Zwei prinzipiell verschiedene Auffassungen stehen einander gegenüber, die kurz als die *Diffusionstheorie* und *Sekretionstheorie* bezeichnet werden können. Während nach der ersteren der Gasaustausch immer als Diffusionsvorgang betrachtet wird, glaubt die andere Theorie, wenigstens unter besonderen Verhältnissen, neben der Diffusion auch *eine aktive Beteiligung seitens der Epithelien*, die als Sekretion bezeichnet wird, annehmen zu müssen."

Die Sekretionstheorie, die, wie gesagt, hauptsächlich von BOHR auf Grund seiner Lungenversuche aufgebaut ist, bestreitet nicht das Eingreifen physikalischer Vorgänge, nur will sie daneben auch *aktive Kräfte* mitberücksichtigt wissen. Verallgemeinert man diese Vorstellung auch auf den Gasaustausch im

---

[1] HALDANE: Respiration, S. 211. 1922.
[2] BOHR: Skand. Arch. Physiol. (D.) **2**, 236 (1895).
[3] BARCROFT: J. roy. Army Med. **1921**, 6.

übrigen Gewebe, so könnte man sich vorstellen, daß die Gasdiffusion z. B. im Muskel nicht *nur* auf Grund physikalischer Kräfte erfolgt, sondern daß auch hier *aktive Faktoren* mit im Spiele sind.

Der Streit der Meinungen, ob die Diffusionslehre das Richtige trifft oder ob auch vitale Kräfte beim Sauerstoffdurchtritt durch die Kapillarwand in Betracht zu ziehen sind, schien die längste Zeit zugunsten der ersteren entschieden. Wenn ich mich jetzt veranlaßt sehe, neuerdings auf die Lehre von Bohr zurückzukommen, so geschieht dies hauptsächlich, weil die sogenannte ,,Pneumonose'' im Sinne von Brauer[1] einer rein physikalischen Betrachtungsweise große Schwierigkeiten bereitet. Bekanntlich vertritt Brauer die Meinung, daß die Ursache der Anoxämie, die z. B. bei vielen Pneumonien zu beobachten ist, nicht als die unmittelbare Folge einer durch die Infiltrate ausgeschalteten Lunge anzusehen sei, sondern sie müsse auf einer *allgemeinen Lungendiffusionsstörung* beruhen; *das Wesentliche dabei sei eine Kapillarschädigung, die es mit sich bringt, daß jetzt der Sauerstoffdurchtritt durch das Alveolarepithel viel ungünstiger vonstatten geht;* solche Kapillarveränderungen — so meint Brauer — müßten sich histologisch nicht unbedingt bemerkbar machen.

Rühl[2] ist es gelungen, das Vorkommen einer *Pneumonose* auch experimentell sicherzustellen; injiziert man einem Hunde größere Histaminmengen, so wird das arterielle Blut stark anoxämisch, läßt man aber sauerstoffreiche Luft atmen, so verschwindet die Anoxämie. Die durch Histamin geschädigten Lungenkapillaren sind vermutlich für den Sauerstoff der atmosphärischen Luft, also für 20% Sauerstoff, weniger durchgängig; erst wenn man die alveoläre Sauerstoffspannung absichtlich in die Höhe treibt, z. B. auf 40%, schwindet die Anoxämie, weil jetzt der Sauerstoff entsprechend einer höheren Spannung die Kapillarwandung wieder durchdringen kann. In Fortsetzung seiner Beobachtungen hat dann Rühl auch eine ,,Pneumonose'' im Bereiche anderer Organe zur Diskussion gestellt; um dies zu beweisen wurde z. B. ein isoliertes Bein künstlich durchblutet und gleichzeitig die Sauerstoffdifferenz zwischen dem arteriellen und venösen Blut — also die sogenannte *Utilisation* — ermittelt; wenn man zur Durchblutungsflüssigkeit etwas Histamin zusetzt, so gestaltet sich die Sauerstoffausnutzung viel ungünstiger; der Sauerstoff des arteriellen Blutes stößt vermutlich bei der Passage durch geschädigte Kapillaren auf Schwierigkeiten, sonst wäre es nicht zu verstehen, daß jetzt das venöse Blut fast arteriell abfließt.

Im selben Sinne lassen sich auch Beobachtungen von mir[3] und Klein[4] verwerten. Injiziert man einem gesunden Menschen in die Art. cubitalis Histamin und gewinnt gleichzeitig Blut, das der dazugehörigen Vene entnommen wurde, so erweist sich das aus der Vene abfließende Blut ebenfalls fast arteriell. Normalerweise büßt das arterielle Blut im Bereiche eines ruhenden Armes während der Kapillarpassage 30—60% seines Sauerstoffes ein; injiziert man aber Histamin, so kommt es zu einem fast vollständigen Verlust der physiologischen Utilisation; anscheinend versagt jetzt jener Mechanismus, der

---

[1] Brauer: Beitr. klin. Tbk. **50**, 96 (1921).
[2] Rühl: Arch. exper. Path. **145,** 255 (1929); **164,** 695 (1932); **166,** 529 (1932).
[3] Eppinger: Ergb. d. inn. Med. **51,** 185 (1936).
[4] Klein: Z. exper. Med. **73,** 78 (1930).

die Sauerstoffabgabe an die Gewebe regelt, so daß das venöse Blut fast annähernd sauerstoffgesättigt abfließt. Der Einwand, es könnten hier vielleicht Kurzschlüsse in Betracht kommen — z. B. durch Öffnung derivatorischer Gefäße — und so Blut unter Umgehung der Kapillaren direkt von der arteriellen auf die venöse Seite strömen, wird auf Grund der entsprechenden Kohlensäureanalysen hinfällig. Würde es sich, wie manche eingewendet haben, tatsächlich um Kurzschlüsse handeln, dann dürfte sich der Kohlensäuregehalt ebensowenig ändern wie die Sauerstoffsättigung; nachdem dies aber nicht der Fall ist — die Kohlensäurewerte zeigen, wie es der Norm entspricht, gegenüber dem arteriellen Blute eine deutliche Zunahme —, so kann es sich nur um eine *isolierte Störung der Sauerstoffpassage* durch die Kapillarwand, bzw. durch die Grenzschicht zwischen Blut und Gewebe handeln; es liegt auf der Hand, in diesem Geschehen das *Analogon zur Pneumonose* zu sehen.

Der Grund, warum bei dieser Versuchsanordnung nur die Sauerstoffpassage auf Schwierigkeiten stößt, nicht aber die Kohlensäure, ist zum Teil auf die Verschiedenheit der Gase zu beziehen, denn Kohlensäure diffundiert bekanntlich durch eine Membran etwa 20mal schneller als Sauerstoff.

Mit einer ähnlichen gegen die Sauerstoffdiffusion gerichteten Kapillarläsion hat man zu rechnen, wenn ein Gewebe längere Zeit hindurch nicht mit Blut gespeist wird; bei kompletter Sperre der arteriellen Blutzufuhr kommt es selbstverständlich auch zu einer Drosselung der Sauerstoffzufuhr, aber das Merkwürdige dabei ist die Tatsache, daß die Gewebe auch *nach* Beseitigung· des Hindernisses kaum Sauerstoff absorbieren. Anscheinend schädigt jede Anoxämie die Kapillarpermeabilität für Sauerstoff; die Störung gestaltet sich um so intensiver, je länger die normale Blutzufuhr ausgeschaltet bleibt. Auch schon während einer Gefäßsperre enthält das abfließende Blut mehr Sauerstoff, die Blutstase allein scheint bereits zu genügen, um die kapilläre Sauerstoffversorgung zu schädigen; eine solche Störung der Gasdiffusion hält gelegentlich lange an; besonders wenn die Unterbrechung komplett war, kehrt die Sauerstoffabgabe erst allmählich wieder zur Norm zurück. Jedenfalls ist es auffällig, daß das abfließende Venenblut trotz des Sauerstoffhungers, der von einem erstickten Gewebe ausgeht, noch lange Zeit hindurch reich an Sauerstoff bleibt; eine venöse Sauerstoffsättigung von fast 90% stellt dabei keine Seltenheit vor.

Wohl den besten Beweis, wie sehr sich Sauerstoffmangel bzw. Blutstase auf die Kapillarpermeabilität auswirkt, stellen die neuen Beobachtungen von SCHWIEGK[1] vor: Läßt man beim Hund an beiden Hinterbeinen eine arterielle Abschnürungsbinde etwa 5 Stunden liegen, so tritt zunächst während des Liegens der Binde nur eine mäßige Blutdrucksteigerung um 20—30 mm Hg ein. Unmittelbar nach dem Lösen der Binde kommt es aber zu einer akut einsetzenden starken Blutdrucksenkung. Im Verlaufe der nächsten 3 bis 7 Stunden sinkt dann der Blutdruck kontinuierlich ab. Die Untersuchung des Blutes zeigt ein starkes Ansteigen des Hämoglobins und der Erythrozyten; gleichzeitig entwickelt sich ein hochgradiges Ödem der vorher abgeschnürten Extremitäten, an dem sich selbst die abgeschnürte Muskulatur beteiligt. Die

---

[1] SCHWIEGK: Klin. W. 1942.

Ödemflüssigkeit hat fast den Eiweißgehalt des Blutplasmas erreicht. Die Menge der ausgetretenen Ödemflüssigkeit läßt sich auf 30—40% der zirkulierenden Blutmenge schätzen.

Nach Schwiegk lassen sich diese Veränderungen nur so erklären, daß die Kapillaren infolge Sauerstoffmangel bzw. Erstickung für Eiweiß durchlässig werden; die Folge ist, daß ein großer Teil des Blutplasmas die Gefäßbahn verläßt und in die Gewebe übertritt.

Bei geringer Stauung, die vielleicht nur eine Verlangsamung des venösen Blutstromes bedeutet, tritt das Gegenteil des eben Gesagten ein — vermehrte Sauerstoffabgabe erkennbar an der Zunahme der arteriovenösen Differenz.

In diesem Zusammenhang muß auch auf die interessante Beobachtung von Eichler[1] verwiesen werden, der nachweisen konnte, daß Sauerstoffmangel zu einer erhöhten Histaminproduktion führt. Sollte sich diese sehr beachtliche Annahme bestätigen, dann wäre vielleicht jede Sauerstoffdrosselung gleichbedeutend mit Freiwerden von Histamin.

Man kommt im Prinzip zu ähnlichen Ergebnissen, wenn man eine länger währende Hypoglykämie (Insulinschock) erzeugt; vermutlich greift Insulin auch an den Kapillaren an, denn im hypoglykämischen Schock erweist sich das venöse Blut ebenfalls fast arteriell, während die in den Zellen gebildete Kohlensäure ungehindert ihren Weg nach außen nimmt. Auch diesen Befund kann ich mir nur so erklären, daß ein Plus an Insulin im zirkulierenden Blute zu einer Störung der Sauerstoffpermeabilität führt. Diese Annahme findet in den Untersuchungen von Benda[2] eine Bestätigung, der im Insulinschock — also nach großen Insulindosen — mittels der Landisschen Versuchsanordnung eine Kapillarläsion nachweisen konnte, während kleine Insulindosen ähnlich wie Pyramidon günstig auf die Sauerstoffpermeabilität wirken.

Kennt man die Beobachtungen von Werz,[3] der im venösen Blute bei der Erfrierung auch keine Sauerstoffverminderung nachweisen konnte, so könnte man verleitet sein, der Kälteeinwirkung ebenfalls einen Einfluß auf die Sauerstoffpermeabilität zuzuschreiben. Die Verhältnisse liegen aber viel komplizierter, wenn man die Untersuchungen von Schwiegk berücksichtigt; unter allen Umständen führt die Unterkühlung — das geht eindeutig auch aus den Untersuchungen von Stämmler[4] hervor — zu einer Permeabilitätsstörung; Eiweiß inkrustiert nicht nur in die Kapillarwandung, sondern führt auch zu einer analogen Schädigung der mittleren und kleinen Gefäße; besonders deutlich erkennt man die Albuminurie in die Gefäßwand, wenn man hier das Verfahren von Haitinger zu Rate zieht.

Versucht man all diese Ergebnisse einer einheitlichen Erklärung zuzuführen, so könnte man folgenden Standpunkt vertreten: Es ist nicht nur Histamin oder sonst irgendein Gift, das die Kapillaren in ihrem Gasstoffwechsel beeinflußt, sondern auch Sauerstoffmangel führt zu derselben Störung, wobei aber mit der Möglichkeit zu rechnen ist, daß bei der Gewebserstickung Histamin frei wird und daß es das Histamin, bzw. eine histaminähnliche Substanz ist, die für die

---

[1] Eichler: Arch. exper. Path. (D.) **202**, 412 (1943).
[2] Benda: Z. f. Klin. Med. 143, Heft 5 (1944).
[3] Werz: Arch. exper. Path. (D.) **202**, 561 (1943).
[4] Stämmler: Virchows Arch. **312**, 437, 501 (1943).

Kapillarschädigung unmittelbar verantwortlich ist. Dasselbe gilt anscheinend auch von der Kälteeinwirkung; je länger die Kapillaren der Kälte ausgesetzt sind oder unter Sauerstoffmangel leiden, desto stärker wird die Permeabilität gestört. Unter extremen Bedingungen kann es dabei auch zu Zerreißungen der Kapillaren kommen, was histologisch an kleinen oder größeren Hämorrhagien zu erkennen ist; kommt es wieder zu geregelten Zirkulationsverhältnissen, so kehrt allmählich die normale Permeabilität zurück; das gilt nicht nur für den Sauerstoffmangel, sondern vermutlich auch für die Kältewirkung. Da durch die Untersuchungen von SCHWIEGK sichergestellt ist, daß bei der Gefäßsperre auch die Permeabilität für Salze leidet, drängt sich die Frage auf, ob es nicht graduelle Unterschiede sind, so zwar, daß vielleicht zuerst die Permeabilität für Sauerstoff leidet und erst später die für Elektrolyte.

KLEIN hat sich auch die Frage vorgelegt, ob Medikamente die Sauerstoffpermeabilität beeinflussen; ähnlich dem Histamin — also störend — wirkt (allerdings nur bei entsprechend hoher Konzentration) Katalysin, Euphyllin und hypertonische Kalziumchloridlösung; die entgegengesetzte Wirkung — also *Verbesserung der Sauerstoffdiffusion* — bedingt Strophanthin (allerdings nur in kleinen Dosen). Merkwürdig gestaltet sich die Histaminwirkung, indem eigentlich nur höhere Konzentrationen den kapillären Sauerstoffdurchtritt hemmen, kleine Dosen dagegen den gegenteiligen Erfolg bedingen.

KLEIN[1] hat zusammen mit NONNENBRUCH die Pneumonosebeobachtungen von RÜHL auf die menschliche Pathologie übertragen und das Histamin zur Funktionsprüfung der Lunge empfohlen; Histamin subkutan injiziert, bedingt beim normalen Menschen nur eine sehr geringe Abnahme des arteriellen Sauerstoffgehaltes, der nur selten über 0,5—0,8% hinausgeht. Bei bereits gestörter Lungenfunktion dagegen kann dieser Anstieg (z. B. beim Emphysem, Stauungslunge) mehr als 1%, bisweilen sogar 5% betragen; diese Abnahme wirkt sich zahlenmäßig noch viel stärker aus, wenn man sie auf die prozentuelle Sauerstoffsättigung bezieht. Das normale arterielle Blut ist meist nur zu 92% gesättigt, während nach subkutaner Injektion von 1 ccm Histaminlösung (1% wäßrig) die Sauerstoffsättigung bis auf 80% absinken kann. Manche Autoren wollten die Annahme RÜHLs, der — wie eben gesagt wurde — das Wesen der Anoxämie bei der Histaminvergiftung in einer Schädigung der Lungenkapillaren sieht, nicht gelten lassen. Die Hypoxämie soll vielmehr auf einer gestörten Atemtätigkeit beruhen, es soll zu Lungenstarre kommen, die den Gasaustausch zwischen der Außenluft und dem Bronchialbaum rein mechanisch stört. Erlaubte Histamindosen, die die Klinik z. B. zur Prüfung der Magenfunktion verwendet, bedingen beim normalen Menschen niemals eine Lungenstarre, wohl aber eine Störung der Kapillarpermeabilität für Sauerstoff; das geht besonders schön aus Versuchen von PAETZOLD[2] hervor (er arbeitete mit der Knippingschen Apparatur); läßt er gesunde Personen, die Histamin subkutan erhalten haben, schwere Arbeit leisten, so kommt es neben dem Gefühl von Dyspnoe auch zu einer starken Hyperventilation, die weit größer ist als bei der Kontrollperson; besonders beachtlich ist dabei die beträchtliche

---

[1] KLEIN: Z. Klin. Med. **125**, 29 (1933).
[2] PAETZOLD: Beitr. Klin. Tbk. **98**, 179 (1942).

Abnahme des Sauerstoffverbrauches; nach der Arbeit erweist sich das Debt infolge der Histaminwirkung viel größer als beim normalen Menschen. Die Verhältnisse gestalten sich somit ähnlich wie bei einem Menschen, der vielleicht nur 16% Sauerstoff einatmet.

Zusammenfassend läßt sich somit sagen: Die Blasebalgfunktion der Lunge erfährt nach erlaubten Histamindosen keine mechanische Beeinträchtigung, wohl aber wird die kapilläre Durchlässigkeit für Sauerstoff unter ungünstigere Bedingungen gestellt. Der ruhende Organismus erhält, wenn man ihm 1 ccm einer 0,1%igen Histaminlösung subkutan injiziert, noch genügend Sauerstoff, wenn aber an die Lunge erhöhte Anforderungen gestellt werden — wie z. B. während der Arbeit —, dann versagt die Alveolarmembran; es gelangt jetzt zu wenig Sauerstoff ins Blut, was an der Anoxämie und der zu geringen Sauerstoffaufnahme zu erkennen ist. Jedenfalls hat *die arterielle Reduktion nach Darreichung erlaubter Histamindosen nichts mit einer schlechten Atemmechanik zu tun, denn sonst müßte sich das vor allem in einer Abnahme der Ventilationsgröße äußern;* ich erblicke somit in diesen Versuchen einen weiteren Beweis für die *Existenz einer Pneumonose, so daß an der Brauerschen Vorstellung einer funktionellen Kapillarstörung unbedingt festgehalten werden muß,* und RÜHL daher recht hat, wenn er im Histamin eine Substanz sieht, die den Sauerstoffdurchtritt durch die Kapillarwand schwer beeinträchtigt.

Auf Grund solcher Beobachtungen wird man daher zu der Vorstellung gedrängt, daß sich der *Sauerstofftransport durch die Kapillarwandung komplizierter gestaltet, als vielfach angenommen wird;* unter den verschiedensten Bedingungen stößt man auf Änderungen im arteriellen Sauerstoffgehalt, die anscheinend unabhängig vom hämodynamischen Geschehen vor sich gehen und die sich kaum rein physikalisch erklären lassen. Eine histologisch nachweisbare Verdickung der Kapillarwand ist in der Lunge nicht immer zu sehen, schon gar nicht, wenn man nur erlaubte Histamindosen subkutan verabfolgt. Außerdem gewinnt man den Eindruck, daß sich dieser eigentümliche Mechanismus durch Pharmaka beeinflussen läßt; sicher gilt das vom Histamin, das bei entsprechender Dosierung den Sauerstoffdurchtritt erschwert, während dieselbe Substanz in geringerer Konzentration die Sauerstoffabgabe, somit auch den Sauerstoffaustausch und gleichzeitig auch die Kohlensäureabgabe eher begünstigt. *In dem Sinne ist das Gefüge der Kapillarmembran für den Sauerstoffaustausch keineswegs als stets gleichbleibend anzusehen;* möglicherweise hängt dies mit dem Eiweißgehalt (Ödem?) der Kapillarmembran zusammen, deren Grundsubstanz sich bald dem Sol-, bald mehr dem Gelzustand nähert. Nachdem mit solchen Änderungen auch die Morphologie z. B. beim Durchtreten der weißen Blutkörperchen durch die Kapillarwand rechnet, wird man *vielleicht bei der Beurteilung der Gasdiffusion durch die Kapillarmembran ebenso auf einen Gel- bzw. Solzustand der unterschiedlichen Membranen zurückgreifen müssen;* ob es gleichzeitig damit auch zu einer Erweiterung bzw. Verengung des Kapillarlumens kommt, erscheint mir sehr wahrscheinlich; bei der Besprechung des synäretischen Zustandes (Altersprozeß) bietet sich noch einmal Gelegenheit, diese Frage zu streifen.

Praktisch wird man daher hauptsächlich mit *zwei Möglichkeiten* zu rechnen haben, die zu einer schlechten Sauerstoffversorgung der Gewebe führen; die eine besteht darin, daß in den die Gewebe versorgenden Blutgefäßen bzw.

Kapillaren kein Blut fließt, bzw. das Blut keinen Sauerstoff enthält — also *echte Anoxämie* bzw. *Hypoxämie* —, und die andere ist die *Permeabilitätsstörung* an der Grenze zwischen Blut und Interstitium. Dementsprechend unterscheide ich mindestens *zwei Arten von Gewebserstickung;* bei der einen befindet sich *kein Sauerstoff in den arteriellen Kapillaren,* bei der anderen Form ist zwar genügend Sauerstoff im Blute vorhanden, aber der Sauerstoff kann an das Gewebe nicht heran, weil die Permeabilität der Kapillarwand infolge eines pathologischen Geschehens gestört worden ist. In letzterem Falle könnte man von einer „inneren Erstickung" sprechen. Selbstverständlich gibt es noch andere Möglichkeiten, die die normale Sauerstoffversorgung der Gewebe gefährden, wie z. B. die Blausäurewirkung und die anderen Läsionen, die am Blute direkt angreifen, aber diese Krankheitszustände stellen Sonderfälle vor, so daß ich von einer detaillierten Besprechung zunächst absehen möchte, denn hier interessiere ich mich nur für die Störungen, die vermutlich auf eine Änderung der Permeabilität zurückzuführen sind.

Viele Diffusionsstörungen lassen histologisch nachweisbare Veränderungen erkennen, doch ist das durchaus nicht die Regel, dementsprechend muß man auch mit dem Vorkommen einer nur *funktionellen Permeabilitätsstörung* rechnen, die vielleicht oft nur von kurzer Dauer ist. Auch das vegetative Nervensystem dürfte auf den Gasdurchtritt durch die Kapillarmembran Einfluß nehmen, doch darauf komme ich erst später zu sprechen.

Ich setze mich hauptsächlich deswegen für die Möglichkeit einer erschwerten Sauerstoffpassage durch die Kapillarwand ein, weil ich darin — wie ich glaube — die einfachste Erklärung so mancher pathologischer Vorgänge sehe; vor allem scheint es der dekompensierte Herzkranke zu sein, bei dem mit einer solchen Permeabilitätsstörung zu rechnen ist, zumal andere Ursachen kaum in Frage kommen. Um dies klarzustellen, erscheint es geboten, etwas weiter auszuholen.

DURIG zusammen mit ZUNTZ[1] hat zuerst die Beobachtung gemacht, daß der erhöhte Sauerstoffverbrauch nach der Arbeit nicht sofort wieder auf den Vorwert absinkt, sondern eine Zeitlang noch anhält; wie dies zustande kommt, ist durch die Untersuchungen von HILL und MEYERHOFF[2] weitgehend geklärt worden. Die Arbeit, die während der Muskelkontraktion geleistet wird, geht ohne Sauerstoffverbrauch einher. Erst wenn die Arbeit abgeschlossen ist und sich der Muskel erholt, wird Sauerstoff aufgenommen; man hat daher den Muskel vielfach mit einem *Akkumulator* verglichen. Entladet sich der Akkumulator bei einer Arbeitsleistung, so geschieht dies auch ohne Zutun von Sauerstoff; erst wenn er wieder aufgeladen wird, treten oxydoreduktive Vorgänge in Erscheinung. Das zweite, was ein Charakteristikum des normalen Muskels darstellt, ist der *Resynthesevorgang;* der Abbau der Kohlehydrate, die das Hauptbrennmaterial für die Muskeltätigkeit darstellen, erfolgt nicht quantitativ zu Wasser und Kohlensäure; ein Gutteil wird wieder verwertet und zu Glykogen resynthetisiert; der Muskel bewältigt somit *seine Arbeit gleichsam mit Schulden* — daher auch der Ausdruck „Oxygen-Debt" —, die erst nach Be-

---

[1] DURIG und ZUNTZ: Skand. Arch. Physiol. (D.) **29**, 133 (1913).
[2] HILL und MEYERHOFF: Erg. Physiol. **22**, 300 (1923); Proc. Soc. Med., Lond. **96**, 54 (1929).

endigung der Arbeit abgetragen werden. Ich habe zeigen können, daß diese Sauerstoffschuld bei manchen Erkrankungen — besonders bei kreislaufgeschädigten Personen — wesentlich größer ist als bei gesunden; *der dekompensierte Herzkranke braucht zur Bewältigung der gleichen Arbeit wesentlich mehr Sauerstoff als die normale Kontrollperson;* man war zunächst der Meinung, die Ursache liege vielleicht in einem Sauerstoffmangel des arteriellen Blutes. Das läßt sich nun durchaus nicht für alle Fälle einer beginnenden Kreislaufinsuffizienz sicherstellen; seitdem wir auf die Möglichkeit einer inneren Erstickung infolge Störung der kapillaren Sauerstoffpermeabilität aufmerksam geworden sind, wird uns auch die Erklärung der hohen Sauerstoffschuld bei dekompensierten Herzpatienten leichter verständlich. Wir dürfen uns aber nicht vorstellen, daß es sich dabei vielleicht um eine 100%ige Erstickung der Gewebe handelt, vielmehr scheint bereits eine geringe Verminderung der Sauerstoffzufuhr zu den Geweben um wenige Prozente zu genügen, um den sonst so ökonomischen Prozeß einer normalen Muskeltätigkeit ungünstiger zu gestalten. Unökonomie ist nicht nur ein Zeichen von Kranksein, denn gleiches ist — allerdings in nicht so hohem Maße — auch bei untrainierten Personen zu sehen. Da sich somit die Sauerstoffpassage anscheinend durch Training steigern läßt und am Training das vegetative Nervensystem stark beteiligt ist, muß auch die Frage einer Einflußnahme des Vagus auf die Sauerstoffpassage durch die Kapillarwandung zur Diskussion gestellt werden; doch davon später.

Über die eigentliche Ursache, warum ein mit Sauerstoff schlechter versorgter Organismus zur Bewältigung einer bestimmten Arbeit mehr Sauerstoff benötigt als ein mit Sauerstoff gut versorgter, ist viel diskutiert worden; am besten kommt man dem Wesen dieses Vorganges näher, wenn man sich an die Versuchsergebnisse von BARCROFT[1] hält (Abb. 57). Fließt durch einen Muskel sauerstoffgesättigtes Blut und wird der Muskel durch elektrische Reize zu einer bestimmten Arbeitsleistung angeregt, so benötigt das Gewebe eine angemessene Menge an Sauerstoff; auch unter diesen Bedingungen stellt sich ein Oxygen-Debt ein. Wird dagegen der Muskel mit einem Blut gespeist, das arm an Sauerstoff ist, so erweist sich jetzt die Sauerstoffschuld im Vergleich zu dem vorangehenden Versuch außerordentlich gesteigert; es ist nicht nur die Dauer der Sauerstoffnachatmung verlängert, sondern vor allem auch die absolute Menge — das Requirement —, worunter die englischen Physiologen die gesamte Sauerstoffmenge verstehen, die sowohl während als auch nach der Arbeit verbraucht wird. Jedenfalls erinnert dieses Verhalten außerordentlich an das unökonomische Geschehen bei der Arbeit eines dekompensierten Herzkranken.

Warum der mit Sauerstoff schlecht versorgte Muskel mehr Sauerstoff benötigt als der gut arterialisierte, findet eine Erklärung bzw. Deutung in der Theorie von HILL und MEYERHOFF; unter Berücksichtigung der Embdenschen Hypothese, derzufolge das Laktazidogen eine Vorstufe der Milchsäure darstellt, erfolgt der Umwandlungsprozeß in der anaeroben und aeroben Phase nach folgender Gleichung:

---

[1] BARCROFT: Phil. Trans. roy. Soc. 8/207, 139 (1915).
[2] EMBDEN: Handbuch der normalen und pathologischen Physiologie, Bd. VIII/2, S. 369. 1925.

$$\frac{5}{n}(C_6H_{10}O_5)_n \text{ Glykogen} + 5\,H_2O + 8\,H_3PO_4 \longrightarrow$$

A. Anaerobe Phase $4\,[C_6H_{10}O_4 \cdot (H_2PO_4)_2]$ Laktazidogen $+\ C_6H_{12}O_6 - 8\,H_2O \rightarrow$

$$8\,C_3H_6O_3 + 8\,H_3PO_4 + C_6H_{12}O_6 \rightarrow$$

B. Oxydative Phase $8\,C_3H_6O_3 + 8\,H_3PO_4 + C_6H_{12}O_6 - 6\,O_2 \rightarrow$

$$4\,(C_6H_{10}O_4 \cdot H_2PO_4)_2 + 6\,CO_2 + 14\,H_2O \rightarrow$$

$$\frac{4}{n}(C_6H_{10}O_5)_n - 8\,H_3PO_4 - 6\,CO_2 - 10\,H_2O \rightarrow$$

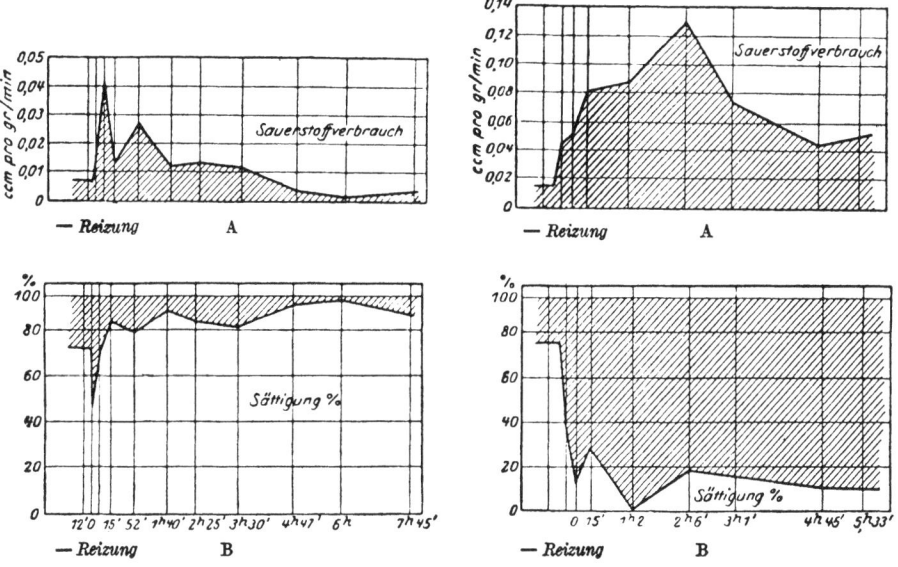

Abb. 57.

A Sauerstoffverbrauch eines reichlich mit Blut durchströmten Muskels. B prozentuale Sättigung des Blutes mit Sauerstoff; der obere Rand des gestrichelten Bezirkes stellt die prozentuale Sättigung des arteriellen Blutes, der untere die des venösen Blutes dar.

A Sauerstoffverbrauch eines schlecht mit Blut versorgten Muskels. B Sättigung des arteriellen und venösen Blutes. Abszissen: Zeit nach Aufhören der Reizung. Signal: Dauer der Reizung.

Man sah sich genötigt, diese Formel aufzustellen, da sich ein krasses Mißverhältnis zwischen tatsächlich gebildeter Milchsäure und dem ebenfalls nachweisbaren Sauerstoffverbrauch ergibt; bei genügender Sauerstoffzufuhr wird nur ein Teil der gebildeten Milchsäure zu Kohlensäure und Wasser verbrannt, während die Hauptmenge wieder zu Glykogen resynthetisiert wird. Wäre die Rückverwandlung zu Glykogen und zu den anderen Ausgangsprodukten eine vollständige, so würde dieser Vorgang sozusagen der Tätigkeit eines Perpetuum mobile entsprechen. Auf jeden Fall *muß der Chemismus während der normalen Muskelkontraktion als ein sehr ökonomischer bezeichnet werden*, denn von dem Ausgangsmaterial, mit dem der Muskel seine Arbeit beginnt, wird nur ein Sechstel bis ein Fünftel geopfert, während die weit größere Menge bei relativ geringem Sauerstoffverbrauch der Resynthese zugeführt wird und so ein Material entsteht, von dem der Muskel bei der nächsten Kontraktion wieder Gebrauch machen kann. *Gestaltet sich aber die Sauerstoffzufuhr ungünstig, so büßt der Muskel vieles von seinem ökonomischen Verhalten ein*; es werden dann nicht mehr vier Fünftel, bzw. fünf Sechstel resynthetisiert, sondern viel weniger. Der mit Sauerstoff schlecht versorgte Muskel verhält sich somit ähnlich wie ein Ofen, der wegen gewisser Defekte mit der zugeführten Kohle weniger Wärme produziert als eine intakte Heizanlage.

Das folgende Schema versinnbildlicht den Vorgang, wie er auch jetzt noch trotz mehrfacher Einwände bzw. Korrekturen eine gewisse Gültigkeit besitzt. Die beiden Schemen I und II unterscheiden sich dadurch, daß I die Verhältnisse bei guter und II bei schlechter Sauerstoffversorgung darstellt. A versinnbildlicht den anoxybiotischen Vorgang während der Muskelkontraktion, also die Umwandlung von Glykogen zu Milchsäure, B dagegen die Periode der Erholung. Unter I — also bei guter Sauerstoffversorgung — verfällt ein Fünftel der Oxydation zu Kohlensäure und Wasser, während vier Fünftel sich wieder in Glykogen verwandeln.

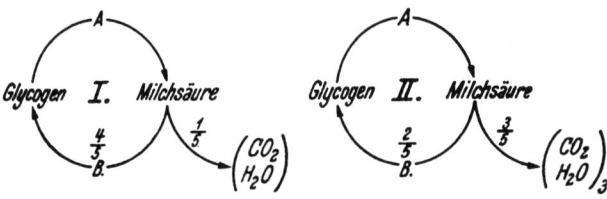

Unter II sind die Verhältnisse schematisch wiedergegeben, wenn der Muskel schlecht mit Sauerstoff versorgt wird; jetzt verwandeln sich nur mehr zwei Fünftel zu Glykogen, während der größere Anteil (drei Fünftel) zu Kohlensäure und Wasser verbrannt wird. Da die Resynthese viel weniger Sauerstoff benötigt als der eigentliche Verbrennungsprozeß, *erscheint es selbstverständlich, warum sich die Muskelkontraktion bei schlechtem Sauerstoffangebot viel unökonomischer gestalten muß als bei normaler Zusammensetzung des arteriellen Blutes und normaler Permeabilität.*

Der Resyntheseprozeß ist zunächst nur am herausgeschnittenen Froschmuskel studiert worden. HILL[1] hat uns einen Weg gezeigt, um auch in das Getriebe des menschlichen Muskelchemismus Einblick zu nehmen. Wir kommen auf diese Frage zurück, wenn wir die Geschehnisse bei der Herzinsuffizienz zur Sprache bringen. Schon jetzt kann aber gesagt werden, daß dabei die mangelhafte Sauerstoffversorgung, die im Sinne der inneren Erstickung vermutlich auf einer Kapillarläsion beruhen muß, ebenfalls eine große Rolle spielt, so daß wir gerade in diesen Beobachtungen den Grund sehen, warum man bei den verschiedensten Krankheiten mit Störungen der Sauerstoffpermeabilität rechnen muß.

Die innere Erstickung, die ebenso wie die Hypoxämie zu einer schlechten Sauerstoffversorgung der Gewebe führt, bedingt Störungen auch im intermediären Stoffwechsel. Ihre normalen Endprodukte, die Kohlensäure, das Wasser

---

[1] HILL: Proc. roy. Soc., Lond. **97**, 84 (1924).

und der Harnstoff, sind pharmakologisch in den in Frage kommenden Konzentrationen nicht toxisch, dagegen verlaufen die **Fermentvorgänge** im erstickenden Gewebe wesentlich anders. Soweit es sich um die Spaltprodukte des *Kohlehydratstoffwechsels* handelt, sind es Säuren (Milchsäure, Brenztraubensäure). Die reichliche Anwesenheit von Puffersubstanzen verhindert eine wirkliche *Säuerung;* immerhin kommt es zu Verschiebungen im Mineralgehalt der Zellen, bzw. des Interstitiums, und so **wird** die normale Strömung der Gewebsflüssigkeit beeinträchtigt.

Gefährlich kann sich die innere Erstickung auf den *Eiweißstoffwechsel* auswirken. Im normalen oxydativen Stoffabbau werden die Eiweißstoffe, bzw. die Aminosäuren oxydativ zu Ketonsäuren und Aldehyden desamidiert und schließlich der vollständigen Verbrennung zugeführt. Bei *Sauerstoffmangel* erfolgt dagegen nur eine *unvollständige Desamidierung,* so daß an Stelle der inaktiven sauren Stoffwechselprodukte *wirksame basische Amine,* z. B. aus Tyrosin das Tyramin und vor allem aus dem im Gewebe stets vorhandenen Histidin das Histamin, entstehen.

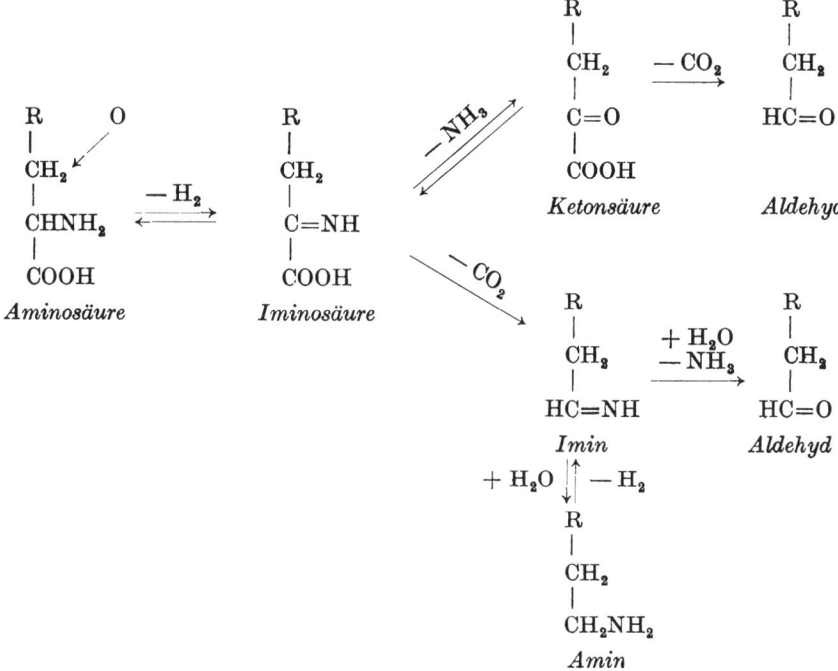

Diese ungemein wichtigen Vorgänge hat HOLTZ[1] richtig erkannt und dabei gezeigt, daß eine *Dekarboxylierung der Aminosäuren zu Aminen nur bei Sauerstoffmangel vor sich geht,* dagegen bei Sauerstoffanwesenheit ungiftige intermediäre Produkte entstehen.

Von den vielen Aminen, die dabei in Frage kommen, interessiert uns besonders das *Histamin,* denn es ist die *körpereigene Substanz,* die auf die kapilläre Permeabilität den stärksten Einfluß ausübt. Kennt man dieses intermediäre Geschehen, dann erscheint uns die Anoxämie der Gewebe doppelt gefahrdrohend;

---

[1] HOLTZ: Erg. Physiol. **44**, 230 (1941).

sie bedingt nicht nur eine Unökonomie der Stoffwechselvorgänge, sondern löst auch eine Gewebsschädigung der Kapillaren aus. Das Wesentliche einer solchen Betrachtung sehe ich daher darin, daß auf dem Umwege des Sauerstoffmangels Substanzen frei werden, die zu einer kapillären Permeabilitätsstörung und in weiterer Folge auch zu einer „Albuminurie ins Gewebe" führen.

Der Abbau der Aminosäuren zu Aminen erfolgt nicht nur bei primärem Sauerstoffmangel, sondern vermutlich auch *bei jeder Kapillarläsion*, gleichgültig, welcher Ursache; das Vermittelnde ist dabei die Albuminurie ins Gewebe, die sekundär den Sauerstofftransport zum Gewebe stört, so daß es manchmal nicht leicht ist, diese beiden Möglichkeiten auseinanderzuhalten.

Daß tatsächlich im geschädigten Gewebe Histamin in beträchtlicher Menge frei wird, ist an vielen Beispielen nachgewiesen worden. Lewis und Harmer[1] zeigten dies nach Bestrahlung der Haut, Loos[2] nach Verbrennung, Haas[3] nach toxischer Gewebsschädigung, Feldberg[4] nach Einwirkung von Bakteriengiften.

Wenn es wirklich nur die niedrige Sauerstoffspannung innerhalb der Gewebe ist, die die Bildung von toxischen Aminen ermöglicht, dann wäre eine wesentliche Besserung so mancher durch eine Albuminurie in die Gewebe bedingten Erstickung zu gewärtigen, wenn man 40—60% Sauerstoff inhalieren läßt. Im Anschluß an diese Erwägung erscheint es mir zweckentsprechend, einiges über die *Bedeutung des physikalisch gelösten Sauerstoffes* zu sagen:

Der Sauerstoff, der in der Lunge von dem vorbeiströmenden Hämoglobin absorbiert wird, muß, bevor er sich den Geweben anbietet, zunächst an das Plasma in Form physikalischer Lösung abgegeben werden; nur in dieser Verfassung passiert er die Kapillarwand. Wenn auch die Sauerstoffversorgung nicht unmittelbar an das Hämoglobin gebunden ist, so stellt immerhin der Erythrozyt ein Depot vor, aus dem das Plasma jederzeit mit Leichtigkeit Sauerstoff schöpfen kann, doch erreicht der physikalisch gelöste Sauerstoff nie höhere Werte als 0·4 ccm pro 100 ccm Plasma; in dieser Form wird somit Sauerstoff den Gewebszellen angeboten.

Wenn man dagegen reinen Sauerstoff atmen läßt, so wird das Hämoglobin ebenfalls maximal mit Sauerstoff gesättigt, aber außerdem kommt es zu einer beträchtlichen Erhöhung des physikalisch gelösten Sauerstoffes; die Werte können bis auf 2 ccm pro 100 ccm ansteigen, also auf 2%.

Fließt solches Blut durch das Kapillarsystem, so wird von den Geweben wohl zunächst der physikalisch gelöste Sauerstoff in Beschlag genommen, und erst später auf das Hämoglobin zurückgegriffen. *Jedenfalls spielt der physikalisch gelöste Sauerstoff die entscheidende Rolle bei den Oxydationsvorgängen in unserem Organismus.* Eine Erhöhung dieses Wertes ist nur zu erzielen, wenn man die Sauerstoffspannung innerhalb der Alveolarluft erhöht.

Nachdem nun *Rühl* gezeigt hat, daß es bei der Histaminvergiftung nicht möglich ist, durch Atmung der atmosphärischen Luft das durch die Lungenkapillaren fließende Blut entsprechend zu arterialisieren, wohl aber, wenn

---

[1] Lewis und Harmer: J. Physiol. (Brit.) **62**, Proc. XI (1926).
[2] Loos: Arch. Derm. (D.) **164**, 199 (1931).
[3] Haas: Arch. exper. Path. (D.) **197**, 161 (1941).
[4] Feldberg: J. Physiol. (Brit.) **90**, 257 (1937).

man 40% Sauerstoff inhalieren läßt, so erblicke ich darin einen Hinweis, daß *der Sauerstoff auch durch geschädigte Kapillaren der inneren Organe besser durchtreten kann, wenn der physikalisch gelöste Sauerstoff erhöht ist.*

Beeindruckt durch diese Beobachtungen, könnte man sich vorstellen, daß die Inhalation von 40 oder gar 60% Sauerstoff die beste Therapie so mancher Albuminurie ins Gewebe darstellen würde. Immerhin mahnen zwei Erfahrungen zur Vorsicht: 1. Ist der physikalisch gelöste Sauerstoff erhöht, so wird selbstverständlich bei jeder Arbeitsleistung davon zuerst Gebrauch gemacht. Respiriert der Mensch — um nur ein Beispiel anzuführen — 100% Sauerstoff und geht der physikalisch gelöste Sauerstoff auf 2% in die Höhe, so werden bei einem Minutenvolumen von zirka 4 Litern und einem Sauerstoffverbrauch von 200 ccm 32% des Gesamtverbrauches allein vom physikalisch gelösten Sauerstoff bestritten. Nun *beinhaltet aber Schonung des Oxyhämoglobins keineswegs einen Vorteil im Interesse der Gesamtökonomie,* im Gegenteil, denn Oxyhämoglobin besitzt eine viel geringere Pufferfähigkeit als das reduzierte, so daß der Organismus, der absichtlich hochprozentigen Sauerstoff atmet, weniger leistungsfähig ist, weil er im Blut einen wirksamen Schutz gegenüber den im Gewebsstoffwechsel freiwerdenden Säuren ververloren hat. 2. Dasselbe gilt auch bezüglich der *Oxydose.* Zeigt der physikalisch gelöste Sauerstoff höhere Werte, so besteht die Gefahr einer Sauerstoffüberschwemmung der Parenchymzelle in erhöhterem Maße, als wenn der Wert nur 0·4% anzeigt; man spricht vielfach von einer *toxischen Wirkung des Sauerstoffes,* wenn man Tiere dauernd so hohen Werten aussetzt. Hill[1] hat Menschen bei reiner Sauerstoffatmung schwere Arbeit leisten lassen und keine Erhöhung der Leistungsfähigkeit gesehen; jedenfalls hat er im Blute solcher Personen sehr hohe Milchsäurewerte festgestellt, wie sie sich sonst bei Atmung atmosphärischer Luft niemals zeigen.

Ungeachtet dieser Einwände, soll in allen Fällen von generalisierter Albuminurie ins Gewebe der Versuch unternommen werden, durch Erhöhung des physikalisch gelösten Sauerstoffes die drohende Gewebserstickung tunlichst herabzusetzen. Die günstige Wirkung der Sauerstoffatmung bei Herzfehlern und dann bei den verschiedenen Lungenprozessen — obenan bei der Pneumonie — steht außer allem Zweifel. Wir haben aber bei unseren dekompensierten Herzkranken nach mehrstündiger Sauerstoffatmung oft auch eine wesentliche Besserung gesehen, wenn keine arterielle Anoxämie vorlag; vielleicht ist dieser günstige Einfluß auch auf das Konto einer verminderten Aminbildung in unseren Geweben zu beziehen.

Die Sauerstoffversorgung der Gewebe steht sicher auch unter dem Einflusse der *derivatorischen Gefäße,* welche durch ihre Kontraktionen die Weite der Kapillaren beeinflussen und damit den Zustrom drosseln oder erzwingen. Funktionell muß sich dieser Öffnungs- bzw. Schließungsprozeß in der Weise auswirken, daß einmal dem zufließenden Blute Gelegenheit geboten wird, Sauerstoff an die Gewebe abzugeben, weil sich der Kapillarweg öffnet, ein andermal das arterielle Blut unter Umgehung der Kapillaren direkt in die Venen einströmt und so die Gewebe von der Sauerstoffversorgung ausschließt.

---

[1] Hill: Muscular Activity, London 1924. (Lectures on the Herter Foundation.)

Nach den Beobachtungen von CLARK[1] kontrahieren sich die anastomosierenden Gefäßstrecken spontan etwa 8—12mal in der Minute unabhängig von dem Arterienpuls. Dementsprechend ist zu gewärtigen, daß das aus Organen abfließende Venenblut alternierend, bald sauerstoffreicher, bald sauerstoffärmer abgegeben wird. Unter pathologischen Bedingungen kann diese Rhythmik unterbrochen werden. Man kann sich vorstellen, daß es krankhafte Zustände gibt, bei denen das arterielle Blut nur seinen Weg in die derivatorischen Gefäße nimmt oder ausschließlich über die Kapillaren fließt. Bei der Raynaudschen Krankheit dürfte es sich vermutlich um eine solche Störung handeln, denn das venöse Blut, das oberhalb einer gangränisierenden Partie entnommen wird, ist fast immer arteriell. Auf den Unterschied zwischen Sauerstoffsättigung des venösen Blutes bei gestörter kapillärer Diffusion und Kurzschlußverbindung durch die derivatorischen Gefäße habe ich bereits hingewiesen. Fließt das Blut in den kurzschließenden „derivatorischen" Gefäßen, dann ist der Kohlensäuregehalt der gleiche im arteriellen Blut; ist aber das Venenblut eines Gewebsgebietes deshalb arteriell, weil beim Durchfluß durch ein Kapillargebiet die Sauerstoffpermeation behindert ist, dann ist sein Kohlensäuregehalt gleich hoch wie im normalen venösen Blut, also gegenüber arteriellem Blut beträchtlich erhöht.

PFLÜGER[2] und seine Schule haben gezeigt, daß der Wechsel von Oxydation und Reduktion nicht, wie ursprünglich gelehrt wurde, im Blute, sondern ausschließlich im Gewebe erfolgt; dabei drängte sich die Frage auf, *wie* der Sauerstoff aus dem Blute in die Zelle gelangt. Jedenfalls, so meinte PFLÜGER, muß in der Zelle Sauerstoff stets in reichlicher Menge vorhanden sein; in dem Sinne sprach PFLÜGER von einem „sauerstoffgesättigten Zustand". Der amerikanische Zoologe LUND[3] hat auf Grund geistreicher eigener Versuche und Ergebnisse des Schrifttums die Hypothese aufgestellt, daß *die elektrische Aufladung der atmenden Gewebszellen durch eine Oxydations-Reduktions-Kette, also durch ein sogenanntes Redoxpotential geschieht.* Besteht eine solche Vorstellung zu Recht, dann darf Sauerstoff überhaupt nicht in das Innere der Zelle gelangen, sonst besteht die Gefahr, daß die volle Sauerstoff-Wasserstoff-Verbindungsenergie während der Umwandlung in Wärme zerfällt. Ein einfaches Beispiel kann das Gesagte vielleicht erläutern: Zwei leitend verbundene Platinplatten, die eine in mit Sauerstoff, die andere in mit Wasserstoff gesättigter Flüssigkeit getaucht, ergeben, wenn die Platinplatten durch Elektrizitätsleiter 1. Ordnung über ein Spannungsmeßinstrument miteinander verbunden sind, ein elektrisches Potential von rund 1 Volt. Wenn man aber auf der Sauerstoffseite etwas Wasserstoff einströmen läßt, oder auf der Wasserstoffseite Sauerstoff, dann sinkt das Potential unter starker Wärmeentwicklung augenblicklich. Wenn es richtig ist, was LUND und mit ihm viele andere glauben, daß das Redoxpotential den Hauptanteil an der elektrischen Zellenergie liefert, dann darf es im Zellinneren überhaupt zu keiner Ansammlung von Sauerstoff kommen.

---

[1] CLARK: Amer. J. Anat. 49 (1932) u. 55 (1934).
[2] PFLÜGER: Pflügers Arch. 10, 251 (1875).
[3] LUND: J. exper. Zool. 51, 291 (1928).

Nachdem Sauerstoff nur an der Peripherie der Zelle zur Verfügung steht, ergibt sich daraus der weitere Schluß, daß sich die Reduktionsvorgänge wahrscheinlich nur im Zellzentrum vollziehen.

Der Antagonismus zwischen Zentrum und der Peripherie der Zelle ist bereits vor vielen Jahren von EHRLICH[1] in seiner bekannten Schrift: „Das Sauerstoffbedürfnis des Organismus", betont worden. Sein Grundversuch war folgender: Injiziert man einem Tiere reduzierbare Farben, z. B. Indophenolweiß oder andere Farbstoffe, die bei der Reduktion eine Entfärbung erfahren, sich aber bei Gegenwart von Sauerstoff intensiv färben, so zeigt sich die Merkwürdigkeit, daß manche Gewebe die Farbe der oxydierten Substanz zeigen, andere wieder ungefärbt bleiben und sich erst färben, wenn das Tier tot ist. EHRLICH sieht in seinen Versuchen einen wichtigen Beweis, der sowohl für als auch gegen die Pflügersche Lehre spricht; *nicht im Blut erfolgt die Oxydation,* sondern innerhalb der Zellen. Insofern hat PFLÜGER recht; nicht recht aber hat er, wenn er von einem *„sauerstoffgesättigten Zustande des Protoplasmas"* spricht. Das Gegenteil scheint richtig, deswegen spricht auch EHRLICH im Gegensatz zu PFLÜGER von einem *„sauerstoffungesättigten Zustand"* der Zelle. EHRLICH unterscheidet *innerhalb der Zelle drei Zonen*: Im Zentrum des Protoplasmas findet sich eine Zone stärkster Reduktion — hierher darf kein Sauerstoff gelangen. Am Rande der Zelle läßt sich Sauerstoff nachweisen und zwischen beiden findet sich ein intermediärer Bezirk; es herrscht somit ein *Gefälle vom sauerstofffreien Zentrum zur Zellperipherie, die an das sauerstoffreiche Blut grenzt.*

Mit einer solchen Vorstellung läßt sich auch die sonst gut begründete Wielandsche[2] Theorie in Einklang bringen, nach der es sich bei den Oxydationsvorgängen *weniger um eine Aktivierung des Sauerstoffes als vielmehr des Wasserstoffes handelt.* Da bereits eine Unzahl von Tatsachen vorliegt, die uns die Übertragung dieser Lehre auf den tierischen Organismus gestatten, so steht eigentlich nichts im Wege, *die Vorstellungen von* LUND, EHRLICH *und* WIELAND und endlich auch die Vorstellung von WARBURG,[3] daß die Atmung eine unspezifische Oberflächenfunktion darstellt, *zu vereinen.* Könnte sich eine solche gemeinsame Theorie Geltung verschaffen, dann ließe sich die Lehre, daß *Sauerstoff unter physiologischen Bedingungen überhaupt nicht in das Zentrum einer Zelle eindringen darf,* auch mit meiner Vorstellung von der gerichteten Permeabilität vereinen. Darnach müßte *den unterschiedlichen Parenchymzellen die Kraft innewohnen,* sich gegen einen zu massiven Sauerstoffeintritt zu wehren. Auch hier müßte an eine *spezifische Eigenschaft der Zellmembran,* bzw. der äußeren Umrandung des Protoplasmas gedacht werden, von der wir immer schon angenommen haben, daß ihr im gesunden Leben die Fähigkeit zukommt, nur das aufzunehmen, was für die Zelle zweckdienlich ist, und daß sie *daher nicht für alles permeabel ist, unter anderem auch nicht für eine allzu große Menge an Sauerstoff.* Die Umwandlung der von der Zelle aufgenommenen Nahrungsprodukte könnte sich somit so gestalten, daß im Zentrum nur Dehydrierungen erfolgen und die dabei entstandenen Reduktionsprodukte erst an die Zellperipherie gebracht werden, bevor sie mit

---

[1] EHRLICH: Sauerstoffbedürfnis des Organismus. Berlin. 1885.

[2] WIELAND: Erg. Physiol. **20**, 477 (1922).

[3] WARBURG, O.: Chemische Konstitution von Fermenten. Erg. Enzymforsch. **7**, 207 (1932).

Sauerstoff in Berührung treten; *in das Innere der Zelle dagegen könnte nur dann Sauerstoff eindringen, wenn die Protoplasmagrenzschicht geschädigt ist oder sich die Zelle gar dem Tode nähert.*

Die Vorstellung, die sich KROGH über die Sauerstoffversorgung der Zelle gebildet hat, läßt sich auch mit der von LUND bzw. EHRLICH vertretenen gut vereinen, denn, wenn man sich an das Schema (vgl. Abb. 52) hält, dann steht nur die Zellperipherie unter der Einflußnahme von Sauerstoff, während das Zentrum, wohin EHRLICH die Reduktionsvorgänge verlegt, von Sauerstoff freibleibt.

Auch die Vorstellung von MÖLLENDORF über den Aufbau der Zelle läßt sich mit der Anschauung von LUND gut in Einklang bringen, ja sie deckt sich vielfach mit ihr, denn man kann sich unter Zugrundelegung gerade der Möllendorfschen Theorie gut vorstellen, daß unter normalen Bedingungen nur die peripheren Zellkammern mit Sauerstoff in Berührung kommen, während sich die zentralen gegen Sauerstoff ablehnend verhalten, weil hier die Reduktion vorherrscht.

Weiters ist noch die Frage aufzuwerfen, welche Kräfte wohl für den Sauerstofftransport vom Blute ins Gewebe und umgekehrt, welche Kräfte für den Abtransport der Kohlensäure von den Geweben ins Blut in Betracht kommen. Im normalen Gewebe kommt man wohl mit rein physikalischen Kräften aus, besonders wenn man sich der Anschauung anschließt, daß der Sauerstoff nur an der Zelloberfläche seine physiologische Wirksamkeit entfaltet.

Anders, wenn Plasmaeiweiß in atypischer Weise zwischen die Kapillarwand und die Zelle eingedrungen, also eine „Albuminurie ins Gewebe" entstanden ist. Ich glaube kaum, daß die Anwesenheit von Eiweiß in der Gewebsflüssigkeit allein schon dem geregelten Sauerstoff- bzw. Kohlensäuretransport Schwierigkeiten bereitet. Anders gestaltet sich aber die Frage, ob nicht die Albuminurie ins Gewebe entweder direkt oder indirekt zu einer Störung der gerichteten Permeabilität führt und auf die Weise die Sauerstoffversorgung des Zellprotoplasmas gefährdet.

Damit komme ich auf die wichtige Frage zu sprechen, *ob Störungen der Zellpermeabilität nicht auch auf die Intensität der Oxydations- und Reduktionsvorgänge Einfluß nehmen.* Um dies im Rahmen meiner Permeabilitätspathologie richtig beurteilen zu können, erscheint es auch hier notwendig, etwas weiter auszuholen.

Es wird vielfach die Meinung vertreten, daß die Pflanze, da sie unter der Wirkung des Sonnenlichtes aus Wasser und Kohlensäure bei gleichzeitiger Abgabe von Sauerstoff hochwertiges Material, z. B. Stärke, aufbaut, als der Hauptvertreter reduktiver Vorgänge anzusehen sei, während der tierische Organismus ausschließlich oxydativ arbeitet. Ein solcher unbedingter Antagonismus besteht nicht, denn das Tier ist nicht nur auf Oxydationen angewiesen und auch die Pflanze nicht allein auf Reduktionen. Jedenfalls vollziehen sich auch im tierischen Organismus wichtige Lebensvorgänge reduktiv.

Als man sich davon überzeugen konnte, daß die von einem Organismus abgegebene Wärme weitgehend dem Umfang des Stoffwechsels entspricht, tauchte zunächst die Vorstellung auf, daß der tierische Organismus vielleicht einer *Wärmemaschine* nach Art einer Dampfmaschine gleiche. Ein solcher Vergleich trifft aber auf Grund unserer gegenwärtigen Kenntnisse nicht zu, denn wäre die Zelle tatsächlich nur eine *thermodynamische Maschine,* so würde das voraussetzen, daß ständig Wärme von *hoher* Temperatur gebildet würde, denn nur hohe

Temperaturen gewährleisten einen ausreichenden Wirkungsgrad. Da aber anderseits hohe Temperaturen mit dem Leben einer Zelle nicht vereinbar sind, kommt eine ausschließlich thermodynamische Arbeitsleistung der Zelle nicht in Betracht. Die Zelle muß daher über Vorrichtungen verfügen, die es ihr gestatten, die chemische Energie der Nährstoffe ohne Freiwerden allzu großer Wärmemengen direkt in mechanische Energie überzuführen. Dieser Forderung kommt man am besten nach, wenn man in der Zelle nicht so sehr eine thermodynamische, als vielmehr eine *chemodynamische Maschine* sieht, die durch ständig ablaufende Stoffwandlungen zwar Arbeit leistet, aber gleichzeitig relativ wenig Wärme entwickelt. Tatsächlich vollführt unser Organismus den Abbau der in den Zellen aufgestapelten Reservestoffe nicht explosionsartig, vielmehr geschieht die Verwertung der Nahrungsbestandteile über eine große Kette von Reaktionen, die es ermöglichen, mit *milden* Oxydationsmitteln bei relativ niedriger Temperatur und neutraler Reaktion dasselbe zu erreichen, was in vitro mit hohen Temperaturen, Säuren, Laugen oder starken Oxydationsmitteln nachgeahmt werden muß.

Mehr oder weniger alle intrazellulären Reservestoffe werden zunächst einer *Hydrolyse* unterworfen. Unter Wasseraufnahme kommt es zu einer Lösung gewisser Bindungen und so zur Bildung von chemisch aktiven Komplexen; aus Glykogen oder Stärke entsteht auf hydrolytischem Wege Glykose, aus Eiweiß entstehen Aminosäuren; kalorisch betrachtet, verlaufen alle diese Hydrolysen ohne merkliche Freisetzung von Energie. Jedenfalls wird die Ökonomie der Zellarbeit dadurch nur wenig beeinflußt; die dabei entstandenen Moleküle stehen für den weiteren energieliefernden Abbau (Desmolyse) zur Verfügung, sofern sie nicht in höher gebaute Moleküle zurückverwandelt werden.

Die *Desmolyse* ist ebenfalls ein fermentativer Vorgang; er ist dadurch charakterisiert, daß sich zwar eingreifende Umwandlungen vollziehen, daß aber die Oxydation der Kohlenstoffketten nur indirekt und deswegen sehr langsam erfolgt; indirekt deswegen, weil z. B. beim Abbau der Kohlehydrate ein hinzutretendes Sauerstoffatom nicht benötigt, vielmehr unter innerer Verschiebung Brenztraubensäure gebildet wird. Eine neuerliche Verschiebung unter Aufnahme von Wasser führt über den Umweg der Zitronensäure zur Ketoglutarsäure bzw. Bernsteinsäure. Es handelt sich also um Vorgänge, die nur zu einer Verschiebung von Wasserstoff und Sauerstoff führen. Auf diese Weise wird der eine Teil des reagierenden Moleküls wasserstoffreicher bzw. sauerstoffärmer, ein anderer Teil wasserstoffärmer bzw. sauerstoffreicher — Disproportionierung. Vorgänge dieser Art gehen unter dem Begriff *Oxydoreduktion*, was gleichbedeutend mit Wasserstoffanreicherung des einen Teiles (Hydrierung) ist und Wasserstoffentziehung des anderen (Dehydrierung). Oxydoreduktionen führen ebenso wie die gewöhnliche Oxydation zu den gleichen Stoffwechselendprodukten: Kohlensäure und Wasser.

Beim intrazellulären Stoffabbau handelt es sich somit um zwei Vorgänge: einen *anoxybiotischen,* also um einen Vorgang ohne Sauerstoff — das ist der *hydrolytische* —, und einen oxybiotischen, bei dem sich der verfügbare Wasserstoff mit Sauerstoff zu Wasser paart.

Der hier geschilderte intrazelluläre anaerobe Abbau unterscheidet sich wesentlich von einer gewöhnlichen Oxydation, indem die chemodynamische Zelleistung nie geradlinig erfolgt; immer sind in der Zelle zwischen den Ausgangsprodukten und den Endprodukten des Stoffwechsels eine große Anzahl von Zwischenprodukten dazwischengeschaltet. Der Abbau geschieht somit nicht stürmisch, sondern wellenförmig; das ist von großer ökonomischer Bedeutung, denn würde eine Nahrungssubstanz, z. B. Glykogen, ohne Übergangsstufen bis zu seinen Endprodukten schlagartig oxydiert werden, so würde dabei eine so große Energiemenge in Form von Wärme frei werden, daß der Organismus Gefahr läuft zu verbrennen. Auf dieses Geschehen hat vor allem EDLBACHER[1] aufmerksam gemacht und diesen Vorgang in Form eines sehr einleuchtenden Schemas festgehalten (vgl. Abb. 58).

Die Zelle reagiert oft auf einen geringen Reiz bereits mit einer großen Arbeitsleistung; sucht man nach einem Analogon, so wird man an das Geschehen

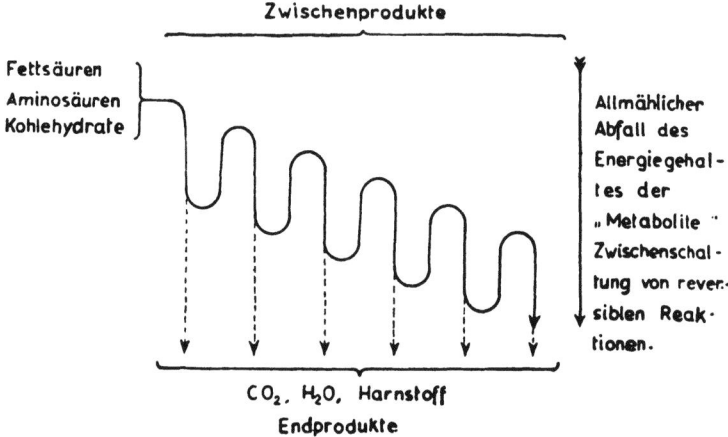

Abb. 58. Rhythmischer Energieabfall eines lebenden Systems (nach EDLBACHER).

eines Akkumulators erinnert; die Zelle wäre darnach ein chemisch potentielles System. In Analogie zum Akkumulator könnte man erwarten, daß in der Zelle Ladung und Entladung ständig abwechseln und daß energiereiche unstabile Stoffe unter Freiwerden von Energie in stabile verwandelt werden, bzw. aus dem Gleichgewicht durch Einströmen von Energie wieder Ungleichgewichte geschaffen werden. Nachdem nun beim chemischen Abbau der intrazellulären Reservestoffe die freigewordene Energie nur in sehr geringem Maße, gleichsam entwertet, als Wärme erscheint, muß der Rest in einer anderen Energieform nutzbar gemacht werden. Die so freigewordene Energie wird zum Aufbau, bzw. zur Resynthese der im Zyklus immer wieder entstehenden Metabolite herangezogen, wobei gleichzeitig durch einen gekoppelten Vorgang die Aufladung der Akkumulatorzelle erfolgt. Jedenfalls gewinnt man den Eindruck, daß der Dehydrierungsvorgang nicht nur die Ökonomie der Zellarbeit erhöht, sondern gleichzeitig auch die Reaktionsbereitschaft der Zelle im Sinne eines Akkumulators steigert.

Wie oben gezeigt wurde, vereint jede Zelle in sich Assimilation und Dissimilation. Als Maßstab dieser für die Gewebsökonomie so bedeutsamen Geschehnisse kann die Höhe des positiven und negativen Redoxpotentials angesehen werden. In dem Sinne sind viele Redoxpotentialmessungen innerhalb der unter-

---

[1] EDLBACHER: Schweiz. med. Wschr. 1944, Heft 1.

schiedlichen Gewebe durchgeführt worden. Ein negatives Potential findet sich vor allem in der Leber, Muskulatur und der Nebenniere; während Niere, Hoden und Herzmuskel in dieser Reihenfolge zunehmend positive Potentiale aufweisen. Der tätige Muskel zeigt ein deutlich negativeres Potential als der ruhende; im Zustande der Ermüdung steigt das Muskelpotential vorübergehend auf stark positive Werte an; das Potential eines nekrotischen Gewebes ist positiver als das eines gesunden. In einer zusammenfassenden Darstellung von KÜHNAU,[1] der ich weitgehend gefolgt bin, weil wir viele seiner Angaben bestätigen können, sagt KÜHNAU: „Von wenigen Ausnahmen abgesehen, ist also das Gewebspotential um so negativer, je intensiver der Stoffwechsel; je geringer aber der Eigenstoffwechsel und der Bestand an Brennstoffen mit negativem Potential, um so weniger Widerstand vermag das Gewebe dem positivierenden Einfluß des hineindiffundierenden Sauerstoffes entgegenzusetzen. Bei gewissen Krankheiten kommt es zu einem Versagen der die Zellnegativität aufrechterhaltenden Mechanismen, was sich an manchen Stellen auch schon äußerlich in vermehrtem Auftreten oxydierter Stufen stark positiver Phenolsysteme und ihrer gefärbten Endoxydationsprodukte, z. B. Melanin, zu erkennen gibt. So erklärt sich auch das Auftreten von Pigmentierungen bei Addison, Hämochromatose, Ochronose; übermäßiger Sauerstoffreichtum der Zelle ist anscheinend mit der Leistung lebenswichtiger Vorgänge nur schwer vereinbar."

KOLLATH[2] geht auf diese Frage ebenfalls ein und meint, daß auch das Entstehen von Krämpfen (Epilepsie, Beriberi, Schock) eine gemeinsame Ursache finden könnte, und das wäre *das atypische Eindringen von Sauerstoff in die Zelle.* Er spricht hier von *Oxydose* und stellt sie gegenüber der *Reduktose.* In ähnlicher Richtung bewegen sich auch die Vorstellungen von REISS,[3] wenn er sagt, daß vielleicht eine funktionelle Abweichung in den verschiedenen Organen durch Ermittlung des Redoxpotentials erkannt werden kann, und zwar schon zu einer Zeit, wo sich histologisch noch keinerlei Veränderungen erkennen lassen. REISS schließt sehr optimistisch: „Vielleicht ist es möglich, auf diesem Wege einmal den Begriff der Krankheit zu erweitern."

Folgt man einer solchen Betrachtung, die also darin gipfelt, daß man in der Biologie die reduzierte Stufe einer Substanz als die energiereichere gegenüber der oxydierten sieht, dann drängt sich einem die von EHRLICH verfochtene Lehre vom „sauerstoffungesättigten Zustand des gesunden Protoplasmas" neuerdings auf. Ein zelliges Gebilde ist nur dann reich an potentieller Energie, wenn es auch über genügende Mengen an reduzierten Stoffen verfügt, also mit Eigenschaften ausgestattet ist, die sonst nur einer gesunden und leistungsfähigen, wenig ermüdeten Zelle zukommen.

Wie bereits in einem früheren Abschnitte betont wurde, glaubt EHRLICH, im Zellinneren drei Zonen unterscheiden zu müssen: Die erste umfaßt die Orte der höchsten Sauerstoffaffinität; sie verharrt während der normalen Zelltätigkeit in gesättigtem Zustande und stellt somit die Sauerstoffreserve des Protoplasmas vor. Die zweite Zone enthält diejenigen Sauerstofforte, die während der normalen Tätigkeit einer Zelle so funktionieren, daß hier bald Oxydationen, bald

---

[1] KÜHNAU: Ther. Gegenw. **1941**, H. 8—9.
[2] KOLLATH: Erg. Hyg. usw. **21**, 269 (1938).
[3] REISS: Arch. Physique biol. **12**, 1 (1935).

Reduktionen stattfinden. Die dritte umfaßt diejenigen Gebiete, die auch
während der normalen Zelltätigkeit stets von Sauerstoff unbesetzt bleiben und
daher eine kontinuierliche Zugkraft auf den Blutsauerstoff ausüben. Darnach
existiert — im Sinne von EHRLICH — ein „Gefälle" vom sauerstofffreien Zellinneren zum sauerstoffreichen Blute. Es folgt aus dieser Definition, daß das
funktionierende Protoplasma gleichsam ein Janusgesicht darstellt, indem es
einerseits durch Vermittlung seiner sauerstoffgesättigten Orte bestimmte Verbindungen oxydieren und andere Verbindungen mit Hilfe der ungesättigten
Gruppen reduzieren kann.[1]

Da somit der Sauerstoff für das Zellinnere gleichsam ein Gift ist, muß
dem normalen Protoplasma, bzw. dessen Grenzschicht die Fähigkeit zusprechen, sich vor einer Überschwemmung mit Sauerstoff zu hüten; es ergeben sich daraus gewisse Analogien zum Verhalten der Zellen gegenüber orts-
fremden Mineralstoffen. *Eine Überschwemmung der Zelle mit Natrium bedeutet
ebenso eine Gefahr wie ein schrankenloses Eindringen von Sauerstoff.* Die Selektion
der Zelle gegenüber gewissen Mineralbeständen habe ich mit der gerichteten Permeabilität in Zusammenhang gebracht. Es liegt auf der Hand, eine gleiche Schädigung auch für das Eindringen von Sauerstoff in die Zelle verantwortlich zu
machen. Die vulnerabelste Stelle einer Zelle stellt sicher ihre Grenzschicht vor,
die mit ihrer gerichteten Permeabilität dafür zu sorgen hat, daß sich der Zustrom
von Nahrung und das Austreten von Stoffwechselschlacken innerhalb zweckdienlicher Grenzen bewegt. Hier können störend Gifte und pathologische Prozesse eingreifen und so Veränderungen bedingen, die mit Krankheit beginnen und
schließlich, soweit nicht Gegenregulationen eingreifen, mit dem Tode des betreffenden Gewebes abschließen.

In einem vorangegangenen Abschnitt habe ich die Frage aufgeworfen,
welche Kräfte dafür verantwortlich zu machen sind, daß der Sauerstoff aus
dem Interstitium in die Zelle dringt. Wenn man sich vor Augen hält, daß
im Zentrum jeder Zelle im Sinne von EHRLICH Stellen vorhanden sind, die
eine kontinuierliche Zugkraft auf den Blutsauerstoff ausüben, dann ergibt
sich daraus die Beantwortung der oben gestellten Frage von selbst.

Die Theorie von HOFMEISTER bzw. MÖLLENDORF, nach der die Zelle Schaumstruktur besitzt und insofern aus zahlreichen Kammern besteht, von denen jede
einzelne mit einer bestimmten Speicherungsfähigkeit und entsprechender Funktion ausgestattet ist, regt zu weiteren Betrachtungen an. In übertragenem
Sinne kann die Zelle, um bei einem einfachen Beispiel zu bleiben, nicht als
ein Gebäude angesehen werden, das nur einen einzigen großen Raum umfaßt,
sondern die Zelle entspricht — wie schon einmal gesagt wurde — vielmehr
einem weiträumigen Zinshaus, das zahlreiche Zimmer und Wohnungen faßt.
Wie in einem Zinshaus sehr viele Türen die einzelnen Zimmer bzw. Wohnungen
verschließen und zu jedem einzelnen Schloß nur ein Schlüssel paßt, so kann
man sich auch die Membranen der einzelnen Zellkammern gebaut denken. Jede
einzelne Zellgrenze hat ihre spezifische Eigenschaft, der man ebenso eine gerichtete Permeabilität zuschreiben muß, wie es von mir geschehen ist, als ich
zunächst die Zelle als ein Gebäude angesehen habe, das nur einen großen ein-

---

[1] EHRLICH: Sauerstoffbedürfnis des Organismus, S. 114.

räumigen Saal umschließt. Entsprechend **meiner erweiterten** Vorstellung würde dagegen jedes einzelne Zimmer einem Laboratorium entsprechen, das nur auf eine einzige chemische Reaktion eingestellt ist und daher nur mit dem Material beliefert wird, das für die Ausführung dieser Reaktion unbedingt notwendig ist. Wird an dieses Einzellaboratorium aber das Ansinnen gestellt, sich mit anderen chemischen Vorgängen zu beschäftigen, so findet der entsprechende Laborant, der für diese neue Tätigkeit ausersehen ist, keinen Eintritt, zumal für ihn andere Räume bereits vorgesehen sind. Durch Korridore, die auch das Schema von MÖLLENDORF vorsieht, erfolgt der Antransport und die Weiterleitung der Metabolite zu anderen Laboratorien, um dort den weiteren Ab- oder Aufbau zu erfahren. Ähnlich könnte man sich vielleicht vorstellen, daß der Sauerstoff, der in den Korridoren zirkuliert, unter gesunden Bedingungen nur in jene Kammern eindringt, die für Oxydationen vorgesehen sind. *Krankheit im Sinne einer Oxydose würde es bedeuten, wenn sich der Sauerstoff in irgendeiner Weise doch den Eintritt in die eine oder andere Kammer erzwingt, die sonst nur für Reduktionen reserviert ist.* An den Grenzschichten der einzelnen Kammern müßte somit ebenso eine Form einer gerichteten Permeabilität existieren, wie ich sie für die Gesamtzelle angenommen habe, solange ich in ihr nur einen einräumigen Saal sah. An den Grenzschichten der Kammern müßten auch zuerst die Schäden angreifen, die dann der Zelle, bzw. ihren Kammern den Stempel des Pathologischen aufdrücken. In weiterer Fortsetzung einer solchen Betrachtungsweise **könnte** man sich vorstellen, daß *Oxydose mit einem erhöhten Sauerstoffverbrauch, bzw. einer vermehrten Wärmeentwicklung und Unökonomie im Stoffwechselgeschehen einhergeht.*

Zwei Tatsachen glaube ich zugunsten einer solchen Vorstellung anführen zu können: 1. HILL[1] hat angegeben, daß die Milchsäure im Blute weit über das Normale emporsteigt, wenn man während der Arbeit reinen Sauerstoff atmen läßt, **obwohl** man eigentlich das Gegenteil erwarten sollte. 2. Die merkwürdige Angabe von GOOR und JONGBLOED,[2] die nachweisen konnten, daß im Gehirngewebe die Kohlensäureproduktion von der Sauerstoffspannung abhängig ist, je höher die Sauerstoffspannung, desto stärker die Kohlensäureproduktion, das heißt, daß der Stoffwechsel um so höher **ist**, je mehr Sauerstoff dem Gewebe zur Verfügung steht (vgl. Abb. 59). Zunächst verfolgten GOOR und JONGBLOED die Einflußnahme des Sauerstoffs an Gehirnschnitten; später wählten sie als Versuchsobjekt auch Froscheier, wobei sich die Merkwürdigkeit ergab, daß *nur geschädigte Froscheier bei hoher Sauerstoffspannung mit einer Stoffwechselsteigerung reagieren, nicht aber intakte.* Fast hat es daher den Anschein, daß das gesunde Froschei über eine gewisse gerichtete Permeabilität verfügt, die es vor dem Plus an Sauerstoff zu schützen vermag, die aber verlorengeht, wenn die Zelle krank bzw. geschädigt ist (Abb. 59). Jedenfalls regen diese Beobachtungen die *Frage an, ob nicht das Fieber im Warmblüterorganismus auf einer besonders leichten Durchgängigkeit des Sauerstoffs in die Zellen oder ihre Kammern beruht und es daher ebenfalls als Ausdruck einer Permeabilitätsstörung anzusehen sei.* Sollte sich diese Vorstellung Geltung verschaffen, dann wäre damit auch bewiesen, daß

---

[1] HILL: Proc. roy. Soc., Lond. **97**, 101 (1924).
[2] GOOR und JONGBLOED: Arch. néerld. Physiol. **26**, 407 (1942).

die unterschiedlichen Antipyretika — obenan das Pyramidon — nicht nur
die Kapillarwandung dichten, sondern auch auf die gerichtete Permeabilität
Einfluß nehmen. Im übrigen verweise ich auf die Potential- und Kalium-
wirkung des Pyramidons.

Überblickt man rückschauend das über die Sauerstoffversorgung der Gewebe
Gesagte und fragt sich, an welchen Stellen krankhafte Störungen zu gewärtigen
sind, die vielleicht auf einer geänderten Permeabilität beruhen, so kann man
folgenden Standpunkt vertreten: Der Gasstoffwechsel in unserem Organismus
beginnt mit der *Passage der Alveolarluft in die Lungenkapillaren* und damit be-

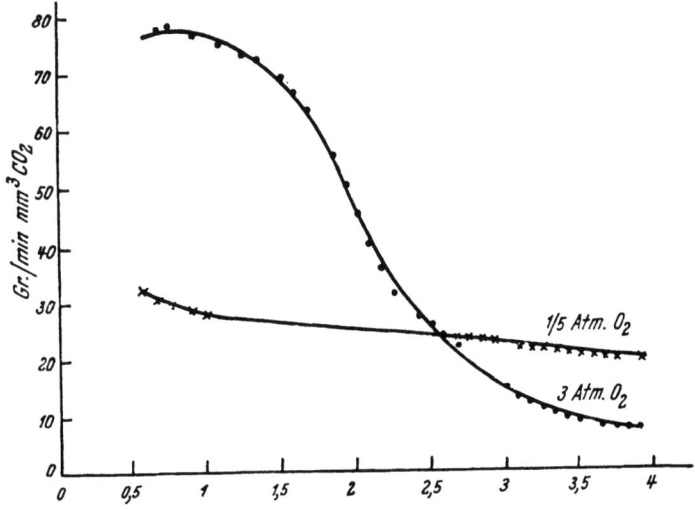

Abb. 59. Kohlensäureproduktion bei ¹/₂ und 3 Atm. Sauerstoffdruck.

ginnt auch die Sauerstoffladung der roten Blutkörperchen. Von der physikalischen
Sauerstoffsättigung des Plasmas will ich zunächst absehen, denn dieser Vorgang
stößt auf Schwierigkeiten. Sobald entweder die Sauerstoffspannung der Alveolarluft herabgesetzt ist oder Lungenparenchymerkrankungen den Gasaustausch erschweren. Unter beiderlei Bedingungen kann es zu einer Sauerstoffarmut im
zirkulierenden Blute, also zu einer Anoxämie kommen, was sich natürlich auch
auf die Gewebe auswirken muß. In einer *zweiten Phase* hat sich dann der Organismus mit der Bildung eines sauerstoffgesättigten Ultrafiltrates durch die Kapillarwand zu beschäftigen. Die dritte kritische Stelle, die für die Sauerstoffversorgung der Gewebe von entscheidender Bedeutung ist, stellt das Grenzflächen-
system der Zelle vor. Dieser Membranmechanismus hat dafür Sorge zu tragen,
daß nur soviel Sauerstoff der Zelle angeboten wird, als es der oxydoreduktive
Vorgang erfordert.

Betrachtet man diese kritischen Stellen vom Standpunkt eines Pathologen
und sieht von den rein mechanischen Faktoren (Emphysem, Hindernis in den
Respirationswegen, Lungenstarre, Sauerstoffarmut der Einatmungsluft) ab,

so begegnet uns zunächst der Zustand der sogenannten *Pneumonose*. Die Lungenkapillaren erschweren den Sauerstoffübertritt und bedingen so eine Herabsetzung der Sauerstoffspannung im Lungenblut. Ursprünglich handelte es sich hier um eine rein klinische Annahme; Histaminversuche und klinische Beobachtungen beweisen aber die Richtigkeit einer solchen Annahme. Dann habe ich die Bedeutung des Sauerstoffdurchtrittes durch die peripheren Kapillarmembranen besprochen; ähnlich der Pneumonose haben wir auch im peripheren Kapillarsystem mit solchen Schwierigkeiten des Gasaustausches zu rechnen. Mit der Möglichkeit, daß manche Medikamente den Gasaustausch verbessern, andere wieder ihn verschlechtern, muß gerechnet werden. Schließlich bin ich auf die Sauerstoffversorgung der Parenchymzellen eingegangen. **Gleichgültig**, ob die Pflügersche Lehre zu Recht besteht oder ob wir der kombinierten Ehrlich-Lund-Wielandschen Theorie den Vorzug geben, auf alle Fälle nimmt die Zellmembran, bzw. die Kammermembran, ähnlich **wie** gegenüber den Mineralsubstanzen, auch auf den Durchtritt des Sauerstoffs ins Protoplasma bestimmenden Einfluß und reguliert so den intermediären Zellstoffwechsel.

Ich war bemüht, die Geschehnisse, die sich im Bereiche der Kapillarmembran abspielen, prinzipiell von jenen zu trennen, die die Zellgrenzen beherrschen. Dieser Dualismus gilt nicht nur für den Mineralstoffwechsel, sondern anscheinend auch für den Sauerstoffdurchtritt; es macht sich dieser Gegensatz sowohl unter normalen als auch unter pathologischen Bedingungen bemerkbar. *Die normale Kapillarmembran setzt dem Sauerstoffdurchtritt keinen Widerstand entgegen, im Gegenteil, sie kann ihn vielleicht über das normale Maß der Diffusion sogar steigern; besteht aber eine Schädigung, dann kann die Sauerstoffpermeation durch die Kapillarwand auf Schwierigkeiten stoßen, so daß das Gewebe — falls sich diese Schädigung steigert — Gefahr läuft, partiell oder total zu ersticken.*

Das umgekehrte Verhalten gilt von der Zellmembran. Die normale Grenzschicht drosselt die Sauerstoffzufuhr, auch soll sich der Sauerstoff hauptsächlich nur im Bereiche der Zelloberfläche Geltung verschaffen; sobald aber die Zelle krank ist, wird ihr Grenzflächenmechanismus anscheinend infolge Verlustes der gerichteten Permeabilität für Sauerstoff viel leichter durchgängig, womit aber nicht gesagt sein soll, daß alle normalen Gewebszellen eine gleichmäßig ablehnende Eigenschaft gegenüber dem Sauerstoff zeigen müssen. Darauf ist schon von EHRLICH verwiesen worden, denn nicht alle Organe zeigen die gleiche intensive Reduktion; am stärksten reduziert (im Kaninchenorganismus) die Lunge, die Leber, das Fettgewebe, die Hardersche Drüse; gelegentlich wird auch die Magenschleimhaut entfärbt, dagegen erweist sich die graue Nervensubstanz, das Herz, die Nierenrinde und bestimmte Abschnitte der Körpermuskulatur relativ wenig reduzierend. Eine Mittelstellung nimmt — wenigstens im Kaninchenorganismus — die überwiegende Masse der Körpermuskulatur, ebenso die glatte Muskulatur und die Gesamtheit der Drüsenparenchyme (mit Ausnahme der Leber) und des Bindegewebes ein.

Die Einrichtung, daß Sauerstoff in die Zelle — als der Garant des Stoffwechsels — nur in abgestufter Menge einzudringen vermag und daß dieser Vorgang von der gerichteten Permeabilität kontrolliert wird, muß als **sehr** zweckmäßig angesehen werden. Wäre das nicht der Fall, dann könnte Sauerstoff in unbegrenzter Menge in die Zelle eindringen, was zur Folge hätte, daß jetzt die Nahrungsprodukte äußerst schnell verbrannt würden und wahrscheinlich auch keine Reduktion mehr erfolgen könnte. Würdigt man diesen Standpunkt, dann erkennt man erst die Wichtigkeit und die Präzision jenes Mechanismus, der für einen abgestuften und daher sehr zweckmäßigen Sauerstoffdurchtritt zur Zelle zu sorgen hat. Aus diesen Überlegungen heraus erhellt auch, daß in der Zelle eine Vorkehrung existieren muß, die die Sauerstoffdiffusion in die richtigen Bahnen lenkt. Geschieht das nicht, dann besteht die Gefahr einer höchst unökonomischen Oxydation; es würde mehr Sauerstoff verbraucht werden, mehr Kohlensäure ausgeschieden, das in der Zelle aufgespeicherte Reservematerial würde rasch aufgebraucht sein (Basedow?), die Temperatur der Gewebe und damit des ganzen Körpers unverhältnismäßig steigen (Fieber?). Daß das nicht geschieht, sondern sich der Stoffwechsel innerhalb „physiologischer", also zweckmäßiger Grenzen bewegt, das sehe ich als eine Funktion der gerichteten Permeabilität an, einer Eigenschaft, die jeder gesunden Zelle innewohnen muß. Über die Geschehnisse, die sich dabei abspielen, kann man sich ein Urteil bilden, wenn man das Redoxpotential der verschiedenen Gewebe bestimmt und so ein ungefähres Bild über das Sauerstoffbedürfnis der Gewebe erhält, leider ist aber die Bestimmung des Redoxpotentials im Gewebe oder gar in Bezirken von der Größe einer Zelle mit den heutigen Mitteln nur schwer durchführbar.

Daß sich *Sauerstoffmangel* auf die kapillare Permeabilität ungünstig auswirkt, ist bereits erwähnt worden. *Wird der Blutkreislauf gedrosselt oder fließt anoxämisches Blut durch die Kapillaren, so werden die Gefäßwandungen, sobald die Zirkulation wieder in Gang kommt, für Sauerstoff schwerer durchgängig,* daran erkennbar, daß jetzt das Blut fast arteriell aus den Venen abfließt. Histologisch betrachtet, macht sich der akute Sauerstoffmangel auf die Beschaffenheit der Kapillarwandungen kaum bemerkbar, eher noch auf die Parenchymzellen. Hält ein solcher Zustand nur kurz an, so löst das im schlimmsten Falle nur funktionelle Störungen in den betreffenden Parenchymzellen aus. Anders, wenn die Anoxämie länger währt; dann kommt es zu schweren Schäden (Nekrosen) im Gewebe, die sich natürlich nicht nur funktionell, sondern auch histologisch bemerkbar machen; gleichzeitig kommt es auch zu schweren Zerstörungen im Bereiche der Kapillarwandung, nicht zuletzt auch in den Venen und größeren Arterien.

DIETRICH und SCHWIEGK[1] haben uns den Weg gezeigt, wie man den Einfluß von Sauerstoffmangel auf die Parenchymfunktion auch funktionell beurteilen kann. Wird im Tierversuch die arterielle Sauerstoffspannung entweder durch starke Erniedrigung des Barometerdruckes z. B. in der Unterdruckkammer oder durch Sauerstoffmangelatmung herabgesetzt, so kommt es zu *typischen Veränderungen des Elektrokardiogramms.* Die Nachschwankung wird in allen Ableitungen flacher, bei stärkeren Graden von Sauerstoffmangel, besonders in der 3. Ableitung, sogar negativ, bei gleichzeitigem Herunterdrücken der ST-Strecke unter die isoelektrische Linie. Diese Veränderungen treten rasch auf und sind vollkommen reversibel. Drosselt man die Blutzufuhr zum Herzen durch Einengung

---

[1] DIETRICH und SCHWIEGK: Z. Klin. Med. **125**, 195 (1933).

der Koronargefäße, so zeigen sich dieselben Abweichungen im Elektrokardiogramm. Die beiden Autoren übertragen ihre Beobachtungen auf das Geschehen während des Angina-pectoris-Anfalles und sprechen hier von *„Anoxyämieveränderungen des Elektrokardiogramms"*, weil sich bekanntlich im Anfall auch eine ST-Depression, bzw. ein Negativwerden der T-Zacke nachweisen läßt. Der *Schmerz* — das führende Symptom der Angina pectoris — ist ebenfalls als die Folge einer *Hypoxydose* anzusehen. Als Beweis einer solchen Annahme weisen DIETRICH und SCHWIEGK auf die Tatsache hin, daß sowohl die Luftverdünnung in der Unterdruckkammer als auch die Sauerstoffmangelatmung Anfälle von Angina pectoris auslösen kann; gleichzeitig sieht man eine Senkung des Zwischenstückes im Elektrokardiogramm, also das klassische Zeichen der akuten Koronarinsuffizienz. Beobachtungen von RÜHL[1] zeigten die praktische Bedeutung solcher Untersuchungen für die Erkennung der Disposition zur Koronarinsuffizienz.

Einen gleichen Standpunkt vertritt auch WENDT,[2] nur mit dem Unterschied, daß er die Änderung im Elektrokardiogramm auf die durch Sauerstoffmangel ausgelösten Stoffwechselstörungen im Herzmuskel bezieht; ich zweifle auch nicht, daß dies die einzig richtige Erklärung ist. BÜCHNER[3] hat das Herz von Tieren untersucht, die 30—40 Minuten in einer Höhe von etwa 10000 Metern gehalten wurden und schließlich an Krämpfen zugrunde gingen; er fand im linken Ventrikel kleine Blutungen, die er auf Sauerstoffmangel bezieht.

Noch viel ausgesprochener wirkt sich der Sauerstoffmangel auf das Herz aus, wenn man am Herz-Lungen-Präparat das zuleitende Blut für kurze Zeit mit Stickstoff beatmet; sofort verliert das Herz im Sinne einer Insuffizienz die Fähigkeit, das Blut weiterzuleiten, so daß es zu einer beträchtlichen Drucksteigerung im rechten Vorhof kommt; läßt man das Starling-Präparat wieder Sauerstoff atmen, so schwinden rasch die Insuffizienzerscheinungen.

Die eben angeführten Beobachtungen, die ich auf Grund eigener Erfahrungen bestätigen kann, geben zu verschiedenen Überlegungen Anlaß: Zunächst möchte ich glauben, daß es sich bei der *Angina pectoris* durchaus nicht immer um Störungen der Koronargefäße handeln muß. Auch *Veränderungen in der kapillären Sauerstoffpermeabilität* können Schmerzattacken auslösen; ich warne vor der Darreichung größerer Histamingaben bei älteren Personen und ebenso bei Infekten; drohende Kapillarschädigungen können so manifest werden und zu Beschwerden vom Typus einer Angina pectoris Anlaß geben. Die günstige Wirkung von kleinen Strophanthindosen bei der Angina pectoris ist vielleicht auf eine Behebung einer gestörten Kapillarpermeabilität zu beziehen; von einem außerordentlich günstigen Erfolg einer *Sauerstoffatmung* habe ich mich bei vielen Formen von Angina pectoris immer wieder überzeugen können; die negative T-Schwankung, die sich im Arbeitsversuch einstellt, kann bei vielen Patienten mit Angina pectoris ausbleiben, wenn man sie Sauerstoff atmen läßt.

BARCROFT hat den Einfluß von Sauerstoffmangel auf den Stoffwechsel eines einzelnen Muskels verfolgt und dabei die wichtige Beobachtung gemacht, daß

---

[1] WENDT: Arch. Kreisl.forsch. **7**, 74 (1941).

[2] BÜCHNER: Klin. Wschr. **1942**, 721.

[3] RÜHL: Z. Kreisl.forsch. **30**, 393 (1938).

je schlechter die Sauerstoffversorgung war, desto größer das Debt bzw. das
Requirement ist. Da sich ähnliches auch bei der Histaminvergiftung am Ganztier zeigt, so lag es nahe, ganz im Sinne der Barcroftschen Versuche auch hier
den Sauerstoffmangel in den Vordergrund zu rücken; in selten eindeutiger
Weise ließ sich weiter zeigen, daß der gesteigerte Sauerstoffverbrauch nach Beendigung der Arbeit nicht sofort zum Ausgangswert absinkt, sondern noch lange
anhält. Auf Grund dieser Ergebnisse leitete ich den Schluß ab, *daß es sich bei
einer schweren Albuminurie ins Gewebe, um einen Sauerstoffmangelzustand handeln
muß.* Die Ursache des hohen Debts sehe ich in einer vermehrten Ansammlung
von Stoffwechselprodukten, die wegen des Sauerstoffmangels nicht entsprechend
abgebaut werden und daher erst nach besserer Sauerstoffversorgung der Oxydation verfallen.

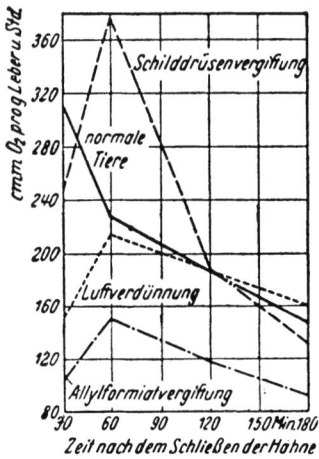

Abb. 60. Sauerstoffnachatmung der
Leber bei mit Schilddrüse oder Al-
lylformiat vergifteten oder erstickten
Mäusen.

Im Anschluß an unsere Beobachtung bei Herzkranken drängte sich dann die weitere Frage auf,
ob *überlebendes* Gewebe, das durch Sauerstoffmangel geschädigt wurde, nicht auch eine solche
Sauerstoffschuld erkennen läßt; die Vorbedingung
scheint hier und dort dieselbe zu sein: *Hypoxydose.* Zuerst wurden die Gewebe von erstickten
Tieren daraufhin untersucht; unsere Überlegungen
waren richtig, denn auch hier kommt es zu einem
Ansteigen des unter normalen Umständen gewöhnlich langsam absinkenden Sauerstoffverbrauches.
Zu diesem Zwecke brachten wir die dünne Zwerch-
fellmuskulatur von Mäusen, die viele Stunden hindurch bei Unterdruck gehalten wurden, in die
Warburgsche Apparatur, wobei sich die überraschende Tatsache ergab, daß der Sauerstoffverbrauch im Gegensatz zum gesunden Tier, das ein
gleichmäßiges Absinken erkennen läßt, deutlich
ansteigt und erst nach geraumer Zeit abzugleiten beginnt. Wir untersuchten
auch andere Organe, z. B. die Leber, und fanden dasselbe: *auch der postmortale
Stoffwechsel der Leber geht beim erstickten Tier mit einer deutlichen Sauerstoffnachatmung einher.*

In weiteren Versuchen haben wir die Organe auf der Höhe einer Allylformiatvergiftung geprüft und im Prinzip dasselbe gefunden, was sich bei der
Erstickung nachweisen ließ. Da gerade bei der Allylformiatvergiftung die
Albuminurie ins Gewebe, also der Übertritt von Plasma ins Interstitium ganz
besonders ausgeprägt ist, von einer Hypoxyämie im arteriellen Blute aber
kaum etwas zu bemerken ist, liegt es wegen der Ähnlichkeit im Gewebssauerstoff-
verbrauch zwischen erstickten und mit Allylformiat vergifteten Tieren nahe,
das Gefährliche der Albuminurie ins Gewebe ebenfalls in drohender *Erstickung
der Parenchymzellen* zu sehen; zum mindesten muß mit einem Erstickungsfaktor
unbedingt gerechnet werden, was natürlich nicht ausschließt, daß das Gift —
z. B. das Allylformiat — nicht nur die Kapillarwandung schädigt, sondern
auch die Vitalität der Parenchymzelle beeinflußt (Abb. 59).

BÜCHNER und seine Schule haben sich für die bei Hypoxyämie auftretenden histologischen Störungen des Zentralnervensystems interessiert; Sauerstoffmangel setzt im Gehirn mehr oder minder schwere irreversible Schädigungen in Form von Nekrosen bzw. Erweichungen; die Ganglienzellen bieten Bilder, die man sonst nur bei schweren Gehirnerkrankungen sieht. SCHOLZ[1] hat schon früher die Auswirkungen von Sauerstoffmangel auf die Ganglienzellen genau verfolgt und dazu abschließend gesagt: Infolge akut eintretenden Sauerstoffmangels und der dadurch bedingten Säuerung der Zelle kommt es zu einer nachträglichen Eiweißgerinnung, was das Wesentliche der ischämischen Zellerkrankung sein soll. BÜCHNER schließt sich dieser Ansicht weitgehend an.

Kurzdauernder Sauerstoffmangel wirkt sich histologisch im Gehirn nicht aus.

Auch in der *Leber* zeigen sich Zellveränderungen, die man auf Schädigung infolge länger anhaltenden Sauerstoffmangels beziehen muß; es bilden sich besonders im Zentrum des Azinus unregelmäßige Vakuolen, welche aber kein Fett enthalten, dagegen mit *körnigen Massen angefüllt sind, die man wohl als dem Eiweiß zugehörig ansprechen muß;* gleiche Veränderungen sind in der Leber auch bei Kohlenoxydvergiftung zu sehen. BÜCHNER, der auf diese Vakuolen aufmerksam macht, sieht sie nicht nur im Tierversuch, sondern auch in der menschlichen Leber; BÜCHNER leugnet das Vorkommen einer serösen Exsudation und sieht sich sogar in einer größeren zusammenfassenden Darstellung veranlaßt, im Anschluß an die Beschreibung der eiweißhaltigen Vakuolen, folgendes zu sagen: „daß die Veränderungen keinen Eiweißaustritt aus den Leberkapillaren in die Disseschen Räume zur Voraussetzung haben, war in den meisten Fällen eindeutig nachweisbar. Dies zu betonen ist wichtig im Hinblick auf die Eppingersche Auffassung, daß die sichtbare Schädigung der Leberzelle erst dann eintritt, wenn Blutserum die Kapillaren verläßt und dadurch die Sauerstoffdiffusion zu den Leberzellen erschwert wird". Zwei Mitarbeiter von BÜCHNER (MÜLLER und ROTTER[2]) untersuchten 4 Fälle von akutem Höhentod und sehen sich in ihrer Zusammenfassung — also im Gegensatz zu ihrem Chef — zu folgender Bemerkung veranlaßt: „Auffallend war in Fall 3 eine Ödembildung im Kapillargebiet der Leberläppchen sowie an zahlreichen Stellen des Zwischengewebes der Herzmuskulatur, besonders im Bereiche des linken Papillarmuskels. Auch der Fall 4 zeigte eine Ödembildung in den zentralen Leberläppchenabschnitten. Dabei lassen sich fein geronnene oder auch schollig ausgefällte hyaline Massen beobachten, die vielfach zwischen der Kapillarwand und den benachbarten Zellverbänden liegen. Sie können zweifellos im Sinne von EPPINGER eine Erschwerung der Sauerstoffdiffusion an die benachbarten Parenchymzellen bewirken und dadurch die hypoxämische Schädigung steigern." HESSE,[3] ebenfalls ein Schüler BÜCHNERs, kann solche mit Eiweiß gefüllte Vakuolen in der Leber der verschiedensten Krankheiten feststellen und meint, daß auch in diesen Fällen Sauerstoffmangel in Betracht kommt; wichtig ist seine Bemerkung, daß eine solche Eiweißvakuolenbildung meist mit einem Schwund an Leberglykogen vergesellschaftet ist.

Da sich zwischen Sauerstoffmangel und Permeabilitätsstörung weitgehende Beziehungen ergeben, war es auch geboten, den Mineralstoffwechsel bei länger

---

[1] SCHOLZ: Zbl. Neur. **167**, 424 (1939).
[2] MÜLLER und ROTTER: Zieglers Beitr. **107**, 156 (1942).
[3] HESSE: Zieglers Beitr. **107**, 173 (1942).

während Erstickung zu prüfen. Die Tab. 28 bringt die Mittelwerte des Kaliums, Natriums und Kalziums sowie die molaren K/Na- und K/Ca-Quotienten in der Leber, im Herzen und im Gehirn: die entsprechenden Gewebe stammen von Meerschweinchen, die nach 3tägigem Hunger teils bei normalem Druck, teils bei Luftverdünnung (die einer Höhe von 6000 m entspricht) gehalten wurden. Erinnern wir uns der Transmineralisation, die wir bei der Allylformiatvergiftung beschrieben haben, so ergeben sich auch hier weitgehende Beziehungen; immer wieder sehen wir dasselbe Bild: *Überwiegen des Natriums gegen das Kalium und Eindringen von Kalzium in das Gewebe.* Dieses Verhalten, das durch Veränderungen an den übrigen Mineralstoffen noch ergänzt wird (Verlust des Gewebes an Phosphorsäure, Eindringen von Chlor usw.), konnten wir an unserem Material stets in gleicher Intensität verfolgen. Für uns ist das nichts Neues, denn es ist das Charakteristikum der von uns schon so oft erwähnten *pathologischen Transmineralisation;* das Gegensätzliche der Natrium- und Kaliumgruppe tritt auch hier wieder deutlich in Erscheinung; *der Einfluß von Sauerstoffmangel auf den Mineralbestand der Zelle erscheint mir deswegen so wichtig, weil diese Art der Permeabilitätsstörung und der damit verbundenen Albuminurie ins Gewebe eigentlich die reinste Form einer Gewebsschädigung darstellt.*

Tabelle 28.

	mg-%			Mol-Quotient	
	K	Na	Ca	K/Na	K/Ca
Leber					
Normal	337	133	6,7	1,47	47
Luftverdünnung.............	266	137	13,1	1,12	20
Herz					
Normal	278	133	6,8	1,21	40
Luftverdünnung.............	240	166	7,4	1,01	38
Gehirn					
Normal	366	156	15,8	1,36	23
Luftverdünnung.............	340	170	20,6	1,16	16

Da die postmortale Stoffwechselstörung, wie wir sie bei der typischen Albuminurie ins Gewebe, z. B. nach Allylformiatvergiftung, gesehen haben, vermutlich auch auf einer Gewebserstickung beruht, so handelt es sich bei beiden Fällen — bei der reinen Anoxydose nach Erstickung und bei der Allylintoxikation im Prinzip um dasselbe; jedenfalls möchte ich im Sauerstoffmangel, gleichgültig, wie er zustande kommt, eine der wichtigsten Ursachen sehen, warum es im geschädigten Gewebe zu einer Retention von Stoffwechselprodukten, Transmineralisation, Quellung der Zellen (trübe Schwellung) und vermutlich auch zu Glykogenverlust kommt. Bringt man nachträglich *Gewebsstückchen* von solch geschädigten Geweben in eine Sauerstoffatmosphäre, so erfolgt auch *postmortal eine oxydative Nachzerstörung der intrazellulär gelegenen, aber noch nicht völlig abgebauten Produkte. Die eigentliche Ursache all dieser Vorgänge sehe ich daher in einer durch Sauerstoffmangel bedingten Permeabilitätsstörung.*

13. Muskelermüdung und Erholung.

Ein Grenzgebiet, in dem sich normale und pathologische Permeabilität sehr nahe kommen, stellt die *Muskelermüdung* vor; Ermüdung ist — das kann man wohl mit vollem Rechte sagen — noch eine absolut physiologische Erscheinung, und doch ergeben sich gerade bei der Ermüdung Anhaltspunkte, die bereits an die Geschehnisse im kranken Organismus mahnen. Ich hätte gerne das Ermüdungsproblem *nur* vom Permeabilitätsstandpunkt gebracht, aber eine solche einseitige Betrachtung wäre kaum imstande, die Stellung der Ermüdung als Grenzgebiet zwischen Physiologie und Pathologie ins richtige Licht zu rücken.

Zunächst rechnete man bei der Ermüdung mit der Bildung toxischer Substanzen, die bei der schweren Arbeit entstehen sollen; konkrete Angaben über das Vorkommen irgendwelcher *Ermüdungsstoffe*, die sekundär teils die Muskeln, teils das Gehirn „vergiften", liegen nicht vor, zum mindesten vermißt man exakte Anhaltspunkte; immerhin soll an die Versuche von RANKE[1] erinnert werden, der aus ermüdeten Muskeln Substanzen isoliert wissen wollte, die bei Tieren, intravenös injiziert, Müdigkeit auslösen.

Man rechnete als Ursache der Ermüdung auch mit der Möglichkeit einer mutmaßlichen *Kohlensäureanhäufung;* eine solche Annahme hat wenig Wahrscheinlichkeit für sich, denn Kohlensäure ist nicht nur eine mehr oder weniger harmlose Substanz, sie ist sogar lebenswichtig, denn sie ist für die Aufrechterhaltung des Kreislaufes ebenso bedeutungsvoll wie für die Muskelarbeit; das ist ganz besonders für das Herz betont worden. Das künstlich durchblutete Herz hört zu schlagen auf, wenn man der Ringerlösung die Kohlensäure entzieht; dementsprechend darf es uns nicht wundern, wenn von mancher Seite sogar behauptet wurde, daß die Kohlensäure, in kleinen Dosen verabfolgt, den Körper vor Ermüdung schützt; auch für den Menschen läßt sich das zeigen; Einatmung von Kohlensäure erhöht den Muskeltonus.

Die Vorstellung, die eine Zeitlang sehr viel Aufsehen erweckte, daß es sich bei der Ermüdung um eine *Kaliumvergiftung* handeln soll, hat sich als nicht richtig erwiesen; daß aber das Kalium bei der Muskelarbeit eine wichtige Rolle spielt, das ergibt sich aus verschiedenen Angaben, von denen sich manche allerdings zu widersprechen scheinen. Es ist z. B. auf der einen Seite betont worden, daß sich in der Flüssigkeit eines künstlich durchbluteten arbeitenden Muskels ein Plus an Kalium findet, und zwar besonders, wenn der Muskel Ermüdungserscheinungen darbietet; anderseits konnte man in Erfahrung bringen, daß der Muskel rasch ermüdet, ja sogar auf entsprechende Reize überhaupt nicht mehr anspricht, wenn man den Kaliumgehalt in der Ringerlösung erhöht; wie sehr die Meinungen auseinandergehen, beweist auch die Angabe, daß man zur Behebung einer schon erlahmenden Muskeltätigkeit intraarterielle Injektionen von kleinsten Kaliumdosen empfahl. Es wurde sogar die Anregung gegeben, die Aufhebung der Kurarewirkung mit Kalium zu versuchen; im selben Sinne spricht auch der Befund, daß die elektrische Erregbarkeit allmählich verlorengeht, wenn der Muskel an Kalium verarmt; schließlich ist folgende Beobachtung wichtig: Wird die Blutzufuhr zu einem Muskel auch nur vorübergehend unter-

---

[1] RANKE: Tetanus. Leipzig. 1865.

brochen, so kommt es zu einem raschen Übertritt von Kalium in die Durchblutungsflüssigkeit. Man kam daher zu dem Schluß, daß es *nicht die Gegenwart von Kalium ist, die den Muskel schwächt, sondern die Kaliumabwesenheit im Muskel;* wahrscheinlich nimmt das Kalium auch auf den Muskeltonus Einfluß.

In ähnlicher Weise hat man sich Gedanken gemacht, ob nicht die *Phosphorsäure* bei der Muskelermüdung ursächlich in Frage kommt; tatsächlich läßt sich bei ermüdender Arbeit ein *Phosphorsäureverlust* nachweisen; gegen die Vorstellung, daß die Phosphorsäure vielleicht selbst der Ermüdungsstoff ist, hat sich vor allem EMBDEN[1] gewendet; nach ihm ist die Muskelermüdung nicht auf eine Ansammlung von Phosphorsäure zu beziehen, sondern im Gegenteil auf Phosphorsäuremangel; in dem Sinne hat er das *Rekresal* (eine Ca-Na-Dihydrophosphorsäure) therapeutisch empfohlen; das Präparat bewährte sich bei den unterschiedlichen Ermüdungszuständen.

Auch der *Milchsäure* hat man bei der Entstehung der Ermüdung eine entscheidende Bedeutung zugeschrieben; selbst die Hill-Meyerhofsche Theorie zählt die Milchsäure zu den Ermüdungssubstanzen; Milchsäure entsteht bei der Muskelkontraktion, und wenn sie nicht entsprechend beseitigt wird, so stellt sich Ermüdung ein. Diese ursprüngliche Anschauung ist überholt; wir wissen jetzt, daß die Milchsäure als kontraktionsauslösendes Moment überhaupt nicht in Frage kommt, denn sie ist erst *nach Beendigung* der Kontraktion nachweisbar. Neuere Untersuchungen gehen noch einen Schritt weiter und rechnen sogar mit der Möglichkeit, daß die Milchsäure nicht nur nicht die Ermüdungssubstanz ist, sondern daß sie vielleicht eine Substanz ist, die die Ermüdung verhindert.

Manche Physiologen sehen die Ursache der Ermüdung in einem *Mangel an entsprechender Muskelnahrung* — also vor allem in einem Fehlen verfügbarer Kohlehydrate; seitdem wir wissen, daß selbst ein völlig erschöpfter Muskel noch immer Glykogen enthält, sagt uns diese Theorie wenig, zumal der Muskel auch aus Fett und Eiweiß Kohlehydrate aufbaut; immerhin erscheint es beachtenswert, daß nach Kohlehydratzufuhr die Milchsäureproduktion absinkt; schließlich muß auch daran erinnert werden, daß zwischen Kaliumstoffwechsel und Glykogenanhäufung ganz sicher Beziehungen bestehen; *Kaliumabgabe ist an Glykogenzerfall bzw. Zuckerverbrennung, Kaliumaufnahme an Glykogenaufbau gebunden.*

Jedenfalls haben wir kein Recht, weder in der Kohlensäure, dem Kalium, der Phosphorsäure noch in der Milchsäure die eigentlichen Ermüdungsstoffe zu sehen, was natürlich nicht ausschließt, daß es trotzdem eine — allerdings noch unbekannte — Substanz gibt, die die Ermüdung unmittelbar zur Folge hat. Man hat um so mehr mit einer solchen Ermüdungssubstanz zu rechnen, als wir später sehen werden, daß nicht nur das bei der Arbeit meistbeteiligte Organ — der Muskel — ermüdet, sondern auch muskelferne Organe, wie z. B. die Leber, die gleichen Veränderungen erkennen lassen wie der ermüdete Muskel.

Da die bis jetzt erwähnten Theorien keineswegs befriedigen, suchte man dem Ermüdungsproblem mit physikalisch-chemischen Methoden näherzukommen; als erster Hinweis, vielleicht auf dem richtigen Wege zu sein, kann die Beobachtung von DEUTICKE[2] angeführt werden: die Löslichkeit der Muskeleiweißkörper ist bei

---

[1] EMBDEN: Handbuch der normalen und pathologischen Physiologie, Bd. VIII/1, S. 369. 1925.

[2] DEUTICKE: Z. physiol. Chem. **141**, 196 (1925).

der Ermüdung deutlich geringer als die der nicht ermüdeten; in Fortsetzung dieser Untersuchungen hat sich EMBDEN[1] für Veränderungen im absterbenden Muskel interessiert und ist dabei zu ähnlichen Ergebnissen wie DEUTICKE im ermüdeten Muskel gelangt. Diese Befunde sind für uns Ärzte deswegen von Wert, weil sich ähnliche Erscheinungen auch im insuffizienten Herzen nachweisen lassen; jedenfalls bemüht man sich in letzter Zeit, *in der Ermüdung eher einen physikalisch-chemischen Vorgang* zu sehen; in dem Sinne vergleicht auch EMBDEN den Muskel mit einem aus Kolloiden aufgebauten Akkumulator, der nach der Muskelkontraktion durch die im Muskel ablaufenden chemischen Prozesse immer wieder aufgeladen wird. BETHE[2] wählt den Vergleich mit einer Stahlfeder, die aufgezogen eine ganz andere Wirkung entfaltet, als wenn sie entspannt ist; darnach haben die chemischen Umsetzungen, die sich im Muskel abspielen, mit der Kontraktion selbst nichts zu tun, sondern *die chemischen Geschehnisse sind nur die energieliefernden Prozesse, welche dem Muskel die entsprechende potentielle Kraft im Sinne einer Aufladung des Akkumulators verleihen. Der ermüdete Körper wäre demnach aufzufassen als ein schlecht geladener Akkumulator, bzw. als eine zu wenig aufgezogene Stahlfeder.*

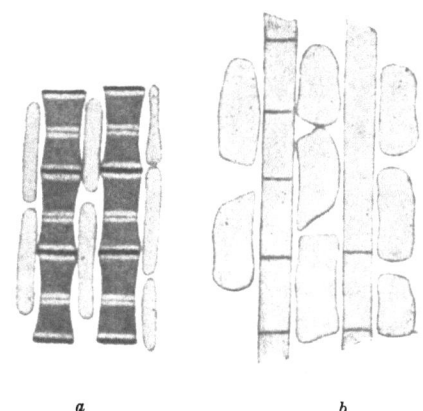

Abb. 61. Die Muskulatur einer Wespe in erholtem (*a*) und ermüdetem Zustande (*b*).

Retrospektiv betrachtet, kann man sagen, daß vielleicht alle bis jetzt angeführten Tatsachen mit einer Änderung der Zellpermeabilität einhergehen, denn was bedeutet z. B. die Zunahme von Phosphorsäure oder von Kalium in der Durchblutungsflüssigbeit anderes als die Abgabe von Substanzen, die sonst die normale Muskelzelle kraft ihrer gerichteten Permeabilität zurückbehält; dasselbe gilt auch von einem Plus des Kaliums in der Ringerlösung, das ebenfalls von der gesunden Muskelfaser *nicht* aufgenommen werden soll, außer die betreffende Zelle hat von ihrer sonst gegen Kalium gerichteten — also ablehnenden — Permeabilität einiges eingebüßt.

Das, was mich veranlaßt hat, auf das Ermüdungsproblem im Zusammenhang mit der Albuminurie ins Gewebe einzugehen, war eigentlich eine zufällige Beobachtung: in dem Buche von SCHADE[3] (Physikalische Chemie in der inneren Medizin) findet sich eine interessante Abbildung (vgl. Abb. 61), sie ist einer Arbeit von BERNARD[4] entnommen und zeigt uns die Flugmuskeln der Wespe — vor und nach starker Ermüdung —; das Protoplasma der ermüdeten Muskelzellen ist aufs stärkste verändert; die einzelnen Fibrillen erscheinen mächtig gequollen, so daß Einzelheiten ihrer Struktur kaum mehr zu erkennen sind;

---

[1] EMBDEN: Klin. Wschr. 1929, 913.
[2] BETHE: Handbuch der normalen und pathologischen Physiologie, Bd. XV/2, S. 1175. 1931.
[3] SCHADE: Physikalische Chemie, S. 419. 1923.
[4] BERNARD: Zool. Jahrbuch. 1894.

während der Erholung kehren die ursprünglichen feinen Details wieder allmählich zurück.

Auf etwas Ähnliches konnte auch BARCROFT[1] hinweisen; er bildet nebeneinander einen ermüdeten und einen ausgeruhten Beinmuskel des Hundes ab;
zur Zeit der stärksten Ermüdung ist der Muskel dicker und schwerer; das betont
auch DURIG,[2] wenn er in seiner bekannten zusammenfassenden Darstellung sagt:
„Der ermüdete Muskel ist quellbarer als der nicht ermüdete; die Zunahme des
osmotischen Druckes genügt allein, um die erhöhte Quellbarkeit zu erklären; auch
erreicht der ermüdete Muskel das Maximum der Quellung früher; ferner nehmen

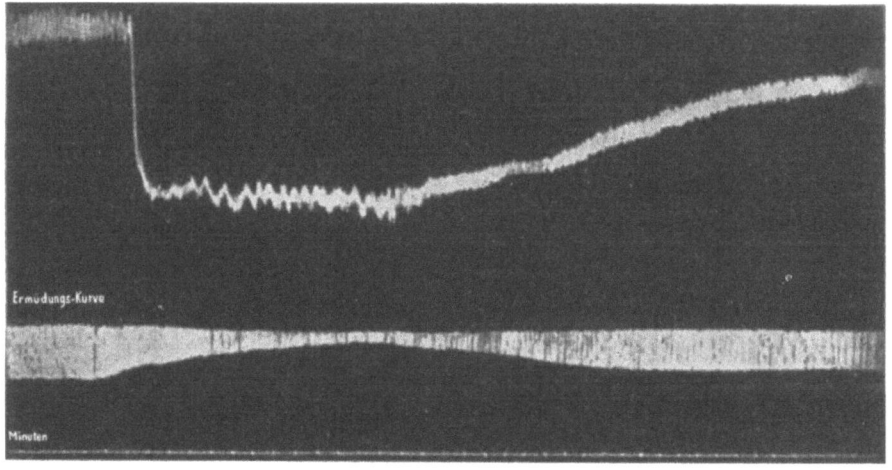

Abb. 62. Einfluß eines Histaminkollapses auf die Muskelermüdung.

Muskeln, die im Körper bei normaler Zirkulation ermüden, an Gewicht beträchtlich mehr zu als nicht ermüdete.‟

Was die eigentliche *Ursache dieser Quellungserscheinungen* sein mag, war mir
zunächst nicht klar, aber Hinweise ergaben sich, als ich[3] die Muskelkraft im
Histaminkollaps verfolgte. Reizt man den Gastroknemius eines narkotisierten
Hundes, so erweist er sich praktisch fast als unermüdbar; injiziert man aber eine
größere Histamindosis, so kommt es nicht nur zum Kreislaufkollaps, sondern
auch zu einer sofort einsetzenden Ermüdung der gereizten Muskeln; unter ungünstigen Bedingungen spricht der Muskel auf elektrische Reize überhaupt
nicht mehr an (vgl. Abb. 62 und 63). Eine schlechte Durchblutung kann
kaum die Ursache sein, denn das Abbinden der Art. femoralis bedingt keine
wesentliche Änderung; ich sehe daher die eigentliche Ursache in der durch
Histamin bedingten Kapillarschädigung, die den Sauerstoffdurchtritt verhindert.
Die Kapillarwandungen sind unter der Histaminwirkung so verändert (histologisch
erscheinen sie gelegentlich sogar verdickt), daß *dies zu einer inneren Erstickung
der Muskelfasern führt und somit das Wesentliche in einer Kapillarläsion, bzw.*

[1] BARCROFT: Proc. roy. Soc., Lond. **88, 541** (1916).
[2] DURIG: Ermüdung. Leipzig. 1927.
[3] EPPINGER: Klin. Wschr. 1928, 2231.

in einer Albuminurie in die Kapillarwandung zu sehen ist. Jedenfalls ergeben sich daraus Hinweise, *zwischen der gewöhnlichen Ermüdung und dem Geschehen während der Histaminvergiftung Vergleiche anzustellen;* vermutlich handelt es sich *in beiden Fällen um Störungen der Permeabilität,* doch dürfte es sich bei der gewöhnlichen Ermüdung nur um einen *geringen und leicht reversiblen Grad* einer Permeabilitätsstörung handeln, während bei der Histaminvergiftung eine eingreifende Läsion bzw. Albuminurie in die Muskelkapillarwand als vermutliche Ursache nicht nur der Ermüdung, sondern auch der fehlenden Ansprechbarkeit des Muskels in Frage kommt. Ein deutliches Ermüdungsgefühl ist auch beim Menschen zu beobachten, wenn man 1 mg Histamin subkutan verabreicht und jetzt einen so vorbereiteten Menschen auffordert, Arbeit zu leisten; schon das gewöhnliche Stiegensteigen bereitet Schwierigkeiten. Wegen der Ähnlichkeit in der Wirkung des Histamins und Allylformiats habe ich auch die Ermüdbarkeit auf der Höhe einer Allylformiatvergiftung geprüft, doch zeigt sich nur nach Histamin eine Verminderung der Muskelkontraktionen. Im Gegensatz zum Histamin haben wir auch

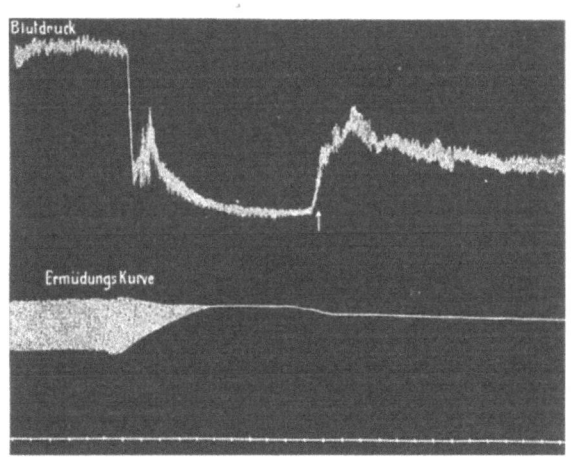

Abb. 63. Einfluß des Histaminschocks auf die Ermüdungskurve. Erholung bleibt aus.

histologisch bei Allylformiatvergiftung niemals an den Muskelkapillaren irgendwelche Veränderungen gesehen; vermutlich bedingt Allylformiat keine Albuminurie ins Muskelgewebe. Kennt man die Geschehnisse bei der Histaminvergiftung, dann glaube ich damit auch die Erklärung gefunden zu haben, warum es im ermüdeten Muskel zu einer Quellung bzw. Gewichtszunahme kommt.

Tabelle 29.

	Ratte			Katze		
	Normal-wert	Änderung bei Reizung	Änderung bei Erholung	Normal-wert	Änderung bei Reizung	Änderung bei Erholung
K	47,3	— 6,1	+ 3,6	45,8	— 5,3	+ 1,8
Na	7,6	+ 8,3	— 6,4	5,7	+ 8,7	— 1,9
Cl	5,4	+ 2,8	— 2,0	9,0	+ 4,1	— 1,2
H_2O	318,0	+ 49,0	— 43,0	301,0	+ 76,0	— 38,0

Länger anhaltende Albuminurie ins Gewebe führt — wie oben gezeigt wurde — auch zu *Änderungen der gerichteten Permeabilität;* da dies am besten am Mineralstoffwechsel zu erkennen ist, haben wir auch in dieser Richtung Untersuchungen durchgeführt; schon FENN[1] fand bei seinen Studien über den Mineralstoffwechsel bei arbeitenden bzw. ermüdeten Katzen und Ratten Veränderungen, wie sie

---

[1] FENN: Amer. J. Physiol. **112**, 301 (1935); **115**, 345 (1936).

uns von der typischen Albuminurie ins Gewebe, z. B. nach Allylformiat-
vergiftung bekannt sind (vgl. Tab. 29); der Muskel verliert bei der Ermüdung
Kalium und an dessen Stelle tritt Natrium; ähnlich dem Natrium verhält sich
Chlor und Wasser.

Wir haben den Mineralgehalt in der ermüdeten Muskulatur untersucht, daneben aber auch in den inneren Organen nachgesehen, wobei sich z. B. in der
Leber merkwürdigerweise dieselben Mineralveränderungen zeigen wie in der
Muskulatur; danach steht der Vorstellung nichts im Wege, gelegentlich auch
von einer „*Ermüdung der Leber*" zu sprechen.

Zusammenfassend läßt sich somit sagen: *Der Mineralgehalt in den Organen
zeigt beim ermüdeten Tier im Prinzip die gleiche Form einer Transmineralisation*
(vgl. Tab. 30), *wie wir sie bei unseren Untersuchungen über die Einwirkung des
Allylformiates auf die verschiedene Gewebe erheben konnten.* Ärztlich drängt sich
oft die Frage auf, ob z. B. eine mit Ermüdung einhergehende Überanstrengung
auf ein Leber- oder Nierenleiden ungünstigen Einfluß nehmen kann; auf Grund
obiger Beobachtungen wird diese Möglichkeit nicht abzuleugnen sein; die ärztliche Erfahrung hat an dem Vorkommen einer solchen Beeinträchtigung nie
gezweifelt und dementsprechend auch vorgebaut.

Tabelle 30. *Mineralgehalt der Organe normaler und durch Laufen ermüdeter Ratten.*

Organe	Zahl der untersuchten Tiere	K mg-%	Na mg-%	Ca mg-%	Mg mg-%	Cl mg-%	Äquivalent-quotient K/Na
Muskel							
ermüdet	31	414	120	12	20	35	2,04
normal	29	439	109	11	19	40	2,38
Herz							
ermüdet	31	394	142	10	17	—	1,64
normal	29	411	125	11	19	—	1,94
Leber							
ermüdet	31	350	117	9	20	60	1,76
normal	29	428	99	8	15	69	2,55

Kaliumverlust führt im Muskel, aber auch in der Leber zu einer Hemmung
der Glykogenresynthese, was gleichbedeutend mit Verlust an energielieferndem
Material ist; *eine deutliche Transmineralisation der Organe bei der Ermüdung steht
somit außer Zweifel.* Aber auch der Phosphorsäuregehalt des Muskels nimmt ab;
die Glykosephosphorsäure, das sogenannte *Laktazidogen*, wird über ähnliche
Zwischenstufen wie das Glykogen in Milchsäure und phosphorsaure Salze abgebaut, so daß *der ermüdete Muskel* ärmer an Phosphor ist als der ausgeruhte,
bei dem sich durch Synthese mit Glykogen wieder aufs neue Laktazidogen als
auch Glykosephosphorsäure bildet.

In weiteren Versuchen haben wir uns damit beschäftigt, ob es nach ermüdender Arbeit auch beim Menschen zu einer Änderung der Salzausscheidung
durch den Harn kommt; wie die Tab. 31 zeigt, findet sich ein beträchtlicher
Kaliumverlust, während Natrium etwas weniger als unter normalen Bedingungen
ausgeschieden wird. Ganz besonders tritt dieser Kaliumverlust in Erscheinung,

-wenn vorher Kochsalz gereicht wird, so daß die alimentäre Kochsalzzufuhr vor
einem Arbeitsversuch ganz sicher von nachteiligen Folgen begleitet ist; selbstverständlich wird man auch hier zwischen trainierten und untrainierten Versuchs-
personen zu unterscheiden haben. Dem gesunden und erprobten Muskel dürfte
man ein entsprechendes Kochsalzquantum ungestraft zumuten, nicht aber dem
Muskel eines kranken Menschen. Im selben Sinne sind auch Versuche zu deuten,
die wir an mit Histamin vergifteten Muskeln sahen; reicht man einem Tier neben
Histamin auch reichlich Kochsalz, so gestaltet sich die Ermüdung noch viel ausgesprochener. *Im Sinne einer Ermüdung ist vielleicht auch manche Änderung in
der Salzausscheidung während eines Tages zu verwerten, denn der gesunde, aber
noch viel ausgesprochener der kranke Mensch scheidet in den Abendstunden weniger
Natrium aus als in der Frühe;* dieses retinierte Natrium wird in den Morgenstunden
wieder abgegeben; damit steht auch die alte Angabe in Einklang, daß der gesunde
Mensch in den Abendstunden schwerer ist, denn *Natriumretention bedeutet auch
eine Retention von Wasser.*

Tabelle 31. *26 Jahre alter gesunder Mann.*

Ruhe		Arbeit		Ruhe plus 10 g NaCl		Arbeit plus 10 g NaCl	
Na	K	Na	K	Na	K	Na	K
16	2,7	25	5,7	50	19	188	28
15	1,3	15	7,1	123	23	327	72
12	1,1	10	2,9	203	32	355	89
12	2,3	10	2,5	173	42	281	71
17	2,0	8	3,1	70	21	320	68
72	9,4	68	21,3	619	137	1471	328

Für unseren Fragekomplex ist auch eine Angabe von KEYS und TAYLOR[1] sehr
beachtlich; die beiden Autoren studierten den Einfluß ganz schwerer Arbeit, die
ein junger gesunder Mensch bis an die Grenze seiner Leistungsfähigkeit durchführte; trotz der Zunahme im Eiweißgehalt des Serums kam es dabei zu einer
Abnahme des kolloidosmotischen Druckes, was von den Autoren auf eine *Abwanderung des Albumins bezogen wird; auf Grund ihrer Berechnungen verliert der
Mensch, allerdings bei maximaler Arbeitsleistung, aus seiner Blutbahn etwa 400 ccm
einer 1%igen Albuminlösung.* Ähnlich haben wir auch die Sportalbuminurie, zuweilen begleitet von einer Zylindrurie und Hämaturie zu deuten; auch kommt
es dabei zu einer Sportpolypeptidurie, auf die uns GUKELBERGER[2] aufmerksam
macht: in all diesen Erscheinungen sieht er Permeabilitätsstörungen der
Glomeruluskapillaren. *Ich erblicke in den eben angeführten Tatsachen ebenfalls
einen Beweis, wie richtig es ist, den Vorgang der Ermüdung bis zu einem gewissen
Grade dem Geschehen der Albuminurie ins Gewebe gleichzustellen.*
Aus all den angeführten Tatsachen läßt sich daher wohl der Schluß ableiten,
daß für die Ermüdung chemische Zustandsänderungen primär weniger in Betracht
kommen als Ionenverschiebungen, die letzten Endes auf Permeabilitätsstörungen
beruhen; weiter scheint sich der Ermüdungsvorgang nicht nur auf die Muskulatur

---

[1] KEYS und TAYLOR: J. biol. Chem. (Am.) **109**, 56 (1935).
[2] GUKELBERGER: Z. exper. Med. **110**, 104 (1942).

allein zu erstrecken, sondern auch auf andere Gewebe, so vor allem auf die Leber und das Gehirn.

In diesem Zusammenhang erscheinen mir auch Untersuchungen über den *Wach- und Schlafzustand* von Bedeutung, die CLOETTA[1] durchgeführt hat; die erquickende Wirkung des Schlafes auf den Ermüdungszustand dürfte ihm vorgeschwebt haben; auch hier kommt es zu einer *Verschiebung des Kaliums und des Kalziums*, so zwar, daß während des Schlafes Kalium und Kalzium aus dem Blute in die Organe, vor allem in das Gehirn zurückwandern; so betrug z. B. die Differenz im Blutplasma zwischen Wach- und Schlafzustand beim Hund im Durchschnitt für Kalzium 7,9% und für Kalium 15,3%. Etwas Ähnliches ist auch beim Menschen nach Darreichung eines Schlafmittels zu beobachten; CLOETTA fand z. B. für Kalzium im Mittel ein Absinken von 9,9% und für Kalium ein solches von 16%. Leider fehlen entsprechende Angaben über das Verhalten des Natriums. Besonders stark war der Unterschied an Kalium und Kalzium zwischen Wach- und Schlafzustand, wenn die Tiere vorher in einen Erregungszustand versetzt waren; jetzt fanden sich sogar Verschiebungen von 15,2% für das Kalzium und 19,8% für das Kalium.

Anscheinend übt jede Erregung auf den Kalziumstoffwechsel des Zentralnervensystems besonderen Einfluß; etwas Ähnliches gilt auch von den peripheren Nerven; so gibt z. B. der isolierte Nerv bei elektrischer Erregung neben Kalium und Magnesium auch Kalzium an die umgebende Flüssigkeit ab; vermutlich benötigen die Nerven zwecks normaler Funktion ganz besonders viel Kalzium, denn bei Kalziummangel erlischt frühzeitig die Reflexerregbarkeit des Zentralnervensystems. Daß auch der Phosphorgehalt des Nerven bei elektrischer Reizung abnimmt, ist ebenfalls nachgewiesen worden.

Vieles spricht somit dafür, daß *bei der Ermüdung die Mineralzusammensetzung sowohl des Muskels als auch der anderen Organe, vor allem des Nervensystems, eine Änderung erfährt;* das verbindende Glied dürfte *eine Störung der gerichteten Permeabilität sein; sicher bestehen Beziehungen zwischen dem Ausmaß der Transmineralisation und der Intensität der Ermüdung.*

Elektrische Potentialschwankungen im Bereiche des Nervensystems sind seit langer Zeit bekannt; sie sind auch graphisch zur Darstellung gebracht worden; wie und wo sie entstehen, darüber ist man nur wenig unterrichtet; wahrscheinlich hängt das elektrische Potential mit der Vitalität der Gewebe zusammen, denn mit dem Tode des betreffenden Gewebes verschwindet das Potential; ähnlich wirkt sich Sauerstoffmangel aus.

Wenn auch die elektrische Energie, die von einer Zelle, z. B. von der Leberzelle ausgeht, nur eine sehr geringe ist, so ist doch schließlich die Summe, welche von dem gesamten Gewebe — dem Zellstaat — ausgeht, imstande, auf die „Lebensvorgänge" Einfluß zu nehmen. Je stärker das Konzentrationsgefälle der Ionen diesseits und jenseits einer Zellmembran ist, desto größer ist wohl die elektrische Potentialdifferenz; da nun im Muskel während der Arbeit, besonders wenn sie zu Ermüdung führt, der Kalium- und Phosphorgehalt abfällt und zu gleicher Zeit aus dem Blutwasser Natrium und Chlor an die Organzelle abwandert, ist es verständlich, daß mit der so bedingten Transmineralisation

---

[1] CLOETTA: Arch. exper. Path. (D.) **174**, 500 (1934).

und mit dem sich so anbahnenden Ionenausgleich auch die Potentialdifferenz abfällt.

Ermüdung tritt nicht nur während der körperlichen Arbeit und nach *geistiger Anstrengung* auf, sondern auch bei *Krankheiten;* besonders sind es die Infektionskrankheiten, die schon frühzeitig mit auffallender und anscheinend unbegründeter Müdigkeit einhergehen; nachdem mehr oder weniger jede Infektion oder Intoxikation mit einer Permeabilitätsstörung einhergeht, so bereitet uns die Erklärung des Symptoms Ermüdbarkeit bei den verschiedenen Infektionskrankheiten keine besondere Schwierigkeit; jedenfalls hat der kranke Mensch sozusagen Anrecht, bei jeder Arbeitsanstrengung mit Ermüdung zu reagieren.

Muskuläre Ermüdung ist oft auch die Begleiterscheinung so mancher *endokriner Krankheit;* besonders eindrucksvoll gestaltet sich die Ermüdung bei der Addisonschen und der Basedowschen Krankheit; da die *Nebennierenrinde* auf die verschiedensten Funktionen, ganz besonders aber auf die Muskeltätigkeit regulierend Einfluß nimmt, sind die Möglichkeiten groß, wie es zur *Adynamie* kommt. Etwas Ähnliches gilt vom Thyreoidin, nur mit dem Unterschied, daß der Mangel an Cortin die Ermüdbarkeit steigert, während vom Schilddrüsenhormon das Gegenteil gilt; es ist hier nicht der *Verlust* an Thyreoidin, sondern auch das *Zu*viel. Daß die Adynamie beim Morbus Addisonii auf eine Transmineralisation und insofern auf eine Permeabilitätsstörung zurückzuführen ist, tritt klar in Erscheinung, wenn man sich an die Mineralverschiebungen bei einem nebennierenlosen Tiere hält; neben der *schwersten* Adynamie kommt es zu ähnlichen Veränderungen im Kalium- und Natriumgehalt des Blutes und der Gewebe, wie wir sie bei der typischen experimentellen Albuminurie ins Gewebe nach Histamin beschrieben haben. Nach Injektion von Nebennierenrindenhormon schwindet bei einem solchen Tier sowohl die Ermüdung als auch die Transmineralisation.

Wenn ich das Prinzip einer Permeabilitätsstörung bei der Addisonschen Krankheit besonders in den Vordergrund stelle, so handelt es sich nicht um eine persönliche Ansicht, sondern um die Meinung vieler Autoren; so besteht z. B. nach SWINGLE[1] *die Hauptaufgabe des Cortin in der Aufrechterhaltung und Regelung der normalen Wasser- und Elektrolytverschiebung zwischen den beiden großen Flüssigkeitsreservoirs des Körpers, dem intra- und extrazellulären Raum. Das* gegenseitige Verhältnis des Natriums zum Kalium beherrscht weitgehend die Wasserverteilung. *Ausfall des Rindenhormons bedeutet einerseits Verminderung des Natriums und Chlors im Blute durch vermehrte Nierenausscheidung und durch Verschiebung in das Innere der Gewebszellen und anderseits Zunahme des Kaliums im Plasma, weil das Kalium, das aus den Zellen in das Blut diffundiert, von der Niere nicht entsprechend ausgeschieden wird;* diese Elektrolytverschiebungen bedingen Störungen des osmotischen Gleichgewichtes und insofern auch Abwanderung der Flüssigkeit aus dem extrazellulären in das intrazelluläre Gebiet; das kann zu lebensgefährlichen Folgen führen, wie Abnahme des Blutvolumens und des Blutdruckes, also auch zu Kreislaufkollaps. Durch Rindenhormonzufuhr wird die intrazellulär osmotisch gebundene Flüssigkeit wieder frei und gelangt in die extrazellulären Räume zurück, gleichzeitig damit wird auch das ursprüngliche Ionengleichgewicht wiederhergestellt.

---

[1] SWINGLE: Amer. J. Physiol. **123**, 659 (1938).

Wir haben an den Geweben nebennierenloser Ratten auch Potentialmessungen vorgenommen; die Werte, die wir in der Leber und auch in der Muskulatur erheben konnten, waren außerordentlich niedrig; wurde jetzt Cortin verabfolgt, so schwand nicht nur die durch den elektrischen Strom geprüfte Ermüdbarkeit der Muskeln (Testmethode von EVERSE und FREMERY[1]), sondern auch das Potential ging deutlich in die Höhe; KELLER hat schon vor mehreren Jahren darauf hingewiesen, daß sich durch Cortin das normale Potential steigern läßt.

Auf Mineralverschiebungen in den Organen bei nebennierenlosen Ratten ist vielfach geachtet worden; verabfolgt man solchen Tieren Cortin, so kommt es wieder zu einer weitgehenden Normalisierung.

In letzter Zeit hat sich besonders VERZAR[2] für die Beziehung der Nebennierenrinde zur Ermüdung interessiert; er spricht von einem „Erholungshormon" und meint damit das Corticosteron. Vertritt man den, wie ich glaube, berechtigten Standpunkt, daß *für jede atypische Mineralverschiebung eine Störung der gerichteten Permeabilität verantwortlich gemacht werden kann*, dann rückt auch die Bedeutung des Nebennierenrindenhormons in ein ganz anderes Licht; in dem Sinne erscheint es verständlich, *wenn ich bei jeder zellulären Permeabilitätsstörung einschließlich der Ermüdung auf die Darreichung von Cortinsubstanzen größten Wert lege.*

Auch das vegetative Nervensystem übt entscheidenden Einfluß auf die Muskulatur und insofern auch auf die Ermüdung; histologisch betrachtet, läßt sich dazu folgendes sagen: Zu jeder Parenchymzelle ziehen vegetative Nerven; warum soll daher nicht auch die Zelleistung unter der Kontrolle des vegetativen Nervensystems stehen? Auf Beziehungen des vegetativen Tonus zur körperlichen Leistungsfähigkeit und damit zur Ermüdung haben besonders GREMELS[3] und WETZLER[4] hingewiesen; WETZLER hat vor allem auf *die im Laufe des Trainings sich einstellende Erhöhung des parasympathischen Tonus* aufmerksam gemacht, die mit ökonomischer Arbeit und damit hinausgezögerter Ermüdung verknüpft ist; ebenso auf *die frühzeitige Ermüdung des Sympathikotonikers*. Im übrigen verweise ich auf einen eigenen Abschnitt, in dem die Beziehungen sowohl der Hormone als auch des vegetativen Nervensystems zur Permeabilität ausführlich zur Sprache kommen.

Im vorangehenden Kapitel habe ich die Möglichkeit einer inneren Erstickung der Gewebe diskutiert und unter anderem auch die Frage aufgeworfen, ob man diesen Zustand nicht auch postmortal nachweisen kann; als Maßstab galt uns die in der Warburgschen Apparatur ermittelte *Nachatmung*. Es ist nun sehr beachtlich, daß sich ein gleiches *Debt auch in den ermüdeten Organen*, und da wieder nicht nur im Muskel, sondern auch in der Leber nachweisen läßt; da ich dieses eigentümliche Verhalten bei der Allylformiatvergiftung auf Permeabilitätsstörungen bezog, so erblicke ich in den Beobachtungen an ermüdeten Organen einen weiteren Beweis *inniger Beziehung zwischen Permeabilitätsstörung und Ermüdung*; das war für mich[5] einmal der Anlaß, einem Vortrag den Titel zu geben:

[1] FREMERY: Acta neerld. Physiol. etc. **19**, 79 (1939).
[2] VERZAR: Schweiz. med. Wschr. 1940, 1229.
[3] GREMELS: Arch. exper. Path. (D.) **182**, 1 (1936).
[4] WETZLER: Verh. dtsch. Ges. Kreisl.forsch. 1941, 96.
[5] EPPINGER: Z. Klin. Med. **133**, 1 (1937).

„Ermüdung, Entzündung und Tod." SIMON[1] zog in einer schönen Untersuchungsreihe Vergleiche zwischen Erstickung und Ermüdung; das Tertium comparationis
war hier und dort die *Transmineralisation* bzw. das *hohe Debt.*

Gelegentlich solcher Debtversuche haben wir auch die merkwürdige Beobachtung gemacht, daß der hohe Sauerstoffverbrauch eines ermüdeten Muskels
durch zugesetztes Laktat fast vollständig gehemmt wird. Zu einem ähnlichen
Ergebnis kommt auch DRUCKREY.[2]

Zunächst kann ich betonen, daß DRUCKREY unsere Ergebnisse über den Sauerstoffverbrauch des geschädigten Gewebes weitgehend bestätigt; da er sich nicht
nur auf den Sauerstoffverbrauch beschränkt, sondern auch die *Kohlensäureproduktion* berücksichtigt, war es ihm möglich, tiefer in das ganze Problem
hineinzuleuchten. Wenn ich auf diese Beobachtungen von DRUCKREY jetzt zu
sprechen komme, so geschieht es des-
wegen, weil er sich auch mit der Frage
der Erholung nach Ermüdung und über
den *Einfluß von Sauerstoffmangel auf
die Gewebe* beschäftigte. Als Untersuchungsobjekt diente ihm teils die
Leber, teils die Speicheldrüse. Um die
Gewebe zu reizen bzw. zu schädigeln
verwendete er teils Azetylcholin, teis,
hypertonische Kochsalzlösung.

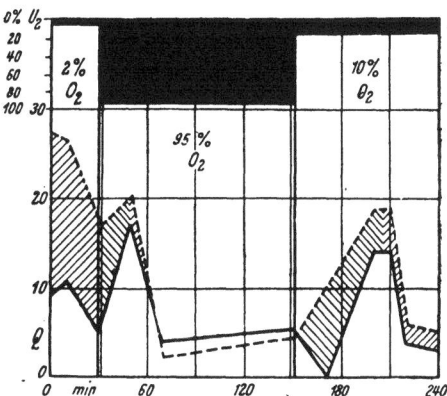

Der Stoffwechsel des normalen Gewebes gestaltet sich keineswegs ganz
gleichmäßig; zunächst ist er relativ
hoch; später erreicht er einen ziemlich
gleichbleibenden Wert. Vor allem findet
sich aber anfangs eine erhebliche

Abb. 64. Abhängigkeit der Säurebildung (Glykogenolyse) vom Sauerstoff-Partialdruck. Gewebsschnitte
der Rattenleber.

Kohlensäurebildung. Der *respiratorische Quotient* geht weit über 1,0 hinaus.
DRUCKREY bezieht diese Extrakohlensäurebildung auf das *Vorkommen saurer
Spaltprodukte.* Insofern kann diese Extrakohlensäurebildung sogar als Maß einer
Gewebssäuerung angesehen werden. Nach einiger Zeit hört die Säurebildung auf,
kenntlich an der verminderten Abgabe von Kohlensäure und dem Absinken des
respiratorischen Quotienten.

Noch viel ausgesprochener gibt sich der anfänglich gesteigerte Sauerstoffverbrauch und die erhöhte Kohlensäureproduktion, wenn das Gewebe vorher
eine Schädigung erfährt, was sich nicht nur in einem gesteigerten Sauerstoffverbrauch, sondern gleichzeitig damit auch in einer *stärkeren Säuerung* äußert.
Im Prinzip ist dasselbe zu beobachten, wenn man einen „physiologischen Reiz"
setzt, z. B. durch Zusatz von etwas Azetylcholin; also auch dies gibt zu einer
Säurebildung Anlaß.

In Fortsetzung dieser Untersuchungen konnte dann DRUCKREY die wichtige

---

[1] SIMON: Handbuch der normalen und pathologischen Physiologie, Bd. XV/1,
S. 519. 1930.

[2] DRUCKREY: Verh. dtsch. Ges. Kreisl.forsch. 1941, 177; Dtsch. med. Wschr.
1943, 619.

Feststellung machen, daß sowohl *die Sauerstoffsteigerung als auch die Extrakohlen-säurebildung sehr vom Milieu abhängt, in dem sich der Gewebsschnitt gerade befindet: Fehlt z. B. in der Ringerlösung entweder Glykose oder Kalium, so ist weder eine Kochsalzschädigung noch eine Azetylcholinwirkung imstande, eine Erhöhung des Sauerstoffverbrauches oder eine Säuerung auszulösen.* Setzt man aber Zucker oder Kalium zu, so kehren die ursprünglichen Verhältnisse wieder. *Der Erregungs-stoffwechsel erfordert daher eine besondere Zusammensetzung seiner unmittelbaren Umgebung.*

Ähnlich dem Kalium und der Glykose wirkt sich auch die *Milchsäure* aus, denn auch das Laktat erweist sich als ein ausgezeichnetes Mittel, um in einem substratfreien Milieu dem Azetylcholin wieder Geltung zu verschaffen. Dieser in laktathaltiger Ringerlösung auftretende Erregungsstoffwechsel unterscheidet sich aber wesentlich von dem nach Gykosezusatz, denn *Milchsäure führt trotz erheb-licher Sauerstoffsteigerung zu keiner Säurebildung; ja das Laktat kann sogar die normale Säurebildung unterdrücken.* Jedenfalls steht dieses Ergebnis in bestem Einklang mit unseren, schon früher erwähnten Angaben, so daß man mit großer Wahrscheinlichkeit *der Milchsäure eine Sonderstellung* im Arbeitsstoff-wechsel zuschreiben muß. Ja manche Versuche von DRUCKREY sprechen sogar dafür, *daß wahrscheinlich Milchsäure auch die Glykogenspaltung in der Leber zu hemmen vermag;* noch besser eignet sich dazu das *Azetat.*

Interessant sind auch die Beobachtungen von DRUCKREY über die zelluläre Säurebildung bei Sauerstoffmangel; *je geringer die Sauerstoffspannung, desto größer die Säurebildung* (siehe Abb. 64); dabei beobachtete er *nach Aufhebung der Drosselung einen enormen Sauerstoffanstieg;* es wird weit mehr Sauerstoff aufge-nommen, als in der Zeit der Drosselung; es ist also nicht so — im übrigen verweise ich auch auf unsere *Histaminversuche —,* daß bei Anoxybiose nur die eingegangene „Sauerstoffschuld" abgetragen wird, sondern der Sauerstoffmangel führt darüber hinaus auch zu wesentlichen Stoffwechselstörungen; deswegen treten bei zu-nehmendem Sauerstoffmangel auch Spaltprozesse stärker in den Vorder-grund und führen dann zu dem oben schon angeführten *erhöhten Sauerstoff-verbrauch.* Eine weitere Ursache für diese besonders ausgeprägte Unökonomie ist in der vermehrten Histaminbildung zu suchen, die mehr oder weniger bei jedem Sauerstoffmangel in Erscheinung tritt.

Unsere eigenen Beobachtungen sowie die von DRUCKREY waren dann der Anlaß, auf die schon oben angeführte Vorstellung zurückzugreifen, daß sich *die Milchsäure nicht aktiv am Ermüdungsprozeß beteiligt, sondern vielleicht einen hemmenden Einfluß auf die Ermüdung ausübt.* Sollte sich diese Vermutung auf Grund weiterer Tatsachen als richtig erweisen, dann müßte man sich die Frage vorlegen, *ob nicht die Milchsäure auch auf die gerichtete Permeabilität in irgend-einer Weise günstig wirkt.* Ein solcher Gedanke erscheint mir auch schon des-wegen so reizvoll, weil sich im Schrifttum zwei merkwürdige Angaben über günstige Wirkungen der Milchsäure bei Krankheiten finden; ADLER[1] sah nach Darreichung von Milchsäure eine auffallende Besserung bei akuter Leberatrophie, und RÜHL[2] empfiehlt Milchsäure bei Angina pectoris. RÜHL beruft sich auf eigene

---

[1] ADLER: Klin. Wschr. **1929**, Nr. 22/23, 2.
[2] RÜHL: Klin. Wschr. **1934**, 1529.

experimentelle Erfahrungen; das isolierte Starlingsche Herz kann im Gegensatz zu vielen anderen Substanzen Milchsäure verbrennen, was um so auffälliger ist, als gleichzeitig damit sich der erlahmende Herzmuskel hämodynamisch weitgehend erholt. Beachtlich ist auch die Erfahrung, daß der hohe Milchsäuregehalt im Blute, wie er gleich im Beginn einer schweren Muskelleistung einsetzt, absinkt, sobald sich Ermüdung einstellt.

Nachdem die *Warburgsche Apparatur* geeignet ist, selbst in Milligrammen den Gewebsstoffwechsel zu prüfen und sich die dabei erhobenen Befunde weitgehend den Geschehnissen im gesamten Organismus angleichen, dürfte es gestattet sein, manches, was sich aus unseren und aus den Versuchen von DRUCKREY ergibt, auch auf die menschliche Physiologie bzw. Pathologie zu übertragen. Jedenfalls erscheinen mir die eben erwähnten Milchsäureversuche, dann die Erkenntnis von der Stellung des Kaliums und der Glykose zum Erregungs- bzw. Erholungsstoffwechsel sehr beachtlich, zumal sie auch geeignet sind, auf die innige Beziehung des intrazellulären Zuckerstoffwechsels zum Kalium hinzuweisen.

Vieles, was die wichtigen Untersuchungen von DRUCKREY zeigen, steht mit den Befunden, die VERZAR[1] bei der Analyse der Muskelkontraktion erhoben hat, in bestem Einklang. Versucht man diese beiden Lehren zusammenzufassen, so kann man vielleicht folgenden Standpunkt vertreten: Die kontraktile Substanz ist nach VERZAR das phosphorisierte Myosin, das mit Glykogen und Kalium einen Symplex bildet. Ein Nervenreiz löst die Kontraktion aus, Kalium tritt aus dem Symplex aus, so daß man vermutlich das Kalium für die Kontraktion verantwortlich machen kann. In dem Maße als Kalium austritt, zerfällt Glykogen, wobei Phosphorsäure abgesprengt wird; in demselben Moment zieht sich die Muskelfibrille zusammen.

Sobald der Reiz aufhört und Erholung beginnt, kommt es wieder zu einer Restitution, also zum Wiederaufbau des Symplexes Myosin-Glykogen-Kalium. Der Schlüssel zum Kontraktionsproblem scheint sich aus der idealen Zusammenarbeit von Kalium und Kohlehydratstoffwechsel zu ergeben; über die Einwirkung der Nebennierenrindensubstanz kann man sich nur unklare Vorstellungen bilden. Anscheinend erfolgt die Glykogenbildung bei Insuffizienz der Nebennierenrinde nicht zweckmäßig; sollte sich das bewahrheiten, dann wäre *die optimale Resynthese die unbedingte Voraussetzung einer ökonomischen Muskeltätigkeit;* bei jeder Störung der normalen Resynthese wird das betreffende Individuum *adynam.*

Die vorliegende Zusammenstellung: Muskelermüdung und Erholung möchte ich in drei Teile trennen: Zuerst bin ich auf die Schwierigkeiten eingegangen, die uns die richtige Deutung des Ermüdungsproblems erschweren. Im zweiten Teil war ich bemüht, das Permeabilitätsproblem in den Vordergrund zu rücken, während ich im dritten Teil auf die chemischen Vorgänge eingegangen bin, die sich bei der Muskelkontraktion abspielen, also bei jenem Vorgang, der eventuell der Ermüdung vorausgeht.

Versucht man nun auf Grund des vorliegenden Materials eine *Synthese der chemischen Tatsachen und unserer Vorstellungen über das Permeabilitätsgeschehen* zu bilden, so ergeben sich bereits aus der Zusammenstellung von VERZAR Anhalts-

---

[1] VERZAR: Theorie der Muskelkontraktion. Basel. 1943.

punkte. Er schreibt: „Das Ausschwemmen von Milchsäure bei der Kontraktion aus dem Muskel und ebenso das Ausschwemmen von Kalium dabei betrachten wir als einen „Fehler" der Muskelmaschine. Die Korrektion dieses Fehlers findet dann in der Leber, durch den Rückbau der Milchsäure zu Glykogen unter gleichzeitiger Kaliumbindung, statt. Der Muskel steht dabei, wenn er gewissermaßen unvollkommen arbeitet, durchaus nicht allein unter den Organen des Körpers. Diese Unvollkommenheit des ganzen Mechanismus kann noch weiter gehen. Wenn sich die Zerfallsprozesse und die Restitutionsprozesse wegen besonders starker Kontraktionsarbeit nicht die Waage halten oder wenn die Sauerstoffversorgung mangelhaft ist, so kommt es zu einer derartig starken Anhäufung von Milchsäure und Kalium im Blut, daß sogar die Nierenschwelle überschritten und Milchsäure und Kalium im Harn ausgeschieden wird. Beides ist bei starken körperlichen Leistungen beschrieben worden."

Wenn es mir als Permeabilitätspathologen nunmehr gestattet ist, dazu Stellung zu nehmen, so möchte ich folgenden Einwand zur Diskussion stellen: *Bei der Kontraktion der völlig gesunden Muskelfaser muß sich der Abbau und Aufbau des Myosin-Kalium-Glykogens wohl ausschließlich innerhalb der Muskelzelle abspielen, denn die gerichtete Permeabilität, die sicher auch jeder Muskelfaser zukommt, hat dafür Sorge zu tragen, daß das abgesprengte Kalium und das Glykogen, bzw. die daraus entstandene Milchsäure nicht in die allgemeine Zirkulation gelangt. Geschieht dies doch, dann besteht die Gefahr, daß beide Substanzen, Zucker und Kalium, in die allgemeine Zirkulation gelangen und damit den Geweben entzogen werden; ja darüber hinaus kann es auch dazu kommen, daß an Stelle des ausgetretenen Kaliums Natrium, vielleicht sogar gepaart mit Wasser und Chlor in die Muskelzelle gelangt;* schließlich muß man sogar mit dem möglichen *Eindringen von Plasmaeiweiß* rechnen; Voraussetzung ist allerdings immer eine *Störung der „gerichteten Permeabilität".*

Auf Grund des Vorgebrachten *kann ich mir daher eine geregelte Muskelkontraktion ohne Mithilfe einer gerichteten Permeabilität kaum vorstellen;* auch zwischen Ermüdung und Lähmung ergeben sich zahlreiche Übergänge, aber *das Entscheidende, ob es sich dabei nur um eine vorübergehende Läsion (Ermüdung) oder um bleibende Folgen handelt, scheint mir in der Intensität der Störung zu liegen, von der die gerichtete Permeabilität betroffen wird.* Da jeder krankhafte Prozeß schon an und für sich die Permeabilität beeinflußt, darf es uns nicht wundern, wenn der Patient oder der Rekonvaleszent früher ermüdet als der Gesunde. Jedenfalls glaube ich, daß es gerechtfertigt war, das *Ermüdungsproblem im Rahmen einer Permeabilitätspathologie zur Sprache zu bringen.*

Die durch Arbeitsleistung ausgelösten Ermüdungszustände werden während der Erholung bald früher, bald später wieder beseitigt; besteht unsere Vorstellung über das Geschehen bei der Ermüdung zu Recht, dann kann eine Behebung desselben nur in der Weise erfolgen, daß entweder der gestörte Resynthesevorgang oder die beeinträchtigte gerichtete Permeabilität wieder zur Norm zurückkehren, denn das sind die einzigen Möglichkeiten, die einer Störung leichter zugänglich sind. Objektiv kann dies vielleicht daran erkannt werden, daß Kalium, Milchsäure und Phosphorsäure in die Muskelfibrille zurückkehren und gleichzeitig damit der Quellungszustand des Gewebes verschwindet. Das Funktionieren der Nebennierenrinde dürfte dabei von entscheidender Bedeutung sein.

Die Bedeutung der Nebenniere für den Ermüdungsvorgang hat sich bereits praktisch ausgewirkt, indem jetzt vielfach der Versuch unternommen wird, durch Zufuhr von Cortin die Arbeitsleistung zu steigern, bzw. der Ermüdung vorzubeugen; englische Autoren konnten bei Hunden, ebenso bei Pferden die sportliche muskuläre Leistungsfähigkeit durch Darreichung von Nebennieren-rindenpräparaten beträchtlich steigern, was sich besonders im Rennsport aus-gewirkt hat; es liegen Angaben vor, wo es gelang, z. B. die Rennzeit um 90% herabzusetzen; die Wirkung hielt noch 14 Tage nach der Injektion an. Dadurch angeregt, wurden Versuche unternommen, auch die menschliche Leistung durch Cortin zu heben; im 400-Meter-Lauf konnte die Zeit um 2—5 Sekunden vermindert werden. Italienische Physiologen sahen nach intramuskulärer Cortininjektion eine wesentliche Förderung der Arbeitskraft — sie bedienten sich des Ergo-graphen von Mosso —, 21—73 Stunden nach der Injektion ließ sich noch eine 11—65%ige Steigerung feststellen. Am markantesten tritt die Cortinwirkung bei manchen Addisonkranken zu Tage; Patienten, die vorher kaum das Bett verlassen konnten, werden wieder gehfähig; besonders günstig gestalten sich die Erfolge, wenn größere Corticosteronmengen in Tablettenform unter die Haut implantiert werden; auch frisch gewonnene Rindenanteile der Nebenniere können einheilen und so auf lange Zeit die Adynamie bannen.

Ich verwende das Cortin bei den verschiedensten Krankheiten mit ausge-zeichnetem Erfolg; anscheinend reagieren darauf besonders günstig die Fälle, die mit einer *gestörten Permeabilität* einhergehen, so daß man fast den Eindruck gewinnt, daß das Cortin seine Wirkung nicht nur auf die chemischen Geschehnisse im Muskelapparat (im Sinne von VERZAR) entfaltet, sondern vielleicht unab-hängig davon auch die gerichtete Permeabilität in günstigstem Sinne beeinflußt.

Die physiologische Ermüdung verschwindet sehr rasch, wenn die betreffende Person in einen natürlichen Schlaf verfällt; es ist nun sehr beachtlich, daß auch im Gehirn während des Schlafes Ionenumlagerungen stattfinden, die vielfach die umgekehrte Tendenz zur Ermüdung erkennen lassen; Experiment und Klinik drängen daher zu der Vorstellung, daß die im Laufe eines arbeitsreichen Tages verminderte gerichtete Permeabilität während des Schlafes eine weitgehende Wiederherstellung erfährt; in dem Sinne hat CLOETTA[1] auch die verschiedenen Schlafmittel untersucht und im Prinzip gleiches gesehen wie vom gesunden Schlaf.

14. Das anaphylaktische Geschehen.

Es kommen hauptsächlich zwei Theorien in Betracht, die zur Erklärung des anaphylaktischen Geschehens herangezogen werden: Die eine wurde von DÖRR[2] aufgestellt, der das Abreagieren zwischen Antigen und Antikörper in die Zellmembran verlegt. Die Vertreter der anderen Theorie sind DALE[3] und TH. LEWIS,[4] sie genießt gegenüber der Dörrschen Hypothese den Vorzug, als sie sich auf Tatsachen stützt, während sich die Dörrsche Theorie vielfach nur in allgemeinen Vorstellungen ergeht.

---

[1] CLOETTA: Arch. exper. Path. (D.) **174**, 500 (1934).
[2] DÖRR: Handbuch der pathologischen Micro., 3. Aufl., Bd. I, S. 757. 1929.
[3] DALE: Bull. Hopkins Hosp., Baltim. **31**, 310 (1920).
[4] LEWIS, TH.: Blutgefäße, S. 109. Berlin. 1928.

Die *Dale-Lewissche Hypothese* vertritt den Standpunkt, daß bei der Antigen-Antikörperreaktion Histamin oder eine histaminähnliche Substanz frei wird; nach DALE bzw. LEWIS stellt der anaphylaktische Schock daher nichts anderes als eine Histaminvergiftung vor. Gleichgültig, ob man sich der einen oder der anderen Theorie anschließt, auf jeden Fall ergeben sich *Beziehungen zur Permeabilitätspathologie,* so daß es schon deswegen gerechtfertigt erscheint, hier den ganzen Fragekomplex aufzurollen.

Was DÖRR veranlaßt hat, seine Vorstellungen im Sinne einer *Membranhypothese* zusammenzufassen, geht aus folgender Äußerung hervor: Man könne sich vorstellen, daß es in der Zellmembran bei der Reaktion zwischen Antigen und Antikörper zu einer starken Reizung der betreffenden Zelle kommt und daß die Reizung bestimmter Zellsysteme den anaphylaktischen Schock in seiner Gesamtheit bedingt. Da sich dieses Ereignis nur in den äußersten Schichten der Zelle abspielt, während der Kern keine Änderung erfährt, so handelt es sich um einen *reversiblen Prozeß,* der wieder von einer vollkommenen restitutio ad integrum gefolgt ist; die Theorie von DÖRR ist mehr auf Überlegungen als auf Tatsachen aufgebaut, immerhin hat er meines Erachtens recht, wenn er sich bemüht, bei der Anaphylaxie Permeabilitätsstörungen in den Vordergrund zu rücken.

Bald nach Beginn unserer Untersuchungen über den Histaminkollaps, wobei wir auf das Auftreten von Plasmaeiweiß in das Interstitium zuerst aufmerksam wurden, haben wir uns die Frage vorgelegt, ob es dabei nicht zur *Bildung von Antikörpern* kommt; ebenso haben wir im Sinne der Abderhaldenschen[1] Abwehrreaktion nachgesehen, ob sich im Harn bei mit Histamin vergifteten Tieren (Hund) *Abwehrfermente* nachweisen lassen; alle unsere Bemühungen führten aber zu einem völlig negativen Ergebnis; anscheinend reagiert der tierische Organismus verschieden, je nachdem, ob das ins Interstitium übergetretene Eiweiß *körpereigen oder körperfremd* ist. Dementsprechend läßt sich auch die Reaktion unseres Organismus gegenüber subkutan injiziertem fremdem Eiweiß mit der Albuminurie ins Gewebe nicht vergleichen, die bekanntlich dadurch zustande kommt, daß die Kapillare für das *körpereigene* Plasmaeiweiß durchlässig wird; *sicherlich kommt es bei der Anaphylaxie auch zu einer Albuminurie ins Gewebe, aber stets erst sekundär als Folge einer Sensibilisierung, bzw. des anaphylaktischen Schocks.*

Interessiert man sich für das Wesen der Anaphylaxie, so muß man sich zuerst die Frage vorlegen, was geschieht, wenn körperfremdes Eiweiß subkutan, also parenteral dem Organismus beigebracht wird? Ich möchte die Frage unterteilen und zunächst auf die Veränderungen eingehen, die am *Orte der Injektion* zu beobachten sind und dann erst auf die *Fernwirkungen* zu sprechen kommen.

Bereits beim *unvorbehandelten* — also nichtsensibilisierten — *Tier* sieht man in der ersten Stunde nach der subkutanen Injektion an der Stelle der Applikation ein hochgradiges Ödem im Bindegewebe; die zarten fibrillären Bindegewebsmaschen sind weit auseinandergedrängt, verquollen und insofern verbreitert. Zwischen ihnen sieht man amorphe, zellarme Eiweißmassen; die

---

[1] ABDERHALDEN: Abwehrfermente, 4. Aufl., S. 18. 1941.

Kapillaren, ebenso die kleinen Arterien erscheinen gequollen und erweitert; in der Nähe der Gefäße finden sich polymorphkernige Leukozyten. Die ursprünglichen Fibrozyten haben deutliche Veränderungen erfahren, so daß man sie kaum mehr als solche erkennt; ihre Kerne sind vergrößert; sie können aber auch Schrumpfungsvorgänge eingehen und so ein vielgestaltiges Bild zur Schau tragen.

Im Verlaufe der ersten 24 Stunden nehmen die beschriebenen Veränderungen deutlich an Intensität zu; am zweiten Tage erfolgt meist eine Abnahme der zellulären Erscheinungen; Makrophagen beginnen die Trümmer zu beseitigen. In den folgenden Tagen erholt sich das Gewebe; die Leukozyten verschwinden allmählich; die Fibrozytenkerne, die vorher eine unregelmäßige Form darboten, nehmen wieder normale Beschaffenheit an, nur die Verquellung der Bindegewebsfasern spricht noch eindeutig dafür, daß unter dem Einflusse der Injektion von körperfremdem Eiweiß das Zellgefüge eine Schädigung erfahren hat. Kurz, es rollt hier ein Bild ab, das außerordentlich an das *Abwehrgeschehen einer Entzündung* erinnert.

Auch die Injektionsstelle beim einmal schon sensibilisierten Tier entspricht im wesentlichen dem Ablauf der zellulären Erscheinungen beim nichtvorbehandelten Tier, nur mit dem Unterschied, *daß alle Reaktionen stärker, deutlicher und schneller ablaufen;* auch die Quellung der Bindegewebsfaser tritt intensiver in den Vordergrund.

Ganz anders verläuft der lokale Vorgang im mehrfach sensibilisierten Tier; es kommt dabei zu jener lokalen stürmischen Schädigung, die als Arthus-Phänomen[1] beschrieben wird; an der Stelle der interkutanen Injektion kommt es zu einer *geschwürbildenden Nekrose;* bereits nach einer Stunde setzt die Nekrose ein, die vor allem mit einer „kolossalen Verquellung des Bindegewebes im Korium und Subkutis" einhergeht; die Bindegewebsquellung führt zu einer Kompression der Kapillaren und Gefäße, was zur weiteren Folge hat, daß die Kapillaren sich dem Gesichtsfelde fast völlig entziehen. Nach 24 Stunden hat diese Reaktion ihren Höhepunkt erreicht, die Verquellung hat solche Grade angenommen, daß die einzelnen Bindegewebsbündel überhaupt kaum zu erkennen sind; die Bindegewebskerne fehlen auf weite Strecken. Zuerst ist die verquollene Partie völlig zellarm; später bildet sich an der Peripherie ein breiter Wall, bestehend aus Leukozyten, serösem Exsudat und Erythrozyten. Nach etwa 8 Tagen werden die nekrotischen Partien abgestoßen und das Gewebe bemüht sich, den geschwürigen Prozeß von der Tiefe her zur Ausheilung zu bringen; der Endeffekt ist eine bindegewebige Narbe.

RÖSSLE[2] hat das Arthus-Phänomen auch am Froschmesenterium verfolgt (Abb. 65); die dabei gemachten Erfahrungen gestalten sich sehr lehrreich, weil man dabei in selten schöner Weise den Ablauf der *lokalen Anaphylaxie* beobachten kann. In der Umgebung der Blutstase — allerdings später — kommt es zu einem Leukozytenaustritt, woran sich reichlich eosinophile Leukozyten beteiligen; auch die Kapillaren der weiteren Peripherie reagieren; es kommt zu einer Vermehrung und Vergrößerung der Endothelien und aus der Adventitia lösen sich große Zellen.

---

[1] ARTHUS: Arch. internat. Physiol. **15**, 69 (1918).
[2] RÖSSLE: Wien. klin. Wschr. **1932**, Nr. 20/21.

RÖSSLE und seine Schule haben sich für die *histologischen Veränderungen* sehr interessiert, die sich im anaphylaktischen Organismus an den verschiedensten Stellen abspielen; unter anderem legte sich GERLACH[1] und KLINGE[2] die Frage vor, ob es nicht möglich sei, auch *im überlebenden Organismus* etwas wie eine anaphylaktische Reaktion hervorzurufen. Es wurde zu diesem Zwecke das Ohr eines hochsensibilisierten Kaninchens abgetrennt und von der Arterie aus mit Ringerlösung durchspült; gleichgültig, ob man das Antigen unter die Haut des abgetrennten Ohres spritzt oder das sensibilisierende Serum der Durchspülungsflüssigkeit zusetzt, immer kommt es zu einem Ödem des ganzen Ohres; allerdings stellt das nichts Besonderes vor, denn auch ein nichtsensibilisiertes Ohr wird nach Injektion von Antigen ödematös. Ich verweise auf die Versuchsanordnung, die MAGNUS[3] gewählt hatte; die Kapillaren eines toten Tieres sind unter allen Umständen für eine Durchspülungsflüssigkeit permeabel und werden ödematös; insofern beweisen die obigen Versuche von GERLACH und KLINGE nur wenig.

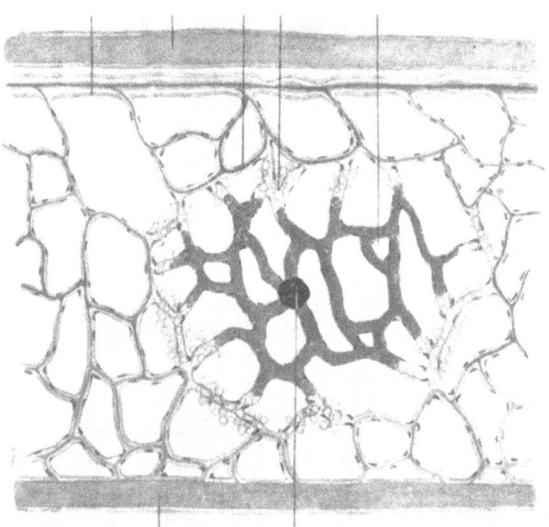

Abb. 65. Lokales anaphylaktisches Geschehen im Bereiche des Mesenteriums eines sensibilisierten Frosches.

Derselbe Einwand richtete sich auch gegen die Versuche von MANWARING;[4] bei Durchspülung von Lungen sensibilisierter Kaninchen mit antigenhaltiger Flüssigkeit entwickelt sich ebenfalls ein hochgradiges Ödem, aber ähnliches ist auch beim toten Tier nach Durchspülung mit Ringerlösung ohne Zusatz zu sehen; es kann sich somit nur um *graduelle* Unterschiede handeln.

Immerhin zeigen diese Untersuchungen, daß sich ein lokaler anaphylaktischer Prozeß nicht nur auf das Testobjekt von ARTHUS — auf die äußere Haut — beschränkt, sondern auch auf andere Gewebe übergreift; tatsächlich gibt es kaum ein Organ, das nicht von den verschiedenen Autoren auf seine Fähigkeit, „anaphylaktisch" zu reagieren, untersucht wurde; so hat man z. B. in das Perikard eines sensibilisierten Tieres Antigen gespritzt und dann Veränderungen im Herzbeutel und am Herzen gesehen; mikroskopisch ist nicht nur das Epikard, sondern auch der Herzmuskel betroffen (Nekrosen von Muskelzellen, Quellung des Bindegewebes vor allem an den Gefäßen), gelegentlich sieht man auch hämorrhagische und zelluläre Infiltrate, wobei die Zellen im Frühstadium (bis zu 2 Tagen) aus

[1] GERLACH: Virchows Arch. **247**, 295 (1923); Krkh.forsch. **6**, 279 (1928).
[2] KLINGE: Krkh.forsch. **5**, 174, 308 (1927).
[3] MAGNUS: Arch. exper. Path. (D.) **42**, 260 (1899).
[4] MANWARING: J. Immunol. (Am.) **10**, 567 (1925).

Leukozyten, in späteren Stadien nur aus Lymphozyten und Mononukleären bestehen; oft liegen die Infiltrate perivaskulär. ROULET[1] beschäftigte sich mit den Folgen einer Antigeninjektion in die Pleura eines sensibilisierten Kaninchens; die Resultate sind ähnlich denen, die sich nach Injektion ins Perikard ergeben haben. Andere Autoren haben sich für die Folgen der Antigeninjektion ins Gehirn interessiert; die betreffende Hirnpartie erscheint geschwollen und zeigt kleine Hämorrhagien; alle nervösen Elemente sind davon betroffen und können schließlich die Zeichen einer völligen Zerstörung darbieten. Wo einmal größere Gefäße waren, sind jetzt Detritusmassen zu sehen; Ringe, die sich mit Orcein dunkel färben, sind oft die einzigen Zeichen, daß an dieser Stelle Gefäße waren. Auch an der Magenschleimhaut wurde die Wirkung einer Antigeninjektion studiert; an der Injektionsstelle bilden sich Geschwüre, die je nach der Dauer die verschiedensten Reaktionen darbieten; manchmal zeigt das Geschwür sogar die Zeichen eines chronischen Ulkus.

Schwieriger gestalten sich die Verhältnisse, wenn das Antigen intraparenchymatös z. B. in die Leber oder Niere verabfolgt wird; die Injektionsstelle ist nachträglich nicht immer leicht zu erkennen. Die reichliche Vaskularisation verhindert wohl eine lokale Einflußnahme; immerhin finden sich in der Nachbarschaft Hämorrhagien oder Ödem; dort, wo es zu Infiltraten gekommen ist, besteht ein Gutteil der zelligen Elemente aus eosinophilen Zellen.

Sehr eingehende Untersuchungen über die anaphylaktische Reaktion im Bereiche der Gelenke — also im Bindegewebe — verdanken wir KLINGE;[2] er sensibilisierte Kaninchen mit Pferdeserum und injizierte dann das Antigen ins Gelenk; verschieden lange Zeit nach der Injektion wird das Tier getötet; es kommt zu einer stürmischen Entzündung im Gelenk, durch die ein Großteil der Synovialzotten zerstört wird. An diesem Zerstörungsprozeß beteiligen sich auch Sehnen, Bänder und Teile der Gelenkkapsel; *man sieht unscharf begrenzte Herde, bestehend aus gequollenem Bindegewebe, deren Fasern sich mit den gewöhnlichen Farben kaum mehr erfassen lassen;* die Grundsubstanz einschließlich der Fibrillen hat sich in eine *homogen aussehende wachsartige Masse* verwandelt; nur im Zentrum sind noch einzelne Fibrillen zu erkennen; am Rande solcher Herde entwickelt sich Granulationsgewebe, das vorwiegend aus Monozyten und Histozyten besteht.

Im Zusammenhang mit den Untersuchungen von RICKER[3] hat man auch die Frage aufgeworfen, ob das Nervensystem auf die Anaphylaxie Einfluß nimmt; anscheinend verläuft im denervierten Gewebe die anaphylaktische Reaktion schwächer; russische Autoren vertreten sogar die Meinung, daß der schwerere Verlauf innerhalb des Mesenchyms hauptsächlich auf Reizung der Nerven zu beziehen sei. KAISERLING[4] beschuldigt vor allem das vegetative Nervensystem; durch Darreichung von Adrenalin oder Azetylcholin läßt sich so manche Reaktion in der einen oder anderen Richtung beeinflussen.

Ich glaube, zusammenfassend folgendes feststellen zu können: Die subkutane

---

[1] ROULET: Verh. dtsch path. Ges. **1931**, 189.
[2] KLINGE: Dtsch. med. Wschr. **1936**, 209; Zieglers Beitr. **83**, 186 (1929).
[3] RICKER: Virchows Arch. **231**, 1 (1921); **237**, 281 (1922).
[4] KAISERLING: Dtsch. med. Wschr. **1937**, 469.

Injektion von körperfremdem Eiweiß löst im Mesenchym bereits eine solche Reizerscheinung aus, daß sie von manchen Pathologen schon als das Anfangsstadium eines entzündlichen Prozesses angesehen wird. Derselbe Vorgang äußert sich im sensibilisierten Organismus nur viel stärker; die schwerste Gewebsschädigung ist dann zu gewärtigen, wenn das betreffende Antigen einem hochsensibilisierten Tier intrakutan injiziert wird; das dabei entstehende Arthus-Phänomen ist als der höchste Grad einer solchen „Entzündung" anzusehen. Die bekannten entzündlichen Reizerscheinungen treten zeitlich gerafft und gesteigert auf, wenn das betreffende Individuum durch entsprechende Antigeninjektionen in einen *anderen* Zustand versetzt wurde — diesen Zustand nennt man *Allergie*. Ein Organismus kann eine Antigeninjektion heftig oder nur sehr wenig oder schließlich gar nicht mit „entzündlichen" Erscheinungen beantworten; entscheidend ist vermutlich die *Abwehrlage*, in der sich gerade das betreffende Individuum befindet. Für die verschiedenen Reaktionslagen hat RÖSSLE neue Namen in Vorschlag gebracht; er spricht von einem *hyperergischen* und *anergischen* Zustand; das Arthus-Phänomen ist wohl als der Ausdruck *höchster Hyperergie* anzusehen.

Betrachtet man das bis jetzt Gesagte vom Permeabilitätsstandpunkt, so läßt sich vielleicht folgendes sagen: Auch die perkutane Injektion eines körperfremden Eiweißes nimmt auf die Permeabilität des nichtsensibilisierten Gewebes Einfluß; das Ödem, das sich dabei bildet, rührt kaum von dem injizierten Eiweiß allein her; vielmehr kommt es vermutlich zu einer regionären Kapillarläsion und damit zu einem lokalisierten Eiweißübertritt. Auch die Bindegewebsfaser reagiert jetzt „anders", denn wieso käme es sonst zu der bekannten Quellung, wie immer wieder betont wird. Diese beiden Permeabilitätsstörungen, Bindegewebsquellung und Kapillarläsion, erreichen die höchsten Grade im Arthusschen Phänomen; die Reaktion nach einer lokalen Verbrennung oder auf einen Schlangenbiß könnte sich kaum anders gestalten; alles löst sich auf, so daß schließlich nur mehr eine einheitliche Masse zu erkennen ist, wo ursprünglich Bindegewebe war.

Wir haben das Gewebe im Bereiche des Arthusschen Phänomens auch auf seinen Mineralgehalt verfolgt und dabei eine weitgehende Angleichung an die Umgebung nachweisen können; im gequollenen Gewebe findet sich eine mächtige Anreicherung von Natrium. Dasselbe gilt auch von der Potentialdifferenz, sie sinkt innerhalb kürzester Zeit auf Nullwerte ab; auch Debtanalysen an kleinsten Gewebsstückchen bestätigten unsere früheren Erfahrungen. *Im Prinzip spielt sich somit im Bereiche des Arthusschen Phänomens ungefähr dasselbe ab, was sich in viel milderem und verzögertem Maße bei der Allylformiatschädigung oder bei der Histaminquaddel feststellen läßt. Die lokalen anaphylaktischen Geschehnisse sind daher auf Permeabilitätsstörungen ebenso zu beziehen wie die Folgen einer Histamin- bzw. Allylformiatvergiftung.* Anaphylaktische Vorgänge milderen Grades haben wir nicht untersucht, aber die sich dabei abspielenden Vorgänge werden sich wohl in derselben Richtung bewegen.

Das perkutan injizierte körperfremde Eiweiß erfährt, anscheinend durch eine verdauende Tätigkeit, die wohl von den Bindegewebsfasern ausgeht, eine Änderung, so daß jetzt ein toxisches Produkt entsteht, das dem Organismus am Ort der Injektion, aber auch in seiner Gesamtheit gefährlich werden kann. Diese allgemeine Giftwirkung gestaltet sich am stärksten, wenn man im hochsensibilisierten Körper das Antigen intravenös verabfolgt.

Gegen die Gefahr einer allgemeinen Vergiftung ergreift der Organismus bereits an der Stelle der Injektion Gegenmaßnahmen, wenigstens deutet RÖSSLE so die Erscheinungen, die sich beim Arthusschen Phänomen erkennen lassen; in dem Stocken der Zirkulation, der Ödembildung und der Leukozytenansammlung sieht er eine *Abwehrvorrichtung* und spricht dementsprechend von einer „*defensiven Entzündung*"; es muß sich hier — wie RÖSSLE sagt — um einen „Vorgang von höchster Zweckmäßigkeit" handeln, wenn wir im Gebiete einer intensiven Giftgefahr eine Sperrung des Blut- und Stoffwechsels, gewissermaßen eine vollständige Blockade mit großer Beschleunigung eintreten sehen. Daß man hier wirklich das Recht hat, von einer Retention gewisser Giftstoffe zu sprechen, dafür konnte RÖSSLE ebenfalls Beweise anführen. Verwendet man zur Sensibilisierung nicht Eiweißkörper, sondern Erythrozyten — wozu sich die kernhaltigen Hühnererythrozyten besonders eignen —, so erfolgt nicht, wie man eigentlich erwarten sollte, eine rasche Auflösung der roten Blutzellen, sondern im Gegenteil eine Verzögerung der Resorption, die um so ausgesprochener ist, je höher die Immunität getrieben wird. *Die Ursache ist die hyperergische Entzündung, die sich bemüht einen allzu stürmischen Übertritt von Toxinen in den allgemeinen Kreislauf zu verhindern.*

Man muß daher mit der Möglichkeit rechnen, daß bei der perkutanen Injektion von körperfremdem Eiweiß ein Gift entsteht, das die normale Permeabilität sowohl der benachbarten Kapillaren als auch der anliegenden Bindegewebsfasern schädigt. Der Abwehrvorgang, durch den sich der Organismus bemüht, die Giftwirkung tunlichst zu lokalisieren und so die Gefahren für den Gesamtorganismus auf ein Minimum herabzudrücken, erinnert histologisch betrachtet weitgehend an das Bild, das der Morphologe *Entzündung* nennt.

Im Rahmen dieser Zusammenstellung habe ich mehrfach die Frage aufgeworfen, *wie sich wohl das Bindegewebe verhält, wenn es mit Bluteiweißkörpern in Berührung kommt;* zunächst haben wir uns nur für das Problem interessiert, ob überhaupt die Bindegewebsfasern z. B. bei der Histaminvergiftung an dem Abtransport der bei der Albuminurie ins Gewebe übergetretenen Eiweißkörper in irgendeiner Weise beteiligt sind. Sicher kann das von den Lymphkapillaren angenommen werden und ebenso muß auch der Parenchymzelle die Möglichkeit zugesprochen werden, das Interstitium von Eiweiß zu reinigen. Da man bei der Allyl-, und auch bei der Histaminvergiftung neben der Kapillarwandquellung auch eine Verdickung der Gitterfasern, z. B. in der Leber besonders im Bereiche der periportalen Felder, nachweisen kann, so dürften auch die bindegewebigen Elemente bei der „körperfremden Albuminurie ins Gewebe" nicht ganz unbeteiligt bleiben; die einzelnen Fasern erscheinen nicht nur gequollen, sondern sie tingieren sich mit Anilinblau bei Anwendung des Passinischen Farbstoffgemisches viel intensiver; dasselbe gilt auch von der Kapillarmembran, die in diesem Zustande färberisch viel leichter erkennbar ist. Fast gewinnt man auf Grund dieser experimentellen Befunde den Eindruck, *daß nicht nur die einzelne Bindegewebsfaser,* sondern das gesamte Mesenchym Eiweiß aufnehmen kann, um es in irgendeiner Weise entweder zu entgiften oder sonstwie unschädlich zu machen.

Bereits bei der Besprechung des Ödemproblems habe ich die Frage aufgeworfen, wie sich das Bindegewebe dem eingedrungenen Eiweiß gegenüber verhält; ich mußte anläßlich der Einwände, die sich gegen meine Theorie von der Albuminurie ins Gewebe richteten, dazu Stellung nehmen und darauf eingehen, warum gerade bei *der* Nierenkrankheit, die mit der stärksten Schwellung einhergeht — das ist die Nephrose —, der Eiweißgehalt in der Ödemflüssigkeit gar so niedrig ist, während bei der akuten Nephritis hohe Eiweißwerte im Punktat zu beobachten sind. Da bei der Nephrose das subkutane Gewebe vielfach sulzigen Charakter zeigt — ähnlich wie beim Myxödem —, habe ich mir die Frage vorgelegt, ob nicht das subkutane Bindegewebe das Eiweiß an sich reißt und sich auf diese Weise an der Quellung beteiligt, die dann zu den bekannten Veränderungen des Mesenchyms Anlaß gibt; vielleicht ist dies auch der Grund, warum die Bindegewebsfasern bei gewissen pathologischen Zuständen mit Farbstoffen, z. B. mit Eosin, anders reagieren — fibrinoide Degeneration?

Man kommt — wie ich glaube — zu klareren Vorstellungen, wenn man die sich dabei abspielenden Geschehnisse mit dem Fluoreszenzverfahren (HAITINGER) verfolgt; Euchrysin oder Geranin geben mit Plasmaeiweiß (vor allem mit Albumin) im Fluoreszenzlicht eine rötlichbraune Farbe, Thioflavin eine dunklere Braunfärbung. Injiziert man nun einem nichtsensibilisierten Tier etwas Pferdeserum intra- oder subkutan, exzidiert diese Hautpartie nach etwa 25—30 Minuten, und fixiert sie in Carnoyscher Lösung, so geben die nach entsprechender Färbung aus Paraffin gewonnenen Schnitte folgende Veränderungen (vgl. Abb. 66). Das normale Bindegewebe läßt einen grünlichblauen Farbenton erkennen, während das zwischen den Fasern gelegene Eiweiß den typischen rötlichen Farbenton des Serums erkennen läßt; an manchen Stellen sieht man — das scheint mir sehr beachtlich —, daß das Serum vom Rand her in die Bindegewebsfaser eindringt; 24 Stunden später ist von dem grünlichblauen Farbton des Bindegewebes nicht mehr viel zu sehen; an dessen Stelle ist jetzt ein Gewebe getreten, das sich rötlichbraun, also wie Serum färbt; anscheinend ist das subkutan bzw. intrakutan gelegene Eiweiß in die Bindegewebselemente eingedrungen; aus der Paarung zwischen Bindegewebe und Serum ist vielleicht ein neues Gebilde entstanden, das denselben Farbton wie Serum zeigt.

Noch merkwürdiger gestaltet sich das färberische Verhalten, wenn man mit der Haitinger-Methode das durch das Arthus-Phänomen geschädigte Gewebe prüft; relativ rasch wandeln sich die einzelnen Bindegewebsfasern in ein Gewebe um, das jetzt — nach dem Haitinger-Verfahren geprüft — einen merkwürdigen bräunlichen Farbton erkennen läßt; am Rand der einzelnen Fasern ist noch das eindringende Eiweiß als rötlich gefärbte Masse zu erkennen, während die unveränderten bindegewebigen Elemente noch durch ihre ursprüngliche grünliche Verfärbung auffallen.

Sicherlich wird uns diese so aussichtsreiche Methode noch viele Überraschungen bringen, vor allem auf dem Gebiete des Mesenchyms, das unter pathologischen Bedingungen die verschiedensten Farbenschattierungen zeigt; jugendliches Bindegewebe gibt mit dem Haitinger-Verfahren einen ganz anderen Farbenton als altes. Jedenfalls glaube ich auf Grund des Vorgebrachten schon jetzt sagen zu können, *daß die bindegewebigen Elemente unter gewissen Voraussetzungen Serumeiweiß an sich reißen und vermutlich in sich aufnehmen; das*

Tempo, wie rasch das Bindegewebe Eiweiß in sich einschließt, ist verschieden; vielleicht lassen diese Beobachtungen sogar den Schluß zu, daß zuerst die normale Permeabilität der Bindegewebsfaser durchbrochen werden muß, bevor Serumeinweiß in das Innere einer Faser hineingelangen kann; ist aber einmal die Barriere gleichsam durchbrochen, dann gestaltet sich das Eindringen viel rascher, möglicherweise aber auch um so gefährlicher (*Arthus*-Phänomen), denn anscheinend wird bei dieser gegenseitigen Einflußnahme irgendein Toxin frei.

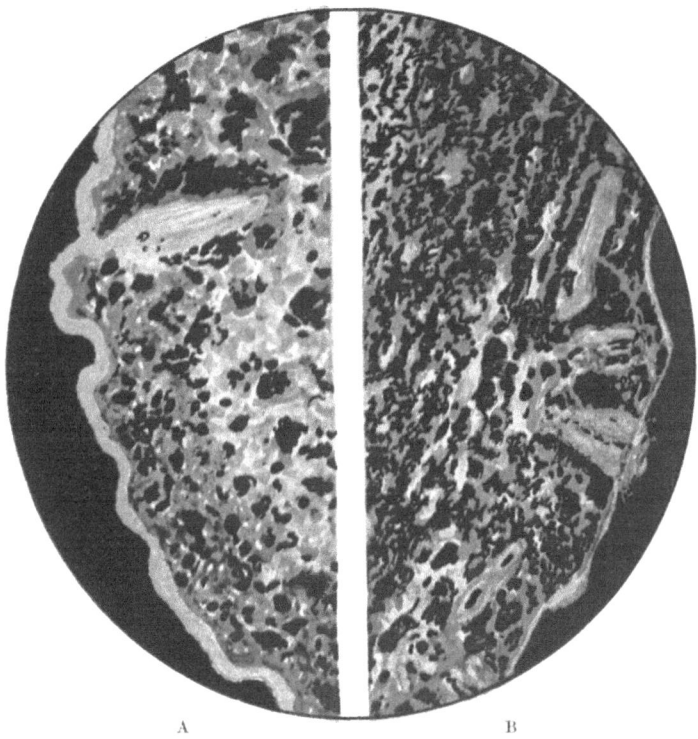

A   B

Abb. 66. Einfluß einer intrakutanen Seruminjektion auf das umgebende Gewebe. A 25 Minuten nach der Injektion. B 24 Stunden später.

Die subkutane Injektion von Antigen führt nicht nur zu einer lokalen Veränderung, sondern löst gelegentlich auch allgemeine Schäden aus, also Veränderungen, die weit weg von der Injektionsstelle liegen. Zunächst kommt es zu einer Mitbeteiligung der regionären *Lymphdrüsen;* während die parenterale Eiweißreaktion bei einem nichtsensibilisierten Tier in den regionären Lymphdrüsen kaum nennenswerte Veränderungen setzt, findet sich bei einem hochsensibilisierten Tier in der Nähe des durch das *Arthus*-Phänomen geschädigten Gewebes eine *beträchtliche Vergrößerung und ödematöse Schwellung nebst Hyperplasie des lymphatischen, lymphoiden und Retikulumgewebes.* Diese Erfahrungen werfen ein Licht auf die Stellung der sogenannten *Keimzentren,* denn hier sind bei allergischen Vorgängen die stärksten Veränderungen nachweisbar; *Hyperplasie der Histiozyten und Retikulumzellen sowie starke Vergrößerung der Keimzentren*

*sind anscheinend eine typische Begleiterscheinung mehr oder weniger jeder hochge-
triebenen Immunität.* Versucht man zu diesen Erscheinungen Stellung zu nehmen,
so drängt sich unwillkürlich folgende Vorstellung auf: Die wirksamste Bekämpfung gegen das perkutan eingedrungene körperfremde Eiweiß stellt im hochsensibilisierten Organismus zunächst die *lokale hyperergische Entzündung vor,*
die im *Arthus*-Phänomen ihren Höhepunkt erreicht, aber in einzelnen Fällen
kann der oben erwähnte Sperrmechanismus versagen und so ein Übertreten von
Antigen in die allgemeine Zirkulation ermöglichen. Gegen *diese* Gefahr besitzt
der Organismus auch noch eine Sicherheitsvorkehrung — das ist der Schutz, der
von den Lymphdrüsen und dem umgebenden retikulo-endothelialen Gewebe ausgeübt wird.

Aber auch dieser Mechanismus kann keineswegs als eine absolut sicher arbeitende Vorrichtung angesprochen werden, denn gelegentlich gelangt doch etwas
Antigen — vielleicht unter Umgehung gewisser Barrieren — in den allgemeinen
Kreislauf; wie sollen wir uns sonst die Beobachtung von KLINGE erklären, der
gelegentlich im Anschluß an subkutane Seruminjektionen eine knotige Aufquellung der Herzklappen sah, die einem entarteten Bindegewebe und einer
scholligen Verquellung entspricht. Ähnliches findet sich auch im Interstitium und
längs der Herzgefäße; gelegentlich können auch die Herzmuskelfasern davon
betroffen werden; schließlich erfahren auch die Gefäße anderer Organe eine
starke Auflockerung ihrer Wand, besonders der Media. Die elastischen Fibrillen
sind auseinandergedrängt, so daß zwischen ihnen große vakuoläre Räume entstehen; unter der dünnen Intimaschicht liegt jetzt eine homogene fibrinoide
Schicht, die bald polsterartig, bald ringförmig das Gefäßlumen einengt; auch
kann es zu einer Wucherung der Intimazellen kommen, so daß es unter ungünstigen Bedingungen sogar einen Gefäßverschluß auslösen kann; selbst die
Aorta bleibt von solchen Geschehnissen nicht verschont. Die Bindegewebsfasern
um die Gefäße zeigen deutliches Ödem, das an einzelnen Stellen sogar zur
Bildung von scholligen Massen führt; färberisch zeigen die Massen fibrinoiden
Charakter; sammeln sich hierselbst Histiozyten, Lymphozyten und Fibroblasten, so kann es zu Veränderungen kommen, die weitgehend an das Aschoffsche Knötchen erinnern; manche Autoren sprechen hier von einer Aktivierung
des lymphozytären Apparates (SIEGMUND[1]).

Auf solche Veränderungen haben vor allem KLINGE[2] und seine Mitarbeiter
aufmerksam gemacht; sie bezeichnen sie als die *typische Begleiterscheinung nach
parenteraler Eiweißinjektion* und sprechen in dem Sinne sogar von einer *allergischen
Entzündung.* KLINGE meint, die Veränderungen sind gelegentlich so typisch,
daß man allein auf Grund solcher histologischen Veränderungen schon sagen
kann, hier muß es sich um einen allergischen Prozeß handeln.

Dieser Behauptung ist von verschiedener Seite widersprochen worden; so
z. B. von ASCHOFF;[3] er hält es für bedenklich, wenn ätiologisch ganz verschiedene,
in ihren klinischen Symptomen aber ähnliche Krankheiten nur deswegen als
allergische Krankheiten bezeichnet werden, weil sich im menschlichen Organismus
ähnliche Veränderungen nachweisen lassen, wie sie uns sonst von der experimen-

---

[1] SIEGMUND: Münch. med. Wschr. **1923 I**, 5; Beitr. Med. Klin. **1927 I**.
[2] KLINGE: Klin. Wschr. **1927 II**, 2265.
[3] ASCHOFF: Med. Klin. **1935 I**, 1.

tellen Allergie her bekannt sind; seiner Ansicht nach ist es auch nicht erlaubt, nur aus dem Vorhandensein einer fibrinoiden Verquellung auf eine allergische Reaktion oder gar auf eine allergische Krankheit zu schließen, zumal diese fibrinoide Quellung häufig auch bei allen möglichen Schädigungen physikalisch-chemischer oder infektiös-toxischer Natur zu beobachten ist. RÖSSLE,[1] der Schöpfer des Begriffes allergische Entzündung, nimmt ebenfalls gegen KLINGE Stellung; er sagt, die allergische Entzündung zeichnet sich nicht durch ein besonderes morphologisches Bild aus, sondern nur durch die Heftigkeit und ihre schnelle Entwicklung; die allergische Entzündung zeigt morphologisch demnach gegenüber der gewöhnlichen Entzündung nichts Spezifisches.

In diesem Zusammenhang erscheinen mir auch die Beobachtungen von BLUMENCRON[2] beachtlich: er erzeugt bei Hunden durch Anbohren der Zähne Granulome, die er längere Zeit bestehen läßt; die Tiere zeigen keinerlei krankhafte Veränderungen; wenn man aber nach mehreren Monaten die Organe, besonders ihre Gefäße prüft, so zeigen sich Veränderungen, die eindeutig als *Ablagerungen eiweißhaltiger Flüssigkeit* (geprüft nach dem Haitinger-Verfahren) *im perivaskulären-interstitiellen Raum und in der Gefäßwand anzusehen sind;* selbst die großen Parenchymorgane zeigen Schädigungen, die uns an die Allylformiatvergiftung erinnern. Diese Beobachtungen sind deswegen so wichtig, weil sie uns die *Bedeutung der Foci* für die Entstehung von Permeabilitätsschäden in selten ausdrucksvoller Weise vor Augen führen.

Zieht man einen Vergleich zwischen den Geschehnissen, die im Tierexperiment nach Histamin- oder Allylformiatvergiftung entstehen, und den anatomischen Veränderungen, die sich bei der Anaphylaxie erzeugen lassen, so ergeben sich weitgehende Beziehungen; vor allem verweise ich auf die Veränderungen an den Herzklappen und den Gefäßen. Aber auch manches andere, was wir bei der Histamin-, bzw. bei der Allylformiatvergiftung an den anderen Organen gesehen haben, ist gelegentlich als Fernwirkung auch beim *Arthus*-Phänomen zu beobachten; immer ist das Primäre eine „Albuminurie ins Gewebe", die letzten Endes stets auf eine Kapillarschädigung zu beziehen ist.

Eine Ausnahme macht nur der Eiweißübertritt in die Gefäßwand, bzw. in das Klappengewebe; hier erfolgt die Albuminurie ins Gewebe nicht nach einer Kapillarschädigung, sondern vorwiegend auf dem Boden einer Endothelläsion, also einer Läsion jener Membran, die das Blut von der Gefäßinnenschicht trennt. Das Wesentliche ist aber auch hier die gestörte Semipermeabilität, denn die normale Intima trägt sonst dafür Sorge, daß nur Ernährungsflüssigkeit aus dem Blute in die Gefäßwand dringt, nicht aber Plasmaeiweiß; *unter krankhaften Bedingungen kann nun die Endothelmembran ebenso ihren semipermeablen Charakter einbüßen wie eine geschädigte Kapillarwandung.* Bei der Analyse der Anaphylaxie hat sich zum Nachweis der Albuminurie ins Gewebe das Haitinger-Verfahren ebenfalls sehr bewährt; die Abb. 67 zeigt die Aorta eines Hundes, der kurze Zeit nach intravenöser Antigeninjektion im anaphylaktischen Schock zugrunde ging. Zwei Veränderungen zeigen sich sehr eindrucksvoll; die Imbibition der Intima mit Serum und die Einlagerung von Plasmaeiweiß in die tieferen Gefäßschichten.

---

[1] RÖSSLE: Virchows Arch. **299**, 359 (1937).
[2] BLUMENCRON: Wien. med. Wschr. **1941**, Nr. 50.

Dementsprechend können auch die allgemeinen Veränderungen, die sich als die Folgen der Anaphylaxie im Organismus entwickeln, als *Permeabilitäts-störungen* gedeutet werden. *Das Gift, das sich bei der Berührung des perkutan bei-gebrachten körperfremden Eiweißes entwickelt, richtet sich anscheinend gegen die Permeabilität der Kapillaren und gegen die bindegewebigen Elemente, aber nicht nur im Bereiche der Injektionsstelle, sondern auch weit weg davon. Wenn es dem*

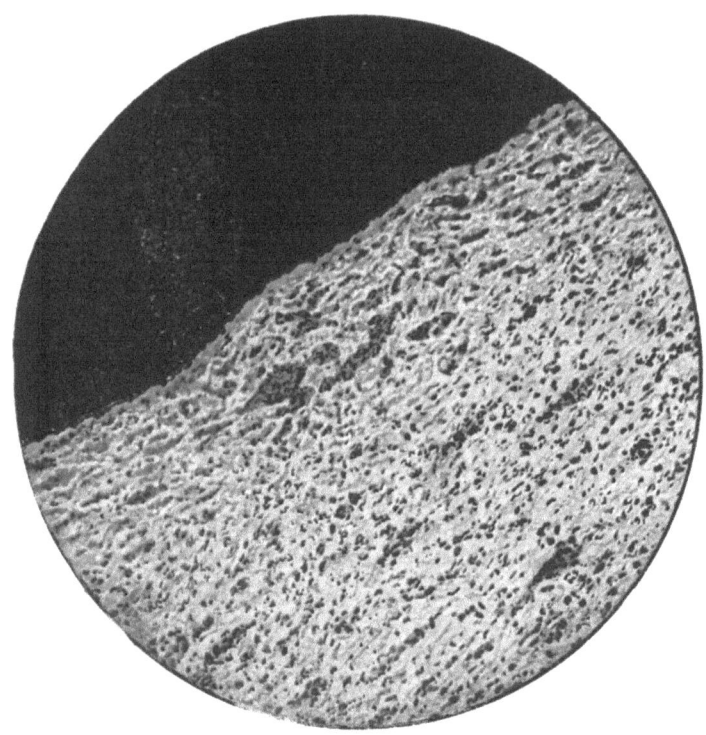

Abb. 67. Plasmaimbibition der Aorta mit anaphylaktischem Schock. Nach HAITINGER gefärbt (Methode II).

Organismus nicht gelingt, das Toxin an Ort und Stelle der Injektion zu binden, gelangt das Permeabilitätsgift in die allgemeine Zirkulation, was dann zu einem diffusen Kapillarschaden bzw. Kollaps führt.

Ich komme jetzt zur *Besprechung des eigentlichen anaphylaktischen Schocks;* das sensibilisierte Tier kann akut zugrunde gehen, wenn das entsprechende Antigen *intravenös* verabfolgt wird. Ich sehe vom Bronchospasmus ab, der eigentlich nur beim Meerschweinchen zu sehen ist, und habe nur das große Er-eignis vor Augen, wenn ein Tier — wie z. B. der Hund — im schweren Kreislauf-schock innerhalb weniger Minuten zugrunde geht; wahrscheinlich spielt sich hier im „Großen" etwas Ähnliches ab, was sich im „Kleinen" beim *Arthus*-Phänomen ereignet; wie sich dort das artfremde Eiweiß im sensibilisierten Organismus mit dem Mesenchym in ein giftiges Produkt verwandelt, in gleicher Weise — kann man sich vorstellen — erfolgt vermutlich eine Giftbildung, wenn das Antigen in die Blutbahnen eines sensibilisierten Organismus eingeführt wird und dabei Gelegenheit findet, mit den verschiedenen mesenchymalen Gebilden — vor allem mit den Kapillarwandungen — in Berührung zu treten. Der Endeffekt ist anscheinend immer derselbe: *Bindung eines Giftes an das Mesenchym mit nachfolgender Störung der Permeabilität.* Einen sehr lehrreichen Fall aus der menschlichen Pathologie hat SIEGMUND[1] mitgeteilt; es handelt sich um einen Fall von *Tod im anaphylaktischen Serumschock:* der Leberbefund entspricht einer ausgedehnten serösen Exsudation, gekennzeichnet durch ein hochgradiges perikapilläres Ödem; das Gitterfasergerüst ist stark aufgelockert, das Balken- und Zellgefüge in selten ausgedehnter Weise dissoziiert, die Kapillarwände sind abgehoben, die Disseschen Räume von ausgeflockten Massen durchsetzt, die Kapillarendothelien sind groß, aufgelockert, vielfach abgerundet und in Ablösung begriffen. Nachdem sich ähnliche Veränderungen in mehr oder weniger allen Organen nachweisen lassen, muß hier von einer *allgemeinen Permeabilitätsschädigung der gesamten Kapillarendothelien* gesprochen werden.

Im Rahmen unserer Permeabilitätsstudien haben wir neben dem histologischen Nachweis einer Albuminurie ins Gewebe auch den *Mineralstoffwechsel* verfolgt; es war daher notwendig, auch das Na/K-Verhältnis im anaphylaktischen Schock zu prüfen. Die von uns gewonnenen Resultate decken sich weitgehend mit denen, die SCHITTENHELM[2] erheben konnte, so daß ich mich im folgenden nicht nur auf die eigenen, sondern vor allem auch auf die Beobachtungen von SCHITTENHELM stützen kann: *Im akuten anaphylaktischen Schock steigt der Kaliumgehalt im Blutserum hoch an;* das Kaninchen zeigt diese Steigerung ausgesprochener als der Hund, der sich zu anaphylaktischen Versuchen viel weniger eignet; im protrahierten Schock ist eine solche Änderung kaum angedeutet. Das Plus an Kalium bezieht SCHITTENHELM auf eine Abgabe aus den Geweben; entsprechende Mineralanalysen bestätigen seine Annahme. Weil SCHITTENHELM Natriumanalysen nicht vorgenommen hat, haben wir das nachgetragen; was zu erwarten war, hat sich auch eingestellt; in dem Maße, als das Gewebe Kalium einbüßt, tritt an dessen Stelle Natrium; dementsprechend läßt sich auf der Höhe des Schocks ein Minus an Natrium im Serum und umgekehrt eine Vermehrung im Gewebe feststellen. Das Gegenteil gilt vom Kalium; das Gewebe büßt Kalium ein und gibt es an das Plasma ab. *Da wir im Anaphylaxieschock dieselben Störungen des Mineralstoffwechsels wie bei der Histamin- und Allylformiatvergiftung sehen, wird die Annahme einer Störung der gerichteten Permeabilität im anaphylaktischen Schock sehr wahrscheinlich;* jedenfalls zeigen Anaphylaxie und Histaminvergiftung viele gemeinsame Züge; *anscheinend wird unter der Wirkung des Anaphylaxiegiftes nicht nur die Kapillarwand undicht, sondern auch die Grenzschicht der Parenchymzelle verliert ihr normales Verhalten. Die Eigenschaft der normalen Zelle, sich gegenüber wahlloser Osmose und Diffusion zu schützen, geht anscheinend im anaphylaktischen Schock ebenso verloren, wie wir es bei den verschiedenen Giften gesehen haben,* die zu einer schweren Albuminurie ins Gewebe Anlaß geben; *im anaphylaktischen Schock zeigt sich dieselbe Transmineralisation und ein Absinken des Potentials wie bei der Allylformiatvergiftung;* dasselbe haben wir

[1] SIEGMUND: Z. allg. Path. **80**, 289 (1943).
[2] SCHITTENHELM: Z. exper. Med. **58**, 662 (1928).

auch bei der lokalen Anaphylaxie gesehen; das Gewebe, das von einem *Arthus*-Phänomen erfaßt wird, enthält viel mehr Natrium, Chlor und Wasser als entsprechende Kontrollstellen.

Die *starke Kaliumabwanderung* aus den Geweben gibt mir auch Gelegenheit, zu den Arbeiten von JESSERER[1] Stellung zu nehmen, zumal viele Erscheinungen des akuten anaphylaktischen Schocks ebenso als Ausdruck einer stärksten Vagusreizung anzusehen sind; tatsächlich kommt es im anaphylaktischen Schock nicht nur zu einer Vermehrung des Kaliums, sondern auch zu einer Kalziumverminderung; der Kalium-Kalzium-Spiegel kann weit über 2,0 ansteigen, was nach JESSERER einem hohen Vagustonus entspricht.

Zugunsten unserer Annahme, daß es sich im anaphylaktischen Schock um eine erweiterte Form der Albuminurie ins Gewebe mit allen uns bekannten Erscheinungen handelt, lassen sich noch drei Tatsachen anführen: Die *Zunahme der roten Blutkörperchen* ohne gleichzeitige Eiweißvermehrung im Serum, dann die *Steigerung der Lymphbildung* (Vermehrung der aus dem Ductus thoracicus abfließenden Lymphmenge auf das $5^1/_2$fache der Norm) und schließlich das *morphologische Bild* der unterschiedlichen Organe. Die *Sektion* von Tieren, die im Schock zugrunde gehen, zeigt vieles, was uns an die akute Histaminvergiftung erinnert: eine beträchtliche Schwellung, einschließlich Hyperämie der Bauchorgane, Petechien der serösen Häute, Ödem und Hämorrhagien der Darmschleimhaut sowie zuweilen schleimiger, mit Blut vermengter Darminhalt (Enteritis anaphylactica). An sonstigen Veränderungen werden von SCHITTENHELM Zelldegenerationen (trübe Schwellung), zuweilen auch Nekrosen der Leberzellen beschrieben; eine Erweiterung der Disseschen Räume ist nur dann zu beobachten, wenn das Tier nicht akut im Schock zugrunde geht; der anatomische Befund eines im anaphylaktischen Schock verendeten Hundes unterscheidet sich somit in nichts von dem einer akuten Histaminvergiftung.

Über die Beeinflussung des *Zellstoffwechsels* während der Histamin- bzw. Allylformiatvergiftung und ebenso bei der Ermüdung haben wir oben berichtet; im Gegensatz zum normalen Gewebe, das in der Warburgschen Apparatur ein langsames Absinken des Sauerstoffverbrauches erkennen läßt, kommt es überall dort, wo die Zellpermeabilität Schaden erlitten hat, zu einem eigentümlichen Ansteigen und dann erst zum Absinken. Nachdem ganz dasselbe Verhalten die herausgenommene Leber zeigt, die von einem Tier stammt, das im anaphylaktischen Schock zugrunde gegangen ist, sehe ich auch darin einen Beweis, *daß bei der Anaphylaxie Permeabilitätsstörungen von entscheidender Bedeutung sind;* wir haben die Verhältnisse auch im protrahierten Schock verfolgt und folgendes an Hand des Sauerstoffverbrauches immer wieder feststellen können: Innerhalb der ersten 12 Stunden erreicht die Atmungssteigerung ihren Höhepunkt, nach 12 Stunden beginnt sie wieder abzusinken, nach 72 Stunden ist sie wieder zum Normalwert zurückgekehrt. Falls es gestattet ist, den Sauerstoffverbrauch gleichsam als Maß einer Zellschädigung zu verwerten, könnte man sagen, daß die durch den anaphylaktischen Schock geschädigte Gewebstätigkeit nach etwa 3 Tagen zur Norm zurückgekehrt ist; damit hätte auch die gerichtete Permeabilität wieder ihre ursprüngliche Bedeutung erreicht.

---

[1] JESSERER: Dtsch. med. Wschr. 1942, 857.

Bei der Analyse der Histamin- bzw. der Allylformiatvergiftung und später bei der Besprechung der Ermüdung war uns das Elektropotential, ebenso das Oxydationsreduktionspotential ein wichtiger Wegweiser; parallel mit der fortschreitenden Albuminurie ins Gewebe fällt das Elektropotential und nimmt die Oxydose zu; ganz dasselbe läßt sich auch im Organismus eines durch den anaphylaktischen Schock geschädigten Tieres *erkennen, so daß auch diese Befunde geeignet sind, unsere Annahme zu unterbauen, daß im Vordergrund des anaphylaktischen Schocks die Permeabilitätsstörung steht, und zwar sowohl im Bereiche der Kapillarwand als auch an der Zellgrenze.* Ich sehe daher in unseren Untersuchungen eine wesentliche Bestätigung der Anschauung von DÖRR, der mehr oder weniger alle anaphylaktischen Erscheinungen auf Permeabilitätsstörungen bezieht; positive Tatsachen, die seine Theorie stützen, haben — wie ich glaube — erst wir vorlegen können.

Vergleicht man die Erscheinungen bei der Histaminvergiftung mit den Symptomen, wie sie sich im anaphylaktischen Schock geben, so zeigt sich eine weitgehande Übereinstimmung; das gilt nicht nur für den Hund, sondern auch für andere Tierarten; jedenfalls sind das wichtige Gründe, warum man DALE[1] und TH. LEWIS[2] recht geben muß, wenn sie die Möglichkeit einer Histaminwirkung während des anaphylaktischen Schocks in Erwägung gezogen haben. Es muß nicht Histamin selbst sein, sondern vielleicht nur eine histaminähnliche Substanz. DALE meint daher, daß *die anaphylaktische Vergiftung Histamin freimacht und daß das anaphylaktische Geschehen letzten Endes die Folge dieses Freiwerdens ist, oder daß Histamin die reagierenden Zellen so beeinflußt, daß in ihnen eine physikalische Veränderung hervorgerufen wird und so eine gleichartige Störung durch das anaphylaktische Gift entsteht.* Daß Histamin in reinem Zustande aus verschiedenen Geweben und unter sicherem Ausschluß einer bakteriell-fermentativen Zersetzung der Gewebsproteine dargestellt werden kann, steht außer Zweifel; auch sind die dabei gewonnenen Mengen recht beträchtliche, sie dürften genügen, um intravenös verabfolgt beim normalen Tier einen schweren protoplasmatischen Kollaps auszulösen. Nach DALE findet sich das Histamin bereits präformiert in der lebenden Zelle, vielleicht in Form einer leicht zerfallenden, an sich aber unwirksamen Verbindung, die unter gewissen Bedingungen, wie z. B. während der Einwirkung des Antigens, vielleicht wegen Sauerstoffmangel frei wird und jetzt in das umgebende Gewebe gelangt. Falls die Vorstellung von DALE zu Recht besteht, so sehe ich darin einen weiteren Beweis, wie richtig es war, wenn ich auch die Anaphylaxie im Rahmen meiner Permeabilitätspathologie zur Sprache brachte.

Beeinflußt durch die Arbeiten von MASUGI,[3] interessiert man sich jetzt auch für die Folgen, die durch *Zytolysine* ausgelöst werden; MASUGI studierte die histologischen Gewebsveränderungen, wenn man Antiserum intravenös injiziert; das zuerst von ihm verwendete Serum wurde so gewonnen, daß fein zerriebene Rattennieren Kaninchen intraperitoneal injiziert wurden; das Serum dieser Tiere wurde Ratten in die Schwanzvene injiziert. Wir modifizierten das Masugi-Verfahren in der Weise, daß wir Nierenbrei von Hunden Schafen intra-

---

[1] DALE: Bull. Hopkins Hosp., Baltim. **31**, 310 (1920).
[2] LEWIS, TH.: Blutgefäße, S. 109. Berlin. 1928.
[3] MASUGI: Zieglers Beitr. **91**, 82 (1933); **92**, 429 (1934).

peritoneal injizierten und auf diese Weise größere Mengen von sehr wirksamen
Zytolysinen erhielten; injiziert man so gewonnenes Schafserum Hunden intravenös, so bekommen die Tiere schwere Nierenschäden, die außerordentlich an
die Veränderungen bei der akuten Nephritis erinnern; ich sehe in dieser Modifikation den großen Vorteil, daß man bei Hunden den klinischen Verlauf einer
Nierenschädigung besser verfolgen kann als bei Ratten. Schon sehr bald nach
der Injektion scheidet der Hund Eiweiß und rote Blutkörperchen durch den
Harn aus; ebenso kommt es zu Blutdrucksteigerung und Ödemen. Die histologischen Nierenveränderungen unterscheiden sich in nichts von den bei Ratten
gewonnenen. MASUGI berichtet, daß so behandelte Ratten in 100% der Fälle
das typische Bild einer akuten diffusen Glomerulonephritis zeigen; selbst FAHR,[1]
der so kritische Kenner der Nierenpathologie, kann nicht umhin, hier von *entzündlichen* Veränderungen im Sinne einer akuten Nephritis zu sprechen; die
schwersten Schädigungen zeigen sich im Bereiche des Glomerulus; es kommt im
Kapillarlumen zu einer Hypertrophie und Hyperplasie der Endothelzellen, später
zu einer Verstopfung des Lumens mit homogenen Eiweißmassen; besonders ausgeprägt ist das im Bereiche der Glomerulusschlingen zu sehen. Der Quellungsprozeß
kann sich bis in die Vasa afferentia erstrecken; die Glomeruli schwellen stark an
und zeigen jetzt Eiweißübertritt in den Kapselraum; zumeist beteiligt sich daran
auch die Bowmansche Kapsel; ihre Zellen vermehren sich, so daß es sogar zu
jenen halbmondförmigen Gebilden kommt, die uns von der sogenannten extra-
kapillaren Glomerulitis her bekannt sind; gelegentlich kann die gequollene
Bowmansche Kapsel selbst ihre Kontinuität verlieren; Bruchstücke derselben
liegen dann in dem erweiterten und mit Eiweiß erfüllten Kapselraum. Die Tubuli
zeigen meist nur Verfettung, sonst sind kaum wesentliche Veränderungen zu bemerken; in chronischen Fällen sieht man gelegentlich eine Verödung der unterschiedlichen Glomeruli und sekundär entstandene Epithelschäden.

Selbstverständlich hat sich uns auch beim Studium der Masugi-Nephritis das
Haitinger-Verfahren bewährt; der Eiweißaustritt durch die Glomeruluskapillaren
ist eindeutig zu erkennen; Eiweiß findet sich auch im Tubuluslumen, doch
zeigt es manchmal auf Grund des Haitinger-Verfahrens färberische Unterschiede
(vgl. Abb. 68).

MASUGI hat auch „Hepatoxine" dargestellt; die Wirkung verhält sich ähnlich
dem Nephrotoxin; schon kurze Zeit nach der Injektion sieht man eine Einlagerung
homogener Eiweißmassen zwischen Blut und Leberzellen, dann Leukozytenansammlung und Wucherung der Kupfferschen Sternzellen (besonders in der
Peripherie des Azinus); je früher man untersucht, desto eher sind erweiterte und
mit Eiweißgerinnsel erfüllte Dissesche Räume zu erkennen; später treten an
Stelle des ausgetretenen Plasmas Zellen, so daß es manchmal schwierig ist, die
Disseschen Räume noch als solche zu erkennen. Bei schwerer Leberläsion sieht
man zirkumskripte Erythrozytenanhäufungen, die meist auf erweiterte Kapillaren
zu beziehen sind; bei genauer Untersuchung entpuppen sich solche „Stasen"
als „Blutseen", also als Blutungen ins Interstitium, denen Kapillarzerreißungen
vorausgegangen sind; das läßt sich besonders gut erkennen, wenn man in solchen
Gewebsschnitten die Gitterfasern zur Darstellung bringt. Dementsprechend darf

---

[1] FAHR: Klin. Wschr. **1**, 505 (1936).

man sich darüber nicht wundern, wenn es an zahlreichen Stellen zu einer Nekrobiose dazwischenliegender Leberzellbalken kommt und so ein histologisches Bild
entsteht, das uns vielfach an das der *eklamptischen* Leber erinnert; manchmal
sieht man in der Nähe solcher Zellnekrosen eigentümliche hyaline Tropfen.
MASUGI äußert sich dazu folgendermaßen: „Wenn wir diese sogenannte hyalintropfige Entartung von Leberzellen nach unseren Befunden beurteilen dürfen,
so wollen wir sie wie diejenigen der Nierenepithelien auf die Resorption des aus
den geschädigten Kapillaren ausgetretenen Eiweißes von seiten der Epithelien
zurückführen.“ Mir erscheint diese Bemerkung deswegen so wichtig, weil an-

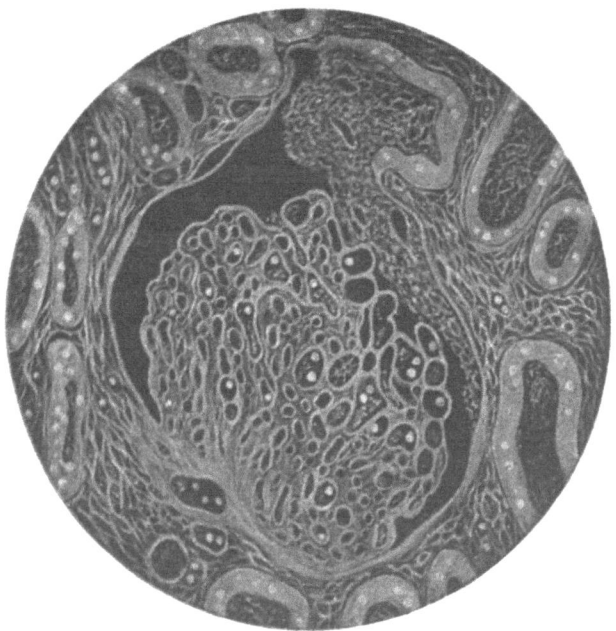

Abb. 68. Eiweißübertritt in den Bowmanschen Raum bei akuter Masugi-Nephritis. Thioflavinfärbung.

scheinend auch MASUGI der Meinung ist, daß das ausgetretene Plasmaeiweiß
gelegentlich auch von den Parenchymzellen aufgenommen wird; die normale
Zelle vermag dies — soweit sich das histologisch beurteilen läßt — nur in geringem Maße, etwas anderes ist es, wenn sie ihre normale gerichtete Permeabilität eingebüßt hat.

Schwere Veränderungen sind auch im Bereiche des interstitiellen Bindegewebes und der hier liegenden Gefäße zu sehen; so kommt es vielfach zu einer
ödematösen Aufquellung der Äste der Arteria hepatica und zu Ödem bzw. Verquellung des periportalen Bindegewebes; bei einem noch schwereren Grade kann
die Bindegewebsquellung solche Dimensionen annehmen, daß der Morphologe
wahrscheinlich von einer fibrinoiden Entartung sprechen würde; *fibrinoid ent-
artete Gefäßabschnitte sind meist stark erweitert, sie sehen wie gelähmt aus und unterscheiden sich dadurch wesentlich von den kontrahierten bzw. unveränderten Gefäßen.*

Was die *Spezifität der Zytotoxine* betrifft, so läßt sich eine solche im allgemeinen nicht sicherstellen; das Nephrotoxin schädigt z. B. auch die Leber, wobei es sogar zur Nekrosebildung kommt, und umgekehrt sieht man bei den mit Hepatotoxin behandelten Tieren oft schwere Nierenschäden; aber über diesen Rahmen hinaus werden von den Nephro- bzw. Hepatotoxinen auch noch andere Organe erfaßt; *der erste Angriffspunkt solcher Toxine scheint immer das Mesenchym zu sein;* nachdem das Bindegewebe hier und dort dasselbe ist, darf es uns nicht wundern, wenn davon die verschiedensten Organe erfaßt werden.

Wir sind von der Frage ausgegangen, ob die Geschehnisse, wie sie sich bei der Anaphylaxie geben, mit Permeabilitätsänderungen einhergehen; wenn man zunächst vom anaphylaktischen Schock absieht und nur die *lokalen Veränderungen* — vor allem das Arthussche Phänomen — ins Auge faßt, so kann man wohl sagen, daß es sich hier ganz sicher um einen Vorgang handelt, der in seinen Anfangsstadien weitgehend mit der Histaminquaddel zu vergleichen ist und insofern einer Permeabilitätsstörung entspricht. Man sieht Kapillarerweiterung, Plasmaexsudation und Ödem, kurz die *typischen Zeichen einer Albuminurie ins Gewebe;* aber schon nach kurzer Zeit kommt es auch zur Bildung eines Leukozytenwalles und zu einer Bindegewebsbeteiligung, die schließlich zu einer völligen Auflösung der Bindegewebsfasern führen kann; *aus der serösen Exsudation hat sich allmählich das entwickelt, was der Morphologe zu den Anfängen einer typischen Entzündung zählt;* dies kann nicht als Gegenbeweis gegen die Existenzberechtigung einer „serösen Entzündung" angeführt werden, zumal jede Entzündung mit Plasmaexsudation beginnt; ich berufe mich hier auf RÖSSLE, der auch sagt: *Die seröse Entzündung ist nicht bloß eine besondere Dauerform, gewissermaßen eine abgeschwächte milde Form der Entzündung, sondern sie ist häufig nur ein Durchgangsstadium zu anderen Entzündungsformen.* An einer anderen Stelle sagt er: Wir wissen aus Untersuchungen über die Frühstadien der Entzündung, daß Leukozyten in einem typisch gereizten Gebiet erst nach 2 Stunden durch Emigration sich im freien Gewebe anzusammeln beginnen; niemand wird aber zweifeln, daß die schon längst vorher ausgebildete Quaddel, etwa beim Insektenstich, bereits eine Entzündung, und zwar eine seröse Entzündung ist. *Jedenfalls steht im Vordergrund des lokalen anaphylaktischen Geschehens die veränderte Kapillarpermeabilität, die vermutlich unter dem Einfluß des Giftes ihre normale Eigenschaft, Plasma nicht durchzulassen, verloren hat;* der Prozeß der Kapillarläsion kann schließlich solche Dimensionen annehmen, daß von einer Kapillarwandung überhaupt nichts mehr zu sehen ist.

Auch die Zellwände sind bei der Anaphylaxie der Angriffspunkt von Läsionen; bereits bei der Entwicklung des Arthusschen Phänomens kommt es zu einem Ionenausgleich und Absinken des Elektropotentials; *die Ursache dafür ist weniger in einer geänderten gerichteten Permeabilität der Parenchymzellen zu suchen — da im Unterhautzellgewebe Parenchymzellen kaum vorkommen —, als vielmehr auf Ernährungsstörungen zu beziehen;* in noch viel eindeutigerer Form tritt dies in Erscheinung, wenn man die Geschehnisse bei der Masugi-Nephritis verfolgt.

Die hier gebrachten Ergebnisse fordern auf, Vergleiche anzustellen zwischen den Geschehnissen bei der Anaphylaxie und der Histamin- bzw. Allylformiatvergiftung; unter beiderlei Umständen — einerseits bei der Histamin- bzw. bei der Allylformiatschädigung und anderseits bei der Anaphylaxie — *tritt*

Eiweiß aus den Blutkapillaren ins Interstitium über, aber das eine Eiweiß ist sicher nur körpereigenes, das infolge toxischer Kapillarschädigungen die Blutbahnen verlassen hat, während bei der Anaphylaxie neben den aus den Kapillaren ausgetretenen körpereigenen Plasmaeiweißkörpern auch körperfremdes Eiweiß berücksichtigt werden muß. Vielleicht ist gerade darauf die fehlende defensive Entzündung zu beziehen, die wenigstens in der Histaminquaddel fast gar nicht in Betracht kommt, während das Arthus-Phänomen als das klassische Beispiel einer hyperergischen Entzündung gegenüber einem „Fremdkörper" anzusehen ist. Vielleicht hängen damit auch unsere Beobachtungen zusammen, daß wir bei Allyl- bzw. Histaminvergiftungen hauptsächlich nur dann Veränderungen an den Herzklappen gesehen haben, wenn wir diese Intoxikation mit der Darreichung von Pferdeserum, Bakterien bzw. Eiweißtoxinen, also körperfremden Substanzen, gepaart haben.

Auch bezüglich des Parenchyms ergeben sich Unterschiede, indem es bei der chronischen Histaminschädigung — eine Ausnahme macht nur der Darmkanal, denn hier hat man immer mit Mischinfektionen zu rechnen — ausnahmsweise zu zellulären Abwehrerscheinungen kommt — also zu Auswanderung von polynukleären Leukozyten —, während die Pathologen, die sich mit den anaphylaktischen Folgeerscheinungen beschäftigen, immer wieder das Vorkommen von mononukleären Zellen und damit einer allergischen Entzündung betonen.

Eine Mittelstellung nimmt meines Erachtens die Allylformiatvergiftung ein, bei der, speziell wenn man die Veränderungen im Rattenorganismus studiert, zelluläre Abwehrvorgänge durchaus nicht zu den Seltenheiten gehören; paart man allerdings diese Vergiftung mit der Injektion von körperfremdem Eiweiß, so treten die Zeichen einer Entzündung ganz besonders deutlich in Erscheinung; vielleicht ist die Ursache dieser Differenz in der schwereren Kapillarschädigung und den damit in Zusammenhang stehenden Gewebsnekrosen zu suchen, die gleichsam als Fremdkörper an die Abwehrrichtungen größere Anforderungen stellen, als wenn es sich nur um eine „körpereigene" Albuminurie ins Gewebe handelt; der Unterschied zwischen der Histaminquaddel und dem Arthusschen Phänomen ist so markant, daß gerade dieser Befund kaum geeignet ist, die Dale-Lewissche Vorstellung zu stützen, die im anaphylaktischen Schock *nur* eine Histaminvergiftung sieht.

15. Vegetatives Nervensystem und Permeabilität.

Die Permeabilität von Zellen und Kapillaren wird vermutlich durch Änderungen im chemischen Milieu beeinflußt; da die Nerventätigkeit im Gewebe nur zu leicht chemische Sonderstellungen nach sich zieht, liegt es nahe, die Frage aufzuwerfen, ob Nerven — speziell die des vegetativen Systems — auch auf die Permeabilität Einfluß nehmen.

Es ist das Verdienst von ASHER[1] und seiner Schule, Beziehungen des Sympathikus zur Zellpermeabilität zuerst erkannt zu haben; KAJIKAWA[2] injizierte in die Bauchhöhle Fluoreszein und bestimmte die Zeit, wie bald Fluoreszein in

---

[1] ASHER: Pflügers Arch. **163**, 147 (1916).
[2] KAJIKAWA: Med. Klin. **1933**, 213.

der vorderen Augenkammer nachweisbar wird; dabei ergab sich die merkwürdige Tatsache, daß Fluoreszein auf der Seite des durchtrennten Sympathikus später in der vorderen Augenkammer erscheint. Dies veranlaßte dann
ASHER, die Vorstellung zu vertreten, *daß sich die Permeabilität für Fluoreszein
unter dem Einfluß eines fehlenden Sympathikustonus wesentlich verschlechtert.*
Ähnlich sind vielleicht auch folgende Versuche zu deuten: Eine künstlich erzeugte Kochsalzquaddel verschwindet — als Versuchsobjekt diente zunächst
die Ohrhaut eines Kaninchens — nach Sympathikusdurchtrennung früher als
auf der gesunden Seite; oder: Ein experimentelles Ödem, das durch subkutane
Injektion von 2%iger Kochsalzlösung erzeugt wurde, verschwindet rascher auf
der Seite der fehlenden sympathischen Innervation. Schließlich ist auch folgende
Beobachtung mehrfach bestätigt worden: Injiziert man Indigokarmin in eine
Muskelpartie, dessen sympathische Innervation zerstört wurde, so erscheint im
Harn die Farbe früher.

Da der Sympathikus vielfach als der Antagonist des Parasympathikus — also
des erweiterten Vagus — anzusehen ist, sollte eigentlich nach Ausschaltung des
Vagus die gegenteilige Wirkung erfolgen; in vieler Beziehung läßt sich diese
Annahme auch beweisen, vor allem, wenn man sich an die Untersuchungen
von TSCHERMAK und seiner Schüler hält; er konnte an Ratten und Meerschweinchen zeigen, daß nach einseitiger Vagotomie die Lunge der gleichen Seite für
gewisse Farbstoffe, aber auch für manche einfacher gebaute organische und
anorganische Substanzen durchlässiger wird. Histologisch nachweisbare gröbere
Veränderungen sind nach Vagotomie nicht zu erkennen; in dem Sinne ist
TSCHERMAK[1] auch geneigt, die Pneumonie nach beiderseitiger Vagotomie auf
eine gestörte Permeabilität zu beziehen; ähnlich wie die Lungenkapillaren nach
chemischer Schädigung z. B. durch Ammoniak oder gar nach Einatmung von
Kampfgasen zu Ödem neigen, so soll die Vagotomie das Lungenendothel
permeabler gestalten; im Gegensatz zu TRAUBE,[2] der die Pneumonie nach beiderseitiger Vagotomie als Schluckpneumonie deutet, sieht TSCHERMAK das Wesentliche in einem Ausfall einer Bedingungsinnervation; er spricht von einem
Impermeabilitätstonus und will ihn von der Vagustätigkeit abhängig machen;
in seiner Zusammenfassung findet sich folgender Satz: „Jedenfalls dürfen wir
uns den alterativen und noch mehr den tonischen Einfluß des Nervensystems
auf die Durchlässigkeit wie auf die Impermeabilität der Zellen als recht weitgehend vorstellen; ja man mag sich die Innervation als überhaupt auf dem
Wege der Permeabilitätsänderung erfolgend denken." Diese Vorstellung ist
jedenfalls geeignet, dem Permeabilitätsproblem neue Gesichtspunkte abzu-
gewinnen; anscheinend gehen vom Vaguszentrum Impulse aus, die die Lungenkapillaren unter günstigere Bedingungen stellen; fällt diese Steuerung weg,
dann werden die Kapillarmembranen für Eiweiß durchlässig, was sich bis
zum Ödem steigern kann.

Richtunggebend sind auch die Untersuchungen von GREMELS[3] und WETZ-
LER;[4] auch sie legen großes Gewicht auf Beziehungen zwischen Parasympathikus

---

[1] TSCHERMAK: Med. Klin. **1933**, 213.
[2] TRAUBE: Beiträge, Bd. I, S. 1. 1871.
[3] GREMELS: Arch. exper. Path. (D.) **182**, 1 (1936); **188**, 1 (1937); **186**, 625 (1937).
[4] WETZLER: Z. exper. Med. **107**, 751 (1940).

und intrazellulärem Geschehen; die vermittelnde Rolle spielt dabei das *Azetyl-cholin* bzw. das Adrenalin; da sich dabei die Frage aufdrängt, ob nicht Permeabilitätsfaktoren von entscheidender Bedeutung sind, scheint es geboten, die Ergebnisse ihrer wichtigen Untersuchungen kurz zu streifen; GREMELS hat zunächst am Warmblüterherz den Sauerstoffverbrauch bei Vagusreizung bzw. nach Azetylcholin geprüft; da die assimilatorische Funktion abnimmt, schreibt er dem Vagus eine *Sparwirkung auf den Sauerstoffverbrauch* zu, während umgekehrt Sympathikusreizung bzw. Adrenalin den dissimilatorischen Energieablauf steigert. Dabei ist stets die jeweilige Konzentration des Adrenalins bzw. des Azetylcholins zu berücksichtigen, denn kleine Mengen haben vielfach die gegenteilige Wirkung von hohen Konzentrationen.

Analoge Versuche sind von GREMELS auch am Ganztier durchgeführt worden; das Ergebnis war dasselbe; *Vagusreizung oder Azetylcholindauerinfusion setzt den Sauerstoffverbrauch herab.*

WETZLER greift auf meine alte Lehre von der *Vagotonie*[1] und Sympathikotonie zurück; auch nach ihm *besitzt jedes Individuum eine vegetative Struktur*, die durch eine eigentümliche Gleichgewichtslage der vegetativen Organe bzw. Funktionen charakterisiert ist; mit W. R. HESS[2] vertritt er an Stelle einer scheinbaren Regellosigkeit antagonistischer und synergetischer Wirkungen von Sympathikus und Parasympathikus ein neues Ordnungsprinzip. Über Vorstellungen einer Notfallfunktion des sympathiko-adrenalen Systems hinausgreifend, sieht er in der Funktion des Sympathikus das *"ergotrope" Prinzip*, das dem Ziel animaler Energieentfaltung dient, während er in der Funktionsweise des Parasympathikus das *"histotrope"* Prinzip erblickt, das der Entwicklung, Erhaltung und Restituierung der Gewebselemente im Sinne potentieller Energiespeicherung dienen soll.

Auf solchen Vorstellungen aufbauend, hat dann WETZLER[3] an zahlreichen gesunden Menschen eine quantitative Messung der wichtigsten Kreislauffaktoren durchgeführt (er bestimmt Blutdruck, Schlagvolumen, Herzfrequenz, Minutenvolumen, elastischen Widerstand); ermittelt man außerdem noch den Gasstoffwechsel, so läßt sich aus dem Verhältnis $\frac{\text{Sauerstoffverbrauch pro Min.}}{\text{Minutenvolumen des Herzens}}$ die arteriovenöse Sauerstoffdifferenz (Utilisation) des Blutes berechnen. An Hand solcher Analysen kann er nun zwei Typen von Menschen unterscheiden: *Der vagotonische bzw. histotrope Mensch* hat ein kleines Minuten- und relativ geringes Schlagvolumen bei niedriger Sauerstoffaufnahme, was einer guten Ausnutzung (Utilisation) des arteriellen Blutes entspricht. Gerade umgekehrt verhält sich der *Sympathikotoniker, bzw. der ergotrope Mensch:* Er ist charakterisiert durch hohen Sauerstoffverbrauch, hohes Minutenvolumen und schlechte Utilisation. Daraus ergibt sich, daß das Herz des Vagotonikers schon im Ruhestand ökonomischer arbeitet — WETZLER spricht hier von einem *"Schongang"*, weil das Minutenvolumen so niedrig wie möglich gehalten wird; häufig vergesellschaftet sich damit eine Bradykardie, was ebenfalls dazu beiträgt, um die Herzleistung tunlichst herabzusetzen; da der Ruhebedarf an Sauerstoff trotz des extrem

---

[1] EPPINGER: Vagotonie. Berlin. 1910.

[2] HESS, W. R.: Regulierung des Blutkreislaufes. Leipzig. 1930.

[3] WETZLER: Organismus und Umwelt, S. 106. Dresden. 1939; Z. exper. Med. **107,** 673 (1940).

niedrigen Minutenvolumens immerhin gedeckt werden muß, so kann dies nur durch eine *maximale Utilisation* bewerkstelligt werden. Jedenfalls ist der Bedarf eines Vagotonikers gegenüber dem durchschnittlichen Verbrauch gleichaltriger und gleichgewichtiger Normalpersonen deutlich bis zu 30% gegenüber der Norm herabgesetzt; was liegt näher, als auch hier an eine *Sparwirkung des Vagus* zu denken, was uns um so berechtigter erscheint, als GREMELS bei direkter doppelseitiger Vagusreizung und ebenso bei Azetylcholindauerinfusion eine Einsparung des Sauerstoffverbrauches bis zu einer Höhe von etwa 30% unter dem Ausgangswert beobachten konnte. *Was* WETZLER *am Sympathikotoniker bzw. am Vagotoniker beobachtet, deckt sich weitgehend mit den Untersuchungen von* GREMELS; der Betrag, um den der Sauerstoffverbrauch pro Kilogramm Körpergewicht bei den sympathikotonisch eingestellten Menschen den Durchschnittswert der Normalperson überschreitet (30%), ist fast derselbe, um den GREMELS durch Adrenalindauerinfusion an der Spinalkatze den Umsatz erhöhen kann. Zusammenfassend läßt sich somit die Vermutung vertreten, *daß das vegetative Nervensystem auf die funktionelle Konstitution eines Individuums vielleicht im Sinne eines Dauerreizes bestimmenden Einfluß nimmt.*

Dieser Abschnitt ist betitelt: Vegetatives Nervensystem und Permeabilität; das bis jetzt Angeführte, soweit es die Arbeiten von GREMELS und WETZLER betrifft, hat anscheinend mit dieser Fragestellung nichts zu tun, und doch muß man an solche Beziehungen denken, besonders wenn man sich der Meinung von HÖBER[1] anschließt, der jede Erregung auf eine Permeabilitätssteigerung bezieht; Änderungen der Plasmakolloide führen nach ihm zu elektrischen Erscheinungen, welche weitgehend an die die Erregung begleitenden Aktionsströme erinnern; er nimmt daher an, daß sich bei der Erregung im Inneren der gereizten Zelle ein elektrolytischer Prozeß entwickelt, welcher eine Auflockerung der kolloiden Plasmamembran bewirkt. Dasselbe kann sich abspielen, wenn es zu einer Ionenkonzentrationsänderung kommt; auch dies bedingt eine entsprechende Abweichung vom normalen kolloidalen Zustand. Beweise für die Richtigkeit einer solchen Annahme lassen sich natürlich nicht erbringen, immerhin ergeben sich aus der Botanik Anhaltspunkte, die man vergleichend heranziehen kann und die uns in der Annahme von HÖBER bestärken. So beobachtete OSTERHOUT[2] bei einer Meeresalge, daß, wenn man eine ihrer Zellen am Ende berührt, aus den benachbarten Chromatophoren ein roter Farbstoff austritt, der durch das Protoplasma diffundiert. Selbst das Licht wirkt auf manche Pflanzenzellen als Reiz und kann ihre Permeabilität erhöhen; so nehmen z. B. auch gewisse Pflanzenzellen, welche für Kaliumnitrat und Kochsalz relativ gut durchlässig sind, bei Belichtung mehr Salze auf als bei Verdunkelung; auch durch Elektrizität kann man die Permeabilität von Pflanzenzellen steigern; taucht man ein mehrere Zentimeter langes Stengelstück mit seinem einen Ende in eine verdünnte Silbernitratlösung ein und reizt das andere Ende elektrisch, so tritt nach einigen Sekunden Chlor in die Silbernitratlösung über. Die Zahl solcher und ähnlicher Beispiele ließe sich leicht vermehren; sie

---

[1] HÖBER: Handbuch der normalen und pathologischen Physiologie, Bd. I, S. 407. 1927; Pflügers Arch. **134**, 311 (1910).
[2] OSTERHOUT: Injury, recovery and death. Philadelphia. 1922.

alle gestatten den Schluß, *daß jede Reizung, bzw. jede Schädigung von Pflanzenzellen mit einer Permeabilitätsänderung einhergeht.*

Falls es überhaupt gestattet ist, die Erfahrungen der Botaniker auf Vorgänge im tierischen oder gar im menschlichen Organismus zu übertragen, dann könnte man sich — rein theoretisch betrachtet — vorstellen, *daß der Sympathikus die Permeabilität verschlechtert und der Vagus sie* — vielleicht über die Norm hinaus — *bessert.* In dem Sinne sagt auch HÖBER, daß jede Reizung zu einer Permeabilitätssteigerung führt; würde diese Annahme sowohl für die Sympathikusreizung als auch für die Vaguserregung Geltung haben, dann könnte unter beiderlei Bedingungen die Permeabilität eine Änderung erfahren; TSCHERMAK spricht von einer *Bipolarität* und meint damit, daß viele Zellen im Gegensatz zum Muskel, wo die Reizung nur mit Zuckung beantwortet wird, einen nach zwei Seiten erfolgenden Funktionsablauf besitzen, also z. B. *eine vorhandene Funktionsstärke steigern bzw. vermindern;* eine solche Bipolarität ist anscheinend allen jenen Zellen eigen, die unserem Willen entzogen sind und nur sogenannten vegetativen Funktionen dienen. In Parallele dazu könnte man mit einer *Bipolarität der Permeabilität* rechnen, so zwar, daß der *Sympathikus die Membranfunktion lockert,* während der *Vagus die gegenteilige Wirkung entfaltet;* man könnte auch sagen, der Vagus verbessert die Membran über das Normale.

Für ähnliche Fragen interessiert sich auch die Theorie von KRAUS-ZONDECK;[1] jede parasympathische Erregung bedingt in der Zelle eine Verschiebung des normalerweise bestehenden Gleichgewichtes zugunsten des Kaliums, jede sympathische Reizung dagegen eine solche zugunsten des Kalziums; *die Elektrolytverschiebung, welche der Nerv besorgt, verändert die kolloide Beschaffenheit der Grenzschichten und damit deren Permeabilität.*

Die Funktionsintensität einer Zelle hängt demnach einerseits von dem Ionengleichgewicht und anderseits von dem Erregungszustand der antagonistisch wirkenden vegetativen Nerven ab. Ein Übergewicht der Vaguserregung über die des Sympathikus bzw. umgekehrt führt zu denselben Erscheinungen wie ein Kaliumbzw. Kalziumübergewicht. Jedenfalls müssen zwischen der Funktion des vegetativen Nervensystems und der Wirkung der Elektrolyte Beziehungen bestehen, wobei man sich gut vorstellen kann, daß die Wirkung der vegetativen Nerven darin besteht, an den Grenzflächen der Zelle Verteilungsänderungen der Elektrolyte herbeizuführen; *Vaguswirkung bedingt eine Verteilungsänderung im Sinne einer relativen Kaliumanreicherung, Sympathikusreizung führt zu einer Verteilungsänderung im Sinne einer relativen Kalziumkonzentration.*

HUEBER[2] hat die Untersuchungen von GREMELS am *Menschen* überprüft, indem er ganz kleine Dosen von Adrenalin und Azetylcholin intravenös in Form von Dauerinfusionen verabfolgte; ebenso wie GREMELS feststellen konnte, zeigen auch die Versuche von HUEBER, daß Azetylcholin beim Menschen den Sauerstoffverbrauch senkt, während Adrenalin ihn steigert; das, was uns aber an den Beobachtungen von HUEBER besonders interessiert, ist die Wirkung auf das Kalium und Natrium; Blutanalysen sind viel weniger beweisend als die absoluten Ausscheidungen durch den Harn, denn nur sie gestatten ein Urteil, ob der

---

[1] KRAUS-ZONDECK: Klin. Wschr. **1922**, 1774; Dtsch. med. Wschr. **1920**, 201.
[2] HUEBER: Dtsch. med. Wschr. **1942**, 483.

Körper aus seinen Beständen Kalium abgibt oder es retiniert. Wie aus den Tab. 32 und 33 zu entnehmen ist, *kommt es während der Azetylcholinwirkung zu einer Einsparung des Kaliums, während die Adrenalinwirkung zu einer Natriumretention führt.*

Tabelle 32. *Dauerinfusion von 1000 ccm mit 8 γ Azetylcholin pro Minute.*

	Serum				Harn		
	Vorwert	ante	post	postea	ante	post	postea
Na	319,1	362,2	339,2	327,7	269,3	243,6	348,4
K	17,7	19,3	18,8	19,1	293,9	208,7	195,9
Cl	348,9	344,3	330,1	230,1	390,5	383,4	404,7
Na/K	18,0	18,7	18,0	17,0	0,9	1,1	1,8

Tabelle 33. *Dauerinfusion von 1000 ccm mit 8 γ Adrenalin pro Minute.*

	Serum			Harn		
	Vorwert	ante	post	ante	post	postea
Na	342,1	315,2	269,1	400,8	301,3	243,1
K	21,3	13,2	19,9	243,3	245,4	333,7
Cl	355,0	337,3	340,8	695,8	497,0	518,3
Na/Ka........	11,3	16,49	14,89	1,71	1,63	0,70

Ich sehe in den Beobachtungen HUEBERS einerseits einen wichtigen Hinweis, wie recht KRAUS und ZONDECK hatten, als sie die Gleichartigkeit des Reizeffektes bei der Nerv-Gift- und Elektrolytwirkung betonten und dementsprechend an Stelle des „vegetativen Systems" den Begriff des „chemischen und vegetativen Betriebsstückes der Zelle" setzten, und anderseits glaube ich auch einen Beweis zugunsten unserer Anschauung ableiten zu können, daß das vegetative System die Permeabilität beeinflußt: der Parasympathikus führt zu einer Kaliumretention und erhöht so das elektrische Potential, während umgekehrt unter dem Einfluß eines hohen Sympathikustonus die Parenchymzelle Natrium aufnimmt, was gleichbedeutend mit Senkung des elektrischen Potentials ist.

In Fortsetzung der oben erwähnten Beobachtungen haben HUEBER und LEPESCHKIN auch die Frage aufgeworfen, welchen Einfluß eine langsam durchgeführte Infusion von kleinsten Azetylcholindosen auf die Arbeitsleistung ausübt; auch diese Untersuchungen wurden beim Menschen durchgeführt. Dabei stellte sich heraus, daß — wie nicht anders zu erwarten war — unter der Wirkung von Azetylcholin das Sauerstoff-Debt nach geleisteter Arbeit wesentlich geringer ist, also der Wirkungsgrad bzw. der Quotient

$$\frac{\text{Kalorienäquivalent}}{\text{tatsächlich verbrauchte Kalorien}}$$

für die geleistete Arbeit während der Azetylcholinwirkung vielfach höher ist; da sich der respiratorische Quotient bei der Arbeit gegenüber dem Ruhewert nur wenig ändert, ja sich sogar auf ein niedrigeres Niveau einstellt als ohne

Azetylcholin, so muß man den Standpunkt vertreten, daß die Azetylcholinwirkung nicht durch eine direkte hämodynamische Einflußnahme auf die Muskelkapillaren bewerkstelligt wird, sondern nur durch eine Änderung des Muskelstoffwechsels bzw. der Permeabilität.

HUEBER hat die Adrenalinwirkung nicht weiter verfolgt, doch besteht darüber kein Zweifel, daß der Sympathikus auch in dieser Richtung sich als Antagonist des Parasympathikus erweist.

In Fortsetzung der Versuche von HUEBER habe ich bei Katzen den Einfluß einer Dauerinfusion von Azetylcholin bzw. Adrenalin auch auf den Mineralgehalt der Organe verfolgt und dabei diese Werte erhalten:

Tabelle 34.

Organ		mg-%				mg-%		
		K	Na	Ca		K	Na	Ca
Leber	Normal	320	110	5,8	Normal	320	110	5,8
	Azetylcholin...	360	92	5,0	Adrenalin	280	140	6,1
Gehirn	Normal	340	120	14,0	Normal	340	120	14,0
	Azetylcholin...	365	103	12,0	Adrenalin	302	138	15,1
Herz	Normal	230	115	6,0	Normal	230	115	6,0
	Azetylcholin...	270	101	4,7	Adrenalin	210	132	7,0

Die Ergebnisse entsprechen weitgehend unseren Voraussetzungen: unter der Dauerwirkung kleinster Azetylcholinmengen (es wurden 3 γ intravenös pro Minute injiziert) kommt es zu einer Zunahme des Kaliumbestandes in den unterschiedlichen Geweben und umgekehrt während der Adrenalinverabreichung zu einer Natriumvermehrung bei gleichzeitiger Kaliumverminderung der Organe. Vielleicht lassen sich auch diese Beobachtungen dahin verwerten, daß die gerichtete Permeabilität unter der Herrschaft des vegetativen Nervensystems steht, zumal sich das gegenseitige Verhältnis des Kaliums zum Natrium noch immer als der beste Maßstab der vitalen Zellfunktion bewährt. Nachdem Azetylcholin die Zelle in ihrer normalen Tendenz, Kalium zu retinieren, unterstützt, während umgekehrt unter Adrenalin der Austausch des Kaliums gegen das schädliche Natrium erleichtert wird, kann in Übereinstimmung mit GREMELS und WETZLER der Standpunkt von HUEBER gebilligt werden, der sich für eine Wirkung des viszeralen Nervensystems auf die gerichtete Permeabilität einsetzt.

Schwieriger gestaltet sich die Beantwortung der Frage, ob das Azetylcholin bzw. Adrenalin auch auf den normalen Gasaustausch, im besonderen des Sauerstoffes bald fördernd, bald hemmend wirkt, und zwar nicht nur auf dem Umwege der Hämodynamik, so zwar, daß z. B. das Adrenalin die Kapillaren verengt und dadurch den Sauerstoffaustritt hemmt, sondern in spezifischer Weise auf die Permeabilität selbst Einfluß nimmt.

Als KLEIN[1] den Einfluß des Histamins auf den Sauerstoffdurchtritt durch die Kapillarwand verfolgte, hat er auch das Adrenalin in den Kreis seiner Untersuchungen einbezogen und dabei feststellen können, daß nach relativ großen Dosen von Adrenalin — wenn man es peripherwärts in die Arterie injiziert — das Venenblut fast arteriell abfließt; vergleicht man den Sauerstoffgehalt vor

---

[1] KLEIN: Z. exper. Med. **73**, 78 (1930).

und nach der Adrenalininjektion, so kommt es dabei zu einer enormen Erhöhung der venösen Sauerstoffsättigung; die Sauerstoffpassage durch die Kapillarwand erscheint herabgesetzt oder irgendwie blockiert, während der Kohlensäureaustausch unbeeinflußt bleibt. Dementsprechend sinkt das Sauerstoffdefizit oft auf ein Minimum von 1 Volumprozent, während die Sauerstoffsättigung im venösen Blut 90—95%, also fast der des arteriellen Blutes gleicht.

Umgekehrt sind uns Substanzen bekannt, die bei intraarterieller Injektion den gegenteiligen Erfolg nach sich ziehen, also Steigerung der Sauerstoffabgabe, was einer beträchtlichen Zunahme der arteriovenösen Differenz entspricht; KLEIN hat dies für das Strophanthin angegeben; wir haben entsprechende Untersuchungen mit Azetylcholin vorgenommen und dabei eine noch bessere Ausnützung des Sauerstoffes feststellen können.

Die vegetative Beeinflussung der Gasdiffusion durch die Kapillarwand ist bereits schwierig zu beurteilen, noch komplizierter gestaltet sich die Beantwortung der Frage, ob z. B. Azetylcholin bzw. Adrenalin auch für die Sauerstoffversorgung der Parenchymzelle von Bedeutung ist. Da der Sauerstoff unter gewissen Voraussetzungen, die ich im vorangehenden Abschnitte besprochen habe, für die Zelle im Sinne der Oxydose eine Gefahr bedeuten kann, muß mit Vorrichtungen gerechnet werden, die den Zellen die Fähigkeit verleihen, sich vor einer Überschwemmung mit Sauerstoff zu schützen. Es liegt nahe, auch dafür das vegetative Nervensystem verantwortlich zu machen; ich könnte mir vorstellen, daß das Adrenalin, das bekanntlich den Sauerstoffverbrauch in die Höhe treibt und die Permeabilität für Mineralstoffe ungünstiger gestaltet, bei entsprechender Konzentration auch den Sauerstoffdurchtritt in die Zelle nach Art einer Oxydose steigert, während Azetylcholin im Sinne einer Ökonomisierung bzw. Sparwirkung der Reduktose Vorschub leistet. Die Beobachtungen von HUEBER scheinen mir doch sehr für eine solche Annahme zu sprechen.

Die moderne Physiologie bezieht den Gasaustausch, wie er z. B. in der Lunge vor sich geht, ausschließlich auf Diffusion; das war nicht die ursprüngliche Meinung, und so finden sich im älteren Schrifttum Angaben, die auf eine elektivsekretorische Tätigkeit der Alveolarepithelien schließen lassen. Zuerst wurde eine solche Möglichkeit von CARL LUDWIG[1] in Erwägung gezogen; später, als es dann möglich war, in exakter Weise die Gasspannung sowohl im Lungenblut als auch in der Alveolarluft zu messen, konnten BOHR[2] und seine Schüler die zuerst von CARL LUDWIG vertretene Meinung experimentell weitgehend unterbauen. BOHR stellte fest, daß sich manchmal im arteriellen Blut eine höhere Sauerstoff- und eine niedrigere Kohlensäurespannung als in der Bifurkationsluft findet; das sei nur mit einer aktiven Alveolartätigkeit zu erklären. Zu ähnlichen Ergebnissen kamen auch HALDANE und LORRAIN SMITH;[3] auch sie fanden in zahlreichen Fällen im arteriellen Blute eine höhere Sauerstoffspannung als in der Alveolarluft.

Daß der Gasaustausch gelegentlich unter nervös-regulatorischem Einflusse steht, ist vor allem an Hand der bekannten Sauerstoffsekretion der Schwimm-

---

[1] LUDWIG, CARL: Lehrbuch der Physiologie, Bd. II, S. 530. 1861.
[2] BOHR: Skand. Arch. Physiol. (D.) 2, 236 (1890).
[3] HALDANE und LORRAIN SMITH: J. Physiol. (Brit.) 20, 497 (1897).

blase bei vielen Fischen sichergestellt worden; auch KROGH[1] — sonst der Hauptvertreter der rein physikalischen Diffusionslehre — hebt hervor, daß beim
Frosch der Gasaustausch in der Lunge wesentlich von nervösen Einflüssen
abhängt. HENRIQUES[2] hat entsprechende Versuche bei verschiedenen Säugetieren vorgenommen und ist ebenfalls zu dem Schluß gekommen, daß sowohl die
Sauerstoffaufnahme als auch die Kohlensäureabgabe in hohem Maße vom Vagus
abhängen; auf Veranlassung von BOHR stellte dann MAAR[3] eingehende
experimentelle Untersuchungen an; vergleichend prüfte er den Gaswechsel in
beiden Lungenflügeln vor und nach Vagusreizung und kommt auf Grund
seiner Ergebnisse zu der Ansicht, *daß Vagusreizung unmittelbar eine Zunahme
sowohl der Sauerstoffaufnahme als auch der Kohlensäureausscheidung bedingt;* er
glaubt damit bewiesen zu haben, daß der Nervus vagus auf den Gaswechsel
innerhalb der Lunge den stärksten Einfluß nimmt.

In den modernen Darstellungen, die sich mit dem Gasaustausch innerhalb
der Lunge beschäftigen, wird auf die Befunde von BOHR oder HALDANE kaum
mehr geachtet, denn der moderne Physiologe steht unbedingt auf dem Standpunkt einer ausschließlich physikalischen Gasdiffusion. KROGH ist es zwar gelungen, viele Tatsachen, die von den Anhängern der Sekretionslehre vorgebracht
wurden, auf Grund einer verbesserten Methodik zu entkräften, aber gewisse Tatsachen, wie z. B. den Befund des Vaguseinflusses auf den Lungengaswechsel, muß
er anerkennen, will ihn aber anders (vielleicht im Sinne vasomotorischer Einflüsse) gedeutet wissen.

Es erscheint verständlich, wenn der eingeschworene Physikochemiker dem
Begriff einer „Gassekretion" aus dem Wege geht, aber schließlich darf man an
gewissen Befunden nicht vorübergehen, vorausgesetzt, daß es sich dabei wirklich
um Tatsachen handelt; dazu wird man auch gedrängt, wenn man die eigentümlichen Befunde von COKKALIS und NISSEN[4] berücksichtigt. Zunächst konnten
die beiden Autoren feststellen, daß sich beim Hund bereits in der ersten Stunde
nach der Vagusdurchschneidung in der Vena pulmonalis eine relative Erhöhung
der Blutkohlensäure (um 12%) einstellt; diese Erhöhung gestaltet sich um so
merkwürdiger, als sonst — infolge von Narkose und der damit einhergehenden
Hyperventilation — eine Verminderung der Kohlensäure zur Regel gehört.
Nachdem eine gleichzeitige Erhöhung der Alkalireserve im Blut nicht in Frage
kommt, muß wohl mit der Möglichkeit einer nach der Vagotomie einsetzenden
Kohlensäureretention gerechnet werden, die vermutlich auf eine Störung des
pulmonalen Gasaustausches zurückzuführen ist. *Die beiden Autoren bringen
daher die Vagotomie mit einer trophischen und kolloidalen Schädigung der Lungen-
kapillarwand in Beziehung,* was zur weiteren Folge haben könnte, daß jetzt die
zur Isohydrie notwendige Kohlensäureabgabe behindert ist; da nach Vagotomie
die reflektorische Verbindung zwischen Atemzentrum und Lunge unterbrochen
ist, kann die Kohlensäurestauung durch eine zweckentsprechende Hyperventilation nicht ausgeglichen werden.

Analoge Störungen, die vermutlich auf Permeabilitätsstörungen beruhen und

[1] KROGH: Skand. Arch. Physiol. (D.) **15**, 328 (1904).
[2] HENRIQUES: Skand. Arch. Physiol. (D.) **4**, 194 (1892).
[3] MAAR: Skand. Arch. Physiol. (D.) **13**, 269 (1902); **15**, 1 (1905).
[4] COKKALIS und NISSEN: Arch. exper. Path. (D.) **115**, 18 (1926).

letzten Endes ebenfalls mit dem vegetativen Nervensystem in Zusammenhang stehen, lassen sich auch im Bereiche anderer Organe feststellen; das ergibt sich z. B. aus folgendem: Es ist allgemein bekannt, wie fein und rasch im gesunden Organismus eine versuchte Neutralitätsverschiebung des Blutes durch Einsetzen verschiedener Kompensationsvorrichtungen wieder korrigiert wird. Dies gilt im besonderen von der Blutreaktion auf der Höhe der Nahrungsaufnahme, wenn viel Salzsäure gegen den Magen abgesondert wird; obwohl es dabei zu einer vorübergehenden Alkalose im Harn kommt, bleibt im normalen Organismus die Azidität des Blutes unverändert, weil durch Atmung, Nieren- und Lebertätigkeit ein entsprechender Ausgleich wieder rasch durchgeführt wird. Dementsprechend gehen die Ammoniakwerte im Harn auf der Höhe der Verdauung zurück, ebenso nimmt die Säureabgabe durch die Niere ab, schließlich beantwortet die Lunge die Salzsäuresekretion mit einer verminderten Kohlensäureabgabe; diese vikariierenden Vorgänge sind im normalen Organismus so empfindlich aufeinander eingestellt, daß man z. B. aus der veränderten Kohlensäurespannung in der Alveolarluft weitgehende Rückschlüsse auf die Aziditätsverhältnisse des Magens ziehen kann.

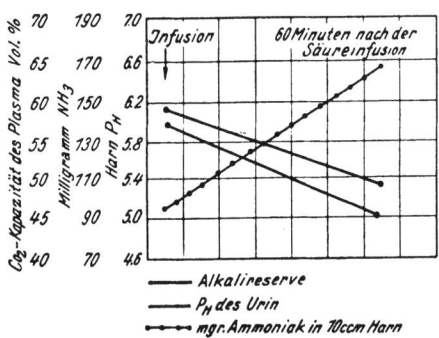

Abb. 69. Einfluß einer Säureinfusion auf Alkalireserven, p des Harnes und Harnammoniak beim normalen Hund.

Noch viel deutlicher gestaltet sich das Ineinandergreifen der Vorrichtungen, die die Aziditätsverhältnisse im Organismus steuern, wenn man absichtlich größere Salzsäuremengen durch den Magen zuführt; dem normalen Hundeorganismus bereitet es z. B. keine Schwierigkeit, drei Viertel der zugeführten Mineralsäuren durch Ammoniak zu neutralisieren und in unwirksamer Form durch den Harn zu beseitigen, während nur ein geringer Teil (ein Drittel) dem Organismus fixe Alkalien entzieht; dementsprechend bleibt innerhalb gewisser Grenzen trotz reichlicher Säurezufuhr die Alkalireserve des Blutes unverändert; als Maß, wie weit das Gewebe imstande ist, die Säureschädigung auszugleichen, kann man die Harnazidität verwenden; die Geschehnisse, die sich dabei abspielen, sind am besten an Hand beiliegender Kurve zu beurteilen (vgl. Abb. 69).

Ein völlig entgegengesetztes Verhalten zeigt der Hund, wenn man ihm die beiden Vagi durchtrennt (vgl. Abb. 70); die Ammoniakwerte des in der nächsten Stunde ausgeschiedenen Harns nehmen in einzelnen Fällen ab, in den meisten bleiben sie aber unbeeinflußt; dagegen sinkt die Alkalireserve bzw. das Kohlensäurebindungsvermögen bis auf 25—30 Volumprozent, auch die p_H-Konzentration des Harnes zeigt nach Vagotomie ein gegensätzliches Verhalten; bei gesunden Tieren fällt die p_H des Harnes unmittelbar nach der Säurezufuhr (z. B. von 5,9 auf 5,1); es wird nur ein Teil der Säure mit Ammoniak gedeckt, während beim vagotomierten Tier als Ausdruck der stattfindenden Säureretention die p_H im Harn unverändert bleibt.

Eine analoge Störung gelangt zur Beobachtung, wenn man an Stelle von Säuren Alkalien von annähernd entsprechender Valenz reicht. Auch hier zeigt sich der Organismus nach der Vagotomie unfähig, den Ausgleich in normaler Weise zu bewerkstelligen. Bei Laugenzufuhr tritt im unversehrten Körper als Zeichen ausgleichender Säureretention eine Abnahme der Ammoniakausscheidung ein, beim vagotomierten Hunde aber bleiben die reparatorischen Vorgänge aus; die Ammoniakausscheidung hält sich bei den operierten Tieren nach Laugenzufuhr annähernd auf gleicher Höhe; z. B. von 52 Volumprozent auf 71 Volumprozent, beim vagotomierten Tier steigt der NH_3-Wert nur von 50 Volumprozent auf 57 Volumprozent.

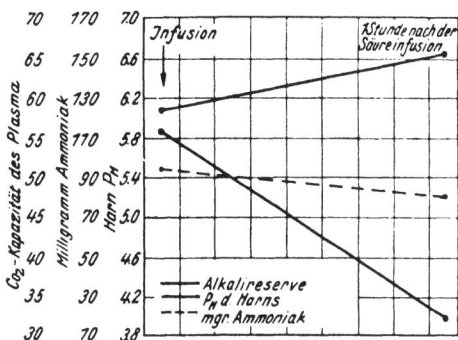

Abb. 70. Einfluß einer Säureinfusion auf Alkalireserven, p des Harnes und Harnammoniak beim vagotomierten Hund.

COKKALIS und NISSEN haben auch noch auf Atmungsunterschiede aufmerksam gemacht; das normale Tier, wenn es Säure erhält, reagiert mit Hyperventilation und Polypnoe, dagegen kommt es beim vagotomierten Tier zu keiner Atemänderung; die Atmung verhält sich so wie sonst nach Vagusdurchschneidung; sie ist vertieft und verlangsamt.

Jedenfalls zeigen diese wenig bekannten Beobachtungen von COKKALIS und NISSEN, *daß auch chemische Regulationsvorgänge bei Säure- und Alkalivergiftung im Anschluß an eine doppelseitige Vagotomie grundsätzlich anders verlaufen* als im unversehrten Körper. Selbst bei der gewöhnlichen Hungerazidose zeigt sich bereits diese Anomalie, normalerweise geht das Kohlensäurebindungsvermögen im Hunger um höchstens 10% herunter, während bei vagotomierten Tieren innerhalb weniger Stunden eine rapide und ständig zunehmende Abnahme erfolgt. Damit wollen die Autoren eine Erklärung für die Ursache des Vagustodes gefunden haben: *Das vagotomierte Tier scheint die Fähigkeit verloren zu haben, Säuren, darunter auch die Kohlensäure, in zweckdienlicher Weise zu neutralisieren* (vgl. Abb. 71).

Das Wesentliche, was das vagotomierte Tier gefährdet, ist nach COKKALIS und NISSEN in zwei Momenten gelegen: das eine ist die *Schädigung der Lungenkapillarwandung,* die nach Vagusverlust mit einer anders sich gestaltenden Permeabilität reagiert, und das andere ist eine *geänderte Reaktion gegenüber Azititätsschwankungen;* das normale Tier erhöht bei eingetretener Kohlensäurestauung sein Kohlensäurebindungsvermögen durch Retention von Kationen oder durch Mehrausscheidung von Säuren, vielleicht auch durch verminderte Säureabgabe

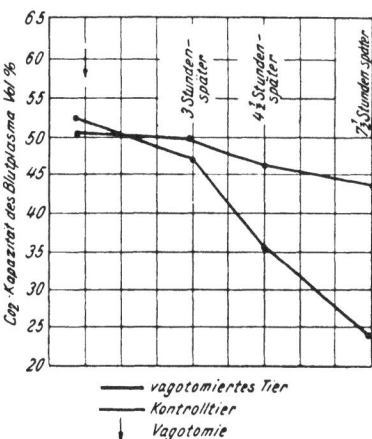

Abb. 71. Einfluß des Hungers auf die CO_2-Spannung des normalen und vagotomierten Hundes.

aus den Geweben; der Endeffekt ist die sogenannte „kompensierte Azidose",
eine kaschierte Säuerung, die aber durchaus mit dem Leben vereinbar ist; keineswegs ändert sich dabei die aktuelle Blutreaktion im Sinne eines herabgesetzten p_H.

Ganz anders verhält sich der Organismus, wenn nach Ausschaltung des
Vagus die Kontrolle von seiten des Zentrums verlorengegangen ist; falls man
sich auf die Untersuchungen von COKKALIS und NISSEN verlassen kann, *so verhält
sich der beiderseitig vagotomierte Hund ganz hilflos, wenn es gilt, die normale Blut-
azidität durch Zufuhr von Säuren oder Alkalien wiederherzustellen;* der vagotomierte Organismus ist nicht mehr imstande, aus seinen zellulären Reserven
entsprechende Kationen oder Anionen bereitzustellen; aus der kompensierten
Azidose ist eine echte bzw. inkompensierte Azidose geworden.

Gegen die Beobachtungen von TSCHERMAK und COKKALIS-NISSEN werden von
mancher Seite prinzipielle Bedenken erhoben; man sagte, es sei gar nicht notwendig, so komplizierte Vorstellungen heranzuziehen; das vagotomierte Tier geht
an einer Schluckpneumonie zugrunde, die sich durch eine Tracheotomie vermeiden
läßt. Ich will nicht leugnen, daß das vagotomierte Tier nach beiderseitiger
Vagotomie auch eine Schluckpneumonie davonträgt, aber das Verschlucken von
Speiseresten kann nicht die alleinige Schuld sein, zumal wir in der Klinik, z. B.
bei der Bronchographie, absichtlich in die Lunge große Mengen an „Fremdkörper" schütten, und doch erleben wir niemals eine Pneumonie; es muß daher
die Vagotomie etwas Besonderes beinhalten, das scheinen die Beobachtungen von
TSCHERMAK, COKKALIS und NISSEN zu beweisen.

Es ist nicht Aufgabe der gerichteten Zellpermeabilität, dauernd an dem
gleichen Mineralbestand der Parenchyme festzuhalten; die Untersuchungen von
CLOETA[1] über den Schlaf machen uns auf Tagesschwankungen des Kalium- und
Kalziumgehaltes im Gehirn aufmerksam; es wird vermutlich der Kalium- und
Natriumgehalt z. B. in der Leber oder der Niere auch schon unter physiologischen
Bedingungen geringen Änderungen unterworfen sein, aber an dem eisernen
Mineralbestand des Serums scheint der normale Organismus unbedingt festzuhalten, zumal jetzt durch die Untersuchungen von JESSERER[2] feststeht, daß
das gegenseitige Verhältnis zwischen Kalium und Kalzium ziemlich konstant bleibt;
vermutlich nimmt das vegetative Nervensystem auf diesen Quotienten bestimmenden Einfluß.

Bewahrheitet sich die Vorstellung von JESSERER, daß der Kalium-Kalzium-
Spiegel des Blutes von einem gemeinsamen Regulationszentrum im Sinne eines
biologischen Gleichgewichtes gesteuert wird, dann kann man auch den umgekehrten
Schluß ziehen, *daß es auch ein vegetatives Regulationszentrum geben muß, das die
gerichtete Permeabilität der Parenchymzellen reguliert, denn letzten Endes wird der
Mineralbestand im Serum doch nur von den Geweben, bzw. von der gerichteten Permeabilität bestimmt; Impulse, die auf eine parasympathische Reizung zu beziehen
sind, würden eine Besserung der gerichteten Permeabilität bedeuten, während das
Gegenteil zu gewärtigen ist, wenn der Sympathikus das Übergewicht bekommt.*

Überblickt man all das, was sich zugunsten eines *Zusammenhanges zwischen
vegetativem Nervensystem und Permeabilität* feststellen läßt, so glaube ich folgen-

---

[1] CLOETA: Arch. exper. Path. (D.) 174, 500 (1934).
[2] JESSERER: Dtsch. med. Wschr. 1942, 857.

des sagen zu können: *Das parasympathische Nervensystem nimmt anscheinend einen fördernden Einfluß auf die Funktion der Lungenkapillaren;* normalerweise stellen die Lungenkapillaren Röhrchen vor, die aus ideal funktionierendem semipermeablem Material aufgebaut sind; erfahren sie aber eine Schädigung, z. B. durch Kampfgase oder Muskarin, so geht die normale Permeabilität verloren und Plasmaeiweißkörper können jetzt gegen den Bronchialbaum durchsickern. Die Funktion des Vagus scheint unter anderem auch darin zu bestehen, daß sich *die Lungenkapillaren, falls sie unter einem hohen Vagustonus stehen, gegenüber Schädigungen widerstandsfähiger erweisen, als wenn der Sympathikus überwiegt, bzw. wenn der Vagus ausgeschaltet ist.*

Aber auch in einer anderen Richtung scheint der Vagus auf die Permeabilität bestimmenden Einfluß zu nehmen — nämlich auf den *Gasaustausch;* wird beim Hund eine beiderseitige Vagotomie durchgeführt, so hat die Kohlensäureabgabe durch die Lunge mit Schwierigkeiten zu rechnen. Ob etwas Ähnliches auch für den Sauerstoff gilt, geht aus den Untersuchungen von COKKALIS-NISSEN nicht hervor, wohl aber aus Beobachtungen von BOHR;[1] könnte man diese an den Lungen gewonnenen Erfahrungen auf das periphere Kapillarsystem übertragen, so ließen sich damit auch einige Beobachtungen in Einklang bringen, die KLEIN[2] und ich bei intraarteriellen Injektionen von Histamin bzw. Azetylcholin erheben konnten. Die kapillären Kräfte, die die arteriovenöse Sauerstoffdifferenz — also die Utilisation — bestimmen, dürften unter der Kontrolle des vegetativen Nervensystems stehen; *der Sparnerv — Vagus — bzw. das Azetylcholin bessert vermutlich die Utilisation, während das gereizte sympathische Nervensystem bzw. das Adrenalin den gegenteiligen Effekt bedingen.* Damit dürfte es auch zusammenhängen, warum sich der Sympathikotoniker zum Training weniger eignet als der Vagotoniker.

Darüber hinaus ergeben sich aus den Untersuchungen von COKKALIS-NISSEN Anhaltspunkte, die man auf Permeabilitätsstörungen beziehen kann; wenn der vagotomierte Organismus nicht mehr imstande ist, saure oder alkalische Valenzen zu neutralisieren, so muß sich das auch ungünstig auf das Gewebe auswirken. Ein Organ, das keinen Vagustonus besitzt, hat anscheinend die Fähigkeit verloren, aus seinen Zelldepots entsprechende Kationen oder Anionen bereitzustellen; ich könnte noch auf viele andere Angaben aus dem Schrifttum verweisen, die als weitere Hinweise zu verwerten wären, *daß der Vagus einen tonisierenden Einfluß auf die Permeabilität ausübt,* doch sind die entsprechenden Beobachtungen wenig spruchreif; auf jeden Fall fordern all diese Untersuchungen auf, in dieser Richtung weiterzuforschen.

Ähnlich *zurückhaltend* muß man sich zu den Ergebnissen stellen, die KRAUS und ZONDECK[3] veranlaßt haben, zum Problem der Permeabilität Stellung zu nehmen; daß das Kalium mit der Vagusreizung etwas zu tun hat, steht wohl außer Zweifel, ob aber das Entscheidende im Kaliumgehalt der Zelle selbst zu suchen ist oder in der Gewebsflüssigkeit bzw. im Serum, geht aus ihren Untersuchungen nicht hervor. In diesem Zusammenhang müssen auch die Versuche

---

[1] BOHR: J. Physiol. (Brit.) **15**, 499 (1893).
[2] KLEIN: Z. exper. Med. **73**, 78 (1930).
[3] KRAUS und ZONDECK: Klin. Wschr. **1922**, 1773.

von CHIARI und JANUSCHKE[1] Erwähnung finden, denen es bekanntlich gelungen ist, beim Kaninchen durch Darreichung von Kalk die artifizielle Senfölkonjunktivitis zu verhüten; diese permeabilitätsvermindernde Wirkung des Kalziums dürfte auf einer Beeinflussung der Zellmembran beruhen; das Kalzium soll die Kapillarwandungen abdichten, so daß es jetzt den Eintritt z. B. des Senföles verhindert bzw. erschwert. Nachdem dem Kalzium auch eine sympathikustonisierende Wirkung zugeschrieben wird und sonst sympathische Reize die Permeabilität eher ungünstig beeinflussen, ergeben sich hier für eine einheitliche Deutung Schwierigkeiten; als bester Beweis, daß das Adrenalin die Permeabilität eher lockert, kann die Beobachtung von LUISADA[2] erwähnt werden, dem es beim Kaninchen gelang, durch Adrenalin Lungenödem zu erzeugen; noch ausgeprägter gestaltet sich das Lungenödem, wenn man die Adrenalinwirkung durch Kokain — ebenfalls ein sympathikotones Mittel — verstärkt.

Über die Wirkung des Adrenalins auf die Lungengefäße liegen genaue Untersuchungen von CLOETA vor; er beobachtete Erweiterung des Kapillarnetzes, also einen Zustand, der sich mit der erhöhten Permeabilität vermutlich deckt. Gleiches sah er auch nach Vagusdurchschneidung, so daß es nicht nur darauf ankommt, daß sich der Sympathikus in einem erhöhten Reizzustand befindet; wesentlich ist auch die *Intensität* des Reizes; das ist aber nur in der Weise zu erzielen, daß man mittels Dauerinfusion kleinste Adrenalinmengen verabfolgt.

Die neueren Ergebnisse physikalisch-chemischer Forschung haben bereits ergeben, daß die Funktion der Membran und der Grenzschicht in enger Abhängigkeit zum kolloidalen Zustand ihres Protoplasmas steht, und weiter, *daß auch eine Beeinflussung des physikalisch-chemischen Zustandes aller kolloidalen Substanzen auf nervösem Wege möglich ist*. In diesem Zusammenhang erscheint es angebracht, daran zu erinnern, daß mehr oder weniger jede Kapillare — histologisch betrachtet — unter dem Einfluß des Nervensystems steht; *der nervöse Faktor ist somit bei Permeabilitätsfragen wohl auch mit zu berücksichtigen,* was natürlich die Möglichkeit einer humoralen Beeinflussung keineswegs ausschließt, zumal es den Anschein hat, als wäre auf Grund neuerer Betrachtungen jede nervöse Wirkung letzten Endes eine humorale. In dem Sinne wäre es zweckmäßig gewesen, die konkrete Frage aufzuwerfen, ob z. B. Azetylcholin die Permeabilität irgendwie beeinflußt, aber es handelt sich hier um ein Gebiet, das sich erst in den Anfangsstadien befindet, so daß über einen ursächlichen Zusammenhang zwischen vegetativem Nervensystem und Permeabilität noch nichts Sicheres ausgesagt werden kann.

Fasse ich unter dem Eindrucke der in diesem Abschnitte gegebenen Darstellung die Charakteristika der unterschiedlichen Kapillarwandungen zusammen, so muß man auch auf Grund des hier Vorgebrachten ihre ideale Beschaffenheit bewundernd anerkennen, zumal sie sich gegenüber allen Geschehnissen unseres Organismus immer optimal anzupassen verstehen; auf diese ideal arbeitende Permeabilität nehmen die verschiedensten Faktoren bestimmenden Einfluß; *vielleicht kommt auch dem viszeralen Nervensystem eine entscheidende Rolle zu,* indem die Permeabilität auf diese Weise bald Förderung, bald Hemmung erfährt. Jedenfalls erscheint gerade auf diesem Gebiete äußerste Kritik am Platze.

---

[1] CHIARI und JANUSCHKE: Arch. exper. Path. (D.) **65**, 120 (1912).
[2] LUISADA: Arch. exper. Path. (D.) **132**, 313 (1928).

Begriffe wie „Dichtung" oder „Lockerung" der Membran sind aus der physi-
kalischen Chemie übernommen worden, treffen aber nominell doch nicht das Richtige,
denn eine lebende Membran kann meines Erachtens noch mehr, was man gerne auch
in der Bezeichnung zum Ausdruck bringen möchte; an der Zellgrenze haben wir uns
für den etwas dehnbaren Begriff gerichtete Permeabilität eingesetzt, vielleicht sind
für die Permeabilitätsänderungen der lebenden Kapillarwandung Bezeichnungen
wie positive und negative Wirkung sinngemäßer.

16. Die Verbrennung. — Eiweißzerfallsvergiftungen.

Die bekannte Brandblase, die bei der Berührung der Haut mit einem heißen
Gegenstand entsteht, wird vielfach als das Schulbeispiel einer lokalen, serösen
Entzündung hingestellt; wenn man die Blase ansticht, gewinnt man eine außerordentlich eiweißreiche Flüssigkeit, die zunächst sehr zellarm ist. Um einen ganz
ähnlichen Vorgang handelt es sich, wenn größere Hautpartien mit kochendem
Wasser verbrüht werden; die betroffenen Partien schwellen innerhalb kürzester
Zeit mächtig an; die Ursache einer solchen Schwellung ist die Durchtränkung
des verbrühten Gewebes mit einem eiweißreichen Transsudat, das im Prinzip eine
ähnliche Beschaffenheit zeigt wie der Inhalt einer gewöhnlichen Brandblase.

Wenn der Mensch eine ausgedehnte Verbrühung erleidet, so geht er meist
innerhalb kurzer Zeit im Kollaps zugrunde; das war der Grund, warum ich
mich, als ich das Krankheitsbild des Kollapses studierte, auch für die Verbrühung
interessieren mußte. Experimentell läßt sich eine Verbrühung am besten in der
Weise erzeugen, daß man die rasierte hintere Extremität eines tief narkotisierten
Tieres mit kochendem Wasser berieselt; zuerst kommt es zur Blasenbildung
der Kutis, später gesellt sich ein Gewebsödem hinzu, das oft bis auf die Knochen
reicht und so zu einer elephantiastischen Schwellung des ganzen Beines führt.
Die Blasen können aufbrechen und entleeren aus den Einrissen eine eiweißreiche Flüssigkeit. Über das Ausmaß der Flüssigkeitsdurchtränkung der Extremität kann man sich im Tierexperiment am besten in der Weise orientieren, daß
man die beiden Beine tunlichst symmetrisch in der Nähe der Schenkelbeuge ampu-
tiert und dann das Gewicht der verbrühten Extremität mit dem der normalen
Seite vergleicht. Der Unterschied betrug z. B. bei einem etwa 10 kg schweren
Hunde 275 g. Nachdem der Eiweißgehalt der durch Punktion gewonnenen Ödemflüssigkeit kaum hinter dem des Serums zurücksteht, so handelt es sich hier
um eine ganz gewaltige „Albuminurie ins Gewebe". Vergleichende Untersuchungen des Eiweißgehaltes im Serum und in der Ödemflüssigkeit ergeben ein
Überwiegen des Albumins der sich in den Geweben abgelagerten Flüssigkeit,
während im Serum wegen des Albuminverlustes die Globuline überwiegen. Es
gibt wohl kaum ein besseres Beispiel, das uns die Beziehung der „Albuminurie
ins Gewebe" zum Albuminverlust des Plasmas so klar vor Augen führt wie die
„Verbrühung"; die Globulinvermehrung im Plasma ergibt sich als die unmittelbare Folge des Albuminübertrittes.

Der Verlust an Plasmaeiweißkörpern wirkt sich schon rein hämodynamisch
auf den allgemeinen Kreislauf aus; entsprechend der fortschreitenden Albuminurie ins Gewebe verringert sich die zirkulierende Blutmenge; der Blutdruck sinkt,
der Puls wird kleiner, und schließlich erlischt das Leben. Die eigentliche Ursache,

warum der Kreislauf versagt, ist nicht im *Herzen* allein zu suchen, sondern in der Verringerung der zirkulierenden Blutmenge; das ist am besten daran zu erkennen, daß das Herz auf der Höhe des Vergiftungsbildes röntgenologisch ganz klein ist; da gleichzeitig mit der Abnahme der zirkulierenden Blutmenge auch das Minutenvolumen und der Venendruck absinkt, ist der Zustand auf der Höhe einer Verbrühung als *Kollaps* anzusehen; die Blutmenge ist nicht mehr imstande, das Herz entsprechend zu füllen, geschweige denn die anderen lebenswichtigen Organe, vor allem das Gehirn.

Im Gegensatz zum hämodynamischen Kollaps, der praktisch die häufigere Form darstellt und letzten Endes *auf einer Beeinträchtigung des Vasomotorenzentrums beruht, handelt es sich bei der Verbrennung vorwiegend um einen sogenannten protoplasmatischen Kollaps*, worunter ich jene Form der Verminderung der zirkulierenden Blutmenge verstehe, die nicht so sehr auf einer „Versackung" des Blutes in den verschiedenen peripheren Depots beruht, sondern auf eine Verringerung der Blutmenge infolge pathologischer Plasmaexsudation bezogen werden. Als unterscheidendes Merkmal kann die Erythrozytenzahl dienen: *Beim hämodynamischen Kollaps ändert sich das rote Blutbild kaum, das Charakteristikum des protoplasmatischen Kollapses ist dagegen die Zunahme der Erythrozytenzahl bei unverändertem Eiweißgehalt im Plasma;* hält man sich an diesen Maßstab, dann ist der Kollaps bei der Verbrühung eindeutig als ein protoplasmatischer anzusehen; Zunahme der Erythrozyten von etwa 5 Millionen auf 10 und mehr stellen bei der Verbrennung keine Seltenheit vor, während das Plasmaeiweiß kaum eine wesentliche Änderung erfährt; die Bluteindickung ist nicht nur ein Symptom bei der experimentellen Verbrühung, sondern auch die typische Begleiterscheinung jeder schweren menschlichen Verbrennung.

Überblickt man die Geschehnisse bei der Verbrühung, so steht die Plasmaabwanderung ins Gewebe im Vordergrund; *was die lokale Brandblase im kleinen ist, das stellt im großen die Verbrühung vor;* je größer das verbrühte Gebiet, desto augenfälliger die Albuminurie ins Gewebe und parallel dazu die Bluteindickung. Plasma tritt zunächst in großen Mengen in die verbrühte Haut über, dann ins Unterhautzellgewebe und schließlich auch in die darunterliegenden Organe, z. B. in die Muskulatur; die betroffenen Partien schwellen mächtig an; bevor es zur Blasenbildung kommt, ist das Unterhautzellgewebe schon ödematös durchtränkt und gequollen. Kennt man diese Veränderungen, dann darf man sich nicht wundern, wenn unter der Einwirkung solcher Veränderungen das betreffende Individuum auch die anderen Zeichen eines protoplasmatischen Kollapses darbietet.

Der Patient kann auch zugrunde gehen, wenn nur relativ kleine Hautpartien von einer Verbrühung betroffen werden; solche Überraschungen werden verständlich, wenn man sich an folgende experimentelle Beobachtungen hält: erzeugt man im Bereiche eines Beines eine schwere Verbrühung, die erfahrungsgemäß innerhalb kurzer Zeit zum Tode führt, so läßt sich der Exitus vermeiden, wenn man entweder die abführenden Venen unterbindet oder, was noch sicherer ist, die geschädigte Extremität operativ entfernt. Dieses Experiment zeigt in eindeutiger Weise, daß es im verbrühten Gewebe zur Bildung von toxischen Zerfallsprodukten kommt, die zum Tode führen, wenn diese Toxine in die allgemeine Zirkulation gelangen.

Auch hei der traumatischen Gewebszerstörung werden ähnliche Toxine erzeugt, die zum Tode des Tieres führen, dies kann nach *Cannon*[1] in folgender Weise demonstriert werden: Wird bei einem Tier das abführende Gefäß einer Extremität vorübergehend abgebunden, nunmehr eine Zertrümmerung großer Muskelpartien vorgenommen, so kommt es, obwohl die Nerven intakt bleiben, zu keiner Blutdrucksenkung; dieselbe ist aber sofort zu beobachten, wenn man das Hindernis in den abführenden Venen beseitigt.

Ich habe in der Leber, im Herzen und im Gehirn solcher Tiere die Kapillaren untersucht und ähnliche Veränderungen wie bei der Verbrühung gefunden.

Betrachtet man die Verbrühung oder, was im Prinzip dasselbe ist, *die Verbrennung unter dem Gesichtswinkel einer Permeabilitätsschädigung*, dann muß man *zwei Faktoren* im Auge behalten: Unter dem Einflusse einer Verbrühung werden die Gefäße und Kapillaren Temperaturen ausgesetzt, welche für sich schon genügen, um eine Membranschädigung hervorzurufen; unter dem Einflusse von Hitze geht die Semipermeabilität der Kapillarwandungen verloren und Plasma einschließlich rote Blutkörperchen können unmittelbar, wie durch ein gewöhnliches Fließpapier, in das Gewebe übertreten — *das ist die lokale Wirkung.* Außerdem haben wir aber auch mit dem Vorkommen von *Toxinen* zu rechnen, die vermutlich in dem verbrühten oder verbrannten Gewebe entstehen, *auf humoralem Wege in die allgemeine Zirkulation* gelangen und so weitweg von der Verbrühung indirekt Kapillarschädigungen auslösen; diese Gifte scheinen Histamincharakter zu besitzen, denn sie erzeugen, in die Haut appliziert, ganz ähnliche Veränderungen, wie ich sie anläßlich der Histaminvergiftung beschrieben habe. Nach den Untersuchungen von WENSE[2] kommt aber Histamin selbst nicht in Frage. Jedenfalls erscheint es zweckdienlich, bei allen Verbrennungen die *Lokalschädigung* von der *Allgemeinerkrankung* zu trennen.

Das Vorkommen eines allgemein wirkenden Giftes ist für die Verbrennung auch durch den Parabioseversuch von HEYDE und VOGT[3] sicher gestellt worden; es zeigte sich, daß von zwei parabiotisch verbundenen Ratten, von denen nur das eine Tier verbrüht worden war, auch das zweite unter denselben charakteristischen Erscheinungen gleich schwer erkrankt und gleich früh stirbt, ja daß die gleichen anatomischen Veränderungen auch bei diesem nachgewiesen werden können.

Ich habe mich mit den morphologischen Veränderungen der inneren Organe bei der Verbrennung genauer beschäftigt und überall die Zeichen einer serösen Exsudation festgestellt; besonders instruktiv war mir der *Nachweis eines Ödems im Gallenblasenbett.* Es kann vielfach als wichtiges Zeichen einer serösen Durchtränkung der Leber angesehen werden; bei Schwellung und erhöhtem Lymphdruck innerhalb der Leber pflanzt sich das ausgetretene Exsudat infolge zahlreicher Kommunikationen zwischen Leberinterstitium und periportalem Bindegewebe bis in die Gegend des Gallenblasenbettes fort; der Grad des Gallenblasenödems kann sogar als Maßstab des in der Leber herrschenden Gewebsdruckes angesehen werden.

---

[1] CANNON: Traumatic. shock. New York u. London 1923.
[2] WENSE: Z. Immunit.forsch. **97**, 100 (1939).
[3] HEYDE und VOGT: Z. exper. Med. **1**, 59 (1913).

Unsere Untersuchungen waren wohl für ZINCK[1] der unmittelbare Anlaß, sich mit der pathologischen Anatomie der Verbrennung intensiver zu beschäftigen; bis dahin hat man den Herzveränderungen bei der Verbrennung kaum Aufmerksamkeit geschenkt; in meinem Buch: „Die seröse Entzündung" habe ich bereits von einer *serösen Myokarditis bei der Verbrennung* gesprochen; ZINCK bestätigte meine Befunde und konnte sie in vieler Beziehung erweitern.

Die wesentlichen Ergebnisse sind bereits im ersten Abschnitt seiner Beschreibung zusammengefaßt: „Die anfänglichen Veränderungen beziehen sich vor allem auf den Gefäßbindegewebsapparat und bestehen in ausgeprägter Hyperämie und einem oft mit dem zeitlichen Abstand von der Verbrennung zunehmenden Ödem und krümelig-fädigen oder scholligen Eiweißgerinnseln neben der fast immer und schon sehr frühe verdickten Kapillarwand, wodurch die Herzmuskelfasern auseinandergedrängt werden. In Spätfällen kann das perikapilläre Bindegewebe watteartig verfilzt sein. Gelegentlich blutet es in Frühfällen aus erweiterten Kapillaren, so daß parenchymatöse Blutungen schon mit bloßem Auge wahrnehmbar sind."

Ich habe auf Veränderungen an den Koronargefäßen zunächst nicht geachtet; das geschieht um so ausführlicher in dem Buche von ZINCK, was aus folgender Bemerkung hervorgeht: „Die Weite der Kranzgefäße ist auch in Frühstadien unterschiedlich, immer aber ist die Wand durch ödematöse Durchtränkung oder Verquellung verdickt; im Anfangsteil der Kranzadern kann das Bindegewebe ausgesprochen mukoid sein, sogar bei Kindern." An einer anderen Stelle beschreibt ZINCK die Koronargefäße: „Die Mediazellen sind meist korkzieherartig gewunden, gelegentlich sogar in erweiterten Gefäßen, das Endothel palisadenartig, oft hochgradig gequollen und knöpfchenförmig vorspringend. Häufiger als Verquellungen sind Lückenbildungen in der Muskelhaut."

Bezüglich der Muskelfasern äußert sich ZINCK: „Wir sehen so scheinbar verschiedene Degenerations- und Zerfallsformen, ihnen allen gemeinsam scheint eine anfängliche Quellung zu sein, die dann in staubartigen Zerfall und Vakuolenbildung übergeht. Gelegentlich gewinnt man den Eindruck, als scheide sich Flüssiges und Festes. Im ganzen ist es der Vorgang der Myolyse (EPPINGER[2])."

Die schwersten Veränderungen finden sich in der Nähe der Gefäße, was aus folgender Bemerkung hervorgeht: „es wird geradezu angedaut", man sieht, wie das perivaskuläre Ödem an das Parenchym herankommt und wie seine Wirkung mit Zunahme der Entfernung vom Gefäße immer schwächer wird. Oder an einer anderen Stelle: „An längst getroffenen Gefäßen drängt sich einem der Vergleich mit einem aus seinen Ufern getretenen Fluß auf, der alles höhere Leben an seinen Rändern wegspült und nur Trümmer und Verödung hinterlassen hat. Und das betrifft nicht nur die Kapillaren, sondern auch die größeren Gefäße."

Die Ähnlichkeit zwischen den Veränderungen, die ZINCK als charakteristisch für die Verbrennung beschreibt, und jenen, auf die wir im Rahmen der akuten Histamin- bzw. Allylformiatvergiftung aufmerksam gemacht haben, liegt auf der Hand; alles, was wir dort als seröse Exsudation beschrieben haben, findet

---

[1] ZINCK: Pathologische Anatomie der Verbrennung. Jena. 1940.
[2] EPPINGER: Dtsch. med. Wschr. 1903, Nr. 15.

sich auch bei der Verbrennung; wir haben der Verbrennung in unserer Monographie ein eigenes Kapitel gewidmet; viele Veränderungen, mit denen sich
Zinck dann ausführlich beschäftigt, sind uns schon damals bekannt gewesen;
jedenfalls muß man es begrüßen, daß jetzt auch von pathologisch-anatomischer
Seite der Verbrennung mehr Aufmerksamkeit zugewendet wird.

Damals war uns auch schon das *Ödem der Herzklappen und der Sehnen-
fäden* bekannt; besonders eingehend beschäftigt sich Zinck mit dem Ödem der
Pulmonalis; er spricht von einer *mukoid-zystischen Klappendegeneration;* nach seiner
Meinung ist dies auf eine Änderung der Endothelbeschaffenheit zurückzu-
führen, die die Vorbedingung für die Durchlässigkeit des Blutplasmas in die
Gefäßwand darstellt.

Ein ganz ähnlicher Prozeß spielt sich auch an den kleineren und größeren
Gefäßen ab; die Spalt- und Hohlräume, die schon normalerweise die Muskelfasern der *Aorta* umschließen, erweisen sich beträchtlich erweitert und sind von
mukoiden Massen erfüllt; dasselbe gilt vom elastischen Anteil der Aorta; es
kann zur Bildung förmlicher Zysten kommen; der Übertritt von Plasma in die
Aortenwand erfolgt teils vom Lumen her, teils auf dem Wege der Vasa vasorum;
ich bin auf die gleichen Veränderungen bereits anläßlich der Besprechung der
Allylformiatvergiftung und des anaphylaktischen Schockes eingegangen.

*Jedenfalls machen die Gefäße in bezug auf die "Albuminurie ins Gewebe"
gegenüber den anderen Organen keine Ausnahme;* sie kann mehr oder weniger
alle Gefäße (Arterien und Venen) befallen; das gilt nicht nur von der Verbrennung,
sondern von den verschiedensten pathologischen Zuständen. Zinck hat vollkommen recht, wenn er sagt, daß *die Verbrennung vielleicht die einzige Erkrankung darstellt, bei der diese Gefäßveränderungen fast regelmäßig gefunden werden.*

Vom Gallenblasenödem als Begleiterscheinung einer serösen Durchtränkung
der Leber habe ich bereits gesprochen; Zinck anerkennt das Gallenblasenödem
als eine häufige Begleiterscheinung der serösen Hepatitis; über die Veränderungen
in der Leber äußert er sich folgendermaßen: In der Mehrzahl der untersuchten
Leberstücke sind die Epithelien in der Läppchenmitte und in den Zwischenlagen
vollkommen dissoziiert; die Kapillarwand ist streckenweise hochgradig geschwollen und erscheint deswegen doppelkonturiert. Im Gitterfaserschnitt
erkennt man auffallend dicke und unregelmäßige, meist spindelförmige Auf-
treibungen, die auf einer Aufnahme von Blutflüssigkeit beruhen und als *Ausdruck einer Permeabilitätsschädigung zu deuten* sind. An einer anderen Stelle
sagt Zinck: Die Eiweißergüsse in den Disseschen Räumen sind krümelig oder
schollig; der Dissesche Raum ist immer deutlich sichtbar; Eiweißgerinnsel sind
nicht überall, sondern nur bezirksweise zu erkennen; der Schlußsatz seines
Leberabschnittes lautet: *Die Diagnose seröse Hepatitis als eines zur Verbrennung
gehörigen Zustandes ist somit voll begründet.*

Zu den Merkwürdigkeiten, die sich beim Studium der Histaminvergiftung
ergeben haben, gehört auch das rasche Verschwinden des aus den Gefäßen ausgetretenen Plasmas; wir haben z. B. feststellen können, daß bei einem etwa 10 kg
schweren Hund im Histaminkollaps etwa 400 ccm Plasma die Blutbahnen
verlassen; wenn man aber tags darauf die Organe untersucht, ist kaum mehr
etwas von der Albuminurie ins Gewebe zu bemerken; was geschieht mit
dem ausgetretenen Plasma? Von ähnlichen Überlegungen geleitet, diskutiert

ZINCK die Möglichkeit einer sogenannten „*kompensierten serösen Entzündung*" und versteht darunter die *Aufnahme von Eiweiß durch die Leberzellen*, die auf diese Weise die Disseschen Räume wieder von dem serösen Exsudat befreit. Wenn der Plasmaaustritt tatsächlich nur kurze Zeit anhält, kann vielleicht die Leberparenchymzelle vikariierend eintreten und es so verhindern, daß es zu einer *bleibenden* Erweiterung der Disseschen Räume kommt; er akzeptiert hier meine Anschauung, wenn ich in diesem Zusammenhang von einer trüben Schwellung gesprochen habe, und lenkt die Aufmerksamkeit auf die Arbeiten von GROLL,[1] der, wie schon früher erwähnt wurde, in der trüben Schwellung auch nichts anderes als eine *Leistungssteigerung*, z. B. der Leberzelle, sieht. Abschließend sagt ZINCK: „Der Erfolg kommt aber einer Kompensation insbesondere deswegen gleich, weil durch Verhinderung einer längerdauernden Einlagerung von Plasmaeiweiß zwischen Kapillare und Parenchymzelle der Austausch von Sauerstoff und auch die Rückresorption von Stoffwechselschlacken nicht beeinträchtigt wird, d. h. es fällt die bei der serösen Entzündung so verhängnisvolle Verbreiterung der Diffusionswege für Sauerstoff weg"; auf die zweite und dritte Möglichkeit, wie eventuell Eiweiß aus den Disseschen Räumen wegtransportiert werden kann — nämlich auf die Ableitung durch die Lymphbahnen, bzw. auf die Eiweißaufnahme durch die Bindegewebsfasern —, geht ZINCK nicht ein.

Durch das Verbrennungsgift erfahren mehr oder weniger alle Gefäße eine schwere Schädigung; die Gefäße und Kapillaren der Niere machen ebenfalls keine Ausnahme; es ist dies um so befremdender, als z. B. das Histamin, das sonst ähnliche Veränderungen wie das Verbrennungsgift setzt, in der Niere fast gar keine Läsionen auslöst. Bei der Verbrennung kommt es aber überall, selbst in der Niere, zu einem Plasmaübertritt und damit auch zu einer Zerstörung des Kapillaraufbaues; eingeleitet wird der Prozeß durch Stase innerhalb der Kapillaren bei durchschnittlicher Verengerung der Arteriolen; dann gesellt sich der Eiweißübertritt in die Wandungen der Kapillaren hinzu, die nunmehr am Querschnitt deutlich doppelkonturiert erscheinen. Aber auch die Arteriolen und Venen sind von demselben Prozeß befallen; gelegentlich beteiligt sich auch Fibrin, so daß es sogar zu Fibrinausscheidung im Bereiche der Endothelien und damit zu Thrombenbildung kommt; ZINCK spricht hier von einer *Panarteriitis*, weil sämtliche Gefäße der Niere davon befallen sind.

Die geschilderten Kapillarveränderungen machen sich besonders im Bereiche des Glomerulus bemerkbar; wird die Niere in entsprechender Weise fixiert, so bereitet es keine Schwierigkeiten, auch das aus den Kapillaren ausgetretene Eiweiß histologisch sicherzustellen. Die nachweisbaren Endothelien sind entsprechend der ödematösen Durchtränkung geschwollen; die einzelnen Schlingen erscheinen gebläht; im weiteren Verlaufe kommt es sogar zur sogenannten Hyalinose des ganzen Glomerulus, was gleichbedeutend ist — soweit man das histologisch beurteilen kann — mit Verlust der Zelleinheit und des Grundhäutchens; die Zusammengehörigkeit von Glomerulus und Bowmanscher Kapsel äußert sich auch darin, daß bei vielen Verbrennungen an der Bowmanschen Kapsel dieselben Veränderungen zu sehen sind wie am Glomerulus.

---

[1] GROLL: Verh. dtsch. path. Ges. **1927**, 154.

An dem Plasmaübertritt beteiligen sich nicht nur der Glomerulus, sondern auch die Gefäße bzw. Kapillaren im Bereiche der Tubuli; auf diese Weise entwickelt sich *ein interstitielles Ödem*, mit Auseinanderdrängen der Harnkanälchen. Die Tubuluszellen können ähnlich wie die Leberzellen einen Teil des ausgetretenen Serumeiweißes in sich aufnehmen; also auch hier dieselben Erscheinungen, die uns schon früher im Sinne einer „trüben Schwellung" beschäftigt haben. Unter ungünstigen Bedingungen entwickeln sich auf dem Boden des interstitiellen Ödems sogar eine Sklerosierung und all jene anderen Veränderungen, die uns von der chronischen Nephritis her bekannt sind; ZINCK faßt die von ihm an der Verbrennungsniere erhobenen Befunde in folgendem Satz zusammen: „Bei im Vordergrund stehender Schädigung der Endothelschranke und damit verbundener Parenchymschädigung, interstitiellem Ödem, besonders des Markes und Verquellung des Gefäßbindegewebes und in den Spätfällen Sklerosierung, ist die Diagnose auf seröse Nephritis analog der serösen Hepatitis zu stellen."

ZINCK macht auch auf das Vorkommen von *Kalkzylinder* und *Zellverkalkung* aufmerksam, die BÜCHNER[1] auf Chlorverluste des Organismus bezieht; dazu ist bei der Verbrennung reichlich Gelegenheit, denn die Ödemflüssigkeit bzw. das seröse Exsudat bestehen fast ausschließlich, soweit es sich um Mineralien handelt, aus Kochsalz; jedenfalls ist bei der Verbrennungstoxikose eine rasch einsetzende *Hypochlorämie* des Serums die Regel.

Auch der Magen-Darmkanal kann bei der Verbrennung zum Schauplatz schwerer Schädigungen werden, doch lange nicht in dem Ausmaße wie die Leber und die Niere. Etwas Ähnliches ist auch von den Lungenveränderungen zu sagen; histologisch ist fast immer Hyperämie und Ödem zu beobachten, aber zu einem klinisch faßbaren Lungenödem kommt es dabei nur selten. Auch die Milz und die Lymphdrüsen beteiligen sich an der allgemeinen Schädigung, nur ist hier die Exsudation histologisch nicht immer leicht zu erkennen. Trockenrückstandsbestimmungen könnten mehr aussagen. Frühzeitig ist auch die quergestreifte Muskulatur geschädigt, besonders im Bereiche jener Muskelgruppen, die sich selbst bei körperlicher Ruhe betätigen — Zwerchfell, Augen — und Halsmuskeln; die sogenannte Zenckersche Degeneration ist bei Verbrennungsleichen oft zu sehen; man sieht krümelig-schollig Zerfall bis zur Ausleerung des Sarkolemmschlauches; ein Untergang der peripheren Muskulatur ist früher zu beobachten als der des Myokards.

Über das Gehirn weiß uns ZINCK bei Verbrennung folgendes zu berichten: Unter den Frühfällen fand sich oft höchstgradige Hirnschwellung, verbunden mit Ödem und allen anatomischen Zeichen des Hirndruckes: Trockenheit der Durainnenfläche, Abplattung der Hirnwindungen und Einpressen der Kleinhirntonsillen ins Foramen magnum occipitale. Histologisch hebt er folgende Angaben hervor: Immer sind die Gefäßgliakammern weit; sie enthalten Eiweißkrümel oder -schollen; gelegentlich sind sie mit einer homogenen eosinroten, teils fibrinoidpositiven Masse erfüllt, oder es liegen einzelne Fibrinkugeln oder größere Schollen darin. Die Ganglienzellschädigung hängt wohl mit der Schwellung und dem Ödem des Gehirnes zusammen; da sie mit ziemlicher Regelmäßigkeit

---

[1] BÜCHNER: Zieglers Beitr. **92**, 311 (1933).

beim Verbrennungstod zu finden ist, kommt diesen Veränderungen im Gesamt-
geschehen sicher große Bedeutung zu.

Beziehungen zwischen der Ausdehnung der Verbrennung und dem Ausmaß
der allgemeinen Schädigung lassen sich kaum feststellen; selbst kleine Verbrennungen der Haut können oft große Folgen zeitigen; das hochgradigste
Gallenblasenödem mit gleichzeitiger schwerer Hepatitis sah ich bei einem Kinde,
das 16 Tage nach einer nicht sehr ausgedehnten Verbrennung am Arm zur
Sektion kam; während die Breite des normalen freien Gallenblasenanteiles
etwa 2 mm beträgt, war hier der der Leber anliegende Teil auf 10 mm an-
geschwollen.

Die meisten Verbrennungen sterben unter den Erscheinungen eines schweren
Kollapses, der vielfach als die alleinige Folge der durch den Plasmaverlust bedingten Bluteindickung und der damit einhergehenden Verringerung der zirkulierenden Blutmenge anzusehen ist; uns sind aber auch Beobachtungen bekannt,
die damit nicht völlig in Einklang stehen; wäre der Plasmaverlust die *alleinige*
Ursache des Kollapses, so müßte jede intravenöse Flüssigkeitszufuhr, vor allem
auch eine Bluttransfusion von Erfolg begleitet sein. Die Bluttransfusion bessert
oft das Krankheitsbild der Verbrennung, meist ist aber der Nutzen nur ein
vorübergehender; ich glaube, das ist darauf zurückzuführen, daß man —
wie bereits oben hervorgehoben wurde — mit *zweierlei Giften* zu rechnen hat;
das eine Gift bedingt die an der Stelle der Verbrennung einsetzende Plasmaexsudation und das andere gelangt in die allgemeine Zirkulation und löst Schäden
in den verschiedensten Organen aus, auf die ZINCK besonders aufmerksam
macht. PFEIFFER[1] hat die Existenz solcher Gifte sehr wahrscheinlich gemacht,
denn selbst der Harn solcher Patienten ist schwer toxisch; injiziert man z. B.
einem Meerschweinchen subkutan etwas Serum oder Harn von einem verbrannten oder verbrühten Individuum, so entwickeln sich am Ort der Injektion eigentümliche Nekrosen; etwas Ähnliches läßt sich mit normalem Harn
oder gesundem Serum nicht erzeugen.

Wenn man von der Existenz toxischer Produkte bei der Verbrennung fett-
reicher Gewebe hört, wird man auch an das Vorkommen von *Akrolein* erinnert, das z. B. immer beim Verbrennen von Butter oder Schmalz entsteht;
ich habe mich mit der Toxikologie des Akroleins beschäftigt und es als ein
schweres Kapillargift erkannt; injiziert man etwas davon z. B. intrakutan, so
bildet sich an der Stelle der Injektion eine ausgeprägte Nekrose nach Art einer
Brandblase. Gibt man Akrolein parenteral, so kommt es zu einem rasch sich
ausbreitenden Lungenödem; lokale Applikation in den Bindehautsack bedingt
eine heftige Chemosis mit Stickstoffanstieg im Kammerwasser; ich bin weit
entfernt, das Akrolein *allein* für den Plasmaaustritt bei der Verbrühung oder
Verbrennung verantwortlich zu machen, daß aber bei der Verbrennung von
lebenden Geweben vielleicht ähnlich gebaute toxische Substanzen entstehen,
erscheint mir doch sehr wahrscheinlich.

Als Prüfstein einer gestörten Permeabilität habe ich bei der Verbrühung
auch Mineralanalysen der Gewebe durchführen lassen, ebenso Bestimmungen
des Potentials und des Sauerstoffdebts; es zeigten sich dabei dieselben Ergebnisse,

---

[1] PFEIFFER: Virchows Arch. **180**, 367 (1905).

die uns schon von der experimentellen Histamin- bzw. Allylformiatvergiftung oder von der Erstickung her bekannt sind; eine genaue Beschreibung wäre nur eine Wiederholung schon bekannter Tatsachen.

In Fortsetzung der Untersuchungen von PFEIFFER hat sich ROLLER auch mit der Frage beschäftigt, ob sich biologisch im Harn oder Serum von verbrannten Personen irgendwelche Gifte isolieren lassen; zunächst hat er Harn und Serum auf die mit Fluoreszein gefüllten Salamanderkapillaren einwirken lassen. Die Ergebnisse lauten absolut eindeutig; stets lassen sich z. B. im Serum von Verbrühten Substanzen nachweisen, die innerhalb kürzester Zeit die normale Permeabilität stören; eine Vermehrung des Histamingehaltes im Blute verbrühter Personen konnte ich nicht nachweisen; das wirksame Prinzip dürfte eine ungesättigte Substanz sein, denn Zusatz von Brom oder Jod zerstört die Giftwirkung; jedenfalls ist an dem Vorkommen einer Substanz im Blute nicht zu zweifeln, die die Permeabilität der Salamanderkapillaren stört; unter diesem Gesichtspunkte haben wir auch die Permeabilität der Kapillaren bei Verbrennungen nach der Landisschen Methode geprüft und stets eine Albuminabwanderung nachweisen können.

Auf Grund der vorliegenden Ergebnisse darf das Wesen der Verbrennung bzw. Verbrühungsschädigung wie folgt zusammengefaßt werden: Der Verbrühungstod stellt einen Sonderfall aus der großen Krankheitsgruppe „Albuminurie ins Gewebe" dar; auch der Verbrennungsschaden ist auf Permeabilitätsstörungen zurückzuführen. Bei Erhitzung über 50 Grad wird zunächst die Gefäßwand im Bereiche der Hitzeeinwirkung geschädigt; dadurch werden die regionären Kapillaren rasch durchlässig, so daß nun Plasmaeiweißkörper in das umgebende Gewebe übertreten. Es kommt auch im Anschluß an nur geringe Verbrennungen zu Vergiftungserscheinungen, die man auf die Resorption von Toxinen beziehen muß, welche im Verbrennungsbereich entstanden und dann in die allgemeine Zirkulation gelangt sind. Auch diese Allgemeinwirkungen, die die inneren Organe schwer beeinträchtigen, sind auf Kapillarschäden im Sinne von Permeabilitätsstörungen zu beziehen. Die Ähnlichkeit mit der experimentellen Histamin- oder Allylformiatvergiftung ist groß. Ich sehe in den Geschehnissen bei der Verbrennung, bzw. bei der Verbrühung den Beweis, daß die „Albuminurie ins Gewebe" die verschiedensten Ursachen haben kann; je mehr man sich in der menschlichen Pathologie, aber auch in der experimentellen Toxikologie umsieht, desto häufiger stößt man immer wieder auf dasselbe Ergebnis — *primäre Beeinträchtigung der Kapillarwand mit konsekutiven Folgen, die als Ausdruck einer Permeabilitätsstörung anzusehen sind.* So kommt es, daß sich ganz *ähnliche Veränderungen, wie ich sie hier für die Verbrühung bzw. Verbrennung als charakteristisch beschrieben habe, auch bei den verschiedensten Infekten und Intoxikationen nachweisen lassen;* das Unterschiedliche ist meistens nur das Ausmaß und die Lokalisation. Manche Infekte bzw. Vergiftungen zeigen die schwersten Veränderungen nur an den *Nieren,* andere beeinträchtigen wieder mehr den *Magen-Darmkanal* einschließlich der *Leber* und wieder andere das *Nervensystem;* das eigentümliche an der Verbrennung ist neben der lokalen Wirkung auch die allgemeine Schädigung; dabei sind der große Kreislauf und das Pfortadergebiet in ziemlich gleichem Maße betroffen; das Vergiftungsbild der Verbrennung bzw. Verbrühung manifestiert sich gleichsam als das Schulbeispiel einer generalisierten „Albuminurie ins Gewebe"; das war auch der Grund, warum ich der Verbrennung ein eigenes Kapitel widmen mußte.

Um die Analyse der bei der Verbrennung bzw. Verbrühung auftretenden Allgemeinerscheinungen hat sich besonders HERMANN PFEIFFER[1] verdient gemacht; bei schwerer, jedoch nicht innerhalb weniger Minuten mit dem Tode endigender Verbrühung kommt es infolge einer peripheren Gefäßlähmung namentlich im Gebiete des Splanchnicus zu schwerer und fortschreitender Blutdrucksenkung, zu einem Absturz der Körperwärme, der bis zum Tode zunimmt und vermutlich auf einer Lähmung des Wärmezentrums beruht. Die Gerinnbarkeit des Blutes sinkt, sie ist oft völlig aufgehoben, wobei eine bis zum Tode sich steigernde Leukopenie hinzutritt. Unter einem lebhaften Komplementschwund sinkt die Hemmungskraft des Serums gegen Trypsin, während gleichzeitig proteo- und peptolytische Gewebsfermente in großer Menge die Blutbahn überfluten und im Harn erscheinen; sowohl Harn als auch Serum erweisen sich als toxisch. PFEIFFER spricht hier von einer *Eiweißzerfallsvergiftung*. Gleichgültig, ob die Eiweißzerfallsvergiftung durch Hitze, durch photodynamische Lichtwirkung, durch Zytotoxine geschieht oder, wie das Arthus-Phänomen es beweist, durch eine örtliche Antigen-Antikörper-Reaktion im Lebenden erfolgt, ob endlich der Zerfall durch umfängliche Gewebszertrümmerung oder durch gewisse Gewebsgifte eingeleitet wird, immer ist dasselbe Krankheitsbild zu sehen. PFEIFFER glaubt um so mehr an eine *gemeinsame Grundursache chemischer Art* dabei denken zu müssen, als die älteren und grundlegenden Versuche von KREHL und MATHES[2] über die Giftwirkung von Eiweißspaltprodukten, gleichzeitige Erfahrungen von WEICHARDT[3] über seine „Kenotoxine", dargetan haben, daß *beim hydrolytischen Abbau von Proteinen Gifte entstehen*, deren Wirkung weitgehend an das „Verbrennungsgift" erinnert. PFEIFFER schließt daher, daß *überall dort, wo in krankhaft gesteigerter Weise lebendes Gewebe zerfällt und es zu einer Überschwemmung der Blutbahn mit autolytischen Fermenten bzw. Abbauprodukten kommt, das Krankheitsbild der Eiweißzerfallsvergiftung.*

Das Problem, wie diese Vergiftungen zustande kommen, harrt noch einer Klärung; wenn man sich aber an die Tatsache hält, daß bei der Verbrühung große Mengen lebender Gewebe zugrunde gehen, geschädigte Eiweißkörper der Autolyse verfallen und dabei sowohl im Reagenzglas als auch im Tierkörper Substanzen von toxikologischem Charakter des Peptons entstehen, unter gewissen Versuchsbedingungen auch eine Steigerung des Stickstoffumsatzes nachgewiesen werden kann, steht es wohl außer Zweifel, *daß wir in den Eiweißzerfallsprodukten die Quelle so mancher Gifte zu suchen haben*. Die Beweiskraft einer solchen Vorstellung wird noch erhöht, da das oben entworfene Bild der Eiweißzerfallsvergiftung, sowohl was die leichten als auch was die schweren Verlaufsformen anlangt, mit dem der Pepton- bzw. der Fermentvergiftung weitgehend übereinstimmt. Die Beobachtung besteht zweifellos zu Recht, daß einerseits die Trypsinvergiftung, anderseits die durch Pepton hervorgerufene Schädigung in allen wesentlichen Punkten dem Bilde der Eiweißzerfallsvergiftung entsprechen, im besondern Falle dem der Verbrühung.

---

[1] PFEIFFER: Wien. klin. Wschr. **1919**, Nr. 50; Virchows Arch. **180**, 367 (1905).
[2] KREHL und MATHES: Arch. exper. Path. (D.) **35**, 222; **38**, 284 (1897).
[3] WEICHARDT: Erg. Hyg. usw. **5**, 275 (1922).

HEYDE und VOGT[1] haben für den aseptischen traumatischen Gewebszerfall mit ihren Parabioseversuchen die Übereinstimmung der Krankheitserscheinungen mit jenen des Verbrühungstodes dargetan und beobachtet, daß nicht nur der Harn des verletzten, sondern auch der des unverletzten parabiotisch verbundenen zweiten Tieres sich als toxisch erweist; auch auf Grund dieser Versuche gehört der *Wundschock* zu den Eiweißzerfallsvergiftungen.

Bei der *Dermatitis solaris* kommt es gelegentlich zu Allgemeinerscheinungen, die unter Fieber, Leukozytose, Veränderungen in der Blutgerinnung verlaufen; PFEIFFER konnte zeigen, daß auch hier der Harn der Versuchsperson Giftwirkung erkennen läßt. Verstärkt man die Lichtwirkung in der Art, daß man gleichzeitig eine photodynamisch wirksame Substanz injiziert, dann setzt gelegentlich ein schweres Krankheitsbild ein, das in allen Einzelheiten dem nach ausgedehnter Verbrühung entspricht.

Obwohl das Problem der Eiweißzerfallsvergiftung allgemeines Interesse erweckte, fehlen bisher noch Befunde, welche das klinische Bild dieser Intoxikation auch *morphologisch* aufklären. Wohl finden wir Arbeiten, welche z. B. über die Veränderungen des Blutmechanismus nach parenteraler Trypsinzufuhr berichten, dagegen fehlen genaue Angaben über die *histologischen Veränderungen im Verlaufe der akuten experimentellen Trypsinvergiftung*. Diese Lücke hat GEISER[2] ausgefüllt: Er hielt sich an die Vorschriften von BERGMANN[3] und wiederholte seine Versuche. Hunde im Gewicht von 11—21 kg erhielten 3—5 g Trypsin „Merck" intraperitoneal, gelöst in physiologischer Kochsalzlösung. 6—7 Stunden nach der Injektion wurden die Tiere durch Luftembolie rasch getötet und sofort seziert. Gleichzeitig wurde Körpertemperatur, die Zahl der Erythrozyten und Leukozyten, der Blutzucker, der Rest-N und das Globulin-Albumin-Verhältnis geprüft.

Nach 1—2 Stunden sind die Tiere bereits krank, sie erheben sich nur mühsam, häufig kommt es zu Erbrechen. Die Bluteindickung läßt sich mit absoluter Sicherheit nachweisen. In der Tabelle sind die Werte zusammengestellt:

Tier	Gewicht in kg	Trypsin in g	Erythrozytenwerte in Millionen			
			Vorwert	nach 1 Stunde	nach 2 Stunden	nach 6 Stunden
1	14,0	4	7,2	8,3	10,8	10,9
2	14,5	5	5,9	8,6	11,7	13,1
3	11,5	4	10,3	13,8	14,6	15,0
4	13,0	4	7,1	7,0	7,3	10,6
5	12,5	3,5	8,3	10,8	11,8	11,3
6	21	5	9,2	10,7	11,9	12,8

Es ist daraus ersichtlich, daß der Plasmaaustritt aus dem Blute meistens schon nach 1 Stunde deutlich ist und sich im Verlaufe der 2. Stunde noch weiter verstärkt.

---

[1] HEYDE und VOGT: Z. exper. Med. **1**, 59 (1913).
[2] GEISER: Virchows Arch. **309**, 502 (1942).
[3] BERGMANN: Z. exper. Path. u. Ther. **3**, 401 (1906).

Aus dem Sektionsbefund, der weitgehend an die Veränderungen bei der Histaminvergiftung erinnert, sei nur einiges herausgegriffen: Reichliche Flüssigkeitsansammlung in der Bauchhöhle; starke Injektion der Bauchgefäße sowie zahlreiche Blutungen im Cavum peritonei; Quellung der Mitral- und Trikuspitalsegel, die Klappen fühlen sich deutlich sulzig an. Leber ist blutüberfüllt, der Saftgehalt stark vermehrt, nach Abstreifen der Flüssigkeit ist die Läppchenzeichnung verwaschen, das Parenchym trüb. Die Nieren erscheinen blutreich; nach Abstreifen der blutigen Flüssigkeit sieht das Gewebe wie mit Wasser übergossen aus. Die Magenschleimhaut geschwollen und livid verfärbt; die Magenwandung in toto verbreitet; ähnlich ist das Duodenum beschaffen.

Die mikroskopische Untersuchung zeigt die typischen Veränderungen einer allgemeinen serösen Exsudation. Besonders stark erweist sich Niere und Leber betroffen. Der Großteil der Glomerulusschlingen ist mit roten Blutkörperchen strotzend erfüllt; außerdem sind die Kapselräume voll von Eiweißgerinnseln; die Kapillarwandungen erweisen sich verdickt und gequollen; ist es zum Austritt großer Eiweißmassen gekommen, so kann der Glomerulus vollständig kollabieren; die Kernvermehrung im Glomerulus ist nicht sehr ausgeprägt; die Quellung der Kapsel hängt offenbar von der Stärke des Eiweißaustrittes in den Kapselraum ab; die Epithelien der Tubuli sind durchwegs gut erhalten.

In der Leber sehen wir mächtig erweiterte Dissesche Räume, in denen sich reichlich Eiweißgerinnsel und Erythrozyten finden; die Wandung der Leberkapillaren ist verdickt. Die Kupferschen Sternzellen sind an der bisweilen sehr starken Schwellung sehr leicht zu erkennen; auch die Gitterfasern zeigen Quellung wie auch das periportale Bindegewebe. In den Leberzellen finden sich Fettpfröpfchen und gröbere Schollen, die als dem Eiweiß zugehörig anzusprechen sind. Eine ödematöse Durchtränkung des Gallenblasenbettes ist vielfach zu erkennen.

Bevor ich in eine Diskussion eingehe, ob es sich bei der Trypsinintoxikation als Typus einer sogenannten Eiweißzerfallsvergiftung wirklich um einen pathologischen Zustand handelt, der gleichfalls mit einer Permeabilitätsstörung der Kapillaren einhergeht, möchte ich noch eine zweite Form einer von PFEIFFER[1] beschriebenen Eiweißzerfallsvergiftung zur Sprache bringen, das ist der *Lichttod nach Hämatoporphyrinvergiftung.*

Obwohl der eindrucksvolle und charakteristische Verlauf der photodynamischen Lichtwirkung, die PFEIFFER als Eiweißzerfallsvergiftung auffaßt, bezüglich seiner klinischen Symptome wiederholt eingehend beschrieben wurde, ist man bis jetzt weder auf das *Kreislaufgeschehen noch auf die morphologischen Veränderungen* genauer eingegangen. SPIESS[2] hat sich nun die Frage vorgelegt, ob auch diese eigenartigen und auch für die menschliche Pathologie wegen ihrer Beziehungen zu bestimmten, mit Lichtüberempfindlichkeit und abnormem Hämatoporphyrinstoffwechsel einhergehenden Krankheiten, z. B. zur Hydroa aestivalis und vacciniformis bedeutungsvolle Krankheit nicht nur in ihren klinischen, sondern auch in ihren funktionellen und morphologischen Manifestationen in die Gruppe der Eiweißzerfallsvergiftungen und damit in jenes große Gebiet von Krankheiten gehört, bei denen Permeabilitätsstörungen die führende Rolle spielen.

HAUSMANN[3] gelang erstmalig die eindrucksvolle Darstellung der von TAPPEINER[4] entdeckten photodynamischen Wirkung fluoreszierender Farbstoffe

---

[1] PFEIFFER: Z. exper. Med. **14**, 137 (1921).
[2] SPIESS: Wien. Z. f. inn. Med.
[3] HAUSMANN: Grundzüge der Lichttherapie. Wien. **1923.**
[4] TAPPEINER: Sensib. Wirkung. Leipzig. **1907.**

auch beim Warmblüter nachzuweisen. Hämatoporphyrin bedingt, subkutan injiziert, bei weißen Mäusen, die im Dunklen gehalten werden, keinerlei Reizerscheinungen; werden aber die Tiere dem Lichte ausgesetzt (z. B. der Käfig in die Sonne oder vor eine Bogenlampe gestellt), so kommt es sehr bald zu allgemeinen Reizerscheinungen der Haut und Schleimhäuten, wechselnden Krämpfen, Paresen, Dyspnoe, alles Erscheinungen, die schon nach wenigen Stunden zum tödlichen Kollaps führen.

Erfolgt eine mehr *subakute Vergiftung* am gleichen Beobachtungsobjekt, so entwickeln sich mächtige Ödeme, die mit Blasenbildung einhergehen. Die ödematöse Durchtränkung der Haut, deren Durchschnitt etwa das Sechsfache der Norm betragen kann, ist gelegentlich so stark, daß von einer „Umgestaltung des Tieres, das einer ganz anderen Spezies anzugehören scheint", gesprochen wurde. Das Ödem ist streng auf die unbehaarten (Ohren und Schnauze), also am stärksten belichteten Stellen beschränkt. Auch die subakute photodynamische Reaktion endet nach einigen Tagen tödlich, doch fehlen Krämpfe und Paresen. Die Behandlung der Mäuse *mit fraktionierten Porphyrindosen und mit nur kurzdauernden Bestrahlungen* führt nach einem ödematösen Stadium zu Haarausfall, nässenden Ekzemen oder ausgedehnten *Hautnekrosen*. Besonders fällt eine *Gangrän auf, die die Ohrmuscheln ergreift* und schließlich zu einer Abstoßung führt. Die Tiere gehen schließlich kachektisch zugrunde oder erholen sich, wenn sie ins Dunkle gebracht werden, wieder vollständig.

Von besonderer Bedeutung für die Klinik und menschliche Pathologie ist die sensibilisierende Wirkung des Hämatoporphyrins; MEYER-BETZ,[1] hat an sich selbst die Wirkung studiert; die Hautstellen, die besonders dem Lichte ausgesetzt waren (Gesicht und Hände), zeigten neben Juckreiz ein hochgradiges Ödem.

Das morphologische Bild des tödlichen Kollapses beim Lichttod sensibilisierter Tiere ähnelt außerordentlich dem Peptonschock, bzw. der Intoxikation nach Verbrennung; es findet sich eine starke Gefäßerweiterung im Splanchnicusgebiet und Ungerinnbarkeit des Blutes. Das Leerlaufen der Venen, die Blutleere der peripheren Gefäße und die bei der Obduktion regelmäßig klein und blutleer gefundenen Herzen lassen auf eine Verminderung der zirkulierenden Blutmenge schließen, dem wesentlichen Symptom und untrüglichen Zeichen des typischen peripheren Kollapses. Wir haben triftige Gründe, nicht nur an einen hämodynamischen, sondern auch an einen protoplasmatischen Kollaps zu denken, also an einen Zustand ähnlich der Histaminvergiftung. SMETANA[2] konnte eine Sauerstoffabnahme des arteriellen Blutes feststellen und SPIESS sah — wie aus beifolgender Tabelle hervorgeht — einen *beträchtlichen Erythrozytenanstieg als Zeichen der Bluteindickung durch Plasmaaustritt in die Gewebe.*

Es ist also anzunehmen, daß *auch beim Lichttod wie beim Histamin- und Peptonschock die Abnahme der zirkulierenden Blutmenge durch Plasmaaustritt aus der Blutbahn zumindest mitbedingt ist, also eine erhöhte Permeabilität der Kapillarwand vorliegt, wofür auch die Ausbildung von hochgradigen Ödemen bei den subakuten Formen sprechen mag. Man könnte geradezu von einer Abwanderung*

---

[1] MEYER-BETZ: Arch. Klin. Med. **112**, 476 (1913).
[2] SMETANA: 3. of biol. Chem. **124**, 667 (1938); **125,** 741 (1938).

des Plasmas in die belichteten, also ödematösen Hautpartien als Ursache der Blut-eindickung sprechen.

Solche Überlegungen legten es nahe, sich für den Lichttod sensibilisierter Tiere auch vom *histologischen Standpunkte* zu interessieren und auf *Symptome einer Permeabilitätsstörung* zu achten; dies erscheint um so notwendiger, als von verschiedener Seite auf die Ähnlichkeit des Ablaufes der photodynamischen Lichtwirkung mit der bei der Verbrennung bzw. Peptonvergiftung hingewiesen wurde.

Tabelle 36.

Erythrozytenzahl			Erythrozyten-zunahme in Prozenten
	unbelichtet	nach Belichtung	
Normale Mäuse	9 670 000 9 650 000 8 250 000 8 920 000 6 220 000	7 600 000 9 960 000 8 250 000 9 130 000 7 820 000	
Durchschnitt	**8 542 000**	**8 552 000**	**0,12**
Porphyrin-Mäuse	7 450 000 8 200 000 8 100 000 9 220 000 9 420 000	12 520 000 13 960 000 12 900 000 11 400 000 11 600 000 11 800 000 12 100 000	
Durchschnitt	**8 078 000**	**12 325 000**	**52,6**

Ich übergehe die älteren Beobachtungen, die nur über Hyperämie der Bauch-organe und petechiale Blutungen berichten und möchte gleich die Beobachtungen von Spiess zur Sprache bringen: Erfolgt der Tod unter stärkster Licht-wirkung (Sonnenbestrahlung) nach wenigen Stunden, so zeigen sich, wie schon erwähnt, vor allem zerebrale Symptome (Krämpfe, Paresen u. dgl.). Die Todesart läßt auf ein akutes Hirnödem schließen. In der Leber finden sich bei solchen Tieren entweder keine Veränderungen oder höchstens geringgradige Hyperämie. Daß es sich bei der Blutfüllung nicht um eine reine Stauung handelt, sondern um eine „toxische Kapillarlähmung", geht vor allem aus der gleichzeitig bestehenden hoch-gradigen Hyperämie der Haut und fehlenden Veränderungen des Herzmuskels hervor. Man kann die Kapillarerweiterung und die damit verbundene Verlangsamung des Blutstromes *als den Beginn einer Permeabilitätsstörung auffassen*; eine seröse Ex-sudation in die Disseschen Räume ist aber in diesem Stadium noch nicht feststellbar. Viel eindrucksvoller gestaltet sich *das histologische Bild der Leber, wenn das Tier bei weniger intensiver Belichtung* (z. B. bei diffusem Tageslicht) *mit hochgradigen Ödemen, aber ohne zerebrale Erscheinungen zugrunde geht.* Im Bereiche der Vena centralis kommt es zur Bildung von mächtigen Blutstasen, die Leberzellbalken sind stark auseinandergedrängt und druckatrophisch verschmälert. An vielen Stellen ist die Begrenzung zwischen Blut und Disseschen Räumen durchbrochen, d. h. die roten Blutkörperchen sind nunmehr auch in den Geweberäumen zu sehen, so daß die Kapillaren gleichsam im Blutsee zu schwimmen scheinen. Die hämorrhagische Destruktion führt zu Zerreißungen im Parenchym und Bildung von ausgedehnten

„Blutseen". Erfolgt der *Lichttod nach Hämatoporphyrinsensibilisierung nur sehr langsam und sterben die Tiere erst nach 8—10 Tagen,* dann finden sich in der Leber Veränderungen, die sich sehr wohl von den beiden anderen Stadien abgrenzen lassen. Eine Blutstase ist nicht festzustellen, die Blutfüllung der Gefäße und Kapillaren zeigt nichts Abnormes. Statt dessen finden sich jetzt *neben diffus verteilten einzelnen nekrotischen Leberzellen oder kleinsten Zellgruppen ausgedehnte nekrotische Bezirke,* vor allem in den intermediären und peripheren Läppchenzonen und daneben das klassische Bild der serösen Exsudation, also deutlich sichtbare Dissesche Räume durch Abhebung der Kapillarwandungen, Annagen der Epithelien usw. (vgl. Abb. 72).

Auch in der *Milz* finden sich beim Lichttod Veränderungen. Im akuten Stadium, also wenn das Tier sehr rasch zugrunde geht, ist die Milz nur blutreich; auch im subakuten Stadium, das sich klinisch durch die beschriebenen Ödeme äußert, besteht eine hochgradige Hyperämie, vor allem der Sinus: außerdem kommt es zu Blutungen im Sinne der „Blutseen", daneben zahlreiche Nekroseherde innerhalb der Follikel mit Untergang der Keimzentren. Daß auch diese Veränderungen mit der Hämatoporphyrinvergiftung ursächlich in Zusammenhang stehen, erscheint sehr wahrscheinlich: vermutlich handelt es sich hier um enorme Eiweißaustritte in die Gefäßwand; das Haitinger-Verfahren bestätigt die Eiweißnatur dieser eigentümlichen Gebilde.

Gelingt es, photodynamisch geschädigte Mäuse am Leben zu erhalten, so können die Leberschäden völlig ausheilen oder zu Veränderungen Anlaß geben, die an die menschliche Leberzirrhose erinnern.

Rückblickend muß man daher annehmen, daß es sich auch beim Krankheitsbild der photodynamischen Lichtwirkung um die Bildung von Giften handelt. Die Lichterkrankung entspricht daher weitgehend den Forderungen PFEIFFERS, der sich vorstellt, daß überall dort, wo durch irgendeine Energieform lebendes Gewebe geschädigt wird oder gar zugrunde geht, es zu einer *Überschwemmung des Körpers durch die dabei entstehenden Gifte kommt. Diese Gifte, über deren chemische Natur noch nichts Näheres bekannt ist, zeitigen Wirkungen ganz ähnlicher Art, wie wir sie von der Histamin- bzw. Allylformiatvergiftung her kennen.* Der Unterschied ist nur der, daß wir es in dem einen Fall mit Giften zu tun haben, über deren chemische Konstitution wir genau unterrichtet sind, während wir über die sogenannten Eiweißzerfallsprodukte noch völlig im unklaren sind.

Das Erkrankungsbild der schweren photodynamischen Lichtwirkung entspricht in allen Einzelheiten dem nach ausgedehnter Verbrühung. Ja selbst die schweren Nebennierenschädigungen und die Überschwemmung der Blutbahn und des Harnes mit peptischen Fermenten konnte von PFEIFFER nachgewiesen werden. Schließlich konnte er zeigen, daß auch beim Lichttod der *Parabioseversuch gelingt,* d. h. daß von zwei parabiotischen und mit Rose bengale sensibilisierten Versuchstieren, von denen nur das eine belichtet wird, auch das zweite unter denselben Erscheinungen erkrankt und stirbt wie das andere, ja daß auch beim nichtbelichteten dieselben anatomischen Veränderungen zu beobachten sind. Gerade die Ergebnisse des Parabioseversuches berechtigen den Standpunkt zu vertreten, daß die unter dem Namen der *Lichtschädigung* zusammengefaßten Erscheinungen in die große Gruppe der Eiweißzerfallsvergiftungen eingereiht werden müssen.

PFEIFFER hat in einer größeren Zusammenstellung tabellarisch die verschiedensten Krankheiten erfaßt, die mutmaßlich mit einem toxischen Eiweißzerfall einhergehen; wenn er die neue Mitteilung von EMMINGER[1] gekannt hätte,

---

[1] EMMINGER: Wien. Arch. inn. Med. **38,** 80, 97 (1944).

berücksichtigte er sicher auch den *Hitzschlag*. Durch die Wärmestauung und die dadurch hervorgerufene Versackung des Blutes kommt es morphologisch zu einer allgemeinen Albuminurie ins Gewebe. Im Gegensatz zu den Erscheinungen bei den bekannten Kollapsformen sind beim Hitzschlag die klinisch faßbaren Symptome durch eine besonders starke Auswirkung der *Kapillarschädigungen auf das Gehirn* überlagert. Das schließt aber nicht aus, an einer Störung des ganzen peripheren Kreislaufes festzuhalten, was sich auch morphologisch durch eine generalisierte Albuminurie ins Gewebe feststellen läßt.

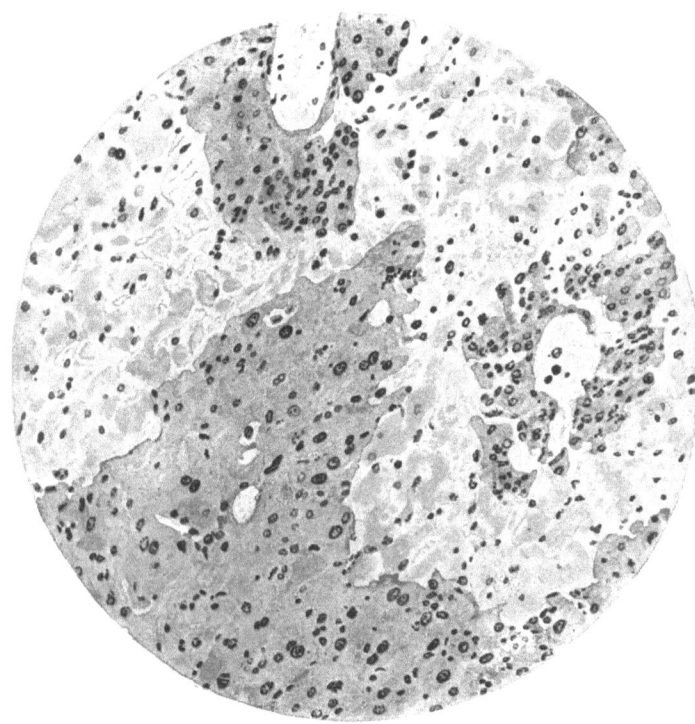

Abb. 72. Leberschädigung bei Belichtung einer mit Hämatoporphyrin gespritzten weißen Maus (akutes Stadium).

PFEIFFER rechnet zu den Eiweißzerfallsvergiftungen auch die *Infekte*, da viele ansteckende Keime zu einem Eiweißzerfall führen; die Bedeutung, welche die Teilerscheinungen der Eiweißzerfallsvergiftungen bei den verschiedenen Formen des Infektes im allgemeinen und im Einzelfall besitzen, mag dabei ebenso wechselvoll sein wie die Art ihrer Entstehung. Der autolytische Abbau der unter der Einwirkung der Erreger oder ihrer Giftstoffe zugrunde gegangenen Wirtszellen, bzw. die bei ihrem Absterben *freiwerdenden Fermente* sind vermutlich die Quelle wichtiger Vergiftungsvorgänge. Bei anderen Formen von Infekten mögen solche *giftige Schlacken auch aus zugrunde gehenden Bakterienleibern* stammen. Eine dritte, gedanklich hiervon abzugrenzende Möglichkeit könnte dann gegeben sein, wenn beim Bakterienzerfall *Endotoxine*, also vorgebildete Giftkörper eigener Art, freiwerden und gewebsschädigende Eigenschaften entfalten.

Wenn es vielleicht den Anschein haben sollte, daß ich, die Bedeutung der Permeabilitätsstörung überwertend, bei allen Zuständen, für die PFEIFFER eine Eiweißzerfallsvergiftung annimmt, eine Albuminurie ins Gewebe in den Vordergrund rücke, so werde ich dazu weniger durch die klinische Erfahrung veranlaßt, als vielmehr durch *pathologisch-anatomische Untersuchungen*, die uns von der großen Häufigkeit solcher Vorgänge überzeugen. Tatsächlich findet man das Bild einer Albuminurie ins Gewebe besonders häufig bei Infektionskrankheiten.

In Fortführung des bis jetzt Gebrachten war ich bestrebt, den Infektionsverlauf auch im Tierexperiment zu verfolgen, doch sind uns hier gewisse Grenzen auferlegt, da sich bestimmte Infektionskrankheiten, wie z. B. der Typhus, die Pneumonie, Scharlach usw., nicht reproduzieren lassen. Gut studiert ist dagegen die *Diphtherie* und die *Dysenterie;* ein ausgezeichnetes Untersuchungsobjekt liefert uns die Tiermedizin; so sahen wir selten schöne Veränderungen im Sinne *einer generalisierten Albuminurie ins Gewebe bei der Schweinepest.* Umfangreiche Untersuchungen über Permeabilitätsprobleme hat STRÖDER,[1] GÜNTHER[2] und DIECKHOFF[3] bei der Diphtherie angestellt. Sie alle konnten sich von der Gegenwart einer serösen Hepatitis überzeugen. Besonders beachtlich erscheinen mir auch Angaben über den *Kern:* der Kern ist oft bis zur doppelten oder dreifachen Größe aufgetrieben; die mittleren Partien sind völlig durchsichtig, da sich das Chromatin an den Randpartien ablagert; die Kernveränderung ist oft auf *Glykogenansammlung* zurückzuführen, die wir durch die Bestsche Karminfärbung sicherstellen können. Es liegt der Verdacht nahe, hier an eine *Permeabilitätsstörung der Kernmembran* zu denken; normalerweise enthält der Kern kein Glykogen, sondern nur das Protoplasma; anscheinend führt aber eine Membranschädigung des Kernes zu einem *Übertritt des Glykogens.*

Zugunsten der Anschauung, daß die diphtherische Intoxikation im Sinne einer serösen Exsudation anzusprechen sei, sprechen Eiweißbestimmungen in den Organen von vergifteten Tieren.

Tabelle 36. *Eiweißgehalt der von gesunden und vergifteten Tieren stammenden Substrate* (STRÖDER).

Tiergruppe	Aorta	Herz	Leber	Milz	Niere	Lunge	Muskulatur
Gesund	62,96	72,01	47,87	66,51	65,04	66,56	67,70
Vergiftet	70,56	67,57	62,08	69,33	65,33	65,74	74,46

Die von STRÖDER angeführten Zahlen ergänzen eigene Befunde dahin, daß das aus dem Gefäßlumen ausgetretene Eiweiß selbst mit chemischen Methoden in der Gefäßwand, in der peripheren Muskulatur sowie vor allem in der Leber nachzuweisen ist; die größten Unterschiede finden sich in der Leber; die von vergifteten Tieren stammenden Lebersubstrate enthalten im Mittel 14,2% Eiweiß mehr als gesunde Organe.

---

[1] STRÖDER: Erg. inn. Med. **62**, 532 (1942); Arch. Kinderhk. **132**, 71 (1944); Z. exper. Med. **110**, 753 (1942); Arch. exper. Path. (D.) **198**, 604 (1941).
[2] GÜNTHER: Frankf. Z. Path. **54**, 550 (1940).
[3] DIECKHOFF: Klin. Wschr. **1937**, 1154.

In ähnlicher Richtung bewegen sich die Untersuchungen von Ströder, der bei diphtherischer Intoxikation eine abnorme Durchlässigkeit der Gefäßwand für Wasser und Salze feststellen konnte; er beschäftigte sich auch mit der Frage, ob sich die *Blut-Liquor-Schranke* während der Diphtherieintoxikation ändert; auch das läßt sich nachweisen. Folgend einer alten Beobachtung von Doerr und Pick[1] konnte gezeigt werden, daß artfremdes Eiweiß bei der Diphtherievergiftung die Blutbahnen früher verläßt als im gesunden Organismus, sich also an der Albuminurie ins Gewebe ebenfalls beteiligt.

Letterer[2] hat sich bemüht, die Dysenterievergiftung im Sinne einer Albuminurie ins Gewebe experimentell sicherzustellen; wenn er relativ geringe Veränderungen erzielen konnte, so liegt dies anscheinend an der geringen Giftigkeit des verwendeten Toxins. Ich habe die schweren Veränderungen gesehen, die seinerzeit Doerr mit einem sehr wirksamen Toxin hervorrufen konnte, und war nicht wenig über die relativ geringen Schädigungen erstaunt, die sich aus den Präparaten ergaben, die mir Letterer zur Einsicht übersandte.

Sehr eindrucksvoll gestaltet sich das schwere Vergiftungsbild, wenn man *faulendes Blut oder Hefe* Hunden intravenös injiziert; auf die Art der Mikroorganismen hat man zwar nicht geachtet, aber daß die toxische Wirkung wohl sicher auf die bakterielle Wirkung zurückzuführen ist, darüber besteht wohl kein Zweifel. Schmiedeberg[3] und Faust[4] haben aus den faulenden Massen kristallisierende Substanzen isoliert; ich habe mir auch etwas Sepsin verschafft und damit im Hundekörper eine selten schön ausgeprägte Albuminurie ins Gewebe sicherstellen können.

Kennt man das Wesen all dieser Prozesse, dann ist es nicht schwierig, bei mehr oder weniger *allen Infektionskrankheiten* ähnliche Veränderungen nicht nur in der Leber, sondern in den verschiedensten Organen wiederzuerkennen. Besonders eindrucksvoll gestaltet sich dabei die Schädigung an den *kleinen und kleinsten Gefäßen;* in den Anfangsstadien äußert sich das mehr als Quellung der inneren Gefäßschichten; dadurch erscheint das Endothel gelegentlich durch Exsudatmassen abgehoben. Mitunter finden sich in den so entstandenen Räumen Erythrozyten und Eiweißtrümmer; vermutlich kann sich das Exsudat selbst in das Gefüge der Elastica einzwängen und sie im Sinne einer Elastose aufsplittern.

So klar die Verhältnisse dem *Anatomen* zu liegen scheinen, so schwer fällt es gelegentlich dem *Kliniker,* sie richtig zu deuten bzw. zu erkennen; es darf daher nicht wundernehmen, daß die praktische Medizin von all diesen Geschähnissen noch wenig Notiz genommen hat. *Nur wenn man sich zuerst im Tierexperiment davon überzeugt hat, was alles in einem infizierten Organismus vor sich gehen kann, dann lernt man gewisse Symptome als Folgen solcher Kapillarschädigungen und des damit einhergehenden bald schwächeren, bald stärkeren Plasmaaustrittes am Krankenbette anders beurteilen, als dies bis jetzt vielfach geschehen ist.* Äußerste Kritik war zunächst am Platze, aber als wir uns an Hand des Landisschen Versuches und mit der Kantharidenmethode davon überzeugten, wie häufig die Kapillaren bei den verschiedenen Infektionskrankheiten

[1] Doerr-Pick: Zbl. Bakter. usw. **62**, 146 (1912).
[2] Letterer: Virchows Arch. **312**, 673 (1944).
[3] Schmiedeberg: Z. med. Wiss. **1868**, 497.
[4] Faust: Arch. exper. Path. (D.) **51**, 248 (1904).

Schädigungen davontragen, und als uns gar der Nachweis von humoralen Giften gelang, die sich gegen die Permeabilität der Kapillaren richten, da wußten wir, daß wir auf dem richtigen Wege waren; *jedenfalls spielt die Albuminurie ins Gewebe bei den Infektionskrankheiten eine ganz große Rolle.* Auf dem Umwege über den Landis-Versuch und durch manche andere Beobachtung lernten wir *den hemmenden Einfluß des Pyramidons* kennen; ich vertrete daher schon lange den Standpunkt, daß man bei jeder Infektionskrankheit von der Pyramidonbehandlung ausgiebig Gebrauch machen sollte.

Wir haben uns oft die Frage vorgelegt, ob zwischen der Schwere der anatomisch feststellbaren Gewebsveränderungen und bestimmten klinischen Erscheinungen ein Parallelismus besteht; dies scheint mitunter tatsächlich der Fall zu sein, während man ein andermal Überraschungen erfährt. Dasselbe gilt auch von der renalen Albuminurie, die bei manchen Infekten ganz im Vordergrund steht, während sie ein andermal trotz Schwere des Zustandes nur in Spuren anzutreffen ist; sicherlich bedeutet die renale Albuminurie auch nichts anderes als eine Permeabilitätsstörung.

Zu einer besonders kritischen Beurteilung der anatomischen Befunde wird man durch folgende Tatsache veranlaßt. Wir bemühten uns, Organe von ganz gesunden Menschen zur histologischen Untersuchung zu beschaffen, und waren nicht wenig erstaunt, in der Leber von jungen gesunden Menschen, die durch Erhängen justifiziert wurden, eine Erweiterung der Disseschen Räume anzutreffen. Ähnliches beobachteten wir in der Leber eines jungen Mannes, der ertrunken war. Bei beiden Zuständen handelt es sich um Erstickung, also um hochgradige Anoxämie, besonders beim Erhängen, wo die Bewußtlosigkeit zwar augenblicklich einsetzt, die Zirkulation aber oft noch 10—15 Minuten lang anhält; es wäre daher möglich, daß die Kapillaren, die bis dahin vollkommen gesund waren, infolge des hohen Blutdruckes und der Anoxämie schweren Schaden erleiden und sozusagen noch im letzten Moment für das Plasma durchlässig werden. Ich glaube auf das *Erstickungsmoment* ganz besonders bedacht zu sein, weil Ähnliches nach Dekapitation nicht zu sehen ist. Sicherlich mahnen diese Beobachtungen zur äußersten Vorsicht in der Beurteilung der nur anatomisch greifbaren serösen Exsudation, denn man kann sich ganz gut vorstellen, daß *jede länger dauernde Agonie ein langsames Versiegen der Funktionen bedeutet, was gleichbedeutend mit Kapillarschädigung ist.* So möchten wir auf die bei Infektionskrankheiten *in vivo nachweisbaren Kapillarschädigungen um so größeres Gewicht legen,* wobei man sich z. B. bei negativem Ausfall des Landisschen Versuches immer noch vorstellen muß, daß die Armkapillaren weniger betroffen sind als die der inneren Organe. Jedenfalls sind die Kapillaren bei allen Infektionskrankheiten gefährdet und damit auch die Entwicklung eines Plasmaübertrittes in die Gewebe vorbereitet. Wie weit sich dies für den Betroffenen auswirkt, ist in jedem einzelnen Falle teils von der Schwere der Infektion, teils von der Konstitution abhängig; der eine Mensch beantwortet den gleichen Schaden mit Resorption, also Heilung, ein anderer mit Fibrose, also Übergang in einen chronischen Prozeß. Ich kann mir aber auch vorstellen, *daß so manches Toxin im Körper eines Menschen zirkuliert, ohne zu einer Kapillarläsion Anlaß zu geben; könnte man dies als eine gesicherte Tatsache hinnehmen, dann würde erst die Permeabilitätsstörung, bzw. die Albuminurie den Beginn einer Krankheit bedeuten.*

Als ich mich noch im Anfangsstudium der Permeabilitätspathologie befand, hat mich das Problem interessiert, ob bei der Wechselbeziehung zwischen Mikroorganismus und Nährboden, der nur allzu häufig unser Organismus ist, *neben hochgebauten spezifischen Toxinen auch niedrige Spaltprodukte entstehen*, die dann ähnlich wie das Histamin oder das Allylformiat die Kapillaren schädigen und so zu gewissen Symptomen Anlaß geben, die bei mehr oder weniger allen Infekten zu sehen sind. *Je mehr man sich aber mit der Kapillarschädenfrage beschäftigt, desto stärker wird man von der ursächlichen Verschiedenheit der mutmaßlichen Gifte beeindruckt. Gerade in dem Abschnitt, der sich mit der Verbrennung und mit den sogenannten Eiweißzerfallsvergiftungen beschäftigt, wird man auf unterschiedliche Möglichkeiten aufmerksam, und doch führen alle diese Varianten zum gleichen Endeffekt, nämlich zur Albuminurie ins Gewebe. Die Natur geht eben keine komplizierten Wege und auch das kranke Geschehen ist einfach, denn selbst die Pathologie hält sich vielfach nur an beschränkte Bahnen, indem ihre Toxine immer wieder dieselbe Richtung einschlagen, so daß man sagen kann, jede Krankheit beginnt mit einer Permeabilitätsstörung der Kapillaren.*

17. Einfluß der Vitamine und Hormone auf die Permeabilität.

Der unmittelbare Anlaß, warum ich mich für die Beriberikrankheit interessieren mußte, war das *Gallenblasenödem*, das sich nach der Angabe der auf diesem Gebiete besonders bewanderten Tropenärzte außerordentlich häufig bei plötzlichem Beriberitod findet. Ich hatte Gelegenheit, die Organe von mehreren Beberileichen histologisch zu untersuchen, so daß ich darüber auch persönliche Erfahrungen sammeln konnte; klinische Beobachtungen konnte ich nicht sammeln.

Bei allen Fällen von Beriberi, die zur anatomischen Untersuchung kamen — es waren nicht wenige —, bot sich das typische Bild einer *serösen Hepatitis*; die Erweiterung der Dissesschen Räume ist diffus und so überzeugend, daß ich es nicht unterlassen möchte, von zwei besonders geeigneten Fällen die entsprechenden Abbildungen hier zur Darstellung zu bringen (Abb. 73 u. 74). Die Veränderungen, die gleichmäßig über das ganze Leberläppchen verteilt sind, zeigen im Azinuszentrum ihren Höhepunkt; die einzelnen Blutkapillaren sind weit und reichlich mit roten Blutkörperchen erfüllt. Es bereitet auch keine Schwierigkeit, in den periportalen Feldern sich von der Hochgradigkeit einer ödematösen Durchtränkung des mesenchymalen Zellgewebes zu überzeugen; die Bindegewebsfasern sind nicht nur auseinandergedrängt, sondern auch gequollen; in den interstitiellen Räumen sind — entsprechende Fixation vorausgesetzt — Eiweißschollen leicht zu erkennen. Die Lymphgefäße, die sonst kaum zu sehen sind, erscheinen ebenfalls beträchtlich erweitert; nur noch bei der Peptonvergiftung habe ich ähnlich erweiterte Lymphgefäße in solchem Ausmaße gesehen. Schließlich findet sich im Gallenblasenbett ein Ödem, das der oft über 1 cm verbreiterten Tunica subserosa entspricht. Die besondere Ähnlichkeit mit dem Gallenblasenödem, das wir bei mit Allylformiat vergifteten Hunden und bei der Verbrennung gesehen haben, gibt sich auch darin kund, daß Muskularis und Mukosa von der ödematösen Durchtränkung verschont bleiben, während die Lymphgefäße in dem nerven- und gefäßreichen periportalen Felde prall gefüllt erscheinen. Da sich bei der Beriberikrankheit histologisch drei charakteristische Symptome einer serösen Durchtränkung feststellen lassen — *Erweiterung der Disseschen Räume,* *Lymphgefäßstauung* mit Ödem in den periportalen Feldern und *Gallenblasen-* *ödem* —, so entspricht die Beriberi-leber dem Vollbild einer serösen He-patitis. Um so auffallender ist es, daß es bei der Beriberikrankheit zu keinem Ikterus kommt, doch steht in dieser Beziehung die Beriberileber nicht allein da. Auch bei der Ver-brennung und ebenso bei der Base-dowleber gehört Ikterus zu den großen Seltenheiten, obwohl alle diese Zu-stände mit schweren Leberverände-rungen einhergehen. Jedenfalls darf man Gelbsucht kaum als eine unbe-dingte Begleiterscheinung einer serö-sen Hepatitis ansehen; hier muß an-scheinend noch eine weitere Schädi-gung hinzukommen.

Für die Beschaffenheit des Her-zens bei der Beriberi hat sich be-sonders WENCKEBACH[1] interessiert; nach seiner Ansicht kommt als Ur-sache des sogenannten „Shoshin" ein Ödem des Herzmuskels in Frage. Seine Annahme, daß das Ödem zur Herzinsuffizienz führt, hat viel Wahr-scheinlichkeit für sich; ich glaube, aus den Präparaten, die mir WENCKE-BACH zur Verfügung gestellt hat, eher eine „seröse Exsudation" und nicht bloß ein Ödem herauslesen zu können (vgl. Abb. 75). Ödemflüssig-keit ist eiweißarm und deshalb kaum imstande, die einzelnen Muskelzellen so auseinanderzudrängen; eine so hochgradige Distanzierung — wie sich auch aus den Abbildungen ergibt, die

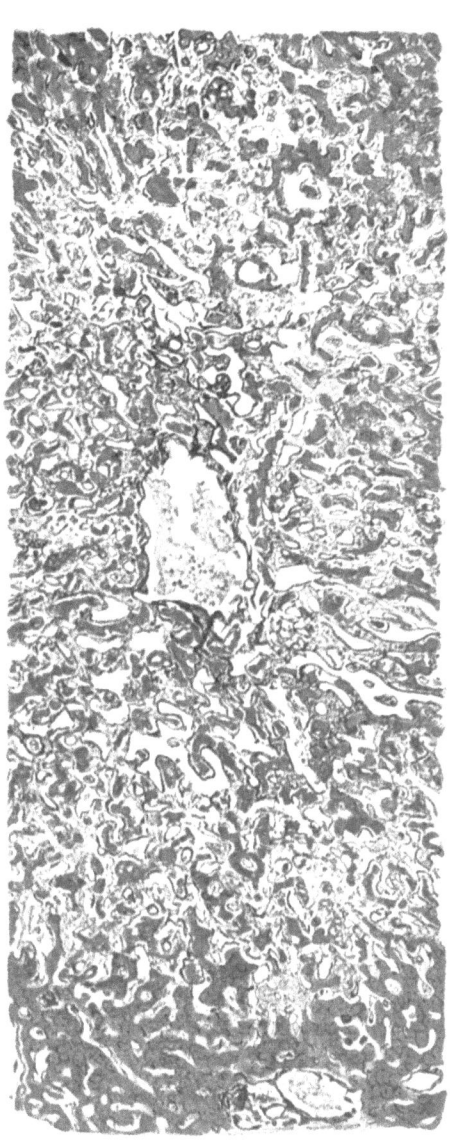

Abb. 73. Beriberileber   Starke Erweiterung der Disseschen Räume.

WENCKEBACH beilegt —, kann sich meines Erachtens nur dann entwickeln, wenn die auseinanderdrängende Flüssigkeit auch relativ eiweißreich ist; der Eiweiß-

---

[1] WENCKEBACH: Beriberi-Herz. Wien. 1934.

reichtum des Herzens ergibt sich auch aus den gequollenen Bindegewebsfasern (vgl. Abb. 24 im Buche von WENCKEBACH). Ich habe das Verfahren von HAITINGER zu Rate gezogen und mich auch auf diese Weise von dem Eiweißreichtum innerhalb der interstitiellen Räume überzeugen können; dies, zusammen mit der starken Distanzierung, muß sich ungünstig auf die Sauerstoffversorgung des Herzens bei Beriberikranken auswirken und so zur unmittelbaren Ursache des „Shoshin" werden.

WENCKEBACH hat das erlahmende Beriberiherz auch klinisch beobachtet und im Pitrescin ein Mittel gefunden, das — wie er sagt — schlagartig die Kreislauf-

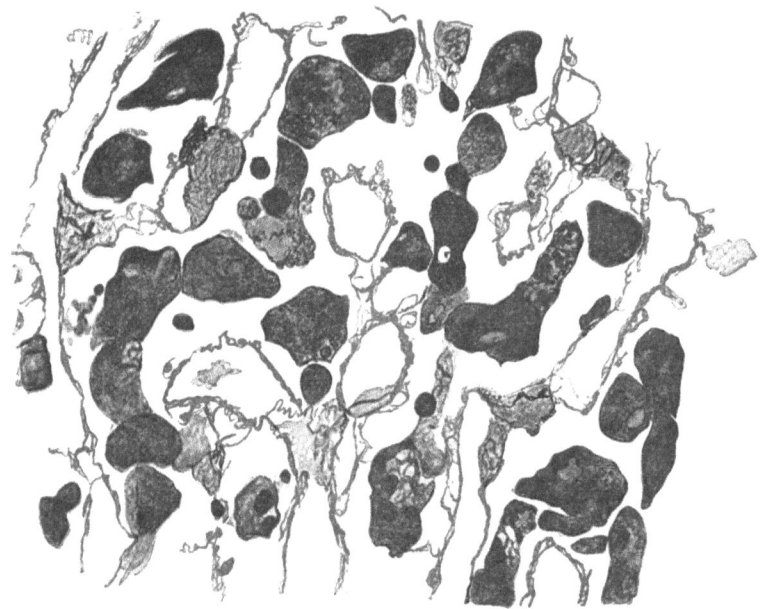

Abb. 74. Schnitt durch die Leber bei Beriberi.

störung beseitigt. Um so auffälliger ist es, daß das Experiment dafür keine Anhaltspunkte bietet; fast gewinnt man auf Grund der Erfahrungen der Pharmakologen den Eindruck, daß die Herzfunktion nach Pitrescin eher eine Verschlechterung erfährt; eine Ausnahme bildet nur eine Beobachtung von HARTL;[1] er hat den Einfluß des Pitrescins auf den Kreislauf unter anderen Voraussetzungen verfolgt und sich schon damals für die Möglichkeit einer Permeabilitätswirkung ausgesprochen.

Da im Vordergrund des *Shoshin* — so nennt der Japaner *das akute Herzversagen bei Beriberi* — *die Insuffizienz des rechten Herzens* steht, so könnte man sich vielleicht folgende Vorstellung bilden: Das ins Interstitium des rechten Herzens übergetretene Plasma führt zu einer allmählichen Erstickung der Muskulatur; dementsprechend ist der rechte Ventrikel nicht mehr imstande, das ihm von der Peripherie angebotene Blut weiterzuleiten. Weder Digitalis noch Stroph-

---

[1] HARTL: Arch. exper. Path. (D.) **173**, 133 (1933).

anthin sind imstande, den Shoshin zu beeinflussen, weil durch die geschädigten Herzkapillaren dauernd neues Plasma ins Interstitium übertritt; die Distanz zwischen Muskelzelle und Kapillare wird größer, so daß die Sauerstoffversorgung von Stunde zu Stunde schlechter wird. Ein Erfolg wäre nur zu gewärtigen, wenn die Albuminurie ins Herzgewebe akut gestoppt würde; vielleicht zeitigt das Pitrescin eine solche vermittelnde Wirkung.

So klar die Verhältnisse zu liegen scheinen, wenn man sich nur auf die anatomischen Befunde stützt, so sehr läßt uns die klinische Beobachtung im Stich; das einzige, was sich vielleicht in dieser Richtung doch verwerten läßt, sind Angaben, die von MOZAI, OKAMUTO und TAKIMOTO[1] stammen; sie bedienten sich einer Methode, die dem Landisschen Verfahren sehr nahekommt. Darnach könnte man bei der Beriberikrankheit tatsächlich von einer *geschädigten allgemeinen Kapillardurchlässigkeit* sprechen; im selben Sinne läßt sich vielleicht auch der hohe Eiweißgehalt der Pleuraflüssigkeit verwerten, auf den die Japaner bei Beriberi besonders aufmerksam machen; FURUKAWA und NODA[2] heben das besonders hervor und stellen die relativ niedrigen Eiweißwerte in Vergleich, wie

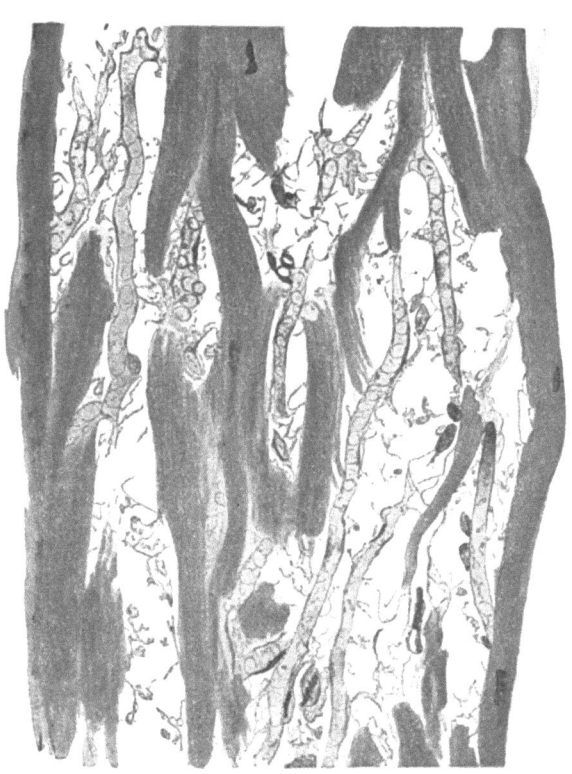

Abb. 75. Beriberi. Schnitt durch die Herzmuskulatur. Ausgeprägte Distanzierung mit Einlagerung von Eiweißgerinnsel im Interstitium.

sie sich sonst in der Pleuraflüssigkeit bei gewöhnlicher Herzinsuffizienz nachweisen lassen.

Zu gleicher Zeit, als das Buch von WENCKEBACH über das Beriberiherz herauskam, veröffentlichte ich *meine*[3] ersten Beobachtungen über die „seröse Entzündung"; WENCKEBACH nimmt nur in einem Nachtrag dazu Stellung und sagt: „Nach den letzten Befunden von EPPINGER können die besonderen strukturlosen Gebilde als eiweißreicher Inhalt von Gewebsspalten infolge der sogenannten ‚serösen Entzündung' gedeutet werden; *nur fehlt jede Spur von Entzündung*".

Diese Bemerkung bietet mir neuerdings Gelegenheit, auf das Wesen der „serösen Entzündung" im Sinne von RÖSSLE aufmerksam zu machen, da

---

[1] MOZAI, OKAMUTO und TAKIMOTO: Ikai Jiho 1922, Nr. 1445.

[2] FURUKAWA und NODA: Nisshin Igaku 14, 951 (1924); vgl. TOHOKU 3, 14 (1929).

[3] EPPINGER: Klin. Wschr. 1934, 1105.

gerade der *Mangel* einer zellulären Reaktion für WENCKEBACH und ebenso für viele pathologische Anatomen der Anlaß war, sich an den Namen — seröse *Entzündung* — zu stoßen. Es erscheint daher geboten, RÖSSLE selbst zum Wort kommen zu lassen, um zu erfahren, was RÖSSLE unter „seröser Entzündung" versteht. In seiner zusammenfassenden Darstellung sagt er: „In unserer Frage nach der Bedeutung der ‚serösen Entzündung' für die Pathologie innerer Organe sind wir vorläufig auf die üblichen Färbemethoden der pathologischen Histologie angewiesen. Es handelt sich hier, genauer gesagt, um die Entscheidung darüber, ob in den Organen die Form der ‚serösen Entzündung', so wie sie in den großen Höhlen vorkommt und, wenn ja, welche Rolle ihr im Rahmen der bekannten Organleiden zukommt. Es ist angesichts der selbstverständlichen Anerkennung einer serösen Pleuritis, Perikarditis, Meningitis und eines entzündlichen Lungenödems verwunderlich, daß man sich um das Problem der angeblichen serösen Entzündung, von wenigen Ausnahmen abgesehen, nicht gekümmert hat. In Aussprachen mit Fachkollegen ist es mir noch mehr als aus der Kenntnis des Schrifttums klar geworden, daß man offensichtlich unter dem Einflusse der zellularpathologischen Anschauung und der verkannten Beschränktheit der Bilder der gefärbten trockenen Paraffinschnitte nur das als Entzündung gelten lassen möchte, was durch entsprechende *entzündliche Zellansammlungen* gekennzeichnet ist. Ganz abgesehen davon, daß man gezwungen wäre, besondere Voraussetzungen im Bau der serösen Häute anzunehmen, um die häufigen zellfreien oder zellarmen serösen Entzündungen an ihnen zu erklären, erscheint es von vornherein nicht folgerichtig, die Möglichkeit einer einfachen interstitiellen Exsudatbildung an den Organen ausschließen zu wollen. So gut wir auch sonst die entzündliche Natur einer geweblichen Veränderung zugeben, wenn nicht das Vollbild der Entzündung vorliegt (Keratitis, Endokarditis, Enzephalitis), so muß biologisch auch eingeräumt werden, *daß es exsudative Entzündungen nicht bloß in den großen, sondern auch in den kleinsten Gewebsspalten geben wird.* Dies um so mehr, als die seröse Entzündung nicht bloß eine besondere Dauerform, gewissermaßen eine abgeschwächte milde Form der Entzündung ist, sondern häufig nur *ein Durchgangsstadium zu anderen Entzündungsformen* sein kann; wir wissen aus Untersuchungen über das Frühstadium der Entzündung, daß Leukozyten in einem typisch entzündlichen gereizten Gebiet erst nach 2 Stunden durch Emigration sich im freien Gewebe anzusammeln beginnen; niemand wird aber bezweifeln, daß die schon längst vorher ausgebildete Quaddel etwa beim Insektenstich oder beim hyperergischen Dermographismus bereits eine Entzündung, und zwar eine seröse Entzündung ist." (Klin. Wschr. 1935, S. 769.)

Unter Berücksichtigung der vorgebrachten Tatsachen rechnen wir daher mit der Möglichkeit, daß es sich bei der Beriberikrankheit zum mindesten in den Endstadien der akuten Form, der sogenannten Shoshin, auch *um eine Art von seröser Entzündung* handeln muß. Besteht diese Annahme für das Herz zu Recht, dann muß man auch mit *der Existenz einer allgemeinen Kapillardurchlässigkeit bei der Beriberikrankheit rechnen;* zugunsten einer solchen Annahme können auch die oben erwähnten Leberveränderungen herangezogen werden; leider standen mir andere Organe nicht zur Verfügung, so daß mir darüber kein persönliches Urteil zusteht. Wenn man aber das Schrifttum in dieser Richtung überprüft, so besteht wohl darüber kein Zweifel, daß es sich auch bei den Muskellähmungen und nachfolgenden Atrophien der Beriberikranken um die Folgen einer serösen Exsudation innerhalb der peripheren Nerven und Muskeln handeln muß.

Heute wissen wir, daß sowohl die Beriberikrankheit des Menschen als auch die experimentell hervorgerufene Polyneuritis beim Tier durch das Vitamin B_1 — das Aneurin — zur Heilung gebracht wird. Nachdem es sich bei der Beriberikrankheit im wesentlichen um eine durch Kapillarschädigung bedingte schwere allgemeine Permeabilitätsstörung handelt und dementsprechend an den verschiedensten Stellen des Körpers Plasmaeiweißkörper ins Interstitium übertreten, so lag natürlich nahe, *im Vitamin B_1 eine Substanz zu sehen, die eine gestörte Kapillarpermeabilität wiederherstellen kann.*

Daß es sich bei der B_1-Avitaminose um eine *Permeabilitätsstörung im Kapillarbereich* handelt, darüber existiert auf Grund unserer histologischen Befunde kaum ein Zweifel, unentschieden ist nur die Frage, *ob wir bei der B_1-Avitaminose auch mit Störungen der gerichteten Permeabilität zu rechnen haben, ob also auch die Zellpermeabilität einen Schaden erlitten hat.* Hier können uns nur Mineralanalysen der Gewebe weiterhelfen; in dem Sinne hat ROLLER[1] bei avitaminotischen Tauben, die sich zu Beriberiversuchen besonders eignen, in den verschiedenen Organen Bestimmungen des Chlors, Natriums und Kaliums vorgenommen. Im Gegensatz zur Norm fand er folgende Werte: *In der Haut einer B_1-avitaminotischen Taube kommt es zu einer etwa 80%igen Steigerung des Wassergehaltes und einer etwa vierfachen Erhöhung des Natriums und Chlors.* Der Muskel zeigt dagegen im Wassergehalt keine wesentliche Änderung, wohl aber eine *starke Chlorretention und Abnahme der Kaliumwerte;* auch in der Leber erfolgt eine deutliche Natriumretention; sehr ausgesprochen sind die Veränderungen im Herzen — Zunahme des Natriums, Abnahme des Kaliums. Die Ödembereitschaft äußert sich besonders im Perikard; so sahen wir bei Tauben neben den sonstigen Erscheinungen der Beriberikrankheit sehr häufig ein mächtiges Hydroperikard; die punktierte Flüssigkeit enthält reichlich Eiweiß. Potentialmessungen sind, weil sich die Schädigung nur ganz langsam entwickelt, schwer durchführbar; auch in der Warburgschen Apparatur zeigt das avitaminotische Gewebe Zeichen einer erhöhten Sauerstoffschuld, so daß sich auch in dieser Richtung Hinweise für eine Zellschädigung ergeben.

Jedenfalls sprechen sowohl die Mineralanalysen als auch die letzterwähnten Veränderungen sehr dafür, daß auch *die Gewebszelle bei der B_1-Avitaminose vieles von ihrer Fähigkeit verloren hat, sich im Sinne einer gerichteten Permeabilität zu behaupten;* mehr oder weniger alle Parenchymzellen bemühen sich, unter normalen Bedingungen ihre Kalium- und Phosphorsäurebestände aufrechtzuerhalten und sich gegen das Eindringen von Natrium und Chlor zu wehren. Diese lebenswichtige Eigenschaft der gesunden Zelle kann nun anscheinend im Verlaufe der B_1-Avitaminose verlorengehen; an einer allgemeinen Zellschädigung ist somit bei der Beriberikrankheit ebensowenig zu zweifeln wie an dem Bestehen eines allgemeinen Kapillarschadens.

Schließlich noch eine Bemerkung, die sich beim Studium der histologischen Veränderungen im avitaminotischen *Taubenorganismus* aufdrängt: Die

---

[1] ROLLER: Im Erscheinen begriffen.

Beriberileber des Menschen zeigt in selten schöner Weise die Erscheinungen einer serösen Exsudation. Wie man es sich für die seröse Exsudation kaum charakteristischer vorstellen kann, sind hier die Disseschen Räume mächtig erweitert und von Eiweißmassen erfüllt; auch das menschliche Beriberiherz zeigt die typischen Zeichen einer serösen Myokarditis. Merkwürdigerweise ist aber etwas Ähnliches bei der B_1-avitaminotischen Taube nicht zu sehen. Wie soll man sich diesen Unterschied erklären? Von entscheidender Bedeutung dürfte vielleicht das Zeitmoment sein, zumal bei der Taube das typische Bild einer Beriberikrankheit bereits nach 10—14 Tagen voll entwickelt ist, während es beim Menschen oft viele Wochen dauert, bevor die ersten Zeichen von Neuritis oder Ödemen in Erscheinung treten; natürlich gibt es noch andere Möglichkeiten, doch scheint es wenig angebracht, sich darüber zu äußern, bevor uns nicht greifbare Tatsachen zur Verfügung stehen.

Jedenfalls kann das Vitamin B_1 auf die Permeabilität der Zellen und Kapillaren entscheidenden Einfluß nehmen, wobei aber nicht gesagt sein soll, daß das Vitamin B_1 der einzig bestimmende Faktor ist. Wahrscheinlich ist *die Wirkung eine spezifische, d. h. dieses Vitamin ist nur dort imstande die Permeabilität wiederherzustellen, wo tatsächlich ein Mangel an B_1 vorliegt*; immerhin erscheint es ratsam, das Vitamin B_1 auch bei anderen pathologischen, mit Permeabilitätsänderungen einhergehenden Zuständen in den Kreis unserer therapeutischen Erwägungen zu ziehen; in diesem Sinne soll Vitamin B_1 überall dort in Anwendung kommen, wo die Semipermeabilität der Kapillaren oder die gerichtete Permeabilität der unterschiedlichen Gewebszellen vieles von ihrer normalen Tätigkeit eingebüßt hat. Bei Unwirksamkeit der Aneurintherapie sollte immer auch daran gedacht werden, daß eine endogene Verwertungsstörung vorhanden sein könnte, d. h. eine *Störung der Phosphorylierung* des Aneurins, die durch das Nebennierenhormon gesteuert oder erst ermöglicht wird. Auf die *kombinierte Cortin-Aneurin-Therapie* ist daher bei Permeabilitätsstörungen besonderer Wert zu legen; ein negativer Erfolg einer B_1-Therapie kann aber nicht gegen das Bestehen einer Permeabilitätsstörung verwertet werden, denn die Ursachen einer gestörten Permeabilität sind sehr verschieden.

Schwieriger gestaltet sich die Beantwortung der Frage, *ob man das Vitamin C, das bekanntlich als das souveräne Mittel gegen Skorbut anzusehen ist, auch bei den verschiedenen Permeabilitätsstörungen therapeutisch anwenden soll;* bei der Analyse des Skorbuts haben sich die pathologischen Anatomen vorwiegend für die Beschaffenheit der Knochen interessiert, weniger für andere Organe und schon gar nicht für die Beschaffenheit der Kapillaren. Trotzdem wird aber immer wieder behauptet, daß die kapilläre Permeabilität beim Skorbut gestört sei. KÜHNAU[1] macht das Vitamin C für die Produktion und Erhaltung der *Gefäßkittsubstanz* verantwortlich und führt den skorbutischen Krankheitsprozeß letzten Endes auf eine Insuffizienz der Kittleisten zurück; er beruft sich dabei auf eine Abbildung von HUECK (Morphologische Pathologie, S. 29, Abb. 10), die allerdings nur einem gedanklich entworfenen Schema, nicht aber einem empirisch erhobenen Befund entspricht. Vertritt man diesen oder einen ähnlichen Standpunkt, dann müßte

---

[1] KÜHNAU: Verh. Ges. Stoffwechselkrkh. Wiesbaden **1934**, S. 39; Vitamine (STEPP, KÜHNAU, SCHRÖDER), 4. Aufl., S. 191.

man innerhalb der Kapillarwand mit der Existenz von Löchern rechnen, was andererseits wieder schwer mit der Vorstellung einer semipermeablen Membran vereinbar ist, die bekanntlich das Blutsystem vom Interstitium trennt. Es erscheint daher viel richtiger, wenn man sich an rein physikalische Vorstellungen hält; darnach *entspricht die Kapillarmembran einem Geflecht von kolloidalen Gebilden, das sich sozusagen an der Grenze zwischen Gel- und Solzustand befindet.* Durch eine sich dem Solzustand nähernde Membran wird dem Durchtritt von Leukozyten oder Erythrozyten ein viel geringerer Widerstand entgegengesetzt, als wenn die Kapillarwand ein stabiles Gefüge im Sinne eines Gels darstellen würde. Der Physikochemiker denkt an *fermentative Einflüsse,* der Biologe an *zelluläre Vorgänge,* wie z. B. PFUHL,[1] der das Verhalten der Kapillarmembran mit den Perizyten in Zusammenhang bringt. Ob man sich dieser oder jener Ansicht anschließt, auf jeden Fall muß man den verschiedenen Vitaminen, und wahrscheinlich auch dem Vitamin C, irgendeine Einflußnahme auf das Kapillargefüge zuschreiben, wobei man sich allerdings immer vor Augen halten muß, daß eine solche Regulation von den verschiedensten Faktoren abhängig ist, nicht nur von den Vitaminen allein. LUBARSCH[2] hat sich einmal als Morphologe zur Skorbutfrage geäußert und *eine abnorme Gefäßdurchlässigkeit* für die unterschiedlichen Diapedesblutungen angenommen; gleichzeitig damit bespricht er auch die Hungerosteoporose und das Hungerödem und will hier die schweren Schädigungen der Kapillaren ebenfalls auf Vitaminmangel beziehen; auf histologische Veränderungen der Gefäße und Kapillaren ist — soweit ich das Schrifttum übersehe — beim Skorbut noch nicht geachtet worden.

Da der natürliche Zitronensaft bei den unterschiedlichen hämorrhagischen Diathesen, z. B. auch beim Skorbut, oft eine bessere Wirkung entfaltet als das chemisch rein dargestellte Vitamin C, vertrat SZENT GYÖRGI[3] die Auffassung, daß der Heileffekt dieser Naturstoffe vielleicht auf das Zusammenwirken des C-Vitamins mit einem noch unbekannten, aber für die Aufrechterhaltung der normalen Gefäßdurchlässigkeit notwendigen Faktor zurückzuführen sei. So konnte er aus Paprika und ebenso aus Zitronen einen weiteren Stoff isolieren — er spricht hier von einem Vitamin P —, das in Kombination mit Vitamin C beim Meerschweinchenskorbut die Hämorrhagien und die Abmagerung besser beeinflußt, als wenn nur Vitamin C gereicht wird. SZENT GYÖRGI hat diese Behauptung später abzuschwächen versucht, nachdem von anderer Seite Einwände erhoben wurden; da aber andererseits LAJOS[4] mit dem Vitamin P doch wieder recht günstige Erfolge erzielen konnte, so besteht noch immer die Möglichkeit, daß das sogenannte Vitamin P im Rahmen der verschiedenen Medikamente, die die geschädigte Permeabilität wiederherstellen sollen, Aufnahme finden soll. Neueren Datums ist die Angabe von ZACHO,[5] nach der das Vitamin P die Nierenausscheidungsschwelle für Vitamin C heraufsetzen soll und so eine ausreichende Versorgung des Organismus mit Vitamin C gewährleistet; leider sind wirklich wirksame Vitamin-P-Präparate schwer erhältlich; einmal habe ich bei einer

[1] PFUHL: Z. Zellforsch. **20**, 390 (1933).
[2] LUBARSCH: Handbuch der Kriegserfahrung, Bd. VIII, S. 65.
[3] SZENT GYÖRGI: Nature (Brit.) **138**, 27, 1057 (1936).
[4] LAJOS: Klin. Wschr. **1937**, 1615.
[5] ZACHO: Acta path. et microbiol. scand. (Dän.) **16**, 144 (1939).

akuten Nephritis mit Vitamin P allerdings einen selten überzeugenden Erfolg beobachtet.

Noch weniger spruchreif ist die Frage, ob das Vitamin K auf die Kapillarpermeabilität Einfluß nimmt; an der Tatsache, daß es bei Mangel von Vitamin K
zu Hämorrhagien kommt, ist nicht zu zweifeln, aber konkrete Befunde, wie die
Blutungen entstehen und ob man dabei tatsächlich mit einer Kapillarschädigung
rechnen muß, liegen bis jetzt nicht vor. ROLLER machte mich auf günstige
Wirkungen des Vitamins K bei Parenchymschädigung der Leber aufmerksam.

Die Wirksamkeit eines Vitamins macht sich besonders dann eindrucksvoll
bemerkbar, wenn dem Organismus gerade dieses Vitamin fehlt; dementsprechend
wird sich eine Permeabilitätsstörung, die z. B. auf einem Mangel von B_1 beruht,
besonders gut durch Aneurin beeinflussen lassen. Doch handelt es sich bei den
menschlichen Avitaminosen nur selten um den Mangel *eines* Vitamins allein, meist
um mehrere; man wird daher therapeutisch gut tun, wenn man es mit einer
Mischung von z. B. C, B_1, P und K versucht. Solche Gemenge bietet uns die
Industrie in großer Menge an, aber auch so läßt der Erfolg noch viel zu wünschen
übrig; die Darreichung entsprechender Rohprodukte (z. B. von Trockenhefe) hat
sich bei vielen Avitaminosen gut bewährt.

Wenn von mancher Seite der Vitamintherapie große Skepsis entgegengebracht
wird, so liegt das vielfach auch an der *verzögerten* Wirkung; sie setzt in der Regel
nicht schlagartig ein, sondern macht sich erst nach Tagen bzw. Wochen bemerkbar.
Dieses Moment erschwert eine kritische Beurteilung, weswegen es manchmal
nicht leicht ist, zu entscheiden, ob der erzielte Erfolg tatsächlich nur auf der Verabfolgung des betreffenden Vitamins beruht.

Macht sich diese Schwierigkeit bereits bei der Beurteilung der kapillären
Permeabilität bemerkbar, so gilt dies in noch erhöhterem Maße von der *zellulären
Permeabilität;* dementsprechend fällt auch hier die Entscheidung nicht leicht, ob
irgendein Vitamin auf die gerichtete Permeabilität Einfluß genommen hat; dies
gilt ganz besonders vom *Laktoflavin* und ebenso vom *Nikotinsäureamid.*

Um überhaupt zu der Frage Stellung zu nehmen, ob die verschiedenen Vitamine das Geschehen innerhalb der Zelle beeinflussen und ob vor allem auch die
gerichtete Permeabilität dabei eine Förderung erfährt, erscheint es notwendig,
etwas weiter auszuholen; wir nähern uns da wieder der Organisation der Zelle.
Die Zelle kann — wie ich oben gezeigt habe — mit einem Akkumulator verglichen
werden, denn auch die Zelle wird von zwei Funktionen beherrscht: von der *Aufladung* im Sinne einer Speicherung von potentieller Energie und von der *Arbeit,*
die sie zu leisten hat; jedes zelluläre Element hat Arbeit zu verrichten, gleichgültig, ob sich das physikalisch oder chemisch äußert; aber selbst das, was in der
einzelnen Muskelzelle mechanisch vor sich geht, ist an sich noch nicht mechanische
Arbeit, sondern wird erst durch Veränderung der Oberfläche — also der gerichteten
Permeabilität — dazu befähigt.

Damit die Zelle — also der Akkumulator — kinetische Energie leisten kann,
muß sie „geladen" sein; diese mit Potentialdifferenz einhergehende Energiespeicherung soll eine kontinuierliche sein, denn eine gesunde Zelle muß dauernd
zu Maximalleistung befähigt sein, wobei Arbeitsbereitschaft im Vorhandensein von
potentiellen Spannkräften besteht, die wieder dadurch gebildet werden, daß vermutlich durch Energiezufuhr von außen stabiles Gleichgewicht in eine energetische

Labilitätslage verwandelt wird, denn sobald in einer Zelle stabiles Gleichgewicht herrscht, entwickelt sie keine freie Energie und auch keine Arbeitsleistung.

Eine wesentliche Rolle bei der Bildung bzw. Erhaltung potentieller Energie spielen Hemmungen bzw. Widerstände, also Membranen; wären sie nicht vorhanden, dann käme es nur zu bald zu einer Entladung der Zellen, wobei man sich auch vor Augen halten muß, daß die Zelle nicht nur von *einer* Membran umgeben ist, sondern daß sie ein Gemenge zahlreicher ineinandergeschachtelter Kammern darstellt, von denen jedes einzelne Gebilde immer wieder von einer *neuen Membran* umgeben ist, die stets dafür Sorge trägt, daß sich die in ihr gespeicherte potentielle Energie nicht allzu rasch erschöpft; die Zelle versinnbildlicht daher nicht nur *einen Akkumulator*, sondern eine ganze *Akkumulatorenbatterie.*

Die Aufladung der Zelle als Speicher von potentieller Energie geschieht durch chemische Vorgänge; da die lebende Zelle auf Grund der Untersuchungen von EHRLICH[1] stark reduzierende Eigenschaften besitzt, dürften die energieliefernden Verbrennungsprozesse innerhalb der Zelle nur durch eine mehr oder minder große Reserve an stark reduzierenden oder, was dasselbe ist, leicht oxydierbaren Substanzen bewerkstelligt werden. Die Oxydation des reduzierenden Zellmaterials erfolgt zum großen Teil nicht durch Aufnahme von Sauerstoff, sondern durch Abgabe von Wasserstoff an den Luftsauerstoff oder an die sogenannten *Wasserstoffakzeptoren.* Das eigentlich Auslösende sind intrazelluläre Fermente: *Dehydrasen* bauen unter Wasserstoffentziehung die Kohlenstoffketten ab; die *Desmolasen* sind die Werkzeuge der biologischen Oxydation.

Zunächst kannte man als Wasserstoffakzeptoren *Farbstoffe* — z. B. Methylenblau —, die, wenn sie dem Gewebe zugesetzt werden, sich durch Sauerstoffentzug in Leukobase verwandeln; in dem Sinne könnte der Sauerstoff vorübergehend durch solche Farbstoffe ersetzt werden, zumal sie auch durch Dehydrierung, also durch Wasserstoffaufnahme oxydierend wirken. Die Reduktion des Methylenblaus erfolgt im Gewebe nicht hundertprozentig, ein Teil der Leukobase wird immer wieder zu Methylenblau zurückoxydiert. Das Methylenblau schwankt somit in Gegenwart einer lebenden Zelle zwischen einer reduzierten und einer oxydierten Stufe; es nimmt einmal von dem oxydierbaren Substrat der Zelle Wasserstoff auf, wobei es reduziert wird, gibt aber diesem Substrat Sauerstoff, wobei es wieder oxydiert wird. Diese Eigentümlichkeit des Methylenblaus hat große biologische Bedeutung, denn sie erleichtert und beschleunigt nach Art von Katalysatoren den Verbrennungsprozeß, also die Zellatmung, ja, man kann noch weitergehen und behaupten, daß ohne Gegenwart solcher Wasserstofftransporteure das Brennmaterial der Zelle überhaupt keine Oxydation erfahren würde, aber auch keinen reduktiven Aufbau (Ladung). Die Zelle besitzt nun tatsächlich dem Methylenblau analog wirksame, *zelleigene* Wasserstoffakzeptoren, die es ihr gestatten, fermentativ stärkere Oxydationen zu entfalten als selbst rauchende Salpetersäure.

Solche Wasserstoffakzeptoren kommen in der gesamten Tier- und Pflanzenwelt vor; viele haben Farbstoffcharakter, d. h. ihre oxydierte Stufe ist ein Farbstoff, ihre reduzierte das zugehörige Leukoprodukt; hier spielt nun das Vitamin B_2 die große Rolle, denn auch das Laktoflavin pendelt in unseren Geweben zwischen einer oxydierten und reduzierten Form und besitzt so die Fähigkeit, Wasserstoff

---

[1] EHRLICH: Sauerstoffbedürfnis. Berlin. 1885.

unter Reduktion aufzunehmen und ihn unter Rückoxydation wieder an dritte Stoffe abzugeben; *in dem Sinne hat* TH. WAGNER-JAUREGG *das Laktoflavin das „Methylenblau der Zelle"* genannt. Eine ähnliche Rolle im intrazellulären Leben kommt auch dem Vitamin C, dem Glutathion und dem Zystein bzw. dem Zystin zu.

Die große Anzahl von solchen Wasserstoffakzeptoren, die sich in unseren Geweben finden, drängt zu der Vorstellung, daß die Wasserstoffübertragung nur unter bestimmten Voraussetzungen möglich ist; auch hier hat der „in-vitro-Versuch" klärend gewirkt: Vergleicht man nämlich verschiedene wasserstoffübertragende Farbstoffe, z. B. Methylenblau, Indophenolderivate, Neutralrot, gegenüber lebenden Zellen, so ergeben sich beachtenswerte Differenzen, die nicht mit der chemischen Beschaffenheit allein zusammenhängen, sondern sich nur durch die Annahme spezifischer Oxydationsintensitäten erklären lassen. Dasselbe gilt auch von den biologischen Wasserstoffakzeptoren.

Da, wie bereits erwähnt wurde, der Übergang des Oxydationsmittels aus seiner oxydierten Form in die reduzierte nur theoretisch, aber niemals praktisch vollständig ist, kann auch kein Oxydationsmittel frei von seiner reduzierten und umgekehrt kein Reduktionsmittel frei von seiner oxydierten Stufe sein; beide sind durch ihren Energiegehalt voneinander unterschieden. Überwiegt die oxydierte Komponente (Zystin) des Systems über die reduzierte (Zystein), so ist das Potential positiver, überwiegt dagegen die reduzierte, so ist es negativer als das Gleichgewichtspotential. Oxydation ist somit mit Potentialanstieg, Reduktion mit Potentialabfall verbunden.

In unserem Organismus finden sich die verschiedensten Redoxsysteme, solche mit hohem positivem und solche mit sehr niedrigem Potential; das Energiegefälle zwischen diesen Systemen ist vermutlich die Quelle aller Arbeitsleistungen im lebenden Gewebe; ohne ständigem Übergang der reduzierten in die oxydierte Stufe ist jedes Leben unmöglich, und der völlige Ausgleich der Redoxpotentiale bedeutet ein Minimum an freier Energie, was gleichbedeutend mit Krankheit oder Tod ist. Als Repräsentanten des negativen Redoxpotentials gelten vor allem Vitamin C und B_2, dann Zystein, das Glutathion, die Zucker; der Hauptrepräsentant des positiven ist das Hämoglobin-Oxyhämoglobin; KÜHNAU[1] beobachtete bei der experimentellen Phosphorvergiftung und bei gewissen Stoffwechselanomalien ein Positivwerden der Zellpotentiale. Wir sahen ähnliches bei der Allylformiatvergiftung; da die vitalen Funktionen weitgehend von der Negativität des Potentials — also von den reduzierten Substanzen — abhängen, nähert sich Negativität der Gesundheit und Positivität der Krankheit. An der Aufrechterhaltung der physiologischen Negativität nehmen die Vitamine als Wasserstoffakzeptoren regsten Anteil und stellen somit wichtige Faktoren im geregelten intermediären Stoffwechsel vor.

Nachdem nun fast jedes erkrankte Gewebe mit einem starken Verlust seiner Vitamine rechnen muß, was sich auch mit der klinischen Erfahrung deckt, daß bei mehr oder weniger jeder Krankheit große Mengen an Vitaminen durch den Harn zur Ausscheidung gelangen, so drängt sich die Vorstellung auf, daß für den Verlust an Vitaminen eine Störung der gerichteten Permeabilität ebenso verantwortlich ist wie für die vermehrte Mineralausscheidung, die uns immer als ein

---

[1] KÜHNAU: Biochem. Z. **243**, 14 (1931).

Kriterium der gerichteten Permeabilität galt. Auch mit der umgekehrten Möglichkeit ist zu rechnen, daß nämlich die Zelle, die ihre gerichtete Permeabilität eingebüßt hat, nicht mehr in entsprechender Weise Vitamine aus der Gewebsflüssigkeit aufnehmen kann.

Die Bedeutung der Vitamine für das ganze Permeabilitätsproblem tritt noch deutlicher in Erscheinung, wenn man sich an die Beobachtungen von ALBRICH[1] hält. Den Ausgangspunkt seiner großangelegten Untersuchungen bildet folgender

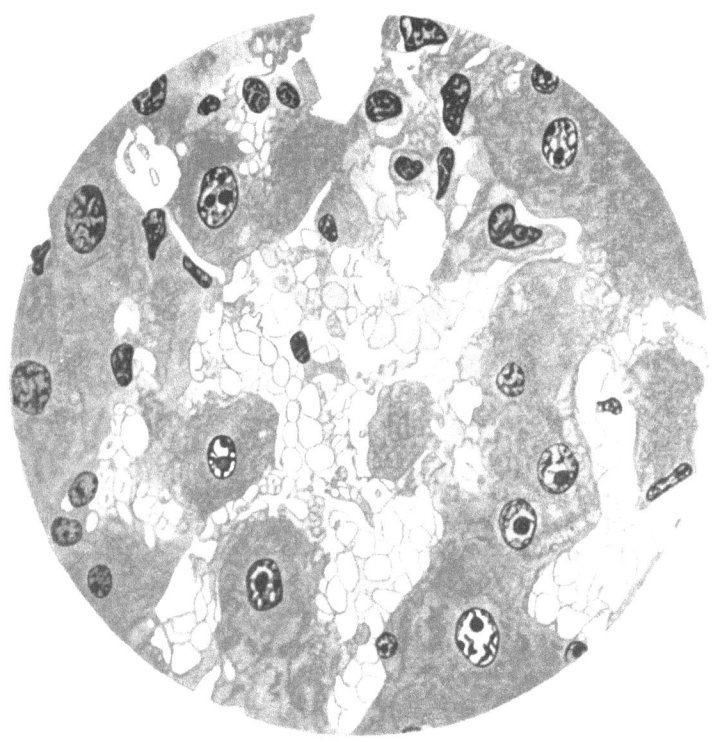

Abb. 76. Leber einer B_2-frei ernährten Ratte (9. Monat). Bildung von hämorrhagischen Exsudatseen.
Leberzellen groß mit eigenartig vakuolisierten, vergrößerten Kernen.

Befund: Ernährt man Ratten mit einer Kost, die fast frei von B-Vitaminen ist, so entwickelt sich langsam ein Krankheitsbild, das histologisch außerordentlich an eine allgemeine Albuminurie ins Gewebe erinnert; werden die Tiere längere Zeit bei dieser Vitamin-B-freien Kost gehalten, so kommt es zu Leberveränderungen, die sogar an das menschliche Krankheitsbild der akuten Leberatrophie erinnern. Von amerikanischer Seite (GYÖRGY[2]) ist gleiches berichtet worden; anfangs sieht man nur eine Erweiterung der Disseschen Räume, die mit Eiweißmassen ausgefüllt sind; gelingt es aber, die Versuche auf längere Zeit auszudehnen, so kommt es zu periazinösen Nekrosen, die uns schon bei oberflächlicher Betrachtung an die Anfangsstadien einer Leberzirrhose erinnern, nur mit

---

[1] ALBRICH: Erg. inn. Med. **63**, 264 (1943).
[2] GYÖRGY: J. exper. Med. (Am.) **70**, 185 (1939).

dem Unterschiede, daß neben einzelnen Bindegewebsfibrillen kaum Zellen einer reaktiven Abwehr zu erkennen sind. *Die B₂-Avitaminose führt somit in der Leber der Ratte zu histologischen Veränderungen, die in mancher Beziehung an die Schäden erinnern, die uns von der chronischen Allylformiatvergiftung bekannt sind* (Abb. 76).

Nichts lag daher näher, als eine Kombination von Avitaminose mit Allylformiatvergiftung zu versuchen; dabei zeigte sich die Merkwürdigkeit, daß die avitaminotischen Tiere die gewöhnlichen Allylformiatdosen schlecht vertrugen. Verabfolgt man an Ratten, die 7—9 Monate lang fast B₂-frei ernährt wurden und in den Lebern schon die oben erwähnten Veränderungen zeigen, kleinste Allylformiatmengen, also Dosen, die von normalen Tieren vollkommen reaktionslos vertragen werden, so gehen diese Tiere zugrunde, und zwar nach wenigen Stunden. Die Tiere bieten das Bild der *akuten roten Leberatrophie;* bereits ein Fünftel oder ein Sechstel der sonst tödlichen Dosis genügt, um innerhalb kürzester Zeit dieselbe schwere Leberatrophie hervorzurufen, die sonst im normal gefütterten Tiere erst nach viel größeren Dosen und bei öfterer Darreichung zu erzielen ist. Die Kapillarwandungen scheinen dabei verschwunden bzw. aufgelöst; nur einzelne Reste und Trümmer von Zellen des retikulo-endothelialen Gewebes sind noch zu sehen. *Das avitaminotische Tier erweist sich* somit gegen Gifte, die die Permeabilität stören, außerordentlich empfindlich.

Bei mit Vitamin B₂ geschützten avitaminotischen Tieren konnte die nicht tödliche Einzeldosis wesentlich erhöht werden; der Schutz äußert sich auch in einer gleichzeitigen Verlängerung der Zeit von der Injektion des Allylformiates bis zum Exitus; auch fanden sich dann nie so schwere Bilder einer Leberschädigung; meist nur eine seröse Hepatitis mit bereits beginnender Abwehrreaktion, besonders an der Peripherie des Leberläppchens, außerdem deutliche Entwicklung von Bindegewebsfasern. Das so entstandene histologische Bild erinnert weitgehend an das einer Zirrhose bzw. Sklerosierung der Leber, also an jenes Geschehen, das sich bei der normalen Ratte hervorrufen läßt, wenn man neben Allylformiat ein anderes Toxin gibt, z. B. Diphtherietoxin.

Diese Beobachtungen lassen sich mit den Ergebnissen vergleichen, die KUHN und WAGNER-JAUREGG jun.[1] mit Laktoflavin bei Schwermetallvergiftung erhoben haben; nur so war es ihnen möglich, die sonst tödliche Thalliumvergiftung wesentlich abzuschwächen, wenn nicht sogar zu verhüten. In ähnlicher Richtung bewegen sich Untersuchungen von BEIGLBÖCK und ALBRICH,[2] die durch Laktoflavin Tiere vor einer experimentellen Sublimatvergiftung schützen konnten; vor allem äußerte sich die günstige Wirkung auf die Niere; jedenfalls kam es niemals zu den bekannten schweren Nierenschäden.

Angeregt durch diese Beobachtungen, interessierte sich dann ALBRICH für den Einfluß des Laktoflavins auf die experimentelle Nephritis; um eine entsprechende Avitaminose zu erzielen, bekamen Ratten folgende Nahrung: Graupen, Karotten oder wenig Kohl und Gelatine; Laktoflavin ist in diesem Nahrungsgemisch nur in Spuren vorhanden; Vogan in Tropfenform und Vitamin B₁ in Form von Tabletten wurde jeweils zugesetzt. Bei dieser Kost beträgt bei aus-

---

[1] KUHN und WAGNER-JAUREGG: Ber. dtsch. chem. Ges. **66 II,** 1955 (1933).
[2] BEIGLBÖCK und ALBRICH: Wien. Arch. inn. Med. **34,** 145 (1941).

gewachsenen Ratten die Gewichtsabnahme nach 5 Monaten 10—30 g, nach einem Jahr 35—30 g. Meistens hielten sich die ursprünglich 200 g schweren Ratten auf einem Gewicht von 170—180 g, dabei kam es zu den bekannten Veränderungen: struppiges Haarkleid, Haarausfall, Schuppenbildung und Dermatitis.

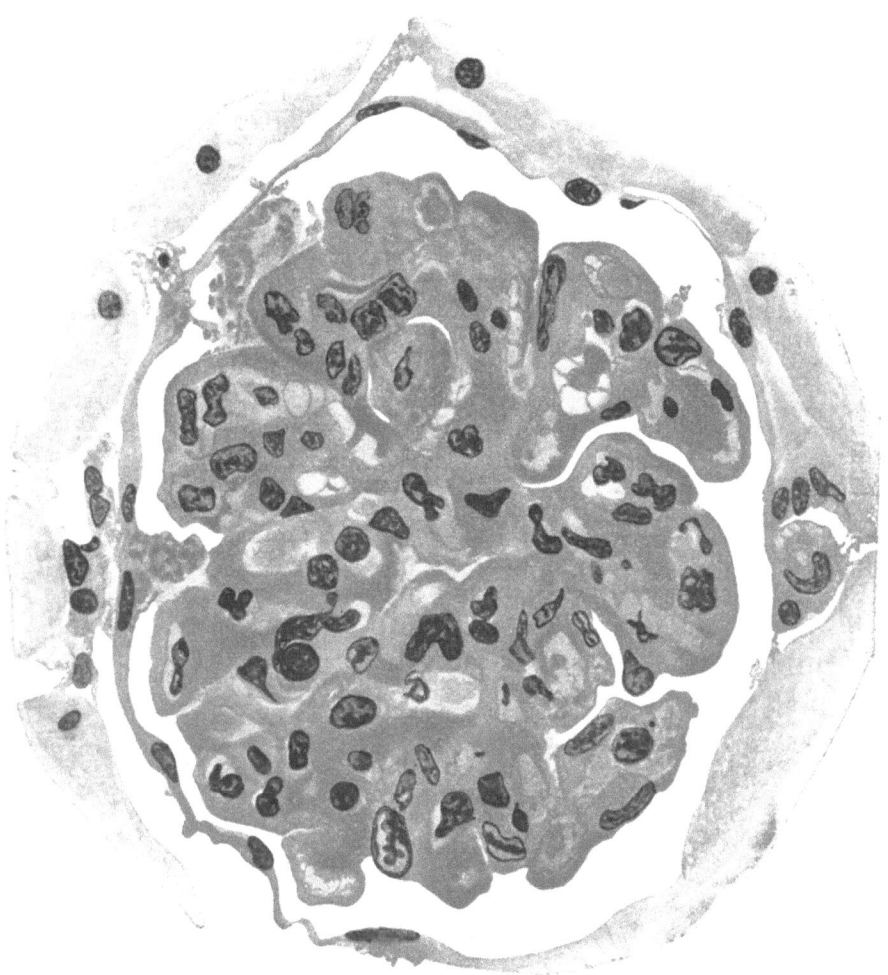

Abb. 77. Wandverquellung und hochgradige Wucherung der Deck- und Mesangiumzellen. Eiweißniederschläge im Kapselraum. Seit 7 bis 8 Monaten bestehende B-Avitaminose.

Etwa im 8. Monat der Avitaminose kommt es zu Fissuren an den Mundwinkeln; auch die Schleimhaut der Zunge und des Magens läßt atrophische Veränderungen erkennen; im Bereiche der Rhagaden finden sich manchmal Strepto- und Staphylokokken.

Verfolgt man bei solchen Tieren in zeitlichen Abständen die Nierenveränderungen, so ergeben sich durchschnittlich folgende Resultate: Nach drei Monaten ist im Harn noch kein Eiweiß nachweisbar, wohl aber finden sich bereits Veränderungen an den Glomeruli, stellenweise Verdickung der Glomeruluskapillaren und Gestaltsänderung der Kerne sowie Zunahme derselben; ein Zuwandern von Leukozyten ist nicht zu beobachten, dagegen Größenzunahme der Deck- und Mesangiumzellen; gelegentlich auch Verwachsung des viszeralen und parietalen Blattes; Exsudat ist im Kapselraum noch nicht nachweisbar. Ähnliches ist auch an den Tubuluskapillaren zu beobachten.

Vom 5. Monat an nehmen diese Veränderungen bereits einen diffusen Charakter an; jetzt sind Wandverquellungen an allen Glomerulusschlingen zu sehen.

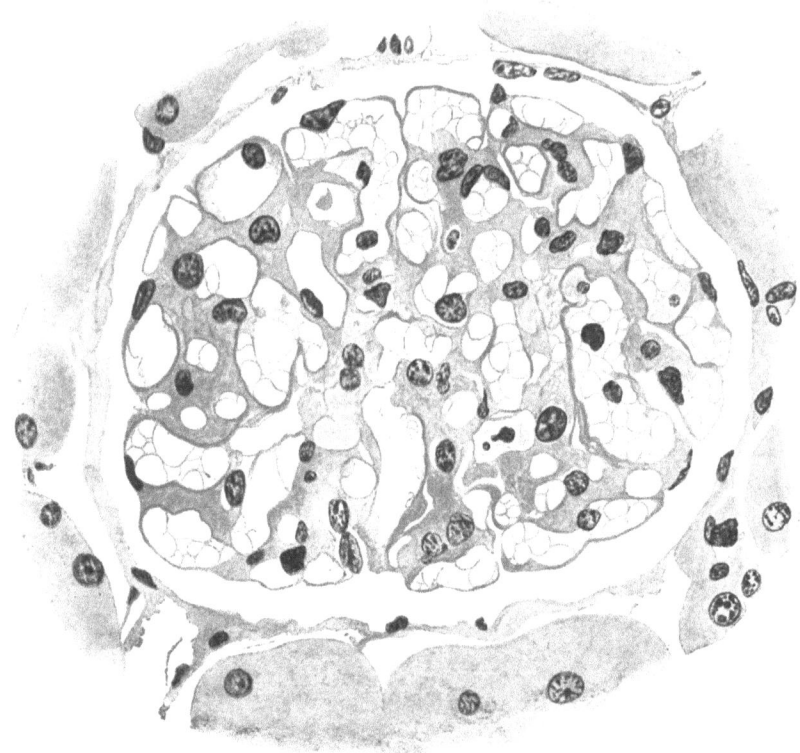

Abb. 78.

Würden wir der Pfuhlschen Nomenklatur folgen, so könnte man von einem „erstarrten Ödem" sprechen. Im Bereiche der völlig blutleeren Kapillarschlingen finden sich monozytenähnliche Endothelkerne; die extrakapillären Zellkerne zeigen bereits Karyolyse; in manchen Glomeruluskapseln findet sich Exsudat; gelegentlich ist auch eine Beteiligung einzelner Epithelien der Bowmanschen Kapsel zu erkennen.

Versucht man diese Bilder in das Schema einzureihen, das uns FAHR[1] über die unterschiedlichen Nephropathien gibt, dann könnte man hier bereits von einer *beginnenden Glomerulonephrose* sprechen; hie und da kommt es zu einer Zell-

---

[1] FAHR: Handbuch der pathologischen Anatomie, Bd. VI/2, S. 807. 1934; Z. Klin. Med. **134**, 533 (1938).

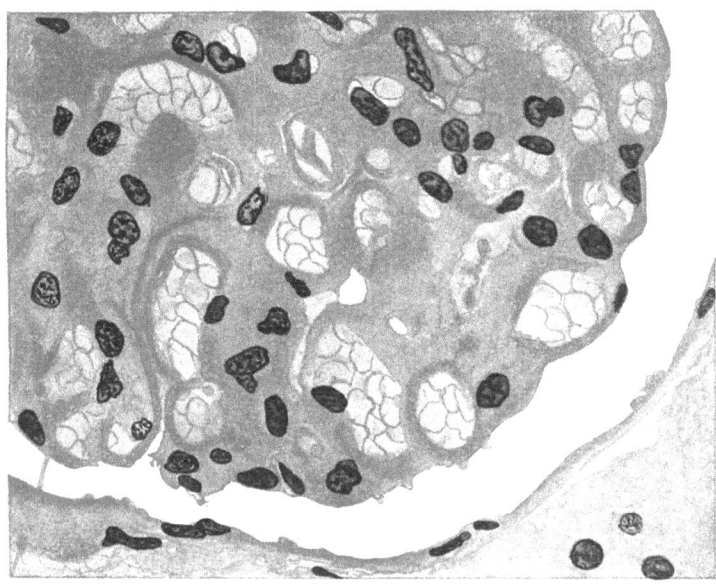

Abb. 79a. Glomerulus bei Hungerödem.

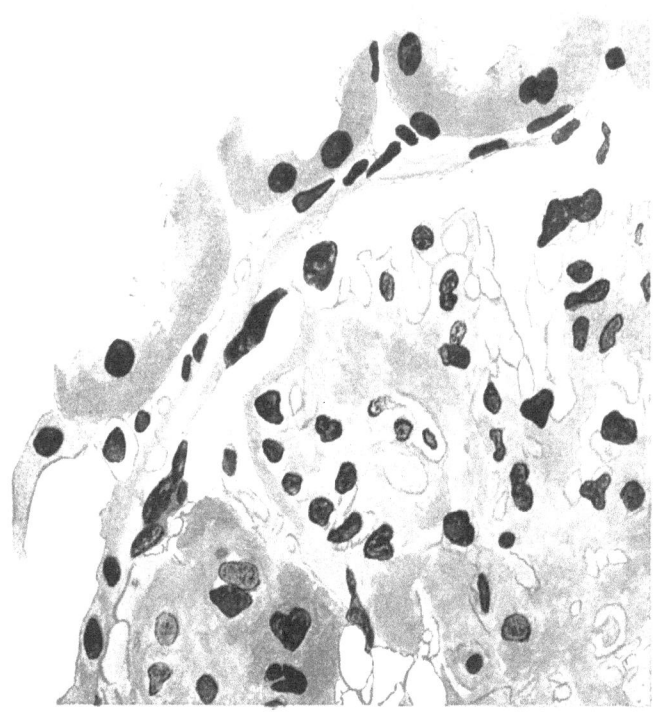

Abb. 79b. Niere bei einer Nephrose. 31jährige Patientin. Glomerulo- und Tubulonephrose.

proliferation, aber meist sind die Zellansammlungen nur herdweise. Dort, wo sich in der Glomeruluskapsel reichlich Eiweiß findet, zeigt auch der Tubulusapparat nephrotische Zeichen, was im Sinne von RANDERATH[1] als die Folge einer atypischen Rückresorption gedeutet werden könnte.

Tiere, die 7—8 Monate lang diese avitaminotische Nahrung vertragen haben, gehen gelegentlich spontan zugrunde; die histologische Untersuchung der Leber und Niere läßt schwerste Veränderungen erkennen; *nur exsudative Vorgänge be-*

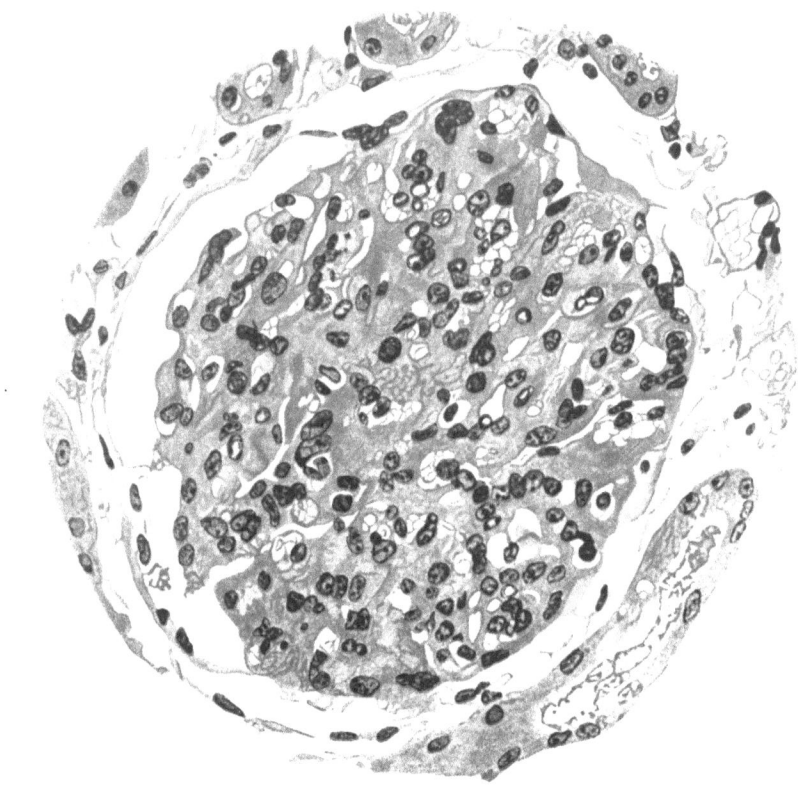

Abb. 80. Masugi-Nephritis bei einer Normalratte.

herrschen das Bild, denn überall findet sich geronnenes Eiweiß; die Verquellung der kapillären Membran ist hochgradig geworden; die Endothelzellen ragen knospenartig in das Lumen vor und scheinen es vollkommen zu füllen; zu dieser Zeit ist bereits Eiweißdurchlässigkeit an allen Stellen der Membran feststellbar. Die Zellkerne, die den Endothelschlauch umgeben, sind beträchtlich gequollen und zeigen an vielen Stellen Kernzerfall; am tubulären Apparat erkennen wir das Bild einer Nephrose 1. und 2. Grades; im Lumen finden sich hyaline Zylinder; im Harn reichlich Eiweiß; niemals kommt es aber zu einer Hämaturie (Abb. 77); wie ich den Glomerulus in der normalen Niere sehe, zeigt Abb. 78.

Nachdem es bei der B_2-Avitaminose zu einer diffusen „Kapillaritis serosa"

---

[1] RANDERATH: Erg. Path. **32**, 91 (1937).

kommt und die dabei auftretenden Nierenveränderungen weitgehend an die bei Glomerulonephrose der menschlichen Pathologie erinnern, drängt sich um so mehr die Frage auf, ob *dem Laktoflavin eine kapillardichtende Wirkung zukommt.* Fehlt im tierischen Organismus das Laktoflavin, so büßt die Kapillarwandung vermutlich vieles von ihrem semipermeablen Charakter ein und bedingt so in der Niere Veränderungen, die weitgehend an die menschliche Glomerulonephrose erinnern; in den Spätstadien können sich allerdings andere Veränderungen hinzugesellen, die vielleicht als Folge einer sekundären Toxinwirkung zu deuten sind (auf das Vorkommen von Streptokokken innerhalb der Rhagaden habe ich deswegen aufmerksam gemacht).

Abb. 79a zeigt die Nierenveränderungen bei einem ausgesprochenen Hungerödem; der Patient kam mit hochgradiger Wassersucht an die Klinik und starb innerhalb kurzer Zeit; im Harn fand sich kein Eiweiß; der 56 Jahre alte Mann hat innerhalb Jahresfrist 50% seines ursprünglichen Körpergewichtes (68 kg) verloren.

Auf ähnliche Veränderungen innerhalb der menschlichen Niere hat *bei fieberhaften Erkrankungen* bereits vor vielen Jahren LANGHANS[1] (1885) aufmerksam gemacht. Er schreibt: Ohne daß klinisch eine febrile Albuminurie vorhanden war, findet sich eine Schwellung des endothelialen Rohres, das sich als feinkörniger Saum von der basalen Membran abhebt. Die Kerne schwellen an; als erstes Zeichen dieser Schwellung ist eine leichte Verdickung des Kernes charakteristisch sowie Körnelung des Protoplasmas in seiner nächsten Umgebung; in schwereren Fällen findet sich an der Innenfläche der basalen Membran ein kontinuierlicher Belag körniger Massen. Das Endothelrohr kann sich von der äußeren homogenen Membran abheben und ist dann durch einen schmalen Spalt von dieser getrennt; die Kapillare besteht jetzt aus zwei Schichten. Man sieht daraus, *daß eine „Kapillaritis serosa" nicht nur bei avitaminotischen Tieren, sondern gelegentlich auch bei fieberhaften Erkrankungen des Menschen zur Beobachtung gelangt.*

Die Beobachtungen von ALBRICH stehen nicht allein da, denn ähnliches hat auch MEYER[2] bei B_2-Avitaminose gesehen.

ALBRICH studierte auch die Kombination von Allylformiatvergiftung und Avitaminose; während die normal ernährte Ratte nach Allylformiat niemals mit Albuminurie reagiert, kommt es bei B_2-Avitaminosen zu einer ganz beträchtlichen Eiweißausscheidung durch den Harn (3—5 Promille); aber auch hier sieht man histologisch *nur eine Verdickung der Kapillarwand*; 3—5 Stunden nach der Verabfolgung des Allylformiates erfolgt bereits der Exitus. Wenn in einem späteren Stadium der Avitaminose Allylformiat gegeben wird, gehen die Tiere noch viel früher zugrunde; dabei findet sich auch in den übrigen Organen eine ausgesprochene „Albuminurie ins Gewebe".

Schließlich haben wir auch die *Masugi-Nephritis bei avitaminotischen Ratten* studiert; auf diese Untersuchungen legt ALBRICH besonderen Wert, weil die Masugi-Nephritis tatsächlich die einzige echte, der menschlichen akuten Nierenentzündung an die Seite zu stellende experimentelle Glomerulonephritis darstellt.

Tiere, die seit etwa 6 Monaten bei einer B_2-avitaminotischen Kost gehalten

---

[1] LANGHANS: Virchows Arch. 99, 193 (1885).
[2] MEYER: Vitamine und Hormone, S. 1. 1941.

wurden, reagieren schon auf minimalste Dosen von Masugi-Antiserum[1] mit einer sehr starken Albuminurie (im Durchschnitt 5—7 Promille); mikroskopisch zeigt sich starke Kapillarerweiterung. An anderen Stellen finden sich Plasmamassen innerhalb der zum Teil schon aufgesplitterten Kapillarwand; im Kapselraum sind Erythrozyten und reichlich Eiweißgerinnsel zu erkennen; die Endothelien sind vielfach gegen das Lumen abgestoßen; das viszerale Blatt der Bowmanschen

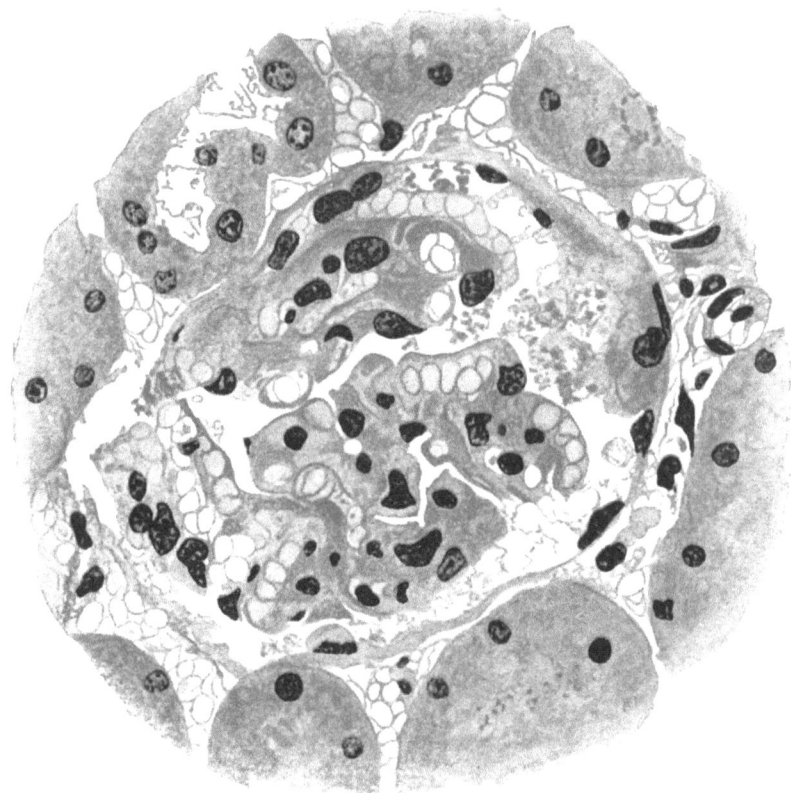

Abb. 81. Masugi-Nephritis bei einer avitaminotischen Ratte.

Kapsel an manchen Stellen mit dem parietalen verwachsen; *eine Proliferation war kaum festzustellen; es steht nur die seröse Exsudation im Vordergrund;* die Deckepithelien und die Mesangiumzellen zeigen Kernzerfall. Die Befunde entsprechen somit weitgehend den Bildern, die FAHR als *glomerulonephrotische* bezeichnet, Abb. 79 b; auch am Tubulusapparat ist die nephrotische Veränderung das Auffälligste.

Das nephrotoxische Serum bedingt neben der Nephrose auch schwere Leberschäden; die Parenchymzellen zeigen überall eindeutig trübe Schwellung, bzw. albuminöse Degeneration, außerdem erweiterte Dissesche Räume; dieselben sind voll von Eiweiß; an zahlreichen Stellen zeigen sich Nekrosen.

---

[1] MASUGI: Zieglers Beitr. **91**, 82 (1933).

Vergleicht man die Nierenveränderungen bei den avitaminotischen Tieren mit den nach MASUGI geschädigten normalen Ratten, so ergeben sich wesentliche Unterschiede. *Der Ablauf der Masugi-Nephritis bei normaler Ernährung erinnert weitgehend an die akute Nephritis des Menschen;* man sieht auch hier, wie sehr der Rattenorganismus bestrebt ist, auf morphologischem Wege den einmal ange-richteten Schaden im Sinne einer „Entzündung" wieder tunlichst gutzumachen; Kapillarendothelien, Perizyten und Wanderzellen treten in Tätigkeit und bieten auf diese Weise das typische Bild eines *reparativen Vorganges* (Abb. 80).

Ganz anders gestaltet sich der „entzündliche Prozeß" bei B_2-avitaminotischen Tieren: das Wesentliche scheint mir die histologische Unfähigkeit der Kapillarwand, sich gegen die gesetzte Schädigung zu schützen; es liegt gleichsam eine latente seröse Entzündung ohne reparatives Bestreben vor; der Kapillarapparat, der sonst be-fähigt ist, Angriffen toxischer oder infektiöser Art eine entsprechende Abwehr ent-gegenzustellen, scheint im B_2-avitaminotischen Organismus zu versagen. Nach RÖSSLE könnte man das avitaminotische Gewebe fast mit dem eines Embryo vergleichen, dem ebenfalls die Entzündungsfähigkeit abgeht (Abb. 81).

Das Unvermögen des Organismus, während einer Avitaminose sich den Schädigungen gegenüber zur Wehr zu setzen, äußert sich in zweifacher Weise: einmal reagiert das avitaminotische Tier schon *auf die geringsten Giftdosen mit Exitus* und das andere Mal *fehlt einem solchen Tier die Fähigkeit, auf den an-gerichteten Schaden mit histologisch faßbaren Gegenmaßnahmen zweckdienlich zu antworten.* Vielleicht ist gerade darauf der deletäre Einfluß der Vergiftung durch das Masugi-Antitoxin zu beziehen.

Auch auf den Kupfferschen Apparat, bzw. auf das gesamte retikulo-endo-theliale System wirkt sich die B_1- und B_2-Avitaminose aus; ganz abgesehen davon, daß z. B. die Kupfferschen Sternzellen im avitaminotischen Organismus nur eine sehr geringe Mitbeteiligung bei Schädigungen des Leberparenchyms erkennen lassen, hat auch ihre Abwehrkraft im Sinne einer Phagozytose bzw. fehlenden Antikörperbildung schwer gelitten. Eine solche Meinung vertritt z. B. auch SCHRÖDER,[1] denn er bezieht die geringe Widerstandsfähigkeit avitaminotischer Tiere gegenüber Infekten auf eine verminderte Vitaminspeicherung innerhalb der Kupfferschen Zellen. In weiterer Folge macht er auch die Bildung von Anti-körpern gegen artfremdes Eiweiß davon abhängig; GAAL und SZABO[2] vertreten auf Grund ihrer Untersuchungen einen ähnlichen Standpunkt; sie speichern ihre Versuchstiere mit kolloidaler Tusche und fanden die Speicherungsfähigkeit bei B_2-Avitaminose wesentlich herabgesetzt; auch kreist bei diesen Tieren die Tusche bedeutend länger im Blute als bei gesunden Vergleichstieren. ALBRICH hat analoge Versuche mit Ferrum saccharatum angestellt und sich dabei ebenfalls von einer herabgesetzten Phagozytose überzeugt; *beim avitaminotischen Tier scheint somit der retikulo-endotheliale Apparat vieles von seinem Aufnahme- bzw. Phagozytiervermögen verloren zu haben.*

DIETRICH[3] bringt den Immunitätsvorgang ebenfalls mit dem retikulo-endo-thelialen Apparat in Beziehung und spricht, je nachdem, wie sich der Körper gegenüber krankmachenden Erregern verhält, von einer *verminderten, gesteigerten*

[1] SCHRÖDER: Z. exper. Med. **101**, 373 (1937).
[2] GAAL und SZABO: Z. exper. Med. **108**, 667 (1941).
[3] DIETRICH: Kongr.zbl. inn. Med. **1925**.

oder veränderten Reaktionslage. Im Falle der Avitaminose, wo vielfach schon eine geringe Toxinmenge genügt, um schwere Veränderungen nach sich zu ziehen, muß wohl die Reaktionsfähigkeit und damit die Abwehrleistung sehr gering sein, wenn nicht sogar fehlen.

ALBRICH und Mitarbeiter[1] haben bei zahlreichen internen Krankheiten therapeutisch Laktoflavin gegeben und oft schöne Erfolge gesehen; sie schreiben dem Laktoflavin daher einen günstigen Einfluß auf die Zelltätigkeit zu. Kennt man die Folgen des Laktoflavinmangels, dann erscheint es gerechtfertigt, bei allen Infekten und Intoxikationen Vitamin B_1 und B_2 zu geben; leider entsprechen die erzielten Erfolge nicht immer unseren Erwartungen.

Wir haben auch den Einfluß des *Laktoflavins* und des *Nikotinsäureamids* auf den Mineralstoffwechsel sowohl des normalen Menschen als auch von Patienten, die eine stärkere Kochsalzretention aufwiesen, auf den Na/Cl-Quotienten geprüft. Auf Grund der dabei erhobenen Befunde muß man diesen beiden Vitaminen eine besonders gute diuretische Wirkung zuschreiben. Jedenfalls kommt es dabei zu einem die Norm weit überschreitenden Quotienten. Nach der täglichen intravenösen Verabreichung von z. B. 200 mg Nikotinsäureamid zeigt sich in allen Fällen nach 1—2 Tagen ein langsamer Anstieg des Na/Cl-Quotienten; durchschnittlich kommt es dann am 4. bis 5. Tag zu einer starken Ausschwemmung des retinierten Natriums, die einige Tage anhält.

Es war nun zu erwarten, daß diese Mehrausscheidung von Natrium mit einer *Retention von Kalium* Hand in Hand geht; bei der akuten Hepatitis ließ sich dies sicherstellen. Nikotinsäureamid und ebenso Laktoflavin hat somit einen beträchtlichen Einfluß auf den Mineralstoffwechsel, besonders dann, wenn eine Störung der gerichteten Permeabilität vorlag. Die Beobachtung ist deswegen von großer Bedeutung, weil das Kalium eine wichtige Rolle bei der Glykogenbildung in der Leber spielt.

Der Einfluß des Laktoflavins auf den Kohlehydratstoffwechsel läßt ebenfalls an eine Zellwirkung denken, denn es senkt selbst beim gesunden Menschen den Blutzucker. Nachdem Laktoflavin sowohl auf die Phlorizinglykosurie als auch auf den renalen Diabetes günstigen Einfluß nimmt, ist die Heilwirkung eventuell auf eine Phosphorilierung im Sinne VERZARS zu beziehen; zu berücksichtigen ist auch, daß wir während der Insulinhypoglykämie eine vermehrte Laktoflavinausscheidung durch den Harn nachweisen konnten; dies könnte die Meinung jener Autoren stützen, die die Insulinwirkung von der Gegenwart des Laktoflavins abhängig machen; so sagt z. B. MARTIN:[2] Ohne Vitamin B_2 ist Insulin allein nicht in der Lage, im Kohlehydratstoffwechsel eine volle Wirkung zu entfalten.

BEIGLBÖCK[3] hat dann in Fortsetzung seiner Untersuchungen zusammen mit BERTSCHINGER auch den Einfluß des Cebions, bzw. des Nikotinsäureamids auf die Allylformiatintoxikation studiert; als Kriterium einer eventuellen Permeabilitätsstörung galt ihnen die Kalium-Natrium-Bilanz; ich gebe ihre zusammenfassende Tabelle, die diese Wirkung veranschaulicht:

---

[1] ALBRICH: Wien. Arch. inn. Med. **35**, 95 (1941).
[2] MARTIN: Verh. d. Kongr. inn. Med. **1938**, 420.
[3] BEIGLBÖCK-BERTSCHINGER: Klin. Wschr. **1943** I, 249.

Tabelle 37.

Akute Allylformiatvergiftung	Gewicht der Leber in Gramm	Natrium		Kalium		K/Na
		mg-%	mg	mg-%	mg	
Ohne Vorbehandlung	11,3	190,3	21,5	183,1	20,7	0,96
Nikobionvorbehandlung	13,4	182,2	24,4	278,6	27,3	1,5
Normaltiere................	10,1	136,0	13,7	225,0	22,7	1,7
Cebionvorbehandlung	10,9	160,9	17,5	134,9	14,8	0,8

Die Versuche, die an Ratten durchgeführt wurden, zeigen den *günstigen Einfluß des Nikotinsäureamids, dagegen merkwürdigerweise eine schädigende Wirkung des Cebions;* es ändert sich bei den Cebiontieren der K/Na-Quotient, zum Nachteil des Na, während die mit Nikobion behandelten Tiere sich weitgehend den normalen Verhältnissen angleichen.

Die anscheinend schädigende Wirkung des Cebions äußert sich noch in einer anderen Richtung. Reicht man Ratten durch längere Zeit Cebion und verabfolgt gleichzeitig oder erst später Allylformiat, so kommt es zu einem sehr eindrucksvollen Bild. Während sich bei den nichtvorbereiteten Allyltieren und den mit Nikotinsäureamid geschützten Ratten nur ein geringer Haarausfall, aber dafür ein seidiges, sehr weiches Fell entwickelt, kommt es bei den Cebionratten im Be-

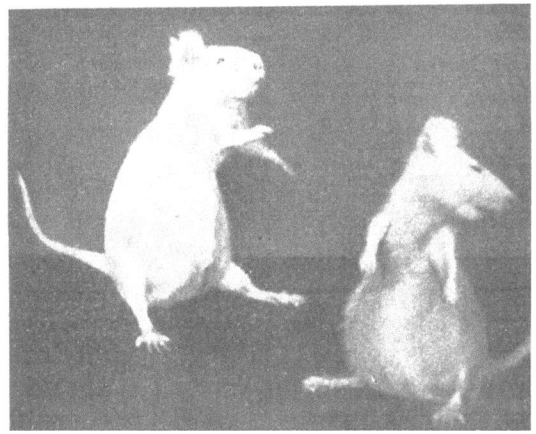

Abb. 82. Allylformiatvergiftung bei gleichzeitiger Fütterung von Vitamin C (Cebion).

reiche des Rückens und Bauches zu starkem Haarausfall. Diese „Vitamin-C-Ratten" sind besonders wild und bissig; auffallend war auch der ziemlich *rasch zunehmende Ascites,* der, bei der Sektion gemessen, zwischen 6 und 60 ccm schwankte; die dabei gewonnene Flüssigkeit war eiweißreich (Gesamtstickstoff 640 mg-%) mit auffallend starker Globulinvermehrung; der Albumin-Globulin-Quotient betrug 1 : 4; histologische Zeichen eines entzündlichen Prozesses ließen sich in der Ascitesflüssigkeit nicht nachweisen, wenigstens fand sich keine auffallende Vermehrung der Leukozyten (Abb. 82).

Auch die Lebensdauer der mit Cebion behandelten Tiere ist im allgemeinen kürzer; im Gegensatz dazu ist die Lebensdauer der mit Nikotinsäureamid behandelten Ratten auffallend lang. *In nicht wenigen Fällen der mit Cebion behandelten Tiere führte die Allylformiatvergiftung zu einer sehr weit fortgeschrittenen Zirrhose,* und zwar eher vom Typus einer hypertrophischen, soweit man eine solche Einteilung überhaupt gelten läßt, während die Nikobiontiere nur sehr geringe zirrhotische Veränderungen aufwiesen. Einen ähnlichen Unterschied ergaben auch Glykogenbestimmungen; den stärksten Glykogenmangel zeigen die mit Cebion vorbehandelten, während die Nikobiontiere keine wesentliche Abnahme gegenüber den mit Allylformiat gespritzten zeigten.

Tabelle 38.

Chronische Allylformiatvergiftung	Gesamtkohlehydrate mg-%	Glykogen mg-%
Normaltiere............	6864	4197
Ohne Vorbehandlung	6199	2709
Nikobionvorbehandlung ..	6481	2665
Cebionvorbehandlung	4280	609

Anscheinend besteht — soweit man das am Rattenorganismus beurteilen kann — in mehrfacher Beziehung *zwischen Cebion und Nikobion ein Unterschied;* unter dem Einflusse von Vitamin C wird zwar ein bestimmter Anteil des entzündlichen Geschehens vielleicht günstig beeinflußt, aber bei einem Zuviel an *Vitamin C nimmt die Bindegewebsbildung allzu große Dimensionen an,* Nikobion dagegen — ebenso wie die anderen B-Vitamine — wirkt sich auf die Reparation des Parenchyms nur im günstigen Sinne aus. Vermutlich erhöht Nikotinsäureamid auch die Resistenz der Parenchymzellen gegenüber Vergiftungen. Jedenfalls fordern diese experimentellen Beobachtungen auf, mit der Darreichung von Cebion bei Leberkrankheiten vorsichtig zu sein, degegen ist an einer günstigen Wirkung der B-Vitamine nicht zu zweifeln, soweit man sich auf die Mineralanalysen verlassen kann. Sicherlich wäre noch so manches zu sagen, was auf die Beeinflussung der Permeabilität durch Vitamine Bezug hat, aber meist erstreckt sich die Wirksamkeit der Vitamine auf so lange Zeit, daß es nicht immer leicht ist, den *nie schlagartig einsetzenden Erfolg* präzise zu umreißen; das mag auch der Grund sein, warum von mancher Seite der günstige Einfluß so mancher Vitaminbehandlung nicht entsprechend gewürdigt wird.

Die Permeabilitätsgeschehnisse sowohl im Bereiche der Kapillarmembran als auch beim Eintritt der Nahrungsbestandteile in die Zelle sind von den verschiedensten Faktoren abhängig; oft glaubt man sie isoliert zu erkennen, aber gerade die Betrachtung der Austauschvorgänge im Bereiche der Zelle zeigt, wie vorsichtig man die Einflußnahme der Vitamine auf die gerichtete Permeabilität einzuschätzen hat, zumal die Beziehungen der Grenzschicht zu den physikalischen *und* chemischen Vorgängen nicht zu unterschätzen sind. Auf eventuelle Beziehungen zwischen Redoxpotentialen und Permeabilität, bzw. Durchlässigkeit semipermeabler Membranen ist sogar von Kolloidchemikern (Reiss,[1] 1932) hingewiesen worden; so wird z. B. eine Kollodiummembran, wenn ihr durch Anfärbung mit einem Indikatorfarbstoff ein definiertes Redoxpotential erteilt wird, zwar für neutrale Moleküle durchlässig, nicht aber für intensive Oxydations- oder Reduktionsmittel, also für Redoxsysteme mit stark abweichendem Potential. Daß an dem Redoxoxydationsvorgang die unterschiedlichen Vitamine beteiligt sind, steht wohl außer Zweifel; vorläufig ergeben sich für so manche dieser Annahmen nur *Anhaltspunkte,* aber es wird hoffentlich einmal die Zeit kommen, in

---

[1] Reiss: C. r. Acad. Sci. **194,** 970 (1932).

der wir die gegenseitige Beeinflussung zwischen Vitaminen und intermediärem Stoffwechsel besser beurteilen werden. *Jedenfalls schien es gerechtfertigt, die Beziehungen zwischen Vitaminen und Permeabilität in zweifacher Richtung zur Diskussion zu stellen: 1. in bezug auf den Einfluß der Vitamine auf die Barriere Blut-Interstitium, und 2. bezüglich des Einflusses auf die Zellpermeabilität.*

Der Fragekomplex Vitamin und Permeabilität steht noch auf schwachen Beinen; immerhin hat uns das Vorgebrachte auf manche Anhaltspunkte aufmerksam gemacht, in welcher Richtung sich weitere Untersuchungen zu bewegen haben.

Nicht viel besser steht es, wenn ich mich jetzt mit der Frage beschäftige, *ob auch die unterschiedlichen Hormone auf die Permeabilität einen Enfluß ausüben.* Auf das Vorkommen einer serösen Entzündung bei der *Basedowschen Krankheit* hat zuerst RÖSSLE[1] aufmerksam gemacht; *die „seröse Entzündung" der Leber* scheint für diese Krankheit etwas ganz Charakteristisches darzustellen. Sie führt bei längerer Dauer zu zentroazinösen und perivenösen Nekrosen, die sich bis zum Bilde der akuten und subakuten Leberatrophie steigern können; bei längerer Entwicklung und fehlender Regeneration kann dies sogar zu sklerosierenden Prozessen führen, die gelegentlich das Bild einer Zirrhose annehmen. Ich habe verschiedene Basedowfälle mittels der Leberpunktion verfolgt und kann die Angaben von RÖSSLE voll bestätigen; seitdem ich diese Leberveränderung kenne, wird mir so manche klinische Erscheinung klar; ich erinnere z. B. an die so häufig bei Basedowscher Krankheit vorkommende Galaktosurie und den gar nicht so selten zu beobachtenden Ikterus; auf *Beziehungen der Hyperthyreose zur Leberzirrhose* sollte ätiologisch daher von seiten der Kliniker mehr geachtet werden.

Auch im Herzen des Basedowikers lassen sich histologisch Veränderungen nachweisen, die uns an das Vorkommen einer Albuminurie ins Gewebe mahnen; im Vordergrund steht z. B. die im Myokard besonders deutlich ausgeprägte *Distanzierung der Kapillaren.* Man sieht gelegentlich Bilder, wie sie in einem so ausgesprochenen Maße höchstens nur noch im Beriberiherzen zu beobachten sind. Im Interstitium, also zwischen Gefäß und Parenchym, finden sich sehr häufig bröckelige Massen, die als ausgetretenes Plasmaeiweiß anzusprechen sind und an das Vorkommen einer sich schwer fortbewegenden Gewebsflüssigkeit mahnen — alles Veränderungen, die besonders gut bei Fixation in Carnoyscher Flüssigkeit zu sehen sind. Höchst eigentümlich gestalten sich auch die *Kapillaren* im Basedowherzen; sowohl am Querschnitt als auch an längs getroffenen Partien ist eine starke Verdickung der Kapillaren leicht zu erkennen. Sie erscheinen am Querschnitt oft doppelkonturiert; auch im Herzen kann es ähnlich wie in der Leber zu Sklerosierungen kommen, die sich bald zirkumskript, bald mehr diffus angeordnet zeigen; es können sich im Anschluß daran Bilder entwickeln, die uns weitgehend an eine abgeheilte Myokarditis erinnern.

Mit anatomischen Veränderungen der *peripheren Muskulatur* bei Basedowscher Krankheit hat sich vor längerer Zeit ASCANASY[2] beschäftigt; er stellt blasse Färbung, leichte Trübung und Lipomatose fest; als histologisch nachweisbare Grundlage beschuldigt er Einlagerung von Fett, Atrophie der Fasern mit fein-

---

[1] RÖSSLE: Virchows Arch. **291**, 1 (1933).
[2] ASCANASY: Arch. Klin. Med. **61**, 118 (1898).

tropfiger Verfettung, undeutliche Querstreifung und schollingen Zerfall einzelner
Fasern. Zu den atrophischen Fasern gesellen sich mehr oder minder starke Kern-
wucherungen, welche schließlich zu Verklumpungen der Kernhaufen unter
Bildung von ganz abenteuerlichen Figuren führen. Von solchen Schädigungen ist
gelegentlich besonders das Zwerchfell und die Atmungsmuskulatur betroffen. Mit
veränderter Zwerchfellfunktion (die vermutlich auf die eben beschriebene
Muskelveränderung zurückzuführen ist) mag es vielleicht zusammenhängen,
warum bei der Basedowschen Krankheit gar so häufig ein Zwerchfellhochstand
angetroffen wird; wahrscheinlich ist auch die Protrusio bulbi, ebenso das Gräfe-
Phänomen auf solche Muskelschädigungen zu beziehen. Da sich bei der Basedowschen Krankheit an den verschiedensten Muskeln histologisch erkennbare Kapillarveränderungen nachweisen lassen, war dies mit ein Grund, neuerdings dem
Muskelstoffwechsel bei Hyperthyreosen unter dem Gesichtswinkel einer Permeabilitätsstörung erhöhte Aufmerksamkeit zuzuwenden.

Am besten können wir uns über den Muskelstoffwechsel ein Urteil bilden,
wenn wir den Sauerstoffverbrauch und die Milchsäurebildung vor und während
der Arbeit miteinander vergleichen. Die Erforschung der zeitlichen Zusammenhänge dieser Vorgänge hat uns vor neue Tatsachen gestellt; die Steigerung des
Sauerstoffverbrauches entspricht nicht der kontraktilen Phase, sondern ausschließlich dem Erholungsvorgang; bei der Kontraktion handelt es sich bekanntlich um ein anaerobes Geschehen, während der Sauerstoff ausschließlich
zur Beseitigung der bei der Kontraktion entstandenen Substanzen dient. Dieser
Sauerstoffverbrauch ist unter normalen Bedingungen viel kleiner als er der
Verbrennung der tatsächlich gebildeten Abbauprodukte entspricht. Er reicht
höchstens zur Oxydation von einem Fünftel der entstandenen Produkte; da auch
die in der Erholungsphase entstandene Wärmemenge nur einem Fünftel gleichkommt, so drängt sich die Vorstellung auf — und das ist das Neue an der Meyer-
hoff-Hillschen Theorie —, daß ein Gutteil der Abbauprodukte in der Erholungsphase wieder zu Glykogen resynthetisiert wird.

Unter gewissen Voraussetzungen sind wir — wie bereits oben erwähnt wurde
— in der Lage, auch beim Menschen etwas über diese Verbrennungsvorgänge
auszusagen.

HILL hat den Sauerstoffverbrauch der der Arbeitsbeendigung unmittelbar
folgenden Phase jener Milchsäuremenge gleichgesetzt, welche *nicht* zu Glykogen
resynthetisiert wird; nur dieser Anteil verbrennt zu Wasser und Kohlensäure.
Diese nachträgliche Oxydationssteigerung entspricht somit einer Art Schuld
(Oxygen-Debt), welche der Muskel eingehen muß, um die bei der Tätigkeit entstandenen Zerfallsprodukte nachträglich oxydativ zu beseitigen.

Geringe Arbeitsleistungen machen sich beim gesunden und trainierten Menschen in bezug auf erhöhten Sauerstoffverbrauch kaum bemerkbar; die Sauerstoffschuld ist daher in wenigen Minuten abgezahlt und der Ruhestoffwechsel ist
wieder erreicht. Jedenfalls bietet uns diese Methode die beste Möglichkeit, etwas
über die Muskelökonomie zu erfahren.

Solche Untersuchungen haben wir nun bei Herzkranken durchgeführt und ge-
sehen, wie Arbeitsleistungen, die beim gesunden Menschen nur eine mäßige
Steigerung des Sauerstoffverbrauches zur Folge haben, bei dekompensierten
Herzkranken zu einer wesentlichen Erhöhung führen. Über die Ursache dieser

Unökonomie ist man sich noch nicht völlig im klaren, aber an der Tatsache einer eigentümlichen Störung in der Sauerstoffversorgung ist wohl nicht zu zweifeln. Da das arterielle Blut bei leicht dekompensierten Herzkranken keine wesentliche Anoxämie erfährt und auch die hämodynamische Kapillarversorgung kaum herabgesetzt ist, rechne ich mit einer Störung im Sauerstoffdurchtritt durch die Kapillarwand (innere Erstickung?); ich habe schon mehrfach auf die Schwierigkeiten des Sauerstoffdurchtrittes aufmerksam gemacht und werde diesen Standpunkt ursächlich auch für die Dekompensation der Herzkranken vertreten.

Aufschlußreich und richtunggebend waren auch hier unsere Histaminversuche; vergleicht man den Sauerstoffverbrauch nach einer gewählten Arbeit bei einem normalen Tier mit dem auf der Höhe einer Histaminvergiftung, so kommt man zu der Überzeugung, daß der Sauerstoff beim Durchtritt durch die Kapillarwand auf Schwierigkeiten stoßen muß. Zuerst hat man dagegen ins Feld geführt, es sei die Anoxämie, die die Ursache des hohen Debts sein soll, aber seitdem wir wissen, daß nach Darreichung von geringen Histamindosen eine Anoxämie nicht in Frage kommt und sich doch ein beträchtliches Debt einstellt, kann mit diesem Einwande nicht mehr gerechnet werden. Die rasche Ermüdbarkeit, wie sie sich bei der Histaminvergiftung nachweisen läßt, ist sicher auch auf eine innere Erstickung zu beziehen, die ihre eigentliche Ursache — wie ich glaube — in einer schlechten Sauerstoffversorgung der Muskelfibrillen findet.

Tabelle 39. *Untersuchungen über den Sauerstoffverbrauch bei Gesunden und Basedowkranken.*

	Gesunde Kontrollperson	Basedowkranker
CO_2-Abgabe p.M.	217 ccm	440,5 ccm
O_2-Verbrauch p.M.	250 ccm	497,7 ccm
Resp.	0,786%	0,885%
Kalorienbedarf (errechnet)	1610 ccm	1162 ccm
Tatsächlicher Kalorienverbrauch	1764 ccm	3510 ccm
Arbeitsleistung 2 Minuten	1422 kg/m	1143 kg/m
Arbeitsverbrauch	1447 ccm	1769 ccm
Totaler Arbeitsverbrauch	2251 ccm	6163 ccm
Nachverbrauch (Debt)	804 ccm	4395 ccm
Debt in Prozent des totalen Arbeitsverbrauches	35,7%	71%
Für 100 kg/m Arbeit werden an Sauerstoff verbraucht	268 ccm	539,3 ccm

Solche Beobachtungen waren dann für *mich*[1] der unmittelbare Anlaß, *die Ökonomie der Muskeltätigkeit auch bei der Basedowschen Krankheit* zu prüfen; die entsprechenden Ergebnisse finden sich in Tab. 39; da auch andere Autoren zu dem gleichen Ergebnis kamen, so kann man wohl mit einiger Sicherheit behaupten, daß sich die Muskelarbeit des Basedowikers ähnlich wie beim inkompensierten Herzkranken sehr unökonomisch gestaltet. So brauchte z. B. unser Patient zur Bewältigung einer Arbeit von etwa 100 kg/m doppelt soviel Sauerstoff wie ein gesunder Mensch; dabei kommt es sowohl zu einer Erhöhung des „totalen"

---

[1] EPPINGER: Erg. inn. Med. **51**, 213 (1936); Wien. klin. Wschr. 1937, Nr. 9 u. 10.

Arbeitsverbrauches (Requirement) als auch des „Nachverbrauches" (Debt), das beim Basedowpatienten um ein Vielfaches größer ist als beim Normalen. Das Debt macht bei unserem Basedowiker 71% des totalen Sauerstoffverbrauches aus, beim Gesunden bloß 35%. Da somit die Arbeit beim Basedowiker in außerordentlich unökonomischer Weise vor sich geht, *so dürfte sich ein relativ großer Anteil der bei der Muskeltätigkeit gebildeten Stoffwechselprodukte der Glykogensynthese entziehen.* Nachdem sich die Resynthese während der Arbeit unökonomisch gestaltet, dürfte auch der erhöhte Ruheumsatz auf einer ähnlichen Störung beruhen.

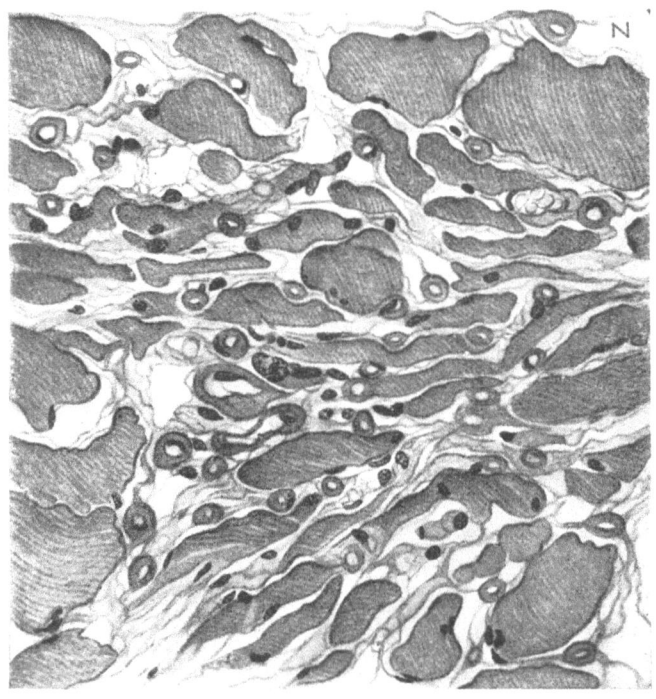

Abb. 83. Querschnitt eines peripheren Muskels bei Basedowscher Krankheit. Viele Kapillarwandungen erscheinen am Querschnitt maximal verdickt; das Zwischengewebe zum Teil faserig umgewandelt.

Die unökonomische Muskeltätigkeit des Basedowikers ist daher wohl sicher auf eine schlechte Permeabilität des Sauerstoffes durch die Wandungen der Kapillaren zu beziehen, denn das arterielle Blut ist ebenso mit Sauerstoff gesättigt wie das des normalen Menschen.

Zugunsten einer solchen Anschauung lassen sich auch histologische Befunde heranziehen. Untersucht man die Kapillaren von Muskeln, die wir anläßlich der Strumektomie bei Basedowscher Krankheit gewonnen haben, und fixiert sie sofort in Carnoyscher Flüssigkeit, so erweisen sich die Kapillarwandungen am Querschnitt als außerordentlich verdickt; während die normale Muskelkapillare im Querschnitt sich als einfach konturierter Ring erweist und sich innig an den Muskelquerschnitt anschmiegt, finden sich hier Bilder, die man sonst kaum beobachtet; die beigefügten Abbildungen bringen die Veränderungen ganz besonders schön zum Ausdruck; sowohl die Zeichnung (vgl. Abb. 83) als auch die Mikrophotographie (vgl. Abb. 84) läßt die Wandverdickung deutlich erkennen; die Kapillarquerschnitte zeigen gelegentlich eine so starke Dickenzunahme, daß die Kapillare an alles eher erinnert, nur nicht an einen Gefäßquerschnitt.

Da sich ganz ähnliche Kapillarveränderungen auch im Tierexperiment (z. B. beim Meerschweinchen durch Darreichung von Schilddrüsenextrakt) erzeugen lassen, so kann man nicht sagen, daß es sich hier vielleicht um einen zufälligen Befund handelt (Abb. 84).

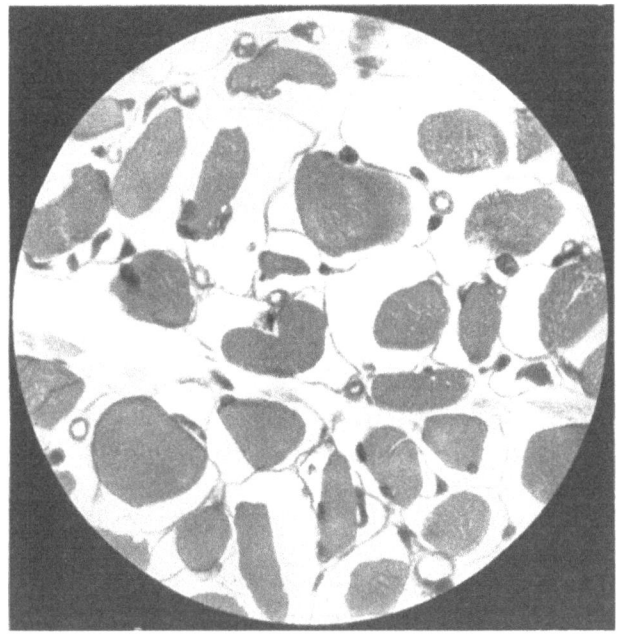

Abb. 84. Kapillarwandverdickung innerhalb der Muskulatur bei experimenteller Thyreotoxikose.

Es liegt daher nahe, die Verdickung der Kapillarwand als etwas Charakteristisches für die Basedowsche Krankheit hinzustellen; vielleicht kann man sogar noch um einen Schritt weitergehen und in der Dickenzunahme der Kapillarwand den sichtbaren Ausdruck der Permeabilitätsstörung erblicken, was natürlich nicht ausschließt, daß man auch bei negativem histologischen Befund mit Permeabilitätsstörungen rechnen muß. Weiter fordern diese Beobachtungen, öfter die Möglichkeit eines ursächlichen Zusammenhanges zwischen Kapillarverdickung und Unökonomie im Sauerstoffverbrauch in Erwägung zu ziehen; je dicker die trennende Membran zwischen Blut und Gewebsflüssigkeit, desto ungünstiger muß sich die Sauerstoffdiffusion gestalten. Dieses Mißverhältnis wird sich um so schlimmer auswirken, wenn ein Organ mit einem derartig dickwandigen Kapillarsystem in die Zwangslage versetzt wird, Arbeit zu leisten; wenn schon der normale Muskel während der Arbeit gelegentlich mit Schwierigkeiten bei der Sauerstoffversorgung zu rechnen hat, wie muß sich das erst in einem Basedowmuskel auswirken! Berücksichtigt man außerdem die Erfahrungen von BARCROFT, der uns den Einfluß einer zu geringen Sauerstoffspannung auf den Energieumsatz des Muskels veranschaulicht hat, dann wird man es auch verstehen, warum ein Organ, das zuwenig Sauerstoff bereits im Ruhezustand erhält, einen viel höheren Gesamtsauerstoffverbrauch für sich in Anspruch nimmt als bei optimaler Sauerstoffversorgung. Auf Grund der Untersuchungen von BARCROFT (Abb. 85) und unseren eigenen Kapillarbeobachtungen glaube ich somit annehmen zu müssen, *daß der erhöhte Ruheumsatz, wie er speziell bei der Basedowschen Krankheit so oft zur Beobachtung kommt, auf einer Permeabilitätsstörung vor allem im Bereiche der Muskulatur beruht.* In Erweiterung dieser Annahme liegt es dann nahe, die Er-

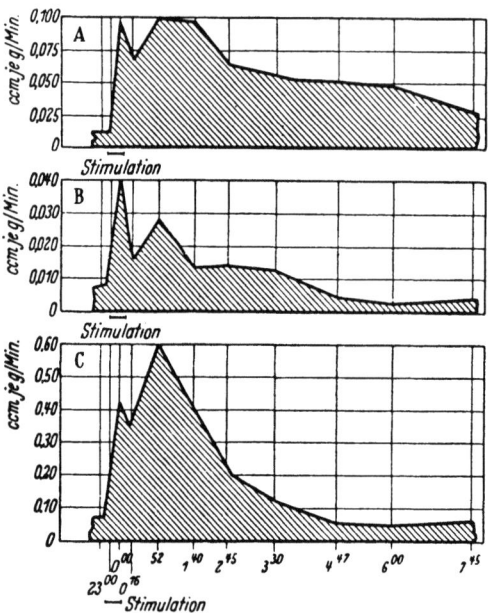

fahrungen, die sich uns beim Studium der peripheren Muskeln ergeben haben, auch auf die inneren Organe, vor allem auch auf das Herz zu übertragen. Die Herzarbeit des Basedowikers ist sicher auch unökonomisch; die Tachykardie ist vielleicht der beste Beweis einer solchen Unökonomie.

In dem Sinne haben wir uns auch für die Leberkapillaren bei der experimentellen Thyreotoxikose interessiert; es ist ein leichtes — speziell im Anfang der Schilddrüsenvergiftung — perikapillares Ödem nachzuweisen; auch sind histologisch sichtbare Zeichen von Kapillarschädigungen, wie Aufquellung, Bildung kleiner Verdichtungsknoten, Änderung der Färbbarkeit und schließlich sogar Lückenbildung, zu erkennen. Es ergeben sich somit Bilder, ganz ähnlich jenen,

Abb. 85. Einfluß der Arbeit auf die Durchblutungsgröße (A), auf den Sauerstoffverbrauch (B) im quergestreiften Muskel. (C) zeigt den Einfluß einer ermüdenden Arbeit auf die Gewichtszunahme des Muskels. (Nach BARCROFT.)

wie wir sie bei der Allylformiatintoxikation beschrieben haben; demnach darf es uns nicht wundern, wenn es bei der experimentellen Thyreotoxikose innerhalb der Leber sogar zur Bildung sogenannter „Blutseen" kommt; die Leberzellen erfahren auf diese Weise ganz verschiedene Schicksale, je nachdem, an welcher Stelle sich die Schädigung besonders auswirkt; bei langsamem bzw. abgeschwächtem Verlauf (besonders im Bereiche der Läppchenmitte) führt dies, so wie es RÖSSLE beschrieben hat, zur braunen Atrophie, die eventuell mit einem vollkommenen Schwund der Zelle endet. Unter besonders ungünstigen Bedingungen erscheinen die Epithelien wie angenagt, mazeriert oder sonderbar gekantet, daneben entstehen grobschollige oder blasige Entartungen, kurz, wir sehen Veränderungen, wie sie den Anfangsstadien einer Leberatrophie entsprechen; Glykogen kann völlig schwinden, daneben ist auch fettige Degeneration gar nicht so selten zu beobachten.

Vergleichen wir diese Beschreibungen mit jenen, die wir von der Allylformiatvergiftung her kennen, so ergeben sich **vielfache** Beziehungen, ja, man hat sogar

den Eindruck, als würde das Schilddrüsengift unter Umständen schwerere
Schädigungen nach sich ziehen, als wir dies bei der Allylformiat- oder Histaminvergiftung gesehen haben.

Merkwürdigerweise richtet das Schilddrüsengift seinen permeabilitätsändernden Einfluß *nicht nur gegen lebende, sondern auch gegen tote Membranen*, also gegen
Gewebe, die dem Organismus entnommen wurden; das beobachtete GELLHORN[1]

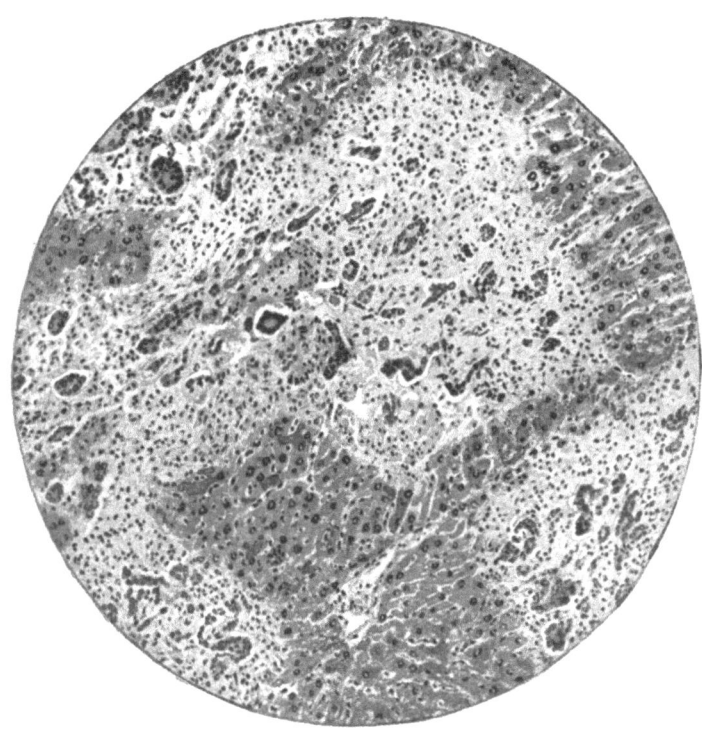

Abb. 86. Allylvergiftung bei schilddrüsenlosen Ratten.

an der isolierten Froschhaut; ebenso konnte ELLINGER[2] nach Zusatz von Thyroxin
eine Abnahme des kolloidosmotischen Druckes feststellen; versetzt man z. B. eine
Eiweißlösung mit Schilddrüsensaft, so passiert eine solche Mischung ein Pergamenthäutchen rascher als ohne Zusatz von Thyroxin; wenn solche Effekte
bereits an künstlichen Membranen zu erkennen sind, wie muß sich eine solche
Substanz erst an der lebenden Membran auswirken!

Man kommt daher zu dem Schluß, *daß das Schilddrüsenhormon auf Permeabilitätsvorgänge in unserem Organismus wohl sicher Einfluß ausübt.* Ein Plus
an Schilddrüsenfunktion steigert den Durchtritt, geht aber die Schilddrüsentätigkeit über ein gewisses Maß hinaus, so kann es zu gefährlichen Veränderungen
kommen. Wie sich ein Minus an Schilddrüse auf die Permeabilität auswirkt,

---

[1] GELLHORN: Pflügers Arch. **221**, 247 (1928).
[2] ELLINGER: Münch. med. Wschr. **1920**, 43.

darüber liegen kaum konkrete Beobachtungen vor; doch sollte man auf Grund von Analogien die gegenteilige Wirkung voraussetzen. Gut ist der Einfluß der Schilddrüse auf die Permeabilität zu erkennen, wenn man ihre fördernde Wirkung auf die Allylformiatvergiftung verfolgt. Damit beschäftigt sich eine Arbeit von SPIESS-BERTSCHINGER.[1] Die histologische Untersuchung der Leber ergibt, daß Zufuhr von Schilddrüsenpräparaten die durch Allylformiat hervorgerufene seröse Exsudation der Leber verstärkt und gleichzeitig auch die Regeneration fördert, während die Leber schilddrüsenloser Tiere schwerste Zerstörung, vor allem ausgedehnte Nekrose und das Fehlen jeglicher Regenerationsbestrebungen aufweist (Abb. 85). Man kommt daher zu dem Schluß, daß *sowohl ein Plus als auch ein Minus an Schilddrüsenfunktion die normale Permeabilität ungünstig beeinflußt.*

Die Diskussion über *den Einfluß des Insulins auf die Zellpermeabilität* nimmt ihren Anfang mit den Untersuchungen von WIECHMANN;[2] unter dem Einfluß von Insulin wird die Verteilung des Zuckers zwischen Erythrozyten und Plasma, die beim Diabetes mellitus eine Störung erfährt, wieder der Norm zugeführt. Was lag daher näher, als diese in vitro durchgeführten Permeabilitätsversuche auch auf die Geschehnisse in der Leber zu übertragen; anscheinend gewinnt die Leberzelle unter dem Einflusse von Insulin im Sinne einer normalen gerichteten Permeabilität wieder die Fähigkeit, Glykogen zu speichern, während bei Insulinmangel sich der Zucker der Leber entzieht und daher im Plasma bleibt; unwillkürlich erinnert man sich an die Kaliumspeicherung der Alge Valonia, die bei Ammoniakzusatz ihre gerichtete Permeabilität einbüßt und deswegen Kalium abgibt. Der Einfluß des Insulins auf die Erythrozyten erstreckt sich nicht nur auf die Permeabilität der Glykose; auch auf den Gehalt der roten Blutzellen an Chlor und Aminostickstoff nimmt das Insulin — wie ebenfalls von WIECHMANN gezeigt wurde — entscheidenden Einfluß. Hier setzen nun die Untersuchungen von BEIGLBÖCK[3] ein, der während des Insulinschocks eine wesentliche Änderung in der Mineralverteilung des Blutes feststellen konnte; am deutlichsten verschiebt sich das Kalium. Im Schock sinkt der Kaliumgehalt um durchschnittlich 3,5 mg-%; bereits eine Stunde nach der Insulininjektion beginnt der Abfall; am ausgesprochensten gibt sich der Kaliumabfall nach 2—3 Stunden; wird der hypoglykämische Schock jetzt durch intravenöse Dextrosezufuhr unterbrochen, so erfolgt nach kurzer Zeit wieder ein Anstieg des Kaliums; diese Befunde sind durchwegs an stoffwechselgesunden Personen erhoben worden (meist Schizophrenen); im Prinzip zeigt sich dasselbe im hypoglykämischen Stadium des Diabetikers.

Ähnlich dem Kalium verhält sich das Phosphat; sowohl im Tierversuch als auch beim Menschen sinken mit Einsetzen der Hypoglykämie die Phosphorwerte. Umgekehrt gestaltet sich das Natrium; durchschnittlich geht im Insulinschock der Natriumwert im Blute um 28,5 mg-% in die Höhe; weniger eindrucksvoll gestaltet sich die Verschiebung des Kalziumgehaltes; ähnlich dem Natrium verhält sich das Chlor. Sowohl im normalen als auch im diabetischen Organismus läßt sich zur Zeit der Hypoglykämie eine Vermehrung des Plasmachlors nach-

---

[1] SPIESS-BERTSCHINGER: Virchows Arch. **312**, 601 (1944).

[2] WIECHMANN: Pflügers Arch. **189**, 109 (1921); Arch. Klin. Med. **150**, 186 (1926); **154**, 296 (1927).

[3] BEIGLBÖCK: Z. inn. Med. **133**, 36 (1937).

weisen, auch die Chlorausscheidung durch den Magen geht im Insulinschock beträchtlich in die Höhe; in manchen Fällen steigen die Werte für die freie Säure von 80 auf 100 und für die Gesamtazidität von 100 auf 120. Hält man sich vor Augen, daß auch die Magensaftmenge beträchtlich in die Höhe geht und daß auf andere Weise (Schweiß) der Organismus Chlor verliert, dann wird man zu der Vorstellung gedrängt, daß der Körper während der Insulinhypoglykämie gewisse Stoffe (Kalium und Phosphate) zurückhält, andere (Chlor und Natrium) aber in vermehrter Menge zur Ausscheidung bringt. Entsprechende Organanalysen — vor allem der Leber — stützen diese Annahme, *denn unter Insulinwirkung erfolgt auf Kosten des Natriums eine Kaliumanreicherung innerhalb der Gewebe und gleichzeitig damit eine Wasserverarmung,* vor allem der Leber, wenn nicht sogar des ganzen Körpers. *Jedenfalls bedingt die Insulinhypoglykämie tiefgreifende, akut auftretende Veränderungen in der Zusammensetzung der Zelle; Kalium und Phosphate werden im Körper retiniert, während Natrium und Chlor die Tendenz zeigen, in vermehrter Menge die Zelle zu verlassen;* normalerweise hat unser Organismus das Bestreben, Natrium und Chlor nicht zurückzuhalten, umgekehrt aber seine Kalium- und Phosphatbestände — ich nenne Kalium und Phosphate die „*Edelerze* des Organismus"—zu retinieren. *Das Bestreben unseres Körpers, den zweckdienlichen Mineralaustausch zwischen Zelle und Blut bzw. Gewebsflüssigkeit zu regeln, habe ich mit der Zellpermeabilität in Zusammenhang gebracht;* die durch das Insulin ausgelöste gesteigerte Kaliumretention der Leberzelle ist sicher auf die Glykogenspeicherung, aber ebenso auch auf Änderungen der Permeabilität zu beziehen; um den Gegensatz gegenüber den Vorgängen zu betonen, die sich an einer gewöhnlichen semipermeablen Membran abspielen, spreche ich hier von einer *gerichteten Permeabilität.* *Das gesunde Leben hält an den Prinzipien einer gerichteten Permeabilität fest, während Krankheit und Tod die lebenden Grenzschichten auf das Niveau gewöhnlicher semipermeabler Membranen herabdrücken. Pharmaka, Vitamine und Hormone mischen sich in den Kampf, der sich zwischen den positiven bzw. assimilatorischen Bestrebungen, die das Leben bedeuten, und den negativen bzw. dissimilatorischen, die zu Krankheit und Tod führen, entsponnen hat. Das Insulin wirkt anscheinend in positivem Sinn, denn es bemüht sich, den Mineralbestand der gesunden Zelle zu erhalten, wenn nicht sogar zu fördern;* man kann daher die Meinung vertreten, daß *in der Insulinwirkung gleichsam das Gegenstück der sogenannten serösen Entzündung zu sehen ist, die vorwiegend doch nur zu dissimilatorischen Vorgängen hinstrebt.*

Weisen bereits diese Befunde auf weitgehende Beziehungen des Insulins zur gerichteten Permeabilität, so läßt sich zugunsten einer solchen Anschauung auch folgende Angabe verwerten: In Fortsetzung der Beobachtung WIECHMANNs, daß sich nach Insulinzusatz der Zucker zugunsten der roten Blutkörperchen verschiebt, haben wir folgenden Versuch angestellt: Läßt man Venenblut 6 Stunden stehen, so kommt es zu der bekannten Auswanderung des Kaliums aus den Erythrozyten, dementsprechend nimmt das Serumkalium zu; hat man aber Insulin zugesetzt, so bleibt Kalium die längste Zeit in den roten Blutzellen und permeiert nicht ins Serum.

Nachdem das Insulin auch den größten Einfluß auf die Glykogenspaltung ausübt, drängt sich die Frage auf, ob die Kaliumabwanderung nicht auch damit zusammenhängt; sicherlich — aber unter normalen Bedingungen dürfte das Kalium im Bereiche der Zelle bleiben, während es unter pathologischen Bedingungen seine unmittelbare Umgebung verläßt und ins Blut übertritt. Mehr oder weniger dasselbe haben wir auch bei der Muskelkontraktion, bzw. bei der Ermüdung gesehen; der gesunde Muskel gibt bei der Arbeit kein Kalium an das Blut ab, wohl aber der ermüdete und, wie wir später noch sehen werden, der Muskel eines nebennierenlosen Tieres.

Insulin wirkt sich auch auf den Lymphfluß aus. Wie schon früher gezeigt wurde, kommt es nach der Darreichung von Mitteln, die zu einer allgemeinen serösen Exsudation führen, wie z. B. von Histamin oder Allylformiat, zu einer beträchtlichen Zunahme des Lymphflusses. Wesentlich ist dabei auch eine beträchtliche Vermehrung im Eiweißgehalt der Lymphe; *in dem erhöhten Lymphfluß und dem vermehrten Eiweißgehalt sehe ich gleichfalls den Ausdruck* einer gestörten Permeabilität. Geht man von dieser Tatsache aus, dann erscheint folgender Versuch, über den PETERSEN und MÜLLER[1] berichten, bedeutungsvoll: Injiziert man einem Lymphfisteltier *Insulin*, so zeigt sich nicht nur eine Abnahme, sondern gelegentlich sogar ein *völliges Versiegen der Lymphsekretion; gleichzeitig sinkt auch der Eiweißgehalt der Lymphe*, ebenso verringert sich der Lymphozytengehalt. Auch histologisch kann man eine Änderung der Permeabilität nach Insulin feststellen; reicht man z. B. Theophyllin, so kann man sich davon überzeugen, wie rasch Ferrozyannatrium in die Ganglienzellen eindringt; gibt man aber daneben Insulin, so wird die permeabilitätssteigernde Wirkung des Purinpräparates aufgehoben. Auch postmortal wirkt das Insulin noch nach: Bekanntlich verschwindet das Glykogen rasch, wenn man die herausgenommene Leber längere Zeit liegen läßt. Eine solche postmortale Glykolyse ist bei der Glykogenspeicherkrankheit nicht zu beobachten, das gleiche zeigt sich, wenn man die Leber auf der Höhe eines Insulinschocks prüft; selbst nach Tagen ist Glykogen sowohl histologisch als auch chemisch in der Leberzelle nachweisbar; das Insulin verändert die Permeabilität der Membranen, so daß das glykogenspaltende Ferment, das anscheinend in einem Teil der Zelle eingeschlossen ist, trotz des eingetretenen Todes nicht nach außen gelangen kann und ihm so keine Gelegenheit bietet, sich mit dem Glykogen, das ebenfalls irgendwo in der Leberzelle gespeichert ist, zu vereinen. Jedenfalls möchte ich auch diese Beobachtung zugunsten meiner Permeabilitätspathologie gedeutet wissen; man kann daher zusammenfassend sagen, *daß das Insulin neben der Glykogenbildung sicher auch einen bestimmenden Einfluß auf die unterschiedlichen zellulären Permeabilitätsvorgänge ausübt* und es deswegen auch einmal notwendig sein wird, in gleicher Richtung zum Diabetesproblem Stellung zu nehmen.

In diesem Zusammenhang soll auch auf die Untersuchungen von BENDA[2] verwiesen werden; kleine Insulindosen, die zu hypoglykämischen Zuständen führen, erhöhen die Kapillardurchlässigkeit — gemessen nach der Methode von LANDIS —, während große Dosen (hypoglykämischer Schock) die Kapillardurchlässigkeit erniedrigen.

Im Hunger müßte die Leberzellmembran zwecks Zuckerexport viel durch-

---

[1] PETERSEN und MÜLLER: Z. exper. Med. **54**, 415 (1927).
[2] BENDA: Z. Klin. Med. **143**, H. 5 (1944).

lässiger sein, als wenn man der Leber große Kohlehydratmengen anböte; vermutlich fällt dabei dem Insulin, bzw. dem Adrenalin die vermittelnde Rolle zu. Beim Diabetes scheint die gerichtete Permeabilität gegenüber den Kohlehydraten schwer gelitten zu haben; wird aber bei einem Diabetes Insulin gegeben, so kann sich eine weitgehende Wiederherstellung einstellen. Ein Zuviel an Insulin wirkt sich aber in der entgegengesetzten Richtung aus, so zwar, daß mehr oder weniger alles Glykogen in der Leberzelle bleibt und im entscheidenden Moment nicht herausfindet; *die gerichtete Permeabilität ist daher vom Insulin ebenso abhängig wie vom Adrenalin, ein Zuviel des einen oder des anderen kann sich für den Gesamtorganismus in gleicher Weise unheilvoll auswirken, wie wenn kein Insulin oder kein Adrenalin der Leber zur Verfügung stünde.* Das Insulin regelt nicht nur den Kohlehydrat- und Mineralstoffwechsel, sondern kontrolliert auch den Kreislauf und das Blutbild; das hat natürlich nichts mit der Permeabilität allein zu tun; betrachtet man aber die Wirkungsweise des Insulins gleichsam von einer höheren Warte aus und zieht Vergleiche mit den Geschehnissen, die sich bei der Albuminurie ins Gewebe vollziehen, so kann man sich tatsächlich des Eindruckes nicht erwehren, daß *die sogenannte seröse Entzündung bzw. „die Albuminurie ins Gewebe" und der Insulinschock gegensätzliche Vorgänge darstellen.*

In dem Sinne haben wir ein Schema aufgestellt, das allerdings nichts anderes als tatsächlich nur ein Schema sein will, uns aber immerhin in anschaulicher Weise die Wirkungen des Insulins im Gegensatz zur „serösen Entzündung" vor Augen führt; vielleicht scheint es geboten, auch manche therapeutische Wirkungen anders zu deuten. Der gute Erfolg, den das Insulin erfahrungsgemäß z. B. beim Ikterus katarrhalis zeitigt, ist nicht nur auf eine Glykogenspeicherung allein zu beziehen, wie man ursprünglich meinte, sondern Insulin ordnet wieder das Ionenmilieu, welches beim Parenchymikterus schwer gelitten hat; wissen wir doch, daß bei der akuten Hepatitis die Leber sehr natriumreich wird; das ist auch am Duodenalsaft zu erkennen, der besonders bei der Hepatitis weniger Natrium, dagegen reichlich Kalium enthält (MINIBECK[1]). Dieses gegensätzliche Verhalten in der kranken Leber nähert sich wieder der Norm, wenn man Insulin gibt: der Natriumgehalt der Galle steigt an, während das Kalium absinkt, weil es zurückbehalten wird.

Möglicherweise sind in dieser Richtung auch die von der psychiatrischen Klinik gemeldeten Erfolge der „Insulinschocktherapie" bei der Behandlung der Schizophrenie zu deuten; kranke Gehirnpartien, die Wasser und Natrium speichern, können sich vielleicht leichter erholen, wenn man Insulin gibt, das die Tendenz zeigt, Kalium dem Körper zu erhalten bzw. zurückzugeben und das schädliche Natrium aus den Zellen herauszudrängen.

Ich[2] habe schon früher erwähnt, wie wenig es angebracht ist, das Permeabilitätsproblem gleichsam nur in einer Dimension zu betrachten. *Begriffe, wie erhöhte oder verminderte Permeabilität, sagen uns wenig*, denn unsere Vorstellungen, daß einmal die Membran zu dick ist und ein andermal wieder zu locker, müssen als überholt angesehen werden. Eine solche Betrachtungsweise mag vielleicht noch

---

[1] MINIBECK: Z. Klin. Med. **132**, 55 (1937).

[2] EPPINGER: Querschnitt durch die neueste Medizin, S. 293. 1940; Wiesbaden, Kongr. inn. Med. 1938.

für die Geschehnisse an der Grenze zwischen Blut und Gewebsflüssigkeit Geltung haben, nicht aber für die Zellpermeabilität, die doch ganz anderen Gesetzen folgt. Gerade das Insulin belehrt uns, wie wichtig es ist, hier von einer „gerichteten Permeabilität" zu sprechen. *Insulin dichtet nicht nur die Membran, sondern potenziert das normale Geschehen, wie sich umgekehrt der Mangel an diesem Hormon durch eine weitgehende Schädigung der normalen Funktion bemerkbar macht.* Im übertragenen, aber umgekehrten Sinne muß dies auch für das Adrenalin angenommen werden.

Tabelle 40.

	Anaphylaktischer Schock (seröse Exsudation)	Insulinschock
Schlagvolumen	sinkt	steigt
Blutdruck.........	sinkt	steigt
Venendruck	sinkt	steigt
Leukozyten	kurzer Anstieg, dann Abfall	kurzer Abfall, dann Anstieg
Erythrozyten	Steigen durch Eiweißverlust	Steigen durch Wasserverlust
Gesamteiweiß	sinkt in schweren Fällen	steigt
Gerinnungszeit	erhöht	verkürzt
Blutsenkung.......	erhöht	annähernd gleich
Serum K..........	steigt	sinkt
K/Ca-Quotient	steigt	sinkt
Na	steigt	geht ins Plasma
Cl...............	geht ins Gewebe	geht ins Plasma
K	geht ins Gewebe	geht ins Gewebe
Phosphat	geht ins Plasma	Alkalose
Gerichtete Permeabilität	Neigung zu Azidose gestört	verstärkt

Durch zahlreiche Untersuchungen kann als erwiesen gelten, daß die Ausfallserscheinungen auf der Höhe der akuten *Nebennierenrindensuffizienz* außerordentlich an den Histaminschock erinnern; bei der Histaminvergiftung handelt es sich ganz sicher um eine allgemeine Permeabilitätsstörung. Es liegt daher auf der Hand, die Frage aufzuwerfen, inwieweit auch das Cortin die Permeabilität beeinflußt.

Verzar[1] sah bei Katzen nach der Nebennierenexstirpation eine Zunahme der roten Blutkörperchen von 6 auf 13 Millionen und gleichzeitig eine Verminderung des Plasmavolumens von 60 auf 40% — ganz so wie beim Histaminkollaps. Die Beziehung der Nebennierenrinde zur Permeabilität tritt noch deutlicher in Erscheinung, wenn man sich davon überzeugen kann, daß die auf der Höhe des Histaminschocks einsetzende Bluteindickung ausbleibt, wenn man die Tiere vorher mit Perkorten behandelt. Die Tabelle 41, die einer Mitteilung von Tibor Doby[2] entnommen ist, zeigt, daß sich die histaminbedingte Permeabilitätsstörung durch Nebennierenrindenhormon weitgehend vermindern läßt.

Im Histaminschock kommt es — wie bereits im Kapitel Muskelermüdung gezeigt wurde — zu einer akut einsetzenden Muskelermüdung; die künstlich ausgelösten Muskelkontraktionen werden immer kleiner und können schließlich in einen Zustand verfallen, in dem der elektrische Reiz überhaupt nicht mehr be-

---

[1] Verzar: Schweiz. med. Wschr. **1942**, 661.
[2] Tibor Doby: Schweiz. med. Wschr. **1946**, 485.

Tabelle 41. *Erythrozytenzahlen vor und nach Histaminschock.*

Mit Perkorten			Ohne Perkorten		
Erythrozytenzahl in Millionen		Zunahme in %	Erythrozytenzahl in Millionen		Zunahme in %
vor Histamin	nach Histamin		vor Histamin	nach Histamin	
4,14	4,40	+ 6	4,44	6,68	+ 50
4,13	4,47	+ 8	4,54	5,60	+ 23
4,14	4,20	+ 1	4,26	5,06	+ 19
4,43	4,50	+ 2	4,35	5,38	+ 24
5,08	5,44	+ 7	4,31	5,50	+ 27
5,00	5,63	+ 13	4,13	4,86	+ 18
4,49	4,77	+6·3	4,34	5,51	+ 27

antwortet wird. Bei mit Perkorten vorbehandelten Tieren verhält sich nun die Reizungskurve grundverschieden; die Kontraktionen werden zwar etwas kleiner, kehren aber sehr bald zur ursprünglichen Höhe zurück. Die bei der Histaminvergiftung auftretende Muskelermüdung habe ich auf Permeabilitätsstörungen bezogen. Es liegt daher nahe, *im Cortin eine Substanz zu sehen, die die bei der Muskelermüdung auftretende Permeabilitätsstörung verhindert;* von dieser Erfahrung hat der Sport vielfach Gebrauch gemacht und hervorragende Leistungen feststellen können.

Zuerst waren es klinische Beobachtungen bei Addison-Kranken, die uns auf *Anomalien im Mineralstoffwechsel* aufmerksam machten; wir sehen eine Verminderung des Natriums und einen Anstieg des Kaliums und Reststickstoffes im Blute; alle diese Symptome finden sich auch bei der experimentellen Nebenniereninsuffizienz. Gerade diese Beobachtungen haben SWINGLE[1] veranlaßt, die Theorie aufzustellen, daß *die Aufrechterhaltung und Regelung einer normalen Wasser- und Elektrolytverteilung zwischen den beiden großen Flüssigkeitsreservoirs des Körpers, dem Intra- und Extrazellularraum, die eigentliche Funktion der Nebennierenrinde darstellen.*

Die Verteilung des Natriums — als das Kation des Extrazellularraumes — und des Kaliums — als das Kation des Intrazellularraumes — beherrscht weitgehend die Wasserverteilung. Ausfall der Rindenfunktion bewirkt einerseits Verminderung des Plasma-Natriums und -Chlors durch vermehrte Nierenausscheidung und durch Verschiebung in das Innere der Gewebszellen sowie Zunahme des Kaliums im Plasma andererseits, da die Niere Kalium zurückhält und Kalium aus den Zellen in das Blut diffundiert. THADDEA[2] spricht — aufbauend auf diesen Beobachtungen — bereits von einer *Permeabilitätstheorie* und erwähnt einige Befunde, die den Einfluß des Cortins auf die Permeabilität sogar in vitro erkennen lassen. Damit steht auch die Angabe von KELLER[3] in Einklang, der bei Nebenniereninsuffizienz eine Abnahme des elektrischen Potentials feststellen konnte; dasselbe ist in gleicher Intensität bei allen Zuständen zu sehen, die mit einer serösen Exsudation einhergehen; gibt man Tieren mit ausgesprochener „Albuminurie ins Gewebe" subkutan Nebennierenrindenextrakt, so nähert sich das

---

[1] SWINGLE: Amer. J. Physiol. **124**, 22 (1938).
[2] THADDEA: Nebennierensuffizienz. Stuttgart. 1941.
[3] KELLER: Elektrischer Faktor der Ernährung. Berlin. 1936.

Potential wieder allmählich der Norm. Wohl in eindrucksvollster Weise tritt die kurative Wirkung des Cortins in Erscheinung, wenn man sich an die Beobachtung von SPIESS hält: Vergiftet man Ratten lange Zeit hindurch mit kleinen Allylformiatdosen, so kommt es zu den bekannten, an Zirrhose erinnernden Leberveränderungen; gibt man aber gleichzeitig Cortin, so treten die Leberschäden ganz in den Hintergrund; meist ist überhaupt nichts von einer Läsion zu bemerken. Neuerdings sind diese experimentellen Beobachtungen von OETTEL und FRANCK[1] bestätigt worden.

Nachdem sich die Adynamie, nicht nur der Addisonschen Krankheit, sondern auch der experimentellen Nebenniereninsuffizienz durch Cortin beseitigen läßt, ja darüber hinaus mehr oder weniger alle Symptome der Addisonschen Krankheit verschwinden, so liegt es nahe, vielleicht alle Ausfallserscheinungen bei Erkrankungen der Nebennierenrinde als Folgen einer Permeabilitätsstörung zu deuten.

Besonders eindeutig ergibt sich der günstige Einfluß des Perkortens auf die geschädigte Kapillarpermeabilität aus den Untersuchungen von DIECKHOFF;[2] bei diphtherie- und dysenterietoxinvergifteten Tieren kommt es zu Störungen des Gasdurchtrittes durch die Kapillarwand. Das läßt sich aus der Abnahme der sogenannten Utilisation erschließen, denn das Venenblut führt noch reichlich Sauerstoff, was sehr dafür spricht, daß der Gasdurchtritt infolge gestörter Permeabilität ein nur sehr mangelhafter ist. Diese Schädigung läßt sich durch Nebennierenpräparate in günstigem Sinne weitgehend beeinflussen. Etwas Ähnliches ist auch vom Plasmadurchtritt zu sagen, auf den DIECKHOFF[2] gleichfalls bei Diphtherie und Dysenterie aufmerksam gemacht hat; reicht man frühzeitig Perkorten, so kann man auch die Plasmaauswanderung aus den Gefäßen verhindern.

Die Stellung des Cortins im Zellstoffwechsel ist eine sehr komplizierte; eine Klärung verdanken wir hauptsächlich VERZAR, indem er den Phosphorylierungsprozeß als die Hauptwirkung der Nebennierenrinde ansieht; die an sich träge ablaufenden Phosphorylierungen erfahren erst durch das Rindenhormon die biologisch notwendige Beschleunigung. Dadurch werden Umbildungen im Kohlehydratstoffwechsel ermöglicht, wie sie die aktive Resorption, die Glykogenie, die Glykogenolyse, die Glykolyse und die Resynthesen zur Glykogenie erfordern; dem Eingreifen der B-Vitamine in diese Reaktionen geht dieselbe Veresterung durch das Rindenhormon voraus, die an oxydoreduktive Vorgänge geknüpft ist. Das Cortin steuert auch die für die Muskelkontraktion wichtige Resynthese der Kreatinphosphorsäure und Adenyltriphosphorsäure; nicht zuletzt ist der Nebennierenrinde das Verhalten des Kaliums zuzuschreiben, das nach VERZAR für die Muskelkontraktion wesentlich zu sein scheint.

Während viele Autoren — ich zähle mich auch zu denselben — das Wesen des Plasmaverlustes, die Störung des Natrium-, Kalium- und Wasserstoffwechsels in Permeabilitätsänderungen sehen, bezieht VERZAR[3] alle bei der Nebennierenrindeninsuffizienz auftretenden Erscheinungen auf eine Störung im Kohle-

---

[1] OETTEL und FRANCK: Z. exper. Med. 109, 200 (1941).
[2] DIECKHOFF: Klin. Wschr. 1943, 51.
[3] VERZAR: Schweiz. med. Wschr. 1944, 450.

hydratstoffwechsel. Wenn Wasser aus der Blutbahn in das Gewebe geht, dann muß im Gewebe die Bedingung für einen erhöhten osmotischen Druck herrschen; es muß also im Gewebe eine Reaktion verlaufen, die Wasser dorthin zieht; eine solche wäre die Anhäufung von Kristalloiden, wie z. B. Glykose, wenn diese nicht mehr zu Kolloiden, wie Glykogen, synthetisiert wird. Wenn sich also Wasser in der Richtung der Gewebszellen verschiebt, würde es zu einer Erhöhung des osmotischen Druckes im Blutplasma kommen, und das wird so umgangen, daß das überschüssige NaCl teils durch die Niere ausgeschieden wird, teils in die Interzellularräume wandert. Das Fallen des Natriumspiegels im Blutplasma ist demnach sekundär, primär ist das Abwandern des Wassers, und dieses wieder ist durch eine gestörte Synthese innerhalb der Gewebszellen verursacht. Wenn die Gewebszellen tatsächlich nur Grenzflächen nach Art des Pergamentpapiers hätten, könnte man sich das Abwandern von Kalium und Natrium so vorstellen, aber als Anhänger einer neovitalistischen Betrachtungsweise erblicke ich in der Zelle nicht nur einen physikalisch-chemisch aufgebauten Würfel, sondern ein Gebilde, das über Eigenschaften verfügt, die sich unter gesunden Bedingungen auch gegen Osmose und Diffusion ablehnend verhalten, womit aber nicht gesagt sein soll, *daß man das chemische und physikalische Geschehen innerhalb der Gewebe vernachlässigen darf. Im Gegenteil, nur in der Kombination von physikalischem und chemischem Geschehen mit Kräften, die sich unabhängig von Physik und Chemie an der Zellgrenze abspielen — und dieses Wirken möchte ich unter dem Begriff der gerichteten Permeabilität zusammengefaßt wissen —, sehe ich die ökonomischen Vorgänge innerhalb einer gesunden Gewebszelle.*

Durch Cortin lassen sich nicht nur die experimentellen Ausfallserscheinungen nach Nebennierenexstirpation beseitigen, sondern auch der Addisonsche Symptomenkomplex ist vielfach einer fast an Heilung erinnernden Normalisierung zugänglich. Aber darüber hinaus bewährt sich die Cortinbehandlung bei mehr oder weniger allen mit Albuminurie ins Gewebe einhergehenden Zuständen; die Cortinbehandlung der akuten Hepatitis, die ich[1] zuerst empfohlen habe, ist jetzt Gemeingut geworden; das gleiche ist auch von der akuten Nephritis, dem Ulkus und von manchen Formen von Kreislaufinsuffizienz zu sagen; jedenfalls gehört das Cortin zu den wirksamsten Mitteln unserer Therapie.

Wie wir oben betont haben und im Rahmen der Nierenpathologie noch besonders hervorheben werden, haben wir *nicht nur mit einer gerichteten Permeabilität* bei der Nahrungsaufnahme zu rechnen, sondern auch die Rückresorption speziell in der Niere und im Darm geschieht nicht wahllos, so daß man auch hier von einer gerichteten Permeabilität, richtiger gesagt, *gerichteten Rückresorption* sprechen muß. Mit einer solchen Störung haben wir auch bei der Phlorizinvergiftung zu rechnen; unter normalen Bedingungen obliegt dem tubulären Apparat der Niere die Aufgabe, den Zucker, der bei der Ultrafiltration durch den Glomerulus in die harnabführenden Wege gelangt ist, wieder rückzuresorbieren. Diese Funktion wird anscheinend unter Phlorizin hinfällig; mit einer ähnlichen Störung haben wir auch beim renalen Diabetes zu rechnen, bei dem sich bekanntlich der Blutzucker im Gegensatz zum gewöhnlichen Diabetes immer normal verhält. Auch hier handelt es sich anscheinend um eine Nebennieren-

---

[1] EPPINGER: Verh. Kongr. inn. Med. **1938**.

insuffizienz; die Tubuli sind nicht mehr imstande, die sonst physiologische Zuckerausscheidung zu korrigieren; es ist nun höchst auffällig, daß sich sowohl die
Glykosurie beim renalen Diabetes als auch die Zuckerausscheidung während der
Phlorizinvergiftung durch Darreichung von Nebennierenrindenhormon vollständig beseitigen lassen (RÜHL[1]).

Möglicherweise ist auf eine gestörte Rückresorption auch die vermehrte Kochsalzausscheidung bei der Addisonschen Krankheit zu beziehen; der normalen
Niere obliegt sonst die Aufgabe, jede dem Organismus nicht zuträgliche Kochsalzabgabe, aber auch jede unnütze Kochsalzretention zu verhindern; die Niere gibt
nur das ab, was der Organismus nicht braucht, und hält dementsprechend vor-
sorglich alles zurück, was für unseren Körper ein Verlust sein könnte. Den besten
Beweis einer solchen Annahme liefert uns das Steppentier, das mit seiner Nahrung
fast kein Kochsalz aufnimmt und doch einen normalen Kochsalzspiegel im Blute
bewahrt. Hätte ein solches Tier keine spezifische Rückresorption, so müßte das
ganze Kochsalzquantum, das durch den Glomerulus in die Bowmansche Kapsel
im Sinne eines Ultrafiltrates abgeschieden wird, im Harne erscheinen, was zur
Folge hätte, daß bei einem solchen Steppentier innerhalb kürzester Zeit die
schwerste Hypochlorämie eintreten würde. Um das zu verhindern, sorgt die
normale Niere kraft ihrer *gerichteten Rückresorption*, indem sie dem Körper wieder
alles zurückgibt, was die Niere hergeben müßte, wenn ihr keine entsprechende
Rückresorption als kompensatorische Funktion zur Verfügung stünde. Da nun
bei der Addisonschen Krankheit unverhältnismäßig viel Kochsalz zur Ausscheidung gelangt, so ist auch hier an eine *gestörte Rückresorption* zu denken, die
vermutlich ebenfalls unter der Kontrolle der Nebennierenrinde steht. Der
therapeutische Erfolg durch Zufuhr von wirksamer Nebenrindensubstanz
spricht in gleichem Sinne.

Bei allen krankhaften Zuständen, die mit einer Mineralverschiebung einhergehen, muß man an Permeabilitätsstörungen denken; insofern könnte man im
Rahmen dieses Abschnittes auch Tetanie, Rachitis und so manche andere in-
kretorische Störung zur Sprache bringen; ich muß es mir aber versagen, auf
alle diese Krankheiten und Zustände einzugehen, die auf einen Mangel bzw. Plus an
Vitaminen oder Hormonen zurückzuführen sind, solange sich nicht greifbare Anhaltspunkte gefunden haben, die sich wirklich zugunsten einer sicheren Permeabilitätsänderung verwerten lassen.

18. Permeabilität und retikulo-endotheliales System.

Im Histaminschock und ebenso im Anschluß an die Allylformiatvergiftung
kommt es zu einer vermehrten Kapillardurchlässigkeit; der semipermeable bzw.
ultrafiltratorische Charakter der Kapillarmembran geht verloren und Plasmaeiweißkörper können ins Interstitium übertreten. Den Beginn macht das relativ
kleinmolekulare Albumin, bei stärkerer Schädigung kann auch Globulin ins Interstitium übertreten, unter besonders ungünstigen Bedingungen auch Fibrinogen.
Eiweißübertritt ist vielfach an den Anfang jedes entzündlichen Vorganges zu
stellen; hält die Albuminurie ins Gewebe länger an und hat der Eiweißübertritt

---

[1] RÜHL: Arch. Klin. Med. **182**, 1 (1938).

beträchtliche Grade angenommen, ohne daß es zu einem Übertritt von Leukozyten kommt, dann spricht man von einer „serösen Entzündung" oder richtiger
„serösen Exsudation". Die seröse Exsudation ist entweder ein bleibender Zustand oder sie stellt nur ein Übergangsstadium vor, das allmählich zu jenem Zustand überleitet, der dann die bekannten histologischen Charakteristika einer
typischen Entzündung darbietet.

Da es sich bei jeder „Entzündung" um eine Durchlässigkeitssteigerung durch
die Kapillarwand nicht nur für Eiweißkörper, sondern in weiterer Folge auch für
korpuskuläre Elemente handelt, erscheint es geboten, die Frage aufzuwerfen, *ob
nicht eine künstlich geschädigte Kapillarwand auch für Bakterien durchgängig wird,*
die sich zur Zeit der serösen Exsudation gerade im Blute befinden; kurz, es war
notwendig, die Möglichkeit zu prüfen, *ob nicht die Albuminurie ins Gewebe den
Weg für das Eindringen von Mikroorganismen, bzw. ihrer Toxine in die Gewebe
freimacht;* auch die klinische Untersuchung weist in diese Richtung, denn wir
kennen so manches Krankheitsbild, das zunächst anscheinend harmlos im Sinne
einer serösen Exsudation beginnt, allmählich aber in einen schweren septischen
Prozeß ausartet. Jedenfalls schien es geboten, zunächst auf experimentellem
Wege der Frage nachzugehen, ob tatsächlich Bakterien ins Interstitium übertreten, sobald die Kapillaren eine Schädigung erfahren haben.

Dringen Mikroorganismen in die Blutbahn, so werden sie sehr bald eine Beute
des retikulo-endothelialen Systems, vor allem der Kupfferschen Sternzellen; ist
ihre Funktion normal, so verschwinden innerhalb kurzer Zeit die intravenös injizierten Bakterien aus der Zirkulation und finden sich jetzt innerhalb der Kupfferschen Sternzellen; aber auch hier sind sie nur vorübergehend zu sehen, weil sie
rasch einem intrazellulären Verdauungsvorgang zum Opfer fallen.

*Die Kupfferschen Sternzellen bilden zusammen mit den anderen retikulo-
endothelialen Elementen ein großes Organsystem;* es ist eingebaut in die Blutbahnen und dient zur Reinigung von pathologischen Elementen, aber auch
zur Aufnahme von Nahrungsbestandteilen, wobei die retikulo-endothelialen
Zellen eine Art von gerichteter Permeabilität zu besitzen scheinen. Sollte sich
das bewahrheiten, so würden *die Kupffer-Zellen* unter den kapillären Gebilden
eine Sonderstellung beanspruchen, denn sonst arbeitet die mesenchymale Membran
ultrafiltrativ. Dies würde sich auch mit der Ansicht von PFUHL[1] decken, der die
Kupffer-Zellen *gar nicht als Endothelien gelten* läßt, sondern ihnen *eine eigene
Stellung* einräumt; sie sind die Mutterzellen der mononukleären Blutzellen und der
Histiozyten und *ihre Hauptfunktion ist Phagozytose.* Die Sternzellen sind in ihrer
Form sehr verschieden; sie können platt an der Wand ausgebreitet liegen, sie
können ihre Ausläufer einziehen, sich abrunden und schließlich von der Kapillarwand loslösen, bzw. vom vorbeiströmenden Blute abgeschwemmt werden. Der
histologische Aufbau sowie die Anzahl der Kupfferschen Sternzellen ist anscheinend abhängig von der jeweiligen Funktion und den Anforderungen, die an
das retikulo-endotheliale System gestellt werden.

Von ihrer phagozytären Eigenschaft kann man sich leicht überzeugen, wenn
man einen grobdispersen Farbstoff oder sonst einen leicht erkennbaren kolloiden
Körper intravenös injiziert; ich bevorzuge das Ferrum oxydatum saccharatum;

---

[1] PFUHL: Z. Zellforsch. usw. **20**, 390 (1933).

dasselbe wird rasch von den Kupfferschen Sternzellen aufgenommen und verrät auf diese Weise Lagerung und Größe bzw. Reichhaltigkeit dieser Elemente. Nachdem sich innerhalb der Kupfferschen Sternzellen auch Fett und Glykogen histologisch nachweisen läßt, dürfte ihnen über die Funktion der Phagozytose hinaus noch eine andere Aufgabe zukommen; anscheinend machen alle Substanzen, die durch die Pfortader der Leber zugeführt werden, einschließlich des Eiweißes, vorübergehend in den Kupfferschen Sternzellen halt; da diese Elemente gelegentlich tief in das Lumen der Blutkapillaren hineinreichen, bieten sie dem Blute eine große Oberfläche und erleichtern dadurch die Nahrungsaufnahme bzw. die Phagozytose, z. B. auch der Bakterien. *Jedenfalls werden die Kupfferschen Sternzellen viel reichlicher von Blut umspült als andere retikulo-endotheliale Uferzellen oder gar die gewöhnlichen Endothelien.*

Über den feineren Vorgang der Phagozytose ist nichts Sicheres zu sagen: Einfach gebaute Freßzellen umfassen sonst unter Pseudopodienbildung den aufzunehmenden Körper, umfließen ihn und verleiben ihn so ins Protoplasma ein. Der Mechanismus der Phagozytose wäre demnach mit der Bewegung der lebenden Substanz wesensverwandt; dieser Vorgang läßt sich an isolierten Kupffer-Zellen durch verschiedene Pharmaka teils hemmen, teils fördern; verwendet man statt einer Kochsalzlösung, in der die phagozytierenden Zellen schwimmen, eine Jod-Natrium-Lösung, so kommt es zu einer starken Hemmung. Ersetzt man das Natrium durch Kalium oder Rubidium, so zeigt sich keine Änderung, wohl aber wenn man Lithium verwendet; die Ionenwirkung auf die Phagozytose dürfte somit mit dem Quellungszustand und der Permeabilität in Zusammenhang stehen. Auch Eiweißkörper, die der umgebenden Flüssigkeit zugesetzt werden, haben Einfluß; eine Vermehrung des Globulinanteiles fördert die Phagozytose, während Albuminlösungen den gegenteiligen Erfolg zeitigen; ob man diese Erfahrungen auf die intravitale Tätigkeit der Kupfferschen Zellen übertragen kann, ist zweifelhaft. Beachtlich sind immerhin die Ergebnisse von JANCZO;[1] selbst die dem Organismus entnommene und von Blut freigespülte Leber behält noch die Eigenschaft, Eisensalze in den Kupfferschen Zellen aufzunehmen. Immerhin muß man den Kupfferschen Sternzellen die Eigenschaft zuschreiben, bei der Aufnahme verschiedener Substanzen ziemlich wählerisch zu sein; fast könnte man auch hier von einer gerichteten Permeabilität sprechen. All die hier angeführten Beobachtungen sind von JANCZO an toten Kupfferschen Zellen erhoben worden, so daß es schwer angeht, daraufhin schon bindende Rückschlüsse über die Geschehnisse im lebenden Organismus abzuleiten.

Da ein Hauptangriffspunkt des Histamins bzw. des Allylformiats die Leberkapillaren sind und die Kupfferschen Sternzellen einen integrierenden Bestandteil derselben darstellen, drängte sich die Frage auf, ob nicht jede toxische Schädigung der Kapillarwand mit einer Läsion der Kupfferschen Sternzellen einhergeht. Um dies sicherzustellen, stehen uns verschiedene Möglichkeiten zur Verfügung; dort, wo es z. B. nach Allylformiat zu kleinen Nekrosen gekommen ist, haben nicht nur die Leberzellen, sondern auch die Kupfferschen Sternzellen histologisch gelitten, denn an diesen Stellen haben sie jeden Kontakt mit der Nachbarschaft

---

[1] JANCZO: Z. exper. Med. **56**, 135 (1927).

verloren; ich habe dieses Geschehen auch in einer schematischen Abbildung zur Darstellung gebracht. An anderen Stellen, wo es noch zu keiner Nekrose gekommen ist, wohl aber zu einer Abdrängung der Leberzellen von den Kapillaren, zeigen die Kupfferschen Sternzellen mikroskopisch keine faßbaren Veränderungen; vielleicht erscheinen sie etwas größer, aber nichts weist auf eine funktionelle Schädigung, soweit sich das mikroskopisch überhaupt beurteilen läßt. Ganz anders gestalten sich die Verhältnisse, wenn der Leber die Aufgabe zukommt, den einmal gesetzten Schaden wieder zu beseitigen. Wir sehen jetzt ein Aufschießen zahlreicher Kupffer-Zellen, dieselben scheinen gequollen und führen Eiweiß, soweit man dies auf Grund des Haitinger-Verfahrens feststellen kann; fast gewinnt man den Eindruck, als *würden sich die Kupffer-Zellen an den Aufräumarbeiten aktiv beteiligen.*

Will man daher einen richtigen Einblick in die Funktion der Kupfferschen Sternzellen gewinnen, dann geschieht dies am besten an Hand des Phagozytoseversuches, denn nur so kann man sich ein Urteil bilden, ob eine Kupffersche Zelle leistungsfähig ist. Im Tierversuch stößt dies auf keinerlei Schwierigkeiten; nach intravenöser Injektion von Ferrum saccharatum hat man nachzusehen, ob Eisen von den Kupffer-Zellen aufgenommen wird; läßt sich Phagozytose nachweisen, dann liegt wohl kaum eine schwerwiegende Funktionsstörung der Kupffer-Zellen vor. Immerhin muß man mit seinem Urteil vorsichtig sein, denn durch die Untersuchungen von JANCZO ist sichergestellt, daß auch dem Organismus entnommene Kupffer-Zellen — also sicher nicht mehr völlig lebensfähige Elemente — phagozytieren können. Läßt sich daher in einer geschädigten Leber eine Farbstoff- oder Eisenphagozytose nachweisen, so kann dies kaum als sicheres Zeichen eines völlig intakten Kupffer-Zellapparates angesehen werden. Immerhin war es notwendig, die Phagozytose im mit Histamin oder Allylformiat vergifteten Organismus zu prüfen. Wir haben mehrfache Versuche in dieser Richtung unternommen, sind aber kaum zu einem abschließenden Ergebnis gelangt: Weder auf der Höhe der Intoxikation noch später, wenn es bereits zu chronischen Schädigungen gekommen ist, vermißt man die Eisenspeicherung; der einzige Unterschied ist höchstens die Art und Weise der Phagozytose; unter normalen Bedingungen wird das Eisen reichlich in Form feinster Granula aufgenommen, während bei der Allylschädigung die Speicherung spärlich und nur in Form einer groben Granulierung erfolgt. Immerhin könnte man daraus den Schluß ableiten, daß man den Kupfferschen Sternzellen eine außerordentliche Vitalität zusprechen muß.

In Fortsetzung der Untersuchung von JANCZO prüfte ich auch die Phagozytose an der herausgenommenen Leber; der Durchspülungsflüssigkeit wurde Allylformiat zugesetzt; jetzt ist allerdings ein großer Unterschied zu erkennen; die so akut geschädigte Leber hat vieles von ihrem Speicherungsvermögen verloren, in einigen Fällen war es überhaupt nicht möglich, Eisensaccharat in den Kupfferschen Sternzellen zu speichern. Man kommt daher zu der Überzeugung, daß so manches Lebergift nicht nur die Parenchymzellen, sondern auch die Kupfferschen Sternzellen in ihrer Funktion schwer schädigen kann.

Wie bereits erwähnt wurde, *kommt den Kupfferschen Sternzellen auch die Eigenschaft zu, Mikroorganismen in sich aufzunehmen;* vielleicht ist dies der morphologische Ausdruck einer Abwehrreaktion gegen Infekte. Injiziert man lebende oder abgeschwächte Bakterien intravenös, so werden sie von den retikulo-

endothelialen Elementen, vor allem in der Leber von den Kupfferschen Sternzellen, genau so wie andere kolloidale Fremdkörper, phagozytiert und vermutlich
in irgendeiner Weise unschädlich gemacht, denn bereits nach kurzer Zeit sind
die Bakterien in den Kupfferschen Sternzellen histologisch nicht mehr nachweisbar. Das Verhalten der geschädigten Leber gegenüber Mikroorganismen gestaltet
sich ganz ähnlich wie gegenüber Farbstoffen oder Eisen; auch hier zeigen sich
geringe Unterschiede zwischen gesunder und mit Allylformiat geschädigter Leber,
doch ist äußerste Vorsicht in der Beurteilung solcher Versuche am Platze, weil
der Bakteriennachweis innerhalb der Kupfferschen Sternzellen immer mit großen
technischen Schwierigkeiten verbunden ist.

Allen indirekten Methoden haftet der prinzipielle Fehler an, daß man ihnen
immer nur eine relative Beweiskraft zusprechen kann; wenn wir daher im folgenden auf Reaktionen aus der Immunitätslehre zu sprechen kommen, so muß man
ganz sicher mit der Möglichkeit, ja sogar der großen Wahrscheinlichkeit rechnen,
daß alle diese indirekten Reaktionen mit der biologischen Tätigkeit der Kupfferschen Sternzellen überhaupt nichts zu tun haben; bindende Schlüsse lassen sich
daher nur schwer ableiten.

Unter Wahrung einer solchen Kritik hat LEUCHTENBERGER[1] die natürlichen
Schutzkräfte des Blutes als Maß der Kupffer-Zellfunktion während der Histamin-
und Peptonvergiftung geprüft; die bakterizide Kraft des Blutes wurde in der
Weise gemessen, daß zu steril entnommenem und defibriniertem Blute bestimmte
Mengen von Bakterien hinzugefügt wurden; in gewissen Zeitabschnitten wurden
mit dem beimpften Blute Agarplatten gegossen und nach 24stündiger Bebrütung
die Anzahl der gewachsenen Kolonien gezählt; *unter der Wirkung einer Pepton-
bzw. Histaminvergiftung zeigte sich nun tatsächlich eine Herabsetzung der bakteri-
ziden Kraft des Blutes;* ähnliche Ergebnisse zeigten sich auch im Phagozytose-
versuch hinsichtlich des Opsoningehaltes. Es ist sicher gewagt, dieses Verhalten
mit der Tätigkeit des retikulo-endothelialen Apparates, im besonderen mit den
Kupfferschen Sternzellen in unmittelbaren Zusammenhang zu bringen, aber
unsere Aufmerksamkeit wird immerhin in gewisse Richtungen gelenkt.

Eindeutiger läßt sich das Verhältnis des retikulo-endothelialen Systems zu
den Abwehrkräften bei folgender Versuchsanordnung abschätzen: Wenn man
Hunden, die sich auf der Höhe einer Histamin- oder Peptonvergiftung oder gar
im Stadium einer schweren Allylformiatschädigung befinden, nicht pathogene, aber
hämolysierende Streptokokken (meist 1 ccm einer 24 Stunden alten Bouillon-
kultur oder Kochsalzaufschwemmung von beimpften Agarplatten) injiziert, so
zeigt sich durchwegs ein *längeres Verweilen* der Bakterien im Blute (um das Drei-
bis Vierfache) als bei den nichtgeschädigten Tieren; während beispielsweise die
Blutkulturen beim Kontrolltier sehr oft nach 2—3 Stunden wieder steril wurden,
zeigten die Kulturen von vergifteten noch nach 6—8 Stunden Keime im Blute.
Wurden die Keime erst später injiziert, also zu einer Zeit, wo die schweren Vergiftungserscheinungen bereits aufgehoben waren, manifestierten sich die Unterschiede zumeist so gering, daß sie fast in den Bereich der Fehlergrenzen fallen.
So konnten wir z. B. bei einem Hunde, der 14 Tage lang durch mehrmalige kleine
Allylformiatgaben und durch Injektionen einer Bakterienaufschwemmung in die

---

[1] LEUCHTENBERGER: Klin. Wschr. **1931**, 2163; Z. Klin. Med. **124**, 181 (1933).

Blutbahn vergiftet wurde, die Keime in der Blutbahn 6 Tage lang nachweisen; erst am siebenten Tage nach der Injektion blieb die Blutkultur steril. Während dieser 7 Tage hatte das Tier kein Allylformiat mehr erhalten. Der Hund wurde darauf durch einen Monat weitervergiftet und wiederum die Keime intravenös gespritzt; das Tier ging nach weiteren 6 Tagen ein; Keime konnten bis zum Tode aus dem Blute, übrigens auch aus dem Leichenblut gezüchtet werden. In einem Vorversuch haben wir uns davon überzeugt, daß dieselben Mikroorganismen innerhalb 24 Stunden verschwunden waren. Schließlich sei noch bemerkt, daß weder bei den vergifteten noch bei den Kontrolltieren eine spontane sekundäre Bakteriämie zu beobachten war.

Auf Grund dieser Feststellungen hat es fast den Anschein, als ob die verschiedenen Gifte, die zu einer serösen Exsudation Anlaß geben, auch die Abfangorgane der Bakterien lähmen. *Das retikulo-endotheliale System, dem sonst die Aufgabe zufällt, normale als auch pathogene hochmolekulare Substanzen in sich aufzunehmen, scheint im Stadium der serösen Exsudation für eine gewisse Zeit zumindest in dieser Teilfunktion beeinträchtigt zu sein. Allylformiat übt daher nicht nur auf die Kapillarmembran einen schädigenden Einfluß aus, sondern hemmt auch die Funktion des mit dem Kapillarsystem innig verbundenen retikulo-endothelialen Apparates.*

In weiteren Versuchen beschäftigten wir uns auch mit der Frage, ob das retikulo-endotheliale System im Verlaufe einer serösen Exsudation neben der verminderten Aufnahmefähigkeit auch sein Haftvermögen gegenüber bereits phagozytierten Substanzen einbüßt. Wir haben zu diesem Zwecke einen zuerst von SAXL und DONATH[1] erhobenen Befund wieder aufgenommen. Injiziert man intravenös feinverteiltes Fett, so wird es von den Kupffer-Zellen aufgenommen; schließlich läßt sich im Blute kein Fett mehr nachweisen; injiziert man aber jetzt Witte-Pepton, so gelangt das Fett wieder ins Blut zurück; die Autoren sahen dies nur während der Blutdrucksenkung, also zu einer Zeit, wo die Permeabilität infolge des Peptons wohl sicher schon gestört war. Wir modifizierten diese Versuchsanordnung, indem wir statt Fett Bakterien verwendeten; injiziert man nun einem Hund Streptokokken und prüft durch Blutkultur in gewissen Intervallen, wann sich das Blut wieder völlig keimfrei erweist, so gelingt es jetzt durch Injektion von Pepton, aber auch von Histamin, ebenso auch durch Darreichung von Allylformiat, die bereits fixierten und anscheinend unwirksam gewordenen Bakterien wieder ins Blut zurückzulocken. Diese sekundäre Bakteriämie zeigt sich meist 10—20 Minuten nach der Injektion von Histamin oder Pepton, bzw. 1 Stunde nach der Darreichung von Allylformiat. Während die Histamin- bzw. Peptonreaktion meist wieder abklingt, hält die sekundäre Bakteriämie nach Allylformiat noch lange an; bei großen Dosen bis zum Tode des Tieres.

Fragen wir uns, was die eigentliche Ursache dieser Erscheinungen sein mag, so können wir uns sagen, daß wir derzeit über den Wirkungsmechanismus von Pepton und Histamin einerseits und des Allylformiates anderseits auf das retikulo-endotheliale System noch wenig unterrichtet sind. Wir müssen uns daher mit der Feststellung begnügen, daß es durch diese Vergiftungen gelingt, zwei Schädigungen der Kupfferschen Sternzellen sicherzustellen; auf der einen Seite wird *die*

---

[1] SAXL-DONATH: Wien. Arch. inn. Med. **13**, 7 (1927).

Aufnahmefähigkeit gestört, die sich gegen die Bakterien richtet, auf der anderen *die Kraft des retikulo-endothelialen Systems vermindert, die einmal aufgenommenen Bakterien bis zur völligen Vernichtung festzuhalten.* Falls die Kupfferschen Sternzellen mit diesen Erscheinungen tatsächlich in Zusammenhang gebracht werden können und somit der Schluß gestattet ist, daß diese Zellen durch die Gifte Schaden erlitten haben, so würde das bedeuten, daß *Histamin, Pepton und Allylformiat nicht nur die Permeabilität der Kapillarmembran schädigen, sondern auch eine Funktionsbeeinträchtigung der den Membranen aufsitzenden Endothelzellen nach sich ziehen.* Betrachtet man dieses Geschehen ganz allgemein vom Permeabilitätsstandpunkt aus, so könnte man folgendes sagen: Die Kupffersche Sternzelle besitzt die Fähigkeit, die verschiedensten Substanzen in sich aufzunehmen; als Bestandteile der Kapillarmembran sind sie sicher Träger bzw. Vermittler, um die Nahrungsbestandteile oder gewisse Fremdkörper — wie z. B. die Bakterien — den Leberzellen gefügig zu machen; sie können vielleicht vorübergehend auch Kohlehydrate und Fette speichern, um sie dann den Parenchymzellen anzubieten, aber das ist anscheinend nicht die einzige Funktion, die mit Permeabilitätsänderungen in Beziehung steht. Der Vorgang der Phagozytose zeigt auch gewisse Eigenschaften, die sogar an eine gerichtete Permeabilität erinnern, aber er geht darüber hinaus, denn die Kupfferschen Sternzellen zeigen vielfach die Eigenschaften, die sonst ganzen Organen zukommen. Was der Darmkanal im großen darstellt, das leistet eigentlich im kleinen jede einzelne Kupffersche Sternzelle, sie nimmt im Sinne des Verdauungsprinzips nicht nur größere Gebilde in sich auf, sondern sie besitzt auch die Eigenschaft — um beim Beispiel der Bakterien zu bleiben —, die einmal aufgenommenen Mikroorganismen nicht früher abzugeben, bevor sie nicht eine Auflösung erfahren, bzw. die dabei entstandenen Abbauprodukte sich in Substanzen verwandelt haben, die dem Organismus im Kampfe gegen Infekte im Sinne einer Antikörperbildung zum Nutzen gereichen.

All diese und vielleicht noch so manche andere Funktion, die als Eigenschaft der Kupfferschen Sternzellen anzusehen ist, erfährt unter dem Einflusse membranschädigender Toxine ebenfalls eine Beeinträchtigung; die Kupfferschen Sternzellen können sich anscheinend am Quellungsprozeß ebenso beteiligen wie die Kapillarwandungen selbst. Vermutlich werden die gequollenen Kupfferschen Zellen abgestoßen und gelangen dann als große Histiozyten in die allgemeine Zirkulation; wenn man dies zahlenmäßig erfassen könnte, wären die Histiozyten eventuell als Kriterium bei einer serösen Imbibition des Lebermesenchyms anzusehen; nachdem sich etwas Ähnliches auch in der Milz abspielt, so wird auch die Milz, falls sie von einer hochgradigen Albuminurie ins Gewebe betroffen wird, diese Schädigung mit einer vermehrten Abgabe von Histiozyten — bzw. der Monozyten — beantworten.

In innigem Zusammenhang mit diesem Fragenkomplex stehen auch Untersuchungen von Kunz und Popper,[1] die sich mit dem Übertritt von Bakterien aus der Blutbahn in die Lymphe beschäftigen; Fremdkörper, wie Farbstoffe und selbstverständlich auch körperfremdes Eiweiß, das für unseren Organismus ebenfalls ein Fremdkörper ist, erscheinen, sobald sie in den allgemeinen Kreislauf gelangen, schon in verhältnismäßig kurzer Zeit in der Lymphe; im Anschluß

---

[1] Kunz und Popper: Z. Klin. Med. 128, 568 (1935).

an Histamin, Pepton oder während der Allylformiatvergiftung gelangen die betreffenden Kolloide noch rascher und in stärkerem Maße in die Lymphe; fast gewinnt man den Eindruck, als würden dadurch die trennenden Membranen so sehr geschädigt, daß jetzt mit dem durchgetretenen Plasma auch Fremdkörper in der Lymphe erscheinen. In Fortsetzung solcher Überlegungen lag es daher nahe zu prüfen, *ob vielleicht während einer Albuminurie ins Gewebe die Kapillarmembran auch für die im Blute vorhandenen Bakterien permeabel wird.* Als Prüfstein, ob Bakterien wirklich die Kapillarmembran durchdringen und sich so der verdauenden Tätigkeit durch die Kupfferschen Sternzellen entziehen, wurde von KUNZ und POPPER nicht nur das histologische Verfahren eingeschlagen, also z. B. die Färbung des Interstitiums, sondern auch die Lymphe selbst geprüft, der bekanntlich die Eigenschaft zukommt, alles Fremde zu beseitigen, was in atypischer Weise ins Interstitium gelangt ist. Es schien daher verlockend nachzusehen, ob sich unter normalen Verhältnissen überhaupt ein Übertritt von Bakterien aus dem Blut in die Lymphe feststellen läßt und ob durch Gifte, die mit einer Schädigung der Kapillarwand — vor allem der Leber — einhergehen, die Abwehrkräfte des Organismus so schwer geschädigt werden, daß jetzt die im Blute kreisenden Bakterien auch in der Lymphe erscheinen.

Mit ähnlichen Fragen haben sich bereits PETERSEN, MILLES und MÜLLER[1] beschäftigt und dabei geprüft, ob z. B. Kolibakterien, die durch Dauerinfusion in die Blutbahn gebracht wurden, überhaupt in der Lymphe nachweisbar sind; wohl gelingt es auf diese Weise — allerdings nur unter gewissen Voraussetzungen — eine deutliche Lymphorrhöe auszulösen, doch bleibt die Lymphe steril; erst im terminalen Versuchsstadium, wenn das Tier ante exitum ist, zeigten sich in der Lymphe Keime, was uns allerdings nicht wundern darf, nachdem in ultimis mehr oder weniger jede Kapillarmembran ihre normale Permeabilität einbüßt; jedenfalls lehren auch diese Versuche, daß der gesunde Organismus selbst bei reichlicher Anwesenheit von Bakterien im Blute immer noch über Kräfte verfügt, die es ihm ermöglichen, das Blut vor pathogenen Keimen zu schützen; die Bakterien werden anscheinend von den Kupfferschen Zellen aufgenommen, hier verdaut oder wenigstens so umgeformt, daß sie nicht mehr in der Lymphe als Keime erscheinen.

Ganz anders gestaltet sich das Ergebnis, wenn man dieselbe Versuchsanordnung bei einem Tiere durchführt, das die Zeichen einer Albuminurie ins Gewebe darbietet. Wie aus der beiliegenden Abb. 87 zu ersehen ist, kommt es nach intravenöser Injektion von Bact. pyocyaneus zunächst zu keiner Bakterienausscheidung durch die Lymphe; gibt man aber Allylformiat und injiziert gleichzeitig eine Aufschwemmung derselben Keime, so wird die Blutlymphschranke durchbrochen und Pyocyaneusbakterien erscheinen jetzt in großer Menge in der Lymphe.

Von diesem Verhalten gibt es gelegentlich Ausnahmen, doch muß man sich vor Augen halten, daß vielleicht so mancher andere, auch experimentelle Eingriff (Narkose!) schon an und für sich imstande ist, die physiologische Permeabilität und die damit in Zusammenhang stehende Phagozytose zu stören; damit wird es auch verständlich, daß es anscheinend auch bei ganz gesunden Tieren ge-

---

[1] PETERSEN, MILLES und MÜLLER: Z. exper. Med. **60**, 336 (1928).

legentlich zu einem Übertritt von Bakterien in die Lymphe kommt und daß manchmal auch die bloße intravenöse Injektion von Bakterien schon genügt, innerhalb kurzer Zeit einen Bakterienübertritt zu ermöglichen. Eine solche Permeabilitätsstörung kann sich auch in anderer Form äußern; so möchte ich es deuten, daß die Lymphe gelegentlich bei scheinbar normalen Tieren unmittelbar nach der Bakterieninjektion, gleichsam ohne ersichtlichen Grund rote Blutkörperchen enthält; prüft man gleichzeitig den Blutdruck und die chemische Zusammensetzung der Lymphe, so sieht man, daß es manchmal im Anschluß an eine solche Bakterieninjektion bereits zu einem Blutdruckabfall kommt. Parallel dazu geht auch die Lymphmenge und der Eiweißgehalt der Lymphe in die Höhe;

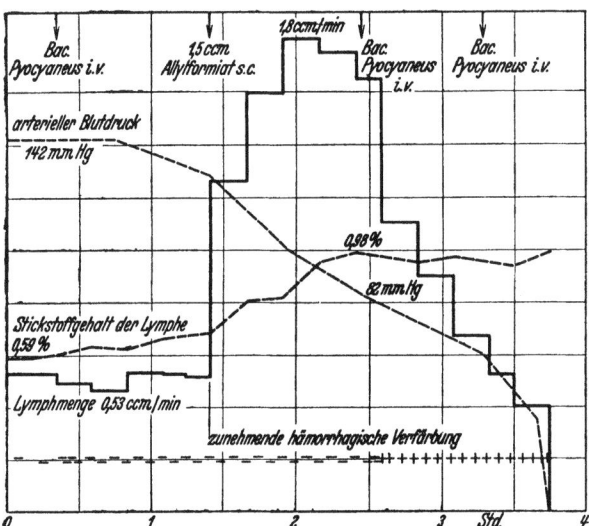

Abb. 87. Einfluß des Allylformiates auf die Bakterienausscheidung durch die Lymphe; — bedeutet negatives, + bedeutet positives Kulturergebnis.

warum sollen unter solchen Umständen, die anscheinend für eine Änderung der kapillären Permeabilität sprechen, nicht auch Bakterien in der Lymphe erscheinen? *Fast sieht es so aus, als würde eine Bakterieninjektion an sich schon genügen, um einen protoplasmatischen Kollaps — wenn auch leichten Grades — auszulösen, der bekanntlich fast immer mit einer Änderung der Permeabilität einhergeht.*

Jedenfalls bestärken uns diese Versuchsergebnisse in der oben geäußerten Vermutung, *daß Eingriffe, die von vielen Experimentatoren als harmlos und nicht sehr eingreifend angesehen werden (Narkose, Operationen, Injektionen) an sich schon imstande sind, die Blutlymphschranke, also die Permeabilität, zu durchbrechen;* betrachtet man diese Ergebnisse von einer höheren Warte, so könnte man sagen, *daß jede kapilläre Permeabilitätsstörung als erstes Zeichen einer sinkenden Gewebsfunktion anzusehen ist.* Im Anschluß daran möchte ich auch das Vorkommen von Erythrozyten in der Lymphe besprechen, wie dies so häufig bei länger währenden Versuchen am Ductus thoracicus zu beobachten ist. Nachdem dies hauptsächlich dann zu sehen ist, wenn es auch zu einem Bakterienübertritt in die Lymphe kommt, so möchte ich in dem Auftreten von roten Blutkörperchen — soweit traumatische Schäden nicht in Betracht kommen — ebenfalls ein Zeichen erblicken, daß eine kapilläre Permeabilitätsstörung vorliegt.

Ähnliches gilt auch vom *Bakterienübertritt aus dem Blut in die Galle und in den Harn;* seit langem steht die Frage offen, ob die Bakterienausscheidung durch Niere und Leber, wie dies durch zahlreiche Untersuchungen sichergestellt ist, nur auf einer spezifischen Erkrankung des betreffenden Organs beruht oder ob es sich dabei gelegentlich auch um eine Störung einer antibakteriellen Gewebsfunktion handelt; der gesunde Organismus besitzt anscheinend die Eigenschaft, im Blute kreisende Keime durch das retikulo-endotheliale System an sich zu reißen und hier unschädlich zu machen; ein solcher reinigender Mechanismus ist nicht nur in der Leber eingebaut, sondern vor allem auch in der Milz und im Lymphdrüsensystem. Gelegentlich versagt dieser Abwehrvorgang, wodurch es den Mikroorganismen ermöglicht wird, die Blutbahn zu verlassen und bis in die Gewebe vorzudringen; auch dagegen besitzt unser Körper noch Sicherheitsmaßnahmen, indem die betreffenden Bakterien teils durch die Niere, teils durch die Galle, vielleicht auch durch die Tonsillen zur Ausscheidung gelangen. Jedenfalls ist es sehr beachtenswert, daß einerseits bei gesunden und nichtnarkotisierten Tieren, denen in Lokalanästhesie eine Gallenfistel angelegt wird, die Galle zumeist steril bleibt, andererseits aber bereits eine geringe Schädigung des betreffenden Tieres genügt, um einen Keimübertritt in die Galle auszulösen. Als eine solche Schädigung kommt vor allem *die Narkose mit Äther, ganz besonders aber mit Chloroform und den unterschiedlichen Barbitursäurepräparaten* in Betracht. Dies ergibt sich besonders klar aus Versuchen, bei denen man nach intravenöser Bakterieninjektion zunächst die Galle als steril erkennt, die betreffenden Bakterien aber sofort in der Galle nachweisbar sind, sobald eine Allgemeinnarkose eingeleitet wird. In dem Sinne bedeutet jede Narkose einen kapillären Permeabilitätsschaden.

Eine eindeutige Beteiligung des retikulo-endothelialen Apparates an der Ausscheidung bzw. Nichtausscheidung ist, soweit man das morphologisch beurteilen kann, nicht ersichtlich; denn auch bei mit Tusche blockierten Tieren erfolgt ein Keimübertritt. Bei Kaninchen, bei denen KROO und JANCZO[1] bzw. LETTERER[2] das retikulo-endotheliale System durch elektrokolloidales Kupfer (HEYDEN) weitgehend ausgeschaltet haben, zeigte sich sogar bei nichtnarkotisierten Tieren, vermutlich infolge der gleichzeitig vorhandenen Leberschädigung, ein rasches Übertreten von Bakterien in die Galle.

Beachtlich ist auch folgender Befund: Die Keime, die nach intravenöser Injektion in der Galle erscheinen, haben meist nichts von ihrer Pathogenität verloren; injiziert man z. B. einem Kaninchen in die Ohrvene Mäusetyphusbazillen, so kann man mit der Galle eines solchen Tieres, falls sie Keime enthält, eine Maus innerhalb 24 Stunden ebenso rasch töten wie mit der ursprünglichen Kultur. Das Erscheinen von Bakterien in der Galle muß daher gleichfalls als Zeichen einer Permeabilitätsstörung angesehen werden, wobei man sich allerdings nicht vorstellen darf, daß diese Störung nur mit der Läsion *einer* Membran einhergeht, denn der Weg, den Bakterien durchlaufen, um aus dem Blute in die Galle zu gelangen, ist sehr kompliziert; Kupffer-Zellen, Parenchym und Kapillarwandungen sind zu passieren; in dem Sinne wird es auch verständlich, warum schon relativ geringfügige Schäden diesen Mechanismus stören; *je komplizierter eine Apparatur, desto vulnerabler ist sie.*

Das Erscheinen von Bakterien im Urin ist sicherlich auch auf eine solche Permeabilitätsstörung zu beziehen; der Glomerulus reagiert auf die verschiedensten Schädigungen mit einer Änderung seiner Semipermeabilität. Wenn so große

---

[1] KROO und JANCZO: Z. Hyg. **112**, 544 (1931).
[2] LETTERER: Klin. Wschr. **1933**, 597.

Moleküle, wie es die roten Blutkörperchen sind, die Glomeruluskapillarwand durchsetzen, warum soll es nicht gelegentlich auch zu einem Durchtritt von Bakterien kommen, die doch viel kleiner als Erythrozyten sind? Das Merkwürdige ist nur die Unabhängigkeit der Bakteriurie von der Albuminurie, denn eigentlich müßte man erwarten — wenn man dieses Geschehen rein physikalisch-chemisch betrachtet —, daß jede Bakteriurie von einer Albuminurie begleitet sein müßte, was aber tatsächlich nur ausnahmsweise der Fall ist.

Zu ganz ähnlichen Ergebnissen kommt man, wenn man an Stelle von Bakterien die betreffenden Toxine verwendet; wir haben vorwiegend mit dem Diphtherietoxin gearbeitet und gingen dabei so vor, daß zunächst der Übertritt des Toxins in die Lymphe verfolgt wurde. Das Tier mit einer Ductus-thoracicus-Fistel erhält intravenös Diphtherietoxin, gleichzeitig wird die Lymphe vor und nach Allylformiat auf die Gegenwart des Toxins geprüft; als Testobjekt kommt das Meerschweinchen in Betracht. Solche mühsamen und kostspieligen Versuche wurden von uns viermal durchgeführt; an einem Beispiel will ich die Versuchsanordnung besprechen: Ein etwa 20 kg schwerer Hund, dem eine Thoracicusfistel angelegt wurde, erhält intravenös die etwa 100—150fache, für ein Meerschweinchen tödliche Dosis an Diphtherietoxin. Die aus der Fistel gewonnene Lymphe wird nunmehr dem Meerschweinchen intraperitoneal verabfolgt und das weitere Schicksal des Tieres beobachtet. Analoge Versuche wurden während der Narkose und nach Darreichung von entsprechenden Allylformiatdosen durchgeführt; auch hier ist mit den gleichen Einwänden zu rechnen wie bei den Versuchen mit Bakterien; jedenfalls kann es schon unter dem Einflusse einer Narkose oder als Folge eines operativen Eingriffes zum Übertritt von Toxin in die Lymphe kommen; allerdings sahen wir ein solches Verhalten unter vier Versuchen nur einmal, während dreimal das Toxin erst 30—40 Minuten nach der Allylformiatinjektion in der Lymphe erschien. Auch wenn wir die Injektion einer an sich nicht tödlichen Menge von Diphtherietoxin beim Meerschweinchen und beim Hunde zusammen mit Allylformiat gaben, sahen wir, daß die Kombination beider Gifte in der großen Mehrzahl der Fälle ebenfalls zum Tode des Tieres führte; über ähnliche Versuche berichten Busson und Kovacs.[1] Meerschweinchen, denen Akrolein neben einer für das normale Tier nicht tödlichen Diphtheriedosis injiziert wird, gehen an den typischen Erscheinungen früher zugrunde. Die Autoren beziehen dieses Verhalten auf die Bildung eines Ödems, das die Permeabilität und die Widerstandsfähigkeit des Tieres herabsetzt; analog sind unsere Versuche zu verwerten, wenn wir z. B. einem etwa 8 kg schweren Hund die zwölffache für ein Meerschweinchen tödliche Diphtherietoxinmenge und 0.2 g Allylformiat subkutan injizierten. Dieses Tier ging nach einem Tage schon ein, während die Kontrolltiere die gleiche Diphtherietoxin- oder Allylformiatmenge ohne weiteres vertrugen. Meerschweinchen, die die halbe tödliche Dosis erhielten, gehen, wenn man ihnen etwas Allylformiat gibt, meist innerhalb 24 Stunden zugrunde; wahrscheinlich kommt es wegen der gestörten Permeabilität einerseits zu einem rascheren bzw. intensiveren Übertritt des Toxins und anderseits dürfte, wie oben angeführt wurde, die natürliche Abwehrkraft (retikulo-endotheliales System?) Schaden erlitten haben; der Endeffekt ist jedenfalls eine erhöhte Giftwirkung.

---

[1] Busson und Kovacs: Klin. Wschr. **1934**, 1120.

Wenn es gestattet ist, diese unsere experimentellen Erfahrungen auf die menschliche Pathologie zu übertragen, können sie vielleicht als Hinweis verwertet werden, *daß manche Individuen auf Toxine besonders dann intensiv reagieren, wenn ihre kapilläre Permeabilität schon vorher eine Schädigung z. B. durch einen Infekt oder eine Intoxikation erfahren hat.* Auf alle Fälle glaube ich den Schluß ableiten zu können, *daß Permeabilitätsstörungen, ganz gleichgültig, wo sie in den Vordergrund treten, für den Ausbruch eines infektiösen Prozesses von entscheidender Bedeutung sind; Gifte oder Toxine von der Wirksamkeit eines Histamins oder Allylformiats schwächen die humoralen Abwehrkräfte des Blutes, weiter wird der Fangapparat für Mikroorganismen durch solche Toxine in seiner den Organismus schützenden Funktion schwer herabgesetzt.* Wahrscheinlich spielen dabei die Kupfferschen Zellen eine entscheidende Rolle, denn wenn sie nicht normal reagieren, dann öffnen sich anscheinend die Tore, die den sonst für Mikroorganismen und Toxine schwer gangbaren Eintritt in die Gewebe sehr erleichtern, nicht zuletzt wird den in die Gewebe eingedrungenen Mikroorganismen dadurch die Wachstumsmöglichkeit wesentlich verbessert, weil ihnen durch das gleichzeitig in die Gewebsflüssigkeit eingedrungene Eiweiß die Ansiedlung und das Wachstum sehr erleichtert wird. *Aus der Kombination von gestörter Permeabilität und Albuminurie ins Gewebe mit Bakteriämie und Toxämie erwachsen dem betreffenden Organismus größere Gefahren, als wenn sich dagegen das Individuum mit normaler Permeabilität zur Wehr setzt.*

19. Das Permeabilitätsproblem in der Schwangerschaft und im Säuglingsalter.

Bei der Ödementstehung spielen Störungen der kapillären Permeabilität eine große Rolle; da nach ZANGEMEISTER[1] in jeder Schwangerschaft ein leichtes Ödem, häufig nur am Fußrücken und an den Knöcheln vorzukommen pflegt, so erscheint es gerechtfertigt, wenn ich das Schwangerschaftsproblem im Rahmen meiner Permeabilitätspathologie zur Sprache bringe. Der Internist sieht — wenn überhaupt — während der Gravidität meist nur schwere Störungen, es steht ihm daher kaum ein eigenes Urteil zu, wie sich die Verhältnisse während der normalen Schwangerschaft gestalten, aber es liegen aus letzter Zeit (vgl. H. A. ALBERS[2]) so ausgezeichnete Untersuchungen an einem großen Krankengut vor, daß ich mich darauf beziehen kann. Die Kenntnisse dieser Befunde scheinen mir nicht nur für den Geburtshelfer, sondern für jeden Arzt von größter Bedeutung, zumal viele Krankheiten, die sich im Anschluß an eine Gravidität entwickeln, nichts anderes als die Fortsetzungen jenes Zustandes sind, der in der Schwangerschaft schon fast zum physiologischen gehört. Mehr denn je wird man sich auch bei dieser Gelegenheit bewußt, wie häufig Physiologie und Pathologie eng nebeneinander verlaufen und dementsprechend die Übergänge zwischen beiden oft nur fließende sind.

Bevor ich auf den Hydrops gravidarum, die hochgradige Wassersucht der

[1] ZANGEMEISTER: Z. Geburtsh. 1903, 92; 1917, 124; 1919, 491; Dtsch. med. Wschr. 1921, 549.
[2] ALBERS: Wasserhaushalt der Schwangeren. Leipzig. 1939.

schwangeren Frau, zu sprechen komme, soll zunächst noch einmal daran
erinnert werden, daß der normale Mensch zu 66% aus Wasser besteht. Ein
relativ kleiner Anteil davon (Blut und Lymphe) kreist in geschlossenen Bahnen,
die Hauptmenge findet sich in den Zellen; etwa 25% des gesamten Wasser-
bestandes bewegt sich zwischen den Zellen in den Gewebsspalten. Eine
Mischung der verschiedenen Säfte ist im gesunden Organismus nicht wahrscheinlich, denn trennende Membranen sorgen für eine weitgehende Isolierung;
diese physiologische Sonderstellung erfährt aber unter krankhaften Bedingungen
eine weitgehende Änderung ihrer Verteilung. Über das Ausmaß der Blut- bzw.
Plasmamenge kann man sich leicht orientieren. H. ALBERS hat bei der schwangeren
Frau genaue Untersuchungen vorgenommen; die beiliegende Tabelle 41 orientiert
uns darüber; darnach hat die schwangere Frau um etwa 800 ccm mehr Plasma
als eine gesunde nicht gravide; ebenso ist die absolute Blutmenge von durchschnittlich 3449 auf 4483 gestiegen. Die gravide Frau zeigt somit eine Blut-

Tabelle 41.

	Gewicht kg	Gewicht ohne Frucht kg	Erythro- zyten Vol.-%	Plasma- menge ccm	Blutmenge ccm	Körpergewicht	
						Plasma %	Blut %
Nichtschwan- gere	55,2		35,2	2236	3449	4,0	6,3
Schwangere ..	62,2	58,2	32,6	3033	4483	5,2	7,7
Schwangere mit Ödem ...	80,2	74,5	36,5	2410	3959	3,3	5,3

vermehrung von rund 1000 ccm; die Verringerung des Erythrozytenvolumens
von 35,3 auf 32,6 ist aber nur eine relative, da in der Gravidität die Plasmamenge
stärker zunimmt als die Erythrozytenanzahl. Auf Grund dieser Beobachtungen
schließt ALBERS: „Wenn also die Erythrozyten in ihrer absoluten Menge zunehmen,
so kommt es unter der entsprechend stärkeren Vermehrung des Plasmas doch zu
dem Bilde einer *oligozytären Hypervolämie*." Setzt man diese Zahlen in Vergleich zu den Durchschnittswerten bei ödematösen Schwangeren, so ergibt sich
für die ödematöse schwangere Frau eine Verringerung der Gesamtblutmenge
schon aus den absoluten Werten. Der wesentliche Anteil dieser Blutmengen-
verringerung wird von dem Plasma getragen; es kommt also beim Schwanger-
schaftsödem zu einer *Eindickung der korpuskulären Elemente*. Mahnen schon
diese Zahlen, daß es sich bei der schwangeren Frau um eine Erhöhung der *extravaskulären Flüssigkeit* handelt, so wird diese Annahme zur Gewißheit, wenn man
die *extrazelluläre Flüssigkeit* direkt bestimmt. ROLLER hat eine Methode ausgearbeitet, mit der es tatsächlich möglich ist, sich über die extrazelluläre Flüssigkeit — wenigstens beim normalen Menschen — zu orientieren. Mißt man mit
dieser Methode das Verhalten im schwangeren Organismus, so ergibt sich *eine
wesentliche Vermehrung, ganz ähnlich wie bei jedem Ödem*. Wenn ich früher einen
Unterschied zwischen extrazellulärer und extravaskulärer Flüssigkeit in Vorschlag brachte, so geht das auf folgende Beobachtung zurück: Injiziert man ein
Rhodansalz intravenös, so verteilt sich diese Substanz nicht nur im Blute, sondern
dringt auch ins Interstitium ein. Kennt man daher — z. B. bei Anwendung des

Kongorotverfahrens — die zirkulierende *Blutmenge,* so kann man aus der *Differenz zwischen Rhodanwert und Blutmenge die extrazelluläre Flüssigkeit erschließen,* allerdings unter der Voraussetzung, *daß Rhodan nicht von den Zellen aufgenommen wird.* Nachdem nun unter krankhaften Bedingungen die Zellmembran für Rhodan vielleicht doch durchgängig wird, so muß man Irrtümer in Kauf nehmen, besonders wenn man *nur* die extrazelluläre Flüssigkeit erfassen will. Da man dies einer schwangeren Frau nicht ansehen kann, wie sehr die Permeabilität der Zellen dem Rhodan gegenüber gelitten hat, ist Vorsicht geboten. In dem Sinne habe ich oben *nur von extravaskulärer Flüssigkeit gesprochen;* auf jeden Fall ist an der Tatsache einer extravaskulären Flüssigkeitsvermehrung im schwangeren Organismus nicht zu zweifeln.

Einige Stunden nach der Geburt ist die Gesamtblutmenge bei einem durchschnittlichen genitalen Blutverlust von 100 ccm um rund 800 ccm wieder geringer geworden, doch bleibt dabei die Erythrozytenmenge fast unverändert; *bloß das Plasmavolumen hat abgenommen;* unter allen Umständen ist das große Plasmavolumen ödematöser schwangerer Frauen als ein Hinweis zu verwerten, *daß die Wasserspeicherung im Gewebe ante partum und die Entwässerung post partum in enger Beziehung zum Plasma, bzw. zur Blutmenge stehen.*

Tabelle 42.

	In 100 ccm Serum			Vom Gesamteiweiß		Albumin-B-Globulin-Quotient	Kolloid-osmotischer Druck mm Hg
	Gesamt-eiweiß g	Albumin g	Globulin g	Albumin %	Globulin %		
Nichtschwan-gere	7,85	5,24	2,60	67	33	2,02	445
Normale Schwangere .	6,95	4,42	2,44	64	36	1,81	381
Schwangere m. hochgradigem Ödem	5,44	2,52	2,81	44	56	0,90	245

Bereits auf Grund der vorliegenden Zahlen erscheint bei der schwangeren Frau das Vorkommen einer „Albuminurie ins Gewebe" sehr wahrscheinlich, doch wird man in einer solchen Annahme noch mehr gestärkt, wenn man gleichzeitig das Verhalten des Serums berücksichtigt und dabei auch auf den Albumin-Globulin-Quotienten, bzw. auf den kolloidosmotischen Druck achtet. Die entsprechenden Werte finden sich in Tabelle 42; alles spricht somit dafür, *daß der Gesamteiweißgehalt des Serums in der Schwangerschaft abnimmt; besonders stark macht sich das bei der stark ödematösen Schwangeren bemerkbar.* Sehr beachtlich ist die *Abnahme des Albuminwertes* und die *Zunahme des Globulins;* je stärker bei einer schwangeren Frau die Ödeme ausgeprägt sind, desto ausgesprochener wirkt sich dieses Mißverhältnis zum Nachteil der Albumine aus; *bei ganz schweren Ödemen findet sich im Serum der schwangeren Frau stets mehr Globulin als Albumin. Der kolloidosmotische Druck zeigt schon bei der nichtödematösen Schwangeren die Neigung abzufallen, bei der Schwangeren mit hochgradigen Ödemen kann der kolloidosmotische Druck sogar bis fast auf die Hälfte absinken.*

Im Wochenbett einer normal verlaufenden Schwangerschaft kommt es in relativ kurzer Zeit zu einer weitgehenden Wiederherstellung des ursprünglichen Verhältnisses; ganz anders bei Frauen mit hochgradigen Schwangerschaftsödemen, zumal hier die Störung in der Eiweißzusammensetzung des Serums noch viele Wochen lang anhalten kann.

Es drängt sich somit die Vorstellung auf, *daß es im Verlaufe der Schwangerschaft nur zu leicht zu einem Übertritt von Plasmaalbumin ins Interstitium kommt und daß dann nach der Entbindung das Albumin wieder in die Blutbahn zurückkehrt.* Dasselbe Albumin wird es wohl nicht sein, das dürfte längst einen Abbau erfahren haben, aber die Organe, die für die Neubildung der Bluteiweißkörper in Frage kommen, treten nach der Geburt vermutlich wieder in erhöhte Tätigkeit.

Dieses eigentümliche Verhalten ist uns vom Studium der experimentellen Albuminurie ins Gewebe nicht unbekannt; zuerst tritt bei einer Läsion der Kapillarmembran Albumin über und erst viel später folgt das Globulin oder gar das Fibrinogen. Im Gefolge jeder „Albuminurie ins Gewebe" kommt es zu einem Überwiegen der Globuline im Serum und damit zu einer Änderung des kolloidosmotischen Druckes; insofern macht das Verhalten während der Schwangerschaft keine prinzipielle Ausnahme; mit der Bedeutung der „Albuminurie ins Gewebe" für die Entstehung der Ödeme habe ich mich in einem früheren Kapitel eingehend auseinandergesetzt, weswegen ich darauf nicht weiter eingehen will; jedenfalls ist an der Tatsache festzuhalten, *daß es während der Schwangerschaft nur allzu leicht zu einer Albuminurie ins Gewebe kommt.*

Solche Überlegungen waren für ALBERS der unmittelbare Anlaß nachzusehen, ob sich die Albuminurie ins Gewebe nicht auch klinisch fassen läßt. Nach einer Methode, die wir später besprechen werden, ist ihm dieser Nachweis auch tatsächlich gelungen. Im Gegensatz zum Normalen findet er bei der schwangeren Frau, und zwar *unabhängig vom Alter der Gravidität, eine erhöhte Gefäßdurchlässigkeit für Plasmaeiweißkörper;* sie kann schon im zweiten oder dritten Monat sehr stark ausgeprägt sein; besonders ausgesprochen ist sie aber erst gegen Ende der Schwangerschaft. Bei rund drei Fünftel aller Graviden findet ALBERS ein *eiweißhaltiges Kapillarfiltrat,* während bei der Untersuchung von nicht Graviden in *keinem* aller gesunden Fälle der Nachweis einer geänderten Permeabilität erbracht werden konnte; nimmt schon dies entscheidenden Einfluß auf die Wasserbindung, so wird die Neigung zu Ödemen durch das Absinken des kolloidosmotischen Druckes im Plasma noch mehr gesteigert.

Im Kapitel die Pathogenese der Ödeme wurde bereits die Rolle des onkotischen Druckes sowie die große Bedeutung der Permeabilitätsstörung hervorgehoben; je höher der Albumingehalt im Plasma, desto günstiger gestaltet sich die Rückresorption, das Umgekehrte — also Retention von Flüssigkeit im Interstitium —, wenn im Plasma die Globuline überwiegen. *Eine stete Begleiterscheinung jeder schweren kapillären Permeabilitätsstörung ist das Übertreten von Albumin ins Interstitium,* was sich in doppelter Weise ungünstig auf den Wasserstoffwechsel auswirkt; es kommt auf der einen Seite zu einer *Abnahme des onkotischen Druckes* (und so zu einer verminderten Rückresorption) und auf der anderen zu einer *Retention von Gewebsflüssigkeit.* Mit der behinderten Rückresorption des Gewebswassers, was gleichbedeutend mit Ödem ist, büßt das Gewebe die Fähigkeit ein, sich der normalen Stoffwechselprodukte zu entledigen.

Das Gewebe kann in seinen eigenen Stoffwechselprodukten gleichsam ersticken, was zu einer neuerlichen Kapillarschädigung führt, die ihrerseits wieder den Sauerstofftransport ins Interstitium behindert.

Interessant ist die Schlußbemerkung von ALBERS, wenn er sagt (S. 99): „Das Kapillarfiltrat bei der schwangeren Frau kann so eiweißreich sein, daß es sich fast um einen glatten Durchtritt des Plasmas durch die Gefäßwand handelt. Damit erlöschen — steigend mit dem Eiweißgehalt des Kapillarfiltrates — die Spannungen zwischen Blut und Gewebsflüssigkeit, die den Stoffwechselaustausch — Assimilation und Dissimilation — garantieren; jedenfalls ist die Anwesenheit von Albumin in der Gewebsflüssigkeit von entscheidender Bedeutung.‟

ALBERS hat die Ödeme bei schwangeren Frauen punktiert und im Punktat — wie nicht anders zu erwarten war — nur Albumin nachweisen können; damit ist der beste Beweis erbracht, warum es während der Gravidität zu einer Wasserretention kommen muß. *Die eigentliche Ursache ist aber die gestörte Kapillardurchlässigkeit, die während der Gravidität verschiedene Grade erreichen kann;* damit hängt es auch zusammen, ob sich die Wasserretention nur indirekt — also gewichtsmäßig — nachweisen läßt oder ob es sich auch um sichtbare Ödeme handelt. Man sieht daraus, daß sowohl die gesunde, noch mehr aber *die ödematöse schwangere Frau mit einer erhöhten Gefäßdurchlässigkeit in die Geburt eintritt;* sobald die Wehentätigkeit beginnt, steigt der venöse hydrostatische Druck an, was neuerdings die Rückresorption stört und so die Ödembereitschaft nur noch weiter erhöht. Mit der Beendigung der Geburt und der Beseitigung der Stauung ist ein wichtiger Faktor ausgeschaltet, der während der Schwangerschaft gleichfalls auf die Wasser- und Eiweißbewegung hemmend Einfluß genommen hat — das Kind und die Plazenta.

Warum es nach der Geburt wieder zu einem allmählichen Ansteigen des kolloidosmotischen Druckes kommt, ist wohl auf ein „Dichterwerden‟ der Kapillarmembran zu beziehen; wahrscheinlich reagiert die Wöchnerin auch mit einer erhöhten Bereitstellung von Albumin. Die normale Semipermeabilität der Kapillarwandung kehrt langsam zurück; in dem Maße aber, als die „Albuminurie ins Gewebe‟ abflaut und schließlich sogar aufhört, kann sich einerseits das Plasma im Sinne einer Albuminerhöhung erholen, anderseits atmet das Gewebe wieder auf, weil die Stoffwechselschlacken im Bereiche der venösen Kapillaren in normaler Weise abwandern können; gleichzeitig damit kehrt die Sauerstoffversorgung zurück und ermöglicht so die ursprüngliche normale Assimilation und Dissimilation.

Da es heute als erwiesen gelten kann, daß die Schwangerschaft mit einem Mehrverbrauch von Vitaminen und ganz besonders von B_1-Vitamin einhergeht, und dieser Mehrverbrauch im wesentlichen auf das Konto der Plazenta und der Frucht zu setzen ist, lag es nahe, sich für einen eventuellen Mehrverbrauch des Vitamins B_1 während der Gravidität zu interessieren, denn so manche Erscheinung, vor allem die Ödemneigung, erinnert an das Krankheitsbild der Beriberi. Immerhin spricht eine wichtige Tatsache gegen den Zusammenhang von Schwangerschaftsintoxikation und Vitaminmangel; dies ist eine statistische Angabe: die Zahl der die Leipziger Klinik aufsuchenden Eklampsien war während des ersten Weltkrieges — also zur Zeit stärkster Hungersnot und größten Vitaminmangels — auffallend gering: um sicherzustellen, ob nicht doch ein Vitaminmangel für die Entstehung der Eklampsie von Bedeutung ist, hat GAEHTGENS[1] Vitamin-B_1-Stoffwechsel bei der schwangeren Frau verfolgt und dabei folgende Werte (vgl. Tab. 43) erhalten:

Tabelle 43.

	Aneurinspiegel des Serums in %		Aneurinausscheidung in 24-Stunden-Harn in total	
	vor Belastung	nach Belastung	vor Belastung	nach Belastung
Normal	3,5	6,9	100—200	3140
Gravide	1,6	5,5	173	3128
Wöchnerin...........	1,0	5,2	100	2375

Die Ergebnisse sprechen eindeutig dafür, *daß die Schwangerschaft keineswegs mit einem Mehrbedarf an Vitamin B_1 einhergeht* und daher auch keine erhöhte Zufuhr von Aneurin bei einer normalen Durchschnittsernährung erforderlich ist. Es geht daher auch nicht an, die Schwangerschaftsödeme auf das Konto einer eventuellen B_1-Avitaminose zu beziehen, was natürlich nicht ausschließt, daß gelegentlich doch die eine oder die andere Schwangerschaft mit einer Verminderung von B_1 einhergeht.

Der eigentümliche Zustand, der sich bei mehr oder weniger jeder Frau zur Zeit der Schwangerschaft einstellt, wird vielfach unter dem Namen „*Gestose*" zusammengefaßt. Man will mit dieser Bezeichnung zum Ausdruck bringen, daß es sich dabei nicht um etwas unbedingt Krankhaftes handelt; immerhin sagt SEITZ,[2] *daß schon die normale Schwangerschaft Veränderungen im Körper der Frau hervorruft, die unter anderen Verhältnissen ohne weiteres als pathologisch anzusprechen wären;* man muß sich dies stets vor Augen halten, weil gerade diese Veränderung es ist, die die Grundlage oder sogar den Anfang für die Entstehung einer Schwangerschaftstoxikose bildet.

Der unmittelbare Grund, warum ich mich für die Gestose interessiere, war ein zufälliger Befund; es bot sich uns die Gelegenheit, die Leber einer Schwangeren im achten Monat zu untersuchen; sie war an den Folgen einer Lungenembolie akut zugrunde gegangen; mit freiem Auge ließen sich in der Leber keine Veränderungen erkennen, aber histologisch bot sich das typische *Bild einer schweren serösen Hepatitis;* auch im Herzmuskel waren charakteristische Bilder zu sehen, die eindeutig für eine Albuminurie ins Gewebe sprachen; trübe Schwellung und Andeutungen einer fettigen Degeneration waren allenthalben zu sehen. Zu dem gleichen Ergebnis kommt auch BERBLINGER.[3] Jedenfalls drängte sich die Vorstellung einer *innigen Beziehung zwischen Gestose und den Geschehnissen auf, die uns von der Analyse der serösen Exsudation bekannt sind.* In dieser Annahme wird man wesentlich bestärkt, wenn man sich an die klinischen Krankheitsbilder hält, die sich so oft auf dem Boden der gewöhnlichen Schwangerschaftstoxikose entwickeln.

Die (zuletzt besonders von ALBERS studierte) *Vollsaftigkeit* der schwangeren Frau — wie SEITZ diesen Zustand nennt — steigert sich gelegentlich zum *Schwangerschaftshydrops;* Veränderungen an anderen Organen fehlen zunächst

[1] GAEHTGENS: Aneurin-Haushalt in der Schwangerschaft. Leipzig. 1939.
[2] SEITZ: Schwangerschaftstoxikosen, in: HALBAN-SEITZ, Bd. VII, S. 1.
[3] BERBLINGER: Zieglers Beitr. 103, 545 (1939).

noch; insbesondere gehören Zeichen einer Nierenschädigung (Albuminurie, Zylindrurie, Blutdrucksteigerung) nicht unbedingt zum typischen Geschehen einer Gestose. Je stärker aber die Ödeme in den Vordergrund treten, desto häufiger kombiniert sich die Gestose mit *Albuminurie;* der Harn enthält jetzt zahlreiche Zylinder, hauptsächlich hyaline; rote Blutkörperchen fehlen entweder völlig oder kommen nur gelegentlich zur Beobachtung. Der Blutdruck ist meist leicht erhöht; eine stärkere Steigerung ist aber doch gelegentlich zu beobachten; die Nierenfunktionsprüfung im Sinne von VOLHARD zeigt häufig Störungen; sowohl der Konzentrations- als auch der Diluierungsversuch läßt deutliche Abweichungen von der Norm erkennen. Das Krankheitsbild einer *Schwangerschaftsnephrose* ändert sich aber mit einem Schlage, sobald die Geburt vorüber ist. Nach der Entbindung setzt eine vermehrte Diurese ein, die Ödeme werden ausgeschwemmt, der Blutdruck kehrt mehr oder weniger rasch zur Norm zurück; schließlich verschwindet auch die Albuminurie.

Vielfach wird das Vorkommen eines Toxins erwogen, das von der Frucht ausgeht und das Mesenchym des mütterlichen Organismus schädigen soll, so daß die Kapillaren ihre normale Permeabilität einbüßen und jetzt Albumin teils in die Bowmansche Kapsel, teils ins Interstitium übertreten lassen. Sobald das Kind die Mutter verläßt, fällt dieses toxische Prinzip weg und die Kapillaren können sich wieder erholen.

Obwohl dieses Verhalten fast zur Regel gehört, *denn das Verschwinden aller Erscheinungen einer Wasserretention und der Albuminurie ins Gewebe nach der Geburt charakterisiert die typische Schwangerschaftsnephrose bzw. Schwangerschaftsalbuminurie —,* so muß man doch mit gelegentlichen Ausnahmen rechnen. So kann z. B. die Albuminurie und Zylindrurie gelegentlich monatelang nach der Geburt anhalten; *leider gehört ein solches Verhalten nicht zu den Seltenheiten; auf dem Boden einer zunächst harmlos erscheinenden Schwangerschaftsalbuminurie kann sich ein dauernder Nierenschaden entwickeln,* was natürlich die Möglichkeit nicht ausschließt, daß sich zu einer Schwangerschaftsalbuminurie sekundär eine echte Nephritis hinzugesellen kann; manchmal sind solche Kombinationsfälle an dem stärkeren Hervortreten der Erythrozyturie und der neuerlichen Blutdrucksteigerung zu erkennen.

Die schwerste Komplikation, mit der wir während der Schwangerschaft zu rechnen haben, ist die *Eklampsie;* es gibt leichte und schwere Formen; oft kommt es nur zu tonischen Krämpfen, die sich an den Händen und Beinen manifestieren. In schweren Fällen paart sich aber die Krampfbereitschaft mit Atemstillstand, verbunden mit starker Zyanose; dann setzen heftige, rasch aufeinanderfolgende klonische Zuckungen ein, die Arme, Beine, Gesicht, namentlich auch die Augen- und Mundmuskulatur erfassen; plötzlich setzt dann ein tiefer Atemzug ein, der den Anfall löst. Ähnlich wie bei der Epilepsie kommt es während des Anfalles auch zu Zungenbiß. Eingeleitet wird der eklamptische Anfall meist durch starke Kopfschmerzen, Flimmern vor den Augen, Neigung zu Erbrechen; das sind alles Störungen, die auf eine zerebrale Beteiligung hinweisen. Die Sehstörungen können sich bis zu völliger Erblindung steigern; die eklamptische Frau zeigt oft eine beträchtliche Blutdrucksteigerung, die sich im Anfall meist noch erhöht; es gibt Autoren, die die Ursache der Eklampsie in einer Gefäßkrise, bzw. einer akuten Blutdrucksteigerung sehen. *Ich möchte die zerebralen Erscheinungen einschließlich der Blutdrucksteigerung ausschließlich auf eine seröse Durchtränkung des Gehirnes beziehen.*

Im Verlaufe der Schwangerschaft kann es auch zu schweren *Leberschäden* kommen; das klinische Symptom, das uns sonst an eine Leberschädigung mahnt — die Gelbsucht —, spielt bei der Hepatitis der schwangeren Frau meist eine ganz untergeordnete Rolle; wenn aber Ikterus doch in Erscheinung tritt, so entwickelt er sich ganz allmählich aus der gewöhnlichen Schwangerschaftstoxikose heraus. Funktionelle Leberschädigungen sind schon bei sehr vielen schwangeren Frauen zu beobachten; auch stellt eine geringe Erhöhung des Bilirubinspiegels im Blute der schwangeren Frau keine allzu große Seltenheit vor; kommt die eklamptische Frau, die zufällig auch eine leichte Gelbsucht zeigt, zum Exitus, so bietet das anatomische Bild die typischen Veränderungen einer akuten oder subakuten Leberatrophie. Dort, wo die gewöhnliche, also nicht ikterische Eklampsie zum Tode führt, ist die Leber, anatomisch betrachtet, fast immer von einer schweren Schädigung betroffen. Klinisch denkt man nur deswegen nicht an eine Mitbeteiligung der Leber, weil die Gelbsucht entweder ganz fehlt oder nur schwach angedeutet ist; immerhin muß mit dem Vorkommen eines Leberschadens bei jeder Eklampsie gerechnet werden. Man vergißt dabei, daß Ikterus nicht unbedingt zum Symptomenbilde der akuten Leberatrophie gehört.

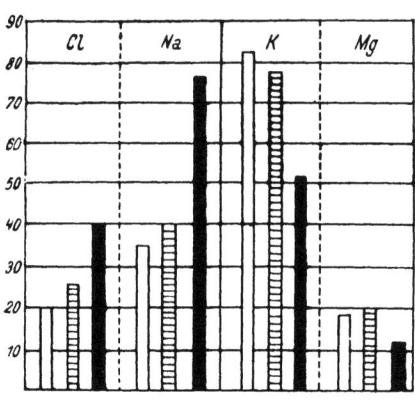

Abb. 88. Mineralien im Muskel; weiß: normal, gestreift: schwanger, schwarz: an Eklampsie gestorben.

Alle diese Erscheinungen, die wir zuletzt genannt haben, faßt der Geburtshelfer unter dem Namen einer *Spätschwangerschaftstoxikose* zusammen. Die Pathogenese der Leberschädigung wird dem Verständnis nähergebracht, wenn man das pathologisch-anatomische Geschehen als Ganzes betrachtet, das sich sowohl in der Leber als auch in der Niere oder im Gehirn auswirkt. Es hängt anscheinend nur von individuellen Faktoren ab, ob mehr die Niere oder die Leber, bzw. beide einen Schaden davontragen.

Zunächst die *Nierenveränderungen:* Fahr *betont bei der Eklampsieniere die Kernarmut und das Fehlen jeglicher Leukozytenexsudation;* er legt aber Wert auf Verdickung der Basalmembran der Glomerulusschlingen und Schwellung der Endothelien; in dem Sinne faßt er auch die Eklampsieniere unter dem Begriffe einer *Glomerulusnephrose* zusammen. Weil es sich bei der Eklampsieniere nach der Ansicht von Fahr in erster Linie um einen „*degenerativen*" und *nicht um einen* „*entzündlichen*" *Prozeß* handelt, ist er geneigt, die Graviditätsnephrose auf dieselbe Stufe zu stellen wie die Lipoid- oder Amyloidniere; *das Wesentliche bei der Graviditätsnephrose* — aber auch bei der Lipoid- oder Amyloidnephrose — *wäre nach* Fahr *eine primäre degenerative Veränderung der Glomerulusschlingen, an die sich sekundär eine geringfügige Proliferation der Endothelien und Epithelien anschließen kann, aber nicht anschließen muß.*

Der pathologische Anatom umschreibt mit dem Namen *Eklampsieleber* eine charakteristische Leberveränderung; die Leber zeigt am Querschnitt infolge von Blutungen und Infarkten eine landkartenähnliche Beschaffenheit; sonst wird das Bild von einer parenchymatösen Degeneration beherrscht. Sie ist von wechselnder Schwere und meist makroskopisch kaum zu erkennen; nur bei schweren Fällen sind verzweigte, eventuell landkartenartige Flecke neben bald kleinen, bald größeren Blutungen und Nekrosen zu sehen. Mikroskopisch stehen die *Nekrose-herde* im Vordergrund; sie sind vielfach von ausgesprochenen Hämorrhagien eingesäumt. Die Lokalisation dieser Herde ist unregelmäßig; am häufigsten liegen sie an der Peripherie des Azinus in unmittelbarer Nachbarschaft des periportalen Bindegewebes; alle Morphologen, die sich mit dieser **Frage** beschäftigt haben, betonen die große Ähnlichkeit mit Veränderungen, die auch sonst bei schweren Intoxikationen und Infektionskrankheiten zu sehen sind.

Im Hinblick auf das klinische Bild läßt sich zumeist *kein unbedingter Parallelismus zwischen dem Grad der Leberveränderung und der Schwere der Eklampsie feststellen;* es gibt Fälle, die trotz schwerster Eklampsie morphologisch einen normalen Leberbefund aufweisen, aber auch umgekehrt; auf Grund persönlicher Erfahrung möchte ich, soweit ich das histologisch beurteilen kann, auf die große Ähnlichkeit mit der Allylformiatvergiftung hinweisen. Das gilt ganz besonders auch von der Lokalisation der Nekrosen, die sich auch bei der Allylformiatintoxikation vorwiegend an der Peripherie des Azinus einstellen; zusammen mit dem anfangs erwähnten Leberbefund bei einer Hochschwangeren, die akut zugrunde ging und das typische Bild einer schweren serösen Entzündung darbot, möchte ich *der Albuminurie ins Gewebe bei der Entstehung der Schwangerschaftsleber genetisch eine entscheidende Bedeutung beimessen.*

Auch das *Gehirn* kann bei der Eklampsie schwere Störungen aufweisen; im Vordergrund steht die *ödematöse Durchtränkung,* daneben *nekrotische Erweichungen* und *kleine Blutaustritte;* oft steigert sich das Ödem bis zur *Gehirnschwellung;* im Liquor läßt sich fast immer eine beträchtliche Erhöhung des intralumbalen Druckes erkennen; der Liquor enthält meist Eiweiß.

Eine Eigentümlichkeit des eklamptischen Prozesses ist die *Neigung zu Thrombenbildung;* davon ist vor allem die Leber betroffen; zunächst sind es nur die Pfortaderkapillaren, später werden auch größere Äste in Mitleidenschaft gezogen; in den Fibringerinnseln sind vielfach losgelöste Parenchymzellen nachweisbar. Selten finden sich Thrombenmassen auch in der Niere, im Gehirn oder in der Lunge; es kommt auf diese Weise zu Verstopfungen, Gefäßzerreißungen und Blutungen, die von sich aus wieder das Lebergewebe ungünstig beeinflussen. Ist ein Organ von einer Thrombosierung besonders stark betroffen, dann lassen sich alle Grade jener unangenehmen Folgen nachweisen, die man bei einer aszendierenden Thrombosierung sieht: Von der einfachsten Ektasie der Kapillaren bis zur ausgedehnten Blutung, alles Möglichkeiten, die auch die Azini zerstören; größere Thrombosierungsherde können ganze Leberabschnitte ausschalten; Gefäßveränderungen, die letzten Endes auf einer serösen Wandimbibition beruhen, sind als die häufigsten Ursachen der unterschiedlichen Thromben anzusehen.

Niere, Leber und Gehirn sind bei der Eklampsie am meisten betroffen, aber auch in anderen Organen kommt es zu ähnlichen Veränderungen; hier sind allerdings die Schäden nur bei mikroskopischer Betrachtung zu erkennen; jedenfalls ergeben sich überall Anhaltspunkte, die uns in ihren Anfangsstadien an die seröse

Exsudation — also an eine Permeabilitätsstörung — erinnern. Besonders gilt dies von den Gefäßendothelien und von der Erweiterung der perikapillären Räume; meist bereitet es auch keine Schwierigkeit, in den erweiterten Gewebs-räumen Eiweißgerinnsel nachzuweisen.

Kennt man all die Veränderungen, die sich bereits *während der Schwangerschaft* nicht nur in der Leber, sondern auch in den übrigen Organen entwickeln, und vergleicht sie mit den Schädigungen, die man dann *auf der Höhe der Eklampsie sieht*, so ergeben sich fließende Übergänge. Die Geschehnisse, die sich in der frühen Schwangerschaft entwickeln, bilden gelegentlich das erste Stadium in einer Reihe von Ereignissen, die in extremster Form wenigstens in der Leber der akuten Leberatrophie entspricht. Das Unterschiedliche bei der Eklampsie ist nur *die Ab-wechslung in der Intensität* und die Beteiligung der Organe; einmal ist mehr die Leber, ein andermal mehr die Niere bzw. das Gehirn betroffen; man muß daher auch auf Grund histologischer Bilder den Standpunkt vertreten, *daß sich im schwangeren Organismus eine Art von allgemeiner Vergiftung vorbereitet, die sich in erster Linie gegen das Kapillarsystem richtet; die damit einhergehende Permeabilitätsstörung äußert sich zunächst in einer Änderung des Wasserstoffwechsels;* die schwangere Frau retiniert Wasser und Salze. *Das zunächst betroffene Organ ist die Haut und das subkutane Zell-gewebe;* allmählich gesellt sich auch Albuminurie ins Gewebe hinzu; auch sie ist vermutlich zunächst nur auf die Haut beschränkt; später greift dieser Prozeß, in dem Maße als die Schwangerschaft fortschreitet, auch auf die inneren Organe und Höhlen über und bereitet so das Stadium einer allgemeinen serösen Exsu-dation vor. *Ähnlich wie im Experiment, wo wir uns davon überzeugen konnten, daß unter dem Druck des ausgetretenen Eiweißes die unterschiedlichen Parenchymzellen im Sinne einer gerichteten Permeabilität schwere Einbuße erleiden,* dürften sich auch in der Schwangerschaft die Geschehnisse in den inneren Organen gestalten; an-fangs braucht sich das kaum durch eine Änderung der morphologischen Struktur bemerkbar zu machen; in dem Maße aber, als dieser Zustand länger anhält oder gar an Intensität zunimmt, kommt es auch zu *histologisch greifbaren Parenchym-schäden, wobei die ödematöse Durchtränkung der Gefäße* sicher im Vordergrund steht; es hängt dann ganz von der Lokalisation ab, ob die gesetzten Schäden lebenswichtige Organe erfassen oder weniger wichtige Gewebe benachteiligen. Die ödematöse Durchtränkung mit eventuell nachträglicher Gewebsschädigung beherrscht somit den ganzen Schwangerschaftsverlauf; wenn die seröse Exsu-dation im Bereiche der Leber ihr Unwesen treibt, so macht sich das sympto-matisch wegen der meist fehlenden Gelbsucht nur wenig bemerkbar; wenn sich aber der gleiche Prozeß im Gehirn entwickelt und da wieder besonders in der Gegend der Medulla oblongata oder im Hypothalamus, so führen oft nur geringe Schäden zu großen Ausfallserscheinungen.

Sobald das schädigende Moment wegfällt, und das scheint mit der Geburt zu erfolgen, bessert sich die Kapillarfunktion, die Albuminurie ins Gewebe hört auf, und damit kann sich der Organismus, wie dies tatsächlich in der Mehrzahl der Beobachtungen der Fall ist, wieder vollkommen erholen. Manchmal setzt die Besserung fast schlagartig ein, ein andermal dauert es aber Wochen, bis sich das geschädigte Kapillarsystem wieder vollkommen erholt hat; das Schwinden der Ödeme, der Abfall des Blutdruckes und das Aufhören der Albuminurie sind wohl

als die besten Beweise dafür anzusehen, daß die Albuminurie ins Gewebe aufgehört hat. Leider muß man immer wieder Fälle in Behandlung nehmen, wo die
völlige Restitution ausgeblieben ist; die Eiweißausscheidung verschwindet nicht,
ebenso hält der Blutdruck an, und allmählich entwickelt sich ein Krankheitsbild,
das uns symptomatisch außerordentlich an die gewöhnliche chronische Nephritis
erinnert. Bald früher, bald später kommt es dann zu urämischen Erscheinungen,
die schließlich den Exitus bedingen; die anatomische Untersuchung zeigt uns
dabei Nierenveränderungen, die sich meistens durch nichts von einer gewöhnlichen chronischen Nephritis unterscheiden.

Hält man *an der nahen Beziehung zwischen Schwangerschaftsgestose und Nephrose bzw. Nephritis* fest, so kann man die Wasserretention und die Neigung zu
Albuminurie, und was sonst die Graviditätsgestose auszeichnet, gleichsam als das
Anfangsstadium bezeichnen, dem unter ungünstigen Bedingungen eine Nephritis
folgt. In dem Sinne erscheint es auch verständlich, wenn von mancher Seite die
Schwangerschaftsniere zusammen mit der Amyloidose und Lipoidnephrose einheitlich abgehandelt wird; auch die Beantwortung der Frage, warum gelegentlich
die Eklampsieniere in eine echte Nephritis ausartet, scheint mir bei einer solchen
Betrachtungsweise nicht schwierig. *Zunächst dürfte es sich bei der Schwangerschaftsniere um eine bloße Stauung der Gewebsflüssigkeit innerhalb der Niere handeln;
unter ungünstigen Bedingungen kommt es aber zu einem Undichtwerden der Blutkapillaren; im Bereiche des Glomerulus führt dies zur Albuminurie; anscheinend
müssen wir mit einer analogen Kapillarläsion auch im Bereiche des Tubulusapparates der Niere rechnen, denn wie sollten wir sonst die Veränderungen deuten, die
so häufig zur sogenannten interstitiellen Nephritis führen.* In weiterer Fortsetzung
der serösen Entzündung — denn als solche können wir doch die verschiedenen
Nephrosen bezeichnen — kann zur Plasmaexsudation noch eine zelluläre Reaktion
einschließlich Leukozytenauswanderung hinzutreten, so daß jetzt nichts mehr im
Wege steht, histologisch von einer typischen Nephritis zu sprechen; das Unterscheidende ist nur die Pathogenese und das Bestreben des Organismus, den durch
die Gravidität angerichteten Schaden zu beseitigen.

Dieselben Geschehnisse, die ich für die *Schwangerschaftsniere* als entscheidend
betrachte, gelten im Prinzip auch für die Leber; wenn wir nur in den seltensten
Fällen Gelegenheit haben, während der Gravidität die akute Hepatitis — und
zwar in ihrer serösen Form — zu sehen, während die schweren Leberschäden
bei den tödlich verlaufenden Eklampsieformen relativ öfter zur Beobachtung
gelangen, so liegt das an der *Gutartigkeit der meisten Schwangerschaftstoxikosen;*
nur der Zufall bringt es mit sich, hie und da die akute Hepatitis bei der fortgeschrittenen Gravidität auch anatomisch zu sehen.

Jedenfalls erscheint es gerechtfertigt, das Schwangerschaftsproblem im
Rahmen einer Permeabilitätspathologie zur Sprache zu bringen, zumal sich
*Störungen der Permeabilität in den verschiedensten Organen der graviden Frau, aber
auch an den peripheren Gefäßen tatsächlich nachweisen lassen.* Im übrigen werden
wir noch Gelegenheit haben, anläßlich der Besprechung der akuten Nephritiden
auf die Schwangerschaftsniere zurückzukommen.

Der schwangere Organismus hat anscheinend durchlässigere Membranen als
der Organismus der gesunden Frau; ähnlich wie in der Schwangerschaft

dürften sich auch *die Gewebe im Säuglingsalter* verhalten; das ergibt sich schon aus dem Wassergehalt. Der 6 Wochen alte Fetus enthält 97,5%, der 4 Monate alte Fetus 91,8%, der Neugeborene 70%, der Erwachsene 65% Wasser. Noch bedeutsamer als der Wassergehalt des Organismus gestaltet sich die Verschiebung des Wassers zu den Mineralstoffen; anscheinend handelt es sich um einen physiologischen Vorgang, der weitgehend an das Alter des jugendlichen Organismus gebunden ist. Jede Verschiebung des Wassers im Verhältnis zum Mineralbestand unseres Körpers setzt eine gewisse Veränderung der Permeabilität voraus; dementsprechend hat man auch im Körper des Neugeborenen mit Anomalien in dieser Richtung zu rechnen. Diesen Gedanken hat BESSAU im Feerschen Lehrbuch mit folgenden Worten ausgedrückt: „Der Neugeborene zeigt eine abnorm hohe Permeabilität, sie dürfte im fetalen Stoffwechsel ihre physiologische Bedeutung haben; hier, wo dem Kinde alles nicht mund-, sondern blutgerecht zugeführt wird, wären dichte Wände ein unnötiges und sinnwidriges Hemmnis für die Stoffwechsel- und Wachstumsvorgänge. Der Neugeborene befindet sich offensichtlich in einem Übergangsstadium; seine Magendarmwand ist sowohl für Kristalloide als auch für Kolloide in noch besonders hohem Grade durchlässig.

Viele Neugeborene — meist sind es Frühgeburten — zeigen auch sonst noch Erscheinungen, die auf eine abnorme Durchlässigkeit der Kapillaren hinweisen, z. B. den Kernikterus; jedes neugeborene Kind zeigt einen erhöhten Bilirubingehalt im Blute, doch dringt Gallenfarbstoff nie in den Liquor; anders bei besonders schwächlichen Kindern; hier kommt es gelegentlich zu einer ikterischen Verfärbung nicht nur des Liquors, sondern auch bestimmter Gehirnpartien. Die einfachste Erklärung ist wohl die, daß hier die Permeabilität noch nicht jenen hohen Grad erreicht hat, der notwendig ist, um auch die Gehirnzellen vor Bilirubin zu schützen. Ebenso ist es vermutlich mit der Albuminurie und Glykosurie mancher Neugeborener bestellt; vielleicht ist auch der Ikterus neonatorum nichts anderes als ein milder Grad einer Permeabilitätsstörung (vgl. Spezielle Pathologie der Leber).

Die verschiedenen Symptome, die auf eine erhöhte Durchlässigkeit schließen lassen, gehen während der Neugeborenenzeit langsam zurück, um später unter pathologischen Bedingungen, vor allem bei schweren Wasserverlusten wiederzukehren; in dem Sinne äußert sich auch BESSAU,[1] wenn er sagt: „Das schwere Zustandsbild der alimentären Intoxikation, das sich auf der Basis schwerer Wasserverluste entwickelt, ist nur verständlich unter Zugrundelegung einer abnormen Permeabilität. So sehen wir, daß bei den schweren Ernährungsstörungen der Säuglinge ein Rückfall in infantile Stufen der Entwicklung eintritt." Jedenfalls wissen die Pädiater, daß ein Kind um so leichter in Gleichgewichtsstörungen verfällt, je jünger es ist; dementsprechend bedeutet jede Ernährungsstörung eine große Lebensgefahr für den Neugeborenen.

Stützend auf unsere Untersuchungen, hat sich GOLDMANN[2] für eventuelle Verschiebungen im Mineral- und Wasserhaushalt im frühesten Kindesalter interessiert und zunächst nur auf eine Retention des Natriums in den Geweben

---

[1] BESSAU: Msch. Kinderhk. **63**, 4 (1935).
[2] GOLDMANN: Jb. Kinderhk. **149**, 365 (1937).

als Indikator einer Permeabilitätsstörung geachtet; besonders deutlich tritt das hervor, wenn man den Natrium-Chlor-Quotienten berücksichtigt; während nun beim normalen Menschen im Harn der Quotient um 1,0 schwankt, fanden sich bei frühgeborenen Kindern Werte, die im Durchschnitt 0,73 betrugen; das *frühgeborene Kind zeigt demnach eine Natriumretention*. Das ist auch zahlenmäßig durch Gewebsanalysen bestätigt worden; der Gehalt des Natriums kann den des Kaliums fast im Gegensatz zum gesunden Erwachsenen um die Hälfte übertreffen (Abb. 90).

Zum Unterschied vom frühgeborenen Kinde zeigt das gesunde Kind — vom ersten Lebensmonat an — die Tendenz, diese es gefährdende Stoffwechsellage abzuändern, indem es allmählich das Natrium abstößt;

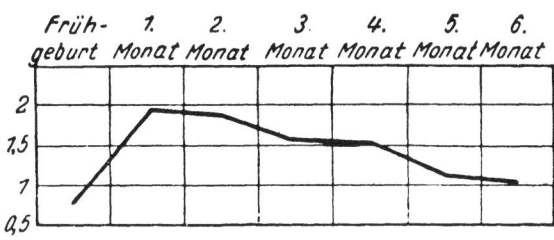

Abb. 89. Der Na/Cl-Quotient im Harn der Neugeborenen innerhalb der ersten Lebensmonate.

daraus resultieren die hohen Natrium-Chlor-Quotienten der ersten Lebensmonate (vgl. Abb. 89).

Dieser Vorgang, der mit dem Fortschreiten der physiologischen Austrocknung parallel geht, hat nach dem ersten Lebenshalbjahr beinahe seinen Abschluß erreicht, da sich nun der Natrium-Chlor-Quotient von 2,0 langsam dem des Erwachsenen von 1,0 nähert.

Erkranken Kinder, die eben der ersten Lebenshalbjahrperiode entwachsen sind, unter den Erscheinungen einer *exsudativen Diathese*, so setzt neuerdings Natriumretention ein und insofern auch Ödembereitschaft. Es liegt nahe, die Annahme zu vertreten, daß sich die Neigung zu Ödemen an dem Zustandekommen des durch Infektions- und Durchfallsbereitschaft gekennzeichneten Zustandes der exsudativen Diathese weitgehend beteiligt und daß eine dauernde Permeabilitätsstörung der Körpermembranen bestehen muß, die fast einem Rückfall in eine frühinfantile Stufe der Entwicklung gleichkommt.

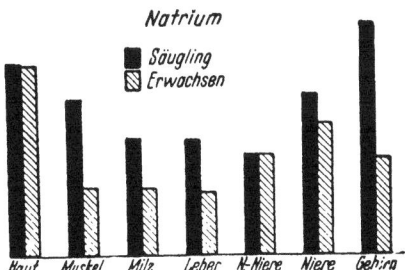

Abb. 90. Natriumgehalt der Organe beim Säugling und beim Erwachsenen.

Ähnlich verhält sich der Säuglingsorganismus, wenn er von einer alimentären Toxikose betroffen wird, die infolge starker Diarrhöen mit großen Wasserverlusten verbunden ist. Untersuchungen des Blutes zeigen dann ausnahmslos, abgesehen von der Bluteindickung, eine starke Verminderung des Natriums und Chlors (gelegentlich bis auf die Hälfte des Normalen), während sich das Kalium gerade umgekehrt verhält. Auch das spricht eindeutig dafür, daß das aus den Zellen stammende Kalium infolge einer Permeabilitätsstörung der Zell- und Kapillarmembranen in pathologischer Weise in das Blutserum gewandert ist und umgekehrt die Plasmasalze in die Zellen übertreten; in gleichem Sinne lassen sich auch Harnuntersuchungen verwerten, denn auch hier sehen wir ein starkes Absinken des Natrium-Chlor-Quotienten unter 1,0.

Infektion und alimentäre Toxikose des Neugeborenen führen somit regelmäßig zu einer *Retention von Natrium*, was dafür spricht, daß bei der bestehenden Ödembereitschaft trotz des großen Natriumverlustes, die der kindliche Organismus z. B. durch Durchfälle erleidet, immer noch Natrium von den Zellen zurückgehalten wird. GOLDMANN hat auch die Muskulatur und Haut von solchen Kindern untersucht und dasselbe wie schon vorher KLOSE[1] gefunden. In Abb. 91 bedeuten die hellen Felder die mineralische Zusammensetzung der Muskulatur und der Haut bei einem neugeborenen Kinde und die dunklen bei einem schwer ernährungsgestörten Säugling. Mehr noch als die Blutanalysen beweisen ge-

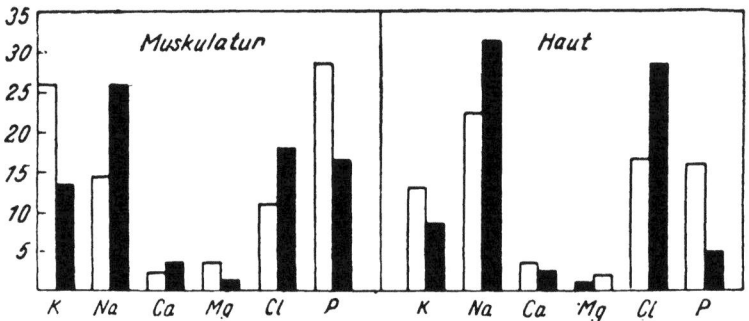

Abb. 91. Mineralische Zusammensetzung der Muskulatur und Haut; die hellen Felder bedeuten die Werte beim gesunden Neugeborenen, die dunklen beim schwer ernährungsgestörten Säugling.

rade diese Zahlen, *daß die Gewebszellen bei schweren Ernährungsstörungen, aber auch bei Infekten wohl infolge Permeabilitätsstörungen der Membranen ihren Bestand an Salzen der Kaligruppe nicht mehr halten können, vielmehr Kalium und Phosphorsäure im Sinne einer gewöhnlichen Osmose gegen die Salze der die Natriumgruppe enthaltenden Blutflüssigkeit austauschen.*

Bei alimentären Säuglingstoxikosen hat man sich auch für die *zirkulierende Blutmenge* interessiert; es erwies sich sowohl die Gesamtblutmenge als auch die Blutumlaufzeit verringert; die röntgenologisch nachweisbare Herzverkleinerung kann ebenfalls als der sichtbare Ausdruck einer verringerten Blutmenge angesehen werden. Da gleichzeitig auch die Erythrozytenzahl ansteigt, während das Blutplasma abnimmt, kann an der Existenz einer Albuminurie ins Gewebe, bzw. eines protoplasmatischen Kollapses beim kranken Neugeborenen nicht gezweifelt werden. *Es liegt demnach bei der alimentären Toxikose, aber auch bei vielen Infekten der Säuglinge ein Krankheitsbild vor, das in seinen Grundbedingungen uns weitgehend an den Zustand erinnert, den wir teils bei der Histamin-, teils bei der Allylformiatvergiftung gesehen haben. Jedenfalls ist die Bereitschaft des Säuglings zu schweren Ernährungsstörungen nur unter Zugrundelegung einer abnormen Permeabilität der Kapillaren und der Zellgrenzen verständlich. Der Neugeborene neigt ganz besonders dazu, so daß alle Zustände, die an die Permeabilität höhere Anforderungen stellen, im Säuglingsorganismus den geeigneten Boden finden, um sich innerhalb kürzester Zeit in bösartigster Weise Geltung zu verschaffen.*

---

[1] KLOSE: Jb. Kinderhk. **91**, 157 (1920).

20. Altern — Agonie — Tod.

Da das lebende und gesunde Gewebe gegenüber dem Blutplasma eine potentielle Differenz aufweist und so jede einzelne Zelle funktionell gleichsam die Eigenschaften eines geladenen Akkumulators zeigt, der aber nie zu Ende läuft, bedeutet der Übergang in ein stabiles Gleichgewicht — also in einen physikalischen Ruhestand (Entladung des Akkumulators) — Tod. *Bei der Aufrechterhaltung des normalen labilen Gleichgewichtes entgegengesetzter, gleichzeitiger und umkehrbarer Reaktionen spielt die Membran im weitesten Sinne des Wortes die entscheidende Rolle;* in dem Sinne kann man auch sagen: *Leben ist die Funktion einer entsprechenden Permeabilität.* Dieselbe ist aber nicht durch das Vorkommen gewöhnlicher semipermeabler Membranen zu erklären, denn hier kommen *Eigenschaften der Membran in Frage, die innig an das gesunde Leben der Zellen gebunden sind;* mit der Annahme einfacher Diffusions- und Osmosevorgänge findet man bei der Analyse der eigenartigen Permeabilitätsgeschehnisse, wie sie sich tatsächlich in den lebenden Zellen abspielen, keineswegs sein Auskommen. Vorübergehend glaubte man immer wieder, das Rätsel der wirklichen Zellpermeabilität gefunden zu haben; so hoffte z. B. OVERTON[1] durch seine Lipoidtheorie manche Schwierigkeiten zu überbrücken — vielleicht besteht zwischen der Durchlässigkeit der Zellgrenzflächen für sehr viele Stoffe und der Löslichkeit dieser Stoffe in Lipoiden eine weitgehende Parallelität. Sicherlich gibt die *Lipoidtheorie* ·das Verhalten gewisser körperfremder Stoffe — vor allem der unterschiedlichen Narkotika — gut wieder, aber allen Erfordernissen kann sie keineswegs gerecht werden.

Ähnliches gilt vom *Donnanschen Gleichgewicht;* auch diese Lehre hilft uns über gewisse Schwierigkeiten hinweg und ebenso glaubt man mit Worten, wie *elektrische Ladung* oder *Oberflächenaktivität,* vieles, was unklar ist, abfertigen zu können, aber man vergißt, daß es sich hier in Wirklichkeit um *biologische Erscheinungen* handelt, die ausschließlich von der *Vitalität* des betreffenden Gewebes abhängig sind. In dem Sinne spreche ich hier von einer *gerichteten* oder *physiologischen Permeabilität* und lege daher nicht nur auf das Bestehen einer elektiven, immer gleichgearteten Permeabilität Gewicht, sondern vor allem auch auf die Fähigkeit der Zelle, im gegebenen Moment ihre Permeabilität entsprechend den Erfordernissen fallweise ändern zu können.

Der *Untergang einer Zelle* ist besiegelt, sobald ihre chemischen Betriebe (Assimilation und Dissimilation) aufhören, denn sie sind es, die den Akkumulator beanspruchen, ihn aber gleichzeitig wieder aufladen. Da der Ladevorgang des Akkumulators innig an die Existenz von Grenzflächen gebunden ist, so *bedeutet Tod Schwund der Grenzschichtfunktion — also Aufhören der normalen gerichteten Permeabilität.* Parallel mit dem Verlust der Membranfunktion verschwindet auch das elektrische Potential, dessen eigentliche Ursache vermutlich in der Regelung des zellulären Molen- und Flüssigkeitsstromes zu suchen ist. Das Aufhören des Aktionsstromes, z. B. im Herzen, bedeutet unmittelbar den kardialen Tod und damit Schluß jeder vitalen Erregung.

Die Möglichkeiten, wie es zum Tod der Zelle kommt, sind sehr verschieden;

---

[1] OVERTON: Studien über Narkose. Jena. 1901; Nagels Handbuch der Physiologie, Bd. II, S. 744. 1907.

gleichgültig, ob als Ursache Sauerstoffmangel, Gift, Hitze oder Trauma in Betracht kommen, stets kommt es zuerst zu einer Permeabilitätsstörung; auf dem Umwege einer geänderten Kapillarfunktion wird sekundär auch die gerichtete Permeabilität zerstört und so der Zelltod eingeleitet. Ähnlich wirkt sich auch der Eiweißübertritt ins Interstitium aus, was anscheinend bei entzündlichen Vorgängen zur Regel gehört. Vom Grad und dem Ausmaß des Eiweißübertrittes hängt es dann ab, ob die Zellschädigung nur eine vorübergehende ist oder schon den Beginn des bald einsetzenden Todes darstellt; auch kommt es nur zu bald unter dem Einfluß der schlechten Ernährung zu einer Retention von Stoffwechselschlacken, was ebenfalls einen ungünstigen Einfluß auf die Zellpermeabilität ausübt, so daß *nur zu rasch ein Austausch zwischen Zellinnerem und Umgebung — also Ionenangleichung — bewerkstelligt wird.*

Es hängt ganz von der primären Lokalisation und dem Ausmaß des Zelltodes ab, ob Änderung oder Verlust der gerichteten Permeabilität für den Gesamtorganismus eine Gefahr bedeuten. Lokale Einbußen der normalen Austauschvorgänge, z. B. in der Leber, haben wohl kaum eine Benachteiligung des Gesamtstoffwechsels zur Folge, anders, wenn davon lebenswichtige Gewebe betroffen werden. Nachdem der Tod fast immer von einem Stillstand des Herzens oder der Atmung eingeleitet wird, muß man den Zentren von Atmung und Kreislauf im Bereiche der Medulla oblongata besondere Aufmerksamkeit zuwenden. Selbst wenn es sich hier nur um einen geringen Grad von Albuminurie ins Gewebe handelt, kann das schon genügen, um den Organismus dem Tode wesentlich näherzubringen. In diesem Zusammenhang sei auf die Untersuchungen von MÜHLMANN[1] verwiesen; er sah Ablagerung von lipoidem Pigment, Auftreten von Lipoidosomen in den Ganglienzellen des verlängerten Markes und da wieder ganz besonders im Bereiche des Vaguskernes; nach ihm ist es nicht finale Herzschwäche, welche den Kreislauftod bei Herzkrankheiten, beim Thymustod oder bei Infektionskrankheiten nach sich zieht, sondern es sind Veränderungen im Bereiche der nervösen Zentren; zwei pathologische Anatomen von Rang haben dazu Stellung genommen. ERNST[2] mißbilligt eine solche Vorstellung, während RIBBERT[3] ganz gleicher Meinung wie MÜHLMANN ist; er sagt, auch beim Herztod stirbt das Hirn zuerst, und der Herzstillstand ist nur die Folge; oder an einer anderen Stelle: Auch beim Tode an Herzschwäche gebührt dem Gehirn der Vortritt.

Es wird oft die Frage aufgeworfen, ob es einen *physiologischen Tod* gibt; man will ein solches Versagen der Lebenskräfte von den Geschehnissen, die sich als Folge der unterschiedlichen Krankheiten geben, unabhängig machen und den Tod ausschließlich auf ein Hinwelken des alternden Organismus beziehen. Schon NOTHNAGEL[4] sagte, daß die allerwenigsten Menschen an Altersschwäche allein zugrunde gehen; sicher sind gewisse Veränderungen, vor allem an den Gefäßen im senilen Körper häufiger zu finden, aber es geht nicht an, in ihnen allein die unmittelbare Ursache für das Sterben alter Menschen zu sehen, denn gleiche

---

[1] MÜHLMANN: Virchows Arch. 212, 235 (1913); 215, 1 (1941); Zbl. Path. 24, 746 (1913).

[2] ERNST: Handbuch der allgemeinen Pathologie, Bd. III/2, S. 1. 1921.

[3] RIBBERT: Tod und Altersschwäche. Bonn. 1908.

[4] NOTHNAGEL: Das Sterben. Wien. 1890.

Veränderungen kommen auch bei betagten Personen vor, die über keinerlei besondere Beschwerden zu klagen haben. Immerhin wurde oft der Versuch unternommen, aus der Regelmäßigkeit und allgemeinen Verbreitung solcher Altersveränderungen den Schluß zu ziehen, daß es einen Tod infolge Altersschwäche gibt. Nach RÖSSLE,[1] der sich intensiv mit dieser Frage beschäftigt hatte, kommt ein *physiologischer Tod* wohl kaum in Betracht, aber geringe Schädigungen, die sich morphologisch sonst kaum Geltung verschaffen, können bereits das Lebensende bedingen und so den Tod allein durch *Altersschwäche* vortäuschen.

Als Alterszeichen kennen wir *die Atrophie, die Neigung zu Pigmentansammlung, das Auftreten von Fettstoffen* in den Zellen, *die Kalkinkrustation, das Nachlassen der Haltfähigkeit des Bindegewebes und den Schwund der Elastizität*; ein Teil dieser Erscheinungen ist ganz sicher auf eine *gestörte Permeabilität* zu beziehen.

Das Greisenalter, dessen Eintritt nicht an eine bestimmte Altersstufe gebunden ist, geht mit einer Herabsetzung des gesamten Oxydationsprozesses einher. Dem paßt sich wohl die Wärmeangabe an, und zwar durch Verminderung der Wärmeleitung und Wärmestrahlung und durch Beschränkung der Wasserverdampfung von der trockenen Haut; ursächlich ist wohl die Einschränkung der Wärmebildung das erste und die Verringerung der Abgabe das zweite; dazu nimmt HENSEN[2] Stellung und vertritt eine Theorie, die ebenfalls auf eine Permeabilitätsstörung hinweist: Das fortschreitende Altern des Organismus soll auf einer *unvollkommenen Entfernung der Stoffwechselschlacken aus der Zelle beruhen;* er stellt sich vor, daß diese Schlacken sich infolge mangelnder Diffusion und Oxydation besonders in der Nähe des Kernes anlagern und an dessen chromatischen Teilen haftenbleiben. Sicherlich schreitet der Altersprozeß sehr langsam vor sich, so daß es schwerfällt, dieser Frage eventuell auf experimentellem Wege oder gar im akuten Versuch näherzukommen. Immerhin glaube ich mit der *Möglichkeit einer gestörten Permeabilität im alternden Organismus rechnen zu können*, besonders wenn man auch folgende Erscheinungen im Auge behält.

Ein ziemlich verläßliches Kriterium des alternden Gewebes stellt die *Pigmentmetamorphose* vor; viele Pathologen denken hier an eine Anhäufung von Abnutzungspigmenten in der alternden Zelle. Unwillkürlich wird man bei der Betrachtung von intrazellulären Pigmentansammlungen auch an die *vitale Zellfärbung* erinnert. Zunächst stand man unter dem Eindruck der *Overtonschen Theorie* und glaubte die Farbstoffaufnahme ausschließlich von der Lipoidlöslichkeit abhängig machen zu können; aber die überzeugtesten Physikochemiker mußten schließlich doch zugeben, *daß es sich auch hier um einen aktiven Prozeß handelt, der weitgehend von der Lebenstätigkeit der Zelle abhängt*. Insofern hat man wesentlich zu unterscheiden, ob der Farbstoff von einer lebenden oder toten bzw. kranken Zelle aufgenommen wird; *fast gewinnt man den Eindruck, daß nur die tote bzw. geschädigte Zelle Farbstoffe in sich aufnimmt*, die gesunde Zelle dagegen Farbstoffe ablehnt; in dem Sinne sind mehrere Beobachtungen von MÖLLENDORF[3] sehr beachtenswert. Im Auge eines erwachsenen Tieres speichert nur der retikuloendotheliale Apparat Trypanblau, während im eben zur Welt gekommenen

---

[1] RÖSSLE: Wachstum und Altern. München. 1932.
[2] HENSEN: Wissenschaftliche Meeresuntersuchungen 16. Kiel. 1914.
[3] MÖLLENDORF: Z. Zellenlehre 1, 445 (1924); 2, 129 (1925).

Organismus alle Gewebe Farbstoff in sich aufnehmen; der neugeborene Organismus kann nicht mit dem erwachsenen gleichgestellt werden, denn er ist anscheinend erst auf der Höhe seines Lebens mit all den Kräften ausgestattet, die ihn gegen eindringende Fremdkörper völlig widerstandsfähig machen — denn schließlich sind doch injizierte Farbstoffe Fremdkörper; was liegt näher, als auch hier das Prinzip der gerichteten Permeabilität heranzuziehen, zumal eine gesunde Zelle Auswahl treffen kann zwischen dem, was ihr zusagt, und dem, was ihr gefährlich erscheint und daher den Eintritt verweigert.

Tabelle 44.

Substanzen	Niere	Leber	Milz	Psoasmuskel	Herz	Durchschnitt
Wasser	+ 2,6	+ 1,7	+ 2,8	+ 0,8	— 1,4	÷ 2
Chlor	+ 2	+ 18	+ 12	+ 56	+ 2,5	÷ 23
Basen	+ 3	+ 12	+ 4	+ 6	+ 7	÷ 7
Natrium	+ 5	+ 15	+ 21	+ 62	+ 0,3	÷ 20
Kalzium	+ 60	+ 4	+ 14	+ 33	+ 31	÷ 28
Kalium	— 19	+ 6	— 13	— 7	— 9	— 12
Magnesium	— 9	+ 17	— 10	— 11	— 2,5	— 8
Phosphor	— 13	— 0,1	— 8	— 12	— 2	— 9
Stickstoff	— 9	+ 8,5	— 13	— 3	— 4	— 7
Asche................	— 11	+ 1	— 8	— 1	0	— 5

In diesem Zusammenhang sind auch Mineralanalysen von SIMMS und STOLMANN[1] zu erwähnen; sie vergleichen den Wassergehalt, Totalbasen, Natrium, Kalium, Kalzium, Magnesium, Phosphor und Chloride bei Personen zwischen 30 und 40 Jahren gegenüber den Werten, die bei alten Personen — zwischen 70 und 80 Jahren — erhoben wurden. Wenn man, dem Beispiele der beiden Autoren folgend, den Mineral-, Wasser- und Aschenbestand der Fälle zwischen 30 und 40 Jahren als normal bezeichnet und alle Schwankungen, die sich entweder nach oben oder nach unten im hohen Alter ergeben, mit Plus oder Minus bezeichnet, findet man folgende Werte (sie sind in Prozenten berechnet) (Tab. 44). *Man erkennt, daß besonders die Kalzium-,* Natrium- und Chlorwerte im alternden Gewebe zunehmen, während das Edelerz Kalium (eine Ausnahme macht nur die Leber) überall aus dem Gewebe auswandert. Mein Mitarbeiter RISSEL[2] hat sich für den Mineralbestand im neugeborenen Organismus interessiert; er hat die Kalium- und Natriumwerte des Säuglings mit denen des Erwachsenen verglichen; je mehr sich das Individuum dem vollen Mannesalter nähert, desto stärker nimmt das Natrium ab, während die Kaliumwerte sich ziemlich auf gleicher Höhe halten, besonders gilt dies vom Gehirn. Im Säuglingsorganismus hat anscheinend die gerichtete Permeabilität der Zellen noch nicht jenen Höhepunkt erreicht, der einen maximalen Kalium-Natrium-Antagonismus zwischen Blut und Gewebe gestattet (vgl. Abb. 90); Osmose und Diffusion als „rohe Kräfte" überwiegen noch gegenüber der gerichteten Permeabilität, die sonst das Charakteristikum des normalen und erwachsenen Zellstaates darstellt.

Daß die Farbstoffaufnahme von verschiedenen Faktoren abhängt, lehrt auch

---

[1] SIMMS und STOLMANN: Sci. (N. Y.) **86**, 269 (1937).
[2] RISSEL: Klin. Wschr. **1940**, 953.

folgende Versuchsanordnung: Füttert man säugende Mäuse mit Trypanblau oder Tusche, so findet man die Darmepithelien intensiv gefärbt; dieses Bild ändert sich, wenn die Tiere älter als 14 Tage geworden sind und normale Nahrung erhalten. Die Anfärbbarkeit mit Trypanblau nimmt trotz reichlichster Zufuhr von Tag zu Tag ab; nach MÖLLENDORF, der das zuerst beobachtete, rührt dieses eigentümliche Verhalten davon her, daß *die lumenwärts gerichtete Epithelgrenze mit dem Alter der Tiere wählerisch und insofern undurchlässiger* wird. Die infantile Permeabilität ist im Dienste der Funktion gegenüber der „Norm" des späteren Lebens nachgiebiger. Im Prinzip gilt ähnliches — wie bereits erwähnt wurde — auch vom Auge des Neugeborenen; unmittelbar nach der Geburt nimmt der Bulbus noch Trypanblau an; im späteren Leben wehrt sich der Bulbus gegen diesen „Fremdkörper".

Die pflanzliche Zelle besitzt gegenüber Farbstoffen ebenfalls eine „gerichtete Permeabilität", denn auch sie läßt sich durch hochdisperse Säurefarbstoffe nicht beliebig anfärben, selbst wenn die Zelle 24 Stunden und mehr in einer Farbstofflösung gelegen ist. Wohl aber kann der Farbstoff eindringen, sobald die Pflanzenzelle krank oder gar tot ist; darauf hat schon vor vielen Jahren DE VRIES[1] hingewiesen; dieses eigentümliche Verhalten der Pflanzen glauben viele Botaniker auf Koagulationsvorgänge innerhalb der kolloidalen Plasmahaut beziehen zu müssen. In gleichem Sinne lassen sich auch Beobachtungen deuten, die man unter dem Schlagwort — *Wegnarkotisieren der gerichteten Permeabilität* — zusammenfaßt; durch Zusatz von Narkotika läßt sich nämlich die Aufnahmefähigkeit für Farbstoffe ändern. Es ergeben sich dabei Unterschiede, je nachdem, ob man das Narkotikum in kleinen oder größeren Mengen zusetzt; geringe Mengen steigern die Permeabilität, während größere sie hemmen; das war der Anlaß, hier von einem Exzitations- und einem Lähmungszustand zu sprechen.

HÖBER[2] entwickelte im Anschluß an diese und ähnliche Beobachtungen eine neue Theorie der Narkose. Mit eindeutigen Methoden konnte er an den verschiedensten Organen eine Abhängigkeit der Permeabilität von dem Einflusse der Narkotika zeigen; er glaubt daher von den alten Erklärungsversuchen, z. B. von der Verwornschen[3] Erstickungstheorie, Abstand nehmen zu müssen und an dessen Stelle Änderungen der Zellpermeabilität in den Vordergrund zu rücken; so entstand *die bekannte Permeabilitätstheorie von* HÖBER. Besteht diese Annahme zu Recht, dann müßte man bei der Narkose, die bekanntlich ihrem Wesen nach einem reversiblen Prozeß entspricht, sowohl mit einer reversiblen Erniedrigung als auch mit einer irreversiblen Erhöhung der Permeabilität rechnen. *Ich persönlich sehe in den unterschiedlichen Narkoticis Substanzen, die die normale Permeabilität der Zellen beeinträchtigen, wobei die Lipoidhaltigkeit der unterschiedlichen Elemente, vor allem der Ganglienzellen, zu berücksichtigen ist.*

Die geschädigte bzw. tote Zelle zeigt somit eine ganz andere Reaktion gegenüber den sie umspülenden Farbstoffen, dagegen weist die gesunde Zelle entsprechend ihrer gerichteten Permeabilität Farbstoffe, die ihr für die Lebenstätigkeit nicht zuträglich erscheinen, zurück; ganz anders die kranke oder gar absterbende Zelle, die ihre normale Permeabilität verloren hat und sich daher gegen rein osmotische Vorgänge nicht mehr

---

[1] DE VRIES: Jb. wiss. Bot. **14**, 127 (1884).
[2] HÖBER: Pflügers Arch. **166**, 593 (1917).
[3] VERWORN: Dtsch. med. Wschr. **1909**, Nr. 37.

zu schützen vermag; überträgt man diese Erfahrungen auf die menschliche Pathologie, so könnte man annehmen, daß Pigmenteinlagerung in Bindegewebe, Epithel oder Ganglienzelle als Ausdruck einer krankhaften Beschaffenheit anzusehen wäre; besonders schön ist dies im Verlaufe des Ikterus zu beobachten. Anscheinend sind es weniger abgestorbene oder nicht mehr lebensfähige Zellen, in denen sich mikroskopisch Gallenfarbstoffkörnchen anhäufen, sondern kranke; so haben wir auch den Kernikterus beim Ikterus neonatorum gedeutet; bestimmte Gehirnkerne erweisen sich bei der Sektion intensiv ikterisch verfärbt; wahrscheinlich handelt es sich dabei um noch nicht vollentwickelte Gehirnpartien, die sich mit Gallenfarbstoff leichter imbibieren. In gleicher Weise ist auch die ikterische Verfärbung von Tränen, Kammerwasser und Liquor zu deuten. Nur wenn sich im Bereiche des Auges ein akut entzündlicher Prozeß abspielt, der anscheinend das benachbarte Kapillarsystem in Mitleidenschaft zieht, ist die Träne oder das Kammerwasser ikterisch verfärbt; ebenso ist der Liquor nur dann gallenfarbstoffhaltig, wenn sich zur Gelbsucht ein entzündlicher Prozeß im Bereiche der Blut-Liquor-Schranke hinzugesellt, also z. B. eine Meningitis. Findet sich daher an manchen Stellen des Gehirnes eine besonders ikterische Verfärbung, die auch länger anhält, dann kann diese Erscheinung vielleicht dahin gedeutet werden, daß diese betreffende Partie einiges von ihrer normalen Permeabilität eingebüßt hat und dementsprechend Farbstoffe stärker aufnimmt, aber auch weniger rasch abgibt. Vielleicht hängt damit auch die Tatsache zusammen, daß der mit einem Ikterus katarrhalis behaftete Patient das gelbliche Kolorit seiner Haut viel länger zurückhält, als wenn es sich um einen mechanischen Ikterus handelt, bei dem nach Beseitigung des Hindernisses die Gelbsucht rasch abklingt. Ich kann mir das nur so erklären, daß ähnlich wie bei Nierenkrankheiten auch die Leberparenchymerkrankung mit einer Hautschädigung einhergeht; die entsprechenden Partien inkrustieren sich beim Ikterus katarrhalis mit Bilirubin ganz anders, als wenn die Kutis keinen Schaden davongetragen hat; das so oft zu beobachtende Mißverhältnis zwischen Bilirubingehalt im Serum und der Farbstoffausscheidung durch den Harn hängt sicherlich auch damit zusammen.

Hält man sich zunächst nur an die Neigung des alternden Gewebes, Pigment in sich aufzunehmen, so erscheint es doch sehr wahrscheinlich, daß sich auch bei anderen Altersvorgängen Permeabilitätsstörungen bemerkbar machen. In dem Sinne kann man sich vielleicht vorstellen, daß alles, *was für das Pigment Geltung hat, im übertragenen Sinne auch für den Kalk angenommen werden muß;* der alternde, aber auch der kranke Organismus wird kalkreicher, was man gelegentlich auch morphologisch verfolgen kann. In der gesunden Zelle finden sich bekanntlich nur Spuren an Kalk, ganz anders verhält sich die kranke oder absterbende Zelle; die erhöhte Kalkabgabe aus dem alternden aber auch kranken und inaktiven Knochen dürfte dabei einen begünstigenden Einfluß haben. Da Kalk und Natrium untereinander eine gewisse Verwandtschaft erkennen lassen, wird man überall in den Geweben, die zu Krankheiten neigen, beide nebeneinander vermehrt finden; mit einem atypischen Diffundieren des Kalkes ist dabei ebenso zu rechnen, wie wir es bereits für das Natrium zahlenmäßig erfaßt haben. Dabei wird man an das merkwürdige Verhalten der Alge Valonia erinnert, die sich mit Kalk und Natrium absättigt, wenn ihre Membran eine Schädigung erfahren hat, während sie normalerweise selektiv nur Kalium speichert. Die

Ähnlichkeit besteht meines Erachtens auch darin, daß die alternde Zelle, ähnlich wie das kranke Gewebe, Kalk aufnimmt und dafür Kalium abgibt. Das Umgekehrte spielt sich anscheinend im senilen Knochen ab; während der gesunde und vor allem jugendliche Knochen Kalk und Phosphor an sich reißt, hat das alternde Knochengewebe die Fähigkeit verloren, Kalk und Phosphor in erhöhtem Maße zu binden; es erscheint verlockend, bei all diesen Vorgängen Störungen der Permeabilität in Erwägung zu ziehen.

Der *Altersprozeß* schreitet ganz langsam vor; es bereitet daher Schwierigkeiten, sich über eventuell chemisch faßbare Veränderungen im *akuten* Experiment ein quantitatives Urteil zu bilden; die Schwierigkeit liegt auch in der Gewinnung eines geeigneten Materials, speziell menschlicher Herkunft, denn die Gewebe, die uns eventuell die pathologische Anatomie zur Verfügung stellt, sind, wie BÜRGER ganz richtig sagt, nicht „rein"; der alte Mensch stirbt meist an komplizierenden Krankheiten, die als solche schon den Gewebsveränderungen ihren eigenen Stempel aufdrücken. Deswegen hat sich auch BÜRGER[1] bei seinen Altersuntersuchungen Gewebe ausgesucht, die schon an und für sich einen langsamen, trägen Stoffwechsel zeigen und die den Zufälligkeiten der zum Tode führenden Erkrankungen und der mit diesen verbundenen Alteration des Stoffwechsels weniger ausgesetzt sind; er spricht hier von *bradytropen Geweben* und meint damit vor allem *die Aorta, den Knorpel, die Hornhaut, die Linse, also alles Gewebe, die nur eine spärliche oder fast gar keine Kapillarversorgung besitzen.* Die Bedeutung der Gefäße für die Altersforschung hat man schon frühzeitig erkannt; der Ausspruch, daß der Mensch so alt sei, wie seine Gefäße beschaffen sind, beansprucht insofern volle Beachtung, als tatsächlich unsere Gefäße im Alter länger, weiter und dicker werden, wobei man allerdings nie vergessen darf, daß sich überstandene Krankheiten oder Erregungen ebenfalls schädigend auf die Gefäßwandung auswirken.

Im folgenden habe ich den Versuch unternommen, auch die Arteriosklerose im Rahmen der Permeabilitätspathologie zur Sprache zu bringen, obwohl ich mir darüber völlig im klaren bin, daß *die Arteriosklerose nicht ausschließlich als eine Alterserscheinung hingestellt werden darf.* Wenn ich Permeabilitätsstörungen besonders berücksichtige, so befinde ich mich da in guter Gesellschaft, denn niemand anderer als VIRCHOW[2] hat sich in dem Sinne bereits vor vielen Jahren (1856) klar darüber ausgesprochen; er sieht als erste Veränderung eine „gewisse Lockerung der bindegewebigen Grundsubstanz", aus welcher die innere Arterienhaut zum größten Teil besteht; „diese Aufquellung der Grundsubstanz, von der ich (VIRCHOW), wie schon erwähnt, schließen zu müssen glaube, daß sie zu einem erheblichen Teil einer vermehrten Imbibition flüssiger Bestandteile des vorüberströmenden Blutes zugeschrieben werden muß, erkennt man auch mikroskopisch durch größere Breite und Homogenität der Bindegewebsspalten; bald haben diese Quellungsherde eine auch makroskopisch erkennbare, mehr gallertartige, bald eine mehr knorpelige Beschaffenheit; gleichzeitig mit dieser Verdickung und Umwandlung der Grundsubstanz gehen auch die Bindegewebskörperchen der inneren Haut Veränderungen ein; sie vergrößern sich nach allen Dimensionen,

---

[1] BÜRGER: Z. exper. Med. **55**, 287 (1927); **58**, 710 (1928); **61**, 465 (1928).
[2] VIRCHOW: Wien. med. Wschr. **1856**; Gesamt.Abh. zur wiss. Med. **1856**, 458.

teilen sich und bilden herdförmige Wucherungen; auf diese Weise — so schließt VIRCHOW — gewinnt daher der Prozeß einen eigentümlichen aktiven Charakter, wie wir ihn für entzündliche Prozesse im allgemeinen in Anspruch genommen haben".

VIRCHOW faßte somit den Vorgang, welcher zur atheromatösen Degeneration der Gefäßwand führt, als einen Entzündungsprozeß auf, der in den äußeren Schichten der Intima einsetzt. ASCHOFF[1] hat in seinem großen Referat über Arteriosklerose diese Worte von VIRCHOW auch an die Spitze seiner Betrachtungen gestellt und folgendes gesagt: „Sehen wir von diesem letzten, noch später zu besprechenden Punkte ab, *so stellt sich also nach* VIRCHOW *der ganze atheromatöse Prozeß als eine primäre, auf Eindringen von Blutplasma beruhende Lockerung der Intimaschichten dar, die von einer Wucherung der Intimazellen und einer stärkeren Vaskularisation der Media, d. h. einem aktiven Prozeß begleitet oder gefolgt wird, und an welche sich eine fettige Metamorphose der verschiedensten Schichten als rein passiver Vorgang anschließen kann.*"

Schließlich möchte ich noch folgenden Satz aus dem Aschoffschen Referat zitiert wissen: „Was mir aber das Wichtigste zu sein scheint, ist VIRCHOWS klarer Hinweis darauf, daß die in der Intima sich abspielenden Veränderungen im wesentlichen hervorgerufen werden *durch ein Eindringen von Blutplasma.*" In dem Sinne spricht ASCHOFF auch von der *Virchowschen Imbibitionstheorie der Arteriosklerose,* bzw. der Atherose oder Atheromatose, die der Sklerose vorangeht.

Selbstverständlich beanspruchen experimentelle Befunde stets nur den Wert eines Modellversuches, immerhin sind sie aber geeignet, unseren Blick in gewisse Richtungen zu lenken; so ist es auch mit den Gefäßveränderungen, die wir im Anschluß an eine Histaminvergiftung oder nach Darreichung entsprechender Allylformiatdosen beobachten konnten; die großen Gefäße nehmen an Wanddicke zu, weil Plasma aus den Blutbahnen durch das Endothel in die Intima und in Teile der Media eingedrungen ist.

Besonders effektvoll gestaltet sich der Plasmaaustritt bei der Verbrennung; dabei braucht im Bereiche der Intimaendothelien mikroskopisch nichts Besonderes in Erscheinung zu treten; vielleicht ist es angebracht, in diesem Zusammenhang auch einen Satz aus der allgemeinen Pathologie von COHNHEIM zu zitieren (2. Aufl., Bd. 2, S. 235): „*Wenn sie einer Endothelzelle, ja selbst einer ganzen Kapillare nicht einmal ansehen können, ob sie lebendig oder tot ist, wie, so frage ich, wollen sie es riskieren, bloß aus dem optischen Verhalten über die physiologische Beschaffenheit eines Gefäßes abzuurteilen? Wie wollen sie durch die mikroskopische Prüfung etwaige chemische oder physikalische, sozusagen molekulare Abweichungen von der Norm ausschließen?*"

Das, was sich beim Studium der Albuminurie ins Gewebe z. B. der Leber aufdrängt, ist die Frage, was geschieht mit dem in die Gewebe übergetretenen Plasma; der Leber stehen verschiedene Möglichkeiten zur Verfügung, wie verhält sich aber ein so zellarmes Gefüge, wie z. B. die Aortenwand; wie beantwortet in diesem Falle der Organismus die Plasmaimbibition? Ich kann mir vorstellen, daß ein geringer Grad von Plasmaexsudation ohne bleibender Veränderung wieder restlos verschwindet. Hier hat auch der Kliniker das Recht mitzusprechen,

---

[1] ASCHOFF: Kongr.zbl. inn. Med. **1939**, 27; Med. Klin. **1930**, Beih. 1.

besonders wenn man auf die Beschaffenheit der Gefäße im Verlaufe eines schweren Infektes (z. B. einer Pneumonie) achtet; selbst bei jugendlichen Personen wird die Radialis von Tag zu Tag deutlicher fühlbar, weil sich ihre Wandung verdickt. Hat man Gelegenheit, diese Gefäße auch histologisch zu untersuchen, so ergeben sich Veränderungen, wie sie kaum schöner bei einer Verbrennung zu sehen sind, und doch können solche dickwandige Gefäße im weiteren Verlaufe wieder einer normalen Beschaffenheit Platz machen, was wohl kaum anders gedeutet werden kann, als daß das in die Gefäßwand übergetretene Eiweiß wieder verschwindet; wie oft muß man es aber auch miterleben, daß die Verdickung bleibt. Das in die Intima eingedrungene Plasmaeiweiß bedingt Ernährungsstörungen, die sogar zur Atrophie der betreffenden Partien Anlaß geben; diese Störung erfaßt selten das gesamte Gefäßlumen, *sondern führt zumeist nur zu einem lokalen Schaden, der im eröffneten Gefäß als polsterartige oder beetartige Erhabenheit leicht zu erkennen ist.* An Stelle der serösen Durchtränkung kann es im weiteren Verlauf zu einer Ablagerung von Fett kommen; das Fett findet sich zunächst in der Grundsubstanz noch als feinste staubförmige Ablagerung, später sieht man in den Bindegewebszellen kleinere Fetttropfen; diese Fettansammlung kann beträchtliche Grade erreichen und auf diese Weise schließlich zur Usur der Gefäßinnenschichten führen (Atherombildung).

Immerhin bemüht sich der Organismus, auch hier den angerichteten Schaden im Sinne einer reaktiven Entzündung wiedergutzumachen, denn allmählich entwickelt sich auf dem Boden der ehemaligen Fettablagerung eine Bindegewebsschicht, die einer Neubildung elastisch-bindegewebiger Lamellen entspricht; man hat hier von einer Art Ausheilung gesprochen. Nichtsdestoweniger kommt es in den Fettdepots auch zu einer Kalkeinlagerung; *die atheromatöse Ablagerung kann auf diesem Umwege zur Schlagaderverkalkung werden.*

Hand in Hand mit diesen Geschehnissen kann es auch zu einer fortschreitenden Verflüssigung der Grundsubstanz kommen, wodurch neuer Boden für die Fettablagerung und in weiterer Folge auch für Kalk geschaffen wird. Es hängt dann ganz vom Tempo der Fett- und Kalkeinlagerung einerseits und den Abwehrmaßnahmen anderseits ab, welcher Vorgang den Sieg davonträgt, wobei sicher auch die Art und Weise der ursprünglichen Schädigung (neue Infekte) und die regenerativ kompensatorische Hyperplasie der Gefäßwand berücksichtigt werden muß; für den Ausgang des arteriosklerotischen Gefäßprozesses ist es auch nicht gleichgültig, ob die ursprüngliche Läsion auf einer Erkrankung, Vergiftung oder auf den synäretischen Vorgang des alternden Gewebes zurückzuführen ist.

Grundlegend für das Verständnis der im Rahmen der atheromatösen Gefäßerkrankungen sich abspielenden Vorgänge ist jedenfalls die Erkenntnis, *daß die kapillarfreie Innenschicht der größeren Gefäße in ähnlicher Weise von einer „Entzündung" erfaßt werden kann wie der Bindegewebsapparat z. B. im Verlaufe eines Rheumatismus.* Ob das Primäre einer solchen Läsion eine allgemeine Infektion oder eine chronische Intoxikation ist, läßt sich schwer abschätzen, jedenfalls können beide Schäden zu Permeabilitätsstörungen der Intima führen; weil sowohl bei Krankheiten als auch bei Intoxikationen das Endothel seinen schützenden Einfluß verliert und so Plasmaeiweiß in das Gewebe der Gefäße eindringen läßt. Wahrscheinlich kann eine solche Intimaläsion auch das Alter selbst bedingen, wobei man sich allerdings stets vor Augen halten muß, daß es weniger das Alter ist, das zur Arteriosklerose führt, sondern die in einem langen Leben überstandenen Krankheiten bzw. Intoxikationen sind.

In diesem Zusammenhang sind auch Untersuchungen von STEINMANN und SCHÖNHOLZER[1] zu erwähnen; sie haben sich mit dem Eiweißaufbau der Aorta beschäftigt; an Hand einer Fällungsmethode, die eine Unterscheidung der einzelnen Eiweißkörper der Aorta ermöglicht, finden sie mit fortschreitendem Alter eine deutliche Vermehrung des Globulingehaltes der Aorta; nach ihrer Ansicht *hängt dies mit dem im Alter auftretenden Sklerosierungsprozeß zusammen.*

BÜRGER hat als bradytropes Organ fortlaufend den Rippenknorpel und die Cornea untersucht; zunächst stellt er im Alter eine Cholesterinzunahme und eine Vermehrung des Kalkes vor allem im Rippenknorpel fest; dasselbe findet sich auch in der alternden Linse; so kann der Cholesteringehalt der untersuchten Linse beim neugeborenen Kalb z. B. von 40 mg-% bis auf 222 mg-% beim 15jährigen Rind ansteigen; der Aschegehalt der gesunden Linse beschränkt sich auf Spuren; im Alter ergibt sich kaum eine Änderung. Auch die Tiercornea macht hier keine Ausnahme; damit ergeben sich auch Hinweise zur Deutung des Arcus senilis; histologisch findet sich eine Lipoideinlagerung, die wahrscheinlich auf Cholesterin zu beziehen ist. Eine Ausnahme bezüglich des Cholesteringehaltes macht nur die Haut, die im Alter keine Cholesterinvermehrung erkennen läßt, im Gegenteil eher eine Abnahme; BÜRGER ist geneigt, dies auf einen mit fortschreitendem Alter einhergehenden Schwund der drüsigen Elemente zu beziehen.

Interessant sind Untersuchungen von MEDVEDEA;[2] er studiert die Altersveränderungen innerhalb der großen Parenchymorgane; mit zunehmendem Alter, z. B. von Ratten und Kaninchen, kommt es nicht nur zu einer Speicherung von Stickstoffsubstanzen, sondern auch zu einer deutlichen Veränderung der Proteinzusammensetzung; im Lebergewebe der jungen Ratte sind die gesamten N-Substanzen zu 90% als lösliche Proteinsubstanzen vorhanden; bei älteren Tieren zu 99%, aber bei alten Ratten nur zu 82%. Als weiteres Merkmal des senilen Organismus wurde auch eine abnehmende Hydrophilie der Gewebskolloide sichergestellt.

Für den, der sich in das Wesen der gerichteten Permeabilität vertieft, wird es keine Schwierigkeiten bereiten, auch hier wieder das alte Prinzip zu erkennen; die gerichtete Permeabilität der Cornea, Linse oder des Knorpels eines alten Individuums hat ihre Wertigkeit eingebüßt und bietet damit osmotischen Vorgängen eher die Möglichkeit, sich an den verschiedensten Stellen Geltung zu verschaffen; alles, was sich in der umgebenden Flüssigkeit im Überfluß befindet, kann in das Gewebe eindringen und hier dauernde Schäden anrichten.

Ganz abgesehen von diesen Veränderungen, wird das alternde Gewebe auch wasserärmer und stickstoffreicher, was wohl nur so gedeutet werden kann, daß die Eiweißkonzentration zunimmt; mit diesem Eintrocknungsprozeß sind eine Reihe sekundärer Veränderungen verknüpft, die vermutlich die *Eukolloidalität des Protoplasmaeiweißes* anrichten; wir kommen damit auf eine Frage zu sprechen, die eine rein physikalisch-chemische Beantwortung erheischt; so kann ich als bekannt voraussetzen, daß Kolloide im Gegensatz zu den in ihren physikalischen Eigen-

---

[1] STEINMANN und SCHÖNHOLZER: Arch. Klin. Med. **186**, 71, 90, 337 (1940); **187**, 33, 329 (1940).

[2] MEDVEDEA: Acta med. URSS. **2**, 541 (1939).

schaften stabilen Kristalloiden mit der Zeit Veränderungen erfahren, die man von jeher als „Altern" bezeichnet hat. *In ursprünglich stark disperser Lösung lagern sich die Teilchen enger zusammen und vereinigen sich unter Wasserabgabe (Dehydratisierung) zu größeren Komplexen.* Verdunstung kommt dabei nicht in Frage, denn der Vorgang der Dehydratisierung und das Festerwerden des Eiweißes kann auch erfolgen, wenn man z. B. eine Gelatingallerte in ein zugeschmolzenes Glasrohr füllt, also Wasser gar nicht verdunsten kann. Die wesentliche Veränderung, die solche alternde Systeme erfahren, ist also einerseits *Entmischung* (Dispersitätsverminderung), anderseits *Aufteilung* des Dispersitätsmittels; dieses Phänomen hat bereits GRAHAM gekannt und hier von einer „Synäresis" gesprochen.

Zuerst hat MARINESCO[1] die Vermutung geäußert, daß die senilen Zellveränderungen auf einer *Alterung* der Kolloide beruhen; BRAUMÜHL[2] hat dann diesen Gedanken aufgegriffen und versucht, die senilen und präsenilen Veränderungen des Gehirnes mit synäretischen Vorgängen in Einklang zu bringen. So deutet er vor allem die *senilen Plaques*, wie sie REDLICH[3] im alternden Gehirn zuerst beschrieben hat; in ähnlicher Weise glaubt nun BRAUMÜHL auch die von ALZHEIMER[4] entdeckten und nach ihm benannten Neurofibrillenveränderungen deuten zu müssen. Selbst die Ganglienzellen können gelegentlich der Schauplatz solcher synäretischer Vorgänge werden; er erinnert vor allem an die nach ALZHEIMER benannte „granulo-vakuoläre Zellentartung".

Der synäretische Prozeß kann, physikalisch-chemisch betrachtet, durch Quellung wieder behoben werden; Quellung und Synärese stellen somit entgegengesetzt wirkende Kräfte vor; es ist aber im einzelnen Fall nicht zu übersehen, warum sich der synäretische Vorgang einmal reversibel gestaltet, während er ein andermal zu einem bleibenden wird; man spricht dann von einer *Hysterese* und will damit zum Ausdruck bringen, daß der ursprüngliche kolloidale Zustand nicht mehr völlig erreicht wird, sich also nicht mehr reversibel gestaltet.

In dem Maße, als ein alterndes Kolloid seine Beschaffenheit durch Synärese ändert, ändern sich auch seine physikalischen Eigenschaften; SCHADE[5] hat sich damit intensiv beschäftigt und folgendes im senilen Gewebe feststellen können: Abnahme der Wasserbindung, Zunahme der Härte, Abnahme der Elastizität, Abnahme der Bruch- und Reißfestigkeit, Abnahme der Durchsichtigkeit, Abnahme der Quellbarkeit, Abnahme der Diffusionsdurchlässigkeit und Veränderung der Färbbarkeit; das sind alles Eigenschaften, die auch einem alternden Eiweiß zukommen sollen.

Je inniger sich eine morphologische Analyse mit einer physikalisch-chemischen Betrachtungsweise verbindet, um so gesicherter sind wir vor unkritischem Denken bewahrt; in dem Sinne sind auch einige Tatsachen beachtenswert, die uns von der Morphologie her bekannt sind.

Eine charakteristische Erscheinung der alternden Aorta ist *die Erweiterung (senile Ektasie);* das Gefäßrohr wird dabei nicht nur im Querdurchmesser,

---

[1] MARINESCO: C. r. Soc. Biol. **1913,** 65.
[2] BRAUMÜHL: Klin. Wschr. **1934,** 897, 937.
[3] REDLICH: Zbl. Psychiatr. 17, 208 (1898).
[4] ALZHEIMER: Zbl. Neurol. 4, 356 (1911).
[5] SCHADE: Molekularpathologie. 1935; Jkurse ärztl. Fortbild. März 1923.

sondern auch im Längsdurchmesser überstreckt. Aschoff[1] demonstrierte in seinen Vorlesungen den Antagonismus einer jugendlichen und einer senilen Aorta in folgender Weise: Löst man die Aorta von der Wirbelsäule so weit los, daß sie nur mehr am oberen und unteren Ende fixiert ist, und schneidet sie in der Mitte durch, so weicht die jugendliche Aorta mehrere Zentimeter weit mit den Schnitt-rändern auseinander; der beste Beweis für die hier vorhandene Längsspannung. Wiederholt man dasselbe Experiment bei einem 60—70jährigen, so rücken die Ränder gar nicht oder nur sehr wenig auseinander; *die ursprüngliche Spannung der Aorta ist also im Laufe des Lebens völlig verlorengegangen.* Umgekehrt zeigt sich eine erhebliche Zunahme des elastischen Widerstandes im höheren Alter; *während man die herausgeschnittene Aorta eines 30jährigen mit Leichtigkeit viele Zenti-meter durch Zug dehnen kann, ist dies bei der Aorta eines 60—70jährigen fast nicht mehr möglich.* Wenn man sich vor Augen hält, daß die Dehnbarkeit eines Gefäßes, ganz abgesehen von anderen Faktoren, auch vom Gehalt an Bindegewebsfasern und die Elastizität von der Güte der elastischen Fasern abhängig ist, dann er-scheint uns auch folgender Befund beachtenswert: *Die jugendliche Aorta mit ihrer großen Elastizität und Dehnbarkeit ist reich an elastischen Fasern und glatten Muskelelementen;* sobald es aber zum Abschluß des Körperwachstums gekommen ist, setzt eine Periode ein, die dadurch gekennzeichnet ist, daß elastisches Ge-webe nicht mehr neugebildet wird; *neu bildet sich nur Bindegewebe;* um das 40. Lebensjahr geht die mittlere Periode nach Aschoff in das *dritte Stadium (absteigende Periode)* über, *wobei die Intima dicker wird, aber nicht durch Neu-bildung von elastischen Fasern, sondern nur durch Verstärkung der Binde-gewebselemente.*

Schließlich wäre noch die Beschaffenheit der glatten Muskulatur zu berück-sichtigen; der Grad der Dehnbarkeit und Elastizität ist auch eine Funktion des Kontraktionszustandes; die kontrahierte Arterie ist elastischer, dagegen ein Gefäß mit gelähmter Muskulatur dehnbarer. Auch der Kontraktionszustand wird im Senium schlechter, *so daß Abnahme der Dehnbarkeit, der Elastizität und der Kontraktilität als Charakteristika der alternden Aorta anzusehen sind.*

Ich stütze mich gern auf experimentelle Modellversuche — so auch hier: In dem Sinne erscheint es doch sehr interessant, *daß auch auf der Höhe eines Histamin-kollapses die Elastizität der Aorta* (gemessen nach dem Verfahren von Brömser bzw. Wetzler) *absinkt;* dasselbe läßt sich auch bei der experimentellen Ver-brühung erkennen. Beide Schädigungen führen zu einem Plasmaübertritt in die Aorta, so daß solche und analoge Schäden, wie sie ja vielfach im Verlaufe der unterschiedlichen Infektionskrankheiten und Intoxikationen vorzukommen pflegen, auf dem Umwege einer Albuminurie ins Gefäßgewebe den arterio-sklerotischen Prozeß einleiten bzw. vorbereiten.

Schade betonte als Ausdruck eines alternden Gewebes auch *eine erhöhte Färbbarkeit.* Folgende Angabe läßt sich in diesem Zusammenhang anführen: Während die elastischen Lamellen der Gefäßwand beim Neugeborenen mit Kresylviolettfärbung keine Reaktion eingehen und daher vollkommen ungefärbt bleiben, zeigen sie mit zunehmendem Alter eine etwa mit 10 Jahren beginnende, Schritt für Schritt intensiver werdende Blaufärbung, die etwa mit dem siebenten

---

[1] Aschoff: Vorträge über Pathologie, S. 6. Jena. 1925.

Dezennium zum tiefen Kobaltblau wird. *Das synäretische Gewebe geht anscheinend mit einer erhöhten Färbbarkeit einher.*

Daß altes und jugendliches Bindegewebe nicht dasselbe sind, sondern daß hier irgendwelche molekulare Veränderungen in Betracht kommen, ergibt sich auch aus Untersuchungen, die wir mit dem Haitingerschen Fluoreszenzverfahren erheben konnten; in Abb. 92 findet sich nebeneinandergestellt die Sehne eines wenige Wochen alten Embryos und eines 15jährigen Knaben; das embryonale Binde-

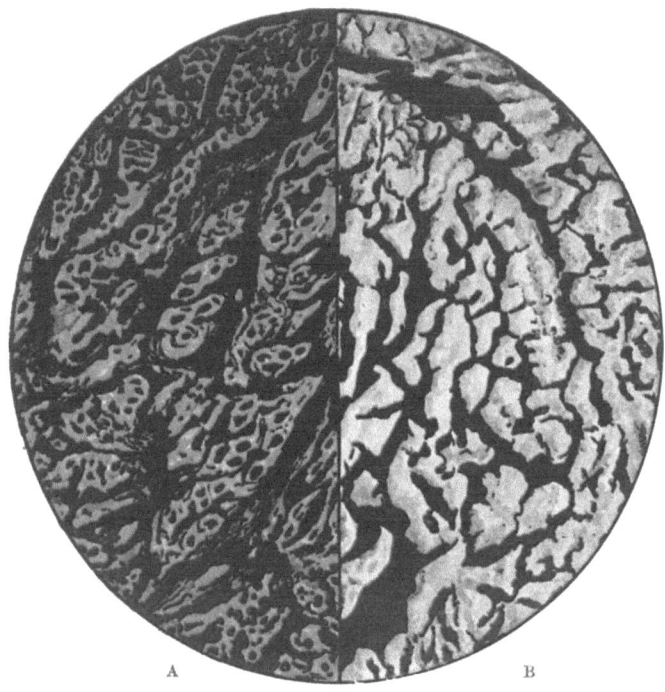

Abb. 92. Schnitt durch die Achillessehne *A* eines 3 Monate alten Embryos, *B* eines erwachsenen Menschen. (Färbung nach HAITINGER mit Methode III.)

gewebe gibt den Farbenton des Plasmaeiweißes, während im höheren Alter Euchrysin mit dem Bindegewebe eine Reaktion eingeht, die im Fluoreszenzlicht grünlichblau aufleuchtet; der Farbenunterschied erscheint noch ausgeprägter, wenn man ganz altes Bindegewebe mit Euchrysin imprägniert. Unter pathologischen Bedingungen ergeben sich zwischen gesundem und erkranktem Bindegewebe ebenfalls gewaltige Unterschiede, doch sind die Untersuchungen noch nicht abgeschlossen und daher nicht spruchreif.

Die Beschaffenheit der Gefäße ist wesentlich auch von dem Verhalten der sogenannten *Grundsubstanz* abhängig; es fragt sich, welchen Einfluß der Altersprozeß darauf nimmt, denn vermutlich handelt es sich auch hier nur um eine Änderung der Eukolloidalität. Die jugendliche Bindegewebszelle schwimmt — um einen Vergleich zu wählen — zunächst wirklich in einer Gewebsflüssigkeit; allmählich verdichtet sich aber die Gewebsflüssigkeit und wird gallertartig; *je dichter*

und fester — ich folge hier den Vorstellungen von HUECK[1] *— aber die Zwischensubstanz wird, um so eher tauchen jetzt Fasern, Bündel und Membranen auf;* schließlich kann die Grundsubstanz an manchen Stellen unseres Körpers sogar zum Knorpel werden; völlig verschwindet die Grundsubstanz auch im Knorpel nicht. Die
gallertige Zwischensubstanz, die den einzelnen festeren Gebilden anhaftet, bildet
daher ein Mittelding zwischen fest und flüssig; ihr kommt eine wichtige mechanische
Funktion zu, indem sie einerseits den mechanischen Zusammenhalt der festen
Bindegewebsfasern sicherstellt, anderseits aber auch für die Möglichkeit einer
geeigneten Verschieblichkeit der einzelnen Fasern untereinander Raum bietet.
Diese gallertartige Zwischensubstanz nimmt festeren Charakter an, sobald sie als
Stützsubstanz in Frage kommt, während sie an Stellen, die der dauernden Bewegung ausgesetzt sind, ihre flüssige Beschaffenheit bewahrt; man hat dieses
Geschehen auch mit einer Pendelbewegung verglichen, indem das Pendel bald
nach rechts, bald nach links ausschlägt. Diese Pendelbewegung kann sich gelegentlich bis zum Krankhaften steigern, indem einmal die Grundsubstanz zu fest
wird und ein andermal weich bleibt oder sich sogar verflüssigt, wo sie sonst fest
bleiben sollte. Im Anfangsstadium des alternden Gewebes dürfte eine *Verflüssigung* in Frage kommen — bei der Atheromatose ist das ganz sicher zu beobachten, denn wir kennen ihre Entstehungsbedingungen —, im vorgeschrittenen
Alter dagegen steht wieder die *Verfestigung* im Vordergrund. Das ist auch der
Vorgang, der an *Synärese* mahnt, nur dürfte eine Reversion das seltene Ergebnis
gegenüber der Hysterese darstellen; *jedenfalls muß bei den Altersveränderungen
der Gefäße auf die Beschaffenheit der Grundsubstanz geachtet werden, denn sie bildet
den Hauptangriffspunkt synäretischen Geschehens;* kennt man dieses Verhalten,
dann wird es auch verständlich, wie schwer es gelegentlich ist, physiologische
und pathologische Vorgänge scharf zu trennen, denn *die Grundsubstanz ist gleichsam das strittige Objekt, an dem sowohl krankhafte Vorgänge als auch das Alter
angreifen.*

Überblickt man das Gesagte vom Permeabilitätsstandpunkt, so scheint vieles
dafür zu sprechen, *daß das Bindegewebe Eiweiß in sich aufnehmen kann. Die
Grundsubstanz scheint dazu besonders befähigt, aber auch die festeren Anteile können
sich daran beteiligen, sobald ihre Grenzschichten geschädigt sind. Der synäretische
Altersprozeß entspricht anscheinend einer Art von Verdichtung des Eiweißmoleküls;
je größer das Molekül, desto derber und unlöslicher, aber auch weniger widerstandsfähig das Gefüge.* Auf die Umwandlung des Plasmaeiweißes in Bindegewebsfasern habe ich in einem früheren Abschnitt verwiesen; das hier Gesagte bildet
nur eine Fortsetzung des oben Dargestellten.

Schließlich noch eine Bemerkung über das *Weicherwerden des alternden
Knochens;* die Alterserweichung, wie sie besonders im Bereiche der Wirbelsäule
zur Beobachtung kommt, beruht auf einer Abnahme der im Laufe der Entwicklung festgewordenen Grundsubstanz. *Der synäretische Prozeß, der in der
Jugend zur Knochenbildung Anlaß gibt, gestaltet sich im Alter reversibel, indem
das verkalkte Zwischengewebe wieder gallertig wird.*

Die Beteiligung des Zwischengewebes tritt auch an einer anderen Stelle des
Skelettes in Erscheinung, es ist dies an den Knorpelfugen, sobald sich eine Spon-

---

[1] HUECK: Morphologische Pathologie, S. 22. 1937.

dylosis deformans hinzugesellt; wird die Wirbelsäule sagittal durchschnitten, so quillt beim jugendlichen Menschen der Gallertkern der Bandscheibe deutlich vor; *je älter der Mensch wird, desto trockener wird dieses „Wasserkissen"*, das bekanntlich dazu da ist, um die Wirbelsäule vor Erschütterungen zu bewahren. Je mehr nun die Bandscheiben ihren gallertigen Charakter im Sinne einer Synärese aufgeben, desto eher kommt es infolge von Traumen zu Einbrüchen der Knorpelplatten, was der Organismus gelegentlich mit Wucherung subchondraler Markräume beantwortet. Man sieht daraus, wie richtig der Standpunkt von HUECK ist, der immer wieder auf die Bedeutung der Grundsubstanz in ihrer Auswirkung auf pathologische Vorgänge aufmerksam macht und in diesem Zusammenhang auch sagt, *daß die Grundsubstanz, die eigentlich fest sein soll, wieder weich wird oder weich bleibt, wenn sie fest werden soll, und umgekehrt, daß die Grundsubstanz unter krankhaften Bedingungen, wenn sie weich bleiben soll, gelegentlich hart wird.*

Vom Permeabilitätsstandpunkt aus betrachtet gestaltet sich das gegenseitige Verhältnis der Grundsubstanz zu den festeren Gebilden des Bindegewebes, vor allem zu den Bindegewebsfasern, ungefähr folgendermaßen: *Bei der Beurteilung der Zellstruktur spielt schon seit jeher die Annahme einer Zellmembran die große Rolle.* Die Existenz einer solchen wurde als selbstverständlich angenommen, denn die Zelle muß doch gegen ihre Umgebung (Gewebsflüssigkeit) irgendwie geschützt sein, doch gibt es auch viele Zellarten, bei denen eine Zellhaut nicht nachweisbar ist. Vielfach wurde auch angenommen, daß die Oberfläche mancher Zellen zwar klebrig und zähe, aber doch flüssig ist; ein solches Verhalten dürfte hauptsächlich den phagozytierenden Elementen, aber auch manchen Bindegewebszellen zugeschrieben werden. Auch reine Physikochemiker rechnen nicht immer mit einer offenkundigen Membran, zumal jedes kolloide Teilchen in dem quellungsfähigen Sol bzw. Gel an sich schon ein mit Membraneigenschaften ausgezeichnetes Gebilde darstellt. In dem Sinne darf man sich vielleicht vorstellen, *daß auch die jugendliche Grundsubstanz des zukünftigen Knochens mit einer besonderen Eigenschaft ausgestattet ist:* Sie bindet Kalk und verhält sich insofern gegenteilig zu den Epithelien, die nur unter pathologischen Bedingungen Kalk aufnehmen; der Antagonismus äußert sich auch darin, daß der Knochen, sobald er alt oder krank geworden, im Gegensatz zum Epithelgewebe Kalk abgibt; die Möglichkeit einer vermittelnden serösen Exsudation ist mehrfach diskutiert worden. *Man wird solchen mehr oder weniger unklaren Geschehnissen wirklich noch am ehesten gerecht, wenn man auch hier mit der Existenz einer „gerichteten Permeabilität" rechnet;* ist sie vorhanden, dann hat der Organismus in sich die Fähigkeit, allen Anforderungen des Lebens gerecht zu werden, geht aber die gerichtete Permeabilität verloren, dann werden die Gewebe nur zu leicht zum Spielball von Osmose und Diffusion, die ich oben als rohe Kräfte angesprochen habe.

Der Altersvorgang beschränkt sich nicht nur auf die großen Gefäße und Knochen, sondern beeinflußt gelegentlich das gesamte Mesenchym; daraus ergibt sich auch die Möglichkeit einer Mitbeteiligung der unterschiedlichen *Kapillarwandungen;* wenn der Physikochemiker recht hat, *der dem alternden Gewebe eine Abnahme der Diffusionsdurchlässigkeit zuschreibt,* und wir anderseits berechtigt wären, Erfahrungen, die im Laboratorium gewonnen wurden, auf die Geschehnisse im lebenden Körper zu übertragen, dann müßten sich Anhaltspunkte zur Erklärung mancher Vorgänge ergeben, die man im alternden Organismus beobachtet. Daher möchte ich auch die Theorie von HENSEN erwähnen, nach der das Absinken des Sauerstoffverbrauches und der Wärmebildung mit der Unfähigkeit der alternden Zelle in Zusammenhang steht, sich seiner Stoffwechselschlacken zu entledigen. *Sind alternde Kapillarwandungen synäretisch verändert*, dann würde vielleicht auch der Sauerstoffdurchtritt auf Schwierigkeiten stoßen, *jedenfalls wäre uns damit auch der Weg gezeigt, warum der Stoffwechsel im alternden Organismus absinkt;* die Anfälligkeit des senilen Organismus zu den verschiedenen Krankheiten würde damit die einfachste Erklärung finden. *Jedenfalls beansprucht die Synärese allgemeines Interesse, denn sie ist nicht nur ein Merkmal des alternden Organismus, sondern gelegentlich auch der Endeffekt schwerer Infekte und Intoxikationen.*

Da Synärese und Quellung Antagonisten sind, bedeutet Synärese in vieler Beziehung das Gegenstück zur „Albuminurie ins Gewebe". Da sich auf dem Boden einer „serösen Entzündung" gelegentlich eine Sklerosierung entwickelt und Sklerosierung weitgehend einer Synärese entspricht, drängt sich auch die Frage auf, ob nicht das Finale so mancher serösen Exsudation Synärese sein kann. Nachdem HALLERVORDEN[1] synäretische Vorgänge bei manchen entzündlichen Vorgängen beschrieben hat, so darf es uns nicht wundern, wenn gelegentlich Entzündungen und Synärese nebeneinander vorkommen.

Quellung sehen wir im Bereiche vieler Kapillarwandungen; klingt die Ursache der Quellung ab, so kann die Dickenzunahme wieder vollkommen zurückgehen; gar nicht so selten führt dies aber zu einem bleibenden Zustand, was sicher von größter biologischer Bedeutung sein kann, denn dadurch, daß das synäretische Gewebe schlechter quillt und weniger diffusibel ist, wird die Flüssigkeitsbewegung und ebenso die Gasdiffusion zur Zelle und von hier zum Blute zurück wesentlich beeinträchtigt.

Der Alterungsprozeß richtet sich zunächst nur gegen das Mesenchym, aber in dem Maße als er die Kapillarpermeabilität beeinflußt, kommt es auch zu einer sekundären Schädigung der Parenchymzellen, die nur zu leicht gleichfalls mit einer Änderung der gerichteten Permeabilität einhergeht; *dementsprechend kann die Permeabilität im alternden Organismus sowohl an der Kapillargrenze und im Bereiche der Zellwand eine Änderung erfahren.* Der Prozeß entwickelt sich zumeist ganz allmählich, kommt aber eine akute Schädigung aus anderen Gründen hinzu — so findet z. B. jeder Infekt im alternden Gewebe einen Boden, auf dem dieser Schaden rasch Fortschritte machen kann —, so wird das Ende des Organismus beschleunigt. *Ähnlich wie der schwangere Organismus, stellt auch der alternde Organismus ein Zwischenstadium vor, das noch nicht als unbedingt pathologisch angesprochen werden kann, aber zu Krankheiten neigt;* während aber der Körper einer schwangeren Frau die Tendenz zeigt, eher zu quellen, läßt der alternde Organismus das Gegenteil erkennen — die Gewebe zeigen die Neigung auszutrocknen und zu **schrumpfen**; *dieser Vorgang entspricht aber nicht einem bloßen Wasserverlust, er ist viel komplizierter, denn bei einfacher Wasserverarmung behält die eingedickte Masse noch die Eigenschaft, wieder zu quellen, aber im alternden Organismus kann es zu einer Wasserretention kommen, aber zu einer Quellung kommt es nicht; Wasser lagert sich höchstens in Form von Ödem interstitiell ab,*

---

[1] HALLERVORDEN: Zbl. Nervenhk. **150**, 200 (1940); Zbl. Neurochir. 1941, Nr. 1/2.

aber die Bindegewebsfaser wird nicht dicker; insofern erscheint es vollkommen gerechtfertigt, für das alternde Mesenchym eine andere Bezeichnung zu wählen — *Synärese.* Jedenfalls lehrt das Studium sowohl der Schwangerschaftsperiode als auch des Altersvorganges, wie richtig der bekannte Ausspruch von VIRCHOW ist, *daß Krankheit nicht als etwas dem gesunden Leben völlig Fremdes, Widernatürliches anzusehen ist, sondern nur Leben unter abnormen Bedingungen, Lebenserscheinungen am falschen Orte oder zur falschen Zeit oder in falscher Stärke.*

In einem nicht sehr glücklich geschriebenen Aufsatz hat ASCHOFF[1] anläßlich einer Kritik der serösen Entzündung auf die Bedeutung der *Agone* aufmerksam gemacht; er schreibt: Ich halte ferner die Einschränkungen der Annahme einer serösen Entzündung für geboten, weil sie im Sinne von RÖSSLE und EPPINGER auch in den als Beispiel angeführten parenchymatösen Organen des Menschen nicht regelmäßig nachgewiesen werden kann, ganz abgesehen von den durch die Agone oder die postmortalen Einflüsse erzeugten Veränderungen.

Der Übergang vom Leben zum Tode kann plötzlich erfolgen; in den allermeisten Fällen geschieht das Sterben mehr oder weniger allmählich; es gehen seinem definitiven Verfall Zeichen voran, welche dessen baldige Annäherung künden; das Stadium, in welchem diese Zeichen zur Beobachtung gelangen, nennt man *Agonie. Die Erscheinungen der Agonie bilden in jedem Falle die Summe, die sich aus den Symptomen der Krankheit ergibt, welche dem Leben ein Ende bereitet und aus den Zeichen des fortschreitenden Versagens aller Lebensäußerungen.* Auch im Tierkörper bietet sich gelegentlich die Möglichkeit, das Geschehen während der Agonie zu verfolgen, so daß man auf Einzelheiten besser achten kann; langsam aber sicher kommt es zu einem Nachlassen aller Funktionen. Um das Subjektive auszuschalten, bemüht man sich vielfach, einzelne Beobachtungen auch durch Zahlen zu belegen; bei der Tieragonie habe ich vier bis fünf Erscheinungen fast immer gesehen: *Zunahme der Erythrozyten, Absinken des elektrischen Potentials, Zunahme der Blutkörperchensenkung* und synchron damit *Schwinden der normalen Permeabilität im Bereiche der Kapillaren* (Landis-Versuch), aber noch schneller *Abnahme der gerichteten Permeabilität,* soweit man sich darüber durch Mineralanalysen orientieren kann. Die Abnahme des elektrischen Potentials schreitet nach dem eingetretenen Tode noch weiter; da das Absinken des Potentials weitgehend mit der Lagerung der Kationen bzw. Anionen zusammenhängt, kann nach dem Tode die Angleichung im Mineralbestande zwischen Blut und Gewebe noch rascher erfolgen; dies war auch der Grund, warum wir auf Mineralbestimmungen in Leichenorganen verzichtet haben.

Deutlich macht sich die fortschreitende Permeabilitätsstörung im sterbenden oder gar schon abgestorbenen Organismus bemerkbar, wenn man auf den Eiweißgehalt im Liquor oder im Kammerwasser achtet; ein postmortales Überlaufen von Blutplasma ins Interstitium kann man gelegentlich auch an einer Pleuritis bzw. Hydrothorax verfolgen; stellt man den Flüssigkeitsstand innerhalb der Pleura unmittelbar nach dem Tode röntgenologisch fest und wenige Stunden später, so hat die nachweisbare Flüssigkeitsmenge meist beträchtlich zugenommen. Ich habe daher den Eindruck, daß nach dem Tode ein Pleuraerguß, und

---

[1] ASCHOFF: Wien. med. Wschr. **1938**, 1.

dasselbe gilt auch vom Hydroperikard, innerhalb der nächsten Stunden noch an
Intensität zunimmt, vorausgesetzt, daß reichlich Gewebsflüssigkeit zur Verfügung steht; dasselbe gilt auch vom Eiweißgehalt der Pleuraflüssigkeit; wenige
Stunden nach dem Tode zeigt meist der Eiweißgehalt eine wesentliche Zunahme.
Kennt man diese Geschehnisse, dann darf man sich auch nicht wundern, wenn sich
etwas Ähnliches auch zwischen den unterschiedlichen Parenchymzellen abspielt; je
schwerer das allgemeine Krankheitsbild, das den Zustand der Agone einleitet, desto
ausgeprägter die Folgen der schwindenden Permeabilität. Ein weiteres Beispiel, das
ebenfalls hier erwähnt werden kann, ist die hämorrhagische Imbibition der Aorta,
wie sie so häufig bei septischen Zuständen infolge der hinzutretenden Hämolyse
zu sehen ist. Natürlich läßt sich dasselbe auch bei faulenden Leichen feststellen,
was uns nicht wundern darf, weil entsprechend der schon während der Agone
und erst recht post mortem einsetzenden Permeabilitätsangleichung auch die Gefäßdichte abnimmt, so daß jetzt selbst der hochmolekulare Blutfarbstoff ungehindert durch die Intima bis an die Media durchsickert; dasselbe gilt in modifizierter Form auch von der Entstehung der Totenflecke; nicht zuletzt soll auch
das agonale Lungenödem Erwähnung finden, das uns, solange der Organismus
noch Lebenszeichen äußert, in selten klassischer Form das fortschreitende Undichtwerden der Lungenkapillaren vor Augen führt. Charakteristisch für die in
der Trachea sich stauende Flüssigkeit ist die Gegenwart von Eiweiß, das leicht
schäumt; in der Agone nimmt auch die renale Albuminurie bei der Nephritis
deutlich zu; selten eindeutig läßt sich auch das Undichtwerden der Kapillarmembranen bei ikterischen Patienten verfolgen, sobald sie der Agone verfallen;
Tränen sind bei selbst schwerster Gelbsucht nie ikterisch; befindet sich aber der
gelbsüchtige Patient in Agone, so kann man meist im Bereiche der Augenwinkel,
besonders wenn die Tränen eingetrocknet sind, gelbe auskristallisierende Massen
erkennen.

Ich habe einmal gesagt, daß Leben eines Gewebes — ähnlich wie es vom auf-
geladenen Akkumulator gilt — Aufrechterhaltung der Spannung, Tod vollständigen Spannungsausgleich und Krankheit Änderung des normalen Potentials
bedeutet. Da wir jetzt das Problem besser zu verstehen glauben, möchte ich
das früher Gesagte in folgender Weise erweitern: *Leben bedeutet Intaktsein der
Permeabilität im Kapillarbereiche und an den Zellgrenzen, Tod Erlöschen dieser
vitalsten Funktionen und dadurch bedingter Ausgleich zwischen Zellinhalt und Blut,
Krankheit Störung bald der gerichteten Permeabilität, bald der Permeabilität der
Kapillaren;* zumeist treten beide Permeabilitätsstörungen gleichzeitig in Er-
scheinung, was zur Folge hat, daß der Kaliumgehalt der Zelle sinkt und das
Natrium bzw. der Wassergehalt ansteigt — um nur eine Möglichkeit der vielen
Permeabilitätsstörungen herauszugreifen.

In einem vorangehenden Abschnitt habe ich eine schematische Darstellung
der Zelle gegeben; ich bemühte mich darzulegen, daß neben der oberflächlichen Grenzschicht noch mit einem Komplex von Membranen innerhalb
der Zelle gerechnet werden muß; daß das Zellinnere keineswegs eine homogene
Masse darstellt, ist immer schon hervorgehoben worden; das Vorkommen von
Granula und Tröpfchen mahnt solche Betrachtungen anzustellen. Vermutlich
stellt das, was ein Granulatröpfchen von der Umgebung scheidet, ebenfalls eine
Grenzfläche mit allen für sie charakteristischen Eigenschaften vor, einschließ-

lich der gerichteten Permeabilität; in dem Sinne betrachtet MÖLLENDORF den Protoplasten als ein Aggregat mikroskopischer Dialysierschläuche; außerdem ist die Zelle von einem Straßennetz durchzogen, das an allen Teilen der Zelloberfläche vorüberzieht. Nur so erklärt sich MÖLLENDORF, daß letzten Endes alle Substanzen befähigt sind, in das Zellinnere einzudringen; mit dem Eindringen von Nahrungsstoffen in das Straßennetz ist den verschiedenen Substanzen Gelegenheit geboten, mit allen Granula bzw. Tröpfchen in Berührung zu kommen und auch von ihnen aufgenommen zu werden, allerdings mit der immer wiederkehrenden Einschränkung, *daß entsprechend dem Prinzip der gerichteten Permeabilität die Aufnahme nur im Sinne einer spezifischen Selektion erfolgt.* Diesem Umstande ist es auch — wie ich glaube — zuzuschreiben, daß in manchen Granula — um nur zwei Beispiele zu erwähnen — Glykogen, in einem anderen nur Fett aufgenommen wird. Jedenfalls ließe sich eine solche Differenzierung gleichsam ins Uferlose fortsetzen; das, was uns hier im Zusammenhang mit dem Zelltod hauptsächlich interessiert, ist das Geschehen, das man unter dem Begriff der *Autolyse* zusammenfaßt, die bekanntlich sehr bald nach Einsetzen des Todes in Erscheinung tritt. Man darf sich vorstellen, daß die einzelnen Granula nicht nur gewisse Stoffe, die von außen kommen, in spezifischer Weise aufnehmen, sondern daß auch *die intrazellulären Fermente nicht in allen Granula gleichmäßig verteilt sind, sondern sich gesondert in den einzelnen Zellkammern befinden und entsprechend einer gerichteten Permeabilität hier selektiv zurückbehalten werden.* Damit entfällt auch die Schwierigkeit, die sich aus dem Nebeneinander mehrerer fermentativer Vorgänge im Protoplasma ergibt; diesem Umstande glaube ich es auch zuschreiben zu müssen, warum die lebende Zelle, als Ganzes betrachtet, niemals die Beute der in den Kammern gespeicherten Fermente werden kann und sich auch gegen die verdauenden Vorgänge behaupten kann, allerdings nur so lange, als die an die Zelle herantretenden Nahrungsstoffe entlang des intrazellulären Straßennetzes — folgend dem Prinzip der gerichteten Permeabilität — ausschließlich von *den* Zellkammern aufgenommen werden, die gerade nur für diesen Stoff ausersehen sind, und weiter, daß die Membranen, die die einzelnen Zellkammern umschließen, dichthalten, also die betreffenden Fermente nicht generell abgeben.

Der lokale Tod bedeutet nicht nur eine Zerstörung der gerichteten Permeabilität der Hauptgrenzschicht, worunter man vielleicht, um beim histologischen Bilde zu bleiben, die äußere Umgrenzung der Zelle versteht, sondern die Zerstörung richtet sich auch gegen die Membranen der einzelnen intrazellulären Zellkammern. Unter normalen Bedingungen besteht anscheinend eine in sich verankerte Geschlossenheit, die tunlichst bestrebt ist, die Funktionen der einen Zellkammer von der benachbarten zu trennen; Unordnung in diesem Getriebe kann Krankheit bedeuten, eine verheerende Unordnung bereitet sich in der Agonie vor, um im Tode zu einer restlosen Zerstörung zu führen, die ihre Fortsetzung in der postmortalen Autolyse findet, wo die bis dahin abgeschlossenen Fermente mit den in den Kammern festgehaltenen Nahrungsstoffen einschließlich den eigentlichen Zellbeständen zusammenfließen und die Zerlegung in kleinste Bruchstücke besorgen. *Autolyse ist somit restloser Verlust jeglicher trennender Membranen sowie aller Grenzschichten und somit brutaler Triumph der bis dahin in den Zellkammern eingeschlossenen Fermente über den von der gerichteten Permeabilität entblößten Zellinhalt.* Als Stütze dieser Annahme kann vielleicht der Versuch von CHIARI[1] angeführt werden: Setzt man einem Autolysat ein Narkotikum zu, das an sich schon die normale Permeabilität durch Erhöhung der Durchlässigkeit der Zellmembran begünstigt, so kommt es zu einer wesentlichen Beschleunigung der Leberautolyse.

Es ist verlockend, den geschilderten Vorgang einer lokalen Autolyse auf die Geschehnisse des langsam einsetzenden allgemeinen Sterbens — Agone — zu übertragen; so wie die Eiweißzerfallsprodukte, die bei der lokalen Zerstörung die Permeabilität zunächst nur einzelner Gewebe krankmachend beeinflussen, so kann die generelle Aufnahme derselben Produkte zur allgemeinen Permeabilitätszerstörung führen, was dann den Tod des gesamten Organismus bedeutet.

21. Die Abwehrvorgänge gegenüber der Albuminurie ins Gewebe.

Die Albuminurie ins Gewebe interessiert uns nicht nur vom Standpunkt der akuten Parenchymerkrankungen (Hepatitis, Nephritis, Myokarditis, um nur einige Beispiele zu nennen), sondern ganz besonders in ihrer Auswirkung auf die verschiedenen Gewebe, die nur zu häufig bei längerer Dauer mit einer Bindegewebswucherung reagieren.

Die Möglichkeit, daß es unter pathologischen Bedingungen zu einem Eiweißübertritt aus den Kapillaren in die Gewebe kommen kann, habe *ich*[2] bereits im Anschluß an meine Studien über die Pathogenese des menschlichen Ödems zur Sprache gebracht, nachdem *ich*[3] schon vorher (1913) auf das Vorkommen der eiweißhaltigen Histaminquaddel aufmerksam gemacht habe; daraus hat sich dann die Lehre von der „serösen Entzündung" im Sinne von RÖSSLE[4] entwickelt. SCHÜRMANN[5] hat das Geschehen von der Albuminurie ins Gewebe auf die Gefäßpathologie übertragen; falls Plasmaeiweiß in die Gefäßwand eindringt, spricht er von „Dysorie".

Das Neue, was die Pathologie RÖSSLE zu verdanken hat, ist der Hinweis auf eine nahe Beziehung der sogenannten serösen Entzündung zur Bindegewebsbildung und die daraus sich ergebende weitere Erkenntnis, daß sich auf dem Boden reine Albuminurie ins Gewebe, z. B. in der Leber, auch eine Zirrhose entwickeln kann, also jenes Krankheitsbild, das viele Pathologen zur „chronischen Entzündung" rechnen. In Fortsetzung dieser Vorstellung war ich dann bemüht, im Tierexperiment *neben akuten auch chronische* Formen einer serösen Entzündung zu erzeugen, um gleichsam im Modellversuch das zu beweisen, was RÖSSLE für den menschlichen Organismus gefordert hat; deswegen legte ich mir die konkrete Frage vor, ob es nicht im Tierexperiment möglich ist, durch chronische Verabfolgung z. B. von *Allylformiat* Leberzirrhosen hervorzurufen. Meine Beobachtungen mit der chronischen Allylformiatvergiftung haben RÖSSLE recht ge-

---

[1] CHIARI: Arch. exper. Path. (D.) **60**, 256 (1909).
[2] EPPINGER: Menschliches Ödem, S. 172. Berlin. 1937.
[3] EPPINGER: Wien. med. Wschr. **1913**, 1414.
[4] RÖSSLE: Handbuch der pathologischen Anatomie, Bd. V/1, S. 250. 1930.
[5] SCHÜRMANN: Virchows Arch. **291**, 47 (1933).

geben, denn nach chronischer Darreichung von Allylformiat kann man sich immer wieder davon überzeugen, *in wie verhältnismäßig kurzer Zeit auf dem Boden der unterschiedlichen Leberzellschädigungen Bindegewebsfasern aufschießen und so Veränderungen entstehen, die der menschlichen Zirrhose fast völlig gleichen.*

Vergiftet man Hunde oder Ratten in chronischer Weise mit *Pyrrol,* so kommt es ebenfalls zu Bindegewebswucherungen, aber nur im Zentrum des Azinus, während Allylformiat zu starken Veränderungen vorwiegend an der Azinusperipherie führt, also immer wieder an jenen Stellen, wo die schwersten Veränderungen entstanden sind; *nichts lag daher näher, als einen ursächlichen Zusammenhang zwischen Plasmaexsudation und Bindegewebswucherung zu vertreten.*

Bevor ich an die Beantwortung der Frage herantrete, ob wirklich auf dem Boden einer experimentellen serösen Exsudation ein sklerosierender Prozeß einsetzt, muß man sich darüber im klaren sein, *was überhaupt mit dem Eiweiß geschieht, das die Blutbahn verlassen hat und ins Interstitium übergetreten ist:* Die Quantitäten, die dabei in Betracht kommen, können keineswegs als gering angeschlagen werden; anläßlich der Beschreibung eines Histaminversuches habe ich erwähnt, daß z. B. ein 10 kg schwerer Hund während des Kollapses fast 300 ccm Plasma aus seinen Blutbahnen verliert, d. h. ungefähr 24 g Eiweiß bzw. 6 g Stickstoff.

Zunächst ist zu betonen, daß das Eiweiß, das z. B. im Anschluß an einen Histaminkollaps ins Interstitium übertritt, *körpereigen* ist und insofern zur Bildung von Antikörpern kaum Anlaß gibt; immerhin war ich mehrfach bemüht, nach entsprechenden Präzipitinen zu fahnden, aber stets vergebens; *zur Bildung von Abwehrfermenten im Sinne von* ABDERHALDEN[1] *gibt die Histaminvergiftung keinen Anlaß.*

Anderseits kann man sich davon überzeugen, wie *rasch* der durch den Plasmaaustritt angerichtete Schaden wiedergutgemacht wird, denn 24 Stunden nach der Histamininjektion, die — wie oben erwähnt wurde — z. B. bei einem 10 kg schweren Hund zu einem Plasmaaustritt von etwa 300 ccm führte, ist histologisch fast nichts, nicht einmal ein erweitertes Interstitium zu sehen. Der anfängliche Schock ist meist innerhalb kurzer Zeit überwunden, so daß von einer nachträglichen Gefährdung der unterschiedlichen Parenchyme kaum gesprochen werden kann; nur wenn das Exsudat ein lebenswichtiges Organ trifft und es in seiner Funktion für längere Zeit außer Betrieb setzt, kann vielleicht ein einmaliger stärkerer Plasmaaustritt den Organismus akut schädigen; ich denke z. B. an ein Ödem im Bereiche des Vasomotoren- oder Atmungszentrums, aber sonst macht sich selbst eine große Exsudation, wie es z. B. im Anschluß an Allylformiat im Magen, Leber, Darm fast zur Regel gehört, kaum tödlich bemerkbar.

Zunächst habe ich gehofft, speziell zur Zeit, als wir uns noch ausschließlich mit der Wirkung großer Histamindosen beschäftigten, durch multiple Injektionen eine besondere Anhäufung von Plasmaeiweiß, z. B. in der Leber oder im Darmkanal, und so eine Dauerschädigung zu erzielen, aber alle derartigen Versuche blieben ergebnislos.

Wie wird also das ins Parenchym eingedrungene Exsudat beiseite geschafft?

Über einen Teil der reparatorischen Vorgänge sind wir orientiert; allem An-

---

[1] ABDERHALDEN: Abwehrfermente. 1941.

schein nach obliegt den *Lymphkapillaren* schon unter physiologischen Bedingungen
die Aufgabe, für die „Reinigung des Interstitiums" zu sorgen; in erhöhtem Maße
dürften die *Lymphkapillaren* eingreifen, wenn es gilt, größere, also pathologische
Eiweißmengen aus dem Interstitium beiseite zu schaffen; als Beweis für die
Richtigkeit einer solchen Annahme kann ich die vermehrte Eiweißabsonderung
durch den Ductus thoracicus anführen, die sich immer wieder nachweisen läßt,
wenn man einem Lymphfisteltier entweder Histamin- oder eine entsprechende
Allylformiatmenge verabfolgt. Jedenfalls setzt eine ergiebige Reinigung des
Interstitiums von Eiweiß ein intaktes Lymphsystem voraus; ich möchte daher
annehmen, daß ein Gutteil des beim Histaminschock ausgetretenen Plasmas
durch die Lymphbahnen wieder dem Blut zurückgegeben wird.

Ein nicht geringer Teil des z. B. in die Leber ausgetretenen Plasmaeiweißes
dürfte *eine Beute der Parenchymzellen* werden, zumal die Leber im Bereiche
der Acini keine Lymphkapillaren besitzt; immerhin muß an der Tatsache festgehalten werden, daß das große Eiweißmolekül kaum als die normale Nahrung
der Parenchymzellen angesehen werden darf, denn der Nahrungsstickstoff wird
der normalen und intakten Zelle vorwiegend in Form von Aminosäuren angeboten. Wäre dem nicht so, so bestünde die Gefahr eines zu hohen onkotischen
Druckes innerhalb des Interstitiums, was gleichbedeutend mit der Neigung zu
Ödem wäre. Falls aber Eiweiß — und zwar, wie ich annehme, in atypischer Weise
— doch ins Interstitium gelangt und das Lymphsystem nicht entsprechend in
Tätigkeit tritt, stehen die Parenchymzellen dem Eiweißmolekül nicht völlig
unvorbereitet gegenüber. VIRCHOW[1] sprach bereits von einer „*albuminösen*"
Degeneration, wenn die vergrößerten Zellen im Inneren Granula zeigen, die die
Eiweißreaktion geben; mit der Möglichkeit eines Eiweißdurchtrittes in die Zelle
muß daher unbedingt gerechnet werden, die Frage ist nur die, ob es sich dabei
um einen physiologischen Vorgang handelt oder ob zuerst die Permeabilität der
Zellgrenze einen Schaden davontragen muß, bevor die Zelle Eiweiß aufnehmen
kann. Anerkennt man die zweite Möglichkeit, dann steht auch nichts im Wege,
dem Vorschlag *einer kompensierten serösen Entzündung* zuzustimmen, worunter
ZINCK[2] versteht, daß das zunächst in die Disseschen Räume eingedrungene
Eiweiß von den Leberzellen, bzw. vom interstiellen Bindegewebe aufgesaugt
wird. An Stelle der erweiterten und mit Plasma gefüllten Interstitien wird
jetzt das histologische Bild von gequollenen Zellen und Fasern beherrscht; zu
der primären serösen Exsudation ist nunmehr eine zelluläre Reaktion hinzugetreten; dabei zeigen die großen Parenchymzellen vielfach jenes Bild, das man
mit Recht oder Unrecht unter dem Begriff einer trüben Schwellung zusammenfaßt; vielleicht ist daher die „trübe Schwellung" auch ein Weg, wie sich das
Interstitium des eingedrungenen Plasmaeiweißes entledigt. Das dürfte sich auch
GROLL vorgestellt haben, wenn er hier von einem „aktiven Prozeß" sprach; das,
was ZINCK und GROLL[3] sah, hat VIRCHOW[4] als *parenchymatöse Entzündung* beschrieben und sich dabei vorgestellt, daß jeder Vorgang der zur Beseitigung eines

---

[1] VIRCHOW: Virchows Arch. **4**, 261 (1852); **149**, 381 (1897).
[2] ZINCK: Verbrennung, S. 105. Jena. 1940.
[3] GROLL: Münch. med. Wschr. **1928**, 869; Zbl. Path. **21**, 265 (1921); Zieglers
Beitr. **70**, 20 (1922).
[4] VIRCHOW: Virchows Arch. IV, 260 (1852).

angerichteten Schadens dient, als „entzündlich" anzusprechen sei; ASCHOFF[1] vermeidet diese Bezeichnung und spricht hier von einer — *defensiven Reaktion.*

Schließlich muß auch auf die Tätigkeit der interstitiellen *Mesenchymzellen* verwiesen werden; im Abschnitt, in dem ich das anaphylaktische Geschehen zur Sprache brachte, habe ich auf eigentümliche Bilder aufmerksam gemacht; injiziert man Serum subkutan oder noch besser intrakutan und verfolgt das weitere Schicksal des injizierten Eiweißes nach dem Haitinger-Verfahren, durch das sich möglicherweise nicht nur die Lagerung, sondern auch der Abbau des Eiweißes besser beurteilen läßt, so findet sich das Serum zunächst nur zwischen den Bindegewebsfasern; nach 24 Stunden erscheinen die Fasern gequollen und anscheinend von Eiweiß erfüllt. Ich glaube damit wenigstens histologisch den sicheren Beweis erbracht zu haben, *daß auch die Bindegewebsfaser Eiweiß in sich aufnehmen kann.* Damit steht auch die weitere Beobachtung in Einklang, daß sich bei Tieren, die mit Histamin oder Allylformiat vergiftet wurden und nicht unmittelbar nach der Injektion ad exitum kamen, eine *Verquellung der unterschiedlichen Bindegewebsfasern* erkennen läßt; über die eigentümlichen Klappenbefunde im Herzen bei chronischer Allylformiatvergiftung habe ich oben berichtet; auch hier kommt es nicht nur zu einer Einlagerung von Eiweiß zwischen den bindegewebigen Anteilen, sondern auch zu einer Quellung der Fasern, die basische Farbstoffe gierig aufnehmen.

Zwischen unserer Annahme, daß unter normalen Bedingungen die Parenchymzelle ihren Stickstoff nur in Form von Aminosäuren aufnimmt, und der trüben Schwellung, die Plasmaeiweiß in den Epithelien erkennen läßt, besteht eigentlich ein Widerspruch; demselben glaube ich am besten zu begegnen, wenn man von folgender Voraussetzung ausgeht: *Blutkapillarwand, Interstitium und die dazugehörige Parenchymzelle bilden eine zusammengehörige, nicht nur morphologische, sondern auch biologische Einheit.* Ich kann mir vorstellen, daß unter normalen Bedingungen nur Blutwasser, bzw. das entsprechende Ultrafiltrat der Parenchymzelle angeboten wird, kommt es aber zu einer Läsion der Kapillarwand, dann bedeutet dies auch eine Schädigung der Zellgrenze, also eine Änderung der gerichteten Permeabilität; ich möchte daher annehmen, *daß eine Parenchymzelle Eiweiß nur dann in sich aufsaugt, wenn auch die Kapillarwand ihre normale Semipermeabilität eingebüßt hat.*

Der gemeinsamen Tätigkeit von Lymphkapillaren, von Parenchymzellen und hauptsächlich auch des Mesenchyms ist es zuzuschreiben, wenn viele Tiere auch den schwersten Histaminkollaps, bzw. den höchsten Grad einer Plasmaexsudation ohne bleibende Gewebsschädigung vertragen; dieser reparatorische Vorgang dürfte sich ziemlich rasch abspielen, denn sonst wäre es kaum zu verstehen, warum eine so gewaltige Plasmaexsudation schon nach wenigen Stunden nicht mehr zu beobachten ist und man ungefährdet eine neue *Histaminvergiftung* wagen kann. Anscheinend gewöhnt sich auch der tierische Organismus allmählich an diese Dosen, denn wenn man neuerdings einen schweren Kollaps auslösen will, muß man meist zu viel höheren Dosen greifen; aber auch so gelingt es nur schwer, durch Histamin eine bleibende Veränderung in der Leber hervorzurufen.

---

[1] ASCHOFF: Zieglers Beitr. **68**, 1 (1920).

Dagegen gestalten sich Schädigungen, die nach einer *Allylformiatvergiftung* entstanden sind, im allgemeinen schwerer und oft bleibend; es ergeben sich somit, schon rein histologisch betrachtet, *graduelle Unterschiede* zwischen Histamin- und Allylvergiftung. Ich glaube, daß es von wesentlicher Bedeutung für das weitere Schicksal eines mit Allylformiat vergifteten Tieres und speziell für die Entwicklung des sklerosierenden Bindegewebes ist, ob es bei der Schädigung innerhalb der Leber zu einer sogenannten „Seenbildung" kommt. *Nur wenn die Kapillarwandungen eine Unterbrechung erfahren haben und es dabei zu einer größeren Nekrose gekommen ist, die sich bei der histologischen Betrachtung als ein Gemenge von isolierten Leberzellen, Kupfferschen Sternzellen und Erythrozyten erweist, setzt meiner Erfahrung nach jene Bindegewebswucherung ein, die dann so außerordentlich an die Verhältnisse bei der menschlichen Leberzirrhose erinnert;* histologisch läßt sich das gut beurteilen, wenn man die Gitterfasern der betroffenen Partien verfolgt.

Wenn man sich den Entstehungsvorgang einer solchen tierischen Zirrhose vergegenwärtigt, so kann man ungefähr folgendes sagen: Eingeleitet wird der Prozeß durch einen Übertritt von Plasma in die Disseschen Räume; allmählich werden die Kapillargrenzen, die die Bluträume von den Leberzellen trennen, zerstört; auch Erythrozyten können nunmehr in das Interstitium übertreten. Unter dem Drucke des ausgetretenen Plasmas und der dadurch bedingten schlechten Sauerstoffversorgung der Parenchymzellen gehen in der Leber ganze Reihen von Zellbalken zugrunde, was dann zur Bildung großer Blutseen führt. Gehen die Tiere in diesem Stadium zugrunde, so erinnert der mikroskopische Befund außerordentlich an die akute Leberatrophie. Kann sich aber der Organismus von dem so gesetzten Schaden erholen, was allerdings eine besondere Regenerationsfähigkeit nicht nur der Leber, sondern des ganzen Organismus voraussetzt, dann tritt an die Stelle der Nekrose entweder *Narbengewebe oder es bildet sich neues frisches Parenchym, also weitgehende völlige Restitution.* Jedenfalls *kann* sich auf dem Boden des ausgetretenen Plasmas und den in den Blutseen liegengebliebenen Zelltrümmern junges Bindegewebe entwickeln, das allmählich in ein faseriges übergeht; es handelt sich dabei keineswegs um einen nur gelegentlichen Befund, sondern um eine leicht hervorzurufende Erscheinung; werden Ratten in entsprechender Weise vorbehandelt, so gelingt es mit fast 100%iger Sicherheit, innerhalb kürzester Zeit eine experimentelle Zirrhose hervorzurufen.

Die durch die Kapillarläsion erfolgte Plasmaexsudation führt, wie schon aus der histologischen Betrachtung zu ersehen ist, zu einer starken Behinderung des inneren Kreislaufes, aber auch der Blutzirkulation; in der Gewebsflüssigkeit, die außerordentlich träge oder gar nicht zirkuliert, stauen sich nicht nur morphologisch faßbare Trümmer, sondern auch gelöste Abbauprodukte des zu besonderer Höhe emporsteigenden Gewebestoffwechsels. Der osmotische Druck und die H-Ionenkonzentration gehen in die Höhe, ebenso treten unvollständig oxydierte Abbauprodukte auf; daraus ergeben sich in den Geweben neue Beziehungen des Wassers zu den Elektrolyten; es kommt zu Ionenaustausch und Einlagerung von Wasser in die Feinstruktur der Zelle (Quellung); schließlich nehmen die festen Teile in einem solchen Maße in sich Flüssigkeit auf, die schließlich zu totaler Auflösung führt; nicht zuletzt hängt die Wasseraufnahme von den Kolloiden und von dem Freiwerden bestimmter Fermente ab, die zwar unter physiologischen

Bedingungen intrazellulär gebunden sind, aber durch schwerere Zellschädigung in Freiheit treten (Fermententgleisung); es ergibt sich somit aus den direkten und indirekten Folgen der Gewebsschädigung eine Vielheit neuer und eigenartiger Beziehungen zwischen chemischen und physikalisch-chemischen Kräften. Hält sich die Schädigung innerhalb gewisser, für das Gewebsleben erträglicher Grenzen, so sind diese Zustandsänderungen noch reversibel, geht aber die Schädigung über ein gewisses Maß hinaus oder wirkt die Schädigung gar dauernd fort, so tritt die Bedeutung der indirekten Folgeerscheinungen immer mehr und mehr zutage und zerstören jegliches Gewebsleben.

Der *regressive* Vorgang, der als das Charakteristikum jeder Gewebsschädigung anzusehen ist, bedingt eine gesteigerte *(progressive)* Gegenreaktion, die von der Nachbarschaft der betroffenen Partien ihren Ausgang nimmt und sich tunlichst bemüht, den einmal angerichteten Schaden wieder gutzumachen; eine solche Lebensäußerung kann sich *zellulär*, *hormonal* und *nerval* Geltung verschaffen.

Jedem Gewebe steht mehr oder weniger ein zellulärer Apparat zur Verfügung, der ihn instandsetzt, sich gegen krankhafte oder fremde Materie — wozu auch das nekrotische Gewebe gehört — zur Wehr zu setzen; ganz besonders günstig dürften sich solche Abwehrvorrichtungen in der Leber und Milz gestalten, denn ein Gutteil der normalen Leber- und Milzfunktion beruht bereits unter normalen Bedingungen auf solchen Abwehrvorgängen. Die sonst schmalen, vielfach an die Wand gedrückten Kupfferschen Sternzellen schwellen, wenn sie mehr zu leisten haben, beträchtlich an; auch ihre Kerne vergrößern sich und das Protoplasma wird feinschaumig und zeigt eventuell größere Vakuolen, in denen mitunter noch Reste von phagozytiertem Material zu sehen sind. Die Zellen ragen dadurch oft epithelartig weit in das Kapillarlumen vor und lösen sich schließlich unter zunehmender Abrundung ganz aus ihrem retikulo-endothelialen Verband heraus; die Zellen liegen dann als freie, große, einkernige Gebilde im Gefäßlumen. Dieser von SIEGMUND[1] als *Endothelaktivierung* benannte Prozeß kann sich in gleicher Weise sowohl in der Leber als auch in der Milz abspielen; im Rahmen von Immunitätsvorgängen wurde dieses eigentümliche Verhalten der Kupfferschen Sternzellen genauer studiert und dabei folgende, sehr interessante Beobachtung erhoben. Bei hochimmunisierten Tieren gestaltet sich die eben beschriebene makrophagozytäre Tätigkeit der Kupfferschen Sternzellen besonders lebhaft; dasselbe ist auch zu beobachten, wenn ein Tier zwecks Einleitung einer Anaphylaxie durch Sensibilisierung mit einem Eiweiß hochgetrieben wurde. Im Gegensatz dazu reagiert dieser Abwehrvorgang sehr träge oder gar nicht, wenn sich das betreffende Tier gegenüber Bakterien und Toxinen nicht oder nur wenig widerstandsfähig erweist.

Diese zunächst experimentelle Beobachtung hat SIEGMUND auch auf die menschliche Pathologie übertragen und hier vielfach dasselbe feststellen können; so gibt es z. B. pyämische Erkrankungen, die mit einer sehr intensiven Aktivierung der Kupfferschen Sternzellen einhergehen und umgekehrt zum Tode führende Infekte, bei denen jede Endothelmobilisation fehlt. *Aus der Größe und Beschaffenheit der Kupfferschen Sternzellen und ebenso aus der Qualität der Milzendothelien kann man etwas darüber aussagen, ob sich der Organismus im Kampf*

---

[1] SIEGMUND: Verh. dtsch. path. Ges. 1923, 114.

gegen den Infekt siegreich erwiesen hat oder wegen Darniederliegen der Abwehrkräfte zugrunde gehen mußte.

Die Fähigkeit, sich gegen eindringende Substanzen zu schützen, geht über den Wirkungskreis des Retikulo-Endothels hinaus, denn an dem Abwehrvorgang beteiligen sich auch Zellen, die den Kapillaren teils außen *(Adventiazellen* bzw. *Perizyten)*, teils innen *(Endothelien)* anliegen und stellenweise kleine Zellhaufen bilden; die Adventiazellen können sich aus ihrem Verbande loslösen und ins Interstitium übertreten; diese freien Elemente faßt man unter dem Namen *Wanderzellen* oder *Gewebsmakrophagen* zusammen.

Alle diese Zellen reagieren bei den verschiedenen menschlichen Erkrankungen ähnlich wie im Experiment und zeigen Unterschiede, die für uns wegweisend sind. *Personen mit hochgetriebener Immunität, gleichgültig ob ihre Immunität durch Bakterien oder Eiweißkörper hervorgerufen wurde, reagieren mit einer beträchtlichen Vergrößerung und Vermehrung der Gewebsmakrophagen,* die aber ausbleiben kann, wenn die Sensibilisierung vom betreffenden Individuum nicht vertragen wird. Auch bei *menschlichen* Allgemeininfektionen kommt es innerhalb der Leber, ebenso auch in anderen Organen zu einer Betätigung dieser Gebilde; auf die Bedeutung solcher vielfach zu Knötchen sich sammelnden Zellen, die sich auch in der Wandung größerer Gefäße (Arterien oder Venen) entwickeln und so bei der Entstehung von Thrombosen eine große Rolle spielen kann, will ich nicht weiter eingehen.

SIEGMUND, dem wir auf diesem Gebiete sehr viel verdanken, sagt zusammenfassend: Im Rahmen des Entzündungsproblems sind derartige interstitielle, intrakapilläre und endovaskuläre Herdreaktionen bei Allgemeininfektionen deshalb von besonderem Interesse, weil ihr Auftreten auf eine lokal gesteigerte Gewebsleistung bei örtlich nicht mehr erfolgreicher, einfach endothelialer Abwehr hindeutet.

Weniger im Parenchym der großen Bauchorgane, die uns hier in erster Linie interessieren, als an Stellen, wo ein zellreiches Interstitium in Frage kommt (z. B. in den die Gefäße und Ausführungsgänge begleitenden Spalträumen der Niere und Leber), hat man bei Abwehrvorgängen auch auf das Verhalten der *ruhenden Wanderzellen* zu achten; sie reagieren auf die verschiedensten Schäden, die das Mesenchym trifft; sie können selbst Fremdkörper, die hierher vorgedrungen sind, aufnehmen und sich in Oxydasereaktion positiv zeigende Granulozyten umformen oder aber in Fibrozyten verwandeln. Manchmal können sie mehr oder weniger inaktiv beiseite stehen, was eventuell als Insuffizienzerscheinung zu deuten wäre.

Schließlich gibt es noch ein Geschehen, das histologisch als Abwehrvorgang zu deuten ist, das ist *die Einwanderung weißer Blutkörperchen ins geschädigte Terrain;* am längsten bekannt ist das Vorkommen von gelapptkörnigen Leukozyten; auch Monozyten und Lymphozyten können die Strombahn verlassen und in zerstörte Partien übertreten. Dem Histologen fällt es manchmal schwer, einem einkernigen Element, das sich z. B. im Mesenchym befindet, noch anzusehen, ob diese Zelle von bodenständigen Elementen herrührt oder eingewandert ist. *Alle diese Zellen, die sämtlich Abkömmlinge des Mesenchyms sind, stellen sich die gemeinsame Aufgabe, Fremdkörper — gleichgültig ob sie von außen eingedrungen sind oder als Folgen nekrotischer Vorgänge an Ort und Stelle entstanden — unschäd-*

lich zu machen oder sie zu beseitigen; SIEGMUND faßt all diese Geschehnisse unter dem Begriff des „*aktiven Mesenchyms*" zusammen.

Betrachtet man vom Standpunkt des *aktiven Mesenchyms* die zellulären Vorgänge, wie sie sich bei der akuten und chronischen Allylformiatvergiftung entwickeln, so kann man in der geschädigten Leber, die uns zunächst interessiert, viele Veränderungen wiedererkennen, die SIEGMUND als *zelluläre Abwehrvorgänge* beschrieben hat. Die zelluläre Reaktion und die damit in innigem Zusammenhang stehende Entwicklung von an Leberzirrhose erinnernden Vorgängen, tritt besonders deutlich dann in Erscheinung, wenn die Allylintoxikation mit intra-

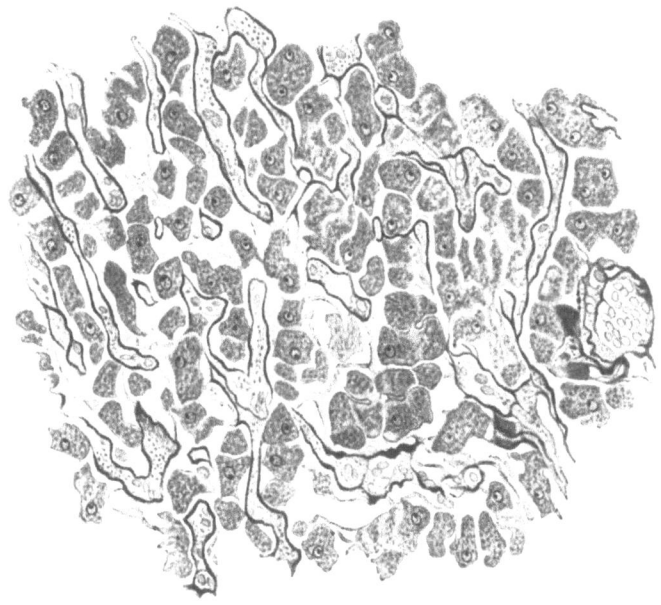

Abb. 93. Akute Leberatrophie ohne zelluläre Reaktion.

venöser Bakterieninjektion kombiniert wurde; so habe ich in meiner Monographie (Die seröse Entzündung) als *Typus A* Leberveränderungen beschrieben, die außerordentlich an eine Sepsis erinnern, und deswegen auch von einem „*septischen*" *Typus* gesprochen. Ich sagte: Histologisch findet sich eine beträchtliche, herdförmige, vielfach auch diffuse Dissoziation der Leberzellen bei ganz fehlender Veränderung im Bereiche der Glissonschen Kapsel; in den weiten Kapillaren liegen dagegen in reichlicher Menge sehr große, zum Teil abgestoßene Kupffersche Sternzellen, daneben aber in den Disseschen Räumen vereinzelte Erythrozyten neben zahlreichen Leukozyten, die besonders gut an Hand der positiven Oxydasereaktion zu erkennen sind.

Bei Typus B habe ich auf Schädigungen aufmerksam gemacht, die sich hauptsächlich an der *Leberperipherie* und in den *periportalen Feldern* abspielen; nicht nur das Leberparenchym hat durch den Plasmaaustritt Schaden erlitten, sondern auch das periportale Feld ist in Mitleidenschaft gezogen; auch diesen Schaden bemüht sich der Organismus auszugleichen und mobilisiert zu diesem

Zweck ebenfalls Leukozyten und im Interstitium befindliche Gewebsmakrophagen.

Schließlich kann es im Anschluß an eine akute Allylformiatintoxikation auch zu Leberveränderungen kommen, die morphologisch außerordentlich an die *akute Leberatrophie* erinnern. Vorwiegend degenerative Vorgänge haben die Oberhand gewonnen, *während von zellulären Abwehrerscheinungen so gut wie nichts zu bemerken ist* (vgl. Abb. 93). Der Vergleich mit der akuten Leberatrophie erscheint um so berechtigter, als auch für das menschliche Krankheitsbild vielfach das Fehlen jeglicher Gegenreaktion betont wird; das beiliegende Bild (Abb. 94), das meiner Lebermonographie entnommen ist, läßt eine *fast völlige Unbeteiligung der Kupfferschen Sternzellen erkennen; auch sonst ist hier von einer zellulären Beteiligung nichts zu bemerken.*

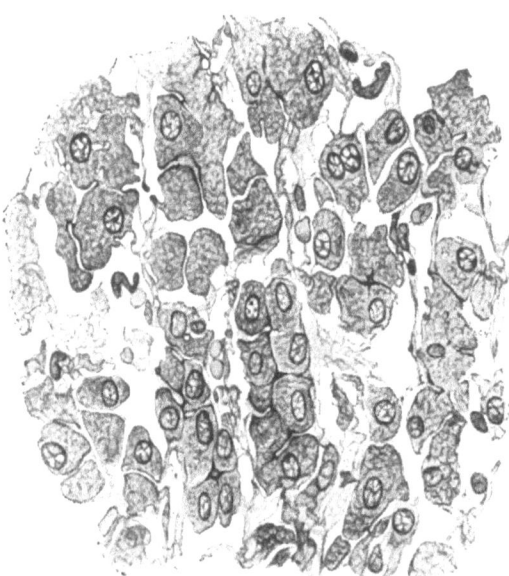

Abb. 94. Akute Leberatrophie ohne Beteiligung des Mesenchyms.

Ich sehe somit das Wesentliche, wenn ich die einzelnen Geschehnisse, die sich innerhalb der Leber abspielen, miteinander vergleiche, in der Reaktionsweise, *wie der Organismus auf den ihn getroffenen Schaden antwortet.* Gleichgültig, ob die Schädigung von einer Infektion herrührt oder durch chemische Gifte, z. B. von Allylformiat, ausgelöst wurde, immer antwortet das gut funktionierende Mesenchym mit einer zellulären Reaktion, die den Morphologen sehr gut bekannt ist und als Abwehrerscheinung gedeutet wird; es liegt daher nahe, aus der Gegenwart solcher histologisch erkennbarer Veränderungen auf die *funktionelle Betätigung des Organismus als ganzem* zu schließen; trifft eine solche Vorstellung zu, so hat es fast den Anschein, daß überall dort, wo das betreffende Gewebe solche zelluläre Wucherungen aufweist, auch der Organismus *funktionell* in der Lage ist, diesen Schädigungen kraftvoll zu begegnen, ohne dadurch sich selbst zu gefährden. Überträgt man eine solche Vorstellung zunächst auf das Verhalten des Hundeorganismus während einer Allylformiatvergiftung, so könnte man sagen, daß überall dort, wo das Allylgift auf ein Gewebe stößt, dessen Mesenchym über normale Abwehrvorrichtungen verfügt, der Schaden anscheinend — soweit die Schädigung nicht ein Übermaß überschreitet — leichter bewältigt wird, als wenn das Mesenchym *funktionell* versagt. Stößt aber das eingedrungene Gift auf ein Terrain, das sich zellulär nur sehr wenig oder gar nicht zur Wehr setzt, dann haben wir es meist auch mit einer herabgesetzten Minderwertigkeit zu tun, so daß die Wirkung des Toxins nur zu leicht das Übergewicht gewinnt und den Organismus bereits zu einer Zeit tötet, in der sich das Mesenchym histologisch noch gar nicht Geltung verschaffen konnte.

Von diesem Gesichtspunkt aus betrachtet, könnte man die Folgen einer Allylformiatvergiftung in *zwei Gruppen* teilen, solche, *wo das Toxin einem Gewebe gegenübersteht, das über gesunde Abwehrvorrichtungen verfügt,* und solche, *wo das Gewebe von allem Anfang den Abwehrkampf aufgegeben hat* und sich dem Gegner gleichsam a priori als besiegt gegenüberstellt. Der hier angestellte Vergleich ist aus dem alltäglichen Leben herausgegriffen; sowie sich **aber** der **Besiegte** zumeist nicht von allem Anfang als überwältigt hingibt und auf jede **Abwehr** verzichtet, sondern den Kampf doch aufnimmt und versucht **Widerstand** zu leisten, so dürfte sich auch das Abwehrgeschehen der Gewebe **ges**talten. Dementsprechend darf es nicht wundernehmen, wenn zwischen den beiden obenerwähnten Extremen zahlreiche *Übergänge* immer wieder in Erscheinung treten, was sich biologisch vermutlich leichter auseinanderhalten läßt als histologisch.

Rückblickend kann man somit sagen, daß die Gewebsschädigungen, die sich bei der Allylformiatvergiftung als die Folgen der durchbrochenen normalen Kapillarmembran ergeben, vierfacher Natur sind: 1. Das übergetretene Plasma wird von den *Lymphkapillaren* aufgenommen und durch die großen Lymphgänge dem Körper wieder zur Verfügung gestellt; 2. ein anderer Teil wird von den *Parenchymzellen* übernommen und hierselbst einer Verdauung zugeführt; die dabei entstehenden intrazellulären Abbauprodukte werden an das **Blut** ebenso abgegeben wie die normalen Stoffwechselschlacken; 3. Plasmaeiweiß wird vom *Bindegewebe,* das sich in jedem Parenchymorgan findet, aufgenommen; vielleicht dürfte dabei die Haut mit ihren großen Mesenchymbeständen eine Vorzugsstellung genießen; 4. schließlich wehrt sich der Organismus durch *neuaufschießende Zellen,* die dem Mesenchym entstammen; **diese Elemente besorgen** auch die völlige Auflösung der zugrunde **gegan**gene Gewebe; die dabei freiwerdenden Abbauprodukte werden entweder wieder zum Aufbau von neuem Gewebe verwertet oder kommen durch den Harn zur Ausscheidung. In nicht wenigen Fällen ist das an einer vermehrten Stickstoff- bzw. **Kohlenstoff**ausscheidung durch den Harn zu erkennen; selbstverständlich wird man es **aber** den Abbauprodukten nicht ankennen, welcher Herkunft der in vermehrter Menge zur Ausscheidung gelangte Stickstoff **oder** Kohlenstoff ist.

Der zelluläre Kampf kann sich, wenn die **auslösenden** Ursachen beseitigt sind und nicht neue Gefahren hinzukommen, wieder beruhigen; die mobilen Streitkräfte einer solchen Gegenüberstellung von Mesenchym und Epithel werden zurückgezogen, und dementsprechend ist auf dem Kampffeld bald früher, bald später nichts mehr zu erkennen, was sich hier tatsächlich abgespielt hat — es ist *vollständige Beruhigung bzw. Heilung* eingetreten. Wenn aber die Toxine große Defekte **ges**etzt haben und die Ursachen solcher Schädigungen, **wenn auch** in milder Form länger anhalten, dann können sich auf dem Boden der zellulären Abwehrvorgänge Geschehnisse entwickeln, die uns Kliniker deswegen so sehr interessieren, weil sie vielfach den Beginn so mancher *chronischer Erkrankung* darstellen. Es muß daher die Frage angeschnitten werden, wieso es gelegentlich zu einer *Bindegewebsentwicklung* kommt und sich so ein Zustand entwickelt, der nur zu leicht einer chronischen Krankheit gleichkommt; das Aufrollen dieser Frage erscheint mir deswegen angebracht, weil uns gerade die Allylformiatvergiftung die Möglichkeit bietet, im Tierkörper ein Krankheitsbild zu verfolgen, das **gelegentlich** mit

Bindegewebsneubildung einhergeht und insofern der menschlichen Zirrhose außerordentlich nahekommt.

In früheren Jahren hat man sich mit besonderem Nachdruck für die *intrazelluläre Entstehung der Bindegewebsfasern* eingesetzt. Anteile einer Mesenchymzelle — man dachte vor allem an die im Mesenchym lagernden *Makrophagen bzw. Wanderzellen* — sollen sich zu längeren Gebilden zusammenschließen; darnach wäre die *Bindegewebsfaser ein ausschließlich zelluläres Produkt der Mesenchymzelle.* Diese ursprüngliche Vorstellung wird jetzt von den führenden Histologen als weniger aktuell angesehen; ausschlaggebend für die neue Thorie der Bindegewebsbildung waren vor allem die Arbeiten v. EBNER.[1]

Will man das Wesentliche dieser Lehre verstehen, muß man von folgenden Tatsachen ausgehen: Im embryonalen Organismus stellt das Bindegewebe ein *Geflecht lockerer, retikulärer Fasern vor*, wobei die einzelnen Zellen durch Ausläufer untereinander verbunden sind; im erwachsenen Organismus findet sich eine solche Anordnung nur mehr in Form des retikulären Bindegewebes oder des Fibrozytennetzes. Zwischen diesen Zellen, also in den Maschen dieses Netzes, findet sich die sogenannte *Kitt-, Grund- oder Interzellularsubstanz,* die ursprünglich aus einer Flüssigkeit hervorgegangen ist; wahrscheinlich handelt es sich dabei um ein eiweißreiches Sol, eine Gallerte, welche unter den verschiedensten Bedingungen ihren Zustand verändern kann und in welcher namentlich Fällungsprozesse leicht vor sich gehen. Diese Masse untersteht wahrscheinlich andauernden und wechselnden Spannungsschwankungen und kann nur zu leicht durch die geringfügigsten Druck- und Zugbewegungen zu Spannungsverhältnissen führen. In dem Sinne kann man sich nur zu leicht vorstellen, daß sogar Lebenserscheinungen der Zellen, z. B. Zellbewegungen, Zellteilungsvorgänge schon an sich genügen, um derartige Schwankungen in der Interzellularsubstanz hervorzurufen; sie tragen vermutlich auch dazu bei, eine Differenzierung von Struktur innerhalb dieses Sols — also *Faserbildung* — zu fördern. v. EBNER konnte an Hand einfacher Versuche zeigen, wie man durch Spannung oder Druck selbst in Eiereiweiß, Gummilösung oder Leim histologisch nachweisbare Änderungen erzeugen kann, die sogar färberisch an Bindegewebsfibrillen erinnern. BAITSELL[2] hat dieselbe Frage im Zusammenhang mit dem Problem der Wundheilung studiert. Innerhalb der plasmatischen Flüssigkeit, die aus den Wundrändern aussickert und sie schließlich miteinander verbindet, kommt es *ohne Mitbeteiligung von Zellen zu einer Bindegewebsfasernbildung;* die Muttersubstanz dürfte wohl das aus dem Plasma ausfallende Fibrin sein. Die Fibrinfasern schließen sich dann zu dünnen Bündeln zusammen und verwandeln sich allmählich in gröbere, wellig gerichtete Komplexe; in das so gebildete Fasergerüst wandern nachträglich Zellen ein.

Man kommt zu mehr oder weniger gleichen Ergebnissen, wenn man Blutplasma vom Frosch stehen läßt; setzt man ein solches Plasma unter Druck, so kann es bereits unter dieser rein mechanischen Inanspruchnahme zu Fasern und Faserbündeln kommen, die eine große Ähnlichkeit mit *Bindegewebsfibrillen* zeigen; übt man auf sie einen neuerlichen Druck, so ordnen sich auch diese Fibrillen zu welligen Gebilden, die sogar ähnlich wie die Gitterfasern *mit Silber Schwarzfärbung* zeigen.

---

[1] v. EBNER: Z. Zool. **62**, 469 (1896).
[2] BAITSELL: J. exper. Med. **21**, 52 (1915); **23**, 99 (1916).

Auch NAGOTTE[1] führte ähnliche Versuche durch; für ihn ist *die Grundsubstanz* — andere Histologen sprechen hier von einer *Kitt- oder Interzellularsubstanz* — *ein „albuminöses Koagulum", aus dem heraus sich die Bindegewebsfaser bildet;* die Eiweißkörper verfallen dem Vorgange der „Metamorphose" und wandeln sich dabei in Kollagen um; unter der Wirkung von Salzen wird Kollagen gefällt und beim Übergang vom Sol- in den Gelzustand ordnen sich die Partikel und bilden so kollagene Fasern; *die Umbildung der Grundsubstanz in Fasern geht wahrscheinlich* unter der Mitwirkung von Zellen bzw. ihrer Fermente vor sich; die zelligen Elemente an sich wandeln sich aber nicht in Fasern um.

DOLJANSKI-ROULET[2] — Schüler von RÖSSLE — haben das Problem der Fibrillenbildung an Hand von Gewebskulturen studiert und sich ebenfalls für die Bildung der Mesenchymfibrille aus Plasma entschieden; *die Bindegewebsfaser entsteht immer extrazellulär, sei es dicht an der Zellgrenze, sei es in ihrer nächsten Umgebung, nie aber in der Zelle selbst, trotzdem muß aber der Zelle, bzw. ihrer Tätigkeit bei der Faserbildung eine Rolle zugesprochen werden, denn im Plasma allein geschieht nichts Ähnliches, was an fibrilläres Bindegewebe erinnert.*

In einer gesonderten Mitteilung haben sich dann diese beiden Autoren für die Art des aus den Zellen stammenden Stoffes interessiert; sie denken an ein Ferment, das vielleicht von der Zelle abgegeben wird. Trennt man z. B. eine Zellkultur vom Plasma durch eine Schicht, deren Poren zwar die Passage von Zellen verhindert, aber für kolloidale Mizellen noch durchgängig ist, so kommt es zu einer Faserbildung; diese Beobachtung war dann für DOLJANSKI-ROULET der Grund, mit der *Möglichkeit eines Fermentes* zu rechnen. Unter bestimmten Versuchsbedingungen läßt sich auch bei dieser Form einer Faserbildung auf die Richtung der sich entwickelnden Mesenchymfibrillen Einfluß nehmen; es bilden sich z. B. vorwiegend zirkuläre Fasern, wenn auf das Plasma ein konstanter Druck ausgeübt wird; allerdings handelt es sich dabei um ein ganz allgemein zutreffendes Gesetz, das nicht nur für die organische Welt Gültigkeit hat, sondern auch rein physikalisch-chemisch begründet erscheint, denn selbst in Gelatine lassen sich, wenn man sie unter Spannung setzt, Gebilde erzeugen, die färberisch und morphologisch an kollagene Fibrillen erinnern.

Es könnte schließlich die Frage aufgeworfen werden, ob es notwendig war, hier so weitschweifig auf den Vorgang der Fibrillenbildung einzugehen; ich habe dies aber deswegen getan, um mit Nachdruck auf *die Bedeutung der Albuminurie ins Gewebe für die kommende Bindegewebsbildung zu verweisen;* anscheinend ist für die *Entwicklung von neuem, mesenchymalem Gewebe die Anwesenheit von Blutplasma eine unbedingte Voraussetzung.* Dementsprechend sind unsere Beobachtungen über die experimentelle Zirrhosenbildung, die innig mit den sogenannten „Blutseen" in Zusammenhang stehen, nicht nur für die Entstehung chronischer Leberkrankheiten von großer Bedeutung, sondern darüber hinaus für die gesamte allgemeine Pathologie: *Die intraparenchymatöse Sklerosierung des ausgetretenen Plasmas ist nichts anderes als das Analogon zu der Umwandlung eines serösen Exsudates in eine bindegewebige Schwarte.*

Nicht jede Pleuritis artet in eine „Zirrhose" aus, wohl aber, wenn dem in den Pleuraraum übergetretenen Eiweiß nicht bald Gelegenheit geboten wird, wieder

---

[1] NAGOTTE: C. r. Soc. Biol. **79**, 833 (1916).
[2] DOLJANSKI-ROULET: Virchows Arch. **291**, 260 (1933).

aus dem „Interstitium" zu verschwinden, und so ist es vielleicht auch mit dem Plasma, das in die Spalträume der Parenchymorgane übergetreten ist, besonders wenn es nicht rasch zur Resorption gelangt; jedenfalls kann das hier liegen-gebliebene Plasma — ähnlich wie bei der Pleuritis — zur Muttersubstanz von Bindegewebsfasern werden. Auf den fermentativen Einfluß, der vielleicht von den benachbarten Zellen ausgeht, werden wir durch die Untersuchungen von DOLJANSKI-ROULET aufmerksam. Dies deckt sich z. B. mit unseren experi-mentellen Erfahrungen, denn nur dann lassen sich auf Grund unserer Unter-suchungen zirrhoseähnliche Krankheitsbilder erzeugen, wenn es *neben der Albu-minurie ins Gewebe auch zu einer Zerreißung der Kapillarwandungen und so zu einer Berührung von vollwertigem Plasma mit Leberzelltrümmern kommt,* wobei ich mir vor-stellen kann, daß es nicht gleichgültig ist, ob an die Zellen nur Albumin heran-tritt oder die gesamten Plasmaeiweißkörper. Die Umwandlung von solchen „Blut-seen" in Bindegewebe gestaltet sich manchmal so rasch, daß man fast die Meinung vertreten kann, als wäre die Zirrhose innerhalb weniger Tage entstanden. *Das Durcheinanderwürfeln von Zellbrei und Plasma scheint bei der Bindegewebs-bildung von entscheidender Bedeutung zu sein,* aber nicht so, daß die zelligen Ele-mente gleichsam zum Anfangskristall werden, aus dem sich Plasma zum Binde-gewebe umgestaltet, sondern das Plasma ist die Muttersubstanz, und von den Zellen wird irgend etwas — vielleicht ein Ferment — abgegeben, das dann erst die Faserbildung in die Wege leitet; in dem Sinne ist auch die zusammenfassende Bemerkung von NAGOTTE zu verstehen, wenn er sagt: Die sogenannte „Grund-substanz" des Bindegewebes kann als ein „albuminöses" Koagulum betrachtet werden, in welchem physikalisch-chemische Umsetzungen unter dem Einflusse der darin enthaltenen Zellen (lebende Masse) vor sich gehen. Die Stoffwechsel-produkte der Zellen ändern die Beschaffenheit dieses eiweißreichen Substrates je nach Bedarf; sie können entweder eine faserige Gerinnung (Gelzustand) oder auch eine Verflüssigung (Solzustand) bedingen; auf alle Fälle findet *die Wandelbarkeit der bindegewebigen Masse eine Erklärung für die Eigenart ihrer mizellären Struktur,* wobei man immer daran denken muß, daß im lebenden Organismus ein Gleichgewichtszustand eher als der Ausdruck einer kinetischen und weniger einer statischen Beschaffenheit anzusehen ist — *das Wesen der lebenden Materie ist ihre Wandelbarkeit.*

Wenn man als Kliniker von *Entzündung* spricht, so meint man darunter meist die Reaktion unseres Organismus auf einen Schaden, der durch *Mikroorganismen* ausgelöst wurde, und doch steht schon in der Definition, wie sie z. B. von MAR-CHAND[1] gegeben wurde, daß man unter Entzündung eine Reihe von örtlichen Vorgängen an den Gefäßen und den Geweben zu verstehen hat, welche nach Einwirkung von *Schädlichkeiten mechanischer, physikalischer, chemischer und in-fektiöser Art* in kausal gesetzmäßiger Weise verlaufen und im günstigsten Falle zur *Beseitigung der Schädigung und dadurch zur Heilung führen. Das Primäre jedes entzündlichen Prozesses stellt somit die Gewebsschädigung vor;* von außen her oder auch durch ein Gift, welches im Blute kreist, erfolgt diese *Läsion,* die dann das Gewebe in seiner physikalisch-chemischen Beschaffenheit ändert. Der Organis-mus ist nach eingetretener Schädigung stets bestrebt, den angerichteten

---

[1] MARCHAND: Handbuch der allgemeinen Pathologie, Bd. IV/1, S. 112. 1924.

Schaden wieder gutzumachen; *alle Vorgänge — teils morphologischer, teils biologischer Art —, die es sich zur Aufgabe machen, den gesetzten Gewebsschaden bald rascher, bald langsamer zu bereinigen, faßt man* **daher** *unter dem Begriff der Entzündung zusammen.* Der Erfolg dieses Unternehmens ist nun ein sehr verschiedener; entweder kommt es zu einer *vollständigen Wiederherstellung* oder *der Schaden greift weiter* und verhindert das Bestreben des Organismus, der Schädigung Einhalt zu gebieten; zwischen diesen beiden Extremen gibt es unzählige Übergänge; wer schließlich den Sieg davonträgt, das hängt teils von der *Wiederherstellungskraft,* die dem erkrankten Organismus innewohnt, teils von der *Qualität und Intensität der ursprünglichen Schädigung* ab. Um das *Nützliche* eines solchen Vorganges auch nominell zum Ausdruck zu bringen, sind verschiedene Bezeichnungen vorgeschlagen worden; so spricht ASCHOFF[1] von einer *defensiven Entzündung;* RÖSSLE[2] nennt die Entzündung eine *krankhaft gesteigerte Funktion gewisser mesodermaler Abkömmlinge, die geeignet* erscheint, das Bindegewebe von Fremdstoffen zu befreien.

Die primäre Schädigung, die den entzündlichen Vorgang auslöst, ist gelegentlich histologisch ebensowenig leicht zu erkennen wie die reaktiven Folgeerscheinungen, weil sie sich nicht unbedingt histologisch bemerkbar machen. Dies ist auch der Grund, warum sich die bekannten entzündlichen Symptome — Röte, Schwellung, Wärme und Schmerz (bzw. Functio laesa) — durchaus nicht immer als die typischen Begleiterscheinungen einer defensiven Gegenreaktion Geltung verschaffen, dies gilt besonders, wenn man die Geschehnisse innerhalb der großen Parenchymorgane verfolgt. Am besten ist das reaktive Verhalten bei einer Entzündung zu erkennen, wenn man von einem Krankheitsprozeß ausgeht, der alle vier bzw. fünf Celsiusschen Symptome darbietet, das ist der Furunkel.

Die primäre Schädigung, die zum Furunkel führt, besorgt meist der Staphylokokkus mit seinen Toxinen; es kommt zur Bildung einer nekrotischen Partie, die zu beseitigen sich der Organismus zur Aufgabe stellt. Um dies zu erreichen, stehen ihm zwei Möglichkeiten zur Verfügung: Entweder wird das nekrotische Gewebe *verflüssigt, bzw. auf resorptivem Wege beseitigt* oder das gesunde umliegende Gewebe verhält sich dazu wie gegenüber einem Fremdkörper, d. h. das Gewebe bemüht sich, *die nekrotische Partie auszustoßen;* autolytische Vorgänge, die von intrazellulären Fermenten der nekrotischen Stellen ihren Ausgang nehmen, eröffnen den Verflüssigungsprozeß, der schließlich zum Abszeß führt; ein Gemenge von Verdauungsprodukten, Fermenten, Toxinen und Bakterien bildet den Inhalt einer solchen Abszeßhöhle.

Hand in Hand mit diesem Verdauungsvorgang bemüht sich die unmittelbare Nachbarschaft, die nekrotischen Partien zu beseitigen, bzw. die Ausbreitung des einmal begonnenen Zerstörungsprozesses zu vereiteln oder wenigstens einzudämmen.

Als eine der ersten Abwehrerscheinungen gegenüber einer solchen Gewebsschädigung wird eine beträchtliche *Kapillarerweiterung* angesehen; zuerst fließt das Blut in den Gefäßen rasch, später stockt die Bewegung *(Hyperämie* bzw. *Rubor);* die betreffenden Kapillaren erfahren auch eine substantielle Änderung,

---

[1] ASCHOFF: Vorträge über Pathologie, S. 16. Jena. 1925.
[2] RÖSSLE: Verh. dtsch. path. Ges. 1923, 18.

ihre Wandungen erscheinen verdickt und werden schließlich für Plasmaeiweißkörper durchlässig; als Folge davon entwickelt sich um den zentralen Nekroseherd
herum ein *regionäres Ödem* (Tumor). Fast gewinnt man den Eindruck, als würde
Ödem und Stase dazu dienen, um die Resorption toxischer Produkte und die
damit einhergehende allgemeine Vergiftung hintanzuhalten; anderseits muß man
aber auch mit der Möglichkeit rechnen, daß die Kapillarveränderungen und
ebenso die Plasmaexsudation *nicht so sehr als die ersten Abwehrerscheinungen*
anzusehen sind, sondern vielmehr noch als die unmittelbaren Begleitsymptome
der primären Schädigung.

In dem Maße, als die Rötung und Schwellung fortschreitet, kommt es bald
früher, bald später auch zu einer *zellulären Reaktion;* zuerst sieht man nur eine
Anhäufung und Wandstellung von Leukozyten innerhalb der Kapillaren, in einem
späteren Stadium *wandern diese Elemente aus und sammeln sich wallförmig rings
um den primären nekrotischen Herd;* diesen zahlreichen zelligen Elementen ist es
nicht immer leicht anzusehen — wie schon oben gesagt wurde —, ob es sich dabei
tatsächlich um aus den Kapillaren ausgewanderte Leukozyten handelt oder um
Gebilde, die sich von den Makrophagen, bzw. den adventitiellen Zellen herleiten;
jedenfalls beteiligen sich weiße Blutzellen an den Abwehrvorgängen. Im
Entzündungsbereich kommt es auch zu einer *Vermehrung und Quellung der
Endothelien;* sie können sich mitotisch loslösen und auf Wanderung begeben
(Histiozyten); ein Teil derselben kann ähnlich wie die echten Leukozyten durch
die Kapillarwand durchtreten und im perikapillären Gewebe als mononukleäre
Zellen erscheinen. *Die bindegewebigen Elemente*, die schon unter physiologischen
Bedingungen das Interstitium besiedeln, nehmen an den Abwehrvorgängen ebenfalls teil; morphologisch äußert sich dies in einer Vermehrung auch dieser Elemente; welche von den zahlreichen Zellen sich an dem defensiven Entzündungsprozeß besonders beteiligen, hängt einerseits von der Intensität der primären
Schädigung, anderseits von der Beschaffenheit und Reaktionsfähigkeit der Gewebe ab. Wahrscheinlich sind die Leukozyten die Träger von Fermenten, die
auf diesem Wege die Zerstörung der ursprünglich nur geschädigten Partien auf
oxydativem Wege beschleunigen, bzw. zu Ende führen; darauf ist vermutlich
auch die lokale *Wärmebildung (Kalor)* zu beziehen, denn meistens fühlt sich das
entzündlich veränderte Gewebe wärmer an als die unveränderte Umgebung.

Von der Lokalisation der primären Schädigung und des regionären Ödems
hängt es weiter ab, ob die Schwellung und Zellvermehrung sensible bzw. moto-
rische Nerven in Mitleidenschaft zieht. Nachdem die inneren Organe vielfach frei
von sensiblen Nerven sind, spielt das Symptom Schmerz (Dolor) bei den unterschiedlichen entzündlichen Vorgängen innerhalb der Parenchymorgane meist nur
eine untergeordnete Rolle; anders gestaltet sich die Functio laesa, so daß auch
in dieser Beziehung eine Gegenüberstellung zwischen den entzündlichen Abwehrvorgängen innerhalb des Parenchymorgans und der erweiterten Peripherie, also
z. B. dem Furunkel, angebracht erscheint. Der Nachweis einer gestörten Nierenfunktion ist leicht zu erbringen, dagegen nimmt die Leber eine Ausnahmsstellung
ein; nur wenn es zu Ikterus kommt, haben wir ganz sicher mit einer greifbaren
Läsion zu rechnen, aber Gelbsucht ist durchaus nicht immer die typische Begleiterscheinung einer Leberschädigung; wie andere Organe reagieren, soll im
speziellen Teil zur Sprache kommen.

Falls es dem Organismus gelungen ist, bei einer bakteriellen Schädigung das zerstörte Gewebe restlos zu verflüssigen oder gar dem Abszeß zum Durchbruch zu verhelfen, dann schießen in der unmittelbaren Nachbarschaft der Abszeßhöhle Blutkapillaren, junges Bindegewebe (Fibrozyten) und Lymphozyten auf. *Die Heilung vorzubereiten ist dann die Aufgabe des sogenannten Granulationsgewebes;* sie besteht zunächst darin, den durch die Abszedierung entstandenen Defekt wieder zu ersetzen bzw. zu schließen, was unter anderem auch daran zu erkennen ist, daß jetzt Leukozyten und Makrophagen in den Hintergrund treten, während Lymphozyten und vor allem Plasmazellen die Situation beherrschen. In dem Maße, als der Heilungsprozeß vorwärtsschreitet, treten Kapillarwucherungen zurück und machen allmählich einem strafferen Bindegewebe Platz — das ist gleichbedeutend mit dem Beginn des *Narbenstadiums.* Hat bei dem Zerstörungsprozeß z. B. im Bereiche der Haut auch das Deckepithel Schaden erlitten, so beteiligen sich an den Abwehrvorgängen auch diese Zellen; sie schieben sich über das Granulationsgewebe vor und beschließen damit endgültig den Entzündungsvorgang.

Rückblickend kann man somit sagen, daß man bei jedem entzündlichen Geschehen (soweit man das morphologisch beurteilen kann) vier Stadien zu unterscheiden hat: 1. Das Stadium der primären *Gewebsschädigung,* 2. das Stadium der *Exsudation* (Hyperämie, Ausschwitzung von Blutflüssigkeit, Auswandern von Leukozyten, Schwellung der Endothelien, Reaktion der interstitiellen Zellen), 3. das *produktive Stadium* (Bildung von Granulationsgewebe, Auftreten von Lymphozyten bzw. Plasmazellen und Bindegewebswucherung), 4. das *Narbenstadium* (eventuell Epithelersatz).

Auf alle Fälle steht im Vordergrund jedes „entzündlichen" Geschehens das *Mesenchym;* im Bereiche der Kapillaren beginnt der Prozeß; die zelligen Elemente, die schließlich zur Ausheilung, also zum Sieg der Entzündung führen, sind gleichfalls mesenchymaler Abkunft, dasselbe gilt vom Granulationsgewebe. In dem Sinne kann man Rössle unbedingt zustimmen, wenn er unter Berücksichtigung der mesenchymalen Vormachtstellung sagt, *die Entzündung ist gleichsam ein Diätfehler des Bindegewebes.*

Erfolgt die Gewebsschädigung durch Bakterien oder Toxine (mit Eiweißcharakter), so geschieht die *Abwehrreaktion nicht nur zellulär, sondern vielfach auch humoral;* auf Grund anscheinend fermentativer Vorgänge kommt es zur Bildung von Antikörpern, die es dem Organismus ermöglichen, das Gift, das die Schädigung unmittelbar ausgelöst hat, weniger wirksam zu gestalten. Diese Fähigkeit besitzt der Organismus von allem Anfang an, er kann sie aber im Verlaufe einer Schädigung steigern, so daß man diesen Vorgang gleichfalls als die Reaktion gegenüber einem Schaden ansprechen muß; manchmal ist allerdings der Organismus nicht imstande, sich auf humoralem Wege gegen eine solche Schädigung zu schützen. Haberlandt[1] hat gezeigt, daß auch Verletzungen gewisser Pflanzen zu Wucherungen und Zellteilungen Anlaß geben. Als Erreger dieser Bildungen werden von den absterbenden Zellen ausgehende *Wundhormone* angenommen; dort, wo im Tierkörper durch niedrig gebaute Gifte — ich denke vor allem an das Allylformiat — Nekrosen entstehen, kommt es zu keinem

[1] Haberlandt: Beiträge zur allgemeinen Botanik, Bd. II. 1921.

„Antikörper"; ob man nicht hier, ähnlich wie im Pflanzenkörper, mit der Bildung von „Wundhormonen" rechnen kann, müßte erst geprüft werden.

Vielfach geschieht die humorale und zelluläre Abwehr gleichsinnig, so daß überall dort, wo zelluläre Reaktionen besonders stark in Erscheinung treten, der Organismus auch mit einer starken Bildung von Antikörpern reagiert; diese Erkenntnis hat auch zur Aufstellung der Begriffe *anergische, normergische* und *hyperergische Entzündung* geführt.

Stellt man sich auf den Standpunkt, *jede Beantwortung einer Gewebsschädigung als Entzündung anzusprechen, dann haben wir auch das Anrecht, die reaktiven Vorgänge, die sich in den großen Parenchymorganen im Anschluß an eine lokale oder generelle Schädigung abspielen — zu denen auch die Histamin- und Allylformiatvergiftung gehört —, zu den entzündlichen zu rechnen.* Unter dieser Voraussetzung habe ich mich auch nicht gescheut, in Anlehnung an die Untersuchungen von Rössle von einer *serösen Entzündung* zu sprechen, zumal immer schon mit der Möglichkeit gerechnet wurde, daß der entzündliche Prozeß durchaus nicht immer alle Stadien durchlaufen muß. Dasselbe gilt auch von der humoralen Einstellung, die sich hauptsächlich nur dann Geltung verschafft, wenn Bakterien oder hochmolekulare Toxine zur Ursache einer Gewebsschädigung werden.

Die Histaminvergiftung erzeugt Gewebsschädigungen nur vom Charakter einer „serösen Entzündung". Anders gestaltet sich die Allylformiatvergiftung; sicherlich sind hier die Schädigungen, die z. B. in der Leber gesetzt werden, viel eingreifender als bei der Histaminvergiftung, immerhin kommt es im Gegensatz zu den Folgen eines Histaminkollapses zu zahlreichen zellulären Reaktionen, die als „entzündlich" anzusprechen sind; wir sehen nicht nur Kapillarerweiterung und Plasmaexsudation, sondern auch eine Vermehrung jener Elemente, die so häufig bei Schädigung, z. B. durch Bakterientoxine, zur Beobachtung gelangen. Das einzige, *was wir allerdings vermissen, ist eine Beteiligung der polynukleären Leukozyten*, die bei der Allylformiatschädigung weder intravasal noch extrakapillär in gehäufter Form zu sehen sind; immerhin kann es zur Bildung von Granulationsgewebe kommen, das mit der Entwicklung von *Narbengewebe* Veränderungen setzt, die weitgehend an jene erinnern, die uns aus der menschlichen Pathologie als „Zirrhosen" bekannt sind. Wir müssen somit feststellen, *daß die durch Allylformiat gesetzten Leberschäden* (periazinöse Nekrosen) *im Bereiche des Mesenchyms zu Reaktionen Anlaß geben, die unbedingt als zur „Entzündung" gehörig anzusprechen sind. Das exsudative Stadium* ist vertreten durch die Kapillarerweiterung, durch Exsudation von Plasmaeiweiß, Verdickung und sogar Zerreißung der Kapillarmembran, Vermehrung und Quellung der Endothelien, Reaktion der adventitiellen Zellen; *bloß die Leukozytenansammlung oder gar ein Auswandern dieser Elemente* ist kaum zu beobachten. Auch ein *produktives Stadium* ist bei passender Verabfolgung des Allylformiates deutlich zu erkennen, ebenso die *Narbenbildung*.

Der Grund, warum ich auch bei der Allylformiatvergiftung und ebenso bei der Reaktion auf größere Histamindosen die Bezeichnung „seröse Entzündung" bevorzugt habe, ist das besondere Hervortreten der serösen Exsudation, während sich die zelluläre Reaktion weniger bemerkbar macht; das Imponierende bei der Allylformiatvergiftung ist dagegen die Bildung eines Granulationsgewebes und die gelegentlich reichliche Entwicklung von narbigem Bindegewebe.

Unsere Stellungnahme zum Entzündungsproblem wurde durch die Untersuchungen von ALBRICH[1] und BEIGLBÖCK[2] wesentlich beeinflußt; sie konnten zeigen, daß die Allylformiatvergiftung im Organismus eines avitaminotischen Tieres ganz anders verläuft, als wenn ein gesundes Tier mit den gleichen Dosen vergiftet wird; das Wesentliche der von uns studierten Avitaminose scheint der Vitamin-B- und -C-Mangel zu sein, und da wieder ganz besonders, wenn in der Nahrung B_2 fehlt. Zunächst zeigt sich eine *außerordentliche Empfindlichkeit*

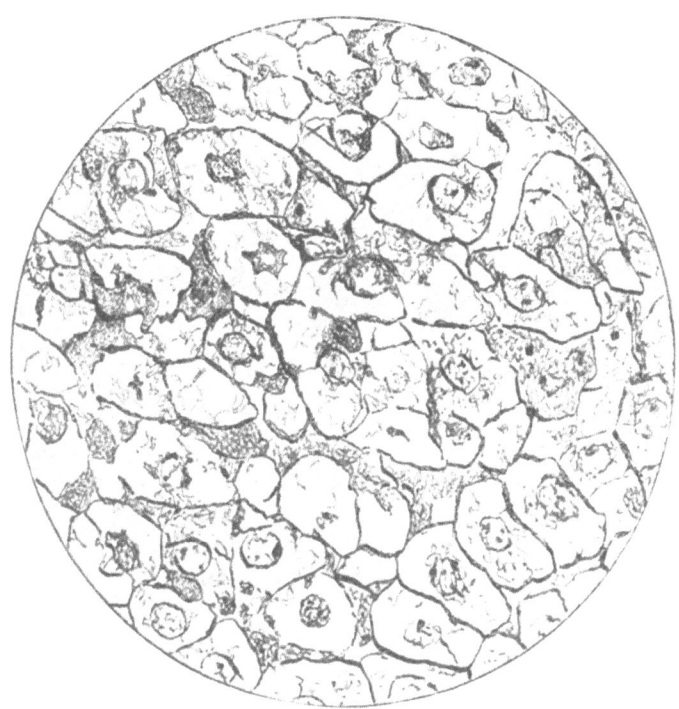

Abb. 95. Gitterfaserfärbung der normalen Rattenleber.

der avitaminotischen Ratte gegenüber Giften ganz im allgemeinen; während ein gesundes Tier entsprechende Allylformiatdosen anstandslos verträgt, genügt bereits $1/_{10}$ dieser Menge, um eine avitaminotische Ratte innerhalb kürzester Zeit zu töten. *Die humorale Abwehrkraft* — wenn man diesen Ausdruck aus der Immunitätslehre auf die Reaktion gegenüber einem einfach gebauten Gift in Anwendung bringen darf — scheint bei der Avitaminose wesentlich herabgesetzt. Das Zweite, was sich aus diesen Untersuchungen ergibt, *ist das Versagen einer zweckdienlichen zellulären Gegenreaktion.* Durch entsprechend klein gewählte Allylformiatdosen gelingt es, schwere Leberschäden auszulösen, doch vermißt man alle jene zellulären Erscheinungen

[1] ALBRICH: Erg. inn. Med. **63**, 264 (1943).
[2] BEIGLBÖCK, Virchows Arch. **312**, 590 (1944).

des exsudativen und produktiven Stadiums, die uns von der gewöhnlichen Allylformiatvergiftung bei normal genährten Tieren her bekannt sind. Da bei avitaminotischen Tieren nur Quellung der Kapillarmembran und eventuell Zerreißung zu beobachten sind, eine zelluläre Reaktion des Mesenchyms aber kaum erfolgt, wird man sich unter anderem die Frage vorlegen müssen — wir sind darauf schon oben zu sprechen gekommen —, ob Quellung der Kapillarmembran und ebenso Plasmaexsudation nicht eher als unmittelbare Folgen einer

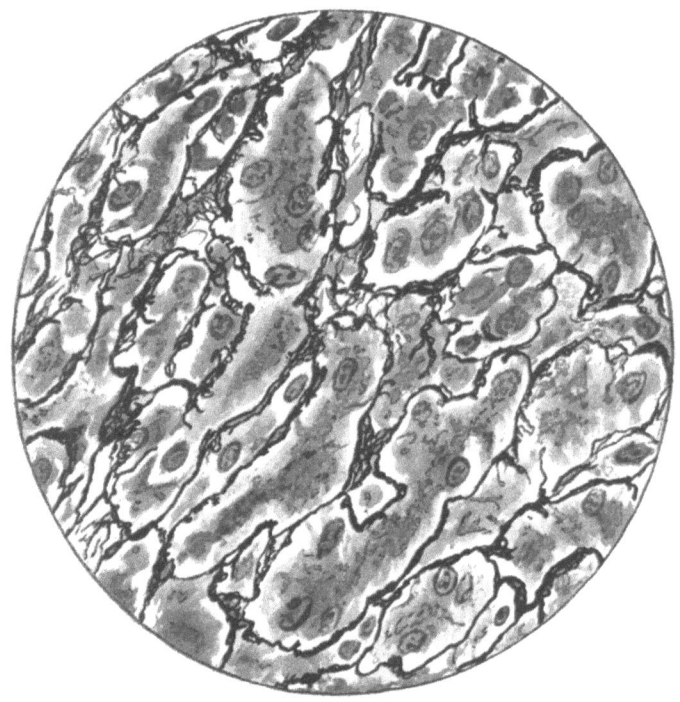

Abb. 96. Darstellung der Gitterfasern bei einer normalen Ratte nach Allylschädigung.

Schädigung anzusehen sind und weniger als Zeichen einer Abwehrreaktion, bzw. als Kriterium einer defensiven Entzündung. Auch die produktive Gewebsreaktion erscheint beim avitaminotischen Tier nur angedeutet, während sich die Bindegewebswucherung überhaupt kaum Geltung verschaffen kann.

Der Einfluß der Vitamine auf die Entzündungsvorgänge innerhalb der Parenchymorgane ist auch gut zu verfolgen, wenn man sich an die Beschaffenheit der Gitterfasern hält, die bekanntlich bei allen Schädigungen, speziell der Leber, mitreagieren. Abb. 95 zeigt die Gitterfärbung der normalen Rattenleber; wie ganz anders verhalten sich diese Fasern, wenn man eine chronische Allylformiatvergiftung erzeugt. Abb. 96 gibt uns die Verhältnisse in einem normalen Organismus wieder, während Abb. 97 den Einfluß derselben Schädigung in einer avitaminotischen Ratte zeigt. Auf die Bedeutung des Vitamins C für die Schädigungen durch Allylformiat bin ich bereits in einem früheren Kapitel eingegangen. Abb. 98 zeigt den Einfluß der Askorbinsäure auf die Gitterfaserbildung; auch diese Beobachtung mahnt zur Vorsicht bezüglich der Darreichung von Vitamin C an Patienten mit akuter Hepatitis.

Noch deutlicher tritt im avitaminotischen Organismus die mangelhafte oder sogar fehlende zelluläre Abwehrreaktion in Erscheinung, wenn man als Testobjekt nicht die Leber, sondern die Niere heranzieht. Bekanntlich führt das Masugi-Serum zu einer Nierenschädigung, die weitgehend an die akute Nephritis des Menschen erinnert; sie zeigt Quellung der Endothelien und Kapillarmem-

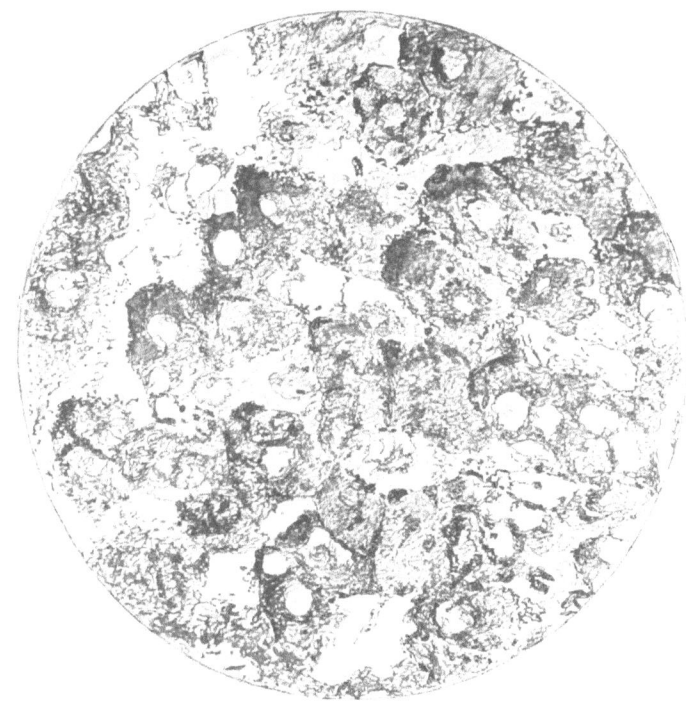

Abb. 97.   Gitterfaserfärbung der Leber bei chronischer Allylvergiftung einer avitaminotischen Ratte.

branen sowie deutliche Vermehrung der adventitiellen Zellen und Ansammlung von mononukleären Leukozyten; nicht zuletzt kommt es auch zu einer Kapillardurchlässigkeit für Plasmaeiweißkörper und zu einer Hämaturie. Dies alles kann — mit Ausnahme der Verquellung der Kapillarmembranen und Endothelien — beim avitaminotischen Tier völlig fehlen; auch zeigt die *avitaminotische Ratte eine besondere Empfindlichkeit gegenüber dem Masugi-Serum*, so daß man mit ganz kleinen Dosen arbeiten muß, um nicht das Tier akut zu gefährden. *Der avitaminotische Organismus ist somit nicht imstande, ihm zugefügte Schäden humoral oder zellulär in entsprechend defensiver Weise zu beantworten; er reagiert anders — anergisch.*

Schließlich noch eine allgemeine Bemerkung zur *Frage der Bindegewebsbildung.* Wird ein Gewebe von einer Schädigung getroffen, so ergeben sich drei Möglichkeiten, wie der Schaden vom Organismus beantwortet wird: 1. *Weitergreifen der Gewebsläsion,* 2. *vollständige Wiederherstellung,* 3. *Narbenbildung.*

Die Narbe kann unter gewissen Voraussetzungen den Abschluß eines Gewebsschadens bilden; insofern kann also die Bindegewebsneubildung, wie sie sich z. B. in der Leber in Form einer Zirrhose gibt, als das Endprodukt eines Geschehens angesehen werden, das mit einem Gewebsschaden beginnt und mit der Sklerosierung ihren Abschluß findet; in dem Sinne wird man es auch verstehen, wenn manche Autoren unter „chronischer Entzündung" etwas anderes verstehen, als es vielfach in der ärztlichen Praxis Gepflogenheit ist. Das Krankheits-

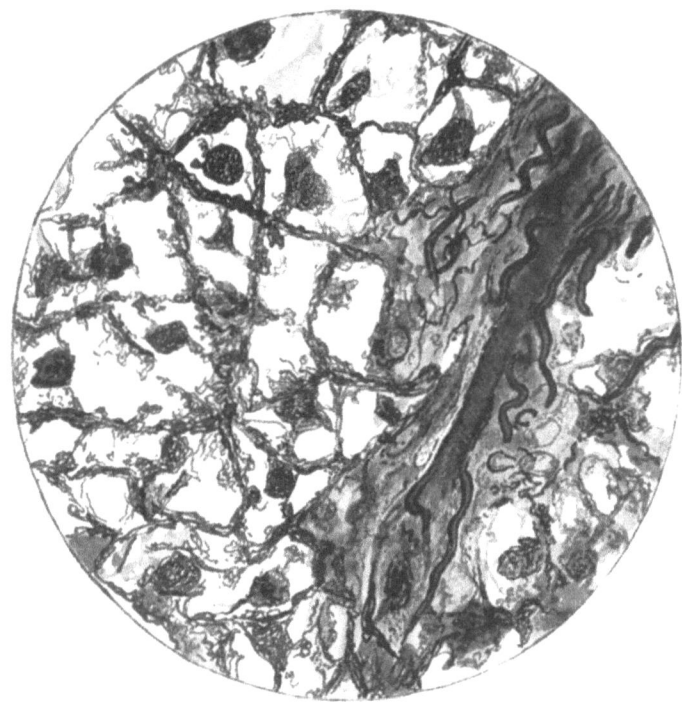

Abb. 98. Verstärkung und Verdickung des „Gitterfasernetzes" bei chronischer Allylformiatvergiftung unter Askorbinsäurewirkung.

bild, das von *mir*[1] als *kompensierte Zirrhose* hingestellt wird, entspricht sicherlich nicht einer chronischen Entzündung, sondern nur einem abgeschlossenen Narbenzustand, auf dessen Boden sich allerdings jederzeit — im Sinne eines Locus minoris resistentiae — neue Schäden aufsetzen können. Die Bindegewebsbildung, die sich eventuell auf dem Boden einer Albuminurie ins Gewebe entwickelt, kann daher bis zu einem gewissen Grade als etwas Günstiges angesehen werden, soweit es dem Organismus nicht gelingt, das ausgetretene Plasmaeiweiß restlos zu beseitigen; ich werde diese Frage noch einmal berühren, wenn ich die Bedeutung der Vitamine für die Behandlung mancher Gewebsschäden zur Sprache bringe.

Das Wichtige der Beobachtungen von ALBRICH und BEIGLBÖCK, das sie an vielen Tieren sicherstellen konnten, sehe ich in der *Betonung der allgemeinen*

---

[1] EPPINGER: Leberkrankheiten, S. 574. 1937.

Gewebsbeschaffenheit — in unserem Fall in der *Avitaminose* —, *die auf den Verlauf der entzündlichen Vorgänge von entscheidender Bedeutung ist;* es ist nicht nur die Noxe, die das Krankheitsbild bestimmt, sondern vor allem die allgemeine Reaktionslage des Organismus. Sicherlich können die Vitamine bestimmenden Einfluß auf den Ablauf einer Entzündung nehmen, denn gleiche Schädigungen erzeugen bei *normaler Vitaminlage* Veränderungen sowohl in der Niere als auch in der Leber, die in beiden Fällen mit einer reaktiven Zellreaktion beantwortet werden, *während bei Vitaminmangel* — vor allem bei der B_2- und C-Avitaminose — die Kapillarschädigungen im selben Maße wie beim normalen Tier einsetzen, aber keineswegs zellulär im Sinne einer defensiven Entzündung reagieren; *die Bilder erinnern bei avitaminotischen Tieren, soweit es sich um die Leber handelt, an die akute Leberatrophie und in der Niere an die Nephrose.* Hält man sich an die Nomenklatur von RÖSSLE, so haben wir es eigentlich bis zu einem gewissen Grade in der Hand, durch Entzug des Vitamin-B- und -C-Komplexes den Organismus in einen *anergischen Zustand* zu versetzen.

Nachdem wir die Möglichkeit geprüft haben, wie man die allgemeine Reaktionsfähigkeit gegenüber gewissen Giften *herabsetzt* — wie z. B. durch Mangel gewisser Vitamine —, wäre noch die Frage aufzuwerfen, auf welche Weise man die Widerstandskraft des Organismus *steigern* könnte; denn überall dort, wo sich ein Gewebe irgendwie anergisch verhält, sollte man den Versuch unternehmen, den Organismus zur Bildung einer energischen defensiven Entzündung anzuregen. WEICHARD[1] spricht von einer Gruppe von Stoffen, deren Wirkung sich auf den ganzen Organismus und seine Vitalität erstreckt und durch *Protoplasmaaktivierung* eine allgemeine Leistungssteigerung und Förderung aller Funktionen ermöglicht. Diese Wirkung soll vorwiegend von eiweißartigen Körpern nach parenteraler Einverleibung kleinster Dosen erreicht werden, während größere Dosen derselben Stoffe im entgegengesetzten Sinne wirken. SIEGMUND[2] führt die *Reizkörpertherapie* zu einem wesentlichen Teil — wie wir bereits in einem früheren Kapitel besprochen haben — auf eine solche Aktivierung der mesenchymalen Zellen zurück, womit auch die Angabe von BIELING[3] in Einklang steht, der nach Omnadininjektion eine Vermehrung und Vergrößerung der Kupfferschen Sternzellen beobachtete. Nicht nur die Klinik, sondern auch Tierversuche fordern uns auf, in dieser Richtung weitere Beobachtungen zu sammeln.

Ein Lieblingsobjekt zum Studium der Entzündung bildet der Furunkel; wie sich der Organismus verhält, wenn es in der Haut oder in einem anderen Organ zu einer atypischen Ablagerung von Mikroorganismen kommt, dafür interessiert sich hauptsächlich die *allgemeine Chirurgie*, während der *Internist* nur gelegentlich auf Vorgänge stößt, die unmittelbar auf Bakterienwirkung zu beziehen sind; höchstens die Gallenblaseneiterung, die Pneumonie oder die Pyelitis bieten uns Gelegenheit, das Übergreifen eines bakteriellen Prozesses auf die benachbarten Parenchymorgane im Sinne eines schweren exsudativen Stadiums der Entzündung zu verfolgen. Nur hier sehen wir das machtvolle Eingreifen der Leukozyten, die sich bemühen, den Zerstörungsprozeß, der von den Bakterien aus-

---

[1] WEICHARD: Grundlage der unspezifischen Therapie. Berlin. 1936.
[2] SIEGMUND: Zbl. Path. **35**, 276 (1924).
[3] BIELING: Behringwerk-Mitt., Marbg. H. 8.

gegangen ist, einzudämmen. Bei den zahlreichen „*entzündlichen*" *Vorgängen der Parenchymorgane, mit denen sich vorwiegend der Internist zu beschäftigen hat* (Nephritis, Rheumatismus, Hepatitis usw.), sind die Charakteristika der „Entzündung" — vor allem das Ausschwärmen der polynukleären Leukozyten — oft nur angedeutet oder anders, so daß es zumeist Schwierigkeit bereitet, das Anfangsstadium, z. B. das exsudative Stadium der defensiven Entzündung, zu erkennen, und doch muß man diesen Geschehnissen höchste Beachtung zuwenden, denn auf dem Boden gerade dieser Vorgänge entwickeln sich jene schweren Krankheitsbilder, die wir Internisten zu den „chronischen Entzündungen" rechnen. Dem Nichterscheinen von polynukleären Leukozyten ist es auch zuzuschreiben, warum man der sogenannten „serösen Entzündung" die längste Zeit nicht die gebührende Aufmerksamkeit zugewendet hat.

Dementsprechend erblicke ich das Wertvolle unserer experimentellen Untersuchungen darin, daß ich hier — allerdings nur in Form von Modellversuchen — Krankheitsbilder erzeugen konnte, die uns die Klinik fast alltäglich vor Augen führt. Jedenfalls geben uns diese Beobachtungen Gelegenheit, das Wertvolle an der Definition von RÖSSLES „seröser Entzündung" immer wieder zu betonen. RÖSSLE hat die seröse Entzündung der Parenchymorgane zuerst bewußt erfaßt und uns gezeigt, daß auf dem Boden dieses für den Morphologen schwer erkennbaren Zustandes sich die verschiedensten Erkrankungen entwickeln können, die uns häufig erst dann zum Bewußtsein kommen, wenn der Kapillarschaden bereits in ein älteres bzw. vorgeschrittenes Stadium übergetreten ist. In dem Sinne komme ich zu dem Schluß, *daß im Beginne sehr vieler interner Erkrankungen die gestörte Permeabilität der Kapillarwandung steht; das Wechselvolle und daher Reizvolle der sich daraus ergebenden Folgen ist immer nur die Frage, wie unser Organismus auf diese Schädigung reagiert.*

Je mehr man sich mit dem *Problem der Kapillarläsion* beschäftigt, desto öfter muß man sich immer wieder davon überzeugen, wie häufig es schon im Beginn der verschiedenen, oft scheinbar harmlosen Erkrankungen zu einer Auflockerung der Kapillarwandung kommt und sich damit *ein Prozeß einleitet, der auch für den Morphologen zunächst nur als harmlose Albuminurie ins Gewebe erscheint, in der Folge aber doch zu den unangenehmsten Überraschungen führt.* Wir kennen kaum einen Infekt oder eine Intoxikation, bei der man nicht mit solchen, auch biologisch nachweisbaren Permeabilitätsstörungen zu rechnen hat; die Gefahren, der sich die unterschiedlichen Gewebe bei den verschiedensten Gelegenheiten aussetzen, sind daher außerordentlich groß, so daß man sich immer wieder vor das große Problem gestellt sieht, warum im Gefolge solcher Permeabilitätsstörungen nicht viel häufiger Dauerschäden zurückbleiben. Hier muß auf die Bedeutung der *allgemeinen Beschaffenheit des ganzen Organismus* zurückgegriffen werden; klare Vorstellungen hat man sich darüber noch kaum gebildet, obwohl uns die Klinik dauernd auf solche *Möglichkeiten* aufmerksam macht; denn wie sollen wir uns sonst das eigentümliche Verhalten so mancher Krankheit deuten, wenn z. B. eine Pneumonie einen hungernden, schwangeren oder diabetischen Organismus erfaßt. Durch die Untersuchungen von ALBRICH ist in dieser Richtung etwas Klarheit geschaffen worden; jedenfalls *stellt die Avitaminose eine körperliche Verfassung vor, in der der tierische Organismus die Fähigkeit verloren hat, sich sowohl biologisch als auch morphologisch gegen Kapillarschädigungen entsprechend zur Wehr zu setzen;* es liegt kein Grund vor, warum sich der menschliche Organismus den Vitaminen gegenüber anders verhalten sollte als das Tier.

Ich glaube daher, mit einiger Berechtigung den Standpunkt vertreten zu können, daß mehr oder weniger jede Schädigung, auf die der Organismus mit einer „defensiven Entzündung" reagiert, primär auf einer Permeabilitätsstörung beruht; der Hauptangriffspunkt ist das Mesenchym, denn auch die Kapillarwand ist nur ein Teil davon. Dort, wo der Schaden nur vorübergehende Läsionen setzt und es nur zu einem geringen Eiweißübertritt kommt, hilft sich der Organismus, vermutlich unter Zuhilfenahme der Lymphkapillaren, der trüben Schwellung und der Eiweißaufnahme durch das Mesenchym, denn nur zu oft ist der Schaden wieder rasch beseitigt. *Dort aber, wo durch die primäre Schädigung auch größere Anteile des Mesenchyms erfaßt, vielleicht auch Parenchymzellen zugrunde gegangen sind und vor allem die allgemeine Reaktionslage eine entsprechende ist, da bemüht sich der Organismus, das länger liegengebliebene Plasma, das allmählich zum Fremdkörper geworden ist, nach Art einer defensiven Entzündung ebenso zu beseitigen wie nekrotische Partien, die letzten Endes auf Gifte oder Mikroorganismen zurückzuführen sind.*

Die interne Klinik, die vor allem aus meiner Permeabilitätspathologie Nutzen ziehen soll, hat erst in letzter Zeit eine Anregung erhalten, der konkreten Frage — Anästhesie und Entzündung — besondere Aufmerksamkeit zuzuwenden. DICK[1] erzeugte bei einer akuten Hepatitis eine epidurale Leitungsanästhesie des Rückenmarksegmentes D_6—D_{12} und sah im Anschluß daran eine auffallend rasche Heilung eines sich lang hinziehenden Ikterus katarrhalis.

Veranlaßt wurde er durch die bekannten Beobachtungen von G. SPIESS,[2] der feststellen konnte, daß die Wundheilung nach einer Tonsillektomie viel günstigeren Verlauf nimmt, wenn er bei der Operation zur Anästhesie reichlich Ortoform auf die Wundfläche streute; es kam ihm wesentlich darauf an, das anästhesierende Mittel so häufig und in so innigen Kontakt mit der Wundfläche zu bringen, daß die schmerzhaften Empfindungen hintangehalten wurden. Durch Ortoformeinblasungen in den Nasopharingealraum kann er mit absoluter Regelmäßigkeit einen beginnenden Schnupfen verhindern. Furunkel konnte er rasch zur Abheilung bringen, wenn er in die Mitte der Eiterung $1—1^1/_2$ ccm Novocain spritzte.

Auf Grund dieser und noch manch anderer Beobachtungen faßt SPIESS seine Auffassung von der Bedeutung der Schmerzempfindung für den Entzündungsprozeß in drei hypothetischen Sätzen zusammen: 1. Erregung sensibler Nerven macht reflektorisch eine Hyperämie. Die Unterbrechung (Anästhesie) dieser Erregung verhindert das Auftreten einer Hyperämie und bringt sie zum Verschwinden. 2. Die Beeinflussung richtet sich einzig und allein gegen die Erregung der sensiblen Nerven; den Gefäßen muß das normale Spiel erhalten bleiben. 3. Die Anästhesie ist bis zu einem Grade erforderlich, der die Reflexauslösung hintanhält.

Als Stütze seiner Hypothese führt er Beobachtungen von SAMUEL[3] an, der

---

[1] DICK, Klin. Wschr. 1941, 930.

[2] SPIESS, Münch. med. Wschr. **1906**, 345; Klin. Wschr. **1933**, 123.

[3] SAMUEL, zitiert bei FENZ, Behandlung rheumatischer Erkrankungen durch Anästhesie, S. 7. Dresden-Leipzig 1941.

die bei Verbrühung des Kaninchenohres auftretende Entzündung verhindern konnte, wenn er vorher die sensiblen Nerven des Ohres durchschnitt, also eine Daueranästhesie erzeugte. Nach Durchschneidung der sympathischen Nerven trat dagegen sogar eine stärkere Entzündung hervor.

Eine Klärung der Beziehung der sensiblen Nervenendigungen zum Entzündungsvorgang brachten die Untersuchungen von A. N. BRUCE.[1] Er geht von folgender Beobachtung aus: Senföl in die Konjunktiva des Kaninchenauges gebracht erzeugt eine schwere Entzündung (Senfölchemosis). Diese entzündliche Reaktion bleibt wohl nach Nervendurchschneidung peripher vom Ganglion noch tagelang erhalten, sie wird aber durch lokale Anästhesie (Alypin oder Kokain) oder durch Degeneration des Nerven verhindert; es kommt dann nicht mehr zur Vasodilatation und Durchlässigkeitssteigerung der Gefäßwandung. BRUCE nimmt daher an, *daß der distale Anteil der sensiblen Nervenfasern sich peripher vom Ganglion gabelt. Der eine Schenkel geht zur Haut, der andere zu den Blutgefäßen; ein Hautreiz geht einfach zentripetal durch den einen Schenkel und gleich wieder zentrifugal durch den anderen Schenkel (Gefäßerweiterung, Durchlässigkeitssteigerung). Dieser Reflex ist daher ein Kurzschluß- oder Axonreflex. Anästhesie — ebenso wie Nervendegeneration — verhindert, daß der Impuls wirksam am Nervenende angreift; die Anästhesie macht dadurch den Axonreflex unmöglich und es kann nicht zur Entzündung kommen.*

Die Ergebnisse von SPIESS und BRUCE wurden in wissenschaftlichen und ärztlichen Kreisen vielfach ergänzt, aber auch kritisiert. Ablehnend verhält sich vor allem KLINGE,[2] der die durch artfremdes Eiweiß hervorgerufene anaphylaktische Gelenkentzündung durch Ausschaltung der Nerven nicht beeinflussen konnte, während klinische Erfahrungen vielfach zugunsten der Spießschen Lehre sprachen; so hat vor allem PAYR[3] durch wiederholte Leitungsanästhesie und Nervenumspritzung Verbrennungsprozesse und Röntgengeschwüre günstig beeinflußt.

Die größte Bedeutung wird der Novocainbehandlung der Entzündung von WISCHEWSKY[4] zugesprochen; er und andere russische Ärzte behandeln damit Eiterungen aller Art mit großem Erfolg; WISCHEWSKY sagt: *Novocainblockade bewirkt Aufhören der Schmerzen, Beseitigung des entzündlichen Ödems und eine Besserung des pathologischen Prozesses durch Änderung der Trophik und des Entzündungscharakters.*

Kennt man all diese Beobachtungen, dann wird man auch dem Larocain, das sich bei der Behandlung der Magengeschwüre sehr gut bewährt, im Sinne der Spieß-Bruceschen Hypothese mehr Aufmerksamkeit schenken; auch die oft sehr günstige Wirkung der Vereisungsanästhesie gehört hieher; die beste Therapie dieser Art, die Panacainvereisung, wurde an meiner Klinik von MELLER und TSCHOFEN[5] bei allen Arten von Nerven- und Muskelschmerzen mit großem Erfolg erprobt.

---

[1] BRUCE, Arch. exper. Path. (D.) 63, 424 (1910).
[2] KLINGE, zitiert bei FENZ, Behandlung rheumatischer Erkrankungen durch Anästhesie, S. 9. Dresden-Leipzig 1941.
[3] PAYR, Arch. klin. Chir. 148, 404 (1927); Münch. med. Wschr. 1939, 1496.
[4] WISCHEWSKY, Zbl. Chir. 1935, 735.
[5] MELLER und TSCHOFEN, Wien. klin. Wschr. 1938, 27.

Schließlich muß darauf hingewiesen werden, daß die ausgezeichnete Wirkung von Atophan, Salizylsäure, Aspirin von manchen Rheumaforschern als auf Abschwächung der sensiblen Nerven beruhend aufgefaßt wird. Bemerkenswerterweise wird die Senfölreaktion an der Konjunktiva auch durch eine Reihe antirheumatischer Mittel, z. B. durch Atophan, gehemmt, weniger stark durch Salizylate und Antipyrin (JANUSCHKE); WEINTRAUD[1] nennt in dem Sinne Aspirin und Atophan Gelenkanästhetika.

Die auffallend geringen Entzündungserscheinungen bei Erkrankungen, die mit zentral bedingter Anästhesie oder Hyperästhesie einhergehen, können ebenfalls einen Hinweis für die Spieß-Brucesche Auffassung geben.

Die beiden Beobachtungen von DICK, die mir der Anlaß waren, die Frage einer Beziehung von Anästhesie zur Entzündung auch im Rahmen meiner Permeabilitätspathologie zur Sprache zu bringen, sind von anderer Seite noch nicht überprüft worden; immerhin wissen wir, daß auch andere Eingriffe, die mit Anästhesie der Leberumgebung verbunden sind, auf den Verlauf einer akuten Hepatitis von Einfluß sein können; die beiden Chirurgen HABERER[2] und NORDMANN[3] haben einen Überblick über ihre diesbezüglichen Erfahrungen auf diesem Gebiete zusammengestellt; so wurden Heilungen beschrieben nach lediglicher Laparotomie, Probeexzision aus der Leber, Cholezystektomie usw.

Der Verlauf der akuten Hepatitis ist unberechenbar, und es wäre kritiklos, in den beiden Fällen einen sicheren Beweis für die günstige Beeinflussung des hepatozellulären Ikterus sehen zu wollen; immerhin fordern diese Beobachtungen auf, der möglichen Beeinflussung einer kutanen Anästhesie auf die entzündlichen Geschehnisse der inneren Parenchymorgane erhöhte Aufmerksamkeit zu schenken.

22. Allgemeine und spezielle Therapie der Permeabilitätsstörungen.

a) Allgemeine Therapie.

Unser Organismus ist der Schauplatz der verschiedenartigsten Flüssigkeitsbewegungen; im Kapillargebiete treffen sich Blut, Lymphe, Gewebsflüssigkeit und der intrazelluläre Saftstrom in bester Zusammenarbeit. Obwohl auf kleinstem Raum zusammengedrängt, treten sie an keiner Stelle in unmittelbaren Kontakt, stets findet sich eine Membran dazwischengeschaltet, die die eine Flüssigkeit von der benachbarten trennt; wie überall, wo sich zwei durch eine Grenzschicht geschiedene Flüssigkeiten treffen, Austauschvorgänge in Erscheinung treten, so erfolgen auch an der Grenze der Säfte unseres Körpers Fluxionen. Im gesunden Organismus folgen sie bestimmten Gesetzen, kommt es aber zu Abweichungen von der Norm, so bedeutet das Krankheit. Bei der „Albuminurie ins Gewebe" handelt es sich um eine Störung jener Grenzschicht, die das Blut von der interstitiellen Gewebsflüssigkeit trennt; achtet man auf dieses Geschehen, so erkennt man in der Diapedese von Bluteiweißkörpern ins

---

[1] WEINTRAUD, Berl. klin. Wschr. **1913**, 1381.
[2] HABERER, Med. Klin. **1932** und Dtsch. Z. Chir. **239**.
[3] NORDMANN, Med. Klin. **1925**, 1538.

Interstitium einen weitverbreiteten Vorgang, der sowohl den Beginn zahlreicher menschlicher als auch tierischer Krankheiten darstellt; er äußert sich bald mehr zirkumskript, oft aber zieht er unseren ganzen Körper in Mitleidenschaft; kaum eine Stelle des Organismus bleibt unverschont und kann indirekt so zum *Gefahr-moment aller Gewebe* werden. Dementsprechend drängte sich schon bald, nachdem wir uns von der großen Bedeutung der „Albuminurie ins Gewebe" überzeugt hatten, die Frage auf, ob sich nicht der pathologische Übertritt von Eiweiß aus dem Blutstrom gegen die Gewebsfestigkeit irgendwie *therapeutisch* beeinflussen, wenn nicht sogar verhindern läßt; solche Versuche müßten sich nicht nur zu-gunsten unserer Patienten auswirken, sondern wären auch geeignet, noch ener-gischer, als es bis jetzt geschehen ist, in der von uns eingeschlagenen Arbeits-richtung weiterzuarbeiten.

Die Permeabilitätspathologie, wie ich sie heute sehe, hat sich erst allmählich entwickelt; das hat sich auch auf unsere therapeutischen Bestrebungen ausge-wirkt. In dem Sinne ist es auch zu verstehen, wenn ich bei der Darstellung meiner Erfahrungen historisch vorgehe:

1. Zunächst ließ ich mich von *rein physikalisch-chemischen Vorstellungen* leiten ich stellte mir vor, vielleicht durch *adstringierende* Medikamente die gestörte Permeabilität wiederherzustellen.

2. Allmählich drang immer mehr und mehr die Erkenntnis durch, daß *ein großer Unterschied zwischen toten und lebenden Membranen gemacht werden muß;* es geht nicht an, Erfahrungen aus dem chemisch-physikalischen Laboratorium, dem nur tote Membranen zur Verfügung stehen, glatt auf die Biologie zu übertragen; der Antagonismus zwischen abgestorbener und lebender Membran zeigt sich auch darin, daß vieles, was uns die Natur zeigt, sich an toten Mem-branen nicht mehr reproduzieren läßt.

3. Es geht auch nicht an, wenn man das Problem einer Permeabilitätspatho-logie im Auge behält, von „Membranen" ganz im allgemeinen zu sprechen; man muß trennen, unter weitgehender Berücksichtigung des histologischen Gewebs-aufbaues, zwischen den *Membranen, die sich zwischen Blut und Interstitium aus-breiten, und den Grenzflächen, die die Parenchymzellen umgeben, bzw in den Zellen die Flüssigkeitsbewegung bestimmen.*

4. Dieser Dualismus wirkt sich auch funktionell aus, denn *die Vorgänge an der Grenze zwischen Blut und Interstitium folgen vielfach physikalisch-chemischen Gesetzen.* Das normale Fluidum, das hier durchsickert, entspricht weitgehend, aber nicht absolut, einem Ultrafiltrat. Ganz im Gegensatz dazu *folgen die Aus-tauschvorgänge an den Zellgrenzen keineswegs den bekannten Gesetzen, da sie fast ausschließlich von der Vitalität der Zelle* beherrscht werden. Diesen Gegensatz bemühe ich mich auch nominell zum Ausdruck zu bringen und spreche teils von einer *Kapillar-*, teils von einer *Zellpermeabilität;* hinter dem Wort *gerichtete Per-meabilität,* das ich der Zellpermeabilität vielfach gleichsetze, versteckt sich vieles, was sich unseren physikalisch-chemischen Kenntnissen völlig entzieht.

Ich komme nunmehr auf die Details zu sprechen, die uns im Rahmen der einzelnen Arbeitsperioden veranlaßt haben, therapeutische Versuche anzustellen:

Zu 1. Es ist uns zunächst gelungen, mit verschiedenen Allylderivaten eine Reihe von Veränderungen im Tierkörper zu erzeugen, deren Analyse wertvolle Einblicke in manche Krankheitszustände ermöglichte und dadurch auch unser pathogenetisches Denken wesentlich erweiterte. Gifte von der Art des Allylformiates bewirken nicht nur histologisch nachweisbare Schädigung der Kapillarwand, sondern darüber hinaus auch eine biologische Herabsetzung ihrer natürlichen Widerstandskraft; unabhängig davon kann eine so geschädigte Kapillarwand für Eiweiß, aber auch für Leukozyten, Erythrozyten oder Bakterien durchlässig werden. Obwohl wir immer wieder zu der Vorstellung gedrängt werden, daß die primäre Schädigung ausschließlich in einer *Benachteiligung der Kapillarwand* zu suchen sei, lag uns doch daran, durch weitere Experimente, vielleicht nur an Hand von Modellversuchen, den Kreis unserer Vorstellungen enger zu gestalten, zumal die absolute Sicherstellung eines solchen Prinzips für unsere Behandlung nicht ohne Konsequenzen bleiben konnte. Gelingt es, den feineren Mechanismus der durch Allylformiat gesetzten Membranschädigung zu klären, so würde uns das vielleicht auch den Weg zeigen, *wie* man gegen solche Schädigungen therapeutisch vorzugehen hat.

Zunächst wollten wir darüber Klarheit gewinnen, *ob semipermeable Membranen*, die aus dem Gefüge des Organismus entfernt wurden — also gleichsam in vitro —, auch durch Allylformiat oder Allylamin eine Schädigung erfahren; sollte dies möglich sein, so wäre uns damit der sichere Beweis in die Hand gegeben, daß das Allylformiat die Semipermeabilität einer kolloiden Membran stört. Im stillen hofften wir, auf diese Weise vielleicht auch das Medikament zu finden, das eine solche Störung rückgängig macht oder zum mindesten hemmt. Die Untersuchungen wurden im ersten chemischen Universitätslaboratorium durchgeführt (RAFF und ABRAHAMCZIK[1]); zunächst wurden als Membranen *Goldschlägerhäutchen* verwendet und geprüft, ob Allylformiat die Permeabilität gegenüber Rohzucker in irgendeiner Weise beeinflußt. Nach mühevollen Vorversuchen zeigte sich, daß Allylformiat bei so präparierten Membranen *keinerlei* permeabilitätssteigernde Wirkung ausübt; *das Ergebnis war somit negativ.* Erst als an Stelle käuflicher Goldschlägerhäutchen möglichst frische, also nicht vorpräparierte tierische Membranen verwendet wurden, ließ sich ein geringer Einfluß des Allylamins auf die Permeabilität sicherstellen; am geeignetsten erwiesen sich *Bauchfaszien* (Filzhäutchen) des Schweines oder *Rinderperikard;* wie hoch mußten aber die Konzentrationen an Allylformiat gewählt werden und wie gering war der Erfolg! *Jedenfalls ein beredter Beweis, wie schwierig es für den „Biologen" ist, sich eine ideal semipermeable Membran zu beschaffen!* Aber auch unter solchen Versuchsbedingungen ergaben sich Nieten, denn unter den 16 Versuchsserien ließ sich nur sechsmal eine Permeabilitätssteigerung nachweisen, was um so mehr zu beachten ist, als daneben einzelne Versuche sogar den gegenteiligen Erfolg zeigten; immerhin glaube ich aus diesen Versuchen zwei wichtige Tatsachen herauslesen zu können: Das Allylformiat scheint semipermeable Membranen auch in vitro zu schädigen; aber das Wesentliche war uns schon damals *die Erkenntnis von einer Gegenüberstellung zwischen toten Membranen vom Typus des Goldschlägerhäutchens und frischen, eben dem Körper entnommenen Membranen;* die ersteren lassen sich durch Allylamin in keiner Weise beeinflussen, bei letzteren doch in geringem Maße.

Wenn auch das Ergebnis dieser Versuche nicht sehr erfreulich war, so sahen

---

[1] RAFF und ABRAHAMCZIK, Z. exp. Med. 97, 835 (1935).

wir uns immerhin veranlaßt, die Frage aufzuwerfen, ob sich solche Schädigungen durch irgendwelche Mittel beheben lassen. Da der Schaden der Membran nur in einer Lockerung seines Gerüstes gesucht werden konnte, so schien es geboten, *die adstringierende Wirkung mancher Gerbstoffe* zu prüfen. Angeregt wurde ich auch durch eine Bemerkung SCHADES[1] über die Adstringentien. Ich zitiere diese Stelle aus seinem Buche: „Wenn der Kolloidzustand des Gewebes verändert, d. h. das Protoplasma gequollen, die Intrazellularsubstanz gelockert ist, so muß am meisten eine Wirkung von Nutzen sein, welche diese Kolloidänderung eben gerade zum Ausgleich bringt." Versuche von LOEB[2] können als erste Grundlage für diese Auffassung der Adstringierung dienen; gelingt es nämlich, in der tierischen Zelle eine gesteigerte kolloidale Quellung zu erzeugen, so kann man durch nachträglichen Zusatz von Kalkionen im Sinne einer antagonistischen Kolloidwirkung vielleicht den Normalzustand der Zellkolloide wiederherstellen. Dabei machte LOEB die frappierende Entdeckung, daß die Lebenderhaltung solcher Zellen auch erreicht werden kann, wenn man die abnorme Kolloidquellung durch körperfremde, ja sogar durch an sich giftige Stoffe zum Ausgleich bringt. Eine solche Wirkung zeigen alle Salze mit stark fällenden Metallionen; es ist dann von LOEB und HOEBER[3] sichergestellt worden, daß hier tatsächlich eine reine Kolloidwirkung (Gerbung) den Zellschutz bedingt; sie wirkt dadurch, daß sie die abnorme Quellung zur Kompensation bringt.

Die Gerbung, von der SCHADE spricht, muß heute im Sinne der Kolloidchemie ungefähr folgendermaßen aufgefaßt werden: Das Eiweißmolekül besteht aus geraden, durch festgefügte Hauptvalenzen verbundene Ketten, die selbst wieder durch weitaus schwächere Konvalenzen zusammengehalten werden; gerade an den Konvalenzen sollen die Gerbmittel in der Weise wirken, daß eine stärkere Verknüpfung der einzelnen Hauptvalenzketten untereinander und damit eine erhöhte Widerstandskraft des Eiweißgefüges erfolgt.

Bei der Umwandlung tierischer Häute zu Leder kommt es anscheinend auch zu einer solchen Verdichtung der langen Eiweißketten; daher dürften alle jene Präparate, die die Lederindustrie zum Gerben verwendet, auch die Eigenschaft besitzen, Hauptvalenzen untereinander zu schließen. Da nun LOEB durch Tannin, Formaldehyd oder einige Schwermetalle den Quellungszustand am Seeigelei aufheben konnte, betrachtet er die *Adstringierung als das Gegenstück der Quellung.* Ob die Adstringentien auch die Permeabilität beeinflussen, war nun zu prüfen; gerne hätten wir diese Frage an ideal beschaffenen Membranen verfolgt, aber leider ist es schwierig, sich Membranen zu beschaffen, die in vitro dieselbe Permeabilität zeigen wie in vivo. Immerhin haben wir frische, dem Organismus möglichst rasch entnommene Membranen in der Richtung geprüft und uns tatsächlich davon überzeugen können, *daß solche Membranen, mit Formol, Kalk oder Metallsalzen vorbehandelt, ihre ursprüngliche Permeabilität verlieren;* sie sind — um einen Vergleich zu gebrauchen — unter der Wirkung dieser Adstringentien auf das Niveau eines Goldschlägerhäutchens herabgesunken, d. h. sie sind mehr oder weniger impermeabel geworden.

Auf Grund solcher Überlegungen schien es sehr verlockend, manchem Medi-

---

[1] SCHADE: Physikalische Chemie, 3. Aufl., S. 283. 1923.
[2] LOEB: Amer. J. Physiol. **6**, 411 (1902).
[3] HOEBER: Physikalische Chemie der Zelle. Leipzig.

kament, das erfahrungsgemäß im lebenden Organismus eine Quellung verhindert, eine adstringierende Wirkung zuzuschreiben. In Fortsetzung einer solchen Gedankenrichtung rechne ich mit der Möglichkeit, daß vermutlich *die günstige Wirkung des Pyramidons ebenfalls auf einer Verdichtung der Hauptvalenzen beruht*, zumal die Kapillarmembran aus Eiweiß besteht; in dem Sinne habe ich *die Wirkung des Pyramidons auf eben dem Organismus entnommene Membranen verfolgt und ebenfalls eine „dichtende Wirkung" feststellen können*. Das Ergebnis solcher Versuche ist nicht 100%ig, aber doch sehr groß. Da es geboten erscheint, bei der Analyse eines biologischen Problems die Kolloidlehre nicht einseitig zu überwerten, habe ich auch noch andere Versuchsbedingungen ins Auge gefaßt.

Zu 2. Nachdem sich tote Membranen zur Prüfung der Permeabilität nicht eignen, eher noch eben dem Organismus frisch entnommene, gingen wir in der Nachahmung der „Vitalität" um einen Schritt weiter und verwendeten als Testobjekt *die Blutgefäße des isolierten Kaninchenohres; wir*[1] gingen in der Weise vor, daß beide Ohren des Kaninchens (nach Abtrennung vom knöchernen Schädeldach und 24stündiger Aufbewahrung im Eiskasten) auf zwei Dezimalstellen genau gewogen und dann beide Ohren von den Blutgefäßen aus mit Normallösungen (200—400 ccm) durchgespült wurden; sobald die Durchblutung regelmäßige Werte erkennen ließ, wurde der einen Flüssigkeit Histamin bzw. Allylformiat zugesetzt. Nach Beendigung der Durchströmung wurden beide Ohren nochmals gewogen und die Gewichtszunahme als Maß der Ödembereitschaft gewertet; tatsächlich trat bei Histamin- und Allylformiatdurchströmung der Ohren *eine außerordentlich starke Ödembildung* ein — eine Tatsache, die uns neuerdings die membranschädigende Wirkung des Histamins und Allylformiates vor Augen führt. Die Kapillarpermeabilität hat sich vermutlich geändert, so daß jetzt Kochsalz und Wasser leichter ins Interstitium eindringen und hier länger zurückbehalten werden. Mit derselben Methode hat STRÖDER[2] den Einfluß des Diphtheriegiftes auf die Gefäße verfolgt und sich auf Grund seiner Versuche meiner Anschauung von der Bedeutung der Permeabilität für die Pathologie weitgehend angeschlossen.

In weiteren Versuchen waren wir dann bestrebt, an Hand derselben Methode auch die hemmende Wirkung einiger Adstringentien zu beweisen; leider eignet sich dazu weder Tannin noch Formaldehyd, da die lokale bzw. oberflächliche Wirkung zu stark ist und sich daher für parenterale oder gar intravenöse Versuche nicht eignet. Wir beschränkten uns zunächst nur auf das *Kalziumchlorid* und *Ferrum saccharatum*. Die Tab. 45 zeigt eindeutig, daß es unter der Einwirkung von Eisen oder Kalk zu einer Verminderung der Ödembildung (um etwa die Hälfte) kommt; *anscheinend wird somit die Gefäßmembran durch Kalziumchlorid* gegen die zerstörende Wirkung des Histamins oder Allylformiates gefestigt. Vielleicht wird der Durchtritt von Flüssigkeit *durch eine Abdichtung der Gefäßwand vermindert;* es ist daher durchaus berechtigt, den oben geschilderten *Mechanismus einer Gerbwirkung* auch für die Erklärung dieser Vorgänge beim eisendurchspülten oder mit Kalk vorbehandelten Kaninchenohr heranzuziehen; der lokale Gefäßfaktor steht unbedingt im Vordergrund, da in diesem Falle z. B. nervöse Einflüsse vollständig ausgeschaltet sind.

---

[1] SCHNEIDER: Arch. exper. Path. (D.) **178**, 56 (1935).
[2] STRÖDER: Erg. inn. Med. **62**, 601 (1942).

Tabelle 45. *Durchströmungsversuch am isolierten Kaninchenohr.*

Gewichtszunahme des Ohres des gleichen Kaninchens in Gramm bei Durchströmung		
Allylformiat + Normosal	Allylformiat + Eisen + Normosal	Differenz in %
5,41	2,66	50
4,61	2,86	40
2,91	1,60	45
3,26	1,29	63
23,83	12,53	48
3,74	1,21	65
4,41	1,84	59
3,83	2,61	42

Eine ähnliche Wirkung läßt sich auch am lebenden Tier nachweisen; wir untersuchten zu diesem Zwecke den *Durchtritt von Fluoreszein in die Vorderkammer des Kaninchenauges* und seine Beeinflussung durch Eisen. Auf diese Methode hat zuerst EHRLICH[1] aufmerksam gemacht. Der Übertritt von Uranin (Fluoreszein-Natrium) ist sogar mit freiem Auge in Form einer scharfbegrenzten vertikalen Linie zu erkennen, die allerdings sehr bald wieder verschwindet und einer gleichmäßigen Grünfärbung des ganzen Kammerwassers Platz macht; dieses Verfahren ist schon mehrfach zu Permeabilitätsversuchen herangezogen worden. So haben z. B. mit derselben Methode STARKENSTEIN[2] und ROSENOW[3] die gefäßdichtende Wirkung des Kalziums sichergestellt. Bezüglich des Kalziums können *wir*[4] diese Angaben bestätigen; Eisen wirkt ganz ähnlich; es hemmt in gleicher Weise den Fluoreszeindurchtritt wie das Kalzium; durchschnittlich wird die Zeit zwischen der Injektion und dem Auftreten der fluoreszierenden Linie um mehr als das Doppelte verlängert. Daraufhin prüften wir, ob sich die akute Allylformiatvergiftung ebenfalls durch Eisenbehandlung oder durch Darreichung von Kalzium abschwächen läßt; bei der rasanten Wirkung des Allylformiates war an eine völlige Verhinderung der Vergiftung kaum zu denken, immerhin läßt sich feststellen, *daß mit Ferrum saccharatum vorbehandelte Hunde die tödliche Allylformiatgabe besser vertragen,* besonders wenn man während der Vergiftung mehrmals Eisen gibt. Die Wirkung zeigt große Schwankungen, aber auf Grund des Ausbleibens mancher Folgeerscheinungen ist daran nicht zu zweifeln, *daß sowohl dem Eisen als auch dem Kalzium eine hemmende Wirkung auf die Allylschädigung zukommt* und daher diesen beiden Stoffen auch auf *bereits geschädigte Kapillarmembranen eine abdichtende Wirkung zugesprochen werden muß;* auch an Lymphfisteltieren ließen sich Unterschiede erkennen; während Allylformiat schon nach kurzer Zeit zu einer beträchtlichen Lymphorrhöe führt, wobei außerdem auch der Albumingehalt in die Höhe geht, bleibt diese markante Wirkung aus, wenn man gleichzeitig Eisen oder Kalzium gibt. In diesem Zusammenhang müssen auch die bekannten Untersuchungen aus dem Meyerschen Institut (CHIARI und JANUSCHKE[5]) Erwähnung finden, die nach Darreichung von Kalzium eine Hemmung der Senfölkonjunktivitis feststellen konnten.

Man kann sich daher die Eisen- bzw. Kalkwirkung bei der Allylformiat-

---

[1] EHRLICH: Dtsch. med. Wschr. 1882, 21.
[2] STARKENSTEIN: Münch. med. Wschr. 1919, 205.
[3] ROSENOW: Z. exper. Med. 4, 427 (1916).
[4] KAUNITZ: Arch. exper. Path. (D.) 179, 170 (1935).
[5] CHIARI und JANUSCHKE: Arch. exper. Path. (D.) 65, 124 (1911).

vergiftung ungefähr folgendermaßen vorstellen: Das Allylformiat, ebenso auch das Senföl führt zu einer Lockerung der Kapillarmembran, die wahrscheinlich auf einer Änderung der kolloiden Beschaffenheit beruht; funktionell äußert sich dies in mildester Form durch gesteigerten Durchtritt höhermolekularer Substanzen, also z. B. auch des Eiweißes. Bei höheren Dosen können die Risse in dem Gefüge so groß werden, daß es auch zum Durchtritt von Erythrozyten oder Leukozyten kommt; im Gegensatz dazu festigt Eisen als auch Kalzium das gelockerte Gefüge der Membran; physikalisch-chemisch gesprochen fügt anscheinend Eisen oder Kalk die langen Eiweißketten zu Konvalenzen; diese beiden Pharmaka wirken vermutlich so, *daß sie die gegen die Semipermeabilität gerichteten Veränderungen der kolloiden Beschaffenheit verhindern oder schon bestehende Veränderungen wieder der Norm zuführen.*

Während wir zunächst aus rein theoretischen Erwägungen heraus den Einfluß der verschiedenen bekannten *Adstringentien* auf den klinischen Verlauf so mancher Albuminurie ins Gewebe ins Auge faßten, drängten klinische Erfahrungen zu der Frage, ob nicht auch jene Medikamente, die sich erfahrungsgemäß bei dieser oder jener Form einer „serösen Entzündung" besonders bewähren, auch auf experimentelle Permeabilitätsstörungen einen hemmenden Einfluß ausüben. Als solche Präparate schweben uns die unterschiedlichen *Pyrazolonderivate* (Pyramidon, Novalgin, Melubrin, Saridon usw.) vor, deren allgemeine antiphlogistische Wirkung und deren geradezu spezifische Beeinflussung des akuten Rheumatismus hinlänglich bekannt sind.

Die Versuchsanordnung war gegeben; wir prüften am isolierten Kaninchenohr, ob sich das Auftreten von Ödem, das sonst bei der Durchströmung mit Allylformiat auftritt, gleichfalls durch Zusatz von Pyrazolonderivaten verhindern läßt. Die Ergebnisse sind in Tab. 46 zusammengefaßt; man sieht, *daß in 14 von 18 Versuchen die Ödembildung des „Novalginohres" wesentlich geringer war als die bei Kontrolltieren;* an der Tatsache, daß somit das Novalgin (als Beispiel eines leichtlöslichen Pyrazolonderivates) im Experiment eine gefäßdichtende Wirkung entfaltet — also ähnlich wie Eisen und Kalzium wirkt —, ist nicht zu zweifeln.

Tabelle 46. *Durchströmungsversuche mit Allylformiat und Novalgin am isolierten Kaninchenohr.*

200 ccm Normosal + 0,12 Allylformiat	200 ccm Normosal + 0,12 Allylformiat + 0,6 Novalgin	
4,8	2,09	+ 2,79
13,91	5,50	+ 8,41
14,25	9,59	+ 4,66
12,78	5,08	+ 7,70
5,69	6,92	− 1,23
9,46	4,82	+ 4,64
5,87	5,54	+ 9,33
5,26	8,18	− 2,92
4,10	1,64	+ 2,46
16,26	16,25	+ 0,01
3,12	2,49	− 0,63
4,77	11,07	− 6,20
3,56	2,52	+ 1,04
3,11	2,48	+ 0,63
2,05	1,46	+ 0,59
13,94	10,94	+ 3,00
5,09	3,83	+ 1,24
6,97	3,82	+ 3,15

Im Prinzip ähnliche Ergebnisse zeitigten Versuche mit Fluoreszein an der vorderen Augenkammer; gleichgültig, ob das Novalgin subkutan oder intravenös gereicht wurde, *unter beiderlei Bedingungen erfuhr das Auftreten der Ehrlichschen*

Linie eine wesentliche Verzögerung, was wohl zwanglos als Ausdruck einer ge-
besserten Gefäßdichte gedeutet werden muß.

Ein weiterer Weg zur Prüfung dieser Frage war die *Bestimmung des Eiweiß-
gehaltes im Kammerwasser des Auges;* bekanntlich steigt der Eiweißgehalt nach
Punktion der vorderen Augenkammer sehr rasch an; die Eiweißvermehrung ist in
der zweiten Stunde nach der Punktion im sogenannten zweiten Augenwasser am
stärksten. Der Anstieg muß wohl als die Folge der durch die Punktion gesetzten
Gefäßerweiterung bzw. -reizung angesehen werden, die gleichzeitig mit einer
Durchlässigkeitssteigerung für Plasma einhergeht. Der Eiweißdurchtritt ist mit der
Kapillarläsion zu vergleichen, wie sie z. B. im Anschluß an die Darreichung einer
bestimmten Allylformiatdosis erfolgt; da es sich bei diesem Trauma anscheinend
auch um eine Art „seröse Entzündung" handelt, war es notwendig zu prüfen,
ob die reaktive Eiweißvermehrung im zweiten Augenwasser durch Pyrazolonderivate vermindert wird, ob sich also diese Form einer serösen Exsudation durch
Pyramidon verhindern oder wenigstens verbessern läßt. Um individuelle Schwankungen im Eiweißgehalt des zweiten Kammerwassers bei verschiedenen Kaninchen
tunlich auszuschalten, wurden die Ver-
suche in der Weise durchgeführt, daß zunächst bei unbehandelten Tieren das eine
Auge punktiert wurde; nach $1^{1}/_{2}$ Stunden
wurde die Punktion wiederholt und so das
zweite Kammerwasser gewonnen. Jetzt
erfolgte nach Vorbehandlung der Tiere mit
den entsprechenden Novalgindosen die
neuerliche Untersuchung des zweiten
Kammerwassers am vorher nicht punktierten Auge in genau derselben Weise;
bei solchen Versuchen muß darauf geachtet werden, daß das zeitliche Inter-

Tabelle 47. *Eiweißgehalt des zweiten
Kammerwassers vor und nach Pyramidon.*

Vor der Behandlung	Nach der Behandlung
211	182
479	443
637	163
530	222
374	494
531	362
490	385

vall zwischen erster und nachfolgender Punktion genau eingehalten wird, denn
der Eiweißgehalt des zweiten Kammerwassers hängt sehr vom Zeitpunkt der
neuerlichen Punktion ab.

Die Resultate solcher Versuche sind in der beigegebenen Tab. 47 zusammengefaßt; der Stickstoffgehalt des zweiten Kammerwassers, der uns als Maß des
Eiweißgehaltes diente, zeigte nach Melubrin oder Novalgin unter sieben Versuchen sechsmal einen deutlich niedrigeren Wert als der Stickstoffgehalt des
nach dem gleichen Intervall entnommenen zweiten Kammerwassers vor der
Behandlung.

Im normalen Kammerwasser finden sich nur Spuren von Diastase, kommt es
aber zu einem Eiweißübertritt, so steigt auch der Diastasegehalt; da man aus dem
Fermentgehalt gewisse Rückschlüsse auf die Eiweißkonzentration ziehen kann,
haben wir auch dieses Verfahren unter der Einwirkung von Pyrazolonderivaten
geprüft; die Ergebnisse bestätigen unsere bisherigen Erfahrungen — *Pyramidon
hemmt ebenfalls den Durchtritt der Diastase.*

Die Ergebnisse dieser Versuche scheinen uns deswegen so beachtlich, weil sich
eine Hemmung durch Pyrazolonderivate auch auf eine bereits bestehende Albuminurie ins Gewebe demonstrieren läßt; wegen der Ähnlichkeit zur Kalk- und

Eisenwirkung könnte man fast geneigt sein, *auch das Pyramidon sowie die anderen Pyrazolonderivate zu den adstringierenden Mitteln zu zählen.*

Absolut eindeutig läßt sich die gefäßdichtende Wirkung des Novalgins auch im *Salamanderversuch* vorführen; zum Teil sind wir schon auf diese Beobachtungen zu sprechen gekommen. Wenn man einem Salamander wenige Tropfen einer 0,1—0,01%igen Lösung von Fluoreszein oder Uranin direkt in die Blutbahn injiziert, so leuchtet im Ultralicht jede einzelne Kapillare mit scharfer Kontur in smaragdgrüner Farbe auf; bei normaler Beschaffenheit der Kapillarwandungen hält die Kapillardichte lange Zeit an, und es erfolgt die Farbstoffausscheidung durch die Niere, ohne daß beträchtliche Mengen des Fluoreszeins ins Gewebe übertreten; wenn aber gleichzeitig oder nach der Farbstoffdarreichung etwas Histamin oder Allylformiat bzw. Allylamin intrakardial injiziert wurde, so läßt sich bereits innerhalb weniger Sekunden ein Übertritt des Fluoreszeins durch die Kapillarwand feststellen; dieser Übertritt kann — das ist für unser Problem von größter Wichtigkeit — durch Atophan oder Pyramidon zwar nicht vollständig aufgehoben, aber immerhin wesentlich verlangsamt werden. Da man diesen Vorgang auch zeitlich gut verfolgen kann, ist man zur Annahme berechtigt, daß sich *die unter der Einwirkung von Allylderivaten geschädigte Kapillarpermeabilität durch Pyramidon oder Atophan weitgehend wiederherstellen läßt.*

Nachdem auf Grund dieser experimentellen Erfahrungen die Pyrazolonderivate anscheinend *gefäßdichtend* wirken, fordern diese Beobachtungen auf, dem Pyramidon bei der Behandlung der verschiedenen, mit seröser Exsudation einhergehenden Krankheiten besondere Aufmerksamkeit zuzuwenden; *vermutlich* sind Pyramidon und andere Pyrazolonderivate *imstande, lädierte Kapillaren wieder zu normalisieren,* womit nicht in Abrede gestellt werden soll, daß auch der antipyretische und schmerzstillende Erfolg mit dieser Adstringierung in Zusammenhang stehen kann; außerdem soll die Möglichkeit einer zerebralen Pyramidonwirkung im Sinne von E. P. PICK[1] nicht geleugnet werden.

Zu 3. Im Rahmen des dritten Abschnittes stelle ich mir die Aufgabe, auch auf therapeutischem Wege den Antagonismus zwischen Kapillar- und Zellpermeabilität sicherzustellen; bekanntlich hat man *zwei Arten von Membranen* bzw. Barrieren zu unterscheiden; die eine trennt das Blutsystem von den Gewebsräumen, die andere das Zellprotoplasma vom Interstitium; an diesen beiden Grenzschichten können sich krankhafte Vorgänge abspielen. Das Studium der Kapillarmembran ist bereits mit großen Schwierigkeiten verbunden, die Schwierigkeiten türmen sich aber bis ins Unendliche, wenn man sich anmaßt, auch etwas therapeutisch Sicheres über die Grenzschichten auszusagen, die das Protoplasma der Zelle umscheiden.

Selbst wenn man den Einfluß der verschiedenen Medikamente auf die Kapillarpermeabilität verfolgt, so fällt es schon schwer, für das Geschehen, das teils mit einer Besserung, teils einer Verschlechterung einhergeht, den richtigen Namen zu finden; ich spreche gelegentlich von einer „Dichtung" bzw. „Lockerung" der Membran; würden diese Bezeichnungen das Richtige treffen, so müßte das Normale einer *Mittellage* zwischen Lockerung und Dichtung entsprechen. Das Studium der Sauerstoffpassage durch die Kapillarwand hat mich aber veranlaßt,

---

[1] E. P. PICK: Arch. exper. Path. (D.) 1926—1930.

diese ursprüngliche Bezeichnung etwas in den Hintergrund zu drängen, denn der Durchtritt des Sauerstoffes kann sich z. B. unter der Wirkung des Azetylcholins oder durch Training über das Normale hinaus noch günstiger gestalten. Sollte sich diese Annahme bestätigen, so wäre dies das einzige Moment, das eventuell gegen einen ausschließlich physikalisch-chemischen Gasaustausch sprechen würde. Vielleicht ist es daher richtiger, an Stelle der Bezeichnung „Dichtung" oder „Lockerung" von *einer positiven bzw. negativen Beeinflussung der Permeabilität* zu sprechen; das Wesentliche scheint mir die klare Erkenntnis, um was es sich dabei handelt, und weniger die Benennung.

Noch viel komplizierter gestalten sich die Verhältnisse, wenn man sich anmaßt, eventuell die *Zellpermeabilität* therapeutisch zu beeinflussen; man stelle sich nur einmal vor, was für eine Anforderung, um nur ein Beispiel hervorzuheben, z. B. an die Leberzelle gestellt wird, damit sie halbwegs den Anforderungen des Kohlehydratstoffwechsels nachkommt; bald muß die Zellmembran — wenn man sich meiner Sprache bedient — für Kohlehydrate geschlossen, bald wieder offen sein; bald hat Insulin zu wirken, bald wieder Adrenalin, zumal jedes Zuviel bzw. Zuwenig des einen oder des anderen eine Schädigung des ganzen Organismus bedeutet und daher zu vermeiden ist. Jedenfalls stehen wir gedanklich vor einem riesengroßen Rätsel, das uns die Natur aufgibt, und es fällt uns daher außerordentlich schwer, sich darüber irgendwie präzise zu äußern, selbst wenn man sich nur in Vermutungen ergeht. Das ganze Problem gestaltet sich aber noch komplizierter, wenn man sich die Zelle nicht als ein einkammeriges Gebilde vorstellt, das nur von *einer* Membran umhüllt wird, sondern in der Zelle einen ganzen Staat sieht, der aus zahlreichen ineinandergeschachtelten Kammern aufgebaut ist, von denen jede einzelne Kammer nicht nur ihre eigene Membran besitzt, sondern jede Einzelmembran mit den Eigenschaften der gerichteten Permeabilität ausgestattet ist. Spinnt man diesen Gedanken noch weiter, dann erkennt man erst einerseits die zahllosen Möglichkeiten, mit denen die Pathologie zu rechnen hat, und anderseits wie schwer es einem biologisch denkenden Arzt fallen muß, um überhaupt Änderungen der Zellpermeabilität zu erkennen. In dem Sinne *darf man sich auch nicht wundern, daß man die meisten Permeabilitätsanomalien, also vor allem die Anfänge der verschiedensten Parenchymerkrankungen, z. B. der Leber, übersieht; die gerichtete Permeabilität stellt das Empfindlichste im Getriebe einer Zelle vor und wird daher nur zu leicht das Objekt verschiedenster Anomalien.*

Auf die Möglichkeit einer gestörten Permeabilität im Bereiche der Zelle wurden wir aufmerksam, als wir den Einfluß des Histamins und Allylformiats auf die *Gewebselektrizität* prüften; die elektrische Potentialdifferenz, die sich aus der Gegenüberstellung von Gewebe und Blut ergibt, läßt ein starkes Absinken sofort erkennen, sobald das Gewebe irgendwie Schaden erleidet, also z. B. durch Histamin oder Allylformiat. *Kombiniert man diese Versuchsanordnung mit der Darreichung von Novalgin, so kommt es nicht nur zu keinem pathologischen Potentialabfall, sondern es zeigt sich sogar eine Steigerung,* also eine Besserung einer physiologischen Funktion; dieses eigentümliche Verhalten war dann für mich der Anlaß, der Pyramidonwirkung besondere Beachtung zuzuwenden. Zunächst spricht dieses Geschehen sehr für meine Ansicht, daß dem Novalgin bzw. dem Pyramidon auch ein direkter Angriffspunkt im Gewebe zukommt, ferner scheint der Novalginversuch auch zu beweisen, daß dieses Pyrazolonderivat, so wie wir es bereits angenommen haben, auch die Fähigkeit besitzt, die Gefäßwand vor einer serösen Exsudation zu bewahren. Das Wichtigste scheint mir jedenfalls der Hinweis zu sein, daß wir in der elektrischen Potentialmessung eine Methode besitzen, um Störungen der Zellpermeabilität zu erkennen. Ich möchte daher den Standpunkt vertreten, *daß das Pyramidon nicht nur die Kapillarpermeabilität günstiger gestaltet, sondern auch die gerichtete Permeabilität in positivem Sinne beeinflußt.* Auf die Bedeutung dieser Vorgänge für das Leben und Gedeihen der Zelle habe ich in den vorangehenden Kapiteln verschiedentlich hingewiesen und dabei immer wieder betont, *daß die Zelle, wenn sie krank wird, das Vermögen einbüßt, Kalium und Phosphorsäure zurückzubehalten, dagegen für Natrium und Chlor, das sie normalerweise sonst ablehnt, zugänglich wird; dieses Verhalten wird verständlich, da die Zelle dauernd in einem kochsalzreichen Milieu zu leben gezwungen ist.* Auf alle Fälle war es notwendig zu prüfen, ob sich *eine krankhafte Transmineralisation,* die anscheinend auf einer Schädigung der Zellmembran beruht, durch irgendwelche medikamentöse Maßnahmen beeinflussen läßt.

Auch hier haben wir uns zunächst für das Pyramidon interessiert und auf Änderungen im Mineralbestande der unterschiedlichen Gewebe geachtet; ein Dutzend Ratten erhielt fast einen Monat lang kleinste Dosen an Allylformiat; ein anderes Dutzend bekam dieselbe Quantität an Allylformiat, aber außerdem Pyramidon; ein weiteres Dutzend Pyramidon bzw. Novalgin allein; selbstverständlich wurden auch Kontrolltiere auf ihren Mineralgehalt geprüft; alle Tiere erhielten dieselbe Nahrung. Zur Analyse kamen Leber, Gehirn, Herz und Niere; die Ergebnisse finden sich in Tab. 48 zusammengestellt.

Tabelle 48.

	Leber				Niere				Herz				Gehirn			
	K	Na	P_2O_5	Cl	K	Na	P_2O_5	Cl	K	Na	P_2O_5	Cl	K	Na	P_2O_5	Cl
Normal	320	150	3200	89	281	180	2000	100	280	140	220	90	350	140	2500	170
Allylformiat	260	210	3000	140	250	200	1800	130	210	201	200	120	305	210	2100	200
Allylform. u. Pyramidon	290	180	3080	120	265	192	1920	110	240	160	208	98	320	160	2250	180
Novalgin ...	310	160	3100	93	275	170	1940	103	270	135	215	93	340	130	2480	175

Wenn man sich von der Vorstellung leiten läßt, daß es allein auf die Zellmembran ankommt, ob in den Parenchymzellen eine Anhäufung von Kalium und Phosphorsäure stattfindet, und umgekehrt, daß wir es ausschließlich der Funktion der Grenzschichten zu verdanken haben, daß keine generelle Diffusion und Osmose stattfindet, und daher die Zelle mit Natrium und Chlor nicht überschwemmt wird, so kann man auf Grund der gefundenen Zahlen folgendes feststellen: *Allylformiat schädigt nicht nur die Kapillarmembran, sondern anscheinend auch die Grenzschicht, die das Protoplasma von der Gewebsflüssigkeit scheidet;* ob diese Wirkung auf dem Umwege einer Kapillarschädigung zustande kommt oder ob es sich dabei um eine primäre Schädigung der Zellmembran allein handelt, soll dahingestellt bleiben; ich stütze mich zunächst auf die Tatsache einer Transmineralisation.

Aus unseren Zahlen geht weiter hervor, *daß sich der zerstörende Einfluß von Allylformiat durch Pyramidon beheben oder zum mindesten mildern läßt;* das äußert sich nicht nur auf Grund der Mineralanalysen, sondern läßt sich auch aus dem histologischen Verhalten ableiten. *Pyramidontiere zeigen viel geringere Parenchymschäden als die Tiere, die ausschließlich Allylformiat erhalten haben.* Ich glaube daher annehmen zu können, *daß das Pyramidon eine doppelte Wirksamkeit entfaltet; Novalgin bzw. Pyramidon ist nicht nur imstande, die Kapillarmembran vor Permeabilitätsschäden zu bewahren, sondern Pyramidon übt auch eine schützende bzw. positivierende Wirkung auf die Zellmembran aus.*

Wir waren bestrebt, den Fragenkomplex der Zellpermeabilität auch im menschlichen Organismus zu prüfen; ein solches Studium schien um so verlockender, als wir in der *Rohkosttherapie* ein Verfahren kennengelernt haben, das auf Krankheiten, die mit seröser Entzündung einhergehen, einen außerordentlich günstigen Einfluß ausübt. Ganz besonders gilt dies von chronischen Infekten. Jedenfalls haben uns länger durchgeführte Mineralbilanzversuche gelehrt, daß es durch Verabreichung der von uns gewählten vegetarischen Diät einerseits zu einer nicht unbeträchtlichen Natrium- und Chlorausscheidung kommt und anderseits der Organismus die Tendenz zeigt, Kalium und Phosphorsäure einzusparen; diese Ergebnisse erlauben uns zunächst nur die Feststellung, *daß durch die Verabreichung von vegetarischer Diät dem Transmineralisationsvorgang innerhalb der Gewebe bei den verschiedensten Erkrankungen tatsächlich Einhalt geboten wird.* Das Wesentliche dieses Erfolges dürfte wohl einerseits in der Natriumarmut, bzw. dem Kaliumreichtum der Nahrung und anderseits in dem hohen Vitamingehalt zu suchen sein.

Wir haben auch versucht, die Rohkostbehandlung mit der Darreichung von Pyramidon zu kombinieren; tatsächlich konnten wir auf diese Weise in einigen Fällen eine Potenzierung der Rohkostwirkung erzielen; solche Mineralanalysen gestalten sich außerordentlich mühevoll und erheischen äußerste Kritik. Jedenfalls erblicke ich — das lehrt schon die rein empirische Erfahrung — in *der Kombination von Rohkost und Pyramidon ein sehr wirksames Prinzip zur Behandlung akuter, aber chronischer Infekte.*

Sicher wäre es sehr erwünscht gewesen, auch Gewebsanalysen an menschlichen Organen durchzuführen, aber davon haben wir — wie schon öfter betont wurde — Abstand genommen, weil es postmortal nur zu rasch zu einer spontanen Transmineralisation kommt, so daß man sich auf solche Analysen nur gelegentlich verlassen kann. Immerhin haben wir eine größere Anzahl von Gewebsanalysen vorgenommen und ganz im Sinne des vorliegenden Schrifttums gesehen, daß die sehr häufig in der Leiche anzutreffende Transmineralisation nicht ausschließlich auf einer postmortalen Abwanderung beruht, sondern vermutlich auch schon im Leben bestanden haben muß.

Zusammenfassend glaube ich daher folgendes sagen zu können: *Permeabilitätsschädigungen machen sich bei den verschiedensten pathologischen Zuständen sowohl im Bereiche der Kapillarmembran als auch an der Grenzschicht der einzelnen Zellen bemerkbar;* als Maß der geschädigten Zellpermeabilität kommen meines Erachtens zwei Methoden in **Frage:** die *Potentialmessung* und der *Nachweis einer Transmineralisation;* überall, wo es zu einem gesteigerten Kalium- und Phosphorsäureexport und gleichzeitiger Retention von Natrium und Chlor kommt, hat die gerichtete Permeabilität anscheinend Schaden gelitten. Nachdem die gerichtete Permeabilität hauptsächlich eine Funktion der Zellgrenzschicht darstellt, kann die Mineralanalyse sowie die Ermittlung des Potentials als Prüfstein der Zellmembran angesehen werden. An Hand solcher Methoden läßt sich auch mit ziemlicher Sicherheit der Standpunkt vertreten, daß *Pyramidon und die anderen Pyrazolonderivate vieles wiederherstellen, was sich im Experiment durch Allylformiat an der Zellpermeabilität zerstören läßt.* Es besteht daher die große Wahrscheinlichkeit, daß z. B. die Pyramidonwirkung kaum direkt die Zellgrenzschicht beeinflußt, sondern eher auf dem Umwege einer Kapillarbeeinflussung wirkt; wäre das richtig, so könnte man sich vorstellen, daß Allylformiat zunächst nur eine Läsion der Kapillarwand auslöst und *daß das ins Interstitium durchgetretene Eiweiß erst auf sekundärem Wege die gerichtete Permeabilität stört.*

Zu 4. Nunmehr drängte sich noch die Frage auf, ob es nicht möglich sei, unabhängig von der Kapillarpermeabilität direkt auf die geschädigten Zellgrenzen therapeutisch Einfluß zu nehmen, um auf diese Weise der Gefahr einer drohenden Transmineralisation vorzubeugen. Zunächst soll noch einmal daran erinnert werden, daß jede gesunde und lebende Zelle die Eigenschaft besitzt, aus den ihr angebotenen Stoffen nur das herauszuholen, was ihr zuträglich ist; anderen Stoffen gegenüber verhält sie sich weitgehend ablehnend. Nur diesem Umstande ist es anscheinend zuzuschreiben, daß die Zelle, obwohl ihr reichlich Kochsalz in Form der Gewebsflüssigkeit zur Verfügung steht, nur Kalium und Phosphorsäure aufnimmt und umgekehrt im Serum relativ viel Kochsalz, aber nur wenig Kalium und Phosphorsäure zu finden sind.

Was die *eigentliche* Ursache dieses merkwürdigen Antagonismus sein mag, das ist schon oft zur Diskussion gestanden. So glaubte KELLER diesen eigentümlichen Antagonismus auf die Gegenwart von elektrischen Potentialen zu beziehen, die von den Geweben ausgehen; elektrische Kräfte sollen es sein, die entsprechend dem Coulombschen Gesetze die gegensätzliche Mineralzusammensetzung der Parenchyme und des Blutplasmas bedingen; da Blut und Bindegewebe negativ, die Parenchymzellen positiv geladen sind, so wäre es verständlich, wenn sich *alle* Kationen im Plasma und alle Anionen im Gewebe befänden, aber in Wirklichkeit befindet sich Chlor auch im Plasma und Kalium in den Zellen.

Solchen Schwierigkeiten kann man meines Erachtens aus dem Wege gehen, wenn man sich an das Prinzip der sogenannten gerichteten bzw. physiologischen Permeabilität hält; *die gerichtete Permeabilität ist ein Charakteristikum der normal lebenden Zelle* und insofern das Entscheidende. Ähnlich wie die Valoniazelle, die im Meerwasser, also in einer etwa 3%igen Kochsalzlösung schwimmt und kein Kochsalz aufnimmt, wohl aber trotz der Kaliumarmut des Meerwassers Kalium im Überschuß in sich aufstapelt, scheint sich auch die tierische Zelle zu verhalten. Auch sie befindet sich in einem natriumreichen und kaliumarmen Milieu, und doch ist die gesunde tierische Zelle reich an Kalium und arm an Natrium; man kann sich das — wie ich glaube — nur so erklären, daß man der normalen Zelloberfläche im Tier- als auch im Pflanzenorganismus irgendwelche uns unbekannte

Kräfte zubilligt, die entgegen den Bestrebungen der Osmose und Diffusion nur bestimmte Substanzen durchlassen, während sie andere abstößt. Dieses Verhalten, das die Ein- und Ausfuhr der Nähr- und Abbaustoffe in spezifischer Weise regelt, *ist die Eigenschaft des gesunden Organismus, bzw. der normalen Zelle.* Dies hat sicher nicht nur auf die hier angeführten Mineralien Bezug, sondern die Zellmembran regelt von sich aus alles, was mit der Ernährung irgendwie in Zusammenhang steht; *die gerichtete Permeabilität ist somit die wichtigste Voraussetzung jeder geregelten Lebenstätigkeit und vermutlich auch die eigentliche Ursache des elektrischen Potentials.* Sicherlich hat man im Rahmen unserer Betrachtungen auch auf die Vorgänge Rücksicht zu nehmen, die von den Gesetzen der physikalischen Chemie und den Zellfermenten diktiert werden, aber das ist es nicht allein, was den physiologischen Austausch zwischen Blut, Gewebsflüssigkeit und Zellinhalt regelt; hier hilft uns meines Erachtens nur die Lehre von der sogenannten gerichteten Permeabilität vorwärts; dagegen treten die physikalisch-chemischen Gesetze voll und ganz in Tätigkeit, wenn die Zelle krank ist oder sich gar dem Tode nähert.

Da es trotz der großen Fortschritte auf dem Gebiete der Zellchemie vorläufig nicht möglich ist und wahrscheinlich auch nie möglich sein wird, die Geschehnisse, die ich unter dem Begriffe der gerichteten Permeabilität zusammenfasse, auf eine exakte naturwissenschaftliche Grundlage zu stellen, erscheint es zweckmäßig, zunächst auf eine Erklärung zu verzichten und die gerichtete Permeabilität als Tatsache hinzunehmen.

In vorangehenden Abschnitten war ich bemüht, auf verschiedene Möglichkeiten hinzuweisen, wie man die gerichtete Zellpermeabilität zerstört, nunmehr soll die Frage aufgeworfen werden, ob wir über irgendwelche Anhaltspunkte verfügen, die sich vielleicht zugunsten einer Wiederherstellung gestörter Zellfunktionen verwerten lassen. Vor allem haben wir uns zu fragen, ob wir in der Lage sind, eine ihrer Hauptfunktionen wieder zu reparieren, die nach unserer Anschauung darin besteht, gegenüber den „rohen Kräften" der Osmose und Diffusion in entsprechender Weise standzuhalten.

Der Regulationsmechanismus innerhalb der normalen Zelle gestaltet sich so fein, daß man sich kaum etwas Exakteres vorstellen kann; sicherlich nehmen zentralnervöse, hormonale, hepatale, renale und andere Mechanismen, nicht zuletzt Vitamine und Fermente bestimmenden Einfluß auf das, was wir mit dem banalen Wort gerichtete Permeabilität zum Ausdruck bringen, aber schließlich gelangt man an einen Punkt, wo man sich sagen muß, hier beginnt das „vitale Arrangement", und das wirkt sich ganz sicher auf die gerichtete Permeabilität auch aus; der wirkliche Zusammenhang des Lebendigen bleibt dunkel, und so gilt dies auch von der gerichteten Permeabilität.

Auf Grund solcher Überlegungen gibt es im Zellmechanismus viel mehr Störungen, als wir uns derzeit träumen lassen, und es ist vermutlich nur unserer mangelhaften Diagnostik zuzuschreiben, wenn wir in dieser Richtung sehr viel übersehen, zumal die Übergänge zwischen Gesundheit und Krankheit absolut fließende sind.

Die beste Meisterin, um der gerichteten Permeabilität wieder zu ihrer ursprünglichen Verfassung zu verhelfen, ist wohl die Gesamtanlage unserer Konstitution; unsere ärztliche Hauptaufgabe kann sich daher nur darauf beschränken, dem Organismus zu helfen und ihn in seinen Bestrebungen im Sinne einer Selbstheilung nicht zu durchkreuzen; ob es wirklich von der Natur beabsichtigt ist, eine Zelle, die einmal einen Schaden erlitten hat, noch zu retten oder ob sie einen solchen Schädling nicht gleich über Bord wirft und sie sofort im Sinne einer *Regeneration* ersetzt, soll dahingestellt bleiben. *Jedenfalls stellt die Regenerationskraft den mächtigsten Faktor dar, denn ihr fällt es am leichtesten, schwere zelluläre Schäden*, die das eine oder das andere Gewebe getroffen haben, durch *Neuersatz von gesunden Elementen* wieder auszugleichen, aber auch hier gibt es Grenzen, denn eine unbedingte Regenerationsfähigkeit ist nicht die absolute Funktion eines selbst „gesund" aussehenden Organismus.

b) Spezielle Therapie.

Das Störende und daher Schwerwiegende der unterschiedlichen Zustände, die zu einer Albuminurie ins Gewebe führen, wird besonders augenscheinlich, wenn man sich an die große Bedeutung der sich in unserem Organismus abspielenden Säftebewegung hält. Der tierische Organismus wird gelegentlich mit der Pflanze verglichen. *Die Hauptmasse des Körpers ist wie bei der Blume flüssig*, und hier wie dort obliegt den Geweben die Aufgabe, durch eine zellige Differenzierung die Wassermassen zu steuern, bzw. in Bewegung zu setzen; in dem Sinne werden unsere Gewebe gelegentlich auch mit schwimmenden Wasserpflanzen verglichen, nur mit dem Unterschied, daß ihre zahlreichen Wurzeln nicht wie in der Botanik in eine einheitliche Wassermasse eintauchen, sondern in eine Vielheit von Flüssigkeiten. *Die verschieden zusammengesetzten Säfte sind an vielen Stellen unseres Körpers nur durch eine dünne Membran von den benachbarten getrennt, so daß man sich wundern muß, warum es nicht überall zu einer weitgehenden Angleichung kommt. Daß das aber nicht geschieht, dafür sorgt der gesunde und lebende Organismus; wenn es aber doch dazu kommt und eventuell so eine Albuminurie ins Gewebe entsteht, so bedeutet das Krankheit, wenn nicht sogar Organtod;* milde Grade gehören noch in das Grenzgebiet des Physiologischen, wie z. B. der Ermüdung.

Es ist noch ein Zweites, was sich aus dem bis jetzt Vorgebrachten ergibt und therapeutisch mitberücksichtigt werden soll: Ich habe der experimentellen Histamin- bzw. Allylformiatvergiftung, die uns vielfach an menschliches Kranksein erinnert, deswegen so große Bedeutung beigemessen, weil es sich dabei keineswegs nur um lokal wirksame Stoffe handelt, sondern um *Gifte, die den ganzen Organismus schädigen* und uns so Gelegenheit geboten wird, jene Zustände im Detail zu beobachten, *die die alte Medizin zu den konstitutionellen Krankheiten* gerechnet hat. Fast alle Erkrankungen wurden damals als *generelle Zustände* angesehen und selbst bei vielen, sogenannten lokalen Krankheiten ein verborgenes Allgemeinleiden als eigentliche Ursache vermutet. Im strikten Gegensatz dazu wurden dann die konstitutionellen Verhältnisse mit dem fortschreitenden Streben nach *Lokalisation der Krankheit* vielfach zu gering eingeschätzt. *Nach einer Zeit extremer Lokalpathologie ist man in den letzten Jahrzehnten doch wieder geneigt, nicht bloß einzelne Organe und lokale Krankheiten, sondern den ganzen Menschen zu erfassen und zu behandeln.*

Ein trauriges Schicksal erfuhr die Lehre von der *Humoralpathologie;* lange Zeit hindurch war sie die einzig geltende Lehrmeinung, dann verschwand sie fast völlig, doch scheint sie jetzt in allerdings modifizierter Form neuerdings Beachtung zu finden.

Meine Permeabilitätspathologie bemüht sich nicht nur, zwischen diesen beiden Anschauungen zu vermitteln, sondern sie legt vor allem auch großen Wert darauf, daß der Virchowschen Zellularpathologie in keiner Weise Abbruch geschieht. Wie sich nun dieser mehr oder weniger neue Standpunkt auf die *spezielle Behandlung* der unterschiedlichen pathologischen Vorgänge auswirkt, soll im folgenden zur Sprache gebracht werden.

Den Anfang vieler, wenn nicht sogar aller menschlicher Erkrankungen bildet die Kapillarläsion; die sich daraus ergebenden Folgen sind sehr verschieden; einmal ist es nur eine *funktionelle Schädigung,* die sich histologisch überhaupt nicht bemerkbar macht, ein andermal *die vollständige Auflösung der Kapillarmembran.*

Die damit einsetzende Permeabilitätsstörung beginnt mit einer Durchlässigkeitssteigerung der Gefäßinnenhaut, wodurch zunächst die Kapillarwand von Blutplasma durchtränkt wird, ohne daß eine seröse Exsudation, also Blutplasma außerhalb der Kapillarwand nachgewiesen werden kann. Nicht nur in den Kapillaren, sondern auch in den großen Gefäßen kann sich derselbe Krankheitsprozeß abspielen, wodurch z. B. die Arteriosklerose eine einleuchtend histogenetische Erklärung findet. Dieser Vorgang in der Kapillarwand, die *Kapillaritis serosa,* die sich bei entsprechendem Bau der Haar- und Gefäßwand durch Verquellung, Verdickung und doppelte Kontur derselben bemerkbar macht, ist oft vollkommen rückbildungsfähig, besonders wenn es gleichzeitig zu keiner serösen Exsudation ins Interstitium kommt, anderseits bewirkt sie bereits eine Reihe folgenschwerer Störungen. Wir nennen unter diesen z. B. die Kapillaratonie, sinusoide Erweiterung des Lumens und Ektasie der Kapillaren, die mit hochgradiger Hyperämie oder Aufhören des Blutstromes und Serostase einhergeht. Als Folge davon kann es zu Druckatrophie des Parenchyms und schließlich Einrissen der Kapillarwände kommen, so daß, bevor sich noch eine seröse Exsudation nachweisen läßt, bereits eine hämorrhagische Destruktion des Parenchyms mit ihren Folgen vorliegt. Daß diese Reaktionsart bei den stärksten Permeabilitätsgiften, die wir kennen, gelegentlich ohne und mit gleichzeitigen Zeichen von seröser Exsudation vorkommen, spricht für die Zugehörigkeit derselben in den Symptomenkreis der serösen Entzündung.

Eine weitere Folge der Kapillaritis serosa sind degenerative Schädigungen des Parenchyms. Es ist nicht unbedingt erforderlich, daß eiweißreiches Exsudat die Kapillaren von den Parenchymzellen abhebt und mit letzteren in Berührung kommt, schon das Eindringen von Eiweiß in die Kapillarwand genügt allein, um durch chemische und anatomische Zustandsänderung der Kapillarwand die Zufuhr des für das Leben der Zelle notwendigen Sauerstoffes, von Nähr- und Wirkstoffen aus der Blutbahn, ebenso wie den Abtransport von Stoffwechselschlacken in das Blut und die normale gerichtete Permeabilität bestimmter Mineralien schwerst zu stören und so zur Entartung der Parenchymzelle bis zum totalen Zelltod zu führen.

Die seröse Durchtränkung der Kapillarwand führt schließlich je nach dem Bau derselben und abhängig von der Zeit und Intensität der Schädigung, dann von der Reaktionslage des betroffenen Organismus zur Verknotung, Körnelung und schließlich zur pathologischen Durchlässigkeit der Kapillaren zunächst für das Plasma, das sich als seröses Exsudat in die Umgebung der Haargefäße ergießt. Als Folge davon ergeben sich jene Schäden, die wir bereits zur Genüge als Dissoziation, Blutseenbildung, schwere degenerative Parenchymschäden, Zelluntergang beschrieben haben.

Was die eigentliche Ursache der Kapillarläsion anbelangt, so kann unter gewissen Voraussetzungen jede Energieform die in Rede stehenden Veränderungen hervorrufen. Notwendig ist es, daß der örtlich gesetzte Reiz die betreffende Kapillarwand schädigt, also eine gewisse untere Grenze an Stärke und Dauer der Einwirkung überschreitet.

Entsprechend den verschiedenen Energieformen kann man daher folgende Kapillarschädigungen unterscheiden: 1. *Chemische Kapillarschäden*, ausgelöst durch unbelebte, aber chemisch reaktionsfähige Stoffe; *alle Zell- und Gewebsgifte müssen daher auch zu einer bald lokalen, bald generellen Kapillarschädigung führen.* 2. *Mechanische Kapillarschäden können auf sehr verschiedene Weise ausgelöst werden.* Der innere Zusammenhang zwischen Trauma und Entzündung ist wohl so aufzufassen, daß die Gewalt entweder Zellschädigungen setzt oder den inneren Verband der Gewebe lockert bzw. zerstört. Vermutlich werden durch eine geänderte Ernährung örtliche Stoffwechselprodukte (z. B. Histamin oder ähnlich wirkende Substanzen) gebildet, die an sich bereits zu Gewebsstörungen Anlaß geben; in leichteren Fällen führt dies nur zu einer *funktionellen Ausschaltung*, in schweren aber zu einer *Zerstörung des betreffenden Gewebes*. Es ist wahrscheinlich, daß ein Teil der sich daraus ergebenden Schädigungen auch auf chemische Wirkungen zu beziehen ist; Gewebszerfall bedingt ein Freiwerden intrazellulärer Fermente, die wieder Toxine in Freiheit setzen. Uns ist bekannt, daß es durch Einspritzung sowohl des einen wie des anderen Fermentes, z. B. durch Trypsin, aber auch durch Auszüge zerfallenden Gewebes, z. B. Pepton, gelingt, je nach ihrer Menge und Konzentration eine Stufenleiter verschiedener Kapillarläsionen zu erzeugen. 3. *Thermische bzw. strahlende Kapillarschäden:* Wärmestrahlen, wie auch der chemisch wirksame Teil des Lichtes sowie Röntgen- bzw. Radiumenergie erzeugen am Orte ihrer Einwirkung Kapillarveränderungen, die je nach der Stärke und Dauer ihrer Einwirkung verschiedene Formen annehmen; die allgemeinen Vergiftungsbilder machen das örtliche Wirksamwerden teils von Fermenten, teils von am Orte der Schädigung gebildeten Giften wahrscheinlich. Im Rahmen der thermischen Läsionen muß auch die Kältewirkung Erwähnung finden; die Erfrierung bedingt ganz ähnliche Folgen wie die Hitze.

Eine Sonderstellung, die eigentlich in die Gruppe der chemischen Kapillarschäden gehört, aber doch eine gesonderte Beachtung verdient, stellt die große *Gruppe der belebten Schädigungsursachen* vor; der ins Gewebe eingedrungene Keim schädigt das Gewebe und erzeugt chemisch wirksame Stoffe. Gifte dieser Art wirken nicht nur lokal, sondern in sehr vielen Fällen humoral — also allgemein.

Der speziellen Behandlung jeder Kapillarläsion bzw. Permeabilitätsstörung muß daher der Versuch vorausgehen, das Wesen des Krankheitsprozesses und damit seine Pathogenese zu erfassen, denn schließlich ist die *Kapillarläsion nur ein Symptom, während die Anwesenheit eines Giftes im Blute und den Gewebs-*

säften die eigentliche Materia peccans darstellt. Dementsprechend haben wir wie bei jeder therapeutischen Aufgabe nicht nur das Teilproblem (Symptom) zu behandeln, sondern es muß das gesamte krankhafte Geschehen mit all seinen Erscheinungen und Ursachen ins Auge gefaßt werden.

Da die *Kapillarmembran als ein Eiweißgefüge anzusehen ist*, das bei den unterschiedlichen Erkrankungen eine *Auflockerung* erfahren kann, so sollte sich die Therapie bemühen, die gelockerte Membran wieder zu festigen. Dabei schwebte mir ursprünglich der Vorgang einer *Gerbung* vor; eine Tierhaut, wenn sie in Leder verwandelt werden soll, muß zuerst gelockert und dann durch ein *Adstringens* gedichtet werden; in dem Sinne lag es nahe, die im lebenden Organismus durch Gifte gelockerte Kapillarmembran ähnlich wie die Tierhaut durch irgendein Adstringens zu gerben. Die Schwierigkeit liegt nur darin, *ein entsprechendes Gerbmittel bzw. Adstringens* zu finden und es gerade an *die* Stelle zu bringen, wo sich die Kapillarundichtigkeit befindet. *Auf jeden Fall wird es notwendig sein, daß sich unsere Therapie für „adstringierende" bzw. kapillardichtende Medikamente interessiert;* eine günstige Wirkung des Adstringens wird wohl hauptsächlich dann zu erzielen sein, wenn man das Medikament nicht nur auf der Höhe der Erkrankung gibt, sondern womöglich prophylaktisch, bevor noch die im Blute zirkulierenden Gifte die Kapillaren geschädigt haben.

Der Pharmakologe faßt unter *Adstringentien* eine Gruppe von „entzündungshemmenden" Stoffen zusammen, deren Wirkung man früher damit zu erklären suchte, daß sie, mit den eiweißartigen Bestandteilen der Zellen und Zellsekrete reagierend, mehr oder weniger feste, unlösliche Kolloidverbindungen bilden; je zäher und je weniger löslich diese kolloidalen Verbindungsprodukte werden, um so fester sollen diese Mittel die „Oberfläche" dichten.

Diese Erklärung der adstringierenden Wirkung wurde aus der Tatsache abgeleitet, daß die meisten der als Adstringentien verwendeten Stoffe eiweißfällend sind. Da aber bekanntlich Eiweißfällung nur zu leicht auch einen Reiz darstellt, ja sogar eine Nekrose zur Folge haben kann, hat man großen Wert darauf gelegt, daß die Koagulation und die damit einhergehende Abtötung bzw. Zerstörung von Protoplasma ausschließlich auf die *oberflächlichen* Gewebsschichten beschränkt bleibt. Dieser Gesichtspunkt ist um so mehr zu berücksichtigen, als nunmehr experimentell sichergestellt ist, daß Tannin bereits in einer Konzentration von 1 : 20000, selbst 1 : 50000 noch adstringierend, in höheren Dosen dagegen deutlich zellschädigend wirkt. Bei diesen niedrigen Konzentrationen reagieren die Adstringentien nicht mehr mit den Proteinen der Zelle, wohl aber mit jenen kollagenartigen Eiweißkörpern, die zu den spezifischen Bausteinen der Stützsubstanz gehören und aus denen die Gefäße einschließlich die Kapillaren aufgebaut sind. Genau so wie sich die meisten Kapillargifte in erster Linie gegen das Mesenchym richten, müßte dies auch von den Medikamenten angenommen werden, die die geschädigte Kapillarwand wieder leimen sollen. Daß sich bei den Adstringentien, z. B. dem Tannin, die Wirkung weniger gegen das Zellprotoplasma richtet, als vielmehr gegen das Bindegewebe, ist auch pharmakologisch sichergestellt, denn so manches als Adstringens verwendete Mittel bedingt im Gegensatz zu den gewöhnlichen, eiweißfällenden Reagentien eine Verkürzung und gleichzeitige Verminderung der Dehnbarkeit der Bindegewebsfaser, wie sich dies besonders schön

an der Rattenschwanzsehne feststellen läßt.[1] Wenn die Adstringentien mit
den Eiweißkörpern des Stützgewebes anders reagieren als mit den Zellproteinen,
so dürfte das wohl auf die Struktur der Eiweißkörper zurückzuführen sein, die
den integrierenden Bestandteil der aus Bindegewebe aufgebauten Fasern und
Membranen bilden. Vielleicht hängt damit auch jener Zustand zusammen, den
die Pathologen „Entleimung" nennen; in Partien, wo es unter dem Einflusse
von Kapillargiften zu einer Permeabilitätsstörung kommt, quellen die Bindegewebsfasern; dabei müßten die oberflächlichen Anteile der Bindegewebsfasern,
also ihre Grenzschichten, vieles von ihrer physiologischen Permeabilität einbüßen
und so auch manches ihrer Spezifität verlieren, so daß jetzt Eiweiß eindringen
kann, oft erkennbar an einer Änderung der Färbbarkeit (fibrinoide Degeneration);
eine adstringierende Wirkung im Sinne einer Dichtung macht sich anscheinend
nicht bloß durch lokale Anwendung des Tannins an zugänglichen Stellen bemerkbar, sondern als sogenannte Fernwirkung, denn Gleiches ist oft auch nach
enteraler oder parenteraler Darreichung des Tannins zu beobachten.

Die innere Medizin hat von der *Anwendung der Adstringentien* bis jetzt sehr
wenig Gebrauch gemacht; nur bei bestimmten entzündlichen Vorgängen im
Darmkanal verwendet man Tanninpräparate (z. B. das Tannalbin, Dermatol).
Schwieriger gestaltet sich die Frage, ob wir überhaupt imstande sind, durch
Adstringentien auf die Kapillarwandungen speziell der parenchymatösen Organe
Einfluß zu nehmen; unsere Darlegungen über das Wesen der Albuminurie ins
Gewebe fordern zu einer solchen Stellungnahme heraus; von der intravenösen
Anwendung irgendwelcher Tanninpräparate hat man bis jetzt Abstand genommen,
weil man sich von einer eiweißfällenden Wirkung auf das Kapillarlumen wenig
verspricht. Wird aber Tannin per os gegeben, so sind nur örtliche Wirkungen
an der Darmschleimhaut zu gewärtigen, aber keine allgemeinen; das dürfte wohl
damit zusammenhängen, daß die im Darm teilweise abgespaltene Gallussäure
nach ihrer Resorption schnell abgebaut wird. Im alten Schrifttum wird gelegentlich von einer günstigen Wirkung der unterschiedlichen Tanninpräparate bei der
akuten Nephritis berichtet; ich habe mich davon nicht überzeugen können.

Kalziumsalze werden gleichfalls zu den *kapillardichtenden Stoffen* gezählt;
sie wirken nicht nur am Orte der Verabreichung — also lokal —, sondern auch
weit ab von der Applikationsstelle; entfernt abliegende Vorgänge können so
beeinflußt werden; das läßt sich besonders schön am Auge demonstrieren. Bringt
man in den Konjunktivalsack eines Kaninchens einen Tropfen Senföl, so führt
dies zu einer schweren Chemosis und Konjunktivitis, was gleichbedeutend mit
Kapillarerweiterung und Änderung ihrer normalen Permeabilität ist. Die Chemosis
kann abgeschwächt oder sogar verhindert werden, wenn man dem Versuchstier
vorher subkutan oder intravenös Kalziumsalze (175 mg Kalziumchlorid pro
Kilogramm Tier) verabfolgt; auch die nach Jodnatriumvergiftung oder
Diphtherietoxin bei Hunden und Meerschweinchen auftretende Pleuraexsudation
läßt sich durch Kalziumsalze verhindern oder zum mindesten abschwächen.
Die exsudationshemmende Wirkung des Kalziums erreicht 1—3 Stunden nach
parenteraler Injektion (später nach Verabreichung per os) ihren Höhepunkt
und hält dann mehrere Stunden lang an (JANUSCHKE[2]).

---

[1] STARKENSTEIN: Lehrbuch der Pharmakologie, S. 662. 1938.
[2] JANUSCHKE: Wien. klin. Wschr. 1913, Nr. 22, 28.

Ein weiteres Medikament, dem man ebenfalls — pharmakologisch geprüft — unabhängig von der Applikationsstelle eine kapillardichtende Wirkung zuschreiben muß, ist das *Atophan;* der Erfolg gestaltet sich sehr ähnlich dem des Kalziums; *die Senfölchemosis wird durch Atophan ähnlich wie durch Kalzium gehemmt;* ein Unterschied ergibt sich gegenüber dem Kalk nur insofern, als das Atophan im Gegensatz zum Kalzium den Übertritt des Fluoreszeins in die vordere Augenkammer nicht verhindert, ja man hat sogar den Eindruck, daß es den Übertritt erleichtert. Die klinische Erfahrung mahnt aber zu großer Vorsicht, da Atophan bei chronischem Gebrauch nur zu leicht zu schweren Leberschädigungen Anlaß gibt; also auch in dieser Richtung ergibt sich ein Gegensatz zum Kalzium, das, wenigstens nach meiner Erfahrung, die Allylformiatwirkung eher hemmt, als fördert.

Da man den Standpunkt vertreten kann, daß der Rheumatismus mit seinen verschiedenen Komplikationen und Variationen in die Gruppe jener Krankheiten gehört, die mit ausgedehnter Albuminurie ins Gewebe einhergehen, und weiter, daß die *Salizylsäure* sowie das *Pyramidon* und die anderen Pyrazolonderivate als Spezifika gegen den Rheumatismus gelten, habe ich mich ganz besonders für *die kapillardichtende Wirkung des Pyramidons* interessiert. In dem Sinne haben wir zahlreiche Versuche unternommen, auf die ich zum Teil schon zu sprechen kam. Besonders eindrucksvoll tritt die kapillardichtende Wirkung des Pyramidons in Erscheinung, wenn man das Landissche Verfahren bei einer mittelschweren Infektion vor und nach Darreichung von Pyramidon prüft. So haben wir zunächst die kapilläre Durchlässigkeit an dem einen Arm untersucht, dann Novalgin (ein leicht lösliches Pyramidonpräparat) gegeben und 4 Stunden später am anderen Arm neuerdings die Permeabilität verfolgt; in nicht wenigen Fällen ließ sich die dichtende Wirkung schon nach so kurzer Zeit ganz eindeutig feststellen; sobald der Rheumatismus abgeheilt ist, kehrt der Landis-Wert wieder zur Norm zurück. JANUSCHKE konnte schon vor längerer Zeit nachweisen, daß die verschiedenen Pyrazolonpräparate, aber auch die Salizylsäure die Senfölkonjunktivitis beim Kaninchen hemmen. Pyramidon hat wohl verschiedene Angriffspunkte, sicher wirkt es auch „adstringierend"; davon kann man sich am besten überzeugen, wenn man damit Tierhäute behandelt; Pyramidon würde sich in der Lederindustrie als ausgezeichnetes, allerdings kostspieliges Gerbmittel bewähren.

In der Absicht, „kapillardichtend" zu wirken, gebe ich Pyramidon bei zahlreichen Zuständen, die mit einer Albuminurie ins Gewebe einhergehen und kann mich immer wieder von der besonderen Heilkraft überzeugen. Ich gebe es im Anschluß an jede Angina, durch mehrere Tage 1—2 g, ebenso in der Rekonvaleszenz jeder Diphtherie und Scarlatina und bilde mir ein, auf diese Weise den Ausbruch mancher akuten Nephritis bzw. Gelenkrheumatismus verhindert zu haben; die so häufig zu beobachtende Verschlimmerung der abheilenden akuten Nephritis, wie dies nach Tonsillektomie immer wieder zu sehen ist, läßt sich — wie ich glaube — verhüten oder zum mindesten weitgehend einschränken, wenn man vorher, während und nach der Operation Pyramidon gibt.

Auf Grund großer Erfahrungen möchte ich den Standpunkt vertreten, daß wir *im Pyramidon vielleicht das einzig wirksame Medikament besitzen, das so manchen Kapillarschaden zu verhindern vermag.* Da ich *nie* Schäden, vor allem keine Agranulozytose beobachten konnte, so erscheint mir die prophylaktische Pyramidontherapie unbedingt ratsam, zumal man mit Pyramidon sicher nicht schaden kann. Ich möchte sogar noch einen Schritt weitergehen und dem Chirurgen raten, zwecks Vermeidung septischer Komplikationen bei jeder schweren Verletzung durch mehrere Tage hindurch Pyramidon (1—1$\frac{1}{2}$ g pro die) zu geben. Bei klinischen Visiten pflege ich oft zu sagen: Den einzigen Fehler, den vielleicht das Pyramidon mit sich bringt, sehe ich in der *Zerstörung unserer Diagnostik;* der Patient wird, wenn man ihm entsprechende Pyramidondosen gibt, bei vielen fieberhaften Krankheiten früher gesund, bevor man sich über die eigentliche Ursache der Krankheit im klaren ist.

Die abnorme Durchlässigkeit der Leberkapillaren veranlaßte zwei Schweizer Kollegen (SCHLUNGBAUM[1] und BARTH[2]), bei jedem Fall, auch bei Verdachtsfällen von Hepatitis epidemica, sofort mit einer Kalziumbehandlung („Kalzium-Sandoz"-Injektionen) einzusetzen; sie injizieren, selbst wenn die Initialsymptome noch nicht sicher auf den Ausbruch einer Gelbsucht schließen lassen, *Kalzium-Sandoz* (1—2mal täglich 10 ccm der 10%-Lösung von Kalziumglukonat-Laktobionat). Ich möchte dasselbe von der *prophylaktischen Pyramidonbehandlung* behaupten; je früher Pyramidon (1—2 g pro die) gegeben wird, desto sicherer der Erfolg.

Theoretisch besteht die Möglichkeit, daß die Kapillarschädigung ohne interstiellen Übertritt von Plasmaeiweißkörper einhergeht, daß es also bei einer Kapillaritis serosa bleibt; ob es wirklich gestattet ist, diesen Standpunkt am Krankenbett, also auch in therapeutischer Beziehung zu vertreten, möchte ich dahingestellt sein lassen; wahrscheinlich erfolgt *Kapillarerweiterung und Plasmaexsudation ziemlich gleichzeitig.* Jedenfalls sieht man bei den verschiedensten Formen von Kapillarläsionen eine Ansammlung von eiweißreicher Flüssigkeit zwischen Blutbahn und Parenchymzelle; oft handelt es sich nur um einen geringen Flüssigkeitsaustritt; steigert sich aber der Prozeß, so kommt es z. B. in der Leber zu einer mächtigen Erweiterung der Disseschen Räume. Die Verhältnisse können sich noch ungünstiger gestalten, wenn die Kapillarwandungen einreißen, so daß jetzt breite Kommunikationen zwischen Bluträumen und Gewebsspalten entstehen; schließlich kann sogar unverdünntes Plasmaeiweiß ins Interstitium eindringen und auf diese Weise das Parenchym teils mechanisch, teils chemisch schwer in Mitleidenschaft ziehen.

So manches Gewebe bricht unter den Folgen eines solchen Zerstörungsprozesses zusammen, besonders wenn davon lebenswichtige Organe betroffen werden; trotzdem bemüht sich der Organismus, die Schäden mit bald gutem, bald schlechtem Erfolge wieder zu beseitigen. Diesem Umstande ist es auch zuzuschreiben, wenn nach oft recht stürmischen Tagen wieder bessere Zeiten folgen; an Hand von Probepunktionen haben wir es jetzt in der Hand, den Krankheitsprozeß, soweit er sich in der Leber abspielt, auf der Höhe der Erkrankung und während der Abheilung sogar mikroskopisch zu verfolgen. Es ist oft erstaunlich, wie selbst schwerste Schädigungen doch noch restlos verschwinden; *jedenfalls besitzt der Organismus schon aus sich heraus die verschiedensten*

---

[1] SCHLUNGBAUM: Dtsch. med. Wschr. **1942,** 944.
[2] BARTH: Schweiz. med. Wschr. **1943,** 1525.

Möglichkeiten, um die durch das ausgetretene Plasma gesetzten Schäden zu bereinigen und die ursprüngliche Struktur wiederherzustellen. Gibt man in diesem Stadium Pyramidon, so kann man sich vorstellen, daß zwar der Permeabilitätsstörung Einhalt geboten wird, daß aber damit die einmal erfolgte Exsudation nicht beseitigt wird.

Unter ungünstigen Bedingungen verschwindet das ausgetretene Exsudat nur unvollständig, während die Hauptmasse, bestehend aus isolierten bzw. zerstörten Parenchymzellen, abgesprengten Kapillarendothelien und Perizyten, gleichsam als *Fremdkörper* innerhalb des Gewebes eingezwängt liegenbleibt; die sich daraus ergebenden bald größeren, bald kleineren nekrotischen Stellen, die z. B. in der Leber vielfach das morphologische Gepräge der akuten Leberatrophie darstellen, können ebenfalls noch in Heilung übergehen; es kommt innerhalb der Nekrosen zu einer Vermehrung der einkernigen Elemente, die anscheinend von den Perizyten und den Endothelien der restierenden Kapillaren ihren Ausgang nehmen; fast gewinnt man dabei den Eindruck, als würde es sich hier um eine Art *Granulationsgewebe* handeln, das sich eifrig bemüht, den angerichteten Schaden wiedergutzumachen. Gleichzeitig damit beginnen die benachbarten Parenchymanteile — ganz im Sinne der allgemeinen Entzündungslehre — zu wuchern und die mittlerweile verflüssigten nekrotischen Partien von der Peripherie her zu ersetzen. Innerhalb der Leber macht sich dieses Regenerationsbestreben, falls es sich um eine Wiederherstellung der peripheren Azinuspartien handelt, auch durch *Wucherung der präkapillaren Gallengänge* bemerkbar; die feinsten Gallengänge bemühen sich, die unterbrochene Verbindung zu den Leberzellen wiederherzustellen. Kennt man diese Vorgänge, dann wird man als Arzt nur zu sehr verleitet, diesen Geschehnissen nicht inaktiv gegenüberzustehen, also sie dem Zufall zu überlassen, sondern tunlichst den Heilungsprozeß zu fördern.

Sicher ist es leichter, über diese schwierigen Fragen theoretische Überlegungen anzustellen, als praktische Konsequenzen daraus zu ziehen; jeden falls soll man sich beim Versuche, eine entsprechende Therapie in Vorschlag zu bringen, von drei Möglichkeiten leiten lassen: 1. Es siegt *der Zerstörungsprozeß, die Nekrose schreitet weiter fort* und der Organismus geht schließlich an den Folgen zugrunde. 2. In vielen Fällen kommt es trotz schwerer Nekrosen schließlich doch zu einer *Heilung,* so daß — wie uns die Leberpunktion beweist — von dem früher angerichteten Schaden nichts mehr zu beobachten ist. 3. Man muß auch mit der *Umwandlung des Granulationsgewebes in fasriges Bindegewebe* rechnen. Die einzelnen Stadien gehen gelegentlich fließend ineinander über, was zum Teil auch dadurch bedingt ist, daß der Prozeß der Albuminurie ins Gewebe nicht an allen Stellen gleichmäßig fortschreitet; manche Stellen sind von der Permeabilitätsstörung stärker betroffen als andere, das mag wohl auch damit zusammenhängen, daß sich der Krankheitsprozeß oft in Schüben abspielt. Das Mißverhältnis zwischen den histologisch faßbaren Veränderungen und dem funktionellen Verhalten ist oft sehr in die Augen springend; das gilt nicht nur von der akuten Schädigung, sondern ganz besonders auch von der chronischen; immerhin scheint mir die Unterscheidung der einzelnen Hepatitiden in die drei erwähnten Stadien zweckdienlich, zumal sie bei unseren therapeutischen Bestrebungen richtunggebend sein können.

*Die atypische Ansammlung von flüssigen Exsudatmassen in den unterschied-
lichen Geweben kann auch ganz unabhängig von der lokalen Zerstörung mit Gefahren für den Organismus verbunden sein;* am besten ist das an den Organen
zu beurteilen, die sich entsprechend ihrer Lage — wie z. B. das Gehirn — keine
wesentliche Vergrößerung gestatten dürfen; das Ödem des Gehirnes kann bei
Zuständen mit seröser Exsudation solche Dimensionen annehmen, daß sich
der intrazerebrale Druck der Blutzufuhr hemmend entgegenstellt und so
einer Erstickung des Gehirnes Vorschub leistet. Gleiches gilt auch von
der Niere, die zwar nicht von einer ganz starren Kapsel umgeben ist,

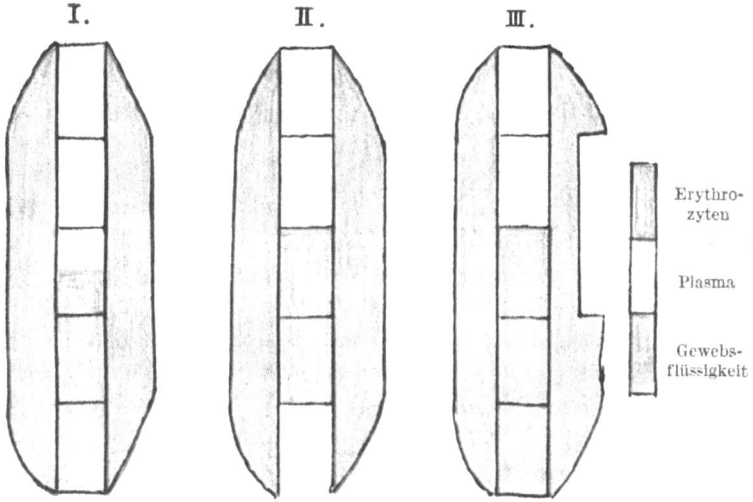

Abb. 99. I. Schematische Darstellung der gegenseitigen Beziehung von Erythrozyten (rot), Plasma (gelb),
Gewebsflüssigkeit (grün) unter normalen Bedingungen. II. Nach Verlust eines Fünftels der Blutmenge. III. Ersatz des Blutverlustes durch Einströmen von Gewebsflüssigkeit in die Blutbahn und dadurch Verdünnung
der Erythrozytenzahl (Anämie) mit dem Ergebnis: Abnahme der Gewebsflüssigkeit.

aber im akuten Stadium keineswegs unbegrenzt an Umfang zunehmen
darf; auch sonst drohen dem Organismus stürmisch einsetzende Gefahren,
wenn es zu einer stärkeren Plasmaexsudation kommt; hier ist z. B. vor
allem an das akute Lungenödem oder an eine Exsudat- bzw. Ödemansammlung im Gebiete der Nebenniere zu erinnern. Da mit solchen Möglichkeiten
im Verlaufe der verschiedensten Infekte und Intoxikationen immer zu
rechnen ist, so drängt sich natürlich die Frage auf, *wie man solchen akut
einsetzenden Flüssigkeitsansammlungen innerhalb lebenswichtiger Organe am
schnellsten und sichersten entgegentreten kann.* Kennt man die günstige, oft
lebensrettende Wirkung einer Lumbal- oder Pleurapunktion, dann erscheint
es unbedingt geboten, auch der intraparenchymatösen Flüssigkeitsansammlung
in irgendeiner Weise einen Abfluß zu verschaffen. Die beste Methode einer
wirksamen Entlastung wäre sicher die Punktion des betreffenden Organs,
doch sind das zu einschneidende Eingriffe, zumal es meist auch ohne solche
Maßnahmen gelingt, dieser Störungen Herr zu werden; immerhin hat HENSCHEN[1]

---

[1] HENSCHEN: Arch. klin. Chir. **167**, 825 (1932).

das Anlegen einer Fontanelle bei schweren Parenchymerkrankungen der Leber empfohlen; ähnlich wirkt wahrscheinlich die *Dekapsulation der Niere* bei der akuten Nephritis; erfahrene Chirurgen ziehen nicht nur die Kapsel ab, sondern machen tiefe Einschnitte in die geschwollene Niere.

Um ein Organ tunlichst rasch ödemfrei zu machen, stehen uns auch noch andere Möglichkeiten zur Verfügung. Das, was mir als wirksames Prinzip vorschwebt, ist das sogenannte *„Zurücklocken" der ausgetretenen Gewebs-flüssigkeit in die Blutbahnen zurück;* die energischste Form, um eiweißhaltiges Blutwasser, das sich im Interstitium atypisch angesammelt hat, abzuleiten, ist der *große Aderlaß.* Um die Wirkung des Aderlasses zur Gewebsentlastung meinen Hörern tunlichst handgreiflich vor Augen zu führen, greife ich meist auf folgenden Versuch zurück, den die alten Physiologen gerne in ihren Vorlesungen uns gezeigt haben: Nimmt man einem Hund so viel Blut, bis er fast leblos darniederliegt, und ersetzt rasch — unmittelbar ante mortem — die verlorene Blutmenge durch Kochsalzlösung, so wacht das Tier wieder auf und gebärdet sich wie ein normaler Hund. Das Gefährliche eines solchen Blutverlustes ist nicht die Verminderung des Hämoglobins, sondern das *Minus an Flüssigkeit,* das die Gefäße füllt.

Mit ähnlichen Geschehnissen haben wir auch im menschlichen Organismus zu rechnen, der sicher ebenso wie der obenerwähnte Hund stets bestrebt ist, nach Blutverlusten das Minus der in den Blutbahnen zirkulierenden Flüssigkeit tunlichst rasch zu ergänzen. Diesem Bestreben kann in verschiedener Weise Folge geleistet werden; falls dem ausgebluteten Organismus kein Wasser als Getränk zur Verfügung steht, holt er sich Flüssigkeit aus den benachbarten Geweben und füllt so seine Bestände innerhalb der Blutbahnen wieder auf; die beigegebene Skizze — Abb. 99 — soll das illustrieren.

Die Blutflüssigkeit, die normalerweise zu etwa 50% aus Erythrozyten und 50% Serum besteht und von einem Mantel an Gewebsflüssigkeit umgeben ist (I), erfährt nach einem Aderlaß (II) zunächst keine qualitative Änderung — es bleibt bei den 50% Erythrozyten und 50% Serum. Entnimmt man aber der normalen Blutmenge (I) etwa 1000 ccm, so sinkt das normale Quantum (5000 ccm) auf 4000 ccm. Nachdem der Organismus stets bestrebt ist, das Verlorene wieder zu ersetzen, so wird der Gewebsflüssigkeit 1000 ccm (III) entnommen und damit die verminderte Blutmenge wieder auf 5000 ccm aufgefüllt; die unmittelbare Folge ist eine Blutverdünnung und Verminderung des Hämoglobinwertes, aber keine Verkleinerung der Flüssigkeitsmenge, die die Blutbahnen erfüllen soll.

Ist ein Patient von einer schweren Albuminurie ins Gewebe befallen und wird bei ihm ein energischer Aderlaß vorgenommen, so kann man sich vorstellen, daß durch dieses in die Blutbahnen gesetzte Vakuum nicht nur die normale Gewebsflüssigkeit, sondern auch das ins Interstitium übergetretene Exsudat in Bewegung gerät und dadurch die mit Flüssigkeit überschwemmten Organe eine Entlastung erfahren. Jedenfalls stellt *der Aderlaß* — besonders wenn es außerdem gelingt, die durch die Nahrung zugeführte Flüssigkeit im Sinne einer Durstkur auf ein Minimum herabzudrücken — *einen Eingriff vor, durch den das in den Gewebsspalten übergetretene Plasma am raschesten wieder in die Blutbahnen zurückgelockt wird.*

Die Absicht, auf diese Weise das interstitielle Gewebe zu entlasten, ist sicher richtig, doch hat man leider mit gewissen Schwierigkeiten zu rechnen. Bereits in meinem Ödembuch (1917) habe ich[1] mich mit der Frage beschäftigt, wie rasch sich die in den Blutgefäßen rollende Flüssigkeit nach einem Aderlaß erholt. Speziell habe ich mich für das Myxödem interessiert und feststellen können, daß hier die Diluierung des Blutes nach einem größeren Blutverlust viel langsamer vor sich geht als beim normalen Menschen oder gar beim Basedowiker; für diesen Unterschied habe ich damals die „Qualität des Gewebes" verantwortlich gemacht, heute möchte ich in erster Linie an die *Beschaffenheit der Kapillarwandungen* denken. Schon damals habe ich auf den Eiweißgehalt der ins Gewebe injizierten Flüssigkeit Wert gelegt; ergänzend dazu wäre jetzt zu sagen, daß es auch vom Eiweißgehalt der „Albuminurie ins Gewebe" abhängt, ob durch einen energischen Aderlaß das Interstitium rasch oder nur langsam entlastet wird. Gewöhnliche Ödemflüssigkeit ist sicher aus dem Interstitium in die Blutbahnen leichter zurückzulocken als ein eiweißreiches Exsudat.

Die *alte Humoralpathologie* hat sich für den Aderlaß immer schon eingesetzt; das Blut wurde als ein flüssiges Lebensorgan aufgefaßt und mit den Blutentziehungen wollte man die Quelle der Vitalität und Konstitution angreifen; an dieser längst überholten Betrachtung wollen wir nicht weiter Kritik üben, sondern nur an der Tatsache festhalten, daß laut der Angabe der alten Ärzte sich bei einer ganzen Reihe von Krankheiten der Aderlaß als ein selbstverständliches, oft erprobtes Heilmittel bewährt hat; eine große Rolle spielte damals auch die Frage, an welcher Stelle des Körpers der Aderlaß vorgenommen werden soll.

In diesem Zusammenhang ist auch die *Blutegelwirkung* zu erwähnen; wer an der Wirkung des Aderlasses durch Blutegel zweifelt, der soll einmal über der kardial gestauten Leber mehrere Blutegel anlegen; ohne daß es zu einer ausgesprochenen Diurese kommt, verkleinert sich die Leber innerhalb 12 bis 24 Stunden. Das Anlegen von Blutegeln in der *Nierengegend* hat sich bei manchen mit Anurien einhergehenden akuten Nephritiden ausgezeichnet bewährt.

Ein anderer Weg, um versackte Flüssigkeitsmengen wieder ins Rollen zu bringen, ist die *Einleitung einer wirksamen Diurese;* wenn keine Gegenanzeigen bestehen, erreicht man so manchen schönen Erfolg durch Darreichung eines energisch wirkenden Quecksilberpräparates (Novasurol, Salyrgan, Novurit); sobald bestimmte Partien unseres Organismus Flüssigkeit verloren haben, können diese „trockengelegten" Teile wie ausgepreßte Schwämme wieder Flüssigkeit aus anderen Partien des Körpers an sich locken und so die mit Exsudatmassen überhäuften Gewebe entlasten, allerdings auch hier unter der Voraussetzung, daß dem Patienten nur wenig Flüssigkeit als Getränk gereicht wird; die Kombination von Aderlaß, Blutegel und Darreichung eines energischen Diuretikums mit *Fasten- und Durstkuren* bzw. *Trockenkost* ist oft von besonderem Erfolg begleitet.

Auch durch *Ableiten größerer Flüssigkeitsmengen gegen den Darm* kann man in ähnlicher Weise wie durch drastische Diuretika auf den Bestand der mit

---

[1] EPPINGER: Ödem, S. 133. 1917.

Ödem und Exsudat überhäuften Gewebe Einfluß nehmen. Besonders das alt-
bewährte *Kalomel*, bei gleichzeitigem Entzug der Flüssigkeitszufuhr, leistet bei
der akuten Hepatitis mitunter vorzügliche Dienste; gleich günstig gestaltet sich
auch das Magnesium- und Natriumsulfat; solchen Indikationen kommen manche
Kurorte (Karlsbad, Marienbad, Kissingen) auf rein empirischem Wege entgegen.

Seit längerer Zeit verabreichen wir intravenös zwecks Behandlung mancher
Form von Albuminurie ins Gewebe *hypertonische Traubenzuckerlösung*. In steter
Erinnerung bleiben mir Versuche, die seinerzeit TRENDELENBURG zusammen
mit SATO[1] in Freiburg durchführte; um bei der Katze die Hypophyse operativ
zu erreichen, erhält das Tier vor dem eigentlichen Eingriff intravenös eine größere
Menge einer hypertonischen Lösung (z. B. eine 50% Traubenzuckerlösung);
die wasseranziehende Wirkung ist am besten zu beurteilen, wenn man zunächst
den Schädel öffnet und dann die hypertonische Lösung intravenös verabfolgt;
innerhalb kürzester Zeit schrumpft das Gehirn unter unseren Augen zusammen,
so daß es nunmehr meist keine allzu große Schwierigkeit bereitet, an den Stiel
der Hypophyse heranzukommen. Kennt man solche Versuche, dann drängt
sich die Frage auf, ob die beim parenchymatösen Ikterus so vielfach empfohlene
hypertonische Traubenzuckerinjektion nicht so sehr im Sinne einer Glykogen-
anreicherung wirkt, als vielmehr als Hypertonikum, um die ödematöse Leber zu
entwässern. Gelegentlich gebe ich auch die hypertonische Traubenzuckerlösung
(30%) intraperitoneal und aspiriere mittels Punktion nach 1—2 Stunden wieder
die verabreichte Flüssigkeit; das Punktat enthält reichlich Kochsalz und Eiweiß,
was wohl als bester Beweis für die „lockende Wirkung" einer hypertonischen
Flüssigkeit angesehen werden kann. Einem Vorschlage ALBERS[2] folgend, injizieren wir gelegentlich bis zu 100 ccm einer 50% Traubenzuckerlösung
intravenös; ALBERS sah ausgezeichnete Erfolge speziell bei der Eklampsie; wir
können seine Angaben vollinhaltlich bestätigen; vor allem auch darin, daß es
bei einiger Vorsicht gelingt, die gefürchtete Thrombose zu vermeiden; jedenfalls
ist das auch ein Weg, um „geschwollene" Organe zu entlasten.

Es erscheint angebracht, auch den Einfluß des *Strophanthins* und der
unterschiedlichen *Barbitursäurederivate* auf die Gefäßpermeabilität zur Sprache
zu bringen; Beobachtungen von RÜHL[3] am Herz-Lungen-Präparat lassen auf
eine gefäßdichtende Wirkung des Strophanthins schließen. Läßt man ein
Starlingsches Herz-Lungen-Präparat länger laufen, so kommt es sehr häufig
zu Lungenödem, das sich weitgehend unabhängig von der Beschaffenheit des
Herzmuskels entwickelt; hier bewährt sich nun ganz besonders das Strophanthin,
während umgekehrt die unterschiedlichen *Barbitursäurepräparate* die Durchlässigkeit der Kapillaren nur noch steigern. Ins Therapeutische übertragen, mache ich es
mir schon seit langer Zeit zum Prinzip, in allen Fällen, bei denen man mit der
Möglichkeit einer Albuminurie ins Gewebe rechnen muß, vor einer unmäßigen
Darreichung an Schlafmitteln zu warnen; umgekehrt bewährt sich das Strophanthin bei den verschiedensten Ödemformen, und zwar auch dort, wo man
nicht unbedingt mit einer kardialen Beteiligung zu rechnen hat, wie z. B. bei
der akuten Nephritis.

---

[1] SATO: Arch. exper. Path. (D.) **131**, 45 (1927).
[2] ALBERS: Wasserhaushalt, S. 109. Leipzig. 1939.
[3] RÜHL: Arch. exper. Path. (D.) **145**, 255 (1929).

Eine Sonderstellung beansprucht das *Theophyllin;* werden Eskulenten durch mehrere Tage mit Theophyllin behandelt, so läßt sich eine wesentliche Beschleunigung der Herzwirkung des Kristallvioletts feststellen (FRÖHLICH und ZACK[1]). Vorbehandlung mit Salyrgan wirkt ähnlich wie die mit Theophyllin; auch kann mit Theophyllin die Blut-Gehirn-Schranke durchbrochen werden. Überträgt man diese Beobachtungen auf das Problem der Permeabilitätspathologie, so muß man sich vorstellen, daß unter *dem Einflusse des Theophyllins die Kapillarwandungen nicht nur für Medikamente, sondern auch für Nahrungsstoffe und vermutlich auch für Sauerstoff durchlässiger werden;* wie weit sich dabei die Semipermeabilität für Eiweiß und vor allem für Sauerstoff ändert, müßte noch genauer geprüft werden.

Der Stoffwechsel normaler Gewebe ist ein reiner Abbaustoffwechsel, d. h. die Oxydationen erfolgen vollständig; ihre Endprodukte, wie z. B. die Kohlensäure und der Harnstoff, sind pharmakologisch unwirksam, außerdem werden sie aus den Organen rasch abtransportiert. Anders gestalten sich die Vorgänge in geschädigten Geweben, also auch in Geweben, die durch eine seröse Exsudation in Mitleidenschaft gezogen wurden. Hier verlaufen die Oxydationen nicht mehr vollständig, weil die Sauerstoffversorgung der Gewebe durch die seröse Kapillaritis, noch mehr aber durch die seröse Einlagerung ins Interstitium außerordentlich gelitten hat. Auf diese Weise geschieht auch die gegen Sauerstoffmangel empfindliche *oxydative Desamidierung* höchst unvollständig; es wird — wie in einem früheren Kapitel gezeigt wurde — die Dekarboxylierung der Aminosäuren verhindert, so daß *an Stelle der inaktiven sauren Stoffwechselprodukte wirksame basische Amine,* z. B. aus Tyrosin Tyramin und vor allem aus dem im Gewebe immer vorhandenen Histidin Histamin, entstehen; ist dagegen im Gewebe Sauerstoff in entsprechender Menge gegenwärtig, so kommt es nicht zur Bildung von toxischen Aminen — also zu einer Entgiftung.

Daß im geschädigten Gewebe tatsächlich Histamin in beträchtlicher Menge gebildet wird, ist vielfach nachgewiesen worden; nach mechanischer Reizung durch LEWIS,[2] nach Bestrahlung durch ELLINGER,[3] nach Verbrennung durch LOOS,[4] nach toxischer Gewebsschädigung durch HAAS,[5] nach Bakteriengiften durch FELDBERG;[6] die Histaminbildung setzt keineswegs immer sofort ein, sondern gelegentlich erst nach 1—2 Tagen.

Das Hinzutreten von gewebsschädigenden Aminen bedingt im ohnehin schon mit Sauerstoff schlecht versorgten Parenchym im Sinne eines „circulus vitiosus" eine *weitere Verschlechterung;* im geschädigten Gewebe erfolgt somit nicht nur eine Verminderung der Atmung und insofern eine Sauerstoffschuld, die vielleicht später wieder abgetragen werden kann, sondern es kommt zu *qualitativ ganz anderen Stoffwechselvorgängen.*

Um diese atypischen Stoffwechselvorgänge wieder günstiger zu gestalten, sind die verschiedensten Möglichkeiten in Betracht gezogen worden; die besten

[1] FRÖHLICH und ZACK: Arch. exper. Path. (D.) **121**, 108 (1927).
[2] LEWIS: J. Physiol. (Brit.) **62**, Proc. XI (1926).
[3] ELLINGER: Arch. exper. Path. (D.) **136**, 129 (1928).
[4] LOOS: Arch. Derm. (D.) **164**, 199 (1931).
[5] HAAS: Arch. exper. Path. (D.) **197**, 161 (1941).
[6] FELDBERG: J. Physiol. (Brit.) **90**, 257 (1937).

Erfolge wären zu gewärtigen, wenn es gelänge, die Gewebe wieder in entsprechender Weise mit Sauerstoff zu versorgen.

Wenn ich jetzt Sauerstoffatmung zur Regulierung der Stoffwechselvorgänge innerhalb der durch Albuminurie ins Gewebe geschädigten Organe empfehle, so mag das überraschen, weil derartige Patienten genügend mit Sauerstoff versorgt sind und ihr arterielles Blut nichts zeigt, was irgendwie an Anoxyämie erinnert. Aber bekanntlich — das habe ich im Kapitel Sauerstoffversorgung der Gewebe entsprechend betont — *kommt es bei der Sauerstoffversorgung der Gewebe weniger auf die Sauerstoffsättigung im Hämoglobin an, als vielmehr auf die Art und Weise, wie der Sauerstoff zu den Geweben gelangt,* und das geschieht nur über den verlängerten Weg der Gewebsflüssigkeit. *Der vom Hämoglobin an die Gewebsflüssigkeit abgegebene, in ihr physikalisch gelöste Sauerstoff geht nun nicht der Menge des vom Hämoglobin transportierten Sauerstoffs parallel, sondern seiner Konzentration in der Einatmungsluft.* Demnach nimmt die Sauerstoffspannung im Gewebe bei 100% Sauerstoffatmung an Stelle der nur 20% führenden atmosphärischen Luft entsprechend zu, obwohl seine vom Blut transportierte Menge praktisch unverändert bleibt; in dem Sinne habe ich — wie bereits oben erwähnt wurde — von einer *inneren Erstickung* gesprochen und gemeint, daß die Kapillarmembran unter pathologischen Bedingungen dem Sauerstoffdurchtritt Schwierigkeiten bereitet. RÜHL[1]

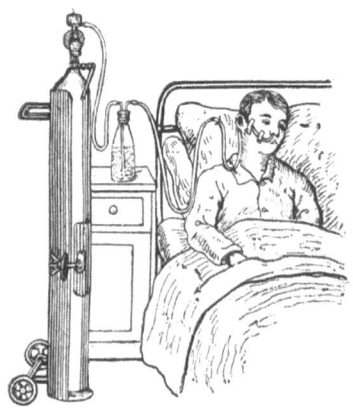

Abb. 100. Einfachste Methode, um den Sauerstoffgehalt der Alveolarluft für viele Stunden hochzuhalten.

hat auf diesen Zustand an Hand seiner Histaminversuche zuerst aufmerksam gemacht und gezeigt, daß die gestörte Sauerstoffdiffusion durch die Lungenkapillaren wieder reguliert werden kann, wenn man 40% oder gar 60% Sauerstoff atmen läßt.

Hält man sich an diese Tatsachen, dann wird man es auch verstehen, warum ich *auf die Sauerstoffatmung bei den verschiedensten Krankheiten so großen Wert lege,* wobei ich mir bewußt bin, daß es dabei hauptsächlich auf den physikalisch gelösten Sauerstoff ankommt und nicht auf die Sauerstoffsättigung des Hämoglobins. Auf die Schädigungen der Atmung von 100% Sauerstoff habe ich schon früher aufmerksam gemacht, doch gilt dies zunächst für Menschen mit normaler Permeabilität und nicht für Patienten, die mit einer Kapillaritis serosa behaftet sind.

Auf Grund unserer Erfahrungen werden Patienten, die durch längere Zeit hochprozentigen Sauerstoff atmen sollen, am wenigsten belästigt, wenn man ihnen den Sauerstoff mittels eines dünnen Schlauches zuführt, der durch die Nase bis in den hinteren Nasenrachenraum vorgeschoben wird; wie man aus der beigefügten Abb. 100 entnehmen kann, wird der Schlauch mittels eines Pflasterverbandes fixiert, so daß seine Lage konstant bleibt; das Gas passiert

---

[1] RÜHL: Arch. exper. Path. (D.) **145**, 255 (1929).

eine Wasserflasche, um für einen entsprechenden Feuchtigkeitsgrad zu sorgen; nach 24 Stunden soll der Schlauch gewechselt werden.

Im Abschnitt: „Die Abwehrkräfte gegen die Albuminurie ins Gewebe" bin ich auf die Bedeutung der zellulären Reaktion als Teilerscheinung einer defensiven Entzündung genauer eingegangen. Jeder Gewebsschaden, gleichgültig ob er toxisch, mechanisch oder thermisch entstanden ist, führt zu gewissen Veränderungen, die es sich zur Aufgabe machen, den ursprünglichen Zustand wiederherzustellen. Am besten läßt sich dieser Vorgang im Bereiche eines Furunkels verfolgen, aber auch die großen parenchymatösen Organe reagieren in gleicher Weise, wenn sie von einem Schaden betroffen wurden; so ist es zu verstehen, warum uns das Verhalten der unterschiedlichen mesenchymalen Zellen interessiert, denn an Hand derselben glauben wir entscheiden zu können, in welchem Stadium der defensiven Entzündung sich das erkrankte Parenchym befindet. Seitdem uns die Leberpunktion diagnostisch zur Seite steht, bietet sich auch dem Internisten Gelegenheit, in dieser Frage mitzureden. Verfolgt man nämlich das weitere Schicksal z. B. einer Hepatitis mit dem jeweiligen histologischen Befund, dann gewinnt man fast den Eindruck, *daß Patienten, die bei der Leberpunktion eine deutliche zelluläre Reaktion erkennen lassen, im allgemeinen die bessere Prognose darbieten, als wenn gar keine Zeichen* einer Mesenchymaktivierung *zu sehen sind.* Unter dem Eindrucke solcher Befunde wird man sich zukünftig auch mit der Frage beschäftigen müssen, ob es nicht angebracht erscheint, in Fällen mit mangelnder zellulärer Reaktion absichtlich eine Aktivierung des Mesenchyms anzuregen. Wir haben solche Versuche unternommen und gelegentlich tatsächlich den Eindruck gewonnen, daß eine andere Infektion, die mit der ursprünglichen Erkrankung gar nichts zu tun hat, von recht günstigem Einfluß sein kann; unter diesem Gesichtspunkte verfolge ich auch die Geschehnisse nach einer Proteinkörpertherapie und glaube gelegentlich einen beachtlichen Erfolg gesehen zu haben; der Einfluß, den eine Infektion, z. B. Masern, auf die Heilung der sonst so anergischen Nephrose zeigt, erscheint mir doch sehr beachtlich. In Fällen von chronischer Albuminurie ins Gewebe habe ich auch Pyrifer, Omnadin oder Tuberkulin verabfolgt und ebenfalls eine Besserung des Krankheitsbildes gesehen; da es nach zu großen Reaktionen gelegentlich auch zu einer Verschlechterung kommt, ist natürlich äußerste Vorsicht am Platze. Auf die Details werde ich anläßlich der Besprechung der Nierenkrankheiten noch des Genaueren einzugehen haben.

Es ist schon nicht leicht, präzise Vorschläge zu machen, wie man sich im Beginne einer Albuminurie ins Gewebe zu verhalten hat, noch schwieriger gestaltet sich die Aufgabe, den Arzt zu beraten, wenn die seröse Exsudation bereits längere Zeit anhält; ich glaube, der Schwerpunkt ist auf die Prophylaxe zu legen, also auf die tunlichst frühzeitige Beseitigung der Kapillaritis serosa und des interstitiellen Exsudates. Je rascher es gelingt, die parenchymatösen Organe zu entlasten, desto eher wird unter Zuhilfenahme einer entsprechenden Regenerationskraft der ursprüngliche Zustand wieder erreicht. Daß aber gelegentlich schon frühzeitig die Albuminurie ins Gewebe mit einer Bindegewebsbildung beantwortet wird, ist ganz sicher; hier sind konstitutionelle Einflüsse ebenso zu berücksichtigen, wie vielleicht der Mangel an Vitaminen oder an entsprechenden Hormonen.

Eine große therapeutische Wirkung auf die unterschiedlichen Permeabilitätsstörungen muß man — zunächst lehrt uns das die Empirie — der *Rohkost* zuschreiben; wenn es richtig ist — zahlreiche Beobachtungen haben uns in dieser Annahme immer wieder bestärkt —, daß Natrium und Chlor im Bereiche eines entzündlichen Vorganges in atypischer Weise gespeichert werden und daß das erkrankte Gewebe dafür Kalium und Phosphorsäure abgibt, darf es uns nicht wundern, wenn eine Nahrung, die reich an Natrium und Chlor ist, *einen schädlichen Einfluß ausübt*, während umgekehrt eine Kost, die viel Kalium und Phosphat enthält, den gegenteiligen Effekt haben muß. Dieser Antagonismus tritt besonders deutlich in Erscheinung, wenn man sich an das Wesen des Kochsalzstoffwechsels hält; reicht man einem gesunden Menschen größere Kochsalzmengen, so kommt es zu keiner Retention, und zwar weder von Chlor noch von Natrium; ganz anders gestaltet sich aber die Bilanz, wenn man einem Patienten Kochsalz reicht, der zu einer Albuminurie ins Gewebe neigt. Es kommt nicht nur zu einer verminderten Ausscheidung von Kochsalz, sondern auch zu einer Transmineralisation, denn sowohl die Zufuhr von Kochsalz als auch von Natriumbikarbonat führt eindeutig zu beträchtlichen Kalium- bzw. Phosphorsäureverlusten. Diese Tatsache läßt sich — wie ich glaube — nur so erklären, *daß das Kochsalz, das bekanntlich vom gesunden Organismus nicht retiniert wird, beim kranken Menschen gleichsam der gerichteten Permeabilität zum Trotz in die Parenchymzelle eindringt und Kalium- und Phosphorionen, die Edelerze der Gewebe, verdrängt;* solche Erfahrungen müssen bei der Behandlung, bzw. bei der Ernährung jener Personen berücksichtigt werden, die an den Folgen irgendwelcher Permeabilitätsstörungen leiden. Bei der Suche nach einer geeigneten Kostform waren unsere Erfahrungen über den therapeutischen Wert einer vegetabilischen Ernährung entscheidend, besonders der Rohkost. Ohne in den Streit über die Zweckmäßigkeit einer vegetarischen Verköstigung des gesunden Menschen einzugreifen, glaube ich feststellen zu müssen, daß sich aus den Untersuchungen bei gesunden, vegetarisch ernährten Menschen bestimmte Hinweise für die Pathologie ergeben; die kalium- und phosphorreiche Rohkost, die bekanntlich dem Organismus Wasser und Kochsalz zu entziehen vermag, schien uns mit ihrem Überschuß an Kohlehydraten und Vitaminen das geeignete Verfahren, um der pathologischen Transmineralisation entgegenzuwirken, die eine so häufige Begleiterscheinung der Albuminurie ins Gewebe ist.

KAUNITZ[1] hat deshalb an fünf kranken Menschen Bilanzversuche angestellt und dabei eindeutige Ergebnisse feststellen können: Die Stickstoffbilanz, die in vier von unseren Fällen bei gemischter Kost negativ verlief, war bei diesen Fällen trotz gleicher und etwas verminderter Kalorienzufuhr unter vegetarischer Kost nicht mehr negativ, sondern in einigen Fällen sogar positiv; während es dabei zu stärkerer Stickstoff- und Chlorausfuhr kam, war die vorhin stark negative Kalium- und Phosphorsäurebilanz ganz wesentlich gebessert. Wir glauben daher den Standpunkt vertreten zu können, daß *vegetarische Kost* (auf eine unbedingt strenge *Rohkost* lege ich weniger Wert als auf den Kalium- und Phosphorsäurereichtum sowie auf den Mangel an Kochsalz) *imstande ist, die bei der Albuminurie ins Gewebe auftretende Transmineralisation der Gewebe mit ihren Folgen*

---

[1] KAUNITZ: Erg. inn. Med. **51**, 218 (1937).

zu hemmen; es zeigt sich, was nicht oft genug betont werden kann, daß die Wirkung der vegetarischen Kost beim gesunden streng von der beim kranken Menschen auseinandergehalten werden muß. *Ich bin weit davon entfernt, in der vegetarischen Diät gleichsam ein Allheilmittel zu sehen, immerhin kann aber wegen der ungemein häufigen pathogenetischen Bedeutung von Kapillarschädigungen für viele Krankheiten das Indikationsgebiet einer vegetarischen Kostform recht weit, wenn auch nicht schrankenlos gezogen werden.* Wie es nicht geeignet erscheint, an Herzkranke dauernd Digitalispräparate zu verabfolgen, so hat es auch keinen Zweck, unsere Patienten für immer auf Rohkost umzustellen; sobald das Ziel — Heilung — erreicht ist, kann man ruhig wieder zur normalen Kost zurückkehren.

Ein Teil der Rohkostwirkung ist wohl auf den *Vitaminreichtum* der Nahrung zu beziehen; an einer gefäßdichtenden Einflußnahme des Vitamins C kann man wohl nicht vorübergehen; in gleicher Richtung sprechen auch die Erfahrungen bei der Beriberikrankheit; an einer innigen Beziehung des *Vitamin-B-Komplexes* — besonders des *Aneurins* — zur Permeabilitätsfrage ist ebenfalls kaum zu zweifeln; dementsprechend ist auf dem Gebiete der Beeinflussung der Permeabilität durch Vitamine noch manches zu gewärtigen.

Ganz im Dunkeln tappen wir — und damit komme ich auf die Möglichkeit einer *therapeutischen Beeinflussung der Zellgrenzschicht* zu sprechen —, wenn wir uns einbilden, irgendwie auf die *geschädigte gerichtete Permeabilität fördernd Einfluß zu nehmen.* Empirisch ist darüber wenig bekannt und auch die experimentelle Pathologie kann uns kaum einen Rat geben; wahrscheinlich ist dies darauf zurückzuführen, daß sich therapeutische Erfolge auch hier nicht schlagartig — also von heute auf morgen — feststellen lassen, ganz abgesehen davon, daß es außerordentlich schwer ist, die gerichtete Permeabilität gleichsam funktionell zu erfassen; immerhin glaube ich einzelnen Hormonen und vielleicht auch manchen Vitaminen einen fördernden Einfluß auf die Zellpermeabilität nicht absprechen zu können.

Auf die günstige Wirkung des Insulins im Sinne einer Potentialsteigerung ist schon mehrfach hingewiesen worden; wir selbst können diese Beobachtungen weitgehend bestätigen; wenn man größere Insulindosen verabreicht und auf diese Weise einen Schock auslöst, so kommt es zu einer deutlichen Kaliumretention, die man im Gegensatz zur Albuminurie ins Gewebe eventuell auf eine Besserung der Zellpermeabilität beziehen könnte. BENDA[1] hat den Einfluß kleiner und großer Insulindosen auf die Kapillarpermeabilität an Hand der Landisschen Methode geprüft; kleine Dosen (hypoglykämischer Zustand) bessern die Kapillardurchlässigkeit, während große Gaben, also Dosen, die zum Schock führen, die Kapillardurchlässigkeit herabsetzen, also die Permeabilität ungünstig gestalten. An einer schädigenden Wirkung des Schilddrüsensaftes sowie des Jods auf die Zellpermeabilität ist wohl kaum zu zweifeln; ich habe dabei zunächst nur hohe Dosen im Auge. Jedenfalls möchte ich bei frischen Zuständen von Albuminurie ins Gewebe vor therapeutischen Versuchen mit Thyreoidin oder Jod warnen.

Auf das *Cortin* als Therapeutikum bei der akuten Hepatitis hat mich[2] rein empirische Erfahrung aufmerksam gemacht; noch *wirksamer als die subkutane Injektion* bewährt sich die *Implantation von Corticosteronkristallen;* in selten über-

---

[1] BENDA und LOUKOPOULUS: Z. Klin. Med. **143**, 718 (1944).
[2] EPPINGER: Verh. dtsch. Ges. inn. Med. **1938**.

zeugender Weise kann man sich von der Wirkungsweise gerade bei der schwersten Leberkrankheit — nämlich bei der akuten Leberatrophie — überzeugen; diese meine Beobachtung ist jetzt vielfach bestätigt worden, so daß man dem Nebennierenhormon die größte Bedeutung in der Behandlung der unterschiedlichen parenchymatösen Leberkrankheiten zuschreiben muß. Nichts lag daher näher, als sich mit der Frage zu beschäftigen, *ob das Cortin auch auf die Permeabilität Einfluß nimmt.* HENI[1] ging zuerst von der Voraussetzung aus, daß bei der akuten Hepatitis und bei der Addisonschen Erkrankung eine gleichsinnige pathologische Mineralverschiebung stattfindet und damit eine der serösen Exsudation und der Nebenniereninsuffizienz gemeinsame Permeabilitätsstörung vorliege, die durch das Nebennierenhormon in gleicher Weise normalisiert wird. Nun wissen wir aber, *daß Nebenniereninsuffizienz und seröse Entzündung keinesfalls gleichsinnige Verschiebungen im Mineralstoffwechsel aufweisen,* obwohl beide, sowohl die seröse Entzündung als auch der Morbus Addisonii mit Permeabilitätsstörungen einhergehen; da somit beide Krankheiten nicht in gleicher Weise normalisiert werden können, beschränkte sich HENI darauf, den Einfluß des Nebennierenhormons auf die akute Hepatitis im Sinne einer Glykogenspeicherung zu deuten, während er der Regularisierung des Kalium-Natrium-Haushaltes nur eine sekundäre Bedeutung zubilligt; maßgebend für ihn war die alte Vorstellung, daß die kranke Leberzelle glykogenarm ist und daher empfindlicher gegenüber Schädigungen aller Art sei. Es kann auf Grund experimenteller Erfahrungen und vor allem der Beobachtungen ROHOLMS[2] bei der akuten Hepatitis noch nicht bedingungslos geschlossen werden, daß tatsächlich die kranke Leberzelle immer glykogenarm sein muß. Jedenfalls steigert Cortin den Glykogengehalt der Leberzelle, wobei man sich vorstellen könnte, daß durch seine primäre Funktion — die Phosphorilierung — die Zuckerresorption vom Darm her gefördert und so der Glykogenbildung in der Leber wesentlich Vorschub geleistet wird. Als Folge der verbesserten Kohlehydratassimilation wäre nach VERZAR[3] auch die Normalisierung des Mineral- und Wasserstoffwechsels anzusehen, wofür bei Leberschäden allerdings die Besserung der Leberfunktion, bzw. das Abklingen der Permeabilitätsstörung ursächlich in Betracht gezogen werden muß.

Ob den genannten Auswirkungen der Cortintherapie ätiologische oder nur symptomatische Bedeutung beizumessen ist, ist schwer zu entscheiden; es kann sich dabei entweder um eine Besserung der Grundkrankheit handeln oder um eine Wiederherstellung der bei der Hepatitis stets bestehenden Permeabilitätsstörung im Bereiche der Kapillaren und der Zellmembranen. Wenn man der Nebennierenrinde, wie DIETRICH,[4] eine entgiftende Funktion zuspricht, so könnte das Cortin im speziellen Falle der Hepatitis die Wirkung jener exogenen und endogen toxischen Stoffe aufheben oder abschwächen, die die seröse Exsudation verursachen und dadurch eine weitere Schädigung verhindern. Nach den neueren Untersuchungen von MENKIN[5] soll das Cortin eine kapillardichtende Funktion entfalten.

[1] HENI: Z. Klin. Med. **139**, 698 (1941).
[2] ROHOLM: Erg. inn. Med. **61**, 635 (1942).
[3] VERZAR: Schweiz. med. Wschr. **1944**, 451.
[4] DIETRICH: Dtsch. med. Wschr. **1942**, 5.
[5] MENKIN, A.: J. Physiol. (Brit.) **129**, 691 (1940).

Jedenfalls erhebt sich die Frage: Bedarf die durch die Krankheit übermäßig belastete Leber mehr Rindenhormon als eine normale Nebenniere erzeugen kann oder wirkt die erhöhte Cortinzufuhr heilend, weil die tatsächlich produzierte Hormonmenge in nicht genügender Menge an die geschädigte Zelle herangebracht werden kann? Nachdem bei der serösen Durchtränkung der Leber nicht nur die Kapillarwände, sondern auch die Disseschen Räume durch Eiweißeinlagerung in ihrer normalen Funktion schwer geschädigt sind, müssen auch die für das Leben der Zelle so notwendigen Austauschvorgänge behindert sein. Es ist daher anzunehmen, *daß bei mehr oder weniger jeder serösen Exsudation die Sauerstoffzufuhr aus dem Blute zur Zelle gehemmt wird, daß Nährstoffe nicht genügend von der Leberzelle aufgenommen werden und daß die Leber auch an Wirkstoffen, wie an Hormonen und Vitaminen, verarmt.* Die geschädigten Zellen verlieren ihre gerichtete Permeabilität, so daß die Elektrolyte nicht mehr gesetzmäßig, sondern vielfach wahllos in die Gewebe eindringen, was wieder Störungen im Wasserhaushalt, im Glykogenaufbau und -abbau und Hemmung bestimmter Fermentwirkungen zur Folge hat. *Das Hormon der Nebennierenrinde zählt zu den wirksamsten Wirkstoffen unseres Organismus; Cortin übt den größten Einfluß auf die chemischen Geschehnisse innerhalb der Gewebe, gleiches ist auch von der Wirkung auf die Permeabilitätsvorgänge zu sagen; in dem Sinne soll es bei den verschiedensten pathologischen Geschehnissen in Anwendung gebracht werden.*

Auch die *Vitamine* nehmen großen Einfluß auf die Geschehnisse, die sich unter dem Begriff „gerichtete Permeabilität" zusammenfassen lassen; die Versuche, die uns auf solche Möglichkeiten aufmerksam machen, sind sehr zeitraubend und nicht immer eindeutig zu beurteilen; an der Tatsache aber, daß z. B. Vitamin B_1, B_2 und Nikotinsäureamid den Kaliumstoffwechsel beeinflussen, ist, soweit man sich auf Tierversuche verlassen kann, wohl kaum zu zweifeln; vieles, was wir durch die Rohkostbehandlung auf den Mineralstoffwechsel erreichen, geschieht wahrscheinlich durch entsprechende Regulierung der gerichteten Permeabilität, und möglicherweise ist gerade dieser Erfolg auf den hohen Vitamingehalt zu beziehen; eine scharfe Trennung, ob das betreffende Vitamin — ähnliches gilt auch von den Hormonen — mehr die Kapillarpermeabilität oder auch die Zellgrenzschicht beeinflußt, wird sich nicht immer auseinanderhalten lassen. Auf alle Fälle wird es sich empfehlen, in der Zukunft bei der Behandlung der unterschiedlichen Permeabilitätsstörungen den Vitaminen erhöhte Aufmerksamkeit zuzuwenden.

Die Zahl der Beobachtungen, auf Grund derer man sich vorstellen könnte, sie haben vielleicht einen Einfluß auf die Zellpermeabilität, könnte ich leicht vermehren, besonders wenn ich dieses Problem nicht allein vom Standpunkt des *Mineralstoffwechsels* betrachte, sondern — um nur zwei Beispiele in Erwägung zu ziehen — auch auf den Kohlehydrat- oder Fettstoffwechsel zu sprechen käme.

Nachdem unser Versuch, die Permeabilität in die Pathogenese der unterschiedlichen Krankheiten einzubauen — wie ich glaube —, geglückt ist, war es eigentlich selbstverständlich, auch unsere therapeutischen Bemühungen unter diesen Gesichtspunkt zu stellen. Ich habe das getan und bin jetzt auf Grund einer langjährigen Erfahrung zu der Überzeugung gekommen, daß tatsächlich nicht nur viele Erkrankungen auf einer Albuminurie ins Gewebe beruhen, sondern daß auch ihre Behandlung von großem Erfolge begleitet ist, wenn man sich von den in den vorangehenden Abschnitten niedergelegten Richtlinien der Permeabilitätspathologie leiten läßt.

Wenn ich es überhaupt gewagt habe, zur Frage einer *Therapie der Permeabilitätsstörungen* Stellung zu nehmen, so geschah dies selbstverständlich in der Erkenntnis, daß *eine sichere Bekämpfung der Albuminurie ins Gewebe eine sehr problematische Angelegenheit darstellt* und daß alle Maßnahmen, die ich hier erwähnt habe, nicht unbedingt *nur* zum Schutze der Permeabilität dienen.

23. Klinische Zeichen der „Albuminurie ins Gewebe".

Im Rahmen meiner ersten Untersuchungen über die Entstehung des Ödems habe ich mir die Vorstellung gebildet, daß unter krankhaften Bedingungen Plasmaeiweiß die Blutbahn verläßt, ins Gewebe übertritt und hier die normale Flüssigkeitsbewegung stört. Damals sprach ich bereits von einer „Albuminurie ins Gewebe". Diese zunächst nur theoretisch vertretene Anschauung erfuhr durch meine Histamin- bzw. Allylformiatuntersuchungen eine weitgehende Stütze, so daß man nunmehr an einem pathologischen Übertritt der Plasmaeiweißkörper ins Interstitium nicht mehr zweifeln kann.

Eine typische Begleiterscheinung des Histamin- bzw. Allylformiatschocks ist die *Bluteindickung* und *die Abnahme der zirkulierenden Blutmenge;* diese beiden Erscheinungen kann man als die unmittelbare Folge des Plasmaübertrittes ansehen. Diese zunächst im Tierkörper erhobene Erfahrung war dann der unmittelbare Anlaß, nach ähnlichen Zuständen in der *menschlichen Pathologie* Umschau zu halten. Ein Krankheitsbild, das wegen der *akut einsetzenden Bluteindickung* außerordentlich der Histaminintoxikation gleicht, ist *die* schwere *Nahrungsmittelvergiftung* und die *Cholera.* Wir haben in geeigneten Fällen auch die zirkulierende Blutmenge ermittelt und uns ebenfalls von einer beträchtlichen Verringerung der Blutmenge überzeugen können. Kommt ein solcher Fall zur Sektion, so erinnert auch das *anatomische Bild* außerordentlich an die Veränderungen, die wir bei der akuten Histaminvergiftung kennengelernt haben.

Für den Anatomen sind die erweiterten und mit Eiweißgerinnsel erfüllten Disseschen Räume das sichere Kriterium der sogenannten serösen Entzündung; da gleiches bei der Histamin- bzw. Allylformiatintoxikation, aber auch bei der Nahrungsmittelvergiftung und bei akut einsetzenden Durchfallkrankheiten zu beobachten ist, liegt kein Grund vor, hier nicht ebenfalls an eine seröse Exsudation zu denken; dementsprechend stellen die erweiterten und mit Eiweiß erfüllten Gewebsräume nichts anderes vor, als *die sichtbare Manifestation des ausgetretenen Blutplasmas.*

Hält man sich an die leitenden Symptome: Bluteindickung, Verringerung der zirkulierenden Blutmenge und eventuell an das Vorkommen erweiterter, mit Eiweißgerinnseln erfüllter Dissescher Räume, so sind das alles Erscheinungen, die sich relativ oft in der menschlichen Pathologie beobachten lassen. *Demnach stellt die sogenannte seröse Entzündung bzw. Plasmaexsudation ein wichtiges pathogenetisches Geschehnis vor, das bei den verschiedensten menschlichen Krankheiten vorkommen kann.* Auf alle Fälle war dies mit ein Grund, sich für den Vorgang der Plasmaexsudation *auch diagnostisch zu interessieren*, zumal sich gerade hinter diesem Geschehen so manches Krankheitsbild verbirgt, das in der Folge zu lebensbedrohenden Zuständen führen kann.

Es hat lange gedauert, bevor der *pathologische Anatom* die Bedeutung der intraparenchymatösen Plasmaexsudation erkannte; *wie sehr mußte sich das erst für den Arzt auswirken, der zunächst die klinische Symptomatologie zur „Albuminurie ins Gewebe“ suchen soll.* Im folgenden will ich es unternehmen, neben der Bluteindickung noch auf andere Anhaltspunkte zu verweisen, die sich uns bei der klinischen Feststellung einer intraparenchymatösen Plasmaexsudation bewährt haben.

a) Bei der Beurteilung der Nahrungsmittelvergiftung hat sich die *Bluteindickung* als Symptom einer schweren „Albuminurie ins Gewebe“ diagnostisch bewährt; leider ist sie nur bei schweren und vor allem akut einsetzenden Formen bedeutungsvoll. Die Gründe, warum dies nicht immer der Fall ist, können verschieden sein: Entwickelt sich der Prozeß des Plasmaaustrittes langsam, so kann die zunächst einsetzende Erythrozytenvermehrung infolge einer gleichzeitig einsetzenden Serumverwässerung nur zu leicht in eine Verminderung umschlagen; das hängt mit dem ganz allgemein gültigen Prinzip zusammen, *nach dem unser Organismus immer bestrebt ist, die Blutbahnen mit entsprechender Flüssigkeit zu füllen, bzw. verlorenes wieder rasch zu ersetzen.* In dem Sinne wird man es auch verstehen, warum es nach einem Plasmaverlust nachfolgender Verringerung der zirkulierenden Blutmenge nur zu bald zu einer Korrektur kommt. Aus allen Flüssigkeitsdepots holt sich der Organismus, sobald sich seine Blutmenge verringert hat, Flüssigkeit und schickt sie in die Blutbahnen, um tunlichst rasch die ursprüngliche Füllung der Gefäße wiederherzustellen. Berücksichtigt man nur diese eine Möglichkeit — es gibt sicher noch andere —, *dann stellt das Symptom Bluteindickung, das sich uns im Tierversuch als ein ausgezeichnetes Kriterium eines stärkeren Plasmaverlustes bewährt hat, kaum mehr die unbedingt verläßliche Begleiterscheinung vor.* Dementsprechend ist Eindickung nur *im Beginne* einer serösen Exsudation zu sehen und auch dann nur, wenn es sich um große Plasmaverluste handelt. Es ist nicht nur Gewebsflüssigkeit, die in die Bresche tritt, wenn sich die absolute Blutmenge vermindert, sondern auch Eiweiß, das sowohl von der Leber als auch vom Knochenmark zur Verfügung gestellt wird; jedenfalls sind das Momente, die uns die klinische Erkennung eines extrakapillären Plasmaaustrittes außerordentlich erschweren.

Wie groß die Plasmamenge sein muß, damit sich das überhaupt auf die Erythrozytenzahl im Sinne einer Bluteindickung auswirkt, darüber gibt uns die Tab. 49 Aufschluß; dieser Tabelle haftet nur insofern ein Fehler an, als die hier

Tabelle 49.

Zahl der Erythrozyten	Blutmenge in ccm	Verhältnis von Plasma zu Erythrozyten	Plasmaverlust in ccm	Eiweißgehalt im Serum
5 000 000	5000	2500 : 2500	0	7 %
5 260 000	4750	2250 : 2500	250	7 %
5 560 000	4500	2000 : 2500	500	7 %
5 880 000	4250	1750 : 2500	750	7 %
6 250 000	4000	1500 : 2500	1000	7 %
6 690 000	3750	1250 : 2500	1250	7 %

zusammengestellten Zahlen auf eine eventuelle Diluierung durch Gewebsflüssig-keit, bzw. auf einen Zustrom von Eiweiß aus den Plasmadepots keine Rücksicht nehmen; gibt der Mensch — um nur ein Beispiel herauszuheben — von seiner durchschnittlichen Blutmenge (5000 ccm, die im Kubikmillimeter 5 Millionen rote Blutkörperchen enthält) 250 ccm Plasma an das Interstitium ab, so steigen die Erythrozyten nur um 300000. *Dementsprechend muß die Menge des serösen Exsudates schon einen beträchtlichen Grad erreichen, bevor sich eine solche Albuminurie ins Gewebe im Sinne einer deutlichen Bluteindickung überhaupt zu erkennen gibt.*

Tabelle 50.

Zahl der Erythrozyten	Blutmenge in ccm	Verhältnis von Plasma zu Erythrozyten	Eintritt von Gewebs-flüssigkeit in ccm	Eiweißgehalt im Serum
6 690 000	3750	1250 : 2500	—	7,00 %
6 250 000	4000	1500 : 2500	250	5,83 %
5 880 000	4250	1750 : 2500	500	5,00 %
5 560 000	4500	2000 : 2500	750	4,37 %
5 260 000	4750	2250 : 2500	1000	3,89 %
5 000 000	5000	2500 : 2500	1250	3,50 %

Tab. 50 zeigt uns das Gegenstück; sie gibt Aufschluß, wie sehr sich der per-zentuelle Eiweißgehalt verringern muß, wenn eine eiweißfreie Gewebsflüssigkeit an Stelle des ausgetretenen Plasmas in die Blutbahnen einschießt.

Auch dieser Berechnung liegt eine willkürliche Voraussetzung zugrunde, so wird angenommen, daß die ins Blut einströmende Flüssigkeit *eiweißfrei* ist; das dürfte selbst unter normalen Verhältnissen nicht immer der Fall sein, denn man hat in strittigen Fällen durchaus nicht nur mit dem Einströmen von Gewebs-flüssigkeit zu rechnen, sondern wahrscheinlich auch von Exsudatmassen und Lymphe. Die zu erwartende Eiweißabnahme im Serum dürfte sich daher in viel geringeren Grenzen bewegen, als dies in der Tabelle zum Ausdruck kommt; ja unter besonders ungünstigen Bedingungen kann sich auf dem Boden einer primären Plasmaexsudation — so paradox diese Annahme auch klingen mag — eine ausgesprochene Hydrämie entwickeln. Aber auch ganz unabhängig davon muß man sich stets vor Augen halten, daß Bluteindickung ein polyvalentes Symptom darstellt und daß neben der serösen Exsudation auch andere Ur-sachen dafür verantwortlich gemacht werden müssen. *Jedenfalls ist Vermehrung der roten Blutzellen bzw. Bluteindickung kein unbedingt **verläßlicher Maßstab** einer Albuminurie ins Gewebe,* denn wir müssen stets mit kompensatorischen Vor-richtungen rechnen, die rasch zu einer Wiederherstellung der ursprünglichen Verhältnisse hinstreben und so das Bild einer bestehenden serösen Exsudation verwischen. Wir sahen uns daher genötigt, sich nach anderen klinischen Symptomen umzusehen, die es uns ermöglichen, eine Albuminurie ins mensch-liche Gewebe in eindeutiger Form zu erkennen.

b) Auf der Suche nach einer geeigneten Methode, um auch am Krankenbett eine seröse Exsudation zu erkennen, stießen wir auf die Angabe von GÄNSSLEN;[1] er fand, daß sich der Eiweißgehalt der Blasenflüssigkeit, die sich

---

[1] GÄNSSLEN: Münch. med. Wschr. **1922**, 263; **1924**, 1176.

nach Anlagen eines Kantharidenpflasters bildet, bei einer Reihe von Erkrankungen ganz anders gestaltet als beim normalen Menschen. Eine deutliche Erhöhung fand GÄNSSLEN vor allem beim fieberhaften Infekt, dann bei der Nephritis und beim Morbus Basedowii.

Obwohl das Kantharidenpflaster bereits einen entzündlichen Reiz setzt und dementsprechend der Blaseninhalt niemals als normale Gewebsflüssigkeit angesprochen werden darf, erwies sich diese Methode immerhin geeignet, etwas über die Durchlässigkeit der Kapillaren zu erfahren, besonders wenn man weniger Wert auf den absoluten Eiweißgehalt des Blaseninhaltes legt, als vielmehr auf die Differenz zwischen Eiweißgehalt im Blaseninhalt und im Blutplasma achtet; handelt es sich um eine gestörte Semipermeabilität, dann muß die Differenz dieser beiden Werte klein sein.

Falls unsere Annahme richtig ist, müßte sich dies auch im Modellversuch erweisen lassen; der allylvergiftete Hund schien uns das geeignete Versuchsobjekt. Einem großen gesunden Tier applizierten wir im Bereiche des haararmen Abdomens mehrere Kantharidenpflaster und ließen sie bis 10 Stunden liegen; jetzt erhielt das Tier eine nicht absolut tödliche Allylformiatdosis; gleichzeitig wurden drei große Kantharidenpflaster angelegt, die in zeitlichen Abständen entfernt wurden, so daß es möglich war, die Änderungen fortlaufend zu verfolgen. Die Versuchsergebnisse bringt die Tab. 51.

Tabelle 51.

Ver-such	Ante			Nach 6 Stunden			Nach 8 Stunden			Nach 10 Stunden		
	Serum	Blase	Diff.	Serum	Blase	Diff.	Serum	Blase	Diff.	Serum	Blase	Diff.
I	8,1	6,0	26,0%	7,9	6,1	23%	7,8	6,16	21,0%	6,8	6,32	19%
II	7,3	5,8	20,5%	7,2	5,9	18%	7,2	6,01	16,5%	7,1	6,04	15%

Die Ergebnisse scheinen unserer Vorstellung zu entsprechen, denn in dem mit Allylformiat vergifteten Organismus — also in einem Organismus, dessen Kapillaren geschädigt sind — gestaltet sich der Eiweißdurchtritt in die Kantharidenblase viel intensiver; diese Beobachtung beweist aber noch etwas Zweites: Allylformiat schädigt nicht nur die Kapillaren der großen Parenchymorgane, sondern anscheinend auch die Kapillaren der Haut.

Diese Beobachtungen waren dann der Anlaß, analoge Untersuchungen auch am Menschen durchzuführen; wir gingen in der Weise vor, daß wir — wie es GÄNSSLEN tat — verschiedenen Patienten ein etwa 6 cm großes Kantharidenpflaster auflegten, nach 12 Stunden den Blaseninhalt punktierten und gleichzeitig Blut für die nötige Untersuchung entnahmen; zu dieser Zeit kann fast immer schon Blaseninhalt gewonnen werden; das Reizserum ist klar und praktisch noch zellfrei. Die Untersuchungen wurden in der großen Mehrzahl der Fälle an Frauen durchgeführt, weil bei ihnen die haarlose, glatte Haut des Oberschenkels sehr gleichmäßige Blasen entstehen läßt.

Wie aus Tab. 52 zu ersehen, die die Gegensätze der Durchschnittswerte bei gesunden und kranken Personen deutlich veranschaulicht, fanden wir bei *Patienten (die an akuten Infektionen, akuter Nephritis, akuter Hepatitis, Nahrungsmittelintoxikationen usw. litten) unter dem Reiz des Kantharidenpflasters einen ver-*

mehrten Eiweißübertritt; das ergibt sich nicht nur aus dem höheren absoluten Eiweißgehalt im Reizserum, sondern vor allem aus der *geringen Differenz zwischen dem Serumeiweißgehalt und dem Eiweißgehalt des Blaseninhaltes.*

Tabelle 52.

	Eiweißgehalt in %		Differenz	
	Serum	Blase	absolut	in %
Normale Fälle (11)	7,73	5,49	2,24	29,2
Pathologische Fälle (28)	7,67	6,09	1,61	22,2

Guten Einblick in die Beschaffenheit der Hautkapillaren gewinnt man auch, wenn man im Blaseninhalt den Albumin-Globulin-Quotienten bestimmt und ihn in Vergleich stellt zu den Werten des Blutplasmas; dabei ergibt sich, daß bei den normalen Fällen *der Albumin-Globulin-Quotient in der Blase meist wesentlich höher ist als im Blute; es tritt also mehr Albumin als Globulin in die Blase über.* Bei pathologischen Fällen dagegen ist diese Differenz der Quotienten wesentlich niedriger, was so gedeutet werden kann, daß bei *pathologischen Zuständen der vermehrte Eiweißübertritt auch mit einer erhöhten Durchlässigkeit für Globulin einhergeht.*

Auf Grund unserer Erfahrungen mit der Kantharidenpflastermethode ist es somit gestattet, gewisse Schlüsse zu ziehen, die natürlich nicht einseitig überwertet werden dürfen; jedenfalls muß man zuerst die Wirksamkeit des Pflasters an gesunden Menschen überprüfen. Ergeben sich selbstverständlich unter Berücksichtigung möglicher Fehler konstante Werte und weichen dieselben in einem gegebenen Falle wesentlich von der Norm ab, so läßt sich die *Möglichkeit einer Kapillarschädigung* mit ziemlicher Sicherheit erschließen, soweit in dem betreffenden Krankheitsfall die seröse Exsudation auch das Hautgebiet in Mitleidenschaft gezogen hat. Die größten Unterschiede ergaben sich, wenn der Patient daneben auch mit einem Ausschlag, z. B. Urtikaria, behaftet war oder gar zu Ödemen neigte, so daß ganz sicher mit einer Läsion der Hautkapillaren gerechnet werden konnte.

c) Auch aus der *Blutkörperchensenkung* lassen sich Schlüsse — allerdings nicht zu weitgehende — ableiten, sie können gelegentlich die Annahme einer Albuminurie ins Gewebe stützen; selbstverständlich muß man sich aber stets vor Augen halten, daß die Blutkörperchensenkung eine *unspezifische* Reaktion darstellt, zumal die verschiedensten Faktoren das Ausmaß der Senkung beeinflussen. Immerhin kann die Zusammensetzung der Plasmaeiweißkörper auf den Ausfall der Reaktion bestimmenden Einfluß nehmen. Wenn man z. B. zu Blut eine Albumin-Globulin- oder Fibrinogenlösung zusetzt, so ergeben sich beträchtliche Unterschiede in der Senkung; *durch Albuminzusatz wird die Senkungsgeschwindigkeit herabgesetzt, durch Globulin oder Fibrinogen dagegen deutlich beschleunigt;* die normale Blutkörperchensenkungsgeschwindigkeit dürfte daher — andere Faktoren sind sicher auch zu berücksichtigen — von dem jeweiligen Mischungsverhältnis dieser drei Eiweißkörper im Plasma abhängig sein. Schon FAHREUS[1] erkannte die große Bedeutung der Serumzusammensetzung für das Ausmaß der Erythrozytensenkung.

---

[1] FAHREUS: Klin. Wschr. **1928**, 100.

Jedenfalls kann bei einer beschleunigten Senkung das Überwiegen grobdisperser Serumeiweißkörper, also vor allem des Globulins, von entscheidender Bedeutung sein und insofern als möglicher Hinweis verwertet werden, daß in dem betreffenden Organismus vielleicht eine Plasmaexsudation, und zwar vorwiegend (vgl. Abb. 101) des Albumins stattgefunden hat.

Bei den experimentellen Untersuchungen über den Plasmaaustritt ins Gewebe haben wir immer wieder feststellen können, daß anscheinend Albumin zuerst und erst später, wenn überhaupt, das Globulin die Gefäße verläßt; das dürfte wohl damit zusammenhängen, *daß das Albumin als das kleinere Molekül die Kapillarmembran leichter passiert als das gröbere Globulin oder gar das Fibrinogen.* Das dürfte auch der Grund sein, warum z. B. in der Ascites-flüssigkeit oder im Pleuraexsudat sowie im Harn bei Nierenschädigung sich vorwiegend Albumin findet; auch in der normalen Lymphe, die neben anderen Funktionen auch dazu dient, das übergetretene Eiweiß aus den Geweben wieder wegzuschaffen, findet sich relativ mehr Albumin als Globulin. Erzeugt man aber z. B. durch Darreichung eines starken Lymphagogums (Allylformiat, Pepton oder Histamin) eine beträchtliche Lymphorrhöe, so kommt es in der Lymphe auch unter diesen Bedingungen zu einem Anstieg der Albuminwerte, bzw. des Albumin-Globulin-Quotienten. In dem Sinne darf es uns nicht wundern, wenn sich bei den meisten Zuständen, die mit einer Abwanderung von Eiweiß in die Gewebe einhergehen, das Mischungs-verhältnis zwischen Albumin und Globulin im Blute zugunsten des Globulins verschiebt und so zu einer beschleunigten Erythrozytensenkung Anlaß gibt.

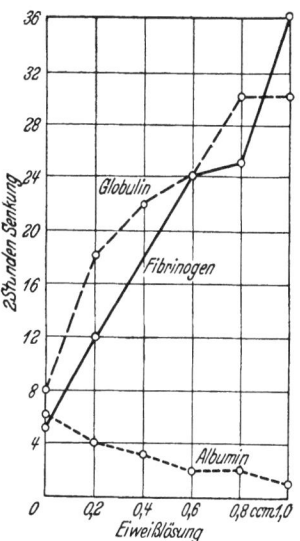

Abb. 101. Beeinflussung der Blut-senkung durch Zusatz von Albu-min, Globulin und Fibrinogen zum Blute.

Ich möchte daher meine Erfahrungen über die Blutsenkung dahin zusammen-fassen, *daß es unter gewissen Voraussetzungen und Einschränkungen gestattet ist, aus einer beschleunigten Blutsenkung Schlüsse auf die Gegenwart einer serösen Exsudation zu ziehen;* ich möchte aber ausdrücklich unterstreichen, daß neben der ausgesprochenen Albuminurie ins Gewebe noch viele andere Momente für eine Beschleunigung der Blutkörperchensenkung verantwortlich zu machen sind und daher äußerste Kritik in der Bewertung der erhöhten Blutsenkung als Maß einer serösen Exsudation am Platze ist. *Bei Berücksichtigung anderer Kriterien* kann somit die erhöhte Blutkörperchensenkung als Zeichen einer größeren Plasma-exsudation verwertet werden, aber eine *beweisende* Bedeutung darf ihr keines-wegs zugesprochen werden.

d) LANDIS,[1] ein Schüler KROGHS, hat ein Verfahren ausgearbeitet, durch das man in selten eleganter Weise in die Lage versetzt wird, nicht nur den Flüssig-keitsaustritt aus der Blutbahn zu berechnen, sondern auch die Eiweißmenge zahlenmäßig zu erfassen, die z. B. bei Stauung des Vorderarmes aus den Kapillaren austritt. Solche Untersuchungen wurden zunächst an gesunden Menschen vor-

---

[1] KROGH, LANDIS: J. clin. Invest. (Am.) **11**, 63 (1932); **12**, 717 (1932).

genommen; sie ergaben, *daß bei einem auf den Arm ausgeübten Druck von 40 mm Hg innerhalb 30 Minuten sich kaum ein wesentlicher Flüssigkeitsaustritt feststellen läßt.* Erst bei einem Druck von 60—80 mm Hg erfolgt auch beim normalen Menschen eine Permeation; der Eiweißgehalt der dabei ausgetretenen Flüssigkeit beträgt durchschnittlich 0,7%; jedenfalls läßt sich nur unter diesen Versuchsbedingungen eine Bluteindickung und etwas Eiweißübertritt feststellen.

Die Tatsache aber, daß es beim gesunden Menschen bei 40 mm Hg Druck noch nicht gelingt, Wasser oder gar Eiweißaustritt aus den Gefäßen nachzuweisen, forderte dazu auf, dieses Verfahren auch bei kranken Menschen zu prüfen. Vor allem mußten Kranke daraufhin untersucht werden, bei denen eine erhöhte Permeabilität der Gefäße in Frage kam; *vielleicht genügt bei solchen Fällen schon der niedrige Blutdruck von 40 mm Hg, um einen Flüssigkeits- oder gar einen Eiweißaustritt zu erkennen.* Sollte sich diese Methode bewähren, dann muß dieses Verfahren höchstes klinisches Interesse beanspruchen, denn wir wären dadurch in die angenehme Lage versetzt, in eindeutiger Weise zu erkennen, ob die Blutkapillaren im Bereiche des Armes Schaden erlitten haben und so für Plasmaeiweißkörper durchlässig geworden sind.

Methodisch hielten wir uns ganz an die Vorschriften von KROGH bzw. LANDIS; vor dem eigentlichen Versuch bleibt die zu untersuchende Person, die nüchtern ist, im Bette; gleichzeitig werden die beiden Arme 2 Stunden vor der Blutentnahme horizontal in Schulterhöhe auf Kissen gelagert; mit einer Blutdruckmanschette wird 30 Minuten lang der eine Oberarm bei 40 mm Hg gestaut und dann aus beiden Kubitalvenen Blut zur Untersuchung des Plasmaeiweißgehaltes, des Blutkörperchenvolumens und der Erythrozytenzahl entnommen. Die Entnahme auf beiden Armen geschieht so, daß mittels einer Rekordspritze, die mit Heparin beschickt wurde (für 1 ccm Blut genügt 1 mg Heparin), Blut den Venen entnommen wird. Zeigt sich bei der Untersuchung des Blutas aus beiden Seiten keine Änderung der Erythrozytenzahl, des Blutkörperchenvolumens und des Eiweißgehaltes, so ist kein Flüssigkeits- oder Eiweißaustritt durch die Gefäßwand erfolgt, ist aber auf der gestauten Seite der Eiweißgehalt höher und hat die Erythrozytenzahl sowie das Blutkörperchenvolumen zugenommen, dann ist Flüssigkeit bzw. Plasma im Sinne einer gestörten Kapillarfunktion ausgetreten und hat deswegen den Eiweißgehalt und die Erythrozytenzahl erhöht.

Bei der *Berechnung des Flüssigkeitsverlustes* aus 100 ccm Blut der gestauten Seite muß man nach LANDIS von der Überlegung ausgehen, daß die Erythrozytenzunahme, die durch den Flüssigkeitsverlust bedingt ist, diesem auch proportional ist, also $F = 100 - 100 \dfrac{Hu}{Hg}$, wobei F den Flüssigkeitsverlust in Kubikzentimeter, Hu den Hämatokritwert der ungestauten und Hg den der gestauten Seite bedeutet. Bei der Berechnung des Eiweißverlustes muß man sich vor Augen halten, daß das Plasmavolumen von 100 ccm Blut (= 100 — Hämatokritwert) vor der Stauung ebensoviel Eiweiß enthalten müßte wie die gleiche Plasmamenge, vermindert um den Flüssigkeitsverlust auf der gestauten Seite, wenn kein Eiweißverlust, sondern nur ein Flüssigkeitsverlust eingetreten wäre.

Ergibt hingegen die Rechnung, daß in der um den Flüssigkeitsverlust verminderten anfänglichen Plasmamenge auf der gestauten Seite weniger Eiweiß vorhanden ist, so muß dieses Eiweiß zugleich mit dem Wasser in das Gewebe eingedrungen sein. Die eigentliche Berechnung nimmt man dann in folgender Weise vor: Den Eiweißgehalt in 100 ccm Blut vor der Stauung errechnet man nach der Formel $E_1 = Pl_u \times N_u$, wobei E_1 den gewünschten Eiweißgehalt in Gramm, Pl_u das Plasmavolumen der ungestauten Seite in Kubikzentimeter und N_u den Eiweißgehalt des Plasmas in Prozent bedeutet. Dieser Eiweißgehalt ist mit dem der gestauten Seite zu vergleichen, und für diese ergibt sich, wie oben angeführt wurde, die Formel: $E_2 = (Pl_u - F) \cdot Ng$, wobei E_2 den gesuchten Eiweißgehalt der gestauten Seite, Pl_u das Plasmavolumen der ungestauten Seite, F den Flüssigkeitsverlust aus 100 ccm Blut und Ng den Eiweißgehalt der gestauten Seite in Prozent bedeutet. $E_1 - E_2$, also Eiweißgehalt der ungestauten Seite weniger berechneten Eiweißgehalt der gestauten Seite, gibt dann den Eiweißverlust in 100 ccm Blut und der Quotient aus Flüssigkeitsverlust durch Eiweißverlust den Prozentgehalt der ausgetretenen Flüssigkeit, die LANDIS *kapilläres Filtrat* nennt.

In gleicher Weise wie den Gesamteiweißgehalt kann man auch die Albumin- und Globulinmenge des kapillären Filtrates berechnen, doch sind wir von dieser anfänglich geübten Bestimmung wegen der zu großen Fehlermöglichkeiten abgekommen. Schon bei der Berechnung des Gesamteiweißgehaltes des kapillären Filtrates ist bei der Bewertung der Resultate im einzelnen Versuch eine gewisse Vorsicht am Platze, was sich ebenfalls ergibt, wenn man die Fehlergrenzen des Verfahrens berücksichtigt.

Zum besseren Verständnis soll *die Berechnung an Hand eines konkreten Beispieles* durchgeführt werden. Wir fanden z. B. bei einer an Pneumonie erkrankten Frau, daß nach Stauung die Erythrozyten von 3,92 auf 4,77 Millionen, das Eiweiß von 8,53% auf 9,84% und der Hämatokritwert von 44 auf 49,5 gestiegen waren. Daraus ergit sich:

$$F = 100 - 100 \times \frac{44}{49,5} = 11,1.$$

Also von 100 ccm Blut haben 11,1 ccm Flüssigkeit die Blutbahn verlassen; der Eiweißgehalt des Plasmavolumens der ungestauten Seite in 100 ccm Blut beträgt, da das Plasmavolumen $100 - 44 = 56$ ausmacht, $56 \times 8,53$, d. i. 4,77 g. Wäre, wie gesagt, kein Eiweiß aus den Gefäßen ausgetreten, so müßten auf der gestauten Seite 56 ccm weniger der ausgetretenen Flüssigkeitsmenge von 11,1 ccm den gleichen Eiweißgehalt besitzen; tatsächlich enthalten aber diese 44,9 ccm Plasma der gestauten Seite nur $44,9 \times 9,84$, also 4,42 g Eiweiß; die Differenz von 0,35 g ist mit den 11,1 ccm in das Gewebe übergetreten, woraus sich ein Eiweißgehalt von 3,16% für das kapilläre Filtrat ergibt.

In manchen Fällen genügt es auch, wenn man den Eiweißgehalt der beiden Sera mittels eines Eintauchrefraktometers ermittelt.

Wir[1] haben das Verfahren nach LANDIS zuerst an normalen Personen geübt und konnten in voller Übereinstimmung mit den dänischen Autoren bei 40 mm Hg Stauung und 30 Minuten Dauer keinen nennenswerten Flüssigkeitsübertritt aus der Blutbahn feststellen. Unsere Ergebnisse finden sich in Tab. **53**.

Ganz anders gestalten sich die Ergebnisse, wenn man das Landis-Verfahren bei Patienten übt, die auch sonst Zeichen einer gestörten Kapillargefäßpermea-

---

[1] EPPINGER, KAUNITZ und POPPER: Seröse Entzündung, S. 186. 1935.

Tabelle 53. *Stauungsversuche bei 40 mm Hg Druck.*
Normalfälle.

Diagnose	Erythrozyten		Eiweiß im Serum %		Hämatokrit		Ergebnis
	ungestaut	gestaut	ungestaut	gestaut	ungestaut	gestaut	
Diabetes	3,55	3,43	7,83	7,45	34,0	34,0	
Normalfall	5,21	5,20	6,48	6,55	48,5	49,5	
Alte Apizitis	4,74	4,61	7,87	7,30	43,0	43,0	
Abgeheilte Bronchitis.....	4,58	4,68	—	—	28,5	29,5	
Lues cong.	—	—	—	—	28,0	28,0	
Dyspepsie	—	—	5,56	5,23	33,0	33,0	Kein
II. M. gravid.	3,32	3,40	—	—	34,0	34,0	Filtrat
Grippe	—	—	6,20	6,50	35,0	35,5	
Gonorrhöe.............	5,13	5,40	—	—	49,0	51,5	
Normalfall	—	—	6,70	6,50	33,0	33,0	
Normalfall	—	—	6,56	6,79	37,0	37,0	
Mitralstenose	—	—	7,46	7,58	38,0	38,0	

bilität zeigen; das gilt besonders von akuten Infekten (akute Polyarthritis, Endokarditis, Pneumonie). Erhöhte Permeabilität läßt auch die akute Nephritis, die Peritonitis, die Nahrungsmittelvergiftung erkennen; gelegentlich kann sogar ein starker Schnupfen oder eine schwere Bronchitis eine Änderung gegenüber der Norm zeigen. Wie aus der Tab. 53 ersichtlich ist, erreicht das kapilläre Filtrat bei Patienten bis 20 ccm, deren Eiweißgehalt meist mehrere Prozente betragen kann. In einzelnen Fällen — Fleckfieber, Dysenterie, Polyomyelitis, Sulfonalvergiftung — erreicht der Eiweißgehalt des kapillären Filtrates fast die Höhe des Plasmaeiweißes, so daß in diesen Fällen wirklich von einem *Plasmaaustritt aus den Gefäßen gesprochen werden muß. Eine absolute Parallele zwischen der Schwere der Erkrankung und dem Eiweißgehalt des kapillären Filtrates ist aber nicht*

Tabelle 54. *Stauungsversuche bei 40 mm Hg Druck.*
Pathologische Fälle.

Diagnose	Erythrozyten in Mill.		Eiweiß im Serum		Hämatokrit		Kapillar-filtrat ccm	Eiweiß-gehalt des kapillaren Filtrates %
	ungest.	gestaut	ungest.	gestaut	ungest.	gestaut		
Endokarditis	4,15	4,88	6,33	6,45	35,0	38,5	9,3	5,18
Pneumonie	3,92	4,77	8,53	9,84	44,0	49,5	11,1	3,16
Polyarthritis.........	4,26	4,38	5,49	5,61	40,5	43,0	5,7	4,5
Pneumonie	3,75	4,26	—	—	40,5	44,0	7,8	?
Peritonitis..........	3,58	4,23	7,15	7,45	20,0	25,0	20,0	6,25
Tuberkulöse Pulmonitis	4,13	4,30	9,12	10,19	35,5	40,5	12,4	3,90
Pleuritis tbk.........	5,32	5,09	7,97	7,75	43,0	46,0	—	—
Pneumonie	4,05	5,81	6,56	7,22	44,0	55,0	20,1	5,07
Nephritis akut........	4,26	4,26	7,45	7,67	43,0	44,5	3,4	4,4
Lymphogranulom	—	—	4,99	5,91	10,0	11,5	13,0	3,31
Parametritis.........	—	—	6,52	6,48	22,0	22,0	—	—
Miliartuberkulose	—	—	7,66	7,97	39,5	42,0	6,0	4,83
Pleuritis	—	—	6,57	7,20	32,5	38,0	14,5	4,00
Magen-Ca	3,87	3,86	—	—	—	—	kein Filtrat	—

immer mit Sicherheit zu erkennen, dazu ist ja auch die Fehlerbreite der Methode eine zu große; immerhin geben die ganz schweren Fälle im allgemeinen größere kapilläre Filtrate mit höherem Eiweißgehalt als leichtere. Unsere Beobachtungen sind vielfach bestätigt worden (z. B. von Ruszniak,[1] Albers,[2] Sarre[3]).

Es wäre sehr wünschenswert, wenn sich das Prinzip des Landisschen Verfahrens auch auf die inneren Organe übertragen ließe; das stößt aber leider auf die größten Schwierigkeiten. Ganz abgesehen davon erscheinen uns die Beobachtungen, die wir im Bereiche der oberen Extremität machen, sehr beachtenswert, denn sie zeigen, daß sich die Albuminurie ins Gewebe, die die Folge einer Kapillarläsion darstellt, nicht nur auf die großen Parenchymorgane erstreckt, sondern den ganzen Körper — also auch die obere Extremität — erfassen kann; auf die *Möglichkeit einer generalisierten Kapillarschädigung* — also einer Allgemeinerkrankung — werden wir im speziellen Teil noch vielfach zu sprechen kommen.

Wir haben früher betont, daß der direkten Berechnung des in das Gewebe übergetretenen Albumins und Globulins große Fehler anhaften; das war der Grund, warum wir auf die Vornahme systematischer Untersuchungen verzichtet haben; hingegen gelang es, durch ein indirektes Verfahren nachzuweisen, daß das in die Gewebe übergetretene Eiweiß, wie nicht anders zu erwarten war, vorwiegend Albumin enthält. Daß dies so ist, läßt sich am besten erkennen, wenn man *die Senkungsgeschwindigkeit im Blute der gestauten mit der der ungestauten Seite vergleicht.* Die meisten akuten Infekte sowie viele andere Krankheiten, die mit einer *generalisierten Albuminurie ins Gewebe* einhergehen, *zeigen auf der gestauten Seite gegenüber der nichtgestauten eine beschleunigte Senkungsgeschwindigkeit;* dieses Verfahren gestaltet sich gegenüber der Landisschen Methode einfacher, ob es dasselbe vollkommen ersetzen kann, wage ich nicht zu behaupten. Da heute vielfach angenommen wird, daß die Blutkörperchensenkungsgeschwindigkeit vorwiegend von der Zusammensetzung der Plasmaeiweißkörper abhängt und daß Albumin die Senkungsgeschwindigkeit verzögert, während Globulin und Fibrinogen den gegenteiligen Effekt bedingt, so gibt uns *das vereinfachte Landissche Verfahren auch darüber Auskunft,* ob bei der Stauung vorzugsweise Albumin — also das kleinmolekulare Eiweiß — austritt. Die Senkungsgeschwindigkeit stellt immerhin — wie schon gesagt wurde — einen sehr komplexen Vorgang vor, weswegen es gelegentlich vorkommt, daß das eine oder andere Landissche Verfahren aus der Reihe fällt. Es kann ein starker Erythrozytenanstieg, wie er bei Stauung zu sehen ist, an sich schon die Senkungsgeschwindigkeit verzögern; wenn aber eine Senkungsbeschleunigung trotz Vermehrung der Erythrozyten gefunden wird — und das ist sehr häufig der Fall —, so kann das als beweisend angesehen werden. Jedenfalls haben wir in *der vereinfachten Landisschen Methode,* die zwar nicht als vollwertiger Ersatz anzusehen ist, ein Verfahren kennengelernt, das uns über die Beschaffenheit der peripheren Kapillaren ein vielversprechendes Urteil gestattet.

e) Von großer Bedeutung für die klinische Beurteilung und darüber hinaus auch für das Verständnis vieler Erkrankungen, die mit Übertritt von Plasma-

---

[1] Ruszniak: Dtsch. med. Wschr. **1936,** 1325.
[2] Albers: Wasserhaushalt. Leipzig. 1939.
[3] Sarre: Klin. Wschr. **1942,** 8.

eiweiß in die Gewebe einhergehen, ist das gegenseitige *Verhältnis der Na- zur Cl-Ausscheidung* durch den Harn. Ich habe absichtlich gesagt: „und darüber hinaus", denn eine Änderung im Sinne einer verminderten Na-, aber gleichbleibenden Cl-Ausscheidung deutet auf eine Permeabilitätsstörung zwischen Gewebsflüssig-keit und Zellprotoplasma, die funktionell sonst kaum zu erfassen ist. Beim normalen Menschen beträgt im Harn der molekulare Quotient Na/Cl — 1,0, während dieser Quotient bei einer ganzen Reihe von Erkrankungen wesentliche Abweichungen erkennen läßt; sinkt der Quotient unter 1,0, so kann das eine Natriumretention im Organismus bedeuten, sofern keine überschießende Cl-Diurese besteht, was analytisch leicht auszuschließen ist. Da die Aufstellung einer direkten Na-Bilanz zur Erfassung einer Na-Retention (ohne gleichzeitige Be-stimmung der Na-Zufuhr) durch die Nahrung außerordentlich zeitraubend ist und auch keinen besseren Aufschluß bringt als durch Ermittlung des Na/Cl-Quotienten, kann diesem Verfahren unbedingt der Vorzug gegeben werden. Normalerweise wird tagsüber etwa 15 g NaCl ausgeschieden, wovon 9 g auf das Cl und 6 g auf das Na entfallen; sinkt ceteris paribus der Quotient auf 0,5, so bedeutet das eine Retention von 3 g Na; wenn man bedenkt, daß die Na-Reten-tion meist auch von einer Cl-Retention begleitet ist, so dürfte die Gesamtmenge des tatsächlich retinierten Na bei einem Na/Cl-Quotienten von 0,5 noch größer als 3 g sein.

Prüft man den Na/Cl-Quotienten bei verschiedenen Patienten, *so läßt sich eine starke Na-Retention hauptsächlich dann feststellen, wenn man mit einer schweren Kapillarläsion zu rechnen hat;* in erster Linie gilt dies von den verschiedenen Serositisformen (Pleuritis, Peritonitis), dann aber auch von fieberhaften Infekten und Krankheiten, die teils mit sichtbaren, teils nicht nachweisbaren Ödemen einhergehen; nicht zuletzt ist hier die akute Hepatitis zu erwähnen, von der schon oben gesagt wurde, daß dieses Krankheitsbild auch durch sein Verhalten gegenüber dem Landisschen Stauungsversuch, bei der Kantharidenblasen-methode, weiter im Anfangsstadium durch eine verminderte Blutmenge und durch Zunahme der Erythrozytenzahl außerordentlich an die Histaminvergiftung er-innert; selbstverständlich sieht man Na-Retention auch bei der akuten Nephritis und manchen Zirrhoseformen. Die erhobenen Befunde — speziell bei den ver-schiedenen Serositiden — erscheinen uns deswegen so beachtenswert, weil sich auch klinisch zwischen der Ansammlung von serösem Exsudat innerhalb der großen Leibeshöhlen und der „Serositis" der Parenchymorgane weitgehende Be-ziehungen feststellen lassen; sie weisen auch auf die eventuellen Gefahren hin; je länger eine Na-Retention, bzw. eine okkulte „Serositis parenchymatosa" anhält, desto eher hat man mit der Möglichkeit eines chronischen Leidens zu rechnen; insofern zeigt in dieser Hinsicht auch die Leberzirrhose oder die chronische Nephritis gemeinsame Züge mit der Pleuraschwarte.

Noch viel aufschlußreicher können sich solche Untersuchungen gestalten, wenn man genaue Stoffwechselversuche anstellen würde, also die K- und Na-Ein- und -Ausfuhr und darüber hinaus auch Cl und P_2O_5 berücksichtigt. Fast stets läßt sich bei den verschiedenen Serositiden, die auch mit einer Störung im Sinne der gerichteten Permeabilität einhergehen, dasselbe finden, was wir bei der experimentellen Allylformiatvergiftung angegeben haben: *Retention von Na und Cl auf der einen Seite und K- bzw. P_2O_5-Verlust auf der anderen.*

f) Seit einigen Jahren steht uns eine Methode zur Verfügung, die uns in selten exakter Weise über das Vorkommen einer „Albuminurie ins Gewebe" Aufschluß geben kann — das ist die *Leberpunktion*. Das dabei gewonnene Material läßt sich teils morphologisch, teils biologisch verwerten; das aspirierte Material ist allerdings gering, immerhin groß genug, um zum mindesten histologisch gewisse Veränderungen sicherzustellen. Der Nachweis einer „serösen Entzündung", bzw. einer serösen Exsudation, stößt vielfach auf Schwierigkeiten, da die Flüssigkeit, die sich eventuell interstitiell angesammelt hat, nur zu leicht während der Punktion bzw. Aspiration verlorengeht; sichere morphologische Zeichen einer serösen Exsudation sind in den dünnen Gewebsstückchen im besten Falle nur in den zentralen Partien zu erkennen.

Dagegen hat sich ein anderes Verfahren (ausgearbeitet von KAUNITZ und SELZER[1]) bewährt, um frühzeitig Schädigungen im aspirierten Gewebe nachzuweisen: Bestimmt man den *Sauerstoffverbrauch nach der Methode von* WARBURG, so zeigen sich im Leberpunktat ganz ähnliche Veränderungen, wie wir sie bei den verschiedenen experimentellen Gewebsschädigungen verfolgen konnten; die Deutung dieses eigentümlichen Verhaltens ist nicht leicht. DRUCKREY,[2] der sich ebenfalls intensiv mit dieser Frage beschäftigt hat, sieht in der Atmungssteigerung eine empfindliche Reaktion zum Nachweis einer Zellschädigung. Ich habe mir die Vorstellung gebildet, *als wäre Zellschädigung gleichbedeutend mit intrazellulärer Retention von Nahrungsstoffen,* die infolge der Läsion keinen entsprechenden Abbau gefunden haben und erst jetzt, wo ihnen Gelegenheit geboten wird, sich mit Sauerstoff zu paaren, oxydativ abgebaut werden. RISSEL[3] hat mit dieser Methode die unterschiedlichen Leberpunktate geprüft und bei den Fällen von akuter Hepatitis einen ähnlichen hohen Sauerstoffverbrauch feststellen können, wie z. B. bei der akuten Allylformiatvergiftung. Die Ausbildung der Sauerstoffschuld beim Leberschaden wäre nach unserer Anschauung so zu erklären, daß durch die Schädigung der Kapillarwand und der Grenzschichten nicht nur histologische Leberveränderungen auftreten, sondern damit auch der Stoffwechsel Schaden leidet, denn er ist es ja schließlich, der erst die Leberveränderungen hervorruft.

Die Beobachtungen, die wir an Hand sowohl des Landis-Verfahrens als auch mit der Kantharidenblasenmethode erhoben haben, bedeuten neue Erkenntnisse; zunächst haben sie uns Klarheit verschafft, *daß bei den uns besonders interessierenden Krankheiten mehr oder weniger alle Kapillaren unseres Organismus einen Schaden davontragen können;* bei der akuten Nephritis hat man das immer vermutet und ebenso bei den unterschiedlichen, mit Exanthemen einhergehenden Infekten, daß aber die Kapillaren der oberen Extremitäten auch bei der Pneumonie und bei der akuten Hepatitis für Plasmaeiweiß durchlässig werden, erscheint doch sehr beachtlich.

Unter dem Eindrucke all dieser auch am Patienten erhobenen Beobachtungen werden wir an das erinnert, was wir im Abschnitt „Humoralpathologie" gesagt haben. Die alten Ärzte haben vielfach doch recht gehabt, wenn sie bei den *verschiedensten Gelegenheiten von Allgemeinkrankheiten gesprochen haben;* sie nahmen

---

[1] KAUNITZ und SELZER: Z. exper. Path. **100,** 764 (1937); Klin. Wschr. **1937,** 502.

[2] DRUCKREY: Arch. exper. Path. (D.) **193,** 711 (1939); Arch. exper. Zellforsch. **22,** 587 (1939).

[3] RISSEL und SCHALLER: Z. klin. Med. **143,** 129 (1943).

an, daß im Blute vieler Patienten Gifte zirkulieren und durch sie mehr oder
weniger alle Gewebe bald stärker, bald weniger geschädigt werden; wir glauben
Anhaltspunkte gefunden zu haben, die den alten Ärzten rechtzugeben scheinen,
und gingen sogar um einen Schritt weiter, indem wir als *ersten Angriffspunkt
die Kapillarwandungen bezeichnen.* Ähnlich wie das Histamin oder das Allylformiat kommt es bei den verschiedensten menschlichen Krankheiten zu Kapillarschädigungen, die sich histologisch oft im Sinne einer Membranverdickung äußern,
gelegentlich aber darüber hinaus auch zu Zerreißungen Anlaß geben.

Im Kapitel Humoralpathologie haben wir auf drei Methoden aufmerksam
gemacht, die uns auf das Vorkommen toxischer Substanzen im Blute kranker
Menschen aufmerksam machten. Es liegt kein Grund vor, warum wir diese Methoden nicht auch als „klinische Anzeichen einer Albuminurie ins Gewebe" verwenden sollen. Sie erheischen allerdings einen komplizierten Apparat, so daß sie
nur dort herangezogen werden können, wo uns ein entsprechender experimenteller
Apparat zur Verfügung steht: Es ist 1. die von ROLLER *vervollständigte Schobersche*[1]
Methode, die im wesentlichen darin besteht, daß man einem Feuersalamander
Patientenserum intrakardial injiziert und gleichzeitig die elektrostatische Potentialdifferenz zwischen Blut und Leberzelle ermittelt; die Bestimmung der Potentialdifferenz erfolgt fortlaufend mit Hilfe eines Röhrenpotentiometers. *Auf diese
Weise gelingt es nun, im Serum mancher Patienten Stoffe nachzuweisen, die zu
einem akuten Potentialsturz führen;* im Gegensatz zum Serum, das von einem
gesunden Menschen herrührt, sind „Toxine" immer dann nachweisbar, wenn das
Blut von einer Erkrankung aus dem Formenkreis der serösen Entzündung
stammt. Die betreffenden Gifte verschwinden wieder bei Heilung. Durch Untersuchung mit enteiweißtem Serum konnte weiter festgestellt werden, daß die
toxische Substanz auch ins Filtrat bzw. Ultrafiltrat übergeht, hitzebeständig ist,
wohl aber von Fermenten angegriffen wird.

ROLLER[2] hat dann an Stelle der Potentialmessung den Übertritt von
Fluoreszein ins Interstitium zum Nachweis von Toxinen verwendet, die im
Blute von kranken Personen kreisen. Die Methode gestaltet sich folgendermaßen: Injiziert man einem Feuersalamander 0,1 ccm einer 1%igen Uraninlösung
und beobachtet die Lebergefäße, so leuchten die Kapillaren im ultravioletten
Licht blaßgrün auf. Wenn man gesundes Menschenserum intrakardial verabfolgt,
so kommt es niemals zu einem Durchtritt des Farbstoffes durch die Gefäßwand. Injiziert man aber das Serum von einer akuten Nephritis, Pneumonie,
Sepsis, Hepatitis, akuter Gastroenteritis, kurz von einer Erkrankung, bei
der die Kapillaren im Sinne einer serösen Entzündung gelitten haben, so
sieht man bereits nach wenigen Minuten — in gleicher Weise als hätte
man Histamin oder Allylformiat injiziert — den Farbstoff durch die Gefäßwand
austreten und längs dieser als sogenannte „Begleitstreifen" ausbreiten. *Auch an
Hand dieser Methode läßt sich zeigen, daß die fraglichen Toxine ins Ultrafiltrat
übergehen.* Gibt man gleichzeitig Pyramidon, so läßt sich die kapillarschädigende
Wirkung des toxischen Serums aufheben. Auf diese Untersuchungen bin ich im
Kapitel Humoralpathologie bereits eingegangen, so daß ich bezüglich Details auf
das dort Gesagte verweisen kann.

---

[1] SCHOBER: Z. Klin. Med. **133**, 56 (1937).
[2] ROLLER: Z. exper. Med. **100**, 547 (1937).

Schließlich noch eine Methode, die ebenfalls von Roller[1] angegeben wurde: Durch intravenöse Injektion von Rhodansalzen läßt sich die sogenannte extrazelluläre Flüssigkeitsmenge ermitteln; diese beim Normalen etwa 20—25% des Körpergewichtes betragende Flüssigkeitsmenge kann bei bestimmten Erkrankungen auf ein Vielfaches anwachsen. Es ist nicht nur das Ödem, das dabei ursächlich in Betracht kommt, sondern anscheinend auch eine Schädigung der Parenchymzellen, die vermutlich unter dem Einfluß mancher Toxine für Rhodan durchlässig werden. Diese Beobachtung war nun für Roller der Anlaß, die Frage aufzuwerfen, *ob nicht auch die roten Blutkörperchen unter dem Einflusse mancher im Serum kranker Menschen zirkulierender Gifte für Rhodan durchlässig werden;* das ist nun tatsächlich der Fall,[2] wobei sich zeigte, daß es im Gegensatz zur Norm ganz besonders das Serum von Patienten mit akuter Nephritis ist, das, wenn es zu normalen Erythrozyten zugesetzt wird, die Permeabilität für Rhodan beträchtlich erhöht. Die Abb. 102 kann uns dies an einem konkreten Beispiel (akute Nephritis) vorführen; auch auf Grund dieser Methode läßt sich feststellen, *daß die fraglichen Toxine in das Ultrafiltrat übergehen.* Bezüglich der eigentlichen Methodik verweise ich auf die Arbeit von Roller.

Von zwei Personen derselben Blutgruppe, die beide nüchtern sind und seit etwa 48 Stunden nicht mehr geraucht

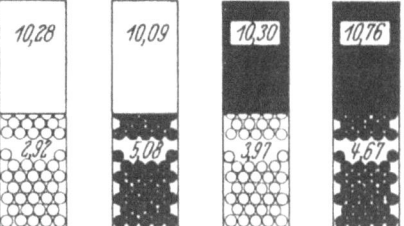

Abb. 102. Die linke, weißgehaltene Säule stellt in ihrem oberen Teil das Plasma, im unteren Teil die Erythrozyten des Blutes der normalen Versuchsperson dar. Die rechte, schwarzgehaltene Säule, ebenso oben das Plasma, unten die Erythrozyten des Kranken (akute Nephritis); die beiden mittleren Säulen stellen gemäß der Farbengebung die vorgenommenen Mischungen von Normalblut mit Erythrozyten des Nephritikers und Plasma des Kranken mit Erythrozyten des Gesunden dar. Die Zahlen geben die Rhodangehalte am Ende des Versuches wieder, wobei der Rhodanwert von Serum und Erythrozyten bereits abgezogen wurde.

haben, werden je etwa 40—60 ccm Blut abgenommen und mit eben genügenden Mengen pulverförmigen Vetrens für etwa 9 Stunden ungerinnbar gemacht. Die eine dieser Personen ist der Normalfall, die andere der Patient, dessen Blut auf das Vorkommen von permeabilitätssteigernden Stoffen untersucht werden soll. Die nötige Vetrenmenge schwankt etwas je nach der Charge, das für derartige Untersuchungen seiner leichten Blutlöslichkeit wegen günstigere Heparin Promonta ist leider nicht mehr erhältlich. Man braucht sich an dem hohen Preis dieser Präparate deshalb nicht zu stoßen, weil eine Menge von einem halben Gramm für eine große Reihe von Untersuchungen ausreicht. Das pulverförmige Präparat wird durch langsames Hin- und Herkippen gelöst und die beiden Blute recht bald gleichlang zentrifugiert, Plasma und Erythrozyten peinlichst genau getrennt, die Erythrozyten noch mehrmals abgeschleudert und die letzten Reste des überstehenden Plasmas mit Filterpapier von der Wand her abgesaugt. Ein Hämatokritwert dieser Erythrozyten muß bei 2000 Touren nach 5 Minuten 100% Erythrozyten angeben. Hernach werden aus den vier Blutfraktionen des Normalen und des Patienten folgende vier Mischungen hergestellt, wobei es dann von sekundärer Bedeutung ist,

[1] Roller: Z. Klin. Med. **136**, 1 (1939).
[2] Roller: Klin. Wschr. **1942**, 849.

welcher Prozentsatz von Erythrozyten zur Anwendung kommt, solange er nur in allen vier Proben gleichgehalten wird. Meist aber waren in den hier genannten Versuchen zwei Teile Erythrozyten mit drei Teilen Plasma gemischt. 1. Normalplasma und Normalerythrozyten. 2. Normalplasma und Erythrozyten des Kranken. 3. Krankenplasma und Normalerythrozyten. 4. Plasma und Erythrozyten des Kranken.

Zu allen diesen vier Blutproben wird langsam eine ganz bestimmte, genau bemessene Menge von Natriumrhodanid als Lösung zugesetzt (zu 15 ccm Blutmischung 0,05 ccm 4%ige NaSCN-Lösung, d. i. 2 mg NaSCN), sehr vorsichtig gemischt und die vier Blute unter gelegentlichem vorsichtigem und bei allen Proben gleichmäßigem Schütteln erst nach 3—6 Stunden genau wie oben beschrieben wieder voneinander getrennt, die Erythrozyten sauber abzentrifugiert und die letzten Reste des überstehenden Plasmas abgesaugt. Zur Kontrolle, ob eine Änderung des Quellungszustandes der Erythrozyten während dieser Zeit zustande gekommen ist, wird wieder eine Hämatokritbestimmung vorgenommen. Es sei übrigens gleich hier bemerkt, daß große Abweichungen von den vorher bestandenen Verhältnissen bei diesen Untersuchungen nie wahrgenommen werden konnten, daß also Größe und Form der Erythrozyten scheinbar in der in Frage kommenden Zeit trotz der Verschiedenheit der Plasmen keine wesentlichen Veränderungen erfahren haben. Die Rhodanbestimmung geschieht nach HARTNER (vgl. HINSBERG, Med. Chem. 91, 1938).

Aus all dem Vorgebrachten geht die Schwierigkeit einer sicheren klinischen Erkennung der unterschiedlichen Permeabilitätsstörungen hervor; immerhin beansprucht die „Albuminurie ins Gewebe" — gleichgültig, ob man bei dieser Bezeichnung bleibt oder dafür den vielfach angegriffenen Namen „Seröse Entzündung" in Anwendung bringt — großes pathogenetisches Interesse, denn dieser Zustand bildet gleichsam die Schlüsselstellung für das Verständnis der verschiedensten Erkrankungen innerer Organe. Wegen der geringen morphologischen Veränderungen, die manchmal die sogenannte seröse Entzündung setzt, hat sich dieses Geschehen die längste Zeit nicht durchsetzen können, wie wäre sonst folgende Bemerkung von RÖSSLE[1] zu verstehen: „Wir sind in der Beurteilung dieses krankhaften Geschehens (seröse Entzündung) auf die schon gekennzeichneten unvollständigen Mittel der pathologischen Histologie beschränkt, zumal uns die normale und pathologische Physiologie für unsere Fragestellung der entzündlichen Ödeme der Parenchyme keine genügende Grundlage bietet; immerhin ist es erfreulich, wenn uns die Klinik Anhaltspunkte gegeben hat, um auch am Krankenbett manches sicherzustellen, was sich pathogenetisch als auch diagnostisch zugunsten unserer Auffassung von der Albuminurie ins Gewebe verwerten läßt."

---

[1] RÖSSLE: Klin. Wschr. 1935, 769.

Spezieller Teil.

Mit Permeabilitätsfragen hat sich die normale Biologie schon immer beschäftigt; in der allgemeinen Pathologie konnte ich auf viele Tatsachen aufmerksam machen, die uns vor die Notwendigkeit stellen, auch eine Permeabilitätspathologie aufzubauen. Ich bin zunächst vom *Symptom Ödem* ausgegangen und konnte schon damals feststellen, daß bei der kardialen Wassersucht der Stauung allein kaum jene pathogenetische Bedeutung zugesprochen werden darf, wie dies vielfach noch geschieht; bei *Stauungsödemen* ist die Beschaffenheit der Kapillaren ebenso zu berücksichtigen wie bei der *renalen Wassersucht*. Auf dem Umwege der Histaminvergiftung habe ich dann den schon lange von mir vorausgesagten Zustand einer „Albuminurie ins Gewebe" sichergestellt; nach Darreichung entsprechender Histamindosen geht vorübergehend der semipermeable Charakter der Kapillarmembran verloren, so daß jetzt nicht nur *Blutwasser* — wie es der Norm entspricht —, sondern auch größere Mengen an *Bluteiweißkörpern* ins Interstitium übertreten. Im Laufe weiterer Untersuchungen stellte ich dann fest, daß sich solche Permeabilitätsstörungen nicht nur bei der Histaminvergiftung, sondern unter den verschiedensten experimentellen Bedingungen erzeugen lassen. Ich vertrat daher den Standpunkt, *die „Albuminurie ins Gewebe" müsse ein krankhaftes Geschehen ganz allgemeiner Art sein und sei daher bei den verschiedensten pathologischen Zuständen sowohl des Menschen als auch des Tieres zu berücksichtigen.*

Gleichzeitig mit der Albuminurie ins Gewebe — die auf einer Kapillarschädigung beruht — kommt es auch *im Bereiche anderer Grenzschichten* zu einer Permeabilitätsstörung, ganz besonders gilt dies von der *Zellmembran*. An Hand von Mineralanalysen lassen sich Veränderungen im Zellgetriebe bereits zu einer Zeit sicherstellen, bevor sich noch histologisch an den Parenchymzellen irgendetwas Atypisches nachweisen läßt. Gleiches gilt auch von der Beschaffenheit der Kapillarwand; vieles ist histologisch noch nicht zu erfassen, was sich funktionell schon als geschädigt zu erkennen gibt. Je weiter aber der Zerstörungsprozeß, und zwar sowohl im Kapillarbereich als auch an den Gewebszellen, weiterschreitet und je länger die Schädigung anhält, desto mehr tritt der angerichtete Schaden aus dem *Stadium einer bloß funktionellen Störung heraus und wird zum mikroskopisch, aber oft auch makroskopisch faßbaren Ereignis.* Der schwerste Grad einer solchen langsam, gelegentlich aber auch rasch fortschreitenden Schädigung ist die *Vernichtung der Kapillarmembran, bzw. die Auflösung der Parenchymzelle;* aus der Summe beider ergibt sich dann die *Nekrose.*

Auf dem Boden solcher Läsionen kann es zu Veränderungen kommen, die schließlich an die „Entzündung" erinnern, besonders wenn man dabei auch die sogenannte „seröse Entzündung" berücksichtigt. Der Schaden, der z. B. in der

Leber auf der Höhe einer Histaminvergiftung zu erkennen ist, entspricht bereits
vielen Forderungen, die Rössle an das Krankheitsbild der serösen Entzündung
stellt, und doch ist ein Unterschied zwischen der Albuminurie ins Gewebe, wie
sie sich nach der Histaminvergiftung entwickelt, und jener bei der Allylformiatdarreichung; die eine — die Histaminvergiftung — heilt meist spontan aus und
führt fast nie zu jenen morphologischen Folgeerscheinungen, die zur Entwicklung einer *Entzündung* Anlaß geben, während die Allylformiatschädigung gelegentlich zu ganz schweren Veränderungen führt; dieselben mahnen sogar an Zustände, die man unter dem Namen einer *chronischen Entzündung* zusammenfaßt, da sie gelegentlich an Krankheitsbilder erinnern, die wir zu den zirrhotischen Erkrankungen der menschlichen Pathologie zählen. Es gibt *daher verschiedene Möglichkeiten, wie sich in unserem Organismus eine „Albuminurie ins
Gewebe" auswirkt.*

Das Wesentliche vieler pathologischer Zustände erblicke ich in Permeabilitätsänderungen; das akute Stadium so mancher Krankheit wird von einer Kapillarläsion eingeleitet bzw. beherrscht; insofern hat es eine gewisse Berechtigung,
wenn ich dieser Zusammenstellung den Titel gab: Die Permeabilitätspathologie
die Lehre vom Krankheitsbeginn. Neben einer Erweiterung des Lumens und
gewisser Veränderungen in der Blutbewegung steht das Durchsickern von Plasmaeiweiß in die Kapillarwand (Kapillaritis serosa) und ins Interstitium (seröse
Exsudation) ganz im Vordergrund. Es hängt dann ganz von den begleitenden
Umständen ab, ob es in Analogie zur typischen serösen Pleuritis bei einer
serösen Exsudation bleibt oder ob sich zelluläre Reaktionen hinzugesellen;
auch bei der Rippenfellentzündung nimmt die *jeweilige Reaktionslage des
Organismus* auf die Geschehnisse innerhalb der Pleura bestimmenden Einfluß; jedenfalls hängt vieles davon ab, ob das seröse Exsudat wieder restlos verschwindet, zu Verwachsungen führt oder sogar eine Schwarte hinter-
läßt, die in der Leberzirrhose ihr entsprechendes Gegenstück findet. Ich
möchte diesen Vergleich noch in einer anderen Richtung weiterspinnen und auf
den Unterschied zwischen *Ödem, Transsudat und Exsudat* verweisen; das Entscheidende ist neben der Dauer und Intensität der Kapillarläsion ausschließlich
der *Eiweißgehalt*, d. h. die Schwere der Permeabilitätsstörung, die einmal wenig,
ein andermal viel Eiweiß durchtreten läßt. Dementsprechend erscheint es mir
auch nicht gleichgültig, ob bei einer Permeabilitätsstörung innerhalb der großen
Parenchymorgane nur das Albumin ins Interstitium übertritt oder der ganze
Komplex an Plasmaeiweißkörper das Gewebe überflutet.

Wenn man vom Permeabilitätsstandpunkt aus die unterschiedlichen Gewebsveränderungen betrachtet, wie sie sich z. B. im Anschluß an eine Allylformiatvergiftung geben oder in noch viel ausgesprochenerem Maße in der kranken
menschlichen Leber, so drängt sich die Frage auf, ob nicht auch der *Kern*,
der ebenfalls durch eine Membran vom Protoplasma getrennt ist, unter pathologischen Bedingungen zum Objekt einer Permeabilitätsstörung werden kann;
darauf bin ich kaum eingegangen, und doch muß einmal auch diese Frage in
Angriff genommen werden.

Im speziellen Teil will ich nun den Versuch unternehmen, so manche der im
allgemeinen Teil gewonnenen Erfahrungen auf die in der menschlichen Pathologie
vorkommenden Krankheitsbilder zu übertragen; obwohl ich überzeugt bin, *daß*

man die ganze menschliche Pathologie vom Standpunkt einer Permeabilitäts-
pathologie, bzw. einer Albuminurie ins Gewebe betrachten könnte, will ich zunächst
nur das besprechen, was sich mir auf Grund *persönlicher Erfahrung* als beachtlich
herausgestellt hat.

1. Die Nierenkrankheiten.

In meiner Monographie: „Die seröse Entzündung", bin ich auf die Nierenkrankheiten gar nicht zu sprechen gekommen, obwohl es eigentlich richtig gewesen
wäre, damit den Anfang zu machen, denn *der Eiweißdurchtritt durch die Glome-*
ruluskapillaren stellt eigentlich das klassische Beispiel einer „Albuminurie ins Ge-
webe" vor. Ich habe aus verschiedenen Gründen davon Abstand genommen, vor
allem weil damals die Frage noch offen stand, wie sich in der Niere das Interstitium gestaltet. Da nun die ganze Lehre vom inneren Kreislauf auf dem Prinzip
des Dreikammersystems aufgebaut ist, jener morphologischen Einheit, die sich
aus der gegenseitigen Beziehung des Blutes zur Gewebsflüssigkeit und der
Parenchymzelle ergibt, war es notwendig, zuerst die Morphologie des *Interstitiums*
der Niere klarzustellen, denn gerade *das Mesenchym ist der eigentliche Schauplatz,*
auf dem die Albuminurie ins Gewebe zur Geltung kommt.

Es ist dann noch ein anderer Grund gewesen, der mich veranlaßt hat, nicht mit
der Leber zu beginnen, deren Pathologie mir sonst so geläufig ist. Bekanntlich bereitet es in der Leber keine Schwierigkeit, das Problem der Permeabilitätspathologie an der Grenze zwischen Blutkapillare und Disseschem Raum zur Darstellung zu bringen, aber dabei bleibt es nicht, denn auch die Grenzschicht der
Leberzelle kann von einer Schädigung erfaßt werden. Während sich aber die Vorgänge an der Grenze zwischen Blut und Interstitium vorwiegend den Gesetzen
der physikalischen Chemie fügen, verhält sich der Austausch an der Zellgrenze
ganz anders. Die Leberzelle übt weitgehend eine ihr zukommende *individuelle*
Selektion aus, zumal sich die hier abspielenden Vorgänge nur in der Minderheit
allein auf Osmose und Diffusion zurückführen lassen; da es sich hier um eine
besondere Form der *Permeabilität* handelt, erscheint es angebracht, dies auch
nominell zum Ausdruck zu bringen. Von einer solchen „*gerichteten*" oder „*physio-*
logischen Permeabilität" werden aber nicht nur die Geschehnisse an der Grenze
zwischen Interstitium und Parenchymzelle beherrscht, sondern auch die „*intra-*
muralen" *Vorgänge* — also die Geschehnisse, die sich an der Grenze zwischen
Sekretlumen und den sie auskleidenden Epithelzellen abspielen. Um dies klarzustellen, bot sich bei der Darstellung der Leberpathologie keine günstige Gelegenheit, obwohl auch hier mit solchen Störungen ganz sicher zu rechnen ist.
Das Problem einer *gerichteten Rückresorption* nimmt aber greifbarere Formen an,
wenn man manche Vorgänge in der kranken Niere unter diesem Gesichtspunkte
betrachtet. Gerade dieses Moment hat mich dann hauptsächlich veranlaßt,
mit der Besprechung der Nierenkrankheiten zu beginnen.

Das Studium all dieser Fragen gab mir Gelegenheit, mich intensiver mit
dem histologischen Aufbau der Niere zu beschäftigen; in dem Sinne lege ich
Wert darauf, der Darlegung der eigentlichen renalen Permeabilitätspathologie
einen kurzen Abschnitt über den morphologischen Aufbau der Niere vorauszuschicken.

a) Morphologischer Aufbau der Niere.

Die morphologische, aber auch funktionelle Einheit der Niere ist das *Nephron;* das Nephron setzt sich zusammen aus einem *Blutgefäßanteil,* einem *Bindegewebsapparat* und aus einem *epithelialen Schlauch.* Alle diese drei Gebilde sind innig miteinander verbunden. Die Blutversorgung des Nephrons muß als eine sehr ergiebige bezeichnet werden, denn die Niere stellt auf Grund genauer Untersuchungen *das bestdurchblutete Organ* unseres Körpers vor. Ungefähr 30% der gesamten zirkulierenden Blutmenge nimmt die Niere pro Minute für sich in Anspruch.

Das Nierenblut fließt durch die *Art. renalis,* die ein unmittelbarer Ast der Aorta ist, entlang ihrer Aufsplitterung geradlinig durch die Marksubstanz bis an die Grenze zwischen Mark und Rinde; hier biegen die Gefäße rechtwinkelig um und bilden die *Art. arciformes,* die bogenförmig durch das Parenchym ziehen. Von der Art. arciformes zweigen Äste senkrecht ab — die sogenannten *Art. radiatae* —, von denen die *Vasa afferentia* spitzwinkelig zu den einzelnen Glomeruli abgehen. Auf Grund von Injektionsversuchen nimmt man an, daß sich *vereinzelte Äste der Art. radiatae unter Umgehung der Glomeruli* direkt mit dem Rindenparenchym in Verbindung setzen. Die neueren Untersuchungen machen es aber wahrscheinlich, daß es sich dabei weniger um morphologisch gut charakterisierte Gefäße, sondern um sogenannte *Gefäßkurzschlüsse* handelt; sie kommen mehr oder weniger in jedem Organ vor.

Im Kapillarnetz geht infolge des großen Reibungswiderstandes der Blutdruck nahezu vollständig verloren, so daß der Blutdruck in den Venen auf ein Minimum absinkt; um dies zu verhindern, sind eigene Einrichtungen — die derivatorischen Gefäße — getroffen worden, die im Sinne von Kurzschlüssen das arterielle mit dem venösen System verbinden. Ursprünglich verstand man darunter Anastomosen, die, mit eigentümlichen epithelialen Zellen ausgestattet, histologisch leicht zu erkennen sind; derartige Verbindungen finden sich vor allem in den Schwellkörpern der Geschlechtsorgane. Diese epitheloiden Elemente sind rundliche Zellen mit einem großen, bläschenförmigen Kern und mit fehlenden oder höchstens ganz spärlichen Fibrillen im Zelleib; sie stellen nach CLARA[1] modifizierte Muskelzellen in dem Sinne dar, daß die Mediazellen bei der Differenzierung sich nicht zu glatten Muskelzellen, sondern zu epitheloiden Zellen entwickelt haben.

Schien bisher die arteriovenöse Anastomose vorzugsweise eine Sondereinrichtung ganz bestimmter Körpergebiete zu sein, so wurde diese Frage zu einer grundsätzlich für den gesamten Kreislauf wichtigen verwandelt, als durch die exakten Injektionsuntersuchungen, vor allem von SPANNER,[2] an einer Reihe von Organen arteriovenöse Anastomosen bekannt wurden, deren Lage und große Zahl nun so manche Kreislaufregelung verständlich macht. Diese Anastomosen hätten schon längst das Interesse der Physiologen und selbstverständlich auch der Kliniker erweckt, wenn nicht ihr Nachweis mit so großen Schwierigkeiten verbunden wäre; sie sind mit der üblichen Schnittuntersuchung nicht zu erfassen, denn den meisten derivatorischen Gefäßen fehlen die sonst leicht erkennbaren epitheloiden Zellen.

---

[1] CLARA: Verh. dtsch. Ges. Kreisl.forsch. **1988,** 226.
[2] SPANNER: Verh. dtsch. anat. Ges. **1937,** 81; Erg. Anat. **1938.**

SPANNER konnte die Kurzschlüsse nur durch das Injektionsverfahren sicher-stellen; im Tierversuch sind sie leichter zu erfassen.

Solche derivatorische Gefäße kommen auf Grund der Untersuchungen von SPANNER in der Niere an drei Stellen vor, im *Sinus renalis*, in der *Nieren-rinde* und schließlich im Bereiche der *Nierenkapsel;* die Reichhaltigkeit solcher Nebenschlüsse muß in der Niere als sehr hoch angenommen werden; es finden sich nach SPANNER allein im Sinus renalis etwa 360 und in der Kapsel etwa 264 arteriovenöse Anastomosen auf den Quadratzentimeter.

Uns Pathologen interessieren vor allem die Kurzschlüsse, die die Art. radiatae mit den entsprechenden Venen verbinden, denn dadurch ist dem arteriellen Blute

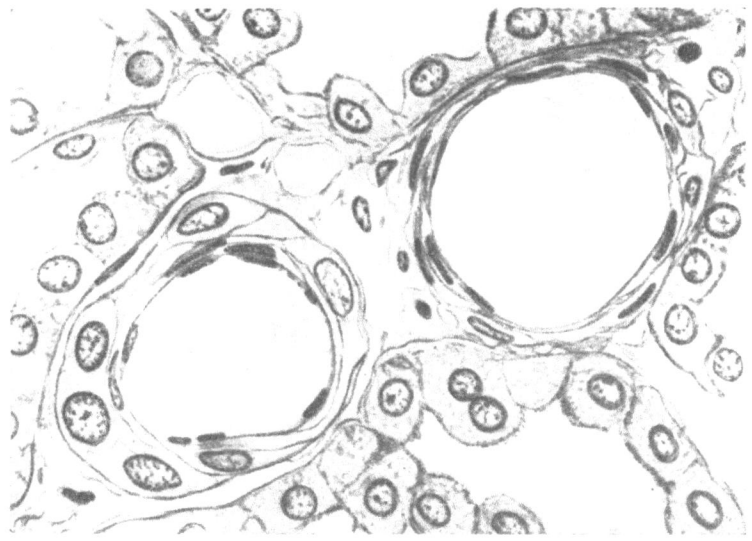

Abb. 103. Vas afferens und Vas efferens einer menschlichen Niere im Querschnitt. In der Wand des Vas afferens sind neben spärlichen ringförmig verlaufenden glatten Muskelzellen epitheloide Zellen vorhanden.

die Möglichkeit geboten, unter Umgehung des Glomerulus direkt ins venöse System zu strömen. Der ganze Fragekomplex erscheint um so beachtlicher, als sich die oben erwähnten epitheloiden Elemente nicht nur auf die arteriovenösen Anastomosen beschränken, sondern sich auch an vielen Stellen des arteriellen Systems nachweisen lassen, z. B. besonders reichlich in der Wand des Vas afferens; sie umgeben allerdings meist nicht regelmäßig das Endothelrohr, sondern bilden an umschriebener Stelle ein sogenanntes „*Polkissen*" (vgl. Abb. 103). Zur Klarstellung des Blutkreislaufes im Rindengebiet der Niere hat SPANNER ein Schema gezeichnet, das ich beifüge (Abb. 104), auch folge ich seiner Beschreibung:

Die a.-v. Anastomosen haben bei der Ausschaltung der Glomeruli große Bedeutung für die Ernährung und Durchströmung des Nierenrindenkapillarnetzes; nach der Ansicht von SPANNER ist das gesamte Rindenkapillarsystem der menschlichen Niere nur an die den Glomerulus verlassenden Vasa efferentia angeschlossen. Werden also die Glomeruli durchblutet, so strömt das Blut zuerst durch das mit dem Vas efferens in Verbindung stehende langmaschige Kapillarnetz des Markstrahles und dringt von da in das die edleren Teile des Nephrons versorgende rundmaschige Kapillarnetz vor, welches in breiter Verbindung mit den Läppchenvenen steht (vgl.

Abb. 104 a, Blutströmung in der Richtung des Pfeilbündels von oben durch das langmaschige Kapillarnetz nach den Seiten). Alle anderen Versorgungsmöglichkeiten des Rindenkapillarnetzes, wie sie von den älteren Autoren beschrieben wurden, spielen wegen ihrer Seltenheit eine so untergeordnete Rolle, daß sie aus der Kreislaufbetrachtung ausgeschaltet werden müssen. Werden nun ausgedehnte Glomerulusbezirke bei der Betätigung der Sperrvorrichtung des Polkissenmechanismus nicht durchblutet, so übernehmen die arteriovenösen Anastomosen die Versorgung des Rindenkapillarnetzes. Schon die ausgedehnten Verbindungen des kapillararmen Kapselvenennetzes mit den Vv. stellatae und vielen Läppchenvenen führen bereits von seiten der a.-v. Anastomosen der Capsula fibrosa zu einer starken Arterialisierung des Rindenvenenblutes. Hierin dürfte wohl die große Bedeutung des Kapselgefäßsystems für den ganzen Nierenkreislauf am klarsten zum Ausdruck kommen. Durch

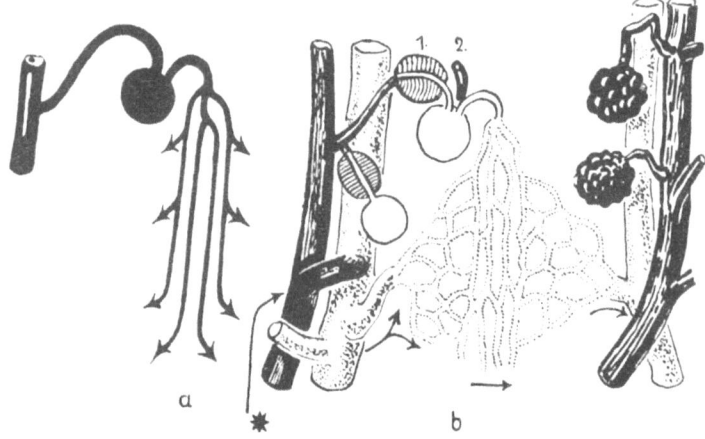

Abb. 104. a) Schema zur Veranschaulichung der nacheinanderfolgenden Durchströmung des längs- und rundmaschigen Kapillarnetzes bei Durchblutung der Glomeruli. b) Schema der Versorgung des Rindenkapillarnetzes durch die arteriovenösen Anastomosen. * Bei Verschluß des Vas afferens durch das Polkissen. Die Pfeile deuten die Blutstromrichtung von Vene zu Vene an. 1 Polkissen, 2 die Becherschen drüsigen Zellinseln, Arterien schwarz, Venen punktiert.

die Öffnung der arteriovenösen Anastomosen der Niere wird beim Verschluß des Vas afferens durch das Polkissen bei gleichzeitiger Sauerstoffzufuhr eine Drucksteigerung in den Venen erzeugt, die durch „Umkehrung des Kreislaufes" von den Venenwurzeln aus ein Einströmen sauerstoffhaltigen Nährblutes in das Kapillarnetz ermöglicht (Abb. 104 b in Pfeilrichtung von der linken Vene durchs Kapillarnetz zur rechten Vene). Zum Verständnis der durch diese Umkehrung bedingten Strömungsrichtung im Kapillarnetz muß man von folgenden Erwägungen ausgehen: Beim Verschluß des Vas afferens durch das Polkissen (Abb. 104 b, Polkissen schraffiert) kann ja die Durchströmung des Kapillarnetzes nicht von oben durch das Vas efferens am Anfang der Kapillarbahn zustande kommen, sondern der durch die Öffnung der a.-v. Anastomosen bedingte höhere Druck in den Läppchenvenen begünstigt vom Ende der Kapillarbahn aus, also durch Venenwurzeln, ein Einströmen des Blutes in umgekehrter Richtung als bei geöffnetem Vas afferens (beachte den Unterschied zwischen Abb. a und b). Da aber in der normalen Niere nie alle Glomeruli zugleich aus dem Kreislauf ausgeschaltet sind, so werden von einzelnen offenen Läppchenarterien die zusammenhängenden Kapillarbezirke versorgt; dieser Strömung solcher normal durchbluteter Bezirke schließt sich der Blutstrom an, der aus den Bezirken mit gesperrten Glomeruli durch die a.-v. Anastomosen in die Venenwurzeln und ihr zugehöriges rundmaschiges Kapillarnetz vordringt. Es muß also in den Bezirken, wo die Glomeruli nur zeitweise durchblutet sind, der Kapillarkreislauf zeitweise „von Vene zu Vene" stattfinden. Daß den arteriovenösen Anastomosen praktisch große Bedeutung zukommen muß, geht schon daraus hervor, daß bestimmte Glomerulonephritiden sowie die zum Tode führende reflektorische Anurie im Verhältnis zur Schwere des Krankheitsbildes nur geringe pathologische Veränderungen zeigen, da bei der Harnsperre die Sauerstoffzufuhr vor allem zu dem die Hauptstücke versorgenden rundmaschigen Kapillarnetz durch die arteriovenösen Anastomosen noch gesichert ist.

Ich habe die Darlegungen von SPANNER deswegen genauer angeführt, weil sie mir für die Beurteilung so mancher pathologischen Geschehnisse in der Niere sehr wertvoll erscheinen.

Die Vasa afferentia teilen sich im Bereiche der Glomeruli dichotomisch und bilden das bekannte kapilläre Wundernetz — das bipolare Rete Malpighii; die

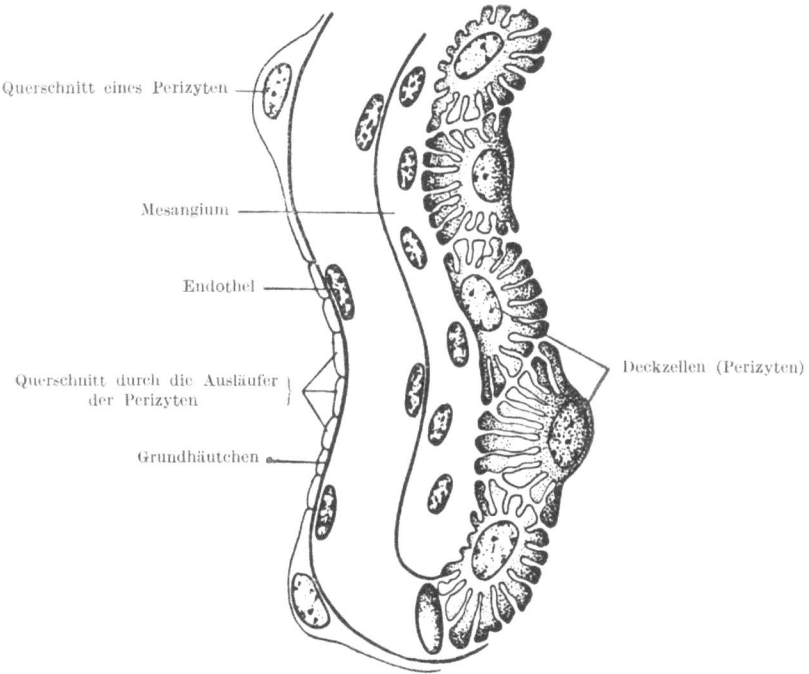

Abb. 105. Schema einer Kapillarschlinge im Glomerulus (nach PFUHL).

Kapillaren des „arteriellen" Wundernetzes vereinigen sich dann wieder zu einem einheitlichen Gefäß, dem Vas efferens; dieses zeigt dieselbe Beschaffenheit wie das Vas afferens, nur hat es eine engere Lichtung; das Vas efferens führt nicht venöses, sondern noch arterielles Blut. Die Gefäßanordnung im Glomerulus ist derart getroffen, daß Vas afferens und efferens — die beide den Charakter von Präkapillaren zeigen — eine relativ dickwandige Muskularis führen; in der Nähe der Eintrittsstelle des Vas afferens befindet sich auch die Austrittsstelle des Vas efferens. Der Übergang vom Vas afferens und efferens ins Kapillargebiet geschieht nicht allmählich, sondern mehr oder weniger unvermittelt; durch diesen Aufbau kann sich die Blutversorgung und der Blutdruck in den Glomeruluskapillaren entsprechend der Konstruktion der afferenten oder efferenten Arterien weitgehend verschieden gestalten; anscheinend besteht eine separate Innervation dieser beiden Anteile; vermutlich muß auch eine verschiedene Reaktion gegenüber Hormonen angenommen werden.

Der eigentliche Glomerulus besteht nur aus Kapillaren; die einzelnen Kapillarschlingen sind feinste Röhrchen, die im wesentlichen auch nur aus einem Grenzhäutchen bestehen, dem innen und außen Zellen aufsitzen; die der Außenfläche aufliegenden Elemente sind nicht Epithelien, wie man ursprünglich annahm, sondern Perizyten im Sinne ZIMMERMANNS;[1] insofern stellen diese Zellen nichts

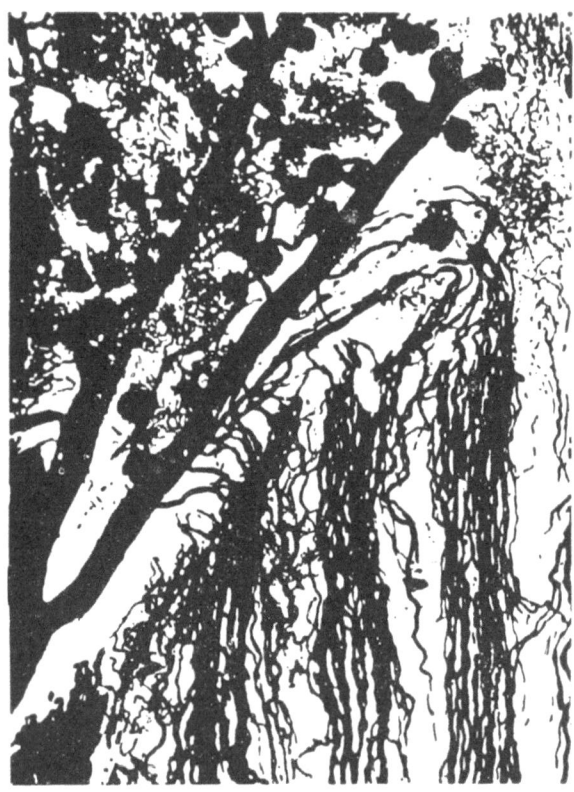

Abb. 106. Von der Art. arciformis oder ihren Abzweigungen streben sowohl freie als auch knäueltragende Gefäße als Art. rectae verae bzw. spuriae zum Marklager und bilden die dort charakteristischen Gefäßbüschel (nach GÄNSSLEN).

Spezifisches der Glomeruluskapillaren vor. Neu ist nur die Erkenntnis, daß die Bowmansche Kapsel nicht auf den Glomerulus übergreift, sondern dort aufhört, wo sie mit dem Glomerulus in Berührung kommt; damit ist die früher geltende Lehrmeinung, daß die Glomerulusschlingen von epithelialen Elementen umkleidet sind und so einer Einstülpung des Kapselepithels entsprechen, auf Grund neuer anatomischer Untersuchungen hinfällig geworden. *Die Glomerulusschlingen stellen somit ein Konvolut (Wundernetz) dar, das nur von Kapillaren gebildet wird;* die einzelnen Schlingen werden knäuelartig zusammengehalten und sind dann in ein trichterförmiges Gebilde — die Bowmansche Kapsel — eingebaut; alle Kapillarschlingen winden sich um eine zarte Bindegewebsachse, eine Art Mesenterium

---

[1] ZIMMERMANN: Z. Anat. u. Entw.gesch. **68**, 29 (1923).

(vgl. Abb. 105). Bei der Betrachtung eines solchen kapillaren Wundernetzes wird man an ein Konvolut von Dialysierschläuchen erinnert, die in ein mit Flüssigkeit gefülltes Gefäß eintauchen. Die Gesamtoberfläche der Glomeruli, deren Zahl man

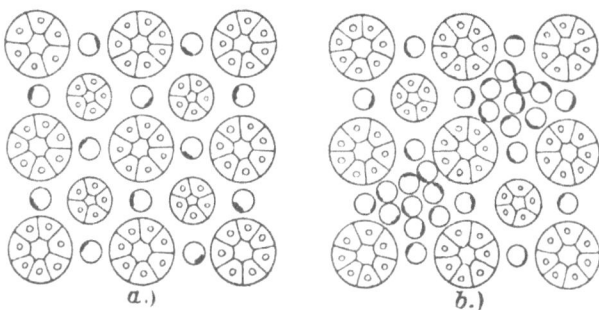

Abb. 107. Schema der Kapillarisierung. *a* ernährender Typus (gleichmäßige Verteilung der Kapillaren zwischen den Drüsenkanälchen); *b* resorbierender Typus.

in der menschlichen Niere auf etwa 2 Millionen schätzt, ist sehr groß und darf auf mindestens 1,5 qm veranschlagt werden.

Die Vasa efferentia lösen sich wieder in Kapillaren auf, die zu den Tubuli führen und damit ihre Ernährung sicherstellen; erst jetzt führen die Kapillaren

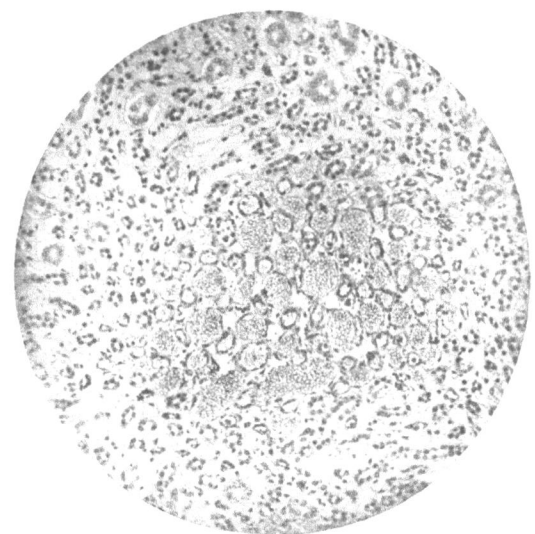

Abb. 108. Resorbierendes Gefäßbüschel in einer Stauungsniere (Glomerulus resorptivus).

venöses Blut, das sich in den Interlobarvenen sammelt und sich in die an der Rindenmarkgrenze verlaufenden Venae arciformes ergießt (Abb. 106 und 112). Ein Teil der Kapillaren, die sich aus den Vasa efferentia entwickeln — und zwar jener Glomeruli, die nahe der Rindenmarkgrenze liegen —, sammelt sich wieder zu Arterien (Arteriae rectae spuriae); sie ziehen entweder geradlinig oder ge-

schlängelt zur Marksubstanz; hier lösen sich die relativ dickwandigen Arterien
neuerdings zu Kapillaren auf, die sich aber nicht gleichmäßig zwischen den

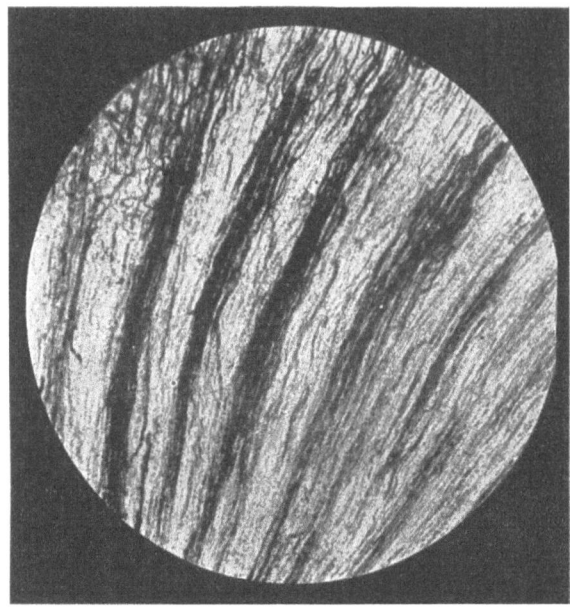

Abb. 109. Längsschnitt durch die Nierenpyramide mit Übersichtsbild des Glomerulus resorptivus.

einzelnen Tubulusabschnitten verteilen, sondern merkwürdige, jetzt parallel verlaufende Gefäßbüschel bilden. Diese Büschel haben eine relativ große Ausdehnung

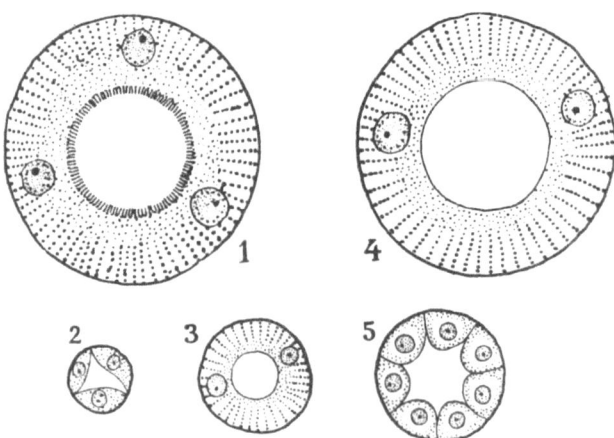

Abb. 110. Schematische Darstellung der verschiedenen Tubulusquerschnitte. 1 Tubulus contortus erster Ordnung;
2 absteigender Schenkel der Henleschen Schleife; 3 aufsteigender Schenkel; 4 Tubulus contortus zweiter
Ordnung; 5 Sammelgefäß.

(vgl. Abb. 106 und 112), denn sie ziehen konvergierend von der Rindenmarkgrenze
bis in die Höhe der Papillen; ein Charakteristikum dieser kapillären Büschel stellt

vor allem die Lagerung zu ihrer Umgebung vor; sie liegen nicht, wie uns dies von KROGH[1] gezeigt wurde, entsprechend ihrem Zwecke als Nahrungsbringer (vgl. Abb. 107a) einzeln zwischen den Tubuli verteilt, sondern dicht nebeneinander gelagert (vgl. Abb. 107b) im Interstitium, ohne Rücksicht auf eine eventuelle Gewebsversorgung; es entwickelt sich somit aus den Arteriae rectae spuriae gleichsam ein *zweites Wundernetz* (Abb. 108, 109 und 112), das an Ausdehnung und Größe kaum dem der Glomeruli Malpighii zurücksteht. Die kapillaren Bündel vereinigen sich dann wieder zu venösen Gefäßen, wobei die Venulae rectae unter Bildung zahlreicher Schlingen in die Venae arciformes einmünden; obwohl die Hauptquelle dieser Gefäßbüschel die *Arteriae rectae spuriae* — also Gefäße —

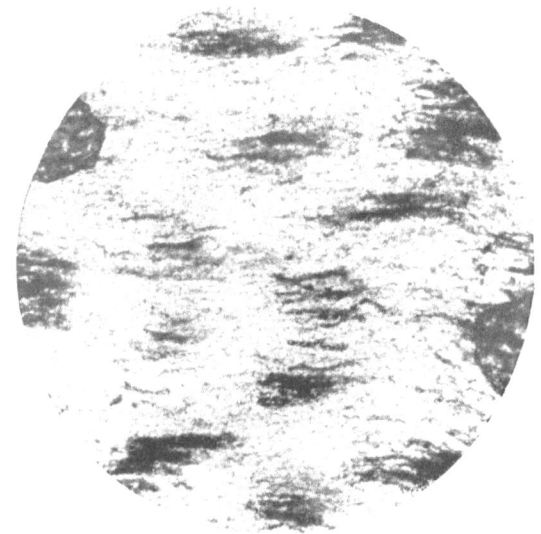

Abb. 111. Querschnitt durch die Außenzone des Nierenmarkes mit quergetroffenem Glomerulus resorptivus.

sind, die ihr Blut auf dem Umwege über die Glomeruli beziehen und daher als *Arteriae postglomerulares* (Abb. 112 und 113) anzusprechen wären, haben wir noch mit der Möglichkeit einer Sauerstoffversorgung durch die arteriovenösen Anastomosen zu rechnen; einmal sprach man von Arteriae rectae verae, doch ist eine solche Bezeichnung auf Grund der Untersuchungen von SPANNER hinfällig geworden; die Arteriae rectae spuriae sind nur mehr als Kurzschlüsse anzusehen.

Die Glomeruli Malpighii sind die *Bildungsstätten großer Flüssigkeitsmengen*, die im Nierenmark durch Rückresorption in einen einheitlichen Harn verwandelt werden. Hält man sich daran, dann drängt sich auch die Vorstellung auf, daß das eben beschriebene *zweite Wundernetz bei der Rückresorption eine große Rolle spielen muß*. Dem gesamten Gefäßapparat ist daher höchste Beachtung zuzuschreiben, da das Gefäßsystem das *eigentliche Skelett der Niere* bildet, und zwar nicht nur in morphologischer, sondern auch in funktioneller Beziehung.

---

[1] KROGH: Kapillaren, S. 54. 1929.

Den Anfang des *epithelialen Nierenanteiles* bildet die Bowmansche Kapsel; im wesentlichen handelt es sich hier um eine becherförmige Auftreibung eines Harnkanälchens, das nahezu zur Gänze vom Malpighischen Wundernetz erfüllt ist; normalerweise ist der nicht von Kapillaren ausgefüllte Anteil — der eigentliche Bowmansche Raum — nur ein schmaler Spalt. Am epithelialen Pol geht der von einer dünnen Epithellage ausgekleidete Becher unmittelbar in einen Schlauch über, der, zunächst vielfach gewunden, sich als Hauptstück oder *Tubulus contortus 1. Ordnung* mehrfach um den Glomerulus schlingt; an diesen schließt sich der absteigende Schenkel der Henleschen Schleife an, der zur Pyramide verläuft, hier

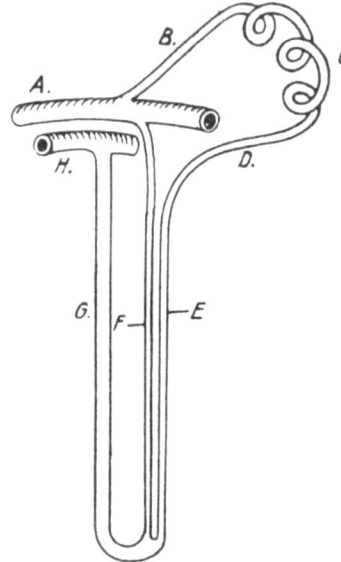

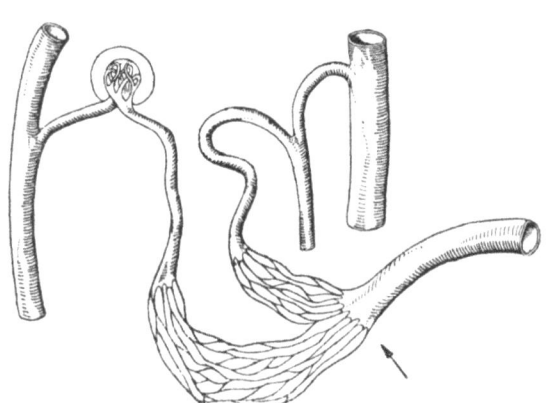

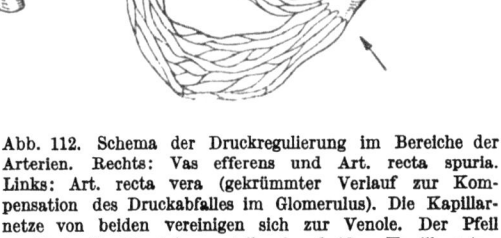

Abb. 112. Schema der Druckregulierung im Bereiche der Arterien. Rechts: Vas efferens und Art. recta spuria. Links: Art. recta vera (gekrümmter Verlauf zur Kompensation des Druckabfalles im Glomerulus). Die Kapillarnetze von beiden vereinigen sich zur Venole. Der Pfeil markiert die Vereinigungsstelle der beiden Kapillarnetze.

Abb. 113. Schema der Gefäßversorgung der Marksubstanz. *A* Art. arciformis; *B* Vas afferens; *C* Glomerulus; *D* Vas efferens und Art. recta spuria (postglomerularis); *E* postglomeruläre Kapillare; *F* Art. recta vera (paraglomerularis) und paraglomeruläre Kapillare; *G* venöse Markkapillare und rückläufige Vene; *H* Vena arciformis.

umbiegt und sich schließlich zum dicken Schenkel verbreitert; aus diesem entwickelt sich dann der *Tubulus contortus 2. Ordnung,* der sich ebenfalls wie der Tubulus 1. Ordnung mehrfach um den Glomerulus legt; endlich erfolgt die Einmündung in ein *Sammelröhrchen,* das in gerader Richtung unter Vereinigung mit benachbarten, parallel durch das Nierenmark verlaufenden gleichen Gebilden zur *Papille* zieht.

Das morphologische Bild der Epithelzellen (vgl. Abb. 110) in den Harnkanälchen schwankt außerordentlich; im Tubulus contortus 1. Ordnung sieht man zylindrisches Epithel mit einem feinen Bürstenbelag und vielen Granulis; im absteigenden Schenkel der Henleschen Schleife finden sich spindelförmige, im aufsteigenden Schenkel kubische Zellen, während der Tubulus contortus 2. Ordnung wieder von hohem zylindrischem Epithel ausgekleidet ist, das aber die besagte Streifung des Bürstenbesatzes und auch die charakteristische Granulierung der Tubuli contorti 1. Ordnung nicht besitzt; das kubische Epithel der Sammelröhrchen geht schließlich in das hochzylindrische Epithel des letzten Abschnittes (Ducti papillares) über; die spindelförmigen Epithelien in der absteigenden Henleschen Schleife sind nicht immer leicht zu erkennen, da sie den Endothelien des resorptiven Wundernetzes vielfach gleichen.

Die Rolle des Zwischengewebes — also des eigentlichen Interstitiums — wurde bisher bei der morphologischen Betrachtung der Niere wenig berücksichtigt; seine funktionelle Bedeutung scheint aber nach den Untersuchungen der letzten Jahre sehr groß zu sein. In fixierten Präparaten der Niere sieht man oft die Epithelien von der Basalmembran abgehoben, so daß ein spaltförmiger, meist

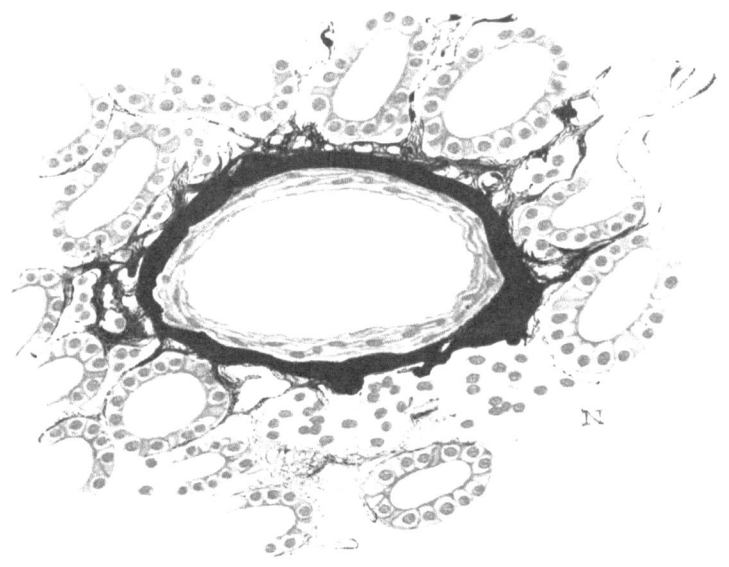

Abb. 114. Darstellung der Gewebsräume einer Hundeniere.

Eiweißgranula enthaltender Raum entsteht; wahrscheinlich handelt es sich dabei um ein bei der Fixation entstandenes Kunstprodukt, über deren Bedeutung man auf Grund unserer gegenwärtigen Kenntnisse noch nichts Sicheres aussagen kann. Falls diese unter pathologischen Bedingungen erweiterten Räume doch zu Recht bestehen, so müßten alle Stoffe durch sie durchtreten, die entweder von den Kapillaren kommend in der Richtung zum Kanälchenlumen sezerniert werden oder in umgekehrter Richtung zur Resorption gelangen. Ganz abgesehen von diesen, wahrscheinlich doch nur als Kunstprodukte anzusprechenden Räumen haben wir an der Grenze zwischen Blutkapillar und Basalmembran der Tubulusepithelien mit *interstitiellen Räumen* zu rechnen. Zwischen Basalmembran und Kapillarwand finden sich *Gitterfasern*, die ähnlich wie in der Leber für eine innige Beziehung zwischen Epithel, Interstitium und Blutkapillaren zu sorgen haben. In der Leber spricht man von Disseschen Räumen, in der Niere haben die interstitiellen Räume noch keinen Namen gefunden, was auch gar nicht notwendig ist, denn analoge Räume finden sich in allen Organen bzw. Geweben; es besteht also in dieser Beziehung kein Unterschied gegenüber der Leber; *auch in der Niere kommt somit keine Epithelzelle in unmittelbaren Kontakt mit dem Blute, sondern entsprechend dem Prinzip des Dreikammersystems ist auch bei der Niere zwischen Parenchymzelle und Blutkapillare stets ein Saftspaltensystem eingeschaltet;* dieses Interstitium läßt sich durch das Injektionsverfahren sicherstellen. Es steht einerseits mit dem Subkapsularraum der Niere, bzw. dem lockeren Bindegewebe des Sinus renalis, anderseits mit den perivaskulären Räumen in Verbindung, die entlang der großen Gefäße ziehen und sich ziemlich tief in das Nierenparenchym verfolgen lassen (vgl. Abb. 115). *Da* — wie später noch gesagt wird — *die kapillären Resorptionsapparate nicht unmittelbar mit den Kanälchen in*

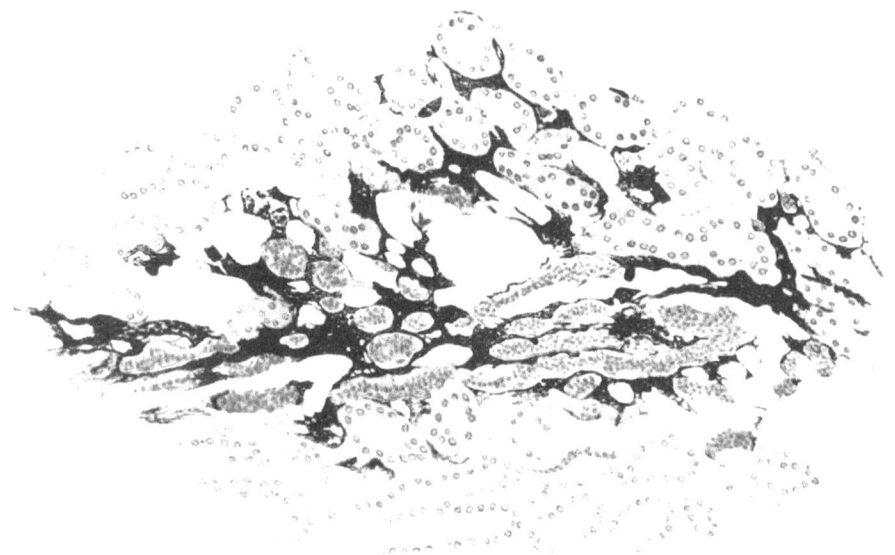

Abb. 115. Gewebsräume im Bereiche eines venösen Glomerulus. Schwarze Tusche zeigt die interstitiellen Räume, Blau die Kapillaren.

Verbindung stehen, so garantiert dieser interstitielle Raum, durch den alles strömen muß, was in der Niere zur Resorption bzw. Sekretion gelangt, das renale Grundprinzip — Umwandlung des Blutwassers in den definitiven Harn.

Wirkliche Lymphkapillaren gibt es nur sehr wenige, sie verzweigen sich innerhalb der interstitiellen Räume, die entlang der größeren Gefäße liegen.

Das Nierenbecken bildet einen durch vorspringende Papillenspitzen, vielfach jedoch unvollständig unterteilten Raum; seine äußeren Ausladungen, die zwischen die Papillen bis an die Pyramidenwurzel hinaufragen und so bis in die Nähe der sogenannten Rindenmarkgrenze gelangen, werden als *Fornices* bezeichnet. Das Nierenbecken ist von einer stark kapillarisierten Schleimhaut ausgekleidet, unter der einzelne Muskelfasern liegen; die Schleimhaut selbst ist von dem charakteristischen Übergangsepithel der Harnwege überzogen, das sich morphologisch unverändert in den Ureter fortsetzt.

Die nervöse Versorgung der Niere ist bisher nur wenig klargestellt; sicherlich verlaufen mit den Gefäßen vegetative Nerven, die mit der Harnbildung ebenfalls in Zusammenhang gebracht werden müssen, denn ihre Ausläufer treten bis an die Tubuluszellen heran.

Im allgemeinen Teil habe ich mich sehr für den *sogenannten inneren Kreislauf* eingesetzt; eine eiweißfreie oder zum mindesten sehr eiweißarme Flüssigkeit wird im arteriellen Kapillarschenkel als Blutwasser gegen das Interstitium abgepreßt und gelangt dann wieder im Bereiche des venösen Kapillarschenkels ins Blut zurück; eingeschaltet in diese Flüssigkeitsbewegung sind die Parenchymzellen, die dem Blutwasser das entnehmen, was ihnen dienlich erscheint, und als Stoffwechselschlacken alles wieder abgeben, was die Zellen nicht weiter benötigen.

Dieser Filtrations- bzw. Rückresorptionsvorgang, der sich *im Kleinen* mehr oder weniger an jeder Kapillare abspielt, wird innerhalb der Niere *zum großen Ereignis*. Zu diesem Zwecke hat die Morphologie entsprechend vorgebaut und in der Niere Vorrichtungen geschaffen, die innerhalb kürzester Zeit größte Mengen an mehr oder weniger modifiziertem Blutwasser filtrieren, aber auch wieder rückresorbieren.

Die Bedeutung des Glomerulus für den *Filtrationsvorgang* ist frühzeitig erkannt worden, aber mit dem Vorkommen eines *Glomerulus resorptivus* hat man bis jetzt nicht gerechnet. Mit der funktionellen Bedeutung dieser beiden Gebilde, die sich gleichsam als *Antagonisten* gegenüberstehen, wird sich der nächste Abschnitt beschäftigen. *Glomerulus filtrativus und Glomerulus resorptivus sind ihrem Bau nach Kapillaren;* mit der normalen und pathologischen Histologie des Glomerulus filtrativus hat man sich vielfach beschäftigt, weniger oder gar nicht mit dem Verhalten der resorbierenden Kapillaren. Im Bereiche des Glomerulus filtrativus rechnet man schon lange mit *Änderungen seiner Semipermeabilität*, die sich unter pathologischen Bedingungen bis zum völligen Verlust ihrer physiologischen Durchlässigkeit steigern können; es wird darauf zu achten sein, ob nicht ähnliche Veränderungen auch im Bereiche des Glomerulus resorptivus nachweisbar sind.

Die hier gebrachte morphologische Darstellung entspricht den Verhältnissen, wie sie sich bei den *höheren Vertebraten* finden; *beim Frosch und anderen Amphibien* ist die Blutversorgung der Niere eine *andere;* der Glomerulus erhält sein Blut aus der Aorta, während der Tubulusapparat von der Pfortader versorgt wird. Dieser anatomische Unterschied gibt zu Bedenken Anlaß, die im Rahmen unserer Darstellung berücksichtigt werden müssen. Auf der einen Seite ist uns so zwar die Möglichkeit gegeben, im Froschorganismus *eine funktionelle Scheidung* sowohl des Tubulus als auch des Glomerulus sicherzustellen, auf der anderen drängt sich aber wegen der Verschiedenheit im anatomischen Aufbau die Frage auf, *ob es wirklich gestattet ist, die Erkenntnisse, die sich beim Studium der Amphibienniere ergeben, glatt auf die Niere des Säugers oder gar auf die des Menschen zu übertragen.*

b) Physiologie der Niere.

Über das Geschehen der normalen Harnbildung hat man sich bis vor nicht langer Zeit kein klares Urteil gebildet; um wieviel schlechter stand es um die Prüfung der kranken Niere! Die Experimentalforschung der letzten Jahrzehnte zeitigte große Fortschritte, so daß es nunmehr gestattet ist, sich über den normalen und pathologischen Vorgang der Nierenarbeit ein besseres Urteil zu bilden.

Nach der zuerst von CARL LUDWIG[1] vertretenen, aber später modifizierten Anschauung unterliegt die Harnbildung vorwiegend mechanischen Gesetzen; im

---

[1] LUDWIG, CARL: Lehrbuch der Physiologie, Bd. II, S. 374. 1856.

Gefäßknäuel des Glomerulus wird entsprechend dem in den Kapillaren herrschenden hydrostatischen Druck Blutwasser, das ein spezifisches Gewicht von 1011
hat und vielfach als ein Ultrafiltrat anzusehen ist, in den Bowmanschen
Raum abgepreßt; kennt man die Zusammensetzung des Blutwassers und des
Harns, so kommt man zu der eindeutigen Vorstellung, daß der Harn keineswegs
nur als das Produkt einer Filtration angesehen werden kann, sondern daß daneben noch eine Vorrichtung eingeschaltet sein muß, die den normalen Harn
eindickt. Schon Ludwig hat mit der Möglichkeit einer Rückresorption gerechnet
und dafür den Tubulusapparat verantwortlich gemacht; dementsprechend unterschied er bereits einen *primären Harn*, das ist das Glomerulusfiltrat, und den
sekundären bzw. *definitiven Harn*, das ist jene Flüssigkeit, die im Nierenbecken
zur Ausscheidung gelangt; das eigentliche „Nierensekret" — der Harn — ist
daher nach Carl Ludwig das Ergebnis einer Filtration und einer Rückresorption.

Tabelle 55. *Prozentualer Gehalt an gelösten Substanzen im
Blut und im Harn.*

	Blutplasma	Harn	Verhältnis
Wasser	93	95	—
Kolloide	7—9	—	—
Traubenzucker . .	0,1	—	—
Harnstoff	0,03	2,0	1 : 66
Harnsäure	0,002	0,05	1 : 25
Natrium	0,32	0,35	1 : 1
Kalium	0,02	0,15	1 : 7
Ammoniak	0,001	0,04	1 : 40
Chlor	0,37	0,6—0,7	1 : 2
Phosphorsäure . .	0,009	0,27	1 : 30
Schwefelsäure . . .	0,003	0,18	1 : 60
Kreatinin	0,001	0,1	1 : 100

Wenngleich die Theorie einer Rückresorption sehr viel für sich hat, so war
man sich schon bald gewisser Schwierigkeiten bewußt: Warum erfährt z. B. der
Harnstoff eine viel stärkere Eindickung als das Natrium (vgl. Tab. 55)?

Unter dem Eindruck dieser und mancher anderer Widersprüche entstand dann
die Heidenhainsche Sekretionstheorie, wobei Heidenhain[1] den zunächst bestechen-
den Einwand machte, daß unter der Annahme einer Filtration in der Niere eine
Flüssigkeitsmenge im Umfange von etwa 70 Liter filtriert und nicht viel weniger
rückresorbiert werden müßte, um die Harnstoffkonzentration zwischen Harn und
Blut zu erklären. Da dies in der damaligen Zeit als etwas Unmögliches angesehen
wurde, entstand die Heidenhainsche Theorie; danach ist der Harn nicht das
Produkt einer kombinierten Filtrations- bzw. Rückresorptionstätigkeit, sondern
der Harn soll einem *drüsigen Sekret* entsprechen. In gleicher Weise wie der
Magen die selektive Eigenschaft besitzt, Salzsäure zu produzieren, soll der Niere
die spezifische Fähigkeit zukommen, aus dem vorbeifließenden Blut nur gewisse
Stoffe an sich zu reißen und sie in spezifisch abgestufter Weise auf dem Wege
einer Sekretion an die Harnkanälchen abzugeben; die Heidenhainsche Theorie

---

[1] Heidenhain: Handbuch der Physiologie, Bd. V, S. 345. 1883.

verzichtet auf jede physikalisch-chemische Einflußnahme, vielmehr werden *vitalistisch* wirksame Kräfte herangezogen, durch die es ein leichtes ist, sich über gewisse Schwierigkeiten hinwegzusetzen; an Tatsachen kann HEIDENHAIN nur auf histologische Befunde verweisen.

Auch die Kliniker nahmen zu diesen Anschauungen Stellung, denn davon erhofften sie sich so manches in der Beurteilung der Nierenkrankheiten; viele Ärzte nehmen daher einen vermittelnden Standpunkt zwischen der Ludwigschen und Heidenhainschen Theorie ein; in letzter Zeit interessierte man sich wieder sehr für die Ludwigsche Filtrations-Rückresorptionstheorie; es ist dies hauptsächlich dem Einfluß von CUSHNY[1] zuzuschreiben.

Die Lehre von der Harnbildung erfuhr durch die bekannten Untersuchungen von RICHARDS und WEARNE[2] eine weitgehende Klärung. Durch Mikropunktion des Glomerulus — allerdings nur beim Frosch — läßt sich eine Flüssigkeit gewinnen, die tatsächlich einem *Ultrafiltrat des Blutes* entspricht; sie enthält kein Eiweiß, aber alle anderen Substanzen in der gleichen Konzentration wie im Blute; darnach ist der primäre Harn wirklich nur ein *Blutwasser*. In Fortsetzung dieser wichtigen Beobachtungen haben dann Schüler von RICHARDS auch die Tubuli an verschiedenen Stellen punktiert und sich so ein Urteil über das weitere Schicksal des Blutwassers verschafft; so konnte zahlenmäßig festgestellt werden, daß tatsächlich eine Rückresorption stattfindet. Dabei erfährt aber der primäre Harn sowohl in bezug auf seinen Wassergehalt als auch in bezug auf feste Stoffe eine derartige Veränderung, *daß schließlich der fertige Harn neben anderem auch eine andere Alkaleszenz erhält;* nur bestimmte Stoffe, obenan das *Kreatinin*, werden trotz der langen Passage durch das Tubulussystem *nicht* verändert, also nicht rückresorbiert (RICHARDS und WALKER[3]). Falls es daher gestattet ist, diese Beobachtungen, die allerdings nur an Kaltblütern gewonnen wurden, auf die menschliche Nierentätigkeit zu übertragen, so müßte man den Schluß ziehen, daß im Glomerulus zunächst ein Ultrafiltrat des Blutes gebildet wird; es müßte die gleiche Zusammensetzung haben wie das Filtrat der Kapillaren an anderen Stellen des Körpers; der primäre Harn würde demnach einem *enteiweißten Blutplasma* — Blutwasser — entsprechen. Auf dem Wege durch den Tubulusapparat wird nun dieses Filtrat eingedickt, wobei große Mengen an Wasser, aber auch einzelne gelöste Stoffe eine *Rückresorption* erfahren; nur *Kreatinin*, manche Zuckerarten (Inulin) und vor allem Eiweiß — falls es überhaupt im Glomerulusfiltrat erscheint — *erfahren nach* RICHARDS *keine Änderung, weil sie nicht rückresorbiert werden.*

Der Vorgang der normalen Harnbildung würde sich demnach gar nicht so kompliziert gestalten, besonders wenn man sich an unsere anatomischen Beobachtungen hält: Das Blut gelangt mit einem relativ hohen Druck auf dem Wege der Vasa afferentia in die Glomerulusschlingen; der Blutdruck im Glomeruluskapillar ist durchschnittlich halb so hoch als in der Aorta (genauer ausgedrückt 54% des systolischen Aortendruckes, also ungefähr 60 mm Hg); außerdem sind noch andere Faktoren zu berücksichtigen, die auf die Größe des Ultrafiltrates Einfluß nehmen; *so die Größe und Beschaffenheit der Filterfläche, der kolloid-*

[1] CUSHNY: Secretion of the urine. London. 1926.
[2] RICHARDS und WEARNE: Amer. J. Physiol. 71, 184 (1924).
[3] RICHARDS und WALKER: Amer. J. Physiol. 118, 111 (1937).

osmotische Druck im Plasma und der Gegendruck, der von der Flüssigkeit in der
Bowmanschen Kapsel ausgeübt wird; faßt man all das zusammen, so kommt
man zu der Erkenntnis, *daß es sich beim Übertritt von Blutwasser in den
Bowmanschen Raum vorwiegend um eine Ultrafiltration handeln muß und daß bei
der Glomerulusfiltration ein selektiver Faktor im Sinne einer „gerichteten Permeabilität" kaum in Frage kommt.*

Vergleicht man den Vorgang der primären Harnbildung mit den Geschehnissen an anderen Stellen unseres Organismus, wo Kapillaren ebenfalls mit
Parenchymzellen in Kontakt treten, so ergeben sich weitgehende Analogien;
spinnt man diesen Vergleich weiter, *dann stellt das Lumen des Nierentubulus
das Interstitium vor, und der primäre Harn die Gewebsflüssigkeit* (Abb. 116).

Wie bereits oben erwähnt wurde, erfolgt in *jedem* arteriellen Kapillarabschnitt eine Ultrafiltration; als treibende Kraft gilt der hydrostatische Druck,
der entgegen dem kolloidosmotischen Druck, der von den Serumeiweißkörpern
ausgeübt wird, Blutwasser ins Interstitium abpreßt; nachdem das Filtrat seine
Funktion gegenüber den Gewebszellen erfüllt hat, wird die Gewebsflüssigkeit
wieder in der Richtung gegen den venösen Kapillarschenkel abgegeben. Da das
venöse Kapillar weiter ist als der arterielle Anteil, ist der *hydrostatische* Druck
niedriger geworden, weswegen der onkotische Druck die Oberhand gewinnt; der
kolloidosmotische Druck im venösen Schenkel ist sogar wesentlich höher geworden,
weil der Eiweißgehalt im venösen Schenkel — infolge der Flüssigkeitsabgabe —
zugenommen hat; jedenfalls ergeben sich daraus die besten Vorbedingungen für
eine Rückresorption. Die ins Interstitium übergetretene Flüssigkeit findet auf
diese Weise viel leichter ihren Weg in der Richtung gegen das venöse Haargefäß
zurück; da sich an keiner Stelle eine Stase nachweisen läßt, muß wohl angenommen
werden, daß die rückresorbierte Flüssigkeit größenmäßig ungefähr der Menge
gleichkommt, die im arteriellen Schenkel gegen das Interstitium abgepreßt wird.

Mehr oder weniger dasselbe spielt sich auch in der *Niere ab, nur gestaltet sich
das Kommen und Gehen der filtrierten und rückresorbierten Flüssigkeit viel umfang-
reicher.* Trotz der Größe dieses gegenseitigen Flüssigkeitsaustausches gestaltet
sich unter normalen Bedingungen dieses Geschehen sehr fein gegeneinander
abgestimmt, denn *an keiner Stelle innerhalb der Gewebsspalten findet sich eine
atypische Flüssigkeitsansammlung,* selbst dann nicht, wenn man den Organismus
mit großen Wassermengen überschwemmt.

Wie schon angedeutet wurde, gestalten sich die Verhältnisse innerhalb der
Niere ganz ähnlich den Vorgängen an anderen Stellen unseres Organismus; dementsprechend *stellen die Glomeruli nichts anderes vor als eine sehr langgebaute
arterielle Kapillare,* in der schon deswegen *keine Rückresorption* stattfinden
kann, weil die filtrierte Flüssigkeit in der Richtung gegen die Tubuli einerseits
keinen Widerstand erfährt und andererseits der *Blutdruck* durch das nunmehr
folgende, aber stark verengte Vas efferens keine Abnahme erleidet. Darauf ist es
auch zurückzuführen, warum sich der Glomerulus auf der Höhe einer starken
Diurese histologisch kaum von dem eines durstenden Individuums unterscheidet.
Der einzige Unterschied ist nur der, daß das Blut, welches den Glomerulus
verläßt, konzentrierter ist und daher auch einen höheren onkotischen Druck aufweist als das venöse Blut der allgemeinen Zirkulation. Insofern nimmt die Niere
gegenüber den anderen Organen doch eine Sonderstellung ein.

Das nunmehr stark eingedickte und dementsprechend mit einem höheren onkotischen Druck ausgestattete Blut gelangt nunmehr in den Bereich der Rindenkapillaren, bzw. der Blutgefäße der Markpyramiden, also dorthin, wo sich der oben beschriebene, eigentümlich angeordnete *Glomerulus resorptivus* befindet; die reichliche Ausdehnung des in diesem Bereiche gelegenen Kapillargebietes sowie die Eiweißzunahme des hier zirkulierenden Blutes macht es verständlich, *daß sich hier die beste Vorbedingung für eine ausgiebige Rückresorption findet;* es spielt sich somit hier im Prinzip derselbe Mechanismus ab, wie er für mehr oder weniger alle peripheren Kapillaren gilt, nur mit dem Unterschied, daß in der Niere infolge des höheren kolloidosmotischen Druckes und der größeren Kapillaroberfläche — ich erinnere noch einmal daran, daß ich dieses Kapillargebiet als das venöse Wundernetz bezeichnet habe — noch viel günstigere Bedingungen vorliegen als an der Peripherie, z. B. im Bereiche der Haut; nicht zuletzt ist auch die außerordentlich große Geschwindigkeit zu berücksichtigen, mit der das Blut durch die Niere fließt.

Ganz anders muß sich die Zirkulation im Nierenparenchym gestalten, wenn das Blut unter Umgehung der Glomeruli den kurzen Weg der arteriovenösen Anastomosen einschlägt und daher auch nicht eingedickt an die Tubuli gelangt; fast könnte man sich vorstellen, daß dieses Blut nur dann die venösen Glomeruli durchströmt, wenn weniger Flüssigkeit rückresorbiert, dafür aber eine größere Harnmenge abgegeben werden muß.

Jedenfalls sehe ich in dem oben skizzierten eigentümlichen anatomischen Aufbau, der das gegenseitige Verhältnis der Kapillaren zum Interstitium und zu den Tubuli charakterisiert, eine wesentliche Stütze der modifizierten Ludwigschen Filtrations-Rückresorptionstheorie. *Darnach ist die Niere nicht nur das bestdurchblutete Organ, sondern auch das Organ mit der reichlichsten intermediären Flüssigkeitsbewegung; eine Voraussetzung dieses so lebhaften Kreislaufes ist die ideale Zusammenarbeit der beiden Glomeruli; der filtrative Glomerulus entzieht dem einströmenden Blute große Wassermengen, der resorbierende Glomerulus gibt die Hauptmenge der abgepreßten Flüssigkeit wieder dem Blute zurück.* Der stärkste Flüssigkeitsaustausch dürfte sich im Bereiche der absteigenden Henleschen Schleifen vollziehen, weil dort der resorbierende Glomerulus den Tubuli am nächsten kommt und auch die entsprechenden Nierenepithelien einen sehr niedrigen Bau zeigen. Das Verhalten der Wasserströmung innerhalb des Niereninterstitiums läßt sich weitgehend mit den bekannten physikalisch-chemischen Gesetzen der Filtration, des kolloidosmotischen Druckes sowie der Semipermeabilität in Einklang bringen, denn es weicht kaum von den Geschehnissen ab, die sich an den peripheren Geweben abspielen; auch dort war es nicht notwendig, zur Erklärung des inneren Kreislaufes, also der Bewegung der Gewebsflüssigkeit, auf eine Kraft im Sinne der gerichteten Permeabilität zurückzugreifen.

Würden dagegen die Gesetze der physikalischen Chemie bei der Rückresorption des primären Harns von entscheidender Bedeutung sein, dann wäre die prozentuale Zusammensetzung der zur Resorption gelangenden Flüssigkeit überall die gleiche — Filtrat und Rückresorbat würden übereinstimmen — und es müßte sich der Harn zum Blutwasser wie das Eingedampfte zur ursprünglichen Flüssigkeit verhalten; dies würde aber der spezifischen Funktion der Niere — nämlich der Schlackenentfernung — in keiner Weise entsprechen. Es scheint daher unbedingt notwendig, *daß das Resorbat eine andere prozentuale Zusammensetzung erhalten muß als das Filtrat*, wobei allerdings Voraussetzung ist, daß im Verhältnis zu den großen Flüssigkeitsmengen, die bei der Filtration und Rückresorption in Frage kommen, schon ganz geringe Unterschiede in der Zusammensetzung genügen müßten. Diese Annahme findet darin eine wesentliche Stütze, daß die *rückströmende Flüssigkeit im Gegensatz zur Peripherie vor ihrem Übertritt ins Blut ein epitheliales Filter passieren muß* (vgl. Abb. 116), wobei einzelne Stoffe von den Nierenepithelien zurückgehalten werden und sich dadurch der Rückresorption — wenigstens der Rückresorption im gewöhnlichen Sinne — vollständig oder teilweise entziehen. *Die Nierenepithelien wirken — bildlich gesprochen — wie ein Sieb, das nur einzelne Substanzen durchläßt, während es anderen den Durchtritt verhindert*; hier übernimmt das epitheliale Filter sozusagen „Drüsenfunktion".

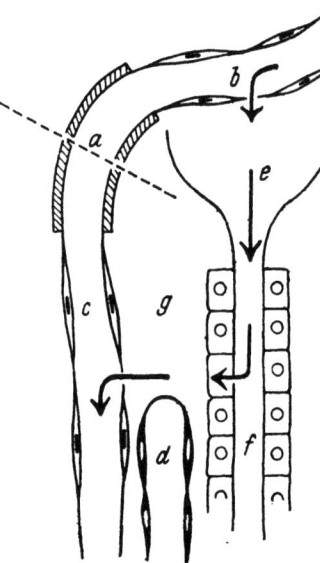

Abb. 116. Anwendung des Schemas (Abb. 1 und 3) auf die Niere. *a* anatomisch faßbare Grenze zwischen arteriellem und venösem Schenkel; *b* Glomerulus; *c* venöser Schenkel des Glomerulus (Markkapillare); *d* Lymphkapillare; *e* Bowmansche Kapsel; *f* Harnkanälchen.

Ein ideales Zusammenspiel von Filtration und derartig gestalteter Rückresorption eröffnet unbegrenzte Möglichkeiten für noch so große Abweichungen, und zwar in beiden Richtungen, so daß es einer gesunden Niere völlig gleichgültig sein kann, ob sie Stoffwechselschlacken und Stoffe, die ihr durch die Nahrung gereicht werden, mit wenig oder sehr viel Wasser zur Ausscheidung bringt; *die Größe des Glomerulusfiltrates hat somit, absolut genommen, für die endliche Ausscheidung des fertigen Harnes eine viel geringere Bedeutung als das Ausmaß der tubulären Rückresorption*. Das tritt besonders in Erscheinung, wenn man die Konzentration gewisser Stoffe im primären Harn (i. e. Blutwasser) mit der Konzentration derselben Substanzen im definitiven Harn vergleicht; es ergeben sich dabei prinzipielle Unterschiede, von denen ich nur einige herausgegriffen habe (vgl. Tab. 55). Der Zuckergehalt des primären Harnes, bzw. des Ultrafiltrates schwankt um 0,1%, während der Harn nach vollendeter Rückresorption fast zuckerfrei ist. Gerade das Gegenteil zeigt sich bezüglich des Harnstoffes; der Prozentgehalt im Blut, bzw. im Blutwasser beträgt 0,03, im Harn 2,0; ähnliches läßt sich noch für viele andere Stoffe nachweisen; Stoffe, die größtenteils wieder resorbiert werden, unterscheiden sich von den nichtresorbierten auch dadurch, daß die einen für unseren Organismus noch von Bedeutung sind, während die anderen als wirkliche Stoffwechselschlacken eher einen toxischen Charakter zeigen und daher tunlichst rasch aus unserem Körper verschwinden sollen. Da Zucker und ebenso Kochsalz nur dann im definitiven Harn erscheinen, wenn der Gehalt im Blute eine bestimmte „Schwelle" überschritten hat, so hat man diese Substanzen „Schwellenstoffe" genannt und sie in Gegensatz zu den „Schlackenstoffen" gestellt, worunter man Stoffe versteht, die ökonomisch für unseren Organismus überhaupt nicht mehr in Betracht kommen. Zu Substanzen, die im normalen Organismus zur Gänze an der Rückresorption verhindert werden, gehört merkwürdigerweise das *Kreatinin; das gesamte Kreatinin, das den Glomerulus passiert, erscheint im normalen Organismus quantitativ im definitiven Harn*. Vermutlich verhalten sich gewisse Zuckerarten (wie Inulin oder Xylose) ähnlich wie das Kreatinin; sie werden im Bereiche des Tubulusapparates nicht resorbiert. In der Reihe der harnfähigen Bestandteile befinden sich die Schwellenstoffe, einschließlich des Wassers, an dem einen Ende und Kreatinin sowie die sonstigen Stoffwechselschlacken — es sind das die nicht oder nur geringfügig resorbierten Stoffe — an dem anderen Ende; zwischen diesen beiden Extremen liegen zahlreiche Substanzen, darunter auch stickstoffhaltige.

Nun werden mit der Nahrung auch Stoffe zugeführt, die nur vorübergehend in den Geweben haltmachen (z. B. das Kochsalz); es muß also zu *Überschneidungen zwischen Schwellen- und Schlackenstoffen kommen*. Das löst die Vorstellung aus, daß sich die Tubulusepithelien nicht *nur* im Sinne einer Verstärkung bzw. Abschwächung ihrer Resorptionskräfte umstimmen lassen — je nachdem, ob das Blut ärmer oder reicher an Wasser und Substanzen ist —, sondern auch unabhängig von den rein physikalisch-chemischen Gesetzen eine gewisse *Selektion* ausüben; sonst wäre es kaum verständlich, warum Kreatinin mit dem viel kleineren Molekulargewicht gar nicht resorbiert wird, während Dextrose vollkommen aus dem Glomerulusfiltrat verschwindet; man müßte dafür irgendwelche *vitalen Kräfte* verantwortlich machen, aber man scheut sich davor, weil man sich noch immer vielzusehr im Banne rein physikalisch-chemischer Vorstellungen befindet. Feststeht nur, *daß es sich bei diesen Resorptionsvorgängen anscheinend um zelluläre Eigenschaften handeln muß, die allein der völlig gesunden Niere zukommen;* ohne irgendeiner konkreten Vorstellung vorzugreifen, möchte ich diese Form der Rückresorption, die ihr Gegenstück in der gerichteten Permeabilität z. B. der Leberzellen findet, als *gerichtete oder physiologische Rückresorption* bezeichnen.

Versuchen wir, uns eine konkrete Vorstellung zu bilden, wie es zu einer Änderung in der Harnzusammensetzung, bzw. der Harnmenge kommt, so ergeben sich nur zwei Möglichkeiten, *entweder ist es eine geänderte Filtration, die bald kleiner, bald größer wird, oder die Rückresorption ist dafür verantwortlich zu machen, wenn die Harnmenge zunimmt, bzw. sich vermindert;* welcher Funktion der Vorzug gegeben wird, das hängt anscheinend vom einzelnen Individuum ab, wenigstens wird man zu einer solchen Vorstellung gedrängt, wenn man den *Kaltblüter* mit dem *Säugetier* vergleicht; immerhin erscheint es zweckmäßig, vom Verhalten beim Frosch auszugehen, denn hier läßt sich deutlich (vitalmikroskopisch) feststellen, daß immer nur ein geringer Bruchteil, etwa ein Fünftel der Glomeruli, durchblutet wird, während in den restlichen vier Fünfteln keine Blutströmung erfolgt — also auch keine Filtration stattfindet. Durch Diuretika, z. B. Koffein, wird die Zahl der durchbluteten Glomeruli erhöht, durch Hypophysenhinterlappenstoffe vermindert; *die Diureseregelung beim Kaltblüter erfolgt also im wesentlichen in einem Wechsel der Glomerulusdurchblutung und damit auch in einem Wandel der Filtrationsgröße.* Die Rückresorption dagegen bewegt sich beim Frosch nur innerhalb geringer Grenzen; anscheinend ist beim Frosch das eigentliche Nierengewebe für die Rückresorption weniger verantwortlich als die ableitenden Harnwege, die Blase und der Ureter.

Ganz anders gestaltet sich die Diureseregulierung beim Säugetier, zumal wir es hier mit einem eigenen *Resorptionsapparat zu tun haben* — als das Wesentliche in diesem Apparat betrachte ich die *Henlesche Schleife und den sie umgebenden venösen Glomerulus.* Schon aus diesem Grunde muß man erwarten, daß beim Säugetier der Wechsel in der Diurese viel stärker von der Rückresorption beherrscht wird und weniger von der Filtration; auch ermöglicht der resorptive Apparat eine weit größere Diuresevariation, als wenn der Organismus allein auf die Filtration angewiesen wäre. Dem entspricht auch die Beobachtung, daß beim gesunden Menschen nur ungefähr die Hälfte der Glomeruli durchblutet wird, während die andere Hälfte ruht; würde die Diurese ausschließlich vom Glomerulus abhängen, dann könnte der Mensch — entsprechend der Anzahl an durchbluteten Glomeruli — eine Harnvermehrung nur auf das Doppelte bewerkstelligen; tatsächlich ist aber die menschliche Harnproduktion außerordentlich steigerungsfähig und kann, wenn wir 0,5 ccm pro Minute als Normalgröße ins Auge fassen, bei maximaler Diurese auf mehr als das Zwanzigfache ansteigen; aus diesem Zahlenverhältnis allein geht schon hervor, daß *der Rückresorptionsmechanismus beim Menschen viel stärker ausgeprägt sein muß.*

Die Bedeutung des inneren Kreislaufes und damit die der Permeabilität ganz im allgemeinen äußert sich besonders überzeugend, wenn man das Ausmaß der Filtration und der Rückresorption speziell in der Niere zahlenmäßig berücksichtigt; daß dies überhaupt möglich ist, verdanken wir den Untersuchungen von REHBERG,[1] der sich das eigentümliche Verhalten des Kreatinins innerhalb der gesunden Niere zunutze macht; er geht dabei von der Voraussetzung aus, daß — wie schon oben bemerkt wurde — Kreatinin in der im Plasma befindlichen Konzentration im Glomerulus filtriert wird und daß keine Rückresorption des einmal in das Tubuluslumen gelangten Kreatinins stattfindet; weiter vertritt er den Standpunkt, daß eine Sekretion von Kreatinin durch die Tubulusepithelien nicht erfolgt. Bestehen diese Rehbergschen Voraussetzungen zu Recht, für die in letzter Zeit eine Reihe weiterer Beweise hinzugekommen ist, so läßt sich durch Gegenüberstellung der Kreatininkonzentration im Harn zu der im Blutplasma über das Ausmaß der Rückresorption des Kreatinins ein sicheres Urteil bilden; damit ist aber auch das Maß der filtrierten und rückresorbierten Flüssigkeitsmenge erfaßt, also das *Maß des inneren Wasserkreislaufes der Niere;* die entsprechenden Formeln zur Berechnung der einzelnen Größen lauten:

I. Glomerulusfiltrat $= \dfrac{\text{Harnkreatinin in mg-\% } \times \text{Harnmenge in der Minute}}{\text{Plasmakreatinin in mg-\%}}$;

II. Rückresorbat $=$ Glomerulusfiltrat $-$ Harnmenge in der Minute.

Kennt man die Menge des Glomerulusfiltrates in Kubikzentimeter, welche Größe man auf Grund der obigen Formeln ermitteln kann, dann sind wir auch in der Lage, für jede beliebige Substanz, die im Harn, bzw. im Blut vorkommt, die rückresorbierte Menge zu berechnen, z. B. für Harnstoff oder Kochsalz; die entsprechenden Formeln lauten:

III. Filtrierte Harnstoffmenge pro Minute in mg-\% $=$

$$\text{Glomerulusfiltrat (I)} \times \frac{\text{Plasmaharnstoff}}{100};$$

---

[1] REHBERG: Biochem. J. (Brit.) **20**, 461 (1926); **20**, 477 (1926).

IV. ausgeschiedene Harnstoffmenge pro Minute in mg-% =

$$\text{Harnmenge (pro Minute)} \times \frac{\text{Urinharnstoff \%}}{100};$$

V. Resorbierte Harnstoffmenge mg pro Minute = Harnstoffiltrat (III) — Urinharnstoff (IV).

In ähnlicher Weise verfährt man, wenn man die resorbierte Kochsalzmenge erfahren will.

Unter Zugrundelegung der Rehbergschen Formeln findet sich beim normalen erwachsenen Menschen eine Filtrationsleistung, die auf Grund unserer Erfahrungen zwischen 80—100 ccm in der Minute schwankt; ECKEHORN,[1] der auf diesem Gebiete besonders große Erfahrungen gesammelt hat, sagt, daß die normale Menge des Glomerulusfiltrates, des Tubulusresorbats und des Harnes sich durchschnittlich wie 125 : 124 : 1 verhält, d. h. *125 ccm werden von beiden Nieren ultrafiltriert, 124 ccm in der gleichen Zeit, also in 1 Minute rückresorbiert, und 1 ccm definitiver Harn gelangt zur Ausscheidung.*

Die hier gebrachten Zahlen regen auch die Frage an, wie groß wohl die Plasmamenge sein mag, die im Glomerulus als Filtrat erscheint; gehen wir von der Annahme aus, daß etwa 30% des Minutenvolumens durch die Niere strömt, so müßte man bei einem durchschnittlichen Minutenvolumen von etwa 5000 ccm, bzw. 2500 Plasmavolumen die Nierendurchblutung pro Minute auf etwa 750 ccm Plasma schätzen. Bringt man diese Zahl zur Größe des Filtrates in Beziehung, so könnte man sagen, daß etwa 17% des die Niere durchströmenden Plasmas als Glomerulusfiltrat erscheinen; wäre dieses Verhältnis überall das gleiche, dann könnte man an Hand dieser Relation auch die Gesamtgröße des inneren Kreislaufes schätzen; darnach würde der innere Kreislauf eines ruhenden Menschen etwa 770 ccm betragen; in einem früheren Kapitel bin ich auf Grund der Zuckerfiltration, bzw. des Kohlehydratstoffwechsels zu ähnlichen Werten gekommen.

Nehmen wir die Eckehornschen Harnstoffzahlen als Grundlage für das normale Verhalten, so schwankt der Prozentsatz des in den Kanälchen filtrierten Harnstoffes, der also der tubulären Aufsaugung nicht anheimfällt und somit ausgeschieden wird, zwischen 86 und 41%; darnach werden 14—59% des filtrierten Harnstoffes rückresorbiert und kehren in das Nierenblut wieder zurück; in gesonderten Untersuchungen müßte erst darauf geachtet werden, wieviel Stickstoff des Rest-N auf Aminosäuren entfallen, von denen man annehmen sollte, daß sie im Organismus noch eine Verwertung erfahren.

Was das *Kochsalz* betrifft, so kann für den nüchternen und gesunden Menschen gesagt werden, daß die Größe des wieder rückresorbierten Kochsalzes fast stets mehr als 90—99% beträgt; daraus ergibt sich die große Bedeutung des Kochsalzes für den gesunden Menschen; wenn der Organismus durch die Nahrung kein Kochsalz erhält, geizt er mit jedem Milligramm, damit nur ja nichts dem Körper verlorengeht.

Gleichgültig, ob man die Eckehornschen oder unsere *eigenen*[2] Zahlen als Grundlage verwendet, beide lassen auf die enorme Größe des *inter-*

---

[1] ECKEHORN: Die integrative Natur der Harnbildung. Helsingfors. 1938.
[2] FUCHS-POPPER: Erg. inn. Med. **54,** 1 (1938).

mediären Wasserkreislaufes innerhalb der normalen Niere schließen; *etwa 200—300 Liter Flüssigkeit müssen pro Tag das Niereninterstitium passieren, und doch kommt es — wie bereits oben gesagt wurde — zu keiner Wasserstauung,* die sich in irgendeiner Weise bei der histologischen Betrachtung des Niereninterstitiums — z. B. auf der Höhe einer Wasserüberschwemmung mit nachfolgender Diurese — äußern müßte; nur ein genauer Kenner der Nierenhistologie kann vielleicht geringe Unterschiede in der Weite des Interstitiums erkennen. Im allgemeinen unterscheidet sich daher — morphologisch betrachtet — eine durstende Niere kaum von einer Niere, die große Flüssigkeitsmengen bewältigen muß; die Möglichkeit einer anders geschalteten Durchblutung wird uns noch später beschäftigen. *Die gesunde Niere arbeitet somit mit minutiöser Genauigkeit — ein neuer Hinweis für die große biologische Bedeutung des inneren Kreislaufes, des Interstitiums und der damit verbundenen Permeabilität.*

Der innere Kreislauf der Niere ist relativ leicht abzuschätzen; gleiches kann leider von den anderen Organen nicht behauptet werden; immerhin müssen ähnliche — wenn auch nicht so große — Strömungen der Gewebeflüssigkeit auch in anderen Organen in Betracht gezogen werden; jedenfalls haben wir es überall im Interstitium mit starken Flüssigkeitsbewegungen zu tun; gerade diese Erkenntnis hat mich hauptsächlich veranlaßt, die Bezeichnung *innerer Kreislauf* in Vorschlag zu bringen.

Als Grundlage für seine Beobachtungen benützte REHBERG ursprünglich den normalen Kreatiningehalt des Blutes; die Werte, die dabei in Betracht kommen, sind sehr gering und dementsprechend die Bestimmung ziemlich ungenau; REHBERG hoffte, höhere Grade von Genauigkeit zu erzielen, wenn er die Kreatininwerte im Blute absichtlich erhöhte; zu diesem Zwecke wurde der Kreatininspiegel im Blute am Tage der Untersuchung durch Darreichung von 3—4 g Kreatinin erhöht; immerhin führt dies zu Ungenauigkeiten, die sich aber vermeiden lassen, sobald man mit exakten Methoden auch die physiologischen Kreatininwerte bestimmen kann. In dem Sinne war POPPER[1] zunächst bemüht, eine bessere Bestimmungsmethode auszuarbeiten; da diese neue Methode sehr genaue Werte liefert, ist es jetzt nicht mehr notwendig, den Organismus durch Zufuhr von 3—5 g Kreatinin in unphysiologischer Weise zu belasten; das dürfte vielleicht auch der Grund sein, warum wir bei unseren Untersuchungen andere Normalwerte erhielten als ECKEHORN. So war es uns auch möglich, die Versuche auf mehrere Stunden auszudehnen; stellt man mit der modifizierten Rehbergschen Methode zahlreiche Untersuchungen bei normalen Menschen an und achtet auf eventuelle stündliche Änderungen, so ergeben sich trotz großer Schwankungen in der Harnmenge kaum wesentliche Abweichungen bezüglich der Resorption; *was sich ändert, ist nur das relative Verhältnis des Filtrates zum Resorbat; das Zusammenspiel dieser beiden Faktoren bedingt unbegrenzte Möglichkeiten für noch so starke Abweichungen, und zwar sowohl in der Richtung der Harnvermehrung als auch der Harnverminderung.*

Während unter normalen Verhältnissen 98—99%, somit fast die gesamte filtrierte Flüssigkeitsmenge wieder der Rückresorption verfällt, ändert sich dieses Verhältnis wesentlich bei starker Diurese. Bei reichlicher Flüssigkeitszufuhr

---

[1] POPPER: Biochem. Z. **291**, 354 (1937).

können sich jetzt bis zu 12% des Filtrates der Rückresorption entziehen, so daß nur 88% des Filtrates zur Resorption gelangen, während der Rest als Harnflut erscheint; das Entscheidende, ob viel oder wenig Harn zur Ausscheidung gelangt, ist die resorbierende Tubulustätigkeit; auf Grund anderer Beobachtungen ist es wohl möglich, daß mäßige Diuresesteigerungen auch mit einer geringen Erhöhung der Filtration einhergehen, aber das sind doch Ausnahmen; die Ausschläge sind trotzdem gering, so daß auch hier die Rückresorptionsvermittlung die entscheidende Rolle spielt.

Eigentümlich gestaltet sich das gegenseitige Verhältnis zwischen Filtration und Rückresorption beim Diabetes insipidus; ist doch die charakteristische Eigenschaft dieser Krankheit die abnorm große Harnmenge; 6—10 Liter Harn innerhalb 24 Stunden stellen nichts Ungewöhnliches vor. Wie kommt nun diese gewaltige Mehrausscheidung zustande? Die Zahl der Diabetesfälle, die in dieser Richtung hin untersucht wurden, ist nicht groß, aber das eine scheint sich immer wieder zu bestätigen, daß die Ursache der großen Harnflut *nicht in einer Erhöhung der Filtration zu suchen ist;* berühmt ist z. B. ein Fall des Schrifttums, wo ein Patient innerhalb 24 Stunden fast 40 Liter Harn ausschied, und doch war die Filtration kaum erhöht; schon deshalb muß angenommen werden, *daß das Wesen des Diabetes insipidus am ehesten in einer gestörten tubulären Wasserrückresorption zu suchen ist;* gleichgültig, ob der Patient mit Diabetes insipidus viel trinkt oder ob dem Patienten zwangsweise die Flüssigkeitszufuhr eingeschränkt wird, unter beiden Umständen erweist sich die Rückresorption gestört; die Zahlen liegen weit unter den Werten, die sich vielleicht bei normalen Menschen finden, selbst wenn sie sehr große Flüssigkeitsmengen zu sich nehmen.

Die Bedeutung der Rückresorption tritt besonders hervor, wenn man in der Entwicklungsreihe heruntergeht; so besorgt der Kaltblüter — wie schon oben angedeutet wurde — die Wasserausscheidung fast *nur* durch eine Änderung der Filtrationsgröße, während das höher stehende Individuum die Harnregulierung fast nur durch den Tubulusapparat besorgt; die Rückresorption, als die viel empfindlichere Vorrichtung, ist sicher unter krankhaften Bedingungen viel eher Schädigungen ausgesetzt, und doch bringen wir bei der Betrachtung einer kranken Niere immer nur — gewohnheitsmäßig — dem Glomerulus filtrativus mehr Interesse entgegen als dem Glomerulus resorptivus.

Daß bei der Rückresorption die *Hypophyse* eine große Rolle spielt, dafür sprechen nicht nur klinische Erfahrungen, sondern auch die bekannten Untersuchungen von STARLING[1] zusammen mit VERNEY. Schaltet man in ein sogenanntes Herz-Lungen-Präparat eine Niere ein, so zeigt der dabei entleerte Harn Eigenschaften, die außerordentlich an den Diabetes insipidus erinnern. Der dabei reichlich entleerte Harn läßt ein auffallend niedriges spezifisches Gewicht erkennen; anders gestaltet sich die Nierenarbeit, wenn man in das Herz-Lungen-Nieren-Präparat noch die Hypophyse einschaltet oder Hypophysin dem Durchströmungsblut zusetzt: bedenkt man weiter, daß beim echten Diabetes insipidus das Hypophysenhinterlappenhormon fast heilend wirkt, so muß man wohl sagen, daß die starke Wasserausscheidung und die starke Harnverdünnung beim Diabetes insipidus nicht auf eine erhöhte Filtration, sondern ausschließlich auf einer

---

[1] STARLING und WEARN: Proc. Soc. Med., Lond. **97**, 321 (1925).

Schwäche der tubulären Wasserrückresorption, also des Glomerulus resorptivus, beruht; die eigentliche Ursache so mancher Form von Diabetes insipidus dürfte somit in einem Mangel an entsprechendem Pituitrin zu suchen sein.

Auf Grund solcher Erfahrungen ist auch die Frage aufgeworfen worden, ob nicht die normale Diurese, die z. B. nach Wassertrinken einsetzt, ebenso die Harneindickung beim Dursten auf einer Hypophysenwirkung beruht, kurz, ob nicht auch die innerhalb physiologischer Grenzen sich abspielende Rückresorption von der Hypophyse gesteuert wird. Es drängt sich diese Frage um so mehr auf, zumal VERNEY[1] behauptet, daß die Harnflut, wie sie nach jeder größeren Flüssigkeitszufuhr erfolgt, als ein *vorübergehender Diabetes insipidus anzusehen sei;* dementsprechend meint auch VERNEY, daß jede geringste Diluierung des Blutes, wie sie z. B. nach Wasserzufuhr zu beobachten ist, oder die Bluteindickung im Durstversuch in irgendeiner Weise von der Hypophyse abhängig ist. Gar so einfach dürften sich allerdings die Verhältnisse kaum gestalten, denn eine intravenöse Injektion von Wasser oder physiologischer Kochsalzlösung wird keineswegs immer mit einer Diurese beantwortet, ja gelegentlich zeigt sich sogar das Gegenteil; das Entscheidende dürfte daher kaum die Blutverdünnung allein sein, sondern wahrscheinlich die Art und Weise, wie die Flüssigkeit ins Blut gelangt; das Wasser, das die Leber passiert, hat anscheinend eine andere diuretische Wirkung, als wenn dieselbe Flüssigkeitsmenge intravenös verabfolgt wird.

Will man die tubuläre Rückresorption entsprechend beurteilen, so hat man nicht nur auf die Wasserausscheidung allein zu achten, sondern auch auf die Veränderungen der festen Bestandteile. Der Übergang von Blutwasser in den Harn kann schon deswegen nicht als bloße Folge einer einfachen Resorption bzw. Eindickung angesehen werden, weil die meisten Elektrolyten in weit höherer Konzentration im Harn erscheinen, als wenn es sich nur um eingedicktes Blutwasser handeln würde, und umgekehrt gelangen andere Stoffe wieder in einer weit niedrigeren Konzentration zur Ausscheidung, als sie tatsächlich im Blute vorkommen. Da ferner die ausgeschiedene Menge jedes Harnbestandteiles, einschließlich des Wassers, nicht nur absolut, sondern auch verhältnismäßig zu der gleichzeitig ausgeschiedenen Menge jedes anderen Harnbestandteiles zu- und abnehmen kann, d. h. daß bald dieser, bald jener Harnbestandteil gleichzeitig in erhöhter oder in beschränkter Menge ausgeschieden wird, setzt dies unbedingt irgendeine renale Vorrichtung voraus, die man für die Konzentrationsunterschiede verantwortlich machen muß. *Nur die Annahme eines spezifisch-resorptiven Geschehens macht uns diesen Mechanismus halbwegs verständlich;* aus kleinen Schwankungen der filtrativ-resorptiven Hauptvorgänge ergeben sich dann die großen Veränderungen in bezug auf Menge und Zusammensetzung des endlichen Harnes; neben der enorm voluminösen Filtratflüssigkeit braucht sich die fast gleichgroße Resorptionsflüssigkeit nur sehr wenig zu ändern, und doch genügt dies bereits, auf daß einerseits die absoluten oder relativen Mengen an Wasser und sonstigen Bestandteilen auf entsprechend geringe Bruchteile absinken und anderseits auf ein Vielfaches der Durchschnittswerte ansteigen.

Ganz im Gegensatz dazu verhält sich das Glomerulusfiltrat; da sich die Blutzusammensetzung und ebenso das Blutwasser weder in der Ruhe noch während

---

[1] VERNEY: Lancet 1, Nr. 9 (1929).

der Arbeit oder im Stadium der Verdauung, bzw. Salz- und Flüssigkeitsaufnahme wesentlich ändert, zeigt auch das Glomerulusfiltrat kaum Schwankungen; auch schon deswegen dürfte die Beschaffenheit der Glomerulusflüssigkeit auf die endliche Gestaltung des Harnes keinen wesentlichen Einfluß nehmen. Dasselbe gilt in modifizierter Form auch von der Größe der *Glomerulusdurchblutung*, der Ausdehnung der *glomerulären Filtergröße* und vom *hydrostatischen Druck in den Glomeruluskapillaren*. Vermutlich ist die Ursache gerade für dieses Geschehen darin zu suchen, daß unser Organismus in gesunden und vielleicht auch in kranken Tagen über einen solchen Überschuß an Glomeruli verfügt, daß er es im Falle einer gesteigerten Harnabgabe gar nicht nötig hat, noch eine weitere Vergrößerung seiner Filterfläche in Anspruch zu nehmen.

Da somit *nur die Rückresorption* auf die Schwankungen der Nierenarbeit von Einfluß ist, sollte sich für uns Ärzte die Hauptaufmerksamkeit viel mehr auf die Tätigkeit der *tubulären Zellen* konzentrieren als auf die Glomeruli allein; neben der in den diversen Kanälchenabschnitten verschiedenen morphologischen und elektrostatischen Mikrostruktur deuten auch die Ergebnisse von Tubuluspunktionen, die von VERNEY und seinen Mitarbeitern an verschiedenen Abschnitten durchgeführt wurden, auf eine *weitgehende funktionelle Differenzierung* der einzelnen Elemente hin. Was zunächst die morphologische Differenzierung betrifft, so sei daran erinnert, daß die vorwiegend wasseraufsaugenden Kanälchenzellen z. B. der Henleschen Schleifen im Gegensatz zu den Zellen der Tubuli erster Ordnung keinen Bürstenbesatz tragen; die Innenfläche der Henleschen Kanälchen erscheint mikroskopisch völlig homogen. Ganz im Gegensatz dazu zeigen die Zellen der Tubuli contorti erster Ordnung einen viel komplizierteren Bau, so daß es schon deswegen notwendig ist, diesen Elementen mehr Aufmerksamkeit zuzuwenden; in dem Sinne möchte ich daher den Standpunkt vertreten, daß von den Zellen der Tubuli contorti erster Ordnung *nur das für den Organismus Notwendige rückresorbiert wird, während alles Entbehrliche sich der Resorption entzieht.* Das sind Aufgaben, die sich wohl durch rein physikalisch-chemische Kräfte kaum bewältigen lassen; *die Tubuluszellen* müssen daher gleichsam als die großen Künstler angesehen werden, die es sich stets zur besonderen Aufgabe machen, aus dem sonst so monotonen Ultrafiltrat alles das herauszuholen, was im Interesse unseres Körpers liegt, einmal mehr, ein andermal weniger, immer aber das Gesamtwohl unseres Organismus im Auge behaltend. Daß es sich dabei keineswegs um eine rein spekulative Annahme handelt, sondern daß dieser Standpunkt auf Tatsachen aufbaut, beweisen gerade die schönen Ergebnisse an Tubuluspunktaten, wie sie von VERNEY und seiner Schule erhoben wurden.

Eine Rückresorption von festen Bestandteilen erfolgt bereits in der oberen Hälfte des Tubulus erster Ordnung, während in der unteren Hälfte nur ein relativ geringer Anteil aufgesaugt wird; um die Art und Weise der Rückresorption entsprechend würdigen zu können, muß auch die Beschaffenheit des Blutes, das die Tubuli versorgt, mitberücksichtigt werden; einen nicht zu vernachlässigenden Faktor spielt dabei der Eiweißgehalt des Plasmas; derselbe ist beträchtlich höher als im Blute, das in die Glomeruli einströmt; das wasserärmere Blut bzw. Plasma übt dementsprechend einen *viel höheren onkotischen Druck aus*, so daß dadurch allein schon die Rückresorption unter günstigere Bedingungen gestellt ist; in dem Maße als die Tubulusflüssigkeit infolge der im Tubulus erster Ordnung stattfindenden

Rückresorption salzärmer wird, hat das Blut mit seinem höheren onkotischen
Druck um so leichteres Spiel; daraus ergeben sich wieder die besten Voraussetzungen für eine rasche Rückresorption des Wassers innerhalb der Henleschen
Schleifen, denn gerade dies ist die Stelle, die über den besten Resorptionsapparat
verfügt — nämlich über den *resorptiven Glomerulus.*

Durch die so außerordentlich aufschlußreiche Richards-Methode, die die Punktion sogar einzelner Kanälchenabschnitte ermöglicht, ist nunmehr eindeutig sichergestellt, daß in den Henleschen Schleifen vorwiegend Wasser resorbiert wird; nach
Durchtritt des Wassers durch die Epithelien gelangt die Flüssigkeit in die Gewebsspalten, also in jenes Schwammgewebe, in das die venösen Glomeruli eintauchen.
Da schon unter normalen Bedingungen das hier gelegene Interstitium außerordentlich reich an Bindegewebselementen ist, ist vielleicht auch diesen Fasern bei der
Rückresorption eine vermittelnde Rolle nach Art einer Dochtwirkung zuzuschreiben; man muß dies um so mehr ins Auge fassen, als die Flüssigkeitsmenge,
die hier in die Gewebsspalten eindringt, gelegentlich als außerordentlich hoch
bezeichnet werden muß. Stützen wir uns z. B. auf die Zahlen von REHBERG, dann
würden im Bereiche der Henleschen Schleifen und der sie umgebenden Gewebsräume — also im Markabschnitte der Niere — 100—150 ccm Flüssigkeit das
Interstitium durchdringen; da das durchschnittliche Nierengewicht des Menschen
120 g und nach volumetrischen Feststellungen 40 g auf die Pyramiden entfallen,
so würde das bedeuten, daß in der Minute durch etwa 40 g Marksubstanz 50 bis
75 ccm Flüssigkeit durchtreten. Unter Zugrundelegung einer solchen Berechnung
darf man sich um so mehr darüber wundern, daß es unter krankhaften Bedingungen — wie ich es schon oben hervorgehoben habe — fast nie zu einer Flüssigkeits-
anschoppung im Bereiche des Nierenmarkes kommt; darüber gibt uns auch der Tierversuch keine Auskunft, denn wenn man bei einem Kaninchen die Wasserzufuhr
für Tage unterbricht oder den Tierkörper mit Wasser überschwemmt, so ergeben
sich bei der histologischen Untersuchung des Markinterstitiums kaum wesentliche
Abweichungen von der Norm; Zufuhr und Abtransport des Wassers müssen daher
mit einer peinlichen Genauigkeit stets gleichen Schritt halten, denn wäre dies
nicht der Fall, dann müßte sich doch in den Gewebsspalten irgendeine Änderung
zeigen. Anerkennt man einen solchen Mechanismus, dann würdigt man erst recht
die große Bedeutung des hier im Bereiche der Henleschen Schleifen gelegenen
Kapillarsystems, das ich unter dem Namen venöser bzw. resorptiver Glomerulus zusammengefaßt habe; es wäre eine morphologische Vergeudung, wenn
diese Gebilde nur für die Sauerstoffversorgung geschaffen wären, vielmehr muß
ihnen eine Sonderaufgabe zugeschrieben werden, die wohl darin besteht, daß das
Interstitium möglichst rasch von überschüssiger Flüssigkeit befreit wird. Die
Bedeutung des resorptiven Glomerulus tritt um so deutlicher in Erscheinung,
wenn man die genaue Blut- bzw. Sauerstoffversorgung dieser Tubulusabschnitte
berücksichtigt — das ist allerdings nur auf morphologischem Wege möglich;
während sonst die Kapillaren — am besten am Muskelquerschnitt zu beobachten —
in bestimmten Abständen voneinander getrennt zwischen den Parenchym-
elementen liegen, kann man hier — was besonders gut an der Stauungsniere zu erkennen ist — zahlreiche Gefäßquerschnitte zählen (vgl. Abb. 108),
in welchen sich Arteriolen, Kapillaren und Venolen, unmittelbar nebeneinander liegend, zu Aggregaten von 8—10 Kapillaren zusammengefaßt

finden; diese Gefäßansammlungen sind den Histologen schon lange bekannt; MÖLLENDORF[1] hat dies in seinem Lehrbuche besonders betont; über die Bedeutung dieser Kapillaransammlungen hat man sich aber bis jetzt keine weiteren Gedanken gemacht.

Die Gefäßaggregate im Bereiche des Glomerulus resorptivus führen einzelne Gefäße, die noch Muskelkerne zeigen; die Mehrzahl wird aber von kapillär gebauten Elementen gebildet; sie sind bald weiter, bald enger, das Wesentliche scheint mir ihre dünne Wand zu sein; wir haben hier ein Bild vor uns, das sonst im Säugetierorganismus, außer im Glomerulus filtrativus, kaum noch zu finden ist. Dies tritt um so mehr in Erscheinung, wenn wir uns die Kapillarversorgung der übrigen parenchymatösen Organe vor Augen halten; in der Abbildung auf Seite 473 habe ich verschiedene Arten von „Kapillarisierung" skizziert; *a* stellt *den ernährenden Kapillartypus* vor, weil hier die Kapillaren in erster Linie nur die Anlieferung des Sauerstoffes, die Versorgung mit gelöstem Nährmaterial und den Schlackentransport zu bewerkstelligen haben; die Kapillaren liegen, wie im Kroghschen Schema, in ziemlich gleichmäßigen Abständen um den zylindrischen Drüsenquerschnitt.

Anders die Kapillarverteilung im Markabschnitte der Niere (vgl. Abb. 107 *b*); auch hier bilden die Tubuli Säulen, zwischen welche sich einzelne Kapillaren von ernährendem Typus finden: das Charakteristische sind aber die Anteile, die nur aus Kapillaren bestehen und in welchen, ohne Rücksicht auf die Ernährung, die Kapillaren unmittelbar nebeneinander liegen; sie sind nur durch ein sehr lockeres Interstitium voneinander getrennt, was eben den Gedanken nahelegt, *diesem Kapillarsystem eine besondere funktionelle Rolle zuzuschreiben.* In dem Sinne sehe ich in dieser Kapillaranlage die *wichtigste Hilfsvorrichtung der Rückresorption* und spreche hier von einem „*Rete mirabile venosum*" oder einem „*resorptiven Glomerulus*"; jedenfalls kann man sich gut vorstellen, daß, wenn innerhalb der Pyramiden nur Kapillaren von ernährendem Typus gelegen wären, sich die Aufsaugung von Flüssigkeit, die in das Interstitium gelangt ist, viel ungünstiger gestalten müßte. In Fortsetzung eines solchen Gedankens könnte man sich vorstellen, daß sich auch die Filtration innerhalb der Malpighischen Glomeruli ungünstiger gestalten müßte, wenn hier statt des bekannten Wundernetzes nur eine einzige Kapillarschlinge vorhanden wäre; demnach ist es dem idealen Zusammenspiel des arteriellen Wundernetzes (Malpighischer Glomerulus) und dem von mir beschriebenen Rete mirabile venosum hauptsächlich zuzuschreiben, daß die Rückresorption vorwiegend des Wassers im Bereiche der Markkapillaren immer gleichen Schritt mit der Filtrationsleistung des Glomerulus hält; die Harnmenge spielt bei einer solchen Betrachtungsweise — rein größenmäßig beurteilt — eine ganz untergeordnete Rolle.

Innerhalb dieser resorptiven Kapillarbüschel ist es bei bloßer histologischer Betrachtungsweise schwer zu entscheiden, ob dieses venöse Wundernetz sein Blut mehr von den Arteriae spuriae oder den Arteriae rectae verae erhält (vgl. Abb. 112 und 113), funktionell betrachtet wäre aber eine solche Unterscheidung doch sehr erwünscht, denn die einen führen sauerstoffreiches Blut, das direkt aus der Aorta stammt, die anderen ein Blut, das die Glomeruli

---

[1] MÖLLENDORF: Lehrbuch der Histologie, 24. Aufl., S. 390. 1940.

bereits passiert und deshalb sauerstoffärmer ist und entsprechend der Eindickung einen viel höheren onkotischen Druck besitzt. Beide Blutarten vereinen sich und münden dann gemeinsam im Bereiche der Rindenmarkgrenze in jenes Venengeflecht, von dem der kleinere Teil sich direkt in die Rindenvenen ergießt, während die Hauptmenge in die Venae arcuatae strömt. Niemals sieht man, daß eine Markvene geradlinig in die Venae arcuatae mündet, sie bilden stets vor ihrer Einmündung in die Venae arcuatae eigentümliche Schlingen; vielleicht handelt es sich dabei um eine Art von *Bremsvorrichtung*. Damit wird wieder die alte Streitfrage aktuell, ob das gesamte Blut, welches die Marksubstanz durchspült, zunächst den Glomerulus passieren muß oder ob es direkte Verbindungen gibt, also eine *Blutversorgung der Niere unter Umgehung des Gomerulus;* sicher muß man beide Möglichkeiten ins Auge fassen, denn nach VIRCHOW[1] — seine Annahme besteht prinzipiell auch heute noch zu Recht, wenn auch in anderer Form — stammt das Blut, welches den Pyramidenabschnitt versorgt, aus drei Quellen: 1. aus den Art. arcuatae bzw. interlobares, 2. aus den Vasa efferentia der Glomeruli und 3. aus den kapillären Ausläufern der kortikalen Kapillarmaschen. Wir haben daher mit einer doppelten bzw. dreifachen Blutversorgung des Nierenparenchyms zu rechnen: a) zur Niere fließt Blut, welches zuerst die Glomeruli passiert hat, und b) die Niere empfängt Blut — unter Umgehung des Glomerulus — direkt aus den Arteriae interlobares. Wenn ich oben gesagt habe, daß die Annahme von VIRCHOW im Prinzip noch immer volle Geltung hat, so bedarf dies insofern nur einer gewissen Einschränkung, als wir jetzt über die Art. rectae spuriae auf Grund der Untersuchungen von SPANNER anders denken; es handelt sich hier nicht, wie VIRCHOW annahm, um wirkliche Gefäße, sondern um *arteriovenöse Anastomosen*, die bald offen, bald wieder geschlossen sind. Funktionell kommt dies auf dasselbe hinaus; jedenfalls kann man auch heute noch an der Vorstellung VIRCHOWS festhalten, *daß das Nierenparenchym abwechselnd einmal mehr von einem dünnflüssigen, sauerstoffreichen Blut, ein andermal von einem sauerstoffarmen, eingedickten* durchströmt wird. Dies sowie der eigentümliche anatomische Aufbau dieser Gegend *mahnt, in diesem Mechanismus nicht nur ein morphologisches Kuriosum zu sehen, sondern ihn auch mit funktionellen Verschiedenheiten in Beziehung zu bringen.*

In diesem Zusammenhang sollen auch die Beobachtungen der Geschwister CLARK[2] Erwähnung finden; die arteriovenösen Anastomosen lassen spontane, rhythmische Kontraktionen erkennen, deren Rhythmus unabhängig von dem der zugehörigen Arterien ist; nach E. R. und E. L. CLARK erfolgen in der Minute 8—12 Kontraktionen, wobei jede Anastomose ihren eigenen Rhythmus aufweist. Auf die Niere übertragen würde das bedeuten, daß bald eingedicktes, bald normales Blut das Parenchym durchströmt. An Serienschnitten gewinnt man außerdem den Eindruck, daß die Fortsetzungen der Arteriae rectae verae, also der Gefäße, die die Glomeruli nicht passieren, hauptsächlich Kapillaren vom *Ernährungstypus* sind, während die Fortsetzungen der Vasae efferentiae — das ist die Majorität — ihre Verzweigungen zu den *venösen Resorptionsbüscheln* entsenden; es mag sein, daß im Markabschnitte der Niere Kapillaren vorkommen, die Mischblut führen, aber das Wesentliche scheint doch die Tatsache zu sein,

---

[1] VIRCHOW: Virchows Arch. **12**, 310 (1875).
[2] E. R. und E. L. CLARK: Amer. J. Anat. **49** (1932); **54** (1934); **55** (1934).

daß die Gefäße, die das eingedickte Blut führen, sich vor allem im Interstitium „resorptiv" verhalten, während die Gefäße, die mit dem Glomerulus filtrativus *nicht* in Berührung kommen, eher für die Ernährung der Pyramiden sorgen.

Das Vorkommen dieser beiden Gefäßarten legt natürlich auch den Gedanken nahe, daß *die Füllung des einen Abschnittes vielleicht gleichbedeutend mit der Drosselung des anderen erfolgt;* dieses Ineinandergreifen müßte sich besonders bei der Diurese oder während des Durstens bemerkbar machen; man wird zu dieser Vorstellung um so mehr gedrängt, wenn man auf die pralle Füllung der resorptiven

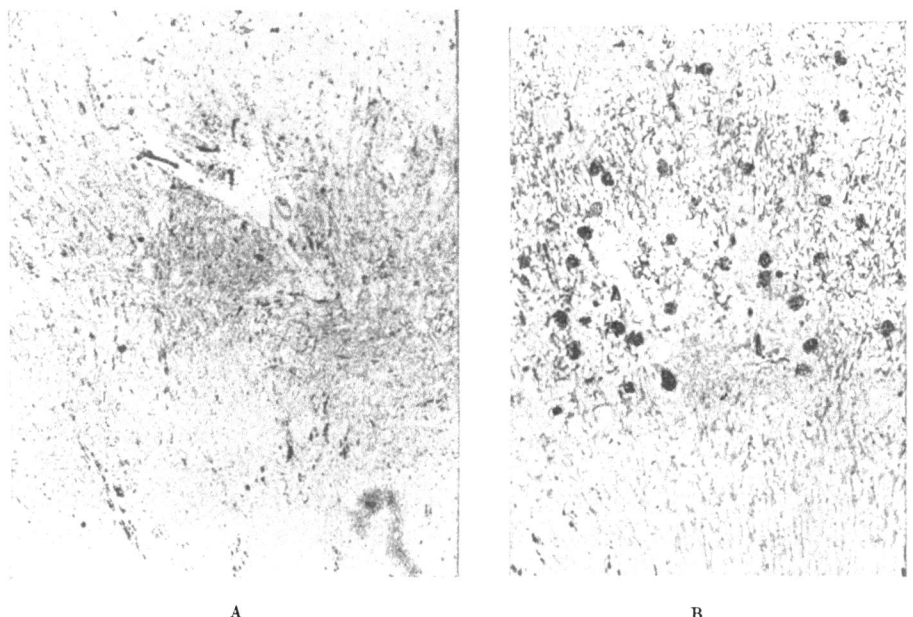

A   B

Abb. 117. A Intravital mit Tusche injizierte Niere auf der Höhe der Diurese. B Intravital mit Tusche injizierte Niere auf der Höhe der Konzentration.

Gefäßbüschel gerade bei der Stauung achtet, also bei jenem Zustand, der mit Oligurie einhergeht; am raschesten könnte man zu einem abschließenden Urteil gelangen, wenn man — was aber leider nicht möglich ist — die Arteriae rectae verae in irgendeiner Weise ausschalten könnte. Mit der Frage, ob solche Änderungen etwas mit der Größe der Wasserabsonderung zu tun haben, hat sich auch FREY[1] beschäftigt; wir haben seine Versuche überprüft und können sie im Prinzip bestätigen. Injiziert man Tusche in die Karotis, so zeigen die Nieren ein wesentlich anderes Bild, wenn einmal die Injektion auf der *Höhe der Diurese,* das andere Mal während des *Durstes* durchgeführt wird; auf der Höhe der Wasserdiurese enthalten die Glomeruli relativ wenig Tusche, dagegen sind die Markpyramiden intensiv dunkel gefärbt; das Umgekehrte — dunkle Glomeruli und heller Markabschnitt — findet sich im Durstversuch. FREY läßt die Frage offen, welcher Art die Umschaltung des Nierenkreislaufes ist; während aber FREY das Wesentliche dieses eigentümlichen Verhaltens in einer *Umschaltung der Nierenzirkulation* von der

---

[1] FREY: Arch. exper. Path. (D.) **177**, 139 (1935); **182**, 633 (1936); Klin. Wschr. **1937 I**, 280.

Rinde zum Mark sieht, möchte ich die Befunde anders gedeutet wissen:
Auf der Höhe der Wasserdiurese fließt das Blut vorwiegend durch die Arteriae
rectae (eine besonders starke Eindickung des Harnes ist weniger notwendig),
während umgekehrt in der Konzentrationsperiode in erster Linie postglomeruläres
Blut in die Marksubstanz einfließt, dabei kommt eine vollkommene Drosselung des einen oder des anderen Abschnittes kaum in Betracht. Die gleichmäßige
Verteilung eines Blutes mit hohem onkotischem Druck über mehr oder weniger
alle Gefäßbüschel dürfte wohl den Zweck haben, die rückresorbierende Kraft
nicht auf einzelne Tubuli zu verteilen, sondern eine diffuse und geordnete Wirkung
auf das ganze Spaltsystem der Pyramiden auszudehnen; damit ist vielleicht auch
die Sicherheit gewährt, daß Schwankungen der Blutmischung, also Schwankungen in der Zusammensetzung von Blut mit hohem und niedrigem onkotischem
Druck auf das gesamte Tubularsystem übertragen werden; durch Überkreuzung
beider Blutarten ist auch eine zweckmäßige Ernährung der Nierenpyramiden
sichergestellt.

Weniger einfach liegen die Verhältnisse, warum bald mehr, bald weniger
reichlich dieses oder jenes Kation bzw. Anion zur Resorption gelangt; durch die
Einschaltung eines epithelialen Apparates, dem ich die Eigenschaft einer *gerichteten Permeabilität* zusprechen möchte, erfolgt eine Selektion in der Rückresorption, so daß *nicht wahllos* die festen Stoffe des primären Harnes zur Aufnahme gelangen. Dieses wunderbare Verhalten der Tubuli, das nicht nur als die
Eigenschaft *eines gesunden, sondern vor allem auch eines lebenden Gewebes* anzusehen ist, erinnert an die gerichtete Permeabilität, mit der die Gewebsflüssigkeit
beim Eintritt in eine Parenchymzelle zu rechnen hat; dort haben wir mit *einer
vitalistischen Tätigkeit gerechnet, warum sollen wir nicht auch bei der tubulären
Rückresorption an ähnliche Kräfte denken;* in dem Sinne spreche ich auch hier von
einer *gerichteten Rückresorption.*

Bei den festen Stoffen besteht neben der sicher an erster Stelle zu berück-
sichtigenden Filtration und Rückresorption im Sinne einer gerichteten Permeabilität noch *die Möglichkeit einer „Sekretion"* durch das Tubulusepithel; die Bedeutung einer *Nierensekretion* wird von den einzelnen Forschern sehr verschieden
beurteilt. Man stützt sich dabei hauptsächlich auf tierexperimentelle Beobachtungen, nach denen bei der künstlichen Überschüttung mit verschiedenen,
dem Organismus mehr oder weniger fremden Stoffen diese Substanzen, außer
durch Filtration, wahrscheinlich auch auf dem Wege einer Sekretion zur Ausscheidung gelangen. Unbedingt ist eine solche Sekretion bei jenen Stoffen anzunehmen, die im Blute und damit auch im Glomerulusfiltrat nicht vorkommen
oder nur in verschwindender Menge zu finden sind; dies gilt ganz besonders von
dem im Harn reichlich vorhandenen *Ammoniak*, dessen im Harn vorkommende
Menge durch Filtration überhaupt nicht erklärt werden kann; daß die Ammoniak-
sekretion von den Aziditätsverhältnissen im Blut und im Gesamtorganismus und
damit auch von der Alkalireserve abhängt, braucht nicht besonders hervorgehoben zu werden. Jedenfalls stellt die Ammoniakbildung eine wertvolle Vorrichtung des Organismus dar, die es ihm ermöglicht, die Azidität im Blute und
den Geweben konstant zu erhalten; daneben kann die Niere die Azidität des
Harnes und damit auch die des Blutes noch besonders dadurch variieren, daß
sie in wechselndem Maße organische Säuren und Phosphate rückresorbiert; auf

diese Weise ist die normale Niere leicht imstande, die Wasserstoffionenkonzentration des Blutes von 7,4 bis zu einer 4,8 des Harnes zu senken.

Auch die *synthetische Funktion* der Niere, wie z. B. die Bildung von Hippursäure durch Paarung von Benzoesäure mit Glykokoll, läßt sich wohl kaum anders als durch eine sekretorische Tätigkeit erklären, die wahrscheinlich in das Kanälchensystem verlegt werden muß.

Wie man jedem Organ eine innere Sekretion zuschreiben kann, so gilt dies auch von der Niere; die Beobachtungen von GOLDBLATT[1] können wohl kaum anders gedeutet werden, zumal jede schlechte Nierendurchblutung von einer Blutdrucksteigerung beantwortet wird; man macht dafür das Renin verantwortlich, das vielleicht in irgendeiner inaktiven Form in der gesunden Niere deponiert ist, aber bei ungünstiger Sauerstoffversorgung frei wird, in die allgemeine Zirkulation gelangt und von hier aus den Blutdruck erhöht, um eine bessere Nierendurchblutung sicherzustellen. FEYERTER[2] hat in jüngster Zeit auf das Vorkommen eigentümlicher Zellen in der Nähe des Glomerulus aufmerksam gemacht; es kommt bei allen Fällen chronischer Blutdrucksteigerung zu einer Vergrößerung dieser Zellhaufen, so daß möglicherweise an einen ursächlichen Zusammenhang mit dem Renin gedacht werden muß.

Der Glomerulus ist nicht nur eine Filtrationsvorrichtung, sondern er besorgt in indirekter Weise auch weitgehend die Ernährung des Tubulusapparates, denn die Rückresorption des Tubulusapparates kann nur dann in zweckdienlicher Weise vonstatten gehen, wenn eine entsprechende Blutversorgung sichergestellt ist; insofern nimmt der Glomerulus auch innigsten Anteil an der Rückresorption und der Sekretion der Niere; eine große Rolle spielt dabei die den Glomerulus durchströmende Blutmenge, die vermutlich durch die epitheloiden Zellen in der Wand der Arteriae afferentes reguliert wird. BENNINGHOFF[3] hat den Gedanken ausgesprochen, daß die epitheloiden Zellen durch Wasseraufnahme anschwellen und dadurch rein passiv die Lichtung des Vas afferens verschließen, während umgekehrt Wasserabgabe zu einer Schrumpfung der epitheloiden Zellen und damit zu einer Erweiterung der Lichtung führen würde; diese Vorstellung über die Bedeutung der epitheloiden Zellen als „Quellzellen" gilt ganz besonders auch für die derivatorischen Anastomosen.

Schließlich muß auch die Beschaffenheit des Blutes in ihrer Bedeutung für den Filtrationsprozeß berücksichtigt werden; so nimmt die Höhe des onkotischen Druckes ganz sicher Einfluß auf die Filtration; das Abpressen des Blutwassers durch den hydrostatischen Druck erfolgt um so ergiebiger, je niedriger der onkotische Druck ist. Noch ungünstiger wirkt sich der onkotische Druck auf die Filtration aus, wenn Eiweiß aus den Glomerulusschlingen austritt und Albumin im Bowmanschen Raum erscheint. Darnach müßte jede renale Albuminurie zu einer Herabsetzung der Glomerulusfiltration Anlaß geben.

Auch das Hämoglobin als der Träger des Sauerstoffes ist zu berücksichtigen; Mangel an Hämoglobin wirkt sich funktionell genau so aus wie ein Minus an Sauerstoff; Hämoglobin- bzw. Sauerstoffmangel kann eventuell durch Erhöhung der Blutgeschwindigkeit kompensiert werden.

---

[1] GOLDBLATT: Harvey Lect. (Am.) **1937**, 237; J. exper. Med. **67**, 809 (1938).
[2] FEYERTER: Virchows Arch. **306**, 135 (1940).
[3] BENNINGHOFF: Handbuch mikr. Anatomie, Bd. VI/$_1$. 1930.

Manche meinen, man müsse auch den *Gegendruck*, der von der Flüssigkeit
ausgeübt wird, die sich im Bowmanschen Raum befindet, beim Filtrationsprozeß berücksichtigen; stößt die Harnabsonderung in den äußeren Wegen, z. B.
im Ureter, auf einen Widerstand, dann ist auch die Rückresorption gestört;
hier spielt der *Fornixapparat* eine große Rolle; mit diesem Fragekomplex werde
ich mich noch in der allgemeinen Nierenpathologie beschäftigen.

Da die Niere auch auf die normale Blutzusammensetzung kontrollierend Einfluß nimmt und sie dieser Aufgabe in gesunden Tagen mit einer bewunderns-
werten Präzision nachkommt, wird uns die enorme *Durchblutungsgröße der Niere*
verständlich; über das Ausmaß derselben kann man sich in der gesunden Niere
leicht überzeugen; schon die bloße Besichtigung des aus der Niere abfließenden
Blutes, das fast arteriell in den dunklen Strom der unteren Hohlvene einschießt,
läßt den gewaltigen Blutstrom durch die Niere ahnen. Wenn das arterielle Blut
20% Sauerstoff enthält, so finden sich im Nierenvenenblut noch immer 18 bis
19 Vol.-% Sauerstoff gegenüber 14% des Venenblutes anderer Organe; die Ursache dieser niedrigen Utilisation ist nicht so sehr in einem geringen Sauerstoffverbrauch zu suchen, vielmehr in der großen Geschwindigkeit, mit der ein ge-
waltiger Blutstrom durch die Niere eilt; zahlenmäßig strömt pro Minute durch
eine Niere im Mittel das Dreieinhalbfache ihres Eigengewichtes, durch beide
Nieren (bei einem Durchschnittsgewicht von 120—150 g pro Niere) fließen pro
Minute 0,8—1,3 Liter Blut; da unser Gesamtminutenvolumen zwischen 4 und
5 Liter schwankt, so wird ein großer Teil (zirka 30%) der vom Herzen ausge-
stoßenen Blutquantität allein von den Nieren in Anspruch genommen; alle
Störungen des Herzens, die das normale Minutenvolumen nicht mehr bewältigen,
müssen sich daher auch in ungünstigem Sinne auf die Nierenfunktion auswirken.

Kennt man die Blutmenge, die in der Zeiteinheit durch die Niere fließt, und
außerdem die arteriovenöse Differenz, so läßt sich daraus der Sauerstoffverbrauch der Nieren berechnen; das Minutenvolumen schwankt zwischen 0,03
und 0,1 ccm Sauerstoff pro Gramm Niere; bei der Annahme eines normalen
Nierengewichtes bedeutet das für 250 g Niere des erwachsenen Menschen
einen Verbrauch von 11—35 Liter Sauerstoff pro 24 Stunden; der Energieumsatz der Nieren würde demnach etwa ein Zwölftel des gesamten Ruheumsatzes
ausmachen; *dementsprechend beansprucht die Niere den höchsten Energieumsatz;
sie steht bezüglich Sauerstoffverbrauch an der Spitze aller Organe.*

Dieser enorme Energieumsatz regt natürlich die Frage an, *wozu* die Niere
dieses Riesenquantum an Sauerstoff benötigt; aus der Zeit, wo man der Niere
nur physikalisch-chemische Funktionen zuschreiben wollte, stammt folgende
Berechnung: Um eine verdünnte Lösung, wie z. B. das Glomerulusfiltrat, in
eine konzentriertere zu verwandeln, ist selbstverständlich Energie, also
Sauerstoff notwendig, doch beansprucht die „sogenannte Konzentrationsarbeit" nur relativ wenig Sauerstoff; selbst wenn man noch andere physikalisch-
chemische Faktoren (z. B. die Verdünnungsarbeit) berücksichtigt, kommt man
kaum zu höheren Werten; da damit *höchstens* 1% der in der Niere tatsächlich
umgesetzten Energie eine Erklärung findet, ergibt sich daraus ein Minus von
fast 99%; wozu benötigt daher die Niere soviel Sauerstoff? Über die mutmaßlichen Ursachen dieses großen Sauerstoffverbrauches existieren zahlreiche
Theorien; klarere Vorstellungen kann man sich auch heute noch nicht bilden.

Daß es in der Niere schon unter physiologischen Bedingungen zu ganz beträchtlichen Energieumsätzen kommt, beweisen auch Temperaturmessungen; so läßt
sich z. B. feststellen, daß das venöse Nierenblut in der Regel um 0,05—0,1 Grad
Celsius *wärmer* ist als das arterielle; das überträgt sich auch auf den abfließenden
Harn, der ebenfalls wärmer ist als das in die Niere einströmende arterielle Blut.

Man hat gehofft, der Klärung dieses Rätsels auf dem Umwege einer gesteigerten Inanspruchnahme näherzukommen; so sind Untersuchungen während
der Diurese vorgenommen worden, wobei man sich vorgestellt hat, daß vermehrte Harnbildung gleichbedeutend mit
Arbeitssteigerung sei; die dabei ermittelten
Ergebnisse lauten leider sehr widerspre-
chend, doch läßt sich das eine wohl mit
Bestimmtheit aussagen, *daß manche Diuresen ohne Stoffwechselsteigerung einhergehen.*
Nachdem erhöhte Wasserabsonderung den
Stoffwechsel nicht beeinflußt, so hätte man
von einer erhöhten Eindickung des Glomerulusfiltrates eine Steigerung erwarten
können; aber auch das ist nicht der
Fall, ja im Gegenteil, der Sauerstoffverbrauch der Niere geht sogar herunter,
wenn man die Niere z. B. durch Zusatz
von Pituitrin zwingt, mit wenig Flüssigkeit
dieselben Mengen an Stoffwechselschlacken
auszuscheiden; jedenfalls kann man nicht
behaupten, daß der Sauerstoffverbrauch der
Niere durch Steigerung oder Herabsetzung
der Diurese nennenswert beeinflußt wird.

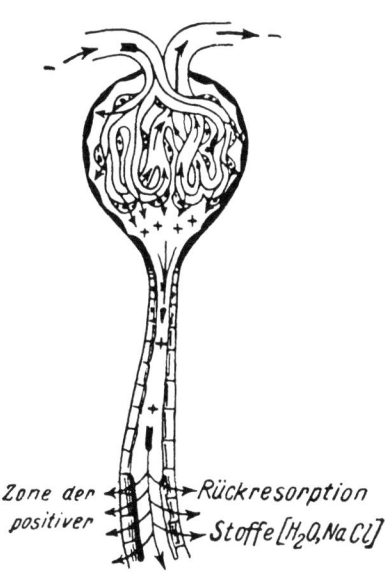

Abb. 118. Nierenschema nach R. KELLER.
Das negativ geladene Blutwasser wird positiv
geladen den Tubuluszellen angeboten.

Konzentration und Diluierung hat man
oft die „*äußere Arbeit*" der Niere genannt und sie einer „*inneren Arbeit*"
gegenübergestellt, die ganz sicher existieren muß, denn, wie sollte man sonst
den hohen Sauerstoffverbrauch der Niere erklären. Mit der Existenz einer
solchen inneren Arbeit hat schon STARLING[1] gerechnet; er sagt: Es ist bei der
Resorption kaum zu bezweifeln, daß das *elektrische Potential*, das einzelne Teile
des Nierengewebes auszeichnet, einer der *Hauptfaktoren* sein muß, das den
hohen Sauerstoffverbrauch bedingt.

Auf das Vorkommen elektrostatischer Potentialdifferenzen innerhalb der
Niere haben zuerst Histologen aufmerksam gemacht; die Anfärbbarkeit bestimmter Stellen im Gewebe ist weitgehend davon abhängig, ob dieser Farbstoff
sauer oder basisch reagiert, d. h. ob es sich um eine *elektropositive* oder *elektronegative* Farbe handelt; da durch einen elektropositiven Farbstoff elektro-
negatives und durch einen elektronegativen elektropositives Gewebe angefärbt
wird, so ist entsprechend dem Coulombschen Gesetz zu gewärtigen, daß auch die
Gewebe in unserem Organismus eine verschiedene Ladung besitzen; in der Niere

[1] STARLING: Oppenheimers Handbuch der Biologie, 1. Aufl., Bd. III, S. 214.
1909.

kann man eine bestimmte Selektion gegenüber Farben erkennen und damit auch eine verschiedene Ladung einzelner Gewebsabschnitte sicherstellen.

Auch auf dem Wege direkter elektrometrischer Messungen ist man zu einer solchen Erkenntnis gelangt; im Bereiche des Tubulus contortus erster Ordnung zeigt sich z. B. die *höchste Elektronegativität*, also gerade dort, wohin man die stärkste Resorption verlegt; da umgekehrt das Glomerulusfiltrat positiv geladen ist, hat sich z. B. KELLER vorgestellt, daß der primitive Harn von den negativ geladenen Nierenepithelien angezogen wird; von ihm stammt auch die beigefügte schematische Zeichnung (vgl. Abb. 118).

Die Aufnahme der unterschiedlichen Harnbestandteile durch die Tubuli soll, wie KELLER[1] meint, nicht elektrolytisch, sondern kataphoretisch bzw. elektro-osmotisch vonstatten gehen; während bei elektrolytischen Vorgängen z. B. das Kochsalz in ein positives Na-Ion und ein negatives Cl-Ion zerfällt und dann jedes für sich wandert, erfolgt bei kataphoretischen Geschehnissen keine Spaltung, sondern das Kochsalz diffundiert als Ganzes. KELLER sieht sich zu einer solchen Annahme gezwungen, weil er sonst keine Erklärung angeben kann, warum Kalium und Phosphorsäure in den Parenchymzellen gespeichert werden, während Natrium und Chlor im Serum bleiben. Beweise für die Existenz kataphoretischer Vorgänge im Organismus gibt es aber nicht. Eine solche rein physikalisch-chemische Betrachtungsweise erübrigt sich, ebenso die Vorstellung, die mit einem Donnanschen Gleichgewicht rechnet, wenn man den ganzen Frage-komplex vom Standpunkte der gerichteten Permeabilität betrachtet. In dem Sinne ist es auch zu verstehen, wenn ELLINGER und HIRT,[2] als sie die Farbstoff-wanderung in der lebenden Wirbeltierniere studierten, die Selektion als solche zur Kenntnis nehmen und sich mit der Möglichkeit einer elektrischen Beein-flussung bei der Uranil- oder Fluoreszeinwanderung nicht weiter beschäftigen. Immerhin muß man in der gesunden Niere mit der *Existenz elektrischer Kräfte* rechnen; über Schwankungen ist man orientiert, so bedingt z. B. *Sauerstoff-mangel* ein rasches Absinken des elektrischen Potentials; ebenso *Narkose* oder *Schädigung durch Toxine*, die beide erfahrungsgemäß zu einer „serösen Entzündung" Anlaß geben; anderseits kennen wir wieder Pharmaka, die die elektrische Ladung erhöhen; merkwürdigerweise sind es jene *Medikamente* (Pyramidon, Chinin, Atophan, Strophanthin), die sich bei der Behandlung gerade jener Krankheiten bewähren, die mit einer serösen Exsudation einhergehen, und von denen wir annehmen möchten, daß sie eine geschädigte Kapillar-permeabilität wieder normalisieren. Auch manche *Hormone und Vitamine* ver-mögen das; sichergestellt ist dies vom *Cortin* und *Insulin* sowie vom Vitamin B_2 und der *Askorbinsäure; wenn der Organismus spontan erkrankt, fällt das Potential; im Tode schwindet das Potential völlig*, was sich sogar bis zur Richtungsumkehr der elektrischen Ladung steigern kann.

Wir müssen daher auch der Niere Kräfte zubilligen, denen die Aufgabe zufällt, *sich gelegentlich gegen rein physikalisch-chemische Potenzen irgendwie zur Wehr zu setzen;* würden die Vorgänge, die sich speziell im Tubulusapparat der Niere ab-spielen, nur durch Osmose oder Diffusion gesteuert, dann wäre der der normalen Niere eigentümliche Resorptionsvorgang unverständlich; warum wird z. B. im Tu-

[1] KELLER: Elektrischer Faktor der Nierenarbeit, S. 93. Mähr.-Ostrau. 1933.
[2] ELLINGER und HIRT: Arch. exp. Path. 149, 193 (1929); 159, 111 (1931).

bulus contortus nur Kochsalz und Zucker rückresorbiert, nicht aber Harnstoff und vor allem auch nicht das Kreatinin? Hier müssen ebenso wie an vielen anderen Stellen unseres Körpers *vitale Kräfte* oder, wie CLAUDE BERNARD[1] sagt, vitale Arrangements in Betracht gezogen werden; nur sie können dieses bewundernswerte Kunststück leisten, indem sie für die einzelnen Stoffe verschiedene und jeweils wechselnde Durchlässigkeitsbedingungen herbeiführen. *Die Epithelien des Tubulusapparates müssen daher im Gegensatz zur Semipermeabilität der Kapillarmembran über eine Eigenschaft verfügen, die sich weitgehend mit der vergleichen läßt, die wir im Rahmen unserer Betrachtungen als gerichtete Permeabilität der Parenchymzellen bezeichnet haben; die gerichtete Resorption ist daher eine Notwendigkeit, ohne der wir bei der Betrachtung der normalen Nierentätigkeit kaum unser Auskommen finden; ihre große Präzision ist die unbedingte Voraussetzung, die nur die gesunde Niere besitzt, die aber verlorengeht, wenn der Tubulusapparat krank ist.* Die gerichtete Resorption der Nierentubuli steuert nicht nur die Nierenfunktion als Ganzes, sondern ist auch die Vorbedingung für die Bedürfnisse des Gesamtorganismus, sofern er völlig gesund ist. SCHUMACHER[2] nimmt als Botaniker einen ähnlichen Standpunkt ein, wenn er sagt: ,,Jeder, der gewohnt ist, lebende Zellen während ihrer Tätigkeit zu beobachten, kann sich der Tatsache nicht mehr verschließen, daß es das Protoplasma — also das Lebende in der Zelle — ist, das die Aufnahme gewisser Stoffe regelt.''

Man hat sehr viel über die Quellen der elektrischen Energie innerhalb der tierischen Zellen, speziell der Nierenzellen, nachgedacht, zu greifbaren Vorstellungen ist man kaum gekommen. KELLER[3] bringt sie mit den Reduktions- und Oxydationsvorgängen (Reduktionspotentiale) in Zusammenhang; vielleicht läßt sich in diesem Zusammenhang auch der Befund verwerten, *daß die am intensivst atmenden Gewebe auch das stärkste Potential aufzuweisen haben und daß das Potential sofort abfällt, wenn Sauerstoffmangel oder gar der Tod einsetzt.* Auch auf dem Gebiete der Pflanzenphysiologie lassen sich Beziehungen zwischen Redox- bzw. Oxydationsvorgängen und den elektromotorischen Vorgängen feststellen. Da Potentialdifferenz die Quelle aller Arbeitsleistungen des lebenden und gesunden Organismus darstellt, darf es uns nicht wundern, wenn solche Kräfte auch in der Niere vorkommen und sich besonders dort zu erkennen geben, wo die höchsten Anforderungen an die Gewebe gestellt werden, und das geschieht in der Niere anscheinend ganz besonders im Bereiche des tubulären Apparates. Die lebende und gesunde Zelle kann daher mit einem Akkumulator verglichen werden, der durch die verschiedensten chemischen Vorgänge aufgeladen wird; in gleicher Weise wie der Akkumulator bei der Arbeitsleistung vieles von seiner potentiellen Energie verliert und daher wieder aufgeladen werden muß, so ist es auch mit der Zelle; wenn sie sich aktiv betätigt und z. B. gerichtete Resorptionsarbeit zu leisten hat, büßt der Akkumulator etwas von seiner Kraft ein; um diesen Verlust auszugleichen, wird Energie in Form chemischer Umlagerung freigemacht und so der Akkumulator wieder aufgeladen. Berücksichtigt man solche Vorstellungen, dann wird uns

---

[1] CLAUDE BERNARD: Leçons sur la physiologie du système nerveux. Paris. 1887.
[2] SCHUMACHER: Jb. wiss. Bot. 82, 517 (1936).
[3] KELLER: Arch. exper. Path. 183, 509 (1936); Elektrizität der Zelle. Mähr.-Ostrau. 1932.

damit vielleicht auch ein Hinweis gegeben, *warum die gesunde Nierenzelle viel Sauerstoff braucht, dagegen die chronisch kranke Niere sich mit viel weniger begnügt*. Jedenfalls spricht der hohe Sauerstoffverbrauch *gegen* die Annahme, daß die Nierenarbeit — also die Harnproduktion — nur auf Filtration oder Osmose aufgebaut ist. Im Gegenteil, zur Bewältigung der normalen Nierentätigkeit ist ein *sehr hoher Energieaufwand* notwendig, was sich mit der Vorstellung mancher Physiologen deckt, die immer schon den hohen Sauerstoffverbrauch auf „innere Arbeit" der Niere bezogen haben; das hängt sicher auch mit der bekannten Tatsache zusammen, daß kaum ein anderes Organ — außer höchstens noch das Gehirn und das Herz — gegenüber Sauerstoffmangel so empfindlich ist, wie gerade die Niere. Erfolgt z. B. die Drosselung der Niere nur für wenige Minuten, so wird dies sofort mit Albuminurie oder sogar mit Anurie beantwortet; ähnlich wirkt sich auch die Blausäurewirkung aus, nur mit dem Unterschied, daß dabei die Niere ausschließlich ihre Konzentrationsfähigkeit einbüßt, nicht aber die Filtration; das läßt sich selbst beim Warmblüter vorführen, wenn man nur für eine entsprechende Durchblutung Sorge trägt. Damit ist auch der beste Beweis erbracht, daß die Kapillarfiltration ein rein physikalischer Vorgang ist und dementsprechend auf vitale Hilfsvorrichtungen nicht angewiesen ist, wohl aber die Tubulusfunktion. Man darf daher auch weiter schließen, *daß der Filtrationsprozeß — die Glomerulusarbeit — mehr oder weniger unabhängig von einem großen Sauerstoffangebot vor sich geht, während die Tätigkeit der Niere, aus dem Ultrafiltrat einen konzentrierten Harn aufzubauen, unbedingt auf eine reichliche Sauerstoffversorgung angewiesen ist*. Damit sind aber auch die Gegensätze dieser beiden Funktionen ins richtige Licht gestellt — hier die *Ultrafiltration im Glomerulus* —, ein Vorgang, der sich weitgehend nur an die Gesetze der physikalischen Chemie hält — dort *die Konzentrationsarbeit der Tubuli* —, ein fast ausschließlich an die Lebenstätigkeit der Zelle gebundenes Geschehnis. Diese Gegenüberstellung gibt wieder jenen Physiologen recht, die in Anlehnung an die Lehre von CARL LUDWIG in der Nierentätigkeit eine Kombination zweier Prozesse sehen: *Der physikalisch-chemische Vorgang ist die eine Funktion, sie hängt mit der Kapillartätigkeit zusammen, während der vitale Prozeß ausschließlich an die Tätigkeit der Nierenepithelien gebunden ist;* das deckt sich auch mit unseren Vorstellungen über den Sauerstoffverbrauch. *Die Kapillaren, als die Repräsentanten des Mesenchyms, zeigen einen sehr trägen Energieverbrauch, während die Epithelien, als die Träger der großen chemischen Umsetzungen, ohne Sauerstoff nicht existieren können.* Das charakterisiert auch die Arbeitsleistung; *wirkliche Arbeit leisten nur das Epithel* und die auf gleicher Höhe stehenden Gewebe (Muskeln), *während dem Stützgewebe fast nur die Aufgabe zufällt, zwischen Blut und Epithel vermittelnd zu wirken.* Dieser Standpunkt rechtfertigt auch mein Bemühen, die Permeabilitätsstörungen im Bereiche der mesenchymalen Kapillaren scharf von den epithelialen Permeabilitätsstörungen zu trennen.

Wir kommen somit zu dem Schluß, daß der definitive Harn eine Kombination zweier großer Geschehnisse darstellt; *im Glomerulus erfolgt das Abpressen von Blutwasser* und *im Tubulusapparat die gerichtete Rückresorption.* Diese Erkenntnis bildet allerdings nur *das Skelett einer Auffassung von der Nierenfunktion,* zu welcher noch vieles hinzugefügt werden muß; die entscheidende Rolle spielt aber hier und dort die Permeabilität.

c) Allgemeine Pathologie der Nierenkrankheiten.

Bei der physiologischen Betrachtung der Niere war ich bemüht, *die kapillären Filtrationsvorgänge* von den *epithelialen Resorptionsgeschehnissen* scharf zu trennen; auch bei der Analyse der pathologischen Vorgänge will ich bestrebt sein, an dieser Gegenüberstellung tunlichst festzuhalten; dementsprechend soll hier hauptsächlich nur das zur Sprache kommen, was zum Permeabilitätsproblem Beziehung hat.

1. Morphologische Betrachtungen.

Im Gegensatz zur Leber gestaltet sich die Analyse der renalen Kapillartätigkeit insofern einfacher, als ein Gutteil der Kapillaren im Glomerulus beisammenliegt und deswegen hier Schädigungen morphologisch leichter zu erkennen sind; außerdem wissen wir, daß, wenn sich hier im kapillären Wundernetz etwas Krankhaftes abspielt, es fast immer von einer Albuminurie begleitet ist; *die renale Albuminurie kann daher als Charakteristikum einer Glomerulusschädigung verwertet werden.*

Die starke Durchblutung der Niere bringt es mit sich, daß mehr oder weniger jedes Toxin, das sich im großen Kreislauf befindet, einmal auch in die Glomeruli gelangt; es darf uns daher nicht wundern, wenn sich die verschiedensten Krankheiten auch auf die Glomeruli auswirken; da die einzelnen Kapillaren, aus denen der Glomerulus aufgebaut ist, vielfach dasselbe morphologische Gepräge zeigen wie die Kapillaren an anderen Stellen unseres Organismus, so kann man manches, was sich dort abspielt, auch auf die Niere übertragen; selbstverständlich gilt auch das Umgekehrte.

Wenn wir uns zunächst fragen, wie sich das histologische Bild gestaltet, wenn eine *periphere Kapillare* von einer Schädigung betroffen wird, so kann man in Wiederholung des schon früher Gesagten ungefähr folgenden Standpunkt vertreten: Toxine, ganz gleich, welcher Art sie sind, bewirken zunächst eine *Kapillarerweiterung*, die *anfangs* mit einer *Beschleunigung* des Blutstromes einhergeht. Mit zunehmender Dilatation *verlangsamt sich die Blutbewegung* und führt schließlich zum *Stillstand;* im Verlaufe eines solchen Reizes kommt es innerhalb der Kapillarwandung auch zu einer Schwellung der Grundsubstanz; außerdem kommt es zu einer Vermehrung und Quellung der Endothelien — also zu einer serösen Kapillaritis; in der neuen Darstellung von NAGEL[1] wird auf die alte Beobachtung von STRICKER[2] verwiesen, der nach faradischer oder chemischer Reizung der Kapillaren auch eine eigentümliche Flüssigkeitsaufnahme der Endothelien und eine *Kernschwellung* beobachtete; auch alle späteren Untersucher sind der Meinung, daß sich hauptsächlich die Kerne an der Endothelvergrößerung beteiligen, weniger das Protoplasma. Kerne und Endothelprotoplasma können innerhalb weniger Sekunden so viel Flüssigkeit in sich aufnehmen, daß sich das Gesamtvolumen der Zelle um ein Vielfaches vergrößert und so das Kapillarlumen einengt; jedenfalls kann auf diese Weise die kapilläre Blutversorgung Schaden leiden; Erythrozyten werden zurückgehalten, während sich Plasma nur langsam fortbewegt.

---

[1] NAGEL: Z. mikrosk.-anat. Forsch. **42**, 433 (1937).
[2] STRICKER: S.ber. Akad. Wiss. Wien **52** (1865).

Setzt Stockung der Blutbewegung ein, so lassen sich zunächst an den Perizyten keine Veränderungen erkennen; ja mit Abklingen des Reizes bildet sich die Endothelschwellung wieder zurück; ebenso kann die bis zum völligen Stillstand erfolgte Blutbewegung nach kurzer Zeit wieder in Gang kommen. Reizt man z. B. bei Amphibien die kapillären Endothelzellen mit feinen Nadeln, *so wird jeder Reiz sofort mit einer Abwanderung des betreffenden Endothels* beantwortet; auf diese Weise ist es sogar möglich, die Kapillare von Endothelien zu entblößen; so geschädigte Kapillaren reagieren merkwürdigerweise auf neue Reize weder mit Verengung noch mit Stase der Blutbewegung; NAGEL legt daher auf die Gegenwart der Endothelien großen Wert, fehlen sie, dann kann sich die Kapillare nicht mehr verengen.

Synchron mit der Endothelveränderung kommt es im Anschluß an einen Reiz auch zu einer *Reaktion der adventitiellen Zellen;* sie führen Bewegungen aus und sammeln sich dann in der Umgebung der gereizten Stelle. CLARK[1] versuchte es mit chemischen Reizen und kam zu demselben Ergebnis; darnach besitzen die adventitiellen Zellen anscheinend keine feste Bindung; im Gegenteil, sie können sich gelegentlich von der Kapillare loslösen, ein andermal wieder enger an die Kapillare anschmiegen. Da es trotz Anlagerung von adventitiellen Zellen im Kapillarbereich zu keiner Verengung kommt, so leugnet NAGEL die Bedeutung der Perizyten für die Kapillarverengung; das Kapillarvolumen wird seiner Meinung nach hauptsächlich von der Größe bzw. Quellung der Endothelien beherrscht.

In diesem Zusammenhang sind auch die Arbeiten von NIESSING[2] zu nennen: Träufelt man z. B. Azetylcholin auf das Mesenterium eines Meerschweinchens, so kommt es zu einem Erschlaffen des Netzes unter Weiterstellung der Maschen. Adrenalin hat den gegenteiligen Effekt; bei der Verdichtung des Zytoplasmas, die sich in Verdickung und Verkürzung des Zelleibes äußert, verkleinern sich die Kerne — offenbar unter Wasserabgabe —, und umgekehrt kann sich ihr Volumen bis auf das Fünf- bis Sechsfache erhöhen, ohne dabei eine irreversible Schädigung zu erfahren. *Jedenfalls beweisen alle diese Befunde, daß beim Kapillarreiz Austauschvorgänge zwischen Kern und Zytoplasma stattfinden, die bald zu einer Vergrößerung, bald zu einer Verkleinerung des Kernes führen und insofern das Kapillarlumen beeinflussen.*

Es erschiene mir für die Auffassung mancher pathologischer Geschehnisse sehr aufschlußreich, wenn man sich im Sinne einer Permeabilitätsstörung mehr für das gegenseitige Verhältnis zwischen Kern und Protoplasma interessieren würde, denn die Kerne repräsentieren die Stellen in unserem Organismus, wo sich nur Nukleoproteide finden. Die Tatsache, daß die Grundstruktur Base-Kohlehydrat-Phosphorsäure, die man als die „Nukleotidstruktur" bezeichnet, im Chromatin, in den Virusarten und in den Enzymen auftritt, führt natürlich zu der Vermutung, daß in diesen komplizierten Verbindungen besondere Reaktionsmöglichkeiten liegen und daß mit der Erforschung ihres Stoffwechsels tiefere Erkenntnisse gewonnen werden könnten. EDLBACHER[3] stellt sich in dem Sinne vor, daß auch ein Großteil der Enzyme, die ja auch vielfach Nukleotidstruktur besitzen,

---

[1] CLARK: Anat. Rec. (Am.) 11, 205 (1916).
[2] NIESSING: Z. Zellforsch. usw. 28, 239 (1938).
[3] EDLBACHER: Schweiz. med. Wschr. 1944, 251.

ebenfalls im Zellzentrum gebildet wird und dadurch die Kernfunktion als wichtigster Punkt der Lebensvorgänge zu betrachten sei. Daß eine solche räumliche Trennung in der Zelle überhaupt möglich ist, ist ganz sicher auf die Gegenwart einer trennenden Membran zu beziehen; damit stößt man immer wieder auf die alte Erfahrung, daß überall, wo Bewegungen von Substanzen nach dem Inneren der Zelle oder außerhalb derselben stattfinden, man auf Permeabilitätsprobleme stößt, doch würde man sich irren, wenn man meinte, daß die Permeabilität für ein und dieselbe Substanz eine konstante Größe darstellt. Es muß im Gegenteil Schwankungen geben, die sich abhängig zeigen von den täglichen Erfordernissen, ja bei näherer Betrachtung erweist sich dies sogar als eine *physiologische Notwendigkeit;* man braucht sich nur an die arbeitende Zelle zu erinnern, die natürlich mehr Nährmaterial als die ruhende benötigt, und das, was vom Zytoplasma gilt, muß selbstverständlich auch vom Kern angenommen werden.

Da man im Kapillarbereiche schon *unter physiologischen Bedingungen* mit Größenunterschieden der Kerne und des Zytoplasmas zu rechnen hat, erscheint die Annahme nicht abwegig, *Gleiches,* sogar in erhöhtem Maße, *auch für pathologisches Geschehen gelten zu lassen;* dort mag es vielleicht eine vorübergehende Erscheinung sein, unter krankhaften Bedingungen kann die Vergrößerung der Zelle einschließlich des Kernes *zum Dauerzustand* werden. Tatsächlich *sieht man bei den meisten akuten Nephritiden, vor allem im Bereiche des Glomerulus, nicht nur eine Vermehrung, sondern auch eine Größenzunahme der Endothelien;* diesen beiden Veränderungen ist es wohl zuzuschreiben, wenn viele Pathologen die akute Nephritis als *Glomerulitis* bezeichnen und dabei auf den Kernreichtum der Glomeruli verweisen. Parallel zu diesem Geschehen entwickelt sich auch eine Verdickung der Kapillarwand. Oft werden davon nicht nur die Kapillarschlingen betroffen, sondern auch das viszerale Blatt der Bowmanschen Kapsel; erfährt sie eine Schädigung, so reagiert sie ebenfalls mit einer Zellvermehrung, sowie mit einer Quellung der Membrana propria.

Was den Blutreichtum der glomerularen Kapillaren anbelangt, so gehen die Meinungen auseinander. Diese Frage ist deswegen aktuell geworden, weil VOLHARD,[1] der bekanntlich den Standpunkt vertritt, daß das Auslösende der akuten Nephritis ein Gefäßkrampf sei, in der Blutleere einen Beweis seiner Lehre zu sehen glaubt. FAHR[2] tritt der Spasmenlehre entgegen und bildet in seiner bekannten Zusammenstellung zur Bekräftigung seiner eigenen Ansicht eine Reihe von Glomeruli bei akuten Nephritiden ab, deren Kapillaren reichlich mit roten Blutkörperchen erfüllt waren; wahrscheinlich hängt diese Differenz von dem jeweiligen Reizungszustand und von der Dauer der Schädigung ab; im Anfang steht bei jeder Reizung bzw. Schädigung die Hyperämie im Vordergrunde, erst später kommt es dann zur Stase und Quellung der Endothelien.

Auf die biologische Veränderung, die einzutreten pflegt, wenn die Kapillare von einer Läsion erfaßt wird, bin ich schon des öfteren zu sprechen gekommen; bald früher, bald später, hauptsächlich aber abhängig von der Intensität der Schädigung, büßt die Kapillarwand ihren semipermeablen Charakter ein und wird für Bluteiweißkörper durchlässig; *dieser Vorgang ist sogar histologisch an den lädierten Glomeruluskapillaren zu beobachten;* wird Nierengewebe einer akuten

---

[1] VOLHARD: Handbuch der inneren Medizin, Bd. VI/2, S. 372. 1931.
[2] FAHR: Handbuch der pathologischen Anatomie, Bd. VI/1, S. 807. 1935.

Nephritis entsprechend vorbehandelt, so bereitet es keine Schwierigkeit, innerhalb des Bowmanschen Raumes Eiweißgerinnsel nachzuweisen; sowie es — histologisch betrachtet — verschiedene Grade einer Kapillarschädigung gibt, so ergeben sich auch Unterschiede bezüglich der Eiweißgerinnsel; es wäre wünschenswert, wenn man, ähnlich wie im Pleuraraum, zwischen Transsudat und Exsudat unterscheiden könnte, doch ist dies vorläufig Zukunftsmusik. Leider läßt uns da auch das Haitinger-Verfahren völlig im Stich; ein unbedingter Parallelismus zwischen den histologisch nachweisbaren Veränderungen und den Schädigungen, die sich funktionell beurteilen lassen, besteht anscheinend nicht; so läßt manchmal — und das ist besonders gut an der Niere zu beobachten — die zellige Reaktion eine schwere Veränderung vermuten, während sich der Eiweißdurchtritt nur innerhalb bescheidener Grenzen bewegt.

Als ein weiteres Kriterium, das uns sowohl über die funktionelle als auch morphologische Beschaffenheit der Kapillare — im besonderen der Glomeruli — Auskunft gibt, kann die *Dicke der Kapillarmembran* verwertet werden; unter normalen Bedingungen ist die Kapillarmembran kaum zu sehen; meist gibt sie sich — wenigstens am Querschnitt betrachtet — als ein einfach konturierter Ring, dem bald außen, bald innen ein Kern anlagert; *ist dagegen die Kapillare von einer Schädigung betroffen, so erscheint die Kapillarwand meist verdickt;* am Querschnitt zeigt sie sich als ein *doppelkonturierter Ring;* die Verbreiterung der Kapillarmembran ist wohl auf Einlagerung von Eiweißkörpern zu beziehen. Unter ganz ungünstigen Bedingungen kann die Kapillarmembran einreißen, so daß es jetzt zu einer Kommunikation zwischen Glomeruluskapillare und Bowmanschem Kapselraum kommt; finden sich außerhalb des Kapillarlumens Erythrozyten und Leukozyten, so ist dafür nicht nur ein Zerreißen der Kapillarwand verantwortlich zu machen, eine geschädigte Kapillarwand kann auch unabhängig von bleibenden Einrissen für korpuskuläre Elemente (weiße und rote Blutkörperchen) durchlässig werden; jedenfalls setzt auch dies eine Beeinträchtigung der normalen Permeabilität voraus.

Ähnliche Veränderungen, wie sie an den Glomerulusschlingen zu sehen sind, gelangen manchmal auch am Vas afferens zur Beobachtung; zugunsten einer Schädigung hierselbst kann Kernvermehrung und das sogenannte Ringödem verwertet werden. CORONINI[1] sah bei akuten Nephritiden eine umschriebene Quellung der Wand, und zwar vorwiegend an der Stelle, wo das Vas afferens in den Knäuel eintritt; hier liegen jene Elemente, die schon unter physiologischen Bedingungen quellen und so die Blutzufuhr zum Glomerulus regulieren. Bezüglich des Blutgehaltes gibt es auch hier Meinungsverschiedenheiten; VOLHARD legt auf einen Spasmus, besonders im Bereiche des Vas afferens, Wert; demgegenüber berichtet FAHR,[2] daß ihm eine ganze Reihe von akuten Nephritiden bekannt sei, wo auch das Vas afferens mit Blut strotzend gefüllt war.

Im Anfangsstadium der akuten Nephritis ist der Glomerulus am stärksten betroffen, allmählich teilt sich die Schädigung auch dem tubulären Apparat mit; im Bereiche der Kapillaren, die zu den Tubuli ziehen, kommt es zu einer Erweiterung mit nachfolgender Permeabilitätsstörung, außerdem erscheinen die interstitiellen Spalträume stark verbreitert, was um so auffälliger ist, als

---

[1] CORONINI: Virchows Arch. **300**, 594 (1937).
[2] FAHR: Handbuch der pathologischen Anatomie, Bd. VI, S. 865. 1934.

diese Räume unter normalen Bedingungen kaum zu erkennen sind. Wir sehen also ähnliche Verhältnisse wie in der erkrankten Leber, wo sich die Disseschen Räume unter normalen Bedingungen fast der Beobachtung entziehen, dagegen unter pathologischen Bedingungen Eiweißgerinnsel in den erweiterten Räumen zeigen. Selbst wenn die Glomeruli infolge Quellung und Zellvermehrung fast völlig verschlossen sind, ist von einer ausgesprochenen Ischämie im Bereiche der Tubuli vielfach nichts zu bemerken; vermutlich erfolgt jetzt die Ernährung vorzugsweise auf dem Umwege über die paraglomerularen Kapillaren. In Fällen, wo sich doch schwere Veränderungen an den Tubuli zeigen, war ich bemüht, Endothelverdickungen und Quellungen an den Vasa rectae verae zu finden, doch stößt man hier auf Schwierigkeiten, weil es oft nicht leicht ist, zu entscheiden, ob der bewußte Querschnitt dem absteigenden Schenkel einer Henleschen Schleife entspricht oder einer Kapillare mit vermehrten und gequollenen Endothelien. Jedenfalls können im Verlaufe der akuten Nephritis auch die Tubuli schweren Schaden erleiden, denn an den Epithelien zeigen sich gelegentlich ähnliche Bilder, wie ich sie in der Leber im Rahmen der akuten Hepatitis beschrieben habe. *So sehen wir auch bei der akuten Nephritis im Bereiche der Hauptstücke Schwellung, Desquamation und tropfige Degeneration;* oft allerdings zeigen die Tubuli gar nichts Atypisches, und doch ist der Patient an Niereninsuffizienz zugrunde gegangen. Schwierig ist die Frage zu beantworten, ob die Ablösung der Tubulusepithelien von der Basalmembran etwas Pathologisches bedeutet oder ob es sich nur um eine postmortale Veränderung handelt. Manchmal hat man den Eindruck, als ob das aus den Kapillaren ausgetretene Eiweiß dafür verantwortlich zu machen sei, aber generell läßt sich das nicht behaupten.

Makroskopisch betrachtet ist das Anfangsstadium der akuten Nephritis nicht immer leicht zu erkennen; in dem Sinne fällt es manchmal auch dem pathologischen Anatomen schwer, auf Grund einer bloßen Besichtigung die Diagnose einer akuten Nephritis zu stellen; dasselbe gilt auch von der Beurteilung der akuten Hepatitis. Die Niere ist groß, die Oberfläche glatt, die Nierenkapsel leicht gespannt und gut ablösbar; die blasse Rinde hebt sich von der gewöhnlich dünkler gefärbten Markschicht deutlich ab; nur punktförmige Blutungen an der Nierenoberfläche — eventuell auch am Durchschnitt erkennbar — gestatten dem Prosektor die richtige Diagnose. Besonders fällt der hohe Flüssigkeitsgehalt der Niere auf, weswegen nicht selten das Parenchym auf der Schnittfläche über die Kapsel vorspringt. Obwohl man sich auf genaue Analysen kaum verlassen kann, habe ich doch entsprechende chemische Untersuchungen bei der akuten Nephritis durchführen lassen; die dabei erhobenen Zahlen bestätigen vieles, was wir auch bei der experimentellen akuten Hepatitis nachweisen konnten. Die Niere bei der akuten Nephritis ist außerordentlich wasserreich und enthält reichlich Eiweiß; das Gewebe hat Kalium und Phosphate eingebüßt, dafür *aber Kochsalz aufgenommen.*

Tabelle 56. *Umrechnung auf 100 g frisches Organ.*

	Trocken-substanz %	Asche %	Wasser-gehalt %	Gesamt-N %	Eiweiß %	Na	K	Ca	Cl	P
Normale Niere.....	29,6	1,70	70,4	2,53	14,6	89	310	11	199	25
Akute Nephritis ...	21,4	1,24	78,6	2,7	26,4	132	250	14	301	18

Der Eiweißreichtum der akut geschädigten Niere, auf den wir zunächst an Hand chemischer Methoden aufmerksam wurden, läßt sich auch mikroskopisch erkennen, besonders wenn man sich des Haitingerschen Verfahrens bedient. Thiazinrot reagiert mit Plasmaeiweiß und zeigt dann im Ultralicht einen rotbraunen Ton; überall, wo sich Plasmaeiweiß innerhalb eines Gewebes angesammelt hat, läßt sich dasselbe im Fluoreszenzmikroskop durch Rotbraunfärbung erkennen. Prüft man mit dieser Methode eine akute Nephritis, so erscheint fast das ganze Gewebe rötlich imbibiert; es gilt dies nicht nur vom Ei-

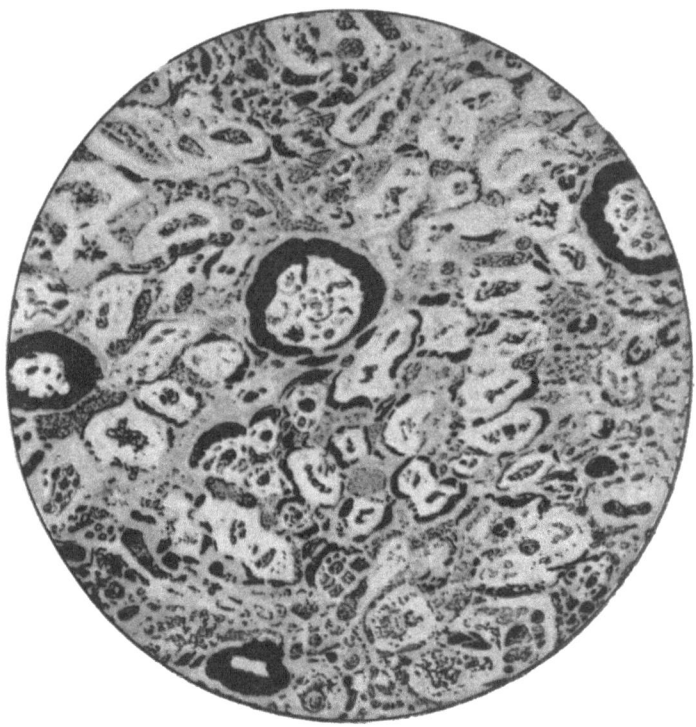

Abb. 119. Normale Niere. Nach HAITINGER gefärbt (Methode III).

weiß, das sich innerhalb der Bowmanschen Kapsel findet, sondern von mehr oder weniger allen Anteilen; fast gewinnt man den Eindruck, *als wäre das ganze Nierengewebe von Plasmaeiweiß durchsetzt* (Abb. 119 und 120).

Das Anfangsstadium der akuten Nephritis kann entweder vollkommen zurücktreten, so daß nach kurzer Zeit morphologisch als auch klinisch nichts mehr von einer Nierenschädigung zu bemerken ist, oder die Läsion macht weitere Fortschritte, besonders dann, wenn die Ursache der Nierenläsion unverändert weiterbesteht.

Das endliche Schicksal der Nierenläsion hängt jetzt ganz von der Widerstandskraft bzw. Reaktionsfähigkeit des erkrankten Organismus ab. Haben wir es mit einem sonst gesunden Menschen zu tun, so setzt sich die Niere mit entsprechenden Gegenmaßnahmen durch zelluläre Reaktion im Sinne einer defensiven

Entzündung zur Wehr oder der Schaden hat zum Untergang der Niere geführt. Dort, wo die erkrankte Niere über entsprechende zelluläre Maßnahmen verfügt, zeigt sich anatomisch das typische Bild der akuten Glomerulitis.

Gelegentlich ist von dem Schaden besonders das *Nierenmark* betroffen; es kommt zunächst zu einer *Kapillarquellung im Bereiche der resorptiven Glomeruli;* auch diese Schädigung kann wieder zurücktreten oder fortschreiten und dann zu ähnlichen zellulären Veränderungen Anlaß geben wie im *filtrativen Glomerulus.* Die Anatomen kennen dieses Krankheitsbild besser als wir Kliniker und sprechen

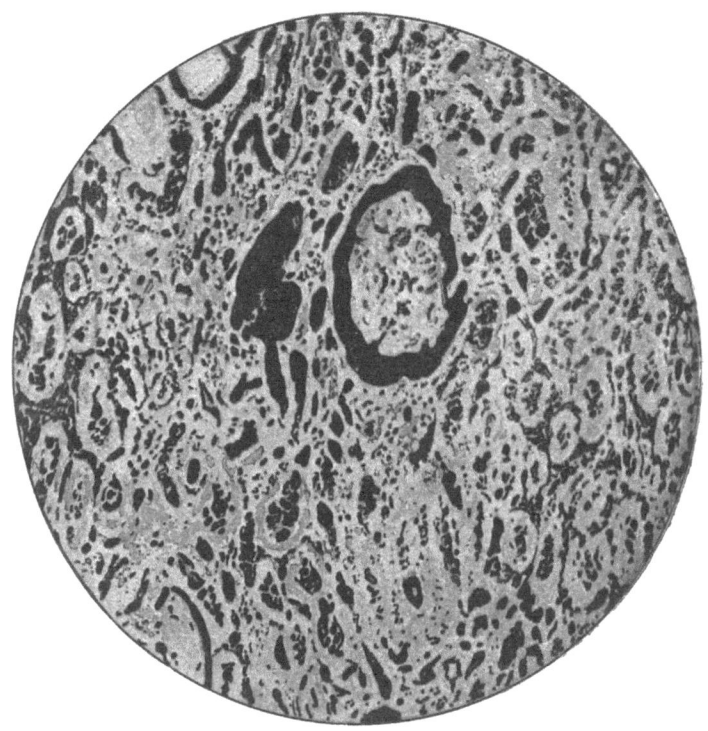

Abb. 120. Akute Nephritis. Nach HAITINGER gefärbt (Methode III).

gelegentlich — allerdings, wie ich glaube, mit Unrecht — von einer *aszendierenden Nephritis;* sicher gibt es Nierenschäden, die sich von einer Pyelitis herleiten, aber viel häufiger dürfte es sich um einen parenchymatösen Markschaden handeln, der primär weniger den Glomerulus erfaßt als den Markabschnitt.

FAHR anerkennt im Anschluß an Beobachtungen von KUCZYNSKI[1] das Krankheitsbild der sogenannten serös-exsudativen Glomerulonephritis; KUCZYNSKI hat ursprünglich von einer toxischen Schwellniere gesprochen und es als das allerfrüheste Stadium der Glomerulonephritis beschrieben; auf Grund eigener Beobachtungen handelt es sich hier um eine diffuse Kapillarschädigung der Niere;

---

[1] KUCZYNSKI: Virchows Arch. **234**, 300 (1921).

es sind nicht nur die Glomeruluskapillaren, sondern auch die Kapillaren, die die Tubuli versorgen, akut geschädigt. Gleichzeitig können auch die Wandungen der resorptiven Glomeruli beträchtliche Verdickungen aufweisen, so daß es manchmal, wie oben schon gesagt wurde, nicht leicht fällt, die Kapillaren mit den verdickten Wandungen und den vermehrten Endothelien von den Henleschen Schleifen zu unterscheiden; fast sieht es manchmal so aus, als würde es sich hier auch um eine *diffuse Albuminurie ins Nierengewebe* handeln; ich sehe das Unterschiedliche der serös-exsudativen Form gegenüber der gewöhnlichen Glomerulitis nur in der trägen zellulären Gegenregulation.

Die anatomischen Glomerulusveränderungen, die der akuten Nephritis eigen sind, können bei der Heilung restlos verschwinden, und damit stellt sich meist wieder der semipermeable Charakter der Kapillarwandungen ein. Kommt es nicht zur Ausheilung, so ergeben sich daraus zwei extreme Möglichkeiten: Tod oder Übergang zur chronischen Nephritis.

Ein wichtiger Befund bei der akuten Glomerulitis ist die *Verdickung der Kapillarwand;* sie ist nicht nur auf eine Imbibition von Wasser, sondern sicher auch auf eine Eiweißeinlagerung zu beziehen — Kapillaritis serosa; die schwersten derartigen Veränderungen haben wir bei der experimentellen Masugi-Nephritis gesehen. Wenn das entsprechende nephrotoxische Serum in größeren Mengen verabfolgt wird, so gestaltet sich die Kapillarverdickung besonders stark; histologisch erinnert das Bild manchmal sogar an das Bild einer *Amyloidose,* zum mindesten an die *Hyalinose;* daß ähnliche Veränderungen bei der gesunden Maus auch durch Injektion von Nutrose oder durch Verfütterung größerer Kaseinmengen erzielt werden können, wird uns noch später beschäftigen; jedenfalls spricht vieles dafür, daß *ein Gutteil der Kapillarwandverdickung auf einer Eiweißeinlagerung beruht.*

Wenn sich in den verdickten Glomeruluskapillaren Einlagerungen zeigen, die von den pathologischen Anatomen als *Hyalin* angesprochen werden, und diese Hyalinisierung größere Dimensionen angenommen, d. h. mehr oder weniger alle Glomeruli erfaßt hat, dann ist aus der akuten meist eine *chronische Nephritis* geworden; solche Kapillarveränderungen können wohl kaum mehr rückgängig gemacht werden, meist handelt es sich dabei bereits um den Anfang einer völligen Glomerulusverödung. Die Einlagerungen zeigen verschiedenerlei färberische Reaktionen. Zu sehr beachtlichen Ergebnissen gelangt man, wenn man den erkrankten Glomerulus nach der neuen Methode von HAITINGER färbt; vielleicht wird es einmal möglich sein, auf diese Weise zwischen jungem und älterem Bindegewebe zu unterscheiden; selbst das Amyloid stellt, nach dieser Methode betrachtet, keinen einheitlichen, d. h. gegenüber Thiazinrot stets gleich reagierenden Körper vor (HAITINGER und GEISER[1]). Was sich dabei chemisch abspielt, ist nicht zu übersehen, jedenfalls *kann sich auf dem Boden solcher Eiweißeinlagerungen allmählich auch derberes (also älteres) Bindegewebe entwickeln,* was schließlich auch einer Eiweißsubstanz entspricht. In dem Maße, wie dieser Umwandlungsprozeß weiterschreitet, flaut im Glomerulus der Kernreichtum — sonst ein sicheres Zeichen der akuten Nephritis — allmählich ab, und an Stelle des ehemaligen Glomerulus findet sich jetzt ein geschrumpftes, bindegewebiges Gebilde. Fast könnte man

---

[1] HAITINGER und GEISER: Virchows Arch. **312,** 116 (1944).

meinen, daß jetzt der Organismus jeden weiteren Kampf, durch zelluläre Gegenregulationen noch irgend etwas zu erreichen, aufgegeben hat, denn gegenüber der
bindegewebigen Umwandlung des in die Kapillarwand eingedrungenen Plasmas
ist selbst ein gesunder Organismus machtlos.

Ganz gleichmäßig setzt bei der subchronischen bzw. chronischen Nephritis
dieser Schrumpfungsprozeß nicht ein; man findet immer noch durchgängige
Schlingen; die Fortdauer einer chronischen Nephritis wäre auch sonst kaum zu
verstehen, denn jede vollständige Verödung eines Glomerulus müßte sonst zu
einer fortschreitenden Schädigung des betreffenden Nephrons führen. Im Bereiche jener Stellen, wo es noch zu keiner vollständigen Zerstörung gekommen
ist, bemüht sich der Organismus, durch Kompensationsvorgänge — derivatorische
Gefäße — manches wieder gutzumachen.

Bei der akuten Nephritis handelt es sich nicht nur um eine seröse Imbibition
der Kapillaren, besonders im Bereiche der Glomeruli, sondern auch der übrigen
Präkapillaren und größeren Gefäße; ja man kann noch weiter gehen und von
einer generalisierten serösen Imbibition des gesamten Gefäß- und Kapillarsystems sprechen; mit den gewöhnlichen färberischen Methoden tritt dies weniger
deutlich in Erscheinung, wohl aber, wenn man das Haitingersche Verfahren
verwendet.[1]

Sobald die Nephritis in ein ausgesprochen chronisches Stadium getreten ist,
entwickeln sich in den *Wandungen der kleinen Gefäße und Arterien*, vor allem der
Niere, schwere Veränderungen; vermutlich handelt es sich dabei um eine bindegewebige Umwandlung des in die Kapillarwand eingedrungenen Plasmas;
gleiches gilt vom Eiweiß, das sich in die Präkapillaren oder in die größeren Gefäße
eingelagert hat; der Prozeß der Eiweißinkrustation ist gelegentlich noch reversibel,
so daß es zu keinerlei *bleibenden*, anatomisch nachweisbaren Veränderungen
kommen muß. Hält aber die Schädigung länger an und wirkt sie sich besonders
im Gefäßapparat intensiv aus, so kommt es zu dauernden Schäden; es ist dies
entweder die *hyaline Degeneration* oder die sogenannte *Intimahyperplasie*, an der
nicht nur das Endothel, sondern auch die subendotheliale Grundsubstanz beteiligt ist. Wahrscheinlich geht dem Vorgang der hyalinen Degeneration eine Auflockerung der innersten Gefäßwandschichten voraus; die feste, fast spaltenfreie
Beschaffenheit der Gefäßwand geht in den Zustand eines lockeren, poren-
oder saftspaltenhaltigen Schwammes über. HUECK,[2] dem wir auf diesem Gebiete
viel Aufklärung verdanken, äußert sich über die Entstehung dieses Zustandes
folgendermaßen: „Ich kann mich nicht dem Eindruck entziehen, daß bei dem
ganzen Vorgang die Masse anfangs eine mehr flüssig-weiche Materie darstellt,
die von den innersten Schichten nach außen ‚fließen‘ kann, also wohl vom Blutstrom aus in die Gefäßwand gelangt.‟

Im Rahmen der Intimahyperplasie kommt es in den Gefäßen zur Bildung
neu entstandener *elastischer Lamellen und Fasern;* als zweite Form der Intimaverdickung findet sich eine Verbreiterung der Zone, die zwischen Endothel und
Grenzmembran gelegen ist; es handelt sich dabei um eine *mukoide Verquellung*
und Vermehrung der subendothelialen Grundsubstanz.

---

[1] HAITINGER: Fluoreszenz-Mikroskopie. Leipzig. 1938.
[2] HUECK: Morphologische Pathologie **1937**, 23.

Vergleicht man die Veränderungen, wie sie an den größeren Gefäßen zu sehen sind, mit jenen an den Kapillaren, so zeigt sich hier und dort dasselbe; unter beiden Bedingungen kommt es zu einer geschädigten Permeabilität, die dann zu einer Eiweißeinlagerung führt; in dem einen Fall ist die Schranke zwischen Blut und Gefäßmuskulatur durchbrochen, in dem anderen die Schranke zu den Parenchymzellen. Normalerweise bewegt sich durch beiderlei Barrieren nur Gewebsflüssigkeit, die unserer Ansicht nach dem Blutwasser entspricht; unter krankhaften Bedingungen benützen aber die Eiweißkörper des Plasmas denselben Weg wie die Gewebsflüssigkeit. Ist Eiweiß in größere Gefäße eingedrungen, so ist es hier leicht nachweisbar; dasselbe gilt auch von Kapillarwandungen; die Verdickung, die den Gefäßquerschnitt doppelkonturiert erkennen läßt, ist ebenfalls auf Eiweißeinlagerung zurückzuführen; auch hier bewährt sich das Verfahren von HAITINGER, durch das man die Eiweißnatur der eingedrungenen Massen leicht sicherstellen kann.

Die seröse Kapillaritis sowie das ins Interstitium übergetretene Eiweiß verhindern den *normalen inneren Kreislauf,* der nicht nur das Parenchym, sondern auch die Gefäßwände mit Nahrung zu versorgen hat; man kann sich vorstellen, daß unter günstigen Umständen das Eiweiß aus dem Interstitium wieder herausfindet, unter ungünstigen aber liegenbleibt; einmal liegengebliebenes Eiweiß erfährt ein verschiedenes Schicksal. *Ein Gutteil des atypisch gelagerten Plasmas wird von den Bindegewebsfasern und den Epithelzellen aufgenommen;* zunächst quellen die Gitterfasern, später auch das derbere interstitielle Bindegewebe; wenn Eiweiß in eine Epithelzelle eingedrungen ist, kommt es auch hier zu Veränderungen; sie erinnern in ihren Anfangsstadien außerordentlich an die „trübe Schwellung"; Bindegewebsfasern als auch Epithelzellen dürften das eingedrungene Eiweiß wohl auf fermentativem Wege einer Verdauung zuführen. Warum es den einzelnen Gebilden gelingt, das Eiweiß einmal rasch zu beseitigen, ein andermal aber nur sehr langsam, beinhaltet eine Frage, die wahrscheinlich mit dem Problem der allgemeinen Abwehrreaktion des Organismus in Zusammenhang steht. Je länger das Eiweiß unverändert im Interstitium liegenbleibt, desto mehr muß man mit der Möglichkeit einer *Umwandlung in Bindegewebe* rechnen; eine besonders stark ausgeprägte *Sklerosierung* findet sich sehr oft im Bereiche des *Nierenmarkes.*

Färbt man das Gewebe einer chronischen Nephritis, die die verschiedensten Grade von Sklerosierung darbietet, nach dem Haitinger-Verfahren, so weist das Bindegewebe große Farbenunterschiede auf: manche Partien erscheinen gelb, andere grün, blau oder violett; damit ist aber die Farbenskala noch lange nicht erschöpft. Es ist verlockend, vielleicht Vergleiche anzustellen zwischen dem, was sich durch das Haitinger-Verfahren färberisch erfassen läßt, und den chemischen Vorgängen, die sich z. B. in einer Kapillarwand abspielen, wenn sie akut quillt oder gar sklerosiert.

Das Ursprüngliche in der Eiweißstruktur sind die langen Fäden, die sich mit benachbarten, wie die Sprossen (Mizellen) in einer langen Leiter, zu einem bald lockeren, bald festeren Balkenwerk zusammenfügen. In dem Maße, als sich die Sprossen vermehren und das Gefüge fester wird, wird allmählich aus der Leiter ein Brett. Mit einem solchen Vergleich nimmt die Vorstellung eines allmählichen Überganges vom Sol- zum Gelzustand greifbare Formen an. Doch darf man sich nicht vorstellen, daß es bei diesem Vorgange der Umwandlung einer Leiter zum Brett nur um ein eindimensionales Geschehen handelt, denn aus einer Leiter kann es auf dem Umwege über das Brett durch neue Einlagerung schließlich auch zur Bildung eines Balkens, wenn nicht sogar zu einer noch dichteren bzw. dreidimensionalen Form kommen.

Wenn man diesen Vergleich ins *Biologische* überträgt, dann könnte man sich vorstellen, daß die *normale Kapillarwand* vielleicht einem Mittelding zwischen Leiter und Brett entspricht; es finden sich noch immer Lücken, die das gewöhnliche Blutwasser durchtreten lassen, nicht aber größere Moleküle und am wenigsten flüssige Eiweißkörper, die bekanntlich Sphäroiden entsprechen. *Abweichungen ins Pathologische* können an Hand des eben skizzierten Schemas verschiedenartig vonstatten gehen. Entweder brechen die einzelnen Mizellen aus, so daß größere Lücken in dem Gebälke entstehen, oder die einzelnen Sprossen gehen Veränderungen ein; in dem Maße, als sie quellen, nähert sich das Gefüge wieder mehr dem halbfesten bzw. flüssigen Zustande und setzt dadurch dem Übertritt von größeren Molekülen — wie z. B. auch den flüssigen Eiweißkörpern — geringeren Widerstand entgegen. Das Übertreten von Eiweiß in die halbfesten Membranen bringt wieder die Gefahr mit sich, daß das mehr oder weniger lockere Gefüge, das der Kapillarmembran entspricht, zum Brett, wenn nicht sogar zum Balken wird und so Verhältnisse schafft, die vielleicht jede Permeabilität verhindern.

Ich halte es für möglich, daß der jeweilige, bald dichtere, bald mehr lockere Zustand einer Membran sich nach dem Haitinger-Verfahren verschieden erfassen läßt. Je mehr sich das Bindegewebe der Balkenstruktur des synäretischen Eiweißmoleküls nähert, desto deutlicher tritt das mikroskopisch betrachtete Gewebe als festes Gefüge in Erscheinung und kann schließlich mit Fuchsin sogar rot reagieren. *Bindegewebe ist sicher kein einheitlicher Körper, sondern ein modellierbares Gebilde; von der jeweiligen Beschaffenheit dürfte es abhängen, ob sich im Rahmen solcher verwandelbarer Membranen die Permeabilität günstig oder ungünstig gestaltet.*

Die Zahl der Ärzte, die in der akuten Nephritis nicht nur eine Schädigung des Nierenparenchyms erblicken, vielmehr darin den *Ausdruck einer allgemeinen Kapillarschädigung* sehen, ist nicht gering; ich möchte mich dieser Ansicht in vieler Beziehung anschließen, denn ähnliche Veränderungen, wie man sie im Glomerulus sieht, findet man an vielen Stellen des an Nephritis erkrankten Organismus. So läßt sich z. B. das *Ödem*, die so häufige Begleiterscheinung der akuten Nephritis — wie ich es im allgemeinen Teil bereits dargestellt habe —, ganz sicher auf eine *Permeabilitätsstörung der Hautkapillaren* beziehen, denn weder venöse Drucksteigerung noch eine Überschwemmung des gesunden Organismus mit Wasser und Kochsalz führt zu jener rasch einsetzenden Wasserretention, die eine so häufige Begleiterscheinung gerade der akuten Nephritis darstellt; *entscheidend ist immer erst die hinzutretende Kapillarläsion.* Wenn von mancher Seite darauf hingewiesen wird, daß sich morphologisch an den peripheren Kapillaren beim renalen Ödem nichts Krankhaftes nachweisen läßt, so kann dies keineswegs als Gegenargument angeführt werden, nachdem *nicht jede funktionelle Benachteiligung eines Gewebes unbedingt von einer histo-*

logisch nachweisbaren Veränderung begleitet sein muß; ein solcher Standpunkt ist um so mehr zu vertreten, da selbst ein Morphologe, wie z. B. Rössle, betont, daß *die Schädigung der Kapillarwand, die zu einer krankhaften Durchlässigkeit führt, nicht unbedingt sichtbar sein muß.*

Im Sinne einer Kapillarschädigung bzw. Eiweißüberschwemmung — also einer **Kapillaritis serosa** — möchte ich auch das *Lungenödem* und die *Eklampsie* gedeutet wissen, beides Symptome, die sich oft zu einer akuten Nephritis hinzugesellen, wobei ich noch hinzufügen möchte, daß speziell das Lungenödem

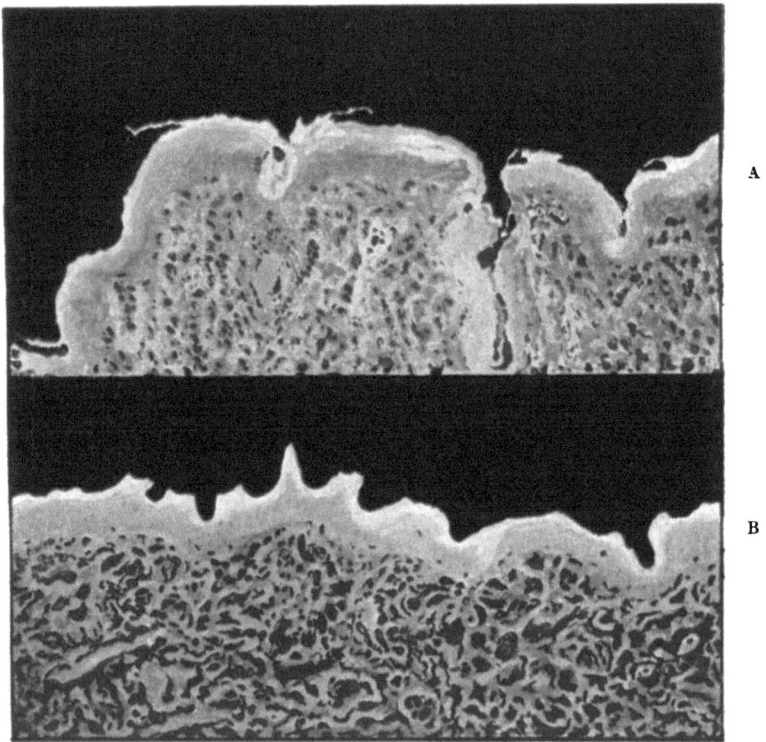

Abb. 121. A Akutes Stadium eines Hautödems bei Nephritis. B Normale Haut. Nach Haitinger (Methode III).

und der beiderseitige Hydrothorax bei vielen akuten Nephritiden oft schon vor dem Auftreten der renalen Albuminurie zu beobachten sind, also zu einer Zeit. wo man gewohnheitsmäßig noch gar nicht an den Ausbruch einer akuten Nephritis denkt.

Bietet sich Gelegenheit, bei einer akuten Nephritis die Kapillaren der unterschiedlichen Gewebe histologisch zu untersuchen, besonders wenn man sie in Carnoyscher Flüssigkeit fixiert hat, so ergeben sich mehr oder weniger überall Anhaltspunkte, an eine Kapillarschädigung zu denken.

Die Abb. 121 zeigt eine ödematöse Haut, die gelegentlich einer akuten Nephritis exzidiert und nach Fixation in Carnoyscher Flüssigkeit dem Haitinger-Verfahren unterzogen wurde. Die ödematöse Haut zeigt einen rötlichen

Farbenton, der dem Plasmaeiweiß eigen ist; wir haben aus der ödematösen Haut Flüssigkeit gewonnen; sie enthielt 1% Eiweiß. Als Gegenstück ist darunter eine normale Hautpartie zur Darstellung gebracht, die ebenfalls nach dem Haitinger-Verfahren behandelt wurde. Die Albuminurie ins Hautgewebe, bzw. die Kapillar-schädigung ist damit für die akute Nephritis wohl in eindeutiger Weise sicher-gestellt. Ähnliche Bilder erhält man, wenn man die Haut bei einer „Nephrose" oder bei einer akuten Sklerodermie untersucht.

Überblickt man die verschiedenen Veränderungen, wie sie sich im Verlaufe einer akuten Nephritis entwickeln, so sehen wir *überall Schädigungen der kapillären Permeabilität und damit einhergehend eine „Albuminurie in die verschiedensten Gewebe". Im Vordergrund steht meist die Eiweißimbibition der Niere.*

Beschränkt man sich nicht nur auf das Krankheitsbild der akuten Nephritis, sondern berücksichtigt auch die *Kapillarschäden, wie man sie im Verlaufe schwerer akuter Infekte bzw. Vergiftungen* beobachten kann, so ergeben sich *fließende Über-gänge* zur akuten Nephritis. Überall, unter anderem auch in der Niere, zeigen sich Kapillarverdickungen; fast könnte man daraufhin die Frage aufwerfen, ob nicht so manche „febrile" oder „toxische" Albuminurie bereits zur „Nephritis" gezählt werden muß. Das Entscheidende sieht der Morphologe bei der akuten Nephritis in der besonderen Beteiligung der Endothelien und in der Reaktion der adventitiellen Zellen innerhalb der Glomeruli; der Kliniker dagegen legt das Schwergewicht auf die begleitenden Symptome einer renalen Albumin-urie; vor allem auf die Blutdrucksteigerung, das Hautödem, das spezifische Gewicht des Harnes und die Hämaturie. Wir Kliniker glauben an fließende Übergänge der febrilen Albuminurie zur akuten Nephritis; wenn wir gelegentlich mit den Morphologen nicht derselben Meinung sind, so liegt das anscheinend an der atypischen Gewebsreaktion der unterschiedlichen Patienten. Dort, wo die Niere keine entsprechende defensive Zellabwehr entwickelt, haben wir es, ähnlich wie bei der Avitaminose, mit einem anergischen Zustande zu tun, so daß es anatomisch nur bei einer „parenchymatösen Degeneration" bleibt, obwohl sich das Krankheitsbild für uns Kliniker kaum von einer gewöhnlichen Nephritis unterscheidet.

Da mit Sicherheit angenommen werden kann, daß es sich *bei der akuten Nephritis um eine Schädigung fast aller Kapillaren* handelt, darf man sich auch darüber nicht wundern, wenn sich manche Kapillarläsion an dieser oder jener Stelle früher bemerkbar macht als in der Niere selbst; dementsprechend braucht sich auch die *renale Albuminurie*, sonst das verläßlichste Symptom einer Nieren-schädigung, nicht gleich von Anfang an bemerkbar machen, selbst wenn bereits Ödeme und Blutdrucksteigerung in Erscheinung getreten sind. Auch das Um-gekehrte kommt vor; findet sich z. B. eine starke Albuminurie, aber keine Neigung zu Ödemen, so dürften hier die Nierenkapillaren mehr Schaden erlitten haben als die Kapillaren an der Peripherie. Vertritt man einen solchen Standpunkt, dann wird uns auch die sogenannte *interstitielle oder die Marknephritis* verständ-lich, ebenso das Krankheitsbild: Nephritis sine albuminuria.

Viele Autoren, ihnen voran VOLHARD,[1] sehen die Ursache der akuten Ne-phritis weniger in einer serösen Kapillarschädigung (Kapillaritis serosa), als viel-

---

[1] VOLHARD: Handbuch der inneren Medizin, Bd. II, S. 1183. 1931.

mehr in einem *funktionellen Spasmus der Glomeruluskapillaren;* dieser Spasmus
soll dann erst sekundär jene organischen Veränderungen nach sich ziehen, die
für die akute Nierenentzündung so typisch sind. Nachdem es meist keine besondere
Schwierigkeit bereitet, schon frühzeitig an den Kapillaren Wandverdickung bzw.
Quellung der Membran sowie Schwellung der Endothelkerne sicherzustellen, erübrigt es sich meines Erachtens, noch an irgendeine Art von Spasmus zu denken.
*Ich sehe daher das Wesentliche bei der akuten Nephritis in der Kapillarläsion, an
der sich oft nur die Niere, meist aber das ganze Kapillarsystem des großen Kreislaufes beteiligt.* Kommt es infolge der zellulären Reaktionen zu einer Verlegung
der Glomeruluskapillaren, dann ist die Blutversorgung des Nierenparenchyms
mehr gefährdet, als wenn es nur bei der Quellung der Kapillarmembranen
bleibt.

Der eigentlichen Glomerulitis bzw. Kapillaritis serosa kann ein Stadium
vorausgehen, in dem nur *Erweiterung bzw. Lähmung der Kapillaren,* speziell der
Glomeruli, im Vordergrund steht; es handelt sich aber dabei keineswegs um etwas
für die Nierenkapillaren Spezifisches, denn ein solches Lähmungsstadium kann bei
jeder Kapillarläsion auftreten. In dem Sinne darf es uns nicht wundern, wenn
der Anatom bei der histologischen Untersuchung einer akuten Nephritis bald mit
Erythrozyten gefüllte, bald wieder ganz leere Glomeruluskapillaren nachweisen
kann; das Entscheidende scheint mir der *Zeitpunkt* zu sein, in welchem Stadium
die akute Nephritis zur Obduktion gelangt.

Für Krankheitsprozesse der Niere, die entweder nur „*degenerativer*" Art
sind oder bei denen der „*entzündliche*" Charakter zweifelhaft ist, empfiehlt
F. Müller[1] die Bezeichnung *Nephrose.* Wir Kliniker sprechen hauptsächlich dann von einer Nephrose, wenn Ödeme, starke Albuminurie mit reichlicher
Sedimentbildung im Vordergrund stehen, während trotz langer Dauer der Krankheit der *Blutdruck* niedrig bleibt und auch die *Hämaturie* sich im Gegensatz zur
akuten Nephritis kaum bemerkbar macht; es gibt *fließende Übergänge zur febrilen Albuminurie,* wie sie im Verlaufe so mancher schweren Infektionen oder
Intoxikationen auch zu sehen ist. Der Anatom findet in geeigneten Fällen die
Glomeruli zwar ödematös geschwollen, aber frei von „endzündlichen" Erscheinungen
und insofern auch frei von Verengungen der Glomeruluskapillaren. Die Tubuli zeigen
dagegen merkwürdige Veränderungen, die vielfach einen typischen Charakter
annehmen; hier finden sich meist Zeichen der verschiedensten *Zelldegenerations-
formen;* dies war auch der Anlaß, warum man sogar von einer *tubulären Nephrose*
sprach. Man ging sogar noch um einen Schritt weiter und stellte Nephritis und
Nephrose in einen gewissen Gegensatz; *bei der Nephritis soll es sich um entzündliche Vorgänge vorwiegend der Glomeruli handeln, bei der Nephrose angeblich nur
um Degenerationen des Tubulusapparates;* dementsprechend soll auch die Albuminurie bei der Nephritis auf einer Glomerulusschädigung beruhen, während bei der
Nephrose das Eiweiß von den schadhaften Tubulusepithelien herrührt. *Diese
scharfe Gegenüberstellung der Nephrose zur Nephritis hatte immer etwas Unbe-
friedigendes,* was sich vielfach auch darin äußerte, daß dies nur zu oft zu Meinungsverschiedenheiten zwischen Klinik und Morphologie geführt hat. Wo der Arzt
auf Grund bestimmter Symptome zunächst an eine Nephrose dachte, fand der

---

[1] F. Müller: Veröff. Mil.san.wes., H. 65 (1917).

Anatom nur zu häufig das Bild einer gewöhnlichen Nephritis und umgekehrt; vielfach hatte das zur Folge, daß man mit dem Vorkommen *fließender Übergänge* rechnete und dementsprechend gelegentlich von einer *Nephritis mit nephrotischem Einschlag* sprach.

Die immer schon von manchen Morphologen erhobenen Zweifel, die nie an einen durchgreifenden Unterschied zwischen Nephritis und Nephrose glauben wollten, erfuhren eine Bestärkung, als sich unsere Kenntnis auf dem Gebiete der Nierenphysiologie erweiterte. Wenn es richtig ist, *daß alle im Harn nachweisbaren Substanzen schon im Glomerulusfiltrat enthalten sein müssen, dann muß auch das im pathologischen Harn nachweisbare Eiweiß bereits im Glomerulusfiltrat vorhanden gewesen sein.* Besteht diese Annahme zu Recht, *dann kann es keine tubuläre Albuminurie geben, sondern jede renale Eiweißausscheidung muß auf einer Permeabilitätsänderung der Glomeruluskapillaren beruhen.* Auf Grund solcher Überlegungen hat man nun bei den unterschiedlichen Nephrosen die Glomeruli untersucht und in der Bowmanschen Kapsel stets Eiweiß histologisch nachweisen können; dabei können die Kapillarschlingen völlig zart aussehen oder höchstens eine geringe Verdickung des Grundhäutchens aufweisen. Jedenfalls kam man erst allmählich zu der wichtigen Erkenntnis, daß ein Glomerulusschaden, der mit einer reichlichen Eiweißausscheidung antwortet, durchaus nicht immer mit *morphologisch nachweisbaren Veränderungen einhergehen muß.* Weil man auf morphologische Veränderungen als Maß einer Glomerulusschädigung viel zu großes Gewicht gelegt hatte, **lag die richtige Beurteilung des Krankheitsbildes Nephrose** die längste Zeit im argen. *Demnach ist die Nephrose, selbst wenn sich histologisch an den Glomeruluskapillaren nichts Atypisches erkennen läßt, doch eine Erkrankung des Glomerulus,* wie dies für die akute Nephritis niemals bezweifelt wurde. In diesem vermittelnden Sinne ist auch die Bezeichnung *Glomerulonephrose* gestattet.

Die „*degenerativen*" *Veränderungen*, wie man sie bei den typischen Nephrosen sieht, bestehen im wesentlichen in Umgestaltungen des Zellprotoplasmas, die bald als *trübe Schwellung*, bald als *albuminöse, hyaline oder fettige Entartung* bezeichnet wird; es kommt zum Auftreten von Körnchen, Tropfen und Schollen im Protoplasma, die sich oft auch färberisch unterscheiden. Zunächst hat man in diesen protoplasmatischen Umgestaltungen eine *Degeneration bzw. Entartung* vielleicht im Sinne einer Minderwertigkeit gesehen, jetzt weiß man, daß *das Sichtbarwerden dieser Tropfen nichts anderes bedeutet als das Vorkommen bestimmter Stoffe, wie Eiweiß, Glykogen, Fett usw., innerhalb der Nierenepithelien, die aber sonst unter normalen Bedingungen nicht zu sehen sind.*

Der ganze Fragekomplex der zellulären „Degeneration", im besonderen die Ansammlung gewisser atypischer Tröpfchen in den Tubulusepithelien speziell bei der Nephrose, trat zufolge der Arbeiten von Gerard und Cordier[1] in ein neues Stadium; als Untersuchungsobjekt diente ihnen die *Salamanderniere.* Zunächst muß daran erinnert werden, daß in der Amphibienniere *zwei Arten von Nephronen* vorkommen; die eine (die ventral und kranialwärts gelegene) kommuniziert mit der Leibeshöhle, während die andere nach Art der höheren Wirbeltiere gebaut ist, also keine offene Verbindung mit der Leibes-

---

[1] Gerard und Cordier: Arch. internat. Méd. expér. 8, 225 (1933).

höhle zeigt; injiziert man in die Leibeshöhle des Salamanders Farbstoffe verschiedener Teilchengröße (z. B. Tusche oder Preußischblau), so kommt es zu einer Speicherung nur in den Epithelien der *offenen Nephronen;* etwas Ähnliches ist an den *geschlossenen Nephronen* nicht zu sehen; man schloß daraus, daß dies einer *Speicherung in den Tubulusepithelien* entspricht. Eine solche Speicherung findet aber nur dann statt, wenn die Farbstoffe wirklich in das Lumen der offenen Harnkanälchen gelangen; den Hauptort einer solchen Rückresorption sehen die Autoren in den Tubuli contorti 1. Ordnung. Wird dagegen Karmin verwendet, das eine viel kleinere Teilchengröße besitzt und daher leichter aus der Bauchhöhle ins Blut diffundiert, so kommt es zu einer diffusen Speicherung des roten Farbstoffes, also zu einer Speicherung sowohl in den offenen als auch **in den** geschlossenen Nephronen. GERARD und CORDIER schlossen daraus, *daß eine Farbstoffspeicherung in den Tubulusepithelien nur dann stattfindet, wenn die Farbstoffe in das Lumen der offenen Tubuli gelangen.* LAMBERT und CAMBIER[1] haben diese Versuche insofern auf den menschlichen Organismus übertragen, daß sie einem Patienten mit Zystenniere 24 Stunden vor dem Tode Tusche und Trypanblau in die Niere injizierten; sie fanden auch hier eine typische Speicherung, aber nur in den Kanälchen, die mit der Zyste in offener Verbindung standen.

RANDERATH[2] modifizierte die Versuche von GERARD und CORDIER; er injizierte nicht hochmolekulare Farbstoffe in das Salamanderperitoneum, sondern Eiweiß; dabei **ergab** sich das merkwürdige Ergebnis, daß es zu einer *hyalintropfigen Eiweißspeicherung* nur in den Tubulusepithelien der offenen Nephronen kommt, bei völlig fehlenden Veränderungen an den Epithelien der geschlossenen Nephronen. Nichts lag daher näher, als den Schluß zu ziehen — und das tat RANDERATH —, *daß die beim Salamander erzeugte „hyalintropfige Entmischung" nur als* **der** *Ausdruck einer Rückresorption von Serumeiweißkörpern anzusehen sei,* die in das Lumen der offenen Nephronen aus der Leibeshöhle gelangt sind. Es ergab sich somit eine weitgehende Übereinstimmung zwischen den Farbstoffversuchen von GERARD und CORDIER und den Beobachtungen von RANDERATH: *Albumin und Globulin, also hochmolekulare Eiweißkörper, werden von den offenen Nephronen ebenso rückresorbiert wie Farbstoffe.* Niedrigmolekulare Eiweißkörper, wie z. B. Eiereiweiß und Polypeptide, werden ähnlich wie Karmin sowohl von den offenen **als auch** von den geschlossenen Tubuli gespeichert.

Die hyalintropfige Entmischung in der kranken Niere des Menschen hat man *zunächst als den Ausdruck einer atypischen Eiweißsekretion durch die Tubuli angesehen,* und war um so mehr auf diese Möglichkeit einer Eiweißabgabe eingestellt, weil man bekanntlich bei der typischen Nephrose an den Glomeruli kaum nennenswerte Veränderungen fand. Ganz im Gegenteil dazu darf man aber jetzt auf Grund der oben angeführten Versuche vielleicht auch für die Nephrose des Menschen annehmen, daß *das Vorkommen einer sogenannten hyalintropfigen Entmischung nur nach vorheriger glomerulärer Eiweißausscheidung stattfindet* und daher auch die Bezeichnung „hyalintropfige Degeneration" unrichtig ist und besser durch die Bezeichnung *„hyalintropfige Eiweißspeicherung"* ersetzt werden sollte. Die Beobachtungen RANDERATHs erscheinen mir auch deswegen so wichtig,

---

[1] LAMBERT und CAMBIER: Zieglers Beitr. **101**, 103 (1936).
[2] RANDERATH: Erg. Path. **32**, 91 (1937); Klin. Wschr. 1941, 281, 305.

weil sie beweisen, daß man nur dann von einer Speicherung durch Rückresorption sprechen darf, wenn sich Eiweiß im Tubulusinnern befindet; diese Beobachtung drängte dann zu der weiteren Vorstellung, daß das im Glomerulus übergetretene Eiweiß im definitiven Harn nicht unbedingt erscheinen muß, weil vielleicht alles oder wenigstens ein Teil davon vom Tubulusapparat rückresorbiert wird. Anderseits hat man sich auch die Frage vorzulegen, ob wirklich die starken Tubulusveränderungen bei der Nephrose als Ausdruck einer erhöhten Rückresorption zu deuten sind oder im Sinne der Thesaurismosen einer atypischen Speicherung; Eiweiß dringt zwar in die Tubulusepithelien ein, wird aber hier nur mangelhaft abgebaut; vielleicht hängt damit auch der hohe Eiweißgehalt im Harn zusammen. Der Unterschied zwischen Nephrose und Nephritis wäre dann ein doppelter: *Nephrose ist genau so als eine Glomeruluserkrankung anzusehen wie die Nephritis. Der Unterschied wäre nur, daß es bei der Nephritis im Bereiche des geschädigten Glomerulus zu einer zellulären Abwehrerscheinung kommt, während die „seröse Entzündung“ des Glomerulus bei der echten Nephrose gleichsam zum Dauerzustand wird.* Der zweite Unterschied wäre folgender: Bei der Nephrose wird zwar ein Teil des übergetretenen Eiweißes von den Tubuluszellen aufgenommen, aber anscheinend nicht weiter abgebaut; bei der Nephritis ist davon wenig zu bemerken; falls es auch hier zu einer Eiweißrückresorption kommen sollte, so' würde sich das histologisch weniger zu erkennen geben.

Im allgemeinen Teil habe ich auf die Beobachtungen von ALBRICH[1] verwiesen, die eindeutig die hohe Bedeutung der *Vitamine* für den entzündlichen Abwehrvorgang beweisen. Tiere, denen der B-Vitaminkomplex in der Nahrung fehlt — vor allem das B_1 —, verhalten sich z. B. gegenüber dem Masugi-Toxin, das sonst zu einer typischen Glomerulitis mit entzündlichen Reaktionen führt, anders; fast gewinnt man den Eindruck, als wäre ein solches Tier *anergisch*. In dem Sinne habe ich mich mit der Frage beschäftigt, ob sich solche an Nephrose erkrankte Patienten nicht ähnlich wie avitaminotische Tiere, auch *biologisch* anergisch verhalten. Tatsächlich konnte ich mich davon überzeugen, *daß viele Patienten mit dem ausgesprochenen Symptomenkomplex einer Nephrose, trotz entsprechender Sensibilisierung, z. B. mit Pferdeserum, kein Arthus-Phänomen erkennen lassen; auch war es vielfach unmöglich, entsprechende Agglutinine im Blute sicherzustellen,* wenn man solche Patienten z. B. mit Typhusvakzine vorbehandelte. Diese Beobachtungen erscheinen mir um so beachtlicher, als typische Nephritiker wie gesunde Menschen nach Injektion von kleinen Serummengen (Sensibilisierung) oder Vakzinen meist mit einer bald stärkeren, bald schwächeren entzündlichen Quaddel oder mit entsprechender Agglutination reagieren. Vieles spricht somit dafür, daß sich *der Nephrosepatient* gegenüber Schädigungen, die sonst zu Nephritiden führen, *weniger abwehrend* verhält; das äußert sich nicht nur in dem Sinne einer *atypischen zellulären Reaktion, sondern auch in einem geringeren biologischen Geschehen.*

Unsere experimentellen Beobachtungen stützen sich nur auf das Verhalten entzündlicher Reize im avitaminotischen Organismus. Ich bin aber überzeugt, daß es noch andere Möglichkeiten gibt, die auf den Abwehrvorgang im Sinne einer Entzündung von entscheidender Bedeutung sind; hier ist vor allem an den

---

[1] ALBRICH: Erg. inn. Med. **63**, 264 (1943).

Zustand der Gravidität, Hunger, Hormonmangel, Diabetes usw. zu denken.
Bei der Besprechung der febrilen Albuminurie habe ich auch die Möglichkeit in
Erwägung gezogen, daß z. B. ein an Endocarditis lenta erkrankter Patient auf
einen Nierenschaden ähnlich anergisch reagiert wie vielleicht ein avitaminotisches
Tier, das eine Masugi-Nephritis bekommen soll.

Aus den Untersuchungen von RANDERATH ergibt sich noch ein eigentümlicher Befund, der zu **allgemeiner Betrachtung Anlaß gibt**: Injiziert man
in das Peritoneum eines Salamanders Rinderserum, so kommt es in den
offenen Tubulusepithelien zu den oben erwähnten hyalintropfigen Veränderungen. Wird aber derselbe Versuch mit Salamanderserum — also körpereigenem Eiweiß — durchgeführt, so bleibt die hyalintropfige Zelleinlagerung
aus. Da nun diese hyalintropfige Veränderung nicht bei allen Formen
von glomerulärer Durchlässigkeit für Eiweiß zur Beobachtung gelangt, rechnet
RANDERATH mit der Möglichkeit einer eigentümlichen, vielleicht sogar „körperfremden" Beschaffenheit des Eiweißes, das bei der menschlichen Nephrose zur
Ausscheidung gelangt. Da ich hyalintropfige Einlagerungen auch bei der Allylvergiftung gesehen habe, wo körperfremdes Eiweiß kaum in Frage kommt, wird
man vielleicht mit einer Schädigung des eigenen Eiweißes durch Toxine, unter
anderem auch durch Allyle, zu rechnen haben.

Wenn ich nun das Nephroseproblem vom *Standpunkt einer Permeabilitäts-
pathologie* rückblickend überschaue, so glaube ich folgendes feststellen zu können:
*Auch bei der Nephrose handelt es sich, ähnlich wie bei der Nephritis, um einen
Kapillarschaden im Bereiche der Glomeruli;* das Merkwürdige ist nur, daß diese
Permeabilitätsstörung sehr lange anhalten kann und *daß es zu keinerlei oder
höchstens nur sehr gering nachweisbaren entzündlichen Veränderungen der
Glomeruluskapillaren kommt.* Außerdem — glaube ich — muß auch mit einer
Permeabilitätsstörung an den Tubulusepithelien gerechnet werden, denn wie
wäre sonst die Tatsache zu verstehen, daß nicht jede renale Albuminurie mit einer
hyalintropfigen Speicherung einhergeht. Fast wird man dabei zu der Vorstellung
gedrängt, daß vielleicht die Tubuli bei jeder Form von renaler Albuminurie Eiweiß
rückresorbieren, nur mit dem Unterschied, daß sich einmal die Rückresorption
histologisch im Sinne einer hyalintropfigen Speicherung abspielt, während ein
andermal sich das so äußert, als käme eine Eiweißresorption überhaupt nicht
in Frage. Die Beobachtungen an den Glomeruli bei der Nephrose mahnen, an
solche Analogien zu denken. Eine solche Annahme erscheint mir auch deswegen
gerechtfertigt, weil sich Plasmaeiweiß nicht nur bei der Nephrose, sondern bei
fast jeder Nephritis in den Tubulusepithelien nachweisen läßt, allerdings nur
unter der Voraussetzung, daß man das Haitingersche Verfahren in Anwendung
bringt. Jedenfalls ist in dieser Richtung noch so manches Neue zu gewärtigen.

Störungen der Rückresorption sind auch beim Krankheitsbilde der sogenannten
Marknephritis zu berücksichtigen: Hier richtet sich der toxische Schaden weniger
oder gar nicht gegen die Nierenrinde, sondern vor allem gegen das Gebiet der
Henleschen Schleifen; ohne ein greifbares akutes Stadium kommt es gelegentlich im Anschluß an eine Tonsillitis zu einer meist nicht sehr hochgradigen
Albuminurie; nur vereinzelte Zylinder finden sich im Harn; auch der Blutdruck
bewegt sich meist innerhalb normaler Grenzen, dagegen setzt schon frühzeitig
eine *Einschränkung der renalen Konzentrationsfähigkeit ein;* nach kurzer, häufiger

aber erst nach geraumer Zeit tritt eine deutlich ausgesprochene Isosthenurie immer stärker in den Vordergrund, die schließlich auch zu *Urämie* ausarten kann; auch jetzt tritt eine Blutdrucksteigerung nicht in Erscheinung. *Ödeme* sind im allgemeinen während des ganzen Krankheitsverlaufes nicht zu beobachten; im Gegenteil ist meist eine auffällige, *mit Wasserverlust einhergehende Abmagerung* ein ziemlich häufig zu beobachtendes Symptom.

Mit Rücksicht auf den frühzeitigen Verlust der Konzentrationsfähigkeit wendet sich die Hauptaufmerksamkeit auf das Verhalten der Marksubstanz, und da wieder besonders auf das *resorbierende venöse Wundernetz*, das als kapilläres Gefäßbüschel in der Nähe der Henleschen Schleifen ins Interstitium eingebaut ist. Ihre Wandungen erscheinen auffallend verdickt, besonders wenn es hierselbst auch zu einer atypischen Wucherung der Endothelien kommt. Solche Veränderungen können zu Verwechslungen Anlaß geben, denn so mancher Kapillarquerschnitt hat — wie schon oben erwähnt wurde — durch die Zellquellung Formen angenommen, die uns an einen quergetroffenen Tubulus erinnern. Wichtig erscheint mir im Bereiche der Henleschen Schleife auch die *beträchtliche Verbreiterung des Interstitiums;* anfangs findet sich in den *Zwischenräumen noch reichlich Eiweiß*, später kommt es zu einer *Bindegewebsanhäufung;* zum Studium der Übergänge bewährt sich ganz besonders das Haitingersche Verfahren.

Die *Marknephritis* gibt sich entweder als ein *selbständiges Leiden*, was wohl das seltenere Vorkommnis darstellt, oder in *Kombination mit einer Glomerulonephritis* oder als *Folge eines aszendierenden Prozesses*. Um die letzte Möglichkeit in ihrer Bedeutung für die Marknephritis richtig zu erfassen, erscheint es geboten, *die Bedeutung des Fornixapparates* für den inneren Nierenkreislauf zu beleuchten, denn auch hier müssen wir mit dem Vorkommen von Permeabilitätsstörungen rechnen.

Die Nieren der Säuger haben Papillen *und* Fornices; bei den niederen Wirbeltieren vollzieht sich die Vereinigung der renalen Sammelröhrchen mit dem Ureter ohne Auftreten dieser eigentümlichen Beckenbildung; *der Fornixapparat* ist eine Sicherheitseinrichtung, der anscheinend den Rindenabschnitt vor eventuellen Gefahren schützt. Geht dieser Schutz verloren, dann kann der *Fornixapparat nur zu leicht zur Einbruchstelle verschiedener Infekte werden und so vor allem die Markabschnitte der Niere schädigen.* Über die pathogenetische Bedeutung dieses Mechanismus besteht kein Zweifel, wohl aber darüber, ob dem Fornixapparat auch eine physiologische Rolle zugesprochen werden muß. Da ein Übertreten von Farbstoffen hauptsächlich dann in Erscheinung tritt, wenn man das Becken vom Ureter her füllt, so wurde zunächst die Möglichkeit einer *Ruptur* ins Auge gefaßt; allein ein Einreißen einer Membran kann unmöglich als das Wesen eines physiologischen Vorganges angesehen werden; darauf hat zuerst HINMANN[1] mit Nachdruck aufmerksam gemacht und insofern die Möglichkeit eines *pyelovenösen Reflexes* erwogen; ihm schwebte ein ähnliches Geschehen vor, wie es für das Auge vielfach angenommen wird: Der Humor aqueus der vorderen Augenkammer dringt in die Venen der Sklera ein, obwohl auch hier keine offene Verbindung zum Schlemmschen Kanal nachweisbar ist.

Daß es aber bei allmählicher Überfüllung des Nierenbeckens zur Öffnung von Bahnen kommt und so ein Überfließen von Flüssigkeit gegen das Bindegewebe der Papillen bewerkstelligt wird, kann auf folgende Weise bewiesen werden: Füllt man unter mäßigem Druck das Nierenbecken, so kommt es zu einer Abflachung des Übergangsepithels; besonders das Epithel im Fornixanteil ist bei dilatierter Blase viel

---

[1] HINMANN: J. amer. med. Assoc. **1924**, 82; J. Ur. (Am.) **1926**, 15.

niedriger als im kontrahierten Zustande; vielleicht bedingt die so erzeugte Quer-
spannung eine Lockerung des Epithels und damit eine *Eröffnung der Saftspalten*,
durch die der unter Druck stehende Beckeninhalt in das Saftraumsystem der Niere
leichter eindringen kann.

Auch die Tatsache, daß die Epithelzellen im Fornixabschnitt keine Membrana
propria besitzen, sondern den darunter liegenden Kapillarschlingen unmittelbar aufsitzen, illustriert die Bedeutung bzw. Sonderstellung des Fornixapparates (FUCHS[1]).

Zugunsten einer solchen Auffassung lassen sich auch biologische Tatsachen anführen. HOMUTH[2] hat Trypanblaulösungen ohne jede Druckanwendung in das Nierenbecken infundiert und einen Farbstoffübertritt nur im Bereiche der Fornices gesehen;
eine Lokalisation gerade hier kann vielleicht dahin gedeutet werden, daß eine Flüssig-
keitsströmung ausschließlich im Fornixbereiche stattfindet. Wie rasch gelegentlich
ein solcher Flüssigkeitstransport vonstatten geht, davon kann man sich auch in

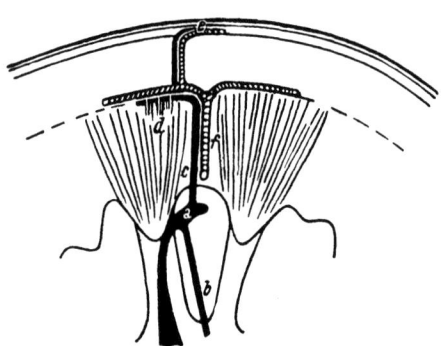

folgender Weise überzeugen: Injiziert man
etwas Histamin, ohne die geringste Druckanwendung, in das Nierenbecken eines
Hundes, so kommt es innerhalb weniger
Sekunden zu einer beträchtlichen Drucksenkung, genau so, als hätte man das
Histamin intravenös injiziert; der Versuch läßt sich oftmals wiederholen. Auf
Grund dieser und vieler anderer Beobachtungen darf somit *der Fornix als
eine Einrichtung angesprochen werden,
die einen zirkumskripten Flüssigkeitsaustausch aus dem Nierenbeckenraum in der
Richtung des Interstitiums der Niere und
von da ins Nierenvenenblut ermöglicht.*

Abb. 122. Schematische Darstellung der Beziehungen des mit Tusche gefüllten Saftraumsystems
zu den Henleschen Schleifen und den sie begleitenden Gefäßen.

Wohin gelangt der flüssige Nierenbecken-
inhalt, nachdem er auf die beschriebene
Weise die Fornixschleimhaut durchsetzt
hat? Ein Teil der Flüssigkeit wird wohl eine
Beute der subepithelialen Kapillaren, wenn aber größere Mengen übertreten, so gelangt
die Flüssigkeit — wie die beiliegende Abb. 122 zeigt — ins Interstitium der Niere.
Dieses Geschehen läßt sich gut verfolgen, wenn man durch Injektion von Farbe oder
Tusche die Saftspalten des Interstitiums zur Darstellung bringt; am besten gelingt dies,
wenn man vom Ureter aus injiziert. Untersucht man dann frisch angelegte Schnitte,
so findet sich die Tusche nicht nur in den Gewebsspalten der Niere, sondern
auch in den Blutkapillaren. Im übrigen ist die Architektur des Spaltraumsystems
bestimmend für die Ausbreitung der durch die Fornices eingedrungenen Tusche;
so kann das Nierenbeckenextravasat (*a*) durch den Hilus sogar in den Retroperitoneal-
raum (*b*) austreten, aber die Hauptmenge dringt doch in den perivaskulären Raum (*c*)
des Parenchyms ein und kann so, den sich aufspaltenden Räumen folgend, das gesamte
Markparenchym diffus, d. h. die Räume zwischen Kapillaren und Harnkanälchen,
zur Darstellung bringen. Das Extravasat kann ferner auf dem Wege der perivaskulären Räume sogar die Nierenoberfläche erreichen (*e*) und sich subkapsulär ausbreiten.
Wenn es dabei auch zu einer *Tuscheinjektion der Nierenvenen* kommt, so muß man
wohl mit der Möglichkeit einer *Venenläsion* (*f*) rechnen; anders dagegen, wenn wir
uns nur auf die Versuche mit vorsichtiger Injektion von Histamin stützten, denn
unter diesen Umständen könnte man sich vorstellen, daß es sich beim pyovenösen
Reflex um nichts anderes als um eine *Aufnahme des Histamins durch die venösen
Glomeruli* handelt. Wenn man sich davon überzeugt, wie rasch z. B. Histamin im Blut
erscheint, so kann dies vielleicht als Hinweis gelten, daß *jederlei Flüssigkeit, gleichgültig ob sie in physiologischer oder pathologischer Weise ins Interstitium gelangt, von
den venösen Glomeruluskapillaren außerordentlich rasch aufgenommen wird.*

[1] FUCHS: Z. ur. Chir. **37**, 154 (1933).
[2] HOMUTH: Zbl. Chir. **1929**, 30.

Eine *retrograde Flüssigkeitsaufnahme* geschieht nicht nur durch den *Fornix-apparat*, sondern auch durch die *ableitenden Harnwege;* selbst die Harnblase beteiligt sich an diesem Vorgang. So konnte HAMBURGER[1] an der tierischen Harn-blase feststellen, daß sie im lebenden Organismus nur Wasser und Kochsalz rückresorbiert, nicht aber Harnstoff. Wenn man aber die Harnblasenschleimhaut z. B. durch Fluor lädiert oder die Blase aus dem Organismus herausnimmt, also „isoliert" untersucht, dringt Harnstoff in die Schleimhaut ein; *die ge-sunde und lebende Harnblasenschleimhaut muß daher über eine Vorrichtung ver-fügen, welche dem Harnstoff und vermutlich so mancher anderen harnfähigen Substanz den Durchtritt verwehrt.* KELLER[2] bezieht diese merkwürdige Eigentümlichkeit des Blasenepithels auf eine verschiedene elektrische Ladung; das elektronegativ geladene Harnstoffmolekül wird von dem ebenfalls elektrisch negativ geladenen Epithel der Harnblase abgestoßen, nicht aber das positiv geladene Kochsalz-molekül, so daß normalerweise nur Wasser und Kochsalz von der Harnblasen-schleimhaut aufgenommen wird.

Wenn ich etwas genauer auf den Fornixapparat zu sprechen kam, so geschah es nicht nur, um ein weiteres Beispiel einer gerichteten Permeabilität hier anzu-führen, sondern hauptsächlich deswegen, um auch auf die *Beziehungen des Fornix zum Tubulusapparat* hinzuweisen; dies setzt allerdings einige entwicklungs-geschichtliche Kenntnis voraus. Nach FUCHS,[3] dem wir auf diesem Gebiete viele Kenntnisse verdanken, *entspricht der Fornix einem zugrunde gegangenen Nephron;* sein Lumen stellt sich als eine Fortsetzung des Kelchraumes dar, die gegen das interstitielle Spaltraumsystem vorstößt und Harn aus dem Kelch in das letztere und damit in den Kreislauf zurückleitet.

Wie bereits oben erwähnt wurde, *persistieren bei allen Amphibien die embryonalen Nephrostomen, das sind Kanälchen, welche die Harnkanälchen mit der Leibeshöhle in offene Verbindung setzen;* die Nephrostomen sind imstande, wie schon bei den Ver-suchen von RANDERATH gezeigt wurde, Substanzpartikel aus der Leibeshöhle in die Harnkanälchen zu transportieren. Wenn das für größere Moleküle Geltung hat, muß das auch für jede Flüssigkeit angenommen werden, die sich in der Leibeshöhle be-findet. Nachdem die Harnkanälchen auf dem Wege des Interstitiums auch mit den Kapillaren in Berührung kommen, stehen der im Cavum peritonei aufgestapelten Flüssigkeit sonach zwei Wege offen: Die eine Möglichkeit ist die *Ableitung durch den Harn,* die andere die *Rückkehr in den allgemeinen Kreislauf.* Nachdem der Fornix-apparat weitgehend einem Tubulus entspricht, so läßt sich auch manches, was sich bei der Analyse des Fornix und der harnableitenden Wege ergeben hat, auch auf den Tubulus übertragen.

Im Anschluß an das eben Gesagte möchte ich noch eine kurze Bemerkung zur Frage der sogenannten *aszendierenden Marknephritis* anfügen, zumal gerade dieses Krankheitsbild eine genaue Kenntnis der Fornixfunktion voraus-setzt. Eine vorübergehende Stauung im Bereiche der Harnleiter dürfte selbst bei infiziertem Harn im Nierenmark nur geringe Schädigung hinterlassen; anders dürfte sich aber ein solches Eindringen auswirken, wenn es zu einer *längerwähren-den Harnstauung* kommt; auf solche Möglichkeiten ist bis jetzt wenig geachtet worden. Eine ausführlichere anatomische Darstellung verdanken wir HELMKE;[4] in

[1] HAMBURGER: Erg. Physiol. **23** I, 77 (1924).
[2] KELLER: Zbl. ges. inn. Med. **1936**, 809.
[3] FUCHS: Z. ur. Chir. **37**, 154 (1933).
[4] HELMKE: Verh. dtsch. path. Ges. **1936**, 298; **1938**, 298.

10 Fällen fand er Rupturen des Fornix und von da ausgehend eine diffuse ödematöse
Durchtränkung des Interstitiums, Erfüllung der perivaskulären Lymphgefäße
und Venen mit entzündlichem Material; als Ursache kommt seiner Ansicht
nach Infektion *und* Stauung in Betracht. Ob nicht Amine, die sich im Harn
befinden, nach Reflux ins Interstitium auch Parenchymschäden zur Folge
haben, erheischt eine gesonderte Untersuchung; unsere Histaminversuche drängen
zu solchen Vorstellungen. Abgesehen von diesen akut verlaufenden Fällen, muß
man auch mit dem Vorkommen von chronisch und schleichend einhergehenden
Formen rechnen, denn wie häufig müssen wir uns bei der Sektion eines
urämischen Falles davon überzeugen, daß als Ursache nicht, wie wir es in vivo
angenommen haben, eine chronische Glomerulonephritis in Frage kommt,
sondern ein vom Nierenbecken ausgehender Prozeß. Im Becken selbst ist meist
nur wenig Atypisches zu bemerken, aber die histologische Untersuchung läßt
doch schwere Veränderungen im Nierenmark erkennen; in solchen Fällen fehlt
auch die Blutdrucksteigerung, ebenso sind kaum Veränderungen an Herz und
Gefäßen zu bemerken. Im Vordergrunde steht ausschließlich die Urämie und die
Unfähigkeit, einen konzentrierten Harn zu bilden; solche Nieren sind auch nicht
imstande, nach reichlicher Wasserzufuhr das spezifische Gewicht des Harnes auf
1001—1003 herabzudrücken. Der Internist ist für dieses Krankheitsbild weniger
interessiert; man muß es aber kennen, denn hinter mancher sogenannten
atypischen, chronischen, mit Urämie einhergehenden Nephritis verbirgt sich die
sogenannte *Marknephritis.*

Die Rehbergsche Kreatininmethode (modifiziert von POPPER[1]) ermöglicht
einen guten Einblick in den komplizierten inneren Flüssigkeitsaustausch, wie er
in der gesunden Niere vonstatten geht. Große Wassermengen werden im Glomerulus filtriert und dann vom Tubulus rückresorbiert; sind uns diese beiden
Größen bekannt und daneben auch die Konzentration eines Stoffes im Plasma,
bzw. im Filtrat und im Harn, so kann man entsprechend der früher angegebenen
Berechnung auch die Konzentration aller Stoffe im Rückresorbat bestimmen.
Das Rückresorbat orientiert uns auch über die Größe des Flüssigkeitsstromes, der
vom Kanälchensystem durch das Interstitium zu den Kapillaren zieht. Rück-
resorption und Filtration sind mengenmäßig fast gleich groß; kommt es zu einem
Anstieg der Filtration, so ist er stets auch von einer Steigerung der absoluten
Rückresorptionsgröße begleitet; schon kleine Verschiebungen zwischen diesen
beiden nahezu parallel verlaufenden Größen genügen, um oft gewaltige
Änderungen der Harnmenge zu ermöglichen. Aus diesem Grunde kann man das
Rückresorbat nicht als eine absolute, stets gleichbleibende Größe angeben, wohl
aber ist das *Schwergewicht auf die Zusammenarbeit dieser beiden Größen zu legen.*
Dieser sich gegenseitig genau ausbalancierende Mechanismus bildet wohl die
wichtigste Voraussetzung, daß es weder in der normalen Niere noch bei vielen
Nierenerkrankungen zu einer intraparenchymatösen Flüssigkeitsansammlung
kommt; jedenfalls bemüht sich auch die bereits schwerkranke Niere, den renalen
Flüssigkeitstransport tunlichst lange aufrechtzuerhalten.

Anders ist es mit dem Transport der im Rückresorbat gelösten Bestandteile,
der weitgehend von den Tubulusepithelien bestimmt wird; *einzelne Stoffe, wie*

---

[1] POPPER: Biochem. Z. **291**, 354 (1937).

vor allem das Kreatinin, werden nicht rückresorbiert, andere aber in mehr oder weniger großem Ausmaße wieder an das Blut zurückgegeben, z. B. Traubenzucker. *Die Tubulusepithelien besitzen somit eine Art gerichtete Permeabilität, die sich aber dauernd ändern muß, zumal auch extrarenale Bedürfnisse daran beteiligt sind.* Am besten läßt sich dies am Beispiel der Kochsalzausscheidung zur Anschauung bringen. Das Steppentier, dessen Blut dieselbe Zusammensetzung zeigt wie der Mensch, nimmt mit seiner Nahrung nur sehr wenig Kochsalz auf, und doch wird durch den Glomerulus dauernd Blutwasser mit einer Konzentration von zirka 0,6% Kochsalz abfiltriert. Wenn daher das Steppentier nicht alles Kochsalz wieder zurückresorbierte — was es anscheinend tatsächlich tut —, müßten seine Gewebe sehr bald alles Kochsalz einbüßen. Ganz anders der Mensch, der z. B. 10—15 g Kochsalz täglich mit seinen Speisen zu sich nimmt, aber innerhalb 24 Stunden wieder alles ausscheidet und somit nichts retiniert. Im Gegensatz zum Steppentier muß daher der Mensch gelegentlich seinen Tubulusapparat ähnlich einstellen wie dem Harnstoff gegenüber; demnach muß das Kochsalz einmal resorbiert, bei anderer Gelegenheit, entsprechend einer gerichteten Permeabilität, nicht aufgenommen werden. Es muß *daher eine innige Fühlungnahme* zwischen dem Gesamtorganismus und dem tubulären Rückresorptionsapparat bestehen, der gleichsam ängstlich dafür Sorge trägt, daß entsprechend den allgemeinen Bedürfnissen nur soviel dem Körper zurückgegeben, was unbedingt notwendig und der Rückresorption vorenthalten wird, was der Organismus entbehren kann. *An diesem Kunststück der Tubulusepithelien sind die verschiedensten Faktoren* (Hormone, Nerven usw., aber auch die Peripherie) irgendwie beteiligt; ich fasse sie unter dem Schlagwort *gerichtete Rückresorption* zusammen.

Die Niere stellt somit eine Art stark verlängerte Kapillare vor, an der sich der gleiche Mechanismus beobachten läßt wie an der Peripherie; hier und dort gelten die Starlingschen Gesetze. Im Gegensatz zur peripheren Kapillartätigkeit aber, wo es fließende Übergänge zwischen arterieller und venöser Kapillare gibt, ist im Bereiche der Niere die Grenze zwischen dem semipermeablen arteriellen und dem ebenso beschaffenen venösen Schenkel anatomisch scharf fixiert: gerade in diesem Bereiche ist ein *impermeables Zwischenstück* eingeschaltet. Dort, wo die venöse Rückresorption erfolgt, findet sich in der Niere ein epitheliales, drüsenartiges Gebilde eingeschaltet, das auch ein Konzentrationsgefälle erzeugt, aber in ganz eigenartiger Form, indem es nur die Substanzen eindickt, die für den Organismus keine Bedeutung haben. *Der Tubulusapparat ist daher der Sitz jener wunderbaren Nierentätigkeit, der wir es verdanken, daß das Resorbat nicht ein einfaches Konzentrat des glomerulären Ultrafiltrates ist, sondern darüber hinaus gleichsam instinktiv alles das ablehnt, was der Organismus nicht mehr benötigt, dafür aber alles wieder dem gesunden Organismus zurückgibt, für das er noch eine Verwendung hat.* Geht diese anscheinend so lebenswichtige Eigenschaft des tubulären Apparates verloren, dann muß es allmählich zu einer weitgehenden Angleichung des Rückresorbates an die des Filtrates, bzw. des Harnes kommen, was schließlich zu einer bald langsamer, bald schneller einsetzenden Harnstoffretention im Blute, aber auch anderer Substanzen führt, die regulärerweise sonst zur Ausscheidung gelangen. Infolge Ausfall der von den Tubulusepithelien ausgeübten „vitalen

Tätigkeit" erhalten jetzt die rohen Kräfte die Oberhand und bedingen so eine Harnstoffansammlung im Blut — also *Urämie*.

Unter ungünstigen Bedingungen ergibt sich aus einer Störung der gerichteten Rückresorption auch ein Verlust an Kationen und Anionen, denn bekanntlich haben sonst die gesunden Tubulusepithelien dafür Sorge zu tragen, daß immer nur soviel Natrium- bzw. Chlorionen dem Organismus erhalten bleiben, als der Organismus für ersprießlich hält, während unnützer Ballast, der mit der Nahrung in den Körper gelangt, aber sonst keine Rolle zu spielen hat, von den Tubuli nicht zurückbehalten wird. Auch dieser, hauptsächlich gegen das Kochsalz gerichtete feine Mechanismus kann bei tubulärer Schädigung eine Einbuße erleiden, was dann zu zwei diametral verlaufenden Erscheinungen Anlaß gibt — *Retention* oder *vermehrte Abgabe* von Kationen bzw. Anionen. Diesem Umstande ist es wohl zuzuschreiben, wenn sich — was so häufig zu sehen ist — *Urämie mit Eintrocknung der Gewebe paart*; vielleicht gestaltet sich manchmal die Abgabe der Kationen stürmischer als die der Anionen, denn, wie wäre sonst die so häufig bei Urämie zu beobachtende *Azidose* zu erklären?

Wenn sowohl die Harnstoffausscheidung als auch die Kochsalzretention von den Tubuli nicht mehr in entsprechender Weise geregelt wird, dann ist gleiches auch vom *Kreatinin* zu gewärtigen. Nachdem nun die Rehbergsche Methode mit einer vollständigen Ablehnung der Kreatininresorption durch den normalen Tubulusapparat rechnet, muß man sich die Frage vorlegen, ob es dann überhaupt noch gestattet ist, *bei kranken Nieren* die Rehbergsche Kreatininmethode zur Ermittlung von Filtration und Resorption in Anwendung zu bringen. Jedenfalls möchte ich allen derartigen Bestimmungen, die an nierenkranken Patienten erhoben werden, besonders wenn wir es mit hohen Kreatininwerten im Blute zu tun haben, die größte Skepsis entgegenbringen. *Wir verdanken der Rehbergschen Methode für das Verständnis der normalen Nierentätigkeit außerordentlich viel, die Zahlen aber, die von kranken Nieren herrühren*, sind meines Erachtens nicht zu verwerten, da sie uns kaum richtige Vorstellungen über den inneren Kreislauf der kranken Niere geben können. Es ist dies um so mehr zu bedauern, als es sehr wünschenswert wäre, gerade bei den unterschiedlichen Nierenkrankheiten etwas Sicheres über die Größe der Rückresorption zu erfahren. Wie sehr meine Bedenken gegen die Beweiskraft der Rehbergschen Methode berechtigt sind, das ergibt sich auch aus den schönen Untersuchungen von YAMAGUCHY;[1] er injizierte bei Kröten Kreatinin, Kongorot oder Eiweiß in die Tubuli und durchspülte gleichzeitig das Gefäßsystem mit Ringerlösung; unter normalen Bedingungen diffundiert keine von den injizierten Substanzen gegen die Blutflüssigkeit; wird aber der Tubulusapparat z. B. durch Sublimat geschädigt, so treten jetzt Kreatinin, Kongorot und sogar Eiweiß über, was wohl als bester Beweis dafür anzusehen ist, daß jetzt die Tubulusepithelien ihre normale Rückresorption eingebüßt haben.

Um einer atypischen Rückresorption vorzubeugen, hat man an Stelle des Kreatinins andere Substanzen zur klinischen Ermittlung des Filtrates bzw. Rückresorbates in Vorschlag gebracht. *Inulin* oder *Xylose* genießen, wenn sie intravenös beigebracht werden, eine ähnliche Sonderstellung wie das Kreatinin,

---

[1] YAMAGUCHY: Tôhoku J. exper. Med. (Jap.) **18**, 392 (1931).

d. h. die beiden Zucker werden normalerweise nicht resorbiert; wie sich aber diese Substanzen unter gestörten Verhältnissen, speziell bei einer Tubulusläsion verhalten, darüber liegen zwar zahlreiche Angaben vor, doch erscheint es mir geboten, hier dieselbe Kritik bzw. Vorsicht walten zu lassen wie gegenüber dem Kreatinin; die kranke Niere fügt sich nicht den Gesetzen, die für das gesunde Organ Geltung haben, denn mit einer vollwertigen gerichteten Rückresorption ist bei einer Tubulusschädigung sicher nicht zu rechnen. Wenn die Annahme einer gestörten Rückresorption im Verlaufe einer chronischen Nephritis allgemeine Gültigkeit hätte, dann müßte Zucker auf der Höhe einer Tubulusschädigung im Harn erscheinen; außer einer gelegentlichen Blutzuckersteigerung ist aber davon nichts zu bemerken; umgekehrt gestattet wieder dieses ausgesprochene Versagen manche Rückschlüsse auf die Rückresorption des Zuckers beim Diabetes. Wenn der Tubulusapparat entsprechend der Norm bei der Zuckerkrankheit unbedingt wirksam wäre, müßte sich dies sowohl im Harn als auch im Blute irgendwie bemerkbar machen; für beiderlei Annahmen ergeben sich aber keine Anhaltspunkte, so daß man fast daran gemahnt wird, *beim Diabetes neben der Pankreasläsion auch an eine Schädigung des Tubulusapparates im Sinne einer Permeabilitätsstörung zu denken.*

Eine Sonderstellung im Rahmen des sogenannten Nephrose-Nephritis-Problems nimmt die *Lipoidnephrose* ein; es handelt sich um ein seltenes Krankheitsbild, das vermutlich einer allgemeinen Stoffwechselstörung der Lipoide entspricht, wobei allerdings die Nierenveränderung höchste Aufmerksamkeit erheischt. An einer besonderen Durchlässigkeit der Glomeruluskapillaren für Eiweiß ist bei der Lipoidnephrose ebensowenig zu zweifeln wie bei jeder gewöhnlichen Nephropathie; wenn sich aber im Harn solcher Patienten neben reichlich Eiweiß auch Lipoide finden, so weist das darauf hin, daß hier die Glomeruli nicht nur für Eiweiß, sondern auch für die in reichlichem Maße im Blute vorkommenden Lipoide durchlässig geworden sind. Dies, zusammen mit der beträchtlichen Einlagerung von Lipoiden in die unterschiedlichen Parenchymzellen der Niere, war dann für die Bezeichnung dieses Krankheitsbildes der unmittelbare Anlaß; der Grund, warum man auch bei der Lipoidnephrose eine tubuläre Schädigung in den Vordergrund drängen wollte, liegt im morphologischen Befund; die Tubuli — vor allem die Hauptstücke — zeigen Veränderungen, die vielfach als „degenerative" gelten. So sehen wir eine albuminöse oder trübe Schwellung, eine fettige oder fettähnliche oder eine hyalintropfige Degeneration; um was es sich aber dabei wirklich handelt, das läßt sich schwer mit wenigen Worten umreißen; ich würde auch hier an eine Verwandtschaft zu den Thesaurismosen denken. Die Lipoide, die von den Glomeruluskapillaren nicht zurückbehalten werden, werden von Tubulusepithelien rückresorbiert, wobei anscheinend diese Zellen die Fähigkeit verloren haben, die Lipoide in normaler Weise weiterzuleiten und daher hier liegen bleiben; vermutlich wird ein Gutteil der Lipoide von den Tubulusepithelien überhaupt nicht aufgenommen, denn wie wäre sonst ihre vermehrte Ausscheidung durch den Harn zu deuten. Es ergeben sich somit ähnliche Verhältnisse wie für das Eiweiß.

Zu der Frage der „trüben Schwellung" haben wir bereits im allgemeinen Teil Stellung genommen, zumal wir dort bemüht waren, diese Veränderung mit der

Albuminurie ins Gewebe in Einklang zu bringen. Wir stellten uns dort vor, daß
das aus den Kapillaren ins Interstitium übergetretene Plasmaeiweiß nicht nur
auf dem Umwege über die Lymphkapillaren dem Blute zurückgegeben, sondern
nach Aufnahme durch die Parenchymzellen vermutlich einer Verdauung unterzogen
wird. In diesem Zusammenhang sind wir auch auf die Untersuchungen von
HOPPE-SEYLER[1] zu sprechen gekommen, der vor allem in der Leber, wenn sie
die Zeichen einer trüben Schwellung darbietet, eine Eiweißvermehrung nachweisen
konnte; von ihm geht auch der Vorschlag aus, hier besser von einer „albuminösen
Speicherung" und nicht von einer trüben Schwellung zu sprechen. In derselben
Richtung bewegen sich auch die Vorstellungen von GROLL,[2] der in der trüben
Schwellung eher einen *reparatorischen Vorgang* sieht. Durch die Einwirkung bestimmter Toxine kommt es zu einer Protoplasmaschädigung, die sich in einer Änderung der Dispersität äußert, so daß jetzt das Eiweiß eine fein- bis grobkörnige
Beschaffenheit annehmen kann. Mikroskopisch äußert sich dies in einer Trübung
und Körnelung des Protoplasmas; als Ersatz und zum Ausgleich soll nun Eiweiß
aufgenommen werden. ZINK bringt die trübe Schwellung mit der serösen Exsudation in Zusammenhang und spricht ebenfalls von einem kompensatorischen
Vorgang. Ich möchte mich dieser Ansicht auch bezüglich der Niere voll anschließen und stelle mir vor, *daß das ins Interstitium übergetretene Plasmaeiweiß,
soweit es durch die Lymphbahnen nicht beseitigt werden kann, von den Parenchymzellen aufgenommen und verdaut wird;* die Zelle *kann* dabei eine Schädigung erfahren und gelegentlich auch an den Folgen einer solchen Eiweißüberschwemmung zugrunde gehen; bei geringem Eiweißangebot erholt sie sich und erfährt
keinen Ersatz; anders bei einer Durchtränkung des Interstitiums. Mikroskopisch
betrachtet führt dies zu den verschiedensten Graden einer „*Degeneration*";
oft geht diese Art der Eiweißverdauung auch ohne histologisch greifbare Veränderung einher.

In der Zusammenstellung von FAHR[3] finden sich die Nephropathien, die eine
trübe Schwellung der Tubuli zeigen, unter dem Namen: Erster Intensitätsgrad
der einfachen Nephrose. Bei den Nephrosen, die dem dritten Intensitätsgrad
entsprechen, steht die Nekrose an den Hauptstücken und die degenerative Veränderung am Glomerulusapparat ganz im Vordergrund; ein typisches Beispiel eines
solchen dritten Intensitätsgrades stellt die *Sublimatvergiftung* vor. Fast alle
Autoren, die sich mit dieser Form einer „Nephrose" beschäftigen, betonen, daß
die Kapillarwände der Glomeruli gequollen und plump erscheinen; manche
betonen sogar, daß sich am Glomerulusapparat die allerersten Veränderungen
zeigen. Das mit Sublimat geschwängerte Blutwasser passiert zuerst die Glomeruli
und fügt diesen Kapillaren Schädigungen zu, doch richtet sich der Hauptschaden
erst auf die Tubuli, weil sich mittlerweile das im Harn gelöste Sublimat infolge
der Rückresorption viel konzentrierter gestaltet; jedenfalls erfährt bei der
Sublimatvergiftung der Glomerulus *und* der Tubulus schwere Schäden; das
Tubulusepithel kommt — wenn man so sagen kann — gleichsam von zwei Seiten
mit Sublimat in Berührung, einerseits von den Kapillaren und anderseits

---

[1] HOPPE-SEYLER: Z. physiol. Chem. **116**, 67 (1921).
[2] GROLL: Zieglers Beitr. **1934**, 93.
[3] FAHR: Handbuch der pathologischen Anatomie, Bd. VI, S. 175. 1925; Bd. VI/2,
S. 807. 1931.

vom Lumen; *der Glomerulus büßt seine Semipermeabilität ein und der Tubulus-apparat den Charakter der gerichteten Rückresorption.* Sublimathaltige Harn-flüssigkeit dringt in die Tubuli ein und bedingt Quellung und schließlich Auf-lösung des **Parenchyms**; dies hat zur Folge, daß es bei der länger lebenden Sublimat-vergiftung oft zu einer weitgehenden Zerstörung sämtlicher Nierenepithelien kommt; dasselbe, was sich in der Niere abspielt, ist in veränderter Form auch im Darm zu beobachten.

Was zwischen der trüben Schwellung, also dem ersten Intensitätsgrad der einfachen Nephrose, und der Sublimatnephrose liegt, faßt FAHR unter dem Begriff: *zweiter Intensitätsgrad der einfachen Nephrose* zusammen. Wird ein Gewebe, gleichgültig, ob es sich um Epithel, Bindegewebe oder Plasma handelt, mit Sublimat in Berührung gebracht, so kann das histologisch zu den mannigfaltigsten Veränderungen Anlaß geben. Anscheinend hängt es von der Einwirkungsdauer und der Konzentration des schädigenden Giftes ab, wie sich die Zellen bzw. die Gerinnsel zu Farben verhalten. Am besten studiert der Mor-phologe diese Form der Nephrose bei der Sublimatvergiftung, doch gibt es auch andere Möglichkeiten, die zu ähnlichen Schädigungen führen. Das Wesentliche scheint mir immer *die Kapillarläsion bei gleichzeitiger Mitbeteiligung der Tubuli;* ob sich der Schaden direkt gegen die Epithelien richtet oder ob dies erst auf dem Umwege der Tubuluskapillaren geschieht, kann nur in jedem einzelnen Falle entschieden werden.

Bei den *Nephrosklerosen* ähneln die Gefäßveränderungen außerordentlich jenen bei der chronischen Nephritis, nur mit dem Unterschied, daß sich hier der Schaden vor allem gegen die kleinen und kleinsten Gefäße richtet, während bei der Nephritis der Hauptangriffspunkt die *Kapillaren* sind *und da wieder die Glomeruli;* im späteren Verlauf einer Nephritis werden neben den Kapillaren auch die kleinen Gefäße erfaßt, so daß sich jetzt eine ge-wisse Verwandtschaft zur Nephrosklerose ergibt. Als Ursache dieser Gefäß-veränderungen kommen, ebenso wie bei der Nephritis, Permeabilitätsstörungen in Betracht, doch richten sich die Gifte bei der Nephrosklerose weniger gegen die Kapillaren, als vielmehr gegen die Präkapillaren. In dem Sinne ist es auch zu verstehen, daß andere Schädigungen, die auch imstande sind, die Inte-grität der Gefäße, bzw. der Kapillaren zu stören, den nephrosklerotischen Prozeß in ungünstiger Weise beeinflussen. Anfangs braucht die Gefäßschädigung noch keine Benachteiligung des Nierenparenchyms nach sich zu ziehen, je stärker und je diffuser sich aber der eigentliche Gefäßschaden auf das Nierenparenchym aus-wirkt und je mehr Nephronen auf diese Weise ausgeschaltet werden, desto mehr nähert sich dann das Krankheitsbild der Nephrosklerose symptomatisch dem der chronischen Nephritis. Die Nephritis ist im Anfangsstadium eine Erkrankung, die sich ausschließlich auf den Glomerulus und die Kapillaren beschränkt, während die Nephrosklerose mit einer Schädigung der Präkapillaren und kleineren Nierenarterien beginnt. Das Wesen ist aber hier und dort eine Permeabilitäts-störung, die zu Eiweißeinlagerungen, bald mehr in die Kapillaren, bald mehr in die Arteriolen und Arterien führt; was die Kapillare für das Parenchym ist, das bedeutet das Endothel teils für die Gefäßmuskulatur, teils für die Schichten, die man zur Intima zählt. Kommt es zu einer Albuminurie ins Gefäßgewebe, so kann dies wieder vollkommen verschwinden, ohne irgendwelche bleibende

Schädigungen zu hinterlassen; dasselbe gilt von der Kapillaritis serosa. Ein andermal hält aber das *Eindringen von Serumeiweiß länger an und bedingt eventuell ein bleibendes Ödem oder eine dauernde Exsudatansammlung im „Gefäßparenchym"*. Es ergeben sich daraus die verschiedensten Folgen; die bekanntesten sind die *hyaline Entartung* und der *hyperplastische Prozeß*, der schließlich zu einer Verdickung und Vermehrung des bindegewebig-elastischen Systems führt. Ob die Verfettung und Verkalkung primär entsteht oder sie sich erst sekundär auf dem Boden der unterschiedlichen Degenerationen entwickelt, ist eine nebensächliche Frage, jedenfalls sind alle diese Faktoren imstande, die Gefäße bzw. Kapillaren zunächst funktionell, später mechanisch zu schädigen; in dem Sinne können wir die Medianekrose verstehen, die sogar zu Ruptur der Gefäßwand Anlaß geben kann.

Das Eindringen von Bluteiweißkörper in die Gefäßwand führt anscheinend zu einer kolloidalen Veränderung, die uns in den Anfangsstadien als gallertartige Verdickung imponiert; eine chemische Identifizierung erscheint wenig aussichtsreich, vorläufig muß man sich darauf beschränken, die eingelagerten Substanzen auf Grund verschiedener Farbenreaktionen zu unterscheiden. Ob wirklich nur Albumin der Hauptträger der Albuminurie ins Gewebe ist oder auch das Globulin, läßt sich, wie ich glaube, auch durch das Haitinger-Verfahren nicht entscheiden; nachdem Fibrinfärbungen nur in den seltensten Fällen ein positives Ergebnis zeitigen, dürfte Fibrinogen beim Eindringen von Eiweißkörpern in die Gewebe kaum eine große Rolle spielen. Unter diesem Gesichtspunkte ist auch die *Amyloidose* zu betrachten; auch hier handelt es sich im Anfangsstadium nur um eine Kapillar- bzw. Mesenchymschädigung; im Gitterwerk der Kapillarmembran oder feinster Fasern sammelt sich eine Substanz, die nur wegen einer eigentümlichen Farbenreaktion mit Jod als Amyloid angesprochen wurde, obwohl sie mit dem Kohlehydratmolekül nichts zu tun hat. Nachdem die chemische Untersuchung von amyloider Substanz Aminosäuren festgelegt hat, ist an der Eiweißnatur des Amyloids wohl kaum zu zweifeln; dafür spricht auch eindeutig der Tierversuch mit Eiweißsubstanzen bekannter Natur. Injiziert man z. B. einer Maus Kasein oder Nutrose, so kommt es zu Einlagerungen in die Kapillarwand, die dieselbe Farbenreaktion geben wie das menschliche Amyloid; das Amyloid, das bei Pferden auftritt, die viel Serum injiziert erhielten, ist wohl ähnlich zu deuten. Wegen eines häufigen Zusammenhanges mit Hyperglobulinämie spricht LETTERER[1] die Globuline als die vermutliche Muttersubstanz des Amyloids an. Der Glomerulus kann durch Amyloidsubstanzen ähnlich zerstört werden wie bei der chronischen Nephritis durch hyaline Massen; eine zelluläre Beteiligung ist dabei kaum zu bemerken. Auch daraus ergeben sich Beziehungen zur Nephrose, wo unserer Ansicht nach das anergische Moment ganz besonders berücksichtigt werden muß. Ich sehe somit in der amyloiden Inkrustation der Kapillarwandungen prinzipiell nichts anderes als das, was uns auch bei der Analyse der nephritischen Gefäßveränderungen beschäftigt hat. Der Unterschied liegt meines Erachtens nur darin, daß sich das in die Kapillarwandungen eingelagerte Eiweiß farbenanalytisch anders verhält, bzw. besser erfassen läßt; ein weiterer Unterschied

---

[1] LETTERER: Zieglers Beitr. **1926**, 75; Virchows Arch. **293**, 34 (1934).

scheint mir der zu sein, daß sich bei der Amyloidose das umgebende Gewebe gleichsam unfähig erweist, die in den Kapillarwandungen — wie Fremdkörper — eingelagerten Eiweißmassen weder aufzulösen noch in typisches Bindegewebe zu verwandeln.

Wenn ich nun die verschiedenen doppelseitigen Nephropathien vom Standpunkte meiner Permeabilitätspathologie zusammenfassend betrachte, so glaube ich folgendes feststellen zu können: *Das renale Geschehen bei der akuten Nephritis kann wohl als ein typisches Beispiel einer Albuminurie ins Gewebe angesehen werden;* nicht nur der Glomerulus, sondern vermutlich das gesamte Kapillarsystem der Niere büßt seine **physiologische** Semipermeabilität ein. Die Gesamtheit der Nierenrinde ist mit Plasmaeiweiß durchtränkt, gelegentlich beginnt der Nierenschaden auch im Nierenmark. Das weitere Schicksal des übergetretenen Eiweißes ist ein verschiedenes: Der Teil, der sich gegen das Tubuluslumen ergießt, wird entweder durch den Harn ausgeschieden oder wieder durch das Tubulusepithel rückresorbiert; ob davon einiges dem Organismus mehr oder weniger unverändert wieder zurückgegeben oder abgebaut wird, entzieht sich vorläufig unserer Kenntnis. Der Anteil, der das Interstitium überschwemmt und auf diese Weise die Nierenfunktion gefährdet, sollte in irgendeiner Weise beseitigt werden, denn sonst droht bleibende Gefahr für das Nierenparenchym; eine große Rolle scheint bei dieser Aufräumarbeit dem interstitiellen Bindegewebe und dem endothelialen Apparat zuzukommen; das Lymphsystem kann sich dabei weniger beteiligen, weil das Nierenparenchym nur wenige Lymphkapillaren besitzt. Vielleicht wird daher die Hauptmenge durch den inneren Kreislauf fortgeschafft; wegen des Eiweißgehaltes dürfte sich der Abfluß des Gewebswassers, also der innere Kreislauf, langsamer gestalten, aber Genaues läßt sich darüber nichts aussagen, weil bei Nierenkrankheiten meines Erachtens die Rehbergsche Methode versagt. Bleibt das Eiweiß im Interstitium länger liegen, dann kann sich dasselbe in Bindegewebe verwandeln. Der Schaden, den das die Nephropathie auslösende Toxin hervorgerufen hat, kann viele Monate lang anhalten; der gesunde Organismus scheint sich dabei nicht völlig inaktiv zu verhalten, denn er setzt Abwehrkräfte in Bewegung, die vielfach nach Art einer defensiven Entzündung bestrebt sind, den ursprünglichen Zustand wiederherzustellen; als sichtbarer Ausdruck eines solchen Bemühens kann das angesehen werden, was der Morphologe unter dem Begriff einer Entzündung zusammenfaßt. Versagt dieser Abwehrmechanismus, dann kann sich das in die Kapillarwandung eingedrungene Eiweiß in Bindegewebe verwandeln und so irreparable Veränderungen (chronische Nephritis) hervorrufen.

Zustände mit hochgradiger Albuminurie, die trotz langer Dauer an den Glomeruli nur geringe oder gar keine histologisch faßbare Veränderungen setzen, wohl aber das Gefüge der Tubulusepithelien beeinträchtigen, decken sich vielfach mit dem klinischen Krankheitsbild, das wir Internisten *Nephrose* nennen. In Anlehnung an experimentelle Beobachtungen bei avitaminotischen Tieren wird man hier zu der Vorstellung gedrängt, daß bei manchem Glomerulusschaden jener zelluläre Abwehrvorgang ausbleibt, der bei der Ausheilung einer akuten Nephritis sonst von so großer Bedeutung ist. Man wird zu einer solchen Vorstellung um so mehr gedrängt, als bei solchen Kranken oft auch die

biologischen Abwehrvorgänge nicht in Erscheinung treten; vielleicht gehört
dazu auch die mangelhafte Rückresorption der Tubuli. Falls es gestattet ist,
unsere experimentellen Erfahrungen auf die menschliche Pathologie zu übertragen, so könnte man mit der Möglichkeit rechnen, *daß die Nephrose einen
Nierenschaden in einem hyp- oder sogar anergischen Organismus darstellt.*

Die Albuminurie ins Gewebe kann sich gelegentlich nur auf die feinen und
feinsten Nierengefäße beschränken; durch die Intima hindurch oder auf dem
Wege der Vasa vasorum dringt Eiweiß bis in die inneren Gefäßschichten vor.
Spielt sich dieser Vorgang vorwiegend an den Präkapillaren oder den kleineren
Gefäßen der Niere ab, so kommt es nur zu einer Verengung einiger Gefäße und
damit zum Krankheitsbild der *Nephrosklerose.* Zunächst beschränkt sich die
Albuminurie ins Gewebe bei dieser Erkrankung nur auf die Präkapillaren,
aber nur zu häufig kommt es im weiteren Verlauf auch zu einer Schädigung
der Kapillaren, was eigentlich sonst nur das Charakteristikum der Nephritis
darstellt; auch das Gegenstück kommt vor, nämlich Schädigung der kleinen
Gefäße bei der Nephritis, die unter gewöhnlichen Bedingungen sonst nur mit
Kapillarschäden einhergeht.

2. Klinische Betrachtungen.

a) Albuminurie. Auch bei der Analyse einzelner klinischer Symptome bietet
sich Gelegenheit, zu Permeabilitätsstörungen Stellung zu nehmen; war doch
die *renale Albuminurie der unmittelbare Auftakt zur Lehre von der sogenannten
serösen Entzündung.* Ich übertrug dieses Geschehen ins Allgemeine und habe
damit zum Ausdruck gebracht, daß die Albuminurie ins Gewebe im Prinzip
dasselbe darstellt wie die Eiweißausscheidung durch die Glomeruluskapillaren.
Hier wie dort sind für den Eiweißdurchtritt Kapillarschäden verantwortlich zu
machen; jedenfalls steht der Vorstellung nichts im Wege, daß es sich bei der
*renalen Albuminurie um eine Permeabilitätsstörung der Glomeruluskapillaren
handelt.* Die Albuminurie beinhaltet noch keineswegs eine Verminderung in der
Leistungsfähigkeit des Nierenparenchyms, sie ist vielmehr nur der Ausdruck
einer abnormen Eiweißdurchlässigkeit im Bereiche der Glomeruluskapillaren.
Da der Glomerulus ein Filtrationsorgan ist, so ist das Maß seiner Leistung die
Filtrationsgröße; das aus den Glomeruluskapillaren ausgetretene Eiweiß gelangt
nicht in ein Interstitium, sondern in den Bowmanschen Kapselraum und
ergießt sich dann entlang der Tubuli gegen die Harnblase. Der Eiweißgehalt
im Glomerulusfiltrat der kranken Niere dürfte wohl kaum ein sehr hoher
sein; wenn der definitive Harn viel höhere Werte zeigt, so ist das auf die
tubuläre Rückresorption zu beziehen, die, soweit nicht auch Eiweiß rückresorbiert
wird, fast einer 100%igen Konzentration gleichkommt. Gilt diese Annahme als
zu Recht bestehend, so braucht man nur die Eiweißkonzentration des definitiven Harnes durch den Kreatininindex zu dividieren, um den Eiweißgehalt
des Glomerulusfiltrates zu erfahren. Diese niedrige Eiweißkonzentration im
glomerulären Filtrat steht in guter Übereinstimmung mit der angenommenen
Größenordnung des Eiweißgehaltes im peripheren Kapillarfiltrat. Berücksichtigt man die Eindickung, so ergibt sich meist kein wesentlicher Unterschied im Eiweißgehalt zwischen primärem Harn und einer Ödemflüssigkeit;
in den meisten Fällen von renaler Eiweißausscheidung erscheint im Harn

zuerst Albumin als das kleinere Molekül; tritt auch Globulin in den Harn über, so haben wir es vermutlich mit einer schwereren Schädigung der Kapillarmembran zu tun.

Sollte sich die Anschauung von RANDERATH durchsetzen, dann bedeutet dies auch eine Änderung unserer Anschauung über die Größe der im definitiven Harn zur Ausscheidung gelangenden Eiweißmenge. Ich kann mir vorstellen, daß ein Teil des durch die Glomeruluserkrankung ausgeschiedenen Eiweißes wieder eine Rückresorption erfährt; darnach könnte es unter idealen Bedingungen sogar eine Albuminausscheidung durch den Glomerulus geben, die sich im definitiven Harn gar nicht durch eine positive Eiweißprobe bemerkbar macht; vor vielen Jahren habe ich[1] bereits die Möglichkeit einer *Nephritis sine albuminuria* in Erwägung gezogen. Wenn daher ein Patient im Anschluß an eine Angina zunächst nur Ödeme und Blutdrucksteigerung zeigt und erst einige Tage später Eiweiß im Harn, so kann schon von **Anfang an** eine Eiweißausscheidung in die Bowmansche Kapsel bestanden haben, nur hat sich die Albuminurie zunächst noch durch eine gesteigerte tubuläre Eiweißrückresorption dem Nachweis entzogen. Über das Ausmaß einer solchen Korrektur und ob eine Eiweißresorption bei der Nephritis überhaupt in Betracht kommt, läßt sich noch nichts Sicheres aussagen; sollte aber diese Vermutung, die zunächst nur auf morphologischen Beobachtungen aufgebaut ist, zu Recht bestehen, so könnte vielleicht jede hochgradige Albuminurie als Kriterium einer gestörten Rückresorption angesehen werden. Vermutlich hängt damit — wie schon oben angedeutet wurde — auch die hohe Eiweißausscheidung bei der Nephrose zusammen.

b) Hämaturie. Schwieriger gestaltet sich die Beantwortung der Frage, wieso es im Verlaufe der akuten Nephritis zu einer Hämaturie kommt; anscheinend ist die Hämaturie und die Albuminurie nicht auf die gleiche Stufe zu stellen, denn diese beiden Symptome gehen nicht immer miteinander parallel. In der Ausheilungsperiode einer akuten Nephritis steht gelegentlich die Hämaturie ganz im Vordergrund, während Eiweiß im Harn kaum noch in Spuren nachweisbar ist. Wenn die Vorstellung, die von mancher Seite geäußert wurde, richtig ist, daß der Durchtritt der roten oder weißen Blutzellen durch die Glomeruluskapillaren nur dann vonstatten geht, wenn sich der Gelzustand der Kapillarmembran vorübergehend dem Solzustand nähert, dann müßte man mit zwei Arten von Kapillarläsion rechnen: die eine beruht auf einem „Undichtwerden", so daß jetzt größere Moleküle, wie z. B. das Albumin, durchtreten können, während die andere — wie schon angedeutet — auf einer Änderung der Dispersität beruht. Jedenfalls ist es nicht leicht, für die Tatsache eine Erklärung zu finden, warum so häufig bei der abklingenden akuten Nephritis eine Hämaturie ohne gleichzeitige Albuminurie vorkommen kann. Sollte sich in solchen Fällen der Tubulusapparat bereits so weit erholt haben, daß jetzt Albumin wieder rückresorbiert wird?

c) Harnzylinder. Meist paart sich Albuminurie mit Zylindrurie; auch das spricht schon dafür, daß vielleicht ein ursächlicher Zusammenhang besteht; auf keinem Fall ist an der Eiweißnatur der Harnzylinder zu zweifeln; die Frage ist nur, welcher Herkunft dieses Eiweiß ist. In erster Linie muß man an Plasma-

---

[1] EPPINGER: Ödempathologie, S. 177. Berlin. 1917.

eiweiß denken; warum sich die Gerinnsel erst in den absteigenden Tubuli zu Zylindern formen, dagegen in der Bowmanschen Kapsel kaum etwas davon zu bemerken ist, mag wohl damit zusammenhängen, daß eine Eindickung des primären Harnes erst in dem distal von den Hauptstücken gelegenen Kanälchensystem vor sich geht. Warum es dabei zu einer Ausfällung bzw. Gerinnung kommt, darüber ist nichts Sicheres bekannt, vielleicht bringt das abgestorbene Zellmaterial das Plasmaeiweiß zur Gerinnung. Andere Autoren bringen wieder

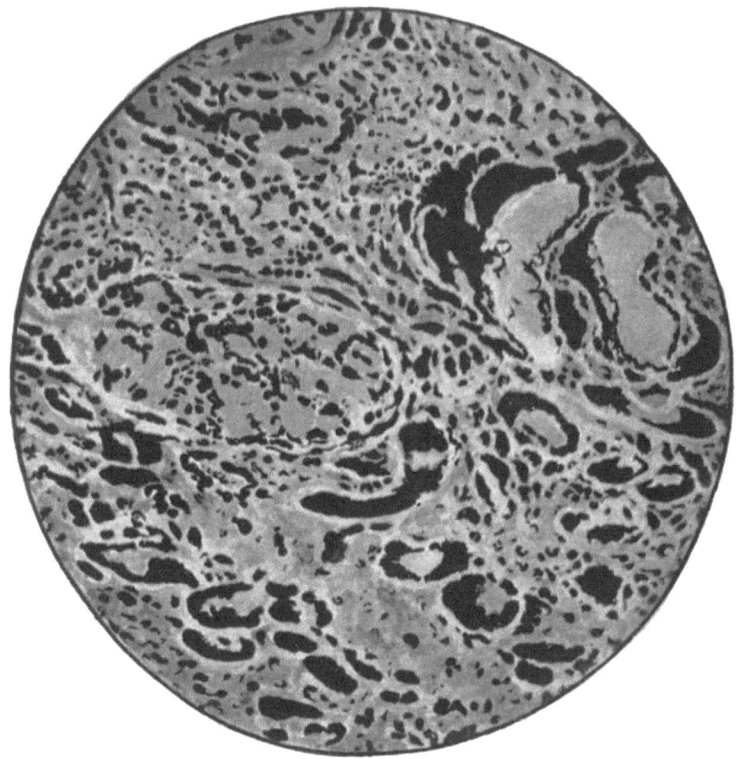

Abb. 123. Nephritis. Eiweiß im Glomerulus und in den Tubuli nachweisbar. Das Eiweiß im Glomerulus gibt die Reaktion des Serums, während das Eiweiß des tubulären Zylinders sich so färbt wie älteres Fibrin (blau).

die Entstehung der hyalinen Zylinder mit dem Kanälchensystem in Zusammenhang; die Bildung soll durch vakuoläre Degeneration an der Innenseite der Epithelien eingeleitet werden; knospenartige Sprosse können sich von den Tubulusepithelien loslösen und dann im Lumen der Kanälchen zur Zylinderbildung Anlaß geben. Prüft man die Zylinderbildung nach dem Haitingerschen Verfahren, so zeigt das Eiweiß, das sich in der Bowmanschen Kapsel findet, den Farbenton des Plasmas, während die zu Zylindern umgeformten Gebilde farbenanalytisch vielfach an altes Fibrin erinnern. Fibrin, das sich in frischen Thromben findet, gibt einen anderen Farbenton; das Eiweiß, das durch die Tubuli zur Ausscheidung gelangt, erinnert vielmehr an das Fibrin, wie wir es z. B. intraalveolär bei der croupösen Pneumonie nachweisen können; darnach hätte das Plasmaeiweiß während der Passage durch die Tubuli vielleicht eine Abwandlung erfahren (Abb. 123).

d) Der hohe Blutdruck. Die bei der akuten Nierenentzündung rasch einsetzende Blutdrucksteigerung stellt noch immer den ungeklärtesten Fragekomplex im ganzen Nephritisproblem vor; manches ist unserem Verständnis nähergerückt worden, seitdem wir uns bemühen, die Nierenkrankheiten als Folgen einer Albuminurie ins Gewebe darzustellen. Es liegt nahe, nunmehr auch die Frage aufzuwerfen, ob nicht auch die *renale Blutdrucksteigerung* irgendwie mit der Albuminurie ins Gewebe in Zusammenhang gebracht werden kann.

Als man das *Renin* entdeckte, hoffte man die Lösung des Rätsels gefunden zu haben; das Renin befindet sich innerhalb der gesunden Niere in einer inaktiven Form, die sich aber sofort in eine drucksteigernde verwandelt, wenn die Sauerstoffversorgung der Niere infolge Gefäßverengung auf Schwierigkeiten stößt. Da nach der Volhardschen Vorstellung das Wesentliche bei der akuten Nephritis ein Gefäßspasmus sein soll, so könnte man tatsächlich in Angleichung an die Beobachtung von GOLDBLATT[1] auch bei der akuten Nephritis an eine Mobilisation von Renin denken; die durch die Schwellung bedingte Anämisierung der Niere müßte eigentlich genügen, um ähnlich wie im Goldblattschen Experiment blutdrucksteigernde Substanzen freizumachen. Diese Überlegung trifft aber für die akute Nephritis anscheinend nicht zu, denn ENGER[2] konnte im Blute von akuten Nephritispatienten kein Renin nachweisen. Anders steht es bei der chronischen Nephritis, hier wird man auf Grund der Engerschen Beobachtungen eher mit einer Beteiligung des Renins zu rechnen haben; beachtlich ist auch die Angabe von GOLDBLATT, der nach länger dauernder Verabfolgung von Renin an den Gefäßen Veränderungen nachweisen konnte, die man sonst nur bei der chronischen Nephritis sieht — Elastose und Hyperplasie der Intima. Vom Standpunkte einer Permeabilitätspathologie könnte dies dahin gedeutet werden, daß das Renin die Kapillaren zunächst nur funktionell schädigt, aber im weiteren Verlaufe auch die Semipermeabilität stört, so daß jetzt Eiweiß in die Gefäßwand einzudringen vermag.

Nachdem bei manchen akuten Nephritiden Blutdrucksteigerung und Ödeme oft früher zu sehen sind als die Albuminurie, hat man sich schon bald für die Beschaffenheit der peripheren Kapillaren interessiert. Bereits im Jahre 1912 äußerte SCHLAYER[3] die Vermutung, daß man bei der Nephritis auch mit peripheren Kapillarschädigungen zu rechnen habe; es ist dann vor allem O. MÜLLER[4] gewesen, der auf Grund seiner Kapillarmikroskopie diese Annahme weitgehend stützte, denn es finden sich an den Fingerkapillaren Schlängelungen mit geradezu phantastischer Form. In den Erweiterungen mancher Kapillarschlingen sah er eine auffallende Verlangsamung des Blutstromes verbunden mit körniger Strömung; diese Befunde sind weitgehend bestätigt worden und sind wohl nur so zu deuten, daß der *Blutstrom in den der Kapillarmikroskopie zugänglichen Kapillaren außerordentlich träge vor sich geht.* Ähnliche Veränderungen sind auch an der Retina zu erkennen; man sieht zwar ophthalmoskopisch nicht die Kapillaren, wohl aber die Präkapillaren; sie erweisen sich als auffallend eng, und auch

---

[1] GOLDBLATT: Harvey Lect. (Am.) **1937**, Nr. 38, S. 237.
[2] ENGER: Z. Klin. Med. **139**, 541 (1941).
[3] SCHLAYER: Med. Klin. **1912**, Beih. 9.
[4] O. MÜLLER: Kapillaren, Bd. II, S. 479. 1939.

die Bewegung der roten Blutkörperchen geschieht langsam. Auf Grund aller dieser Beobachtungen sollte man wohl mit einer *Verlangsamung des Kreislaufes bei der akuten Nephritis* rechnen.

Mit der *histologischen Beschaffenheit der peripheren Kapillaren*, z. B. in der Haut, haben sich nur wenige Autoren beschäftigt; ich kenne eigentlich nur die Arbeit von TÖPFER,[1] der bei akuten Nephritiden Hautstückchen herausstanzte und sie dann einer genauen Untersuchung unterzog. Ich kann die Beobachtungen von TÖPFER bestätigen. Die Kapillarwandungen erscheinen gegenüber der Norm deutlich verdickt, die Endothelien gewuchert und vergrößert; in der Umgebung der Kapillaren finden sich oft Rundzellen und granulierte Elemente, die bis zu den Präkapillaren vordringen; leider ist es nicht immer leicht, außer an Serienschnitten, den ganzen Verlauf der Hautkapillaren histologisch zu verfolgen. Man kommt aber zu einem viel eindeutigeren Resultat, wenn man die Kapillaren nicht im Schnitt, sondern im Zupfpräparat verfolgt; für Kapillarbeobachtungen eignet sich weniger die Haut, als vielmehr das lockere Bindegewebe. Jedenfalls sieht man bei der akuten Nephritis an den peripheren Kapillaren ganz ähnliche Veränderungen, wie sie zuerst LANGHANS[2] an der Niere beschrieben hat.

In dem Streite, ob es sich bei der akuten Nephritis um einen *Gefäßspasmus* (VOLHARD) oder um einen *entzündlichen Prozeß* (FAHR) handelt, nimmt O. MÜLLER einen vermittelnden Standpunkt; er sagt: „Wie die Bilder zeigen, handelt es sich bei diesen Zuständen zunächst nicht um rein spastische, sondern deutlich spastisch-atonische Syndrome; wo bei diesen spastisch-atonischen vom ‚Anfang‘ einer Entzündung geredet werden kann und wo nicht, dürfte ebenso schwer zu entscheiden sein wie bei der peristatischen Hyperämie RICKERS[3] im Entzündungsversuch; hier dürften sich auch Anklänge an die ‚seröse Entzündung‘ finden."

O. MÜLLER legt bei der Beurteilung der unterschiedlichen Nierenkrankheiten großen Wert auf den *spastisch-atonischen Zustand der Kapillaren am Nagelfalz;* analoge Veränderungen sind aber nicht nur bei der akuten Nephritis zu sehen, sondern gelegentlich auch bei gesunden Menschen. Ernährung und vegetatives Nervensystem können auf die Kapillarbeschaffenheit entscheidenden Einfluß ausüben. Meines Erachtens besteht aber der Unterschied zwischen dem spastisch-atonischen Zustande, wie er z. B. bei der spastischen Obstipation zu sehen ist, und dem der akuten Nephritis darin, daß die *Haut bei der akuten Nephritis auffallend blaß ist, während sie bei der Obstipation oder bei den Vasoneurosen* an Stellen, wo die Kapillaren sich in besonders atonischem Zustande befinden, z. B. an der Hand, *fast immer bläulich erscheint.* Ich kann mir diesen Unterschied nur so erklären, daß hier das Verhalten der *derivatorischen Gefäße von entscheidender Bedeutung ist;* beim gesunden Menschen und Spastiker strömt das Blut durch die Kapillaren *und* durch die derivatorischen Gefäße, während bei der akuten Nephritis nur *wenig* Blut durch die eigentlichen Kapillaren fließt, *dagegen die Hauptmenge des Blutes sich an die Bahnen der derivatorischen Gefäße hält.* Ähnliches spielt sich anscheinend auch in der Niere ab. Leider ist diese Annahme nur schwer, gleichsam greifbar zu beweisen, weil die derivatorischen

---

[1] TÖPFER: Med. Klin. 1917, 678.
[2] LANGHANS: Virchows Arch. 99, 193 (1885); 112, 1 (1888).
[3] RICKER: Sklerose der inneren Gefäße. 1928.

Gefäßvorrichtungen der Kapillarmikroskopie nur schwer zugänglich sind; wohl aber lassen sich die sonst kaum verständlichen Beobachtungen von LEPESCHKIN und PILGERSDORFER,[1] die an meiner Klinik erhoben wurden, mit einer solchen Auffassung in Einklang bringen. Ganz im Gegensatz zu der erwarteten Verminderung des Minutenvolumens fanden sie an Hand der Wetzlerschen Methode bei schweren, mit beträchtlicher Blutdrucksteigerung, Lungenödem und Wassersucht einhergehenden akuten Nephritiden *eine auffallende Erhöhung des Minutenvolumens bei gleichzeitiger Herabsetzung des peripheren Widerstandes.* Diese Beobachtung steht deswegen in scheinbarem Gegensatz zu der herrschenden Meinung, weil man sich bis jetzt vielfach an die Angaben von O. MÜLLER hielt, der an den Nagelkapillaren eine auffallende Verlangsamung des Blutstromes (sogar Körnelung der Erythrozytenbewegung) feststellte. Ich glaube, man geht dieser Schwierigkeit am besten aus dem Wege, wenn man den hohen Blutdruck bei der akuten Nephritis in folgender Weise zu erklären versucht: Durch die Schwellung bzw. Quellung der Glomerulusendothelien, die das Wesentliche der Glomerulitis darstellt, gelangt nur wenig arterielles Blut auf dem Wege des Vas afferens in das venöse Kapillarsystem, während die

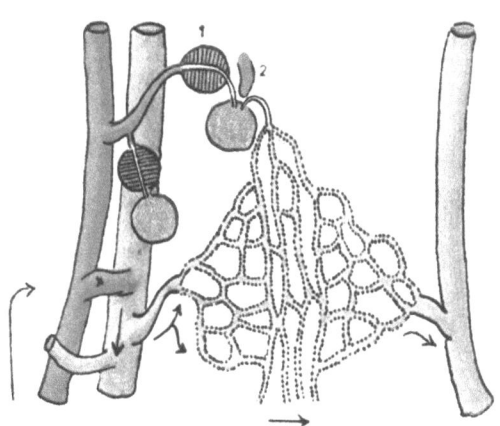

Abb. 124. Schema der derivatorischen Gefäße in der Niere. x = derivatorisches Gefäß. Arterielles System rot, venöses System blau, Drosselvorrichtung braun. Das arterielle Blut kann zwei Wege nehmen: entweder durch die Glomeruli oder durch die derivatorischen Gefäße.
1 Polkissen, 2 Bechersche helle Zellhaufen.

Hauptmasse durch Öffnung der arteriovenösen Anastomosen ins Venensystem gelangt. Unter normalen Verhältnissen dürfte das Blut, das der Niere durch die Art. renalis angeboten wird, nicht nur den Weg über den Glomerulusapparat nehmen, sondern abwechselnd, den Bedürfnissen entsprechend, bald über das Vas afferens, bald über die Kurzschlüsse das Parenchym versorgen. Unter krankhaften Bedingungen aber — ich denke hier vor allem an die schweren Formen von akuter Nephritis — wird das Blut, da der Weg über die Glomeruli mit Schwierigkeiten verbunden ist, vorwiegend oder fast ausschließlich durch die arteriovenösen Anastomosen geleitet. Bei länger bestehendem direktem Abfließen des unter hohem Druck stehenden arteriellen Blutes in das Venensystem stehen der Nierenzirkulation zwei Möglichkeiten zur Verfügung: *Ein Teil* ergießt sich in das Kapillarsystem und bringt eventuell retrograd Sauerstoff und Nahrung an das Nierenparenchym, der *andere Teil* des arteriellen Blutes strömt aber unmittelbar unter erhöhtem Druck in das Gebiet der Vena cava inferior und bietet sich gleichsam mit Überdruck dem Herzen an (s. Abb. 124); die zweite Möglichkeit wird hauptsächlich dann in Frage kommen, wenn die postglomerulären Kapillaren Schädigungen erfahren haben. Wenn auf dem Wege

---

[1] LEPESCHKIN und PILGERSDORFER: Klin. Wschr., H. 49/50, 774 (1947).

eines Kurzschlusses arterielles Blut unmittelbar ins venöse Gebiet einströmt, dann muß sich das hämodynamisch ähnlich auswirken wie bei einem Aneurysma arteriovenosum. Ich[1] habe mich für diese Frage auch experimentell interessiert und bei der Katze eine kurzschließende Verbindung der Bauchaorta mit der Cava inferior erzeugt; die Folgen machen sich sofort bemerkbar, denn unter dem Einfluß des erhöhten Minutenvolumens kommt es zu Blutdrucksteigerung und Herzhypertrophie. Ist aber die Anastomose zwischen arteriellem und venösem System sehr breit, so bedingt dies nicht nur eine Beschleunigung der Zirkulation, sondern auch eine Blutdrucksenkung; von der Weite der arteriovenösen Verbindung hängt es dann ab, ob Blutdrucksteigerung oder Blutdrucksenkung eintritt. Wetzler[2] hat die Verhältnisse genau studiert und dabei den Begriff *Minutenvolumenhochdruck* aufgestellt. Nachdem sich bei der akuten Nephritis durch Öffnung der Anastomosen vermutlich ein ähnlicher Zustand entwickelt wie beim Aneurysma arteriovenosum, so scheint mir dies die einfachste Erklärung des hohen Blutdruckes bei der akuten Nephritis zu sein; selbstverständlich wird diese Annahme nicht für alle akuten Nephritiden Geltung haben, sondern nur für die Fälle in Erwägung zu ziehen sein, bei denen sich ein erhöhtes Minutenvolumen 'bei gleichzeitiger Herabsetzung des arteriellen Widerstandes feststellen läßt.

Mit einem solchen Kurzschlußmechanismus haben wir es im Verlaufe einer akuten Nephritis nicht nur in der Niere zu tun, sondern an den verschiedensten Stellen; sollte sich eine solche Annahme bestätigen, dann wäre damit auch die Erklärung so mancher Erscheinungen klargestellt. Vor allem würden wir es verstehen, warum z. B. Otfried Müller in den Hautkapillaren eine so träge Blutbewegung sieht, während Lepeschkin und Pilgersdorfer das Gegenteil behaupten. Vielleicht ist ein Teil der Hautkapillaren, ähnlich wie im Glomerulus, nur spärlich durchblutet, während sich der Hauptstrom des Blutes an die arteriovenösen Anastomosen hält; vermutlich hängt damit auch die Tatsache zusammen, daß die Haut bei der schweren akuten Nephritis blaß ist und sich doch warm anfühlt. *Das Pathologische bei manchen Formen von akuter Nephritis könnte somit darin bestehen, daß es nicht nur zu einer generellen Permeabilitätsstörung kommt, sondern daß ein Großteil der Blutbewegung — wegen des Passagehindernisses in den Glomeruli — sich an die derivatorischen Gefäße hält.*

Einen wichtigen Beweis für die Annahme eines *innigen Zusammenhanges zwischen seröser Durchtränkung der Organe und der Neigung zu Blutdrucksteigerung* sehe ich auch in manchen *therapeutischen Maßnahmen;* entzieht man tunlichst frühzeitig nach Beginn der Plasmaexsudation dem akuten Nephritiker die Flüssigkeits- und Kochsalzzufuhr, so kehrt infolge der Entquellung der Glomerulusbahnen binnen kurzer Zeit der normale Blutdruck zurück. Gleiches gilt auch von den anderen Maßnahmen, die demselben Zwecke dienen, nämlich dem *Zurücklocken von Ödemflüssigkeit in die Blutbahn.* Ich denke hier vor allem an den günstigen Einfluß eines ausgiebigen Aderlasses; noch wirksamer gestaltet sich dieser Eingriff, wenn man ihn mit der intravenösen Injektion einer hypertonischen Traubenzuckerlösung und Strophanthin kombiniert. Schon im normalen Körper bedingt die Infusion einer hypertonischen

[1] Eppinger: Klin. Wschr. 1926, Nr. 18.
[2] Wetzler: Erg. Physiol. 41, 292 (1939).

Lösung eine wesentliche Verkleinerung der verschiedenen Organe, z. B. auch des Gehirnes, wie man sich leicht am bloßgelegten Cerebrum überzeugen kann. Wie sehr muß sich das erst auswirken, wenn es sich um ein pathologisch ödematöses Organ handelt. Ähnlich günstig muß sich — allerdings in verkleinertem Maße — die Verabfolgung eines energischen Abführmittels oder eine Lumbalpunktion auswirken.

Jedenfalls besteht bei der akuten Nephritis ein inniger Zusammenhang zwischen Wasser- bzw. Kochsalzretention und Blutdrucksteigerung. Die unmittelbare Ursache ist die Albuminurie ins Gewebe, die zu einem Quellungszustand führt und auf diese Weise große Wasser- und Kochsalzmengen an die Gewebe, einschließlich an die Gefäße, bindet. Manches spricht dafür, daß durch die Quellung der Nierenrinde die Blutpassage durch die Glomeruli gestört ist und so deswegen die arteriovenösen Kurzschlüsse in Tätigkeit treten müssen. Das arterielle Blut stürzt ohne Passage des eigentlichen Kapillargebietes direkt auf die venöse Seite und erzeugt so ein erhöhtes Minutenvolumen und in weiterer Folge einen Minutenvolumenhochdruck. Man hat mit einer solchen Möglichkeit um so mehr zu rechnen, als mit dem Vorkommen von Kurzschlüssen an den verschiedensten Stellen unseres Organismus zu rechnen ist; hätte der akute Nephritiker mit der Unwegsamkeit seiner Glomeruli nicht die Möglichkeit, die Blutversorgung der Niere auf dem Umwege über die derivatorischen Gefäße sicherzustellen, so müßte es nur zu bald zu einem völligen Versagen der gesamten Nierentätigkeit kommen.

Die Erklärung der Blutdrucksteigerung bei der chronischen Nephritis fällt uns im Sinne einer Permeabilitätsstörung schon wesentlich leichter; hier sind die Veränderungen an den Kapillaren und an den kleinen Gefäßen als Folge eines Eiweißübertrittes bereits so manifest geworden, daß sie selbst bei oberflächlicher Betrachtung nicht mehr zu übersehen sind. Intimaverdickung und hyaline Einlagerung engen die Blutbahn weitgehend ein und verhindern dadurch eine zweckdienliche Ernährung der Gewebe. Immerhin ist die Sauerstoffversorgung und ebenso die Nahrungszufuhr der Gewebe so lange noch sichergestellt, als der Blutdruck automatisch hoch bleibt. Man kann es daher verstehen, wenn FAHR mehr oder weniger den Standpunkt vertritt, daß jede Blutdrucksteigerung, wie sie bei Durchblutungsschwierigkeiten im Bereiche der Niere oder anderer lebenswichtiger Organe zur Beobachtung kommt, als eine kompensatorische Einrichtung anzusehen sei; sie hat anscheinend den Zweck, die gefährdete Gewebsernährung tunlichst lange aufrechtzuhalten. In dem Sinne ist vielleicht auch die physiologische Wirkung des Renins zu verstehen; wie bei der chronischen Nephritis, müßte das Renin dauernd in Tätigkeit treten, denn nur dann könnten wir wirklich mit einer kompensatorischen Einflußnahme rechnen; die Beobachtungen von ENGER[1] würden mit einer solchen Vorstellung gut übereinstimmen.

Die Pathogenese des hohen Blutdruckes im Verlaufe der Nephritis ist — wie ich glaube — nur dann zu verstehen, wenn man zwischen einer pathologischen Minutenvolumen-Blutdrucksteigerung im Beginne der akuten Nephritis und der kompensatorischen bei den chronischen Nierenleiden unterscheidet.

e) **Konzentrationsstörungen.** Die Konzentrationsarbeit besorgt, wie besprochen, der tubuläre Apparat, der durch die gerichtete Rückresorption auch

---

[1] ENGER: Z. Klin. Med. **139**, 541 (1941).

die Variabilität der Harnzusammensetzung garantiert. Während des Durstens, wenn die Flüssigkeitszufuhr vermindert ist, bleibt die Schlackenausfuhr entsprechend dem im wesentlichen auf gleicher Höhe gehaltenen Stoffwechsel unverändert, was zur Folge hat, daß der Harn sehr konzentriert ist, d. h. in wenig Flüssigkeit außerordentlich reichlich gelöste Stoffe enthält. Diese Konzentrationsarbeit leistet der tubuläre Apparat, der besonders viel Flüssigkeit und auch Salze dem provisorischen Harn durch *antiosmotische Arbeit* entzieht. Dieser Vorgang geschieht entsprechend der sogenannten *gerichteten Rückresorption* der Tubulusepithelien äußerst selektiv. Bei Störungen der gerichteten Permeabilität verliert die Konzentrationsarbeit nur zu bald ihren für das Gesamtwohl so wohltätigen Charakter und der Tubulusapparat degeneriert allmählich gleichsam auf das Niveau von Pergamentpapier.

Über das Ausmaß der renalen Konzentrationsfähigkeit und damit über die Leistungskraft der Tubulusepithelien kann man sich am besten ein Urteil bilden, wenn man das spezifische Gewicht *des Harnes* während einer Durstperiode betrachtet. Die theoretisch exakteste Methode zur Prüfung der Konzentrationsfähigkeit wäre der Vergleich zwischen dem Blut- und Harnspiegel einer Substanz, die filtriert, nicht rückresorbiert und auch nicht sezerniert wird; dieser Forderung entspricht weitgehend das *Kreatinin*.

In der Klinik wird aus praktischen Gründen weniger auf die Eindickung eines einzelnen Stoffes, als vielmehr auf die Gesamtkonzentration an festen Stoffen geachtet; im *spezifischen Gewicht des Harnes* wirkt sich sowohl der Gehalt an Salzen als auch an Eiweißschlacken aus, wobei mit voller Absicht bei der Beurteilung der Gesamtleistung des Tubulusapparates kein Unterschied zwischen Salz- und Eiweißschlacken gemacht wird. Ist die Nierenleistung in Ordnung, dann kann ohne weiteres bei reichlicher Flüssigkeitszufuhr wieder ein Harn vom spezifischen Gewicht 1001 gebildet werden; dies beweist die Ausscheidung einer im Vergleich zu den gelösten Stoffen übergroßen Wassermenge, die in den allgemeinen Bedürfnissen des Gesamtorganismus begründet ist. Bei äußerst eingeschränkter Flüssigkeitszufuhr kann dagegen die gesunde Niere einen Harn vom spezifischen Gewicht 1035 und mehr produzieren.

VOLHARD hat sowohl das *Verdünnungs- als auch das Eindickungsvermögen* der Niere geprüft und dazu den *Wasser- und Durstversuch* gewählt. Da die Wasserausscheidung aber auch von extrarenalen Faktoren abhängt, so eignet sich *der Durstversuch, der nur von der Nierenleistung abhängt, besser zur Prüfung der Leistungsfähigkeit der gerichteten Rückresorption.*

Man kennt verschiedene Grade der Einschränkung des Konzentrationsvermögens. Abgesehen vom normalen Verhalten *(Normosthenurie)*, kann eine geringgradige Einschränkung des Konzentrationsvermögens, etwa bis höchstens 1022, als *Hyposthenurie* bezeichnet werden, während eine dauernde Einstellung auf gleich unverändertem Niveau als *Isosthenurie* gilt. Bei der Isosthenurie, einer Einstellung auf 1011—1013, müßte nach unserer Vorstellung die Wassereindickung durch die Henleschen Schleifen fast vollständig unterbleiben; dementsprechend müßte dann auch das spezifische Gewicht des Harnes vollkommen mit dem des eiweißfreien Blutserums *(Blutwasser)*, also dem Ultrafiltrate des Plasmas, übereinstimmen, dessen spezifisches Gewicht durchschnittlich 1011 beträgt. Einzelne Analysen zeigen zwar, daß auch bei der kompletten Isosthenurie

eine Harneindickung niemals völlig unterbleibt, denn auch bei den schwersten
Nierenschädigungen, bei denen eine langdauernde Isosthenurie sonst die Regel
ist, besteht noch immer ein gewisser Grad von Harneindickung; sie beträgt z. B.,
am absoluten Maß des Harn-Plasma-Verhältnisses des Kreatinins gemessen, nur
das Dreifache des Glomerulusfiltrates gegenüber dem mehr als Hundert- bis
Sechshundertfachen bei der normalen Nierenleistung. Da in diesen Fällen meist
Chloride vermehrt zurückströmen, um sozusagen für die stickstoffhaltigen Substanzen im Rückresorbat einzuspringen, stimmt die molare Konzentration
des Harnes mit der des Blutes annähernd überein, was trotz der geringen Eindickung schon als komplette Isosthenurie imponiert. Ich habe oben auf die
Schwierigkeit einer richtigen Beurteilung der Nierenfunktion bei kranken Nieren
aufmerksam gemacht, so daß sich diese Kritik auch gegen diese Zahlen richtet.

Isosthenurie ist somit eine teilweise, wenn auch nicht vollständige *Mono-
sthenurie* der Nierenleistung. Auf Grund der besprochenen anatomischen Verhältnisse ist sie leicht zu verstehen. Es unterbleibt die spezifische Tätigkeit des
Tubulusepithels, bzw. sie ist weitgehend herabgesetzt, sodann die Folge
dieses Zustandes eine vollständige bzw. *weitgehende Angleichung des Glomerulusfiltrates an das Rückresorbat* und damit auch an den Harn ist. Bei schwerster
Niereninsuffizienz fehlt die gerichtete Rückresorption der Tubulusepithelien
vollständig und der Tubulus ist nicht mehr als spezifisches Element der Niere
anzusehen, vielmehr ist er fast auf das Niveau eines Glomerulus herabgesunken.

Von VOLHARD wird neben dem Konzentrationsversuch auch dem *Wasserversuch* große Bedeutung beigemessen; die Diurese soll in Gang gesetzt werden,
während die absolute Stoffausfuhr unverändert bleibt. Was nun die ausgeschiedene Wassermenge anbelangt, so wird allgemein angenommen, daß die
Wasserausscheidung nicht so sehr von der Leistung der Niere als von *extrarenalen Faktoren*, wie z. B. von der sogenannten Vorniere, abhängt. Eine so gewaltige Flüssigkeitsausscheidung wie während des Wasserstoßes wird normalerweise durch Senkung der Rückresorption besorgt. Ein schlechter Ausfall
des Wasserversuches ist nur selten in einer schlechten Nierenfunktion begründet,
meist ist dafür ein pathologisches Bindungsvermögen der Peripherie verantwortlich zu machen. Es stellt somit die ausgeschiedene Flüssigkeitsmenge im
Wasserversuch kein diagnostisch geeignetes Maß der Nierenleistung dar;
dementsprechend kann man auf die Anwendung des Wasserversuches verzichten,
wozu noch kommt, daß die Zufuhr so großer Flüssigkeitsmengen für den
Nephritispatienten nicht bedeutungslos ist. Bei der akuten Nephritis kann
der sogenannte Wasserstoß die Heilung eher hinausziehen, bzw den Prozeß sogar
verschlechtern. Deswegen ziehe ich den völlig harmlosen Konzentrationsversuch dem Wasserversuch vor; die Prüfung des spezifischen Gewichtes ist
anscheinend das geeignetste Maß für die Funktionstüchtigkeit des tubulären
Apparates.

Der *Wasserstoß* ist bei normalen Personen auch mittels der Rehbergschen
Funktionsprüfung verfolgt worden. Zunächst meinte man, daß der Wechsel in
der Harnmenge ausschließlich durch Änderung der Filtration besorgt wird; das
scheint aber nicht der Fall zu sein, denn mehr oder weniger alle in dieser Richtung
durchgeführten Untersuchungen zeigen, *daß sich die Glomerulusfiltration selbst*

während einer größeren Harnflut gegenüber der Norm kaum ändert. Man muß daher annehmen, daß eine Erhöhung der Harnmenge (Diurese) im wesentlichen *nicht auf einer Verstärkung der Filtration beruht, sondern nur auf einer Änderung der Rückresorption.* In dem Sinne ist schon von den ersten Beobachtern der Standpunkt vertreten worden, daß der Wasserversuch im Gegensatz zu VOLHARD nicht als Maßstab der Glomerulusleistung anzusehen ist, sondern unter gewissen Voraussetzungen eher als Maß des Tubulusapparates.

Diese am Menschen gewonnenen Erfahrungen stehen in einem gewissen Gegensatz zu den experimentellen. Nach RICHARDS[1] und vielen anderen wird bei der normalen Harnbildung nur ein Teil der Glomerulusschlingen durchblutet. GICKELHORN[2] hat dafür Kontraktionen der Vasa afferentia verantwortlich gemacht. Reicht man aber größere Flüssigkeitsmengen, so läßt sich vitalmikroskopisch im Tierversuch eine vermehrte Glomerulusdurchblutung erkennen. EBBECKE[3] konnte dies besonders schön nach Koffeininjektionen beobachten. Daraufhin wurden weitgehende Theorien aufgebaut und unter anderem auch angenommen, daß z. B. die Froschniere bei erhöhter Flüssigkeitszufuhr ihre Leistung durch Öffnung von etwa viermal mehr Glomeruli steigern könne. Auf Grund der Rehbergschen Analysen dürfte aber beim Menschen — im Gegensatz zum Kaltblüter — die Möglichkeit einer Vergrößerung der filtrierenden Oberfläche des Glomerulus doch sehr gering sein, was uns nicht wundern darf, nachdem die Henlesche Schleife, die hauptsächlich für die Wasserresorption im Säugerorganismus zu sorgen hat, beim Kaltblüter kaum angedeutet ist.

Das außerordentlich niedrige spezifische Gewicht, das der normale Harn *nach reichlicher Flüssigkeitszufuhr* zeigt, setzt eine *energische Leistungssteigerung des tubulären Apparates für Elektrolyte* voraus und bedeutet insofern eine Vorrichtung von größter Lebenswichtigkeit. Würde — um nur ein Beispiel zu wählen — entsprechend dem Glomerulusfiltrat die Kochsalzausscheidung durch den Tubulusapparat keine Hemmung erfahren, so müßte der Organismus bei jeder reichlichen Wasserzufuhr einen Gutteil seines Salzbestandes einbüßen. Diesem Umstande ist es hauptsächlich zuzuschreiben, daß auf der Höhe einer Diurese in der Zeiteinheit weniger Kochsalz durch den Harn, aber auch weniger Stickstoff zur Ausscheidung gelangt; damit steht auch die Beobachtung in Einklang, daß es gelegentlich auf der Höhe eines Wasserversuches — ganz besonders bei der chronischen Nephritis — im Blute zu einer deutlichen Steigerung des Reststickstoffes kommt.

Kennt man dieses Geschehen, dann wird uns auch klar, warum die Isosthenurie ein Charakteristikum der chronischen Nephritis darstellt; durch die chronische Unterernährung der Tubulusepithelien haben die Harnkanälchen vieles von ihrer spezifischen Rückresorption verloren, so daß nunmehr der onkotische Druck der in den Blutbahnen zirkulierenden Eiweißkörper allein die Resorption zu besorgen hat. Als morphologischer Ausdruck einer solchen funktionellen Einbuße kann vielleicht die Abflachung der Tubulusepithelien angesehen werden. Ich glaube, es gibt wohl kaum einen besseren Beweis für die Bedeutung der ge-

---

[1] RICHARDS: Amer. J. Physiol. **71**, 178 (1924).
[2] GICKELHORN: Wien. klin. Wschr. **1935**, 735.
[3] EBBECKE: Pflügers Arch. **232**, 23 (1933).

richteten Rückresorption als gerade das gegenseitige Verhalten von Filtration und Rückresorption während des Wasserversuches bei einer chronischen Nephritis.

Im selben Sinne ist auch der Konzentrationsversuch zu deuten; der gesunde Glomerulusapparat kommt weitgehend den Bedürfnissen des Organismus nach; gleichgültig, ob viel oder wenig Wasser dem Körper zur Verfügung steht, ebenso gleichgültig, ob die Kochsalzzufuhr groß oder klein ist, *stets sorgt der gesunde Tubulusapparat dafür, daß es zu keiner Retention, aber auch zu keinem Verlust kommt;* förmlich „instinktiv" wird ein Gleichgewichtszustand angestrebt, der es auch den anderen Geweben ermöglicht, optimale Arbeit zu leisten.

Wie dieser Ausgleich vom Tubulusapparat durchgeführt wird, entzieht sich unseren Kenntnissen; jedenfalls steht dieser ideal arbeitende Mechanismus unter der dauernden Kontrolle des vegetativen Nervensystems und der Hormone; nicht zuletzt wird diese Nierenfunktion auch von geringen Änderungen der Blutzusammensetzung abhängig sein, die ihrerseits wieder von den Geweben bestimmt wird. Das Bewundernswerte bei dem Zusammenspiel zwischen Filtration und Rückresorption ist die Tatsache, daß es der normalen Niere so gar keine Schwierigkeit bereitet, nach Wasserzufuhr innerhalb kürzester Zeit das spezifische Gewicht des Harnes von z. B. 1035 auf 1002 herabzusetzen, und umgekehrt, daß es der gesunden Niere ein leichtes ist, innerhalb weniger Stunden das spezifische Gewicht wieder auf die Norm hinaufzuschrauben. Vertritt man die Lehre von RICHARDS, dann ist eine solche Schwankungsbreite im spezifischen Gewicht nur auf eine optimale Leistungsfähigkeit des Tubulusapparates zu beziehen.

f) Urämie. Vier Möglichkeiten sind für die Entstehung einer Urämie in Erwägung zu ziehen: 1. Zunächst *Filtrationsstörungen* infolge einer sklerosierenden Kapillaritis, wobei vielleicht auch die zu filtrierende Harnstoffmenge auf Hindernisse stößt. Bei geringgradigen Harnstauungen mit Erhöhung des Reststickstoffes ist sicher mit einer solchen Möglichkeit zu rechnen; das läßt sich sogar differentialdiagnostisch verwerten. Selbstverständlich hängt die Filtrationsleistung auch von der Höhe der Nierendurchblutung, bzw. von der Herzleistung ab. Dazu kommt, daß bei allen jenen Personen, bei denen eine Rückresorptionsverminderung besteht, also bei tubulären Prozessen schweren Grades, der Druck im Kanälchensystem infolge verminderter Rückresorption steigt und damit auch der Gegendruck im Bowmanschen Raum; auch dies führt begreiflicherweise zu einer Filtrationsverminderung. Die bei der chronischen Nephritis meist bestehende beträchtliche Rückresorptionshemmung führt weiter zu einer Verstärkung der Filtrationseinschränkung. Die Filtrationsverminderung kann somit eine Schlackenretention herbeiführen, doch ist diese meist nicht sehr hochgradig und dürfte zu einer Kreatininsteigerung von höchstens 4 mg-$\%$ und einer Reststickstoffsteigerung von etwa 80 bis 100 mg-$\%$ Anlaß geben.

2. Eine weitere Urämieursache, die aber nur bei höhergradigen Nierenveränderungen besonders des tubulären Anteiles in Betracht kommt, ist die atypische, also *pathologische Rückresorption von Stoffen*, die unter normalen Bedingungen gar nicht oder nur zum geringen Teil rückresorbiert werden. Bekanntlich hat das Tubulusepithel die Aufgabe, einzelne Stoffe nach Art einer

Drüse im Rückresorbat anzureichern, andere wieder nach Art eines Siebes an der Rückresorption zu hindern und sie so von dem großen rückfließenden Wasserstrom zu sondern. Kreatinin wird, um nur ein Beispiel zu nennen, überhaupt nicht rückresorbiert. Harnstoff soll dagegen entsprechend den Vorstellungen von KELLER[1] zum Teil in den Tubuli contorti erster Ordnung etwa zur Hälfte zurückgezogen werden; was in die Henleschen Schleifen gelangt, ist vor weiterer Rückresorption geschützt und erscheint im definitiven Harn. Die Verarmung des Rückresorbates an Schlackenstoffen und ihre Anreicherung im Blute ist nur durch eine *antiosmotische Leistung des Kanälchensystems* möglich. Erkrankt das Kanälchenepithel, so wird diese antiosmotische Leistung — also die gerichtete Permeabilität des Epithels — verschlechtert oder ganz aufgehoben. *Die Folge muß dann sein, daß z. B. bei der Isosthenurie die Schlackensubstanzen mit dem Rückresorbat ins Blut zurückströmen*, wodurch die Konzentration fester Stoffe im Harn vermindert oder überhaupt verhindert wird; jedenfalls kommt es so zu einer Steigerung dieser Stoffe im Blute, also zu einer *Rückresorptionsurämie*. Die *Rückresorptionsurämie*, die nur bei schwerer tubulärer Insuffizienz vorkommt, dürfte in weit höherem Grade zu einer Schlackenretention Anlaß geben als die Filtrationshemmung. Ausgesprochene *Kreatinin- oder Reststickstoffsteigerungen sind demnach immer als Zeichen einer Erkrankung des tubulären Systems* zu werten. Wenn wir bei der Besprechung der sklerosierenden Kapillaritis betonen konnten, daß es sich dabei nur um eine mäßige Schlackenretention handelt, so gilt dies nur für jene Formen, bei denen eine Rückresorptionsurämie nicht in Frage kommt.

3. Weiters kann es bei höhergradiger *Harnstauung* ebenfalls zu einem Rücktritt von harnpflichtigen Substanzen im Blute kommen, der damit auch zu einer Art Urämie führt. Bei Dehnung des Nierenbeckens infolge mechanischer Harnstauung, also z. B. bei sogenannter *kompletter Retention* im Sinne der Urologen, kann dies eine „Fornixruptur" bedingen. Bereits eingedickter Harn, wie er im Nierenbecken zu beobachten ist, gelangt durch einen Vorgang ins Interstitium der Nierenpyramide, der nach FUCHS in der anatomischen Beschaffenheit des Fornixepithels, bzw. in einer Dehnung begründet ist und vermutlich an der Grenze vom physiologischen zum pathologischen Geschehen steht. Dieser schlackenreiche Harn wird nun zur Gänze rückresorbiert, da er ohne Zwischenschaltung des Kanälchenepithels direkt an die Resorptionsapparate des Nierenmarkes gelangt; die Folge ist ebenfalls Anstieg harnpflichtiger Substanzen im Blute.

4. Schließlich *können auch extrarenale Vorgänge zu einer Vermehrung harnpflichtiger Substanzen im Blute Anlaß geben*. Wenn bei gesteigertem Eiweißzerfall die Zufuhr an stickstoffhaltigen Abbauprodukten zum Blute größer ist als die Ausscheidungsmöglichkeit, dann kann der Reststickstoff ebenfalls ansteigen. Bei unversehrter Niere wird die obere Grenze der Ausscheidung vermutlich nie überschritten, was besonders von Stoffen gilt, die filtriert werden. Wenn aber eine Nierenschädigung besteht, dann kann dieses vermehrte Angebot die Entwicklung der Urämie steigern. Ein solches vermehrtes Angebot kann bei manchen Urämien (z. B. bei der chronischen Nephritis) auch in Frage kommen.

---

[1] KELLER: Elektrischer Faktor der Nierenarbeit. Mähr.-Ostrau: Kittel. 1933.

Bei geringgradigen Retentionen liegt meist eine Filtrationshemmung vor, bei höhergradigen, bei denen verschiedene Teile des Nierensystems erkrankt sind, ist vermutlich mit einer *Kombination aller dieser vier Möglichkeiten* zu rechnen. Der Versuch, durch eine trennende Analyse der einzelnen retenierten Substanzen, die die Summe der Reststickstoffsteigerung ausmachen, die eigentliche Ursache der Urämien zu ergründen, ist vorläufig noch nicht geglückt.

g) Die Eklampsie. Im Verlaufe einer Nephritis kann es zu bedrohlichen Krampfzuständen kommen; ursprünglich hat man hier an eine besondere Form der Urämie gedacht und dementsprechend von einer Krampfurämie gesprochen; es ist aber nicht gerechtfertigt, diesem Zustand das Epitheton Urämie zuzulegen, weil eine Erhöhung des Reststickstoffes entweder vollkommen fehlt oder nur andeutungsweise ausgebildet ist. Dieser mit Kopfschmerzen, motorischer Unruhe, fibrillären Muskelzuckungen besonders im Verlaufe einer akuten Nephritis zu beobachtende Zustand zeigt eine gewisse Ähnlichkeit mit der Eklampsie bei schwangeren Frauen. Nachdem hier und dort das krankhafte Geschehen wahrscheinlich auf dieselbe Ursache zurückzuführen ist, kann man bei diesem Namen bleiben. Ich bevorzuge aber die Bezeichnung einer *renalen Eklampsie*, um so die Verwandtschaft dieses Zustandes mit der Nephritis besser zum Ausdruck zu bringen. Dem Zustande der Gravidititäts- als auch der renalen Eklampsie liegt meistens *eine Kapillarschädigung im Gehirn* zugrunde. Oft ist sie als Primärschädigung aufzufassen und in Analogie zu setzen zur Erkrankung der Glomerulusschlingen. Bei anderer Gelegenheit ist sie vermutlich sekundär durch eine Anoxämie zu erklären, die infolge einer gestörten Durchblutung des ganzen Gehirns oder einzelner Teile zustande kommt. Die eigentliche Ursache dieser Durchblutungsstörung ist in einer Veränderung der präkapillaren Arteriolen des Gehirns zu suchen, die in ganz ähnlicher Weise wie die *Präkapillaren in der Niere* Veränderungen aufweisen und so für die akute Nephritis charakteristisch sind. Wir sehen Quellung und Vermehrung der Kapillarendothelien, die gelegentlich so ausgesprochen ist, daß das Gefäßlumen verschlossen ist. Die Ähnlichkeit dieser Veränderungen mit den Kapillarläsionen im akut erkrankten Glomerulus liegt auf der Hand. Oft wird auch betont, daß im eklamptischen Anfall eine Blutdrucksteigerung besteht und daß die Krämpfe mitunter halbseitig sind, ja manchmal nur einige Muskelgruppen umfassen, was auf eine bestimmte zerebrale Lokalisation mit Betroffensein umschriebener Gefäßbezirke schließen läßt.

Wenn somit auch bei der eklamptischen Urämie die Ursache der Kapillarschädigung eine andere ist als bei der echten Urämie, die mit Schlackenretention einhergeht, so ist die Folge beider doch die gleiche, nämlich seröse Durchtränkung der Hirnsubstanz. Dieselbe kann sich anatomisch in zweifacher Weise äußern, entweder in einer Anfüllung der Interstitien mit Flüssigkeit, die bei der Sektion des Gehirnes rasch abfließt und so das charakteristische Bild des Hirnödems mit den zerfließenden Blutpunkten auslöst, oder es kommt zu einer ödematösen Durchtränkung des Gehirnparenchyms, einer Wasserquellung der Zellen und Fasern. Dieses gebundene Wasser kann nur schwer abfließen und erzeugt so das anatomische Bild der *trockenen Hirnschwellung* REICHARTS. Die zentralnervösen Reizsymptome, der Hirndruck usw. sind bei trockener und feuchter Hirnschwellung kaum voneinander zu trennen, außer vielleicht durch Lumbalpunktion.

Renale Eklampsie und Retentionsurämie treten oft nebeneinander auf, was bei dem innigen Zusammenhang ihrer Ätiologie nicht verwunderlich ist. Das gemeinsame Vorkommen beider Formen bei ein und demselben Fall bringt es vielleicht mit sich, daß diese Zustände manchmal nicht genügend scharf auseinanderzuhalten sind.

h) Glomerulusfiltration und Nierendurchblutung. Die Klinik hat sich begreiflicherweise auch für die *Größe der Nierendurchblutung* und da wieder ganz besonders für *das Ausmaß der damit in Zusammenhang stehenden Filtrationsgröße* interessiert. So kamen z. B. Infekte, Ikterus (mechanischer und parenchymatöser), Herzfehler usw. zur Untersuchung. Die *Filtrationsgröße* — gemessen mit der Kreatininmethode — war im Durchschnitt bei diesen Fällen etwas niedriger als bei den gesunden Kontrollpersonen; eine Filtrationsgröße unter 50 ccm zählt aber zu den großen Seltenheiten. Durchschnittswerte von 60—80 ccm zeigen sich beim Fieber relativ häufig; ähnliches gilt vom kompensierten Herzfehler, schweren Ikterus, kurz für alle Fälle, bei denen der Allgemeinzustand durch irgendeine schwere Erkrankung darniederliegt. Die Werte kehren wieder zur Norm zurück, sobald sich der Patient von der überstandenen Krankheit erholt hat. Die Erniedrigung der Filtrationsleistung, die sich bei so manchen allgemeinen Erkrankungen findet, wird verständlich, wenn man die Filtrationsgröße auf die Glomerulusdurchblutung bezieht, die sich wieder vom Verhalten des allgemeinen Kreislaufes abhängig erweist.

Die *Höhe der Nierendurchblutung* läßt sich nach einem Verfahren ermitteln, das von SMITH, GOLDRING und CHASIS[1] ausgearbeitet wurde. Injiziert man Perabrodil (das bekannte Röntgenkontrastmittel) in der Art, daß der Gehalt des Plasmas an Perabrodil niedrig bleibt, d. h. weniger als 5 mg-% beträgt, so ist die Ausscheidung des Perabrodils durch die Niere 100%; alles Perabrodil, das die exkretorischen Teile der Niere erreicht, wird sofort dem Plasma entfernt. Man kann nun nach dem Prinzip von VAN SLYKE die die Niere durchfließende Plasmamenge berechnen, indem man die pro Minute im Urin ausgeschiedene Menge durch die Menge dividiert, die von der Niere aus jedem Kubikzentimeter Plasma entfernt wird. SMITH und seine Mitarbeiter fanden nun, daß die Nierendurchblutung beim normalen Menschen unter Grundumsatzbedingungen im Durchschnitt um 1300 ccm pro Minute schwankt. Dividiert man nun die Größe des Glomerulusfiltrates durch die Größe der renalen Plasmadurchströmung, so erhält man ein ziemlich verläßliches Urteil über den Umfang des filtrierten Anteiles, die sogenannte *Filtrationsfraktion;* diese Größe ist unter Ruhe-nüchtern-Bedingungen 0,15—0,2, d. h. *ein Sechstel bis ein Fünftel des die Niere durchströmenden Plasmas wird als Glomerulusfiltrat abgepreßt.*

SMITH und seine Schule verfolgten dieses Verhältnis unter verschiedenen physiologischen und pathologischen Bedingungen; unter anderem nehmen sie an, daß die Durchblutungsgröße hauptsächlich *vom Tonus des Vas afferens* bestimmt wird. Das Vas afferens scheint unter normalen Bedingungen etwas kontrahiert zu sein; dementsprechend muß bei einer Verengung die Durchblutungs-

---

[1] SMITH, GOLDRING und CHASIS: J. clin. Invest. (Am.) **17**, 263 (1938).

größe abfallen, der Druck in den Glomeruluskapillaren — Filtrationsdruck — ansteigen. Es kann somit in gewissem Umfange *die verminderte Durchblutung durch eine Erhöhung des Filtrationsdruckes kompensiert werden, so daß die Größe des Glomerulusfiltrates auf diese Weise trotz verminderter Durchblutung keine wesentliche Änderung erfährt.* Aber auch das Umgekehrte ist möglich. Bei einer Erweiterung des Vas afferens muß zwar der Filtrationsdruck abfallen, aber gleichzeitig setzt eine Erhöhung der Glomerulusdurchblutung ein, so daß der Endeffekt — nämlich die Größe der Glomerulusfiltration — vermutlich unverändert bleibt.

Von SMITH ist auch die renale Durchblutungsgröße bei verschiedenen Nierenkranken ermittelt worden; im allgemeinen findet er eine schlechtere Durchblutung, allerdings zeigte keiner seiner Patienten eine renale Insuffizienz. Immerhin stellt er fest, daß das, was auf Grund histologischer Untersuchung zu erwarten war, sich bis zu einem gewissen Grad auch funktionell sicherstellen läßt, nämlich *eine wesentliche Herabsetzung der Durchblutungsgröße innerhalb der kranken Niere.*

Die Smithsche Methode baut leider auch auf der Rehbergschen Kreatininbestimmung auf; insofern ist an diesem Verfahren, soweit es sich um die Feststellung pathologischer Vorgänge handelt, dieselbe Kritik zu üben, wie ich dies anläßlich der Ermittlung der Filtrationsgröße, z. B. bei chronischen Nephritiden, getan habe. Immerhin sieht sich SMITH veranlaßt, den Schluß abzuleiten, daß *man ganz sicher bei den unterschiedlichen Nephropathien mit Störungen der Durchblutungsgröße zu rechnen hat, daß sich aber dies auf die Filtrationsgröße nur sehr wenig auswirkt, obwohl man auf Grund histologischer Beobachtungen schwere Beeinträchtigungen der Glomerulusdurchblutung erwarten sollte.* Wenn man sich auf die von SMITH erhobenen Zahlen verlassen könnte, so würde dies einerseits die Annahme jener Physiologen bestätigen, die schon bei der gewöhnlichen Harnproduktion kaum mit einer Beteiligung aller Glomeruluskapillaren rechnen und anderseits auch eine Erklärung geben, warum es bei vielen Nephropathien trotz histologisch nachweisbarer schwerer Glomerulusschädigung noch immer möglich ist, entsprechende Mengen an Ultrafiltrat zu produzieren. Die normale Niere ist anscheinend mit einem solchen Überschuß an filtrierender Oberfläche ausgestattet, daß sich selbst eine beträchtliche Einbuße kaum wesentlich auswirkt. *Das Filtrationsgeschäft gestaltet sich eben viel widerstandsfähiger als die Tätigkeit der Tubuli; die chronische Nephritis geht nicht an den Folgen einer Glomerulusinsuffizienz zugrunde, sondern nur an dem Versagen der Tubuli.*

i) Harnstase und Tubulusfunktion. Schon frühzeitig ist man auf eine verminderte Konzentrationsfähigkeit der Niere im Anschluß an *mechanische Harnstase* aufmerksam geworden; durch Gegendruckerhöhung im Ureter kommt es nicht nur zur Abnahme der Harnmenge, sondern auch zu einer *Herabsetzung der molekularen Konzentration des Harnes,* und zwar auf $1/2$ bis $3/4$ des nativen. Dabei sind nach PFAUNDLER[1] die Harnstoffmolen mit nur etwa 4%, die Kochsalzmolen mit etwa 11%, die nicht bestimmbaren mit 85% beteiligt. Gerade diese Beobachtung läßt in eindeutiger Weise die mit der Tubulusschädigung einhergehende

---

[1] PFAUNDLER: Hofmeisters Beitr., Bd. II, S. 336. 1902.

verminderte Rückresorption erkennen. Die Ureterstauung führt anscheinend zu einem *Übertritt von Harn durch den Fornix in das Interstitium der Henleschen Schleifen und bedingt so nur zu leicht eine Schädigung des hauptsächlich der Konzentration dienenden Tubulusapparates;* das dürfte auch die Erklärung sein, warum es bei solchen Stauungen so außerordentlich *rasch* zu einer Erhöhung des Reststickstoffes — also zu einer Rückresorptionsurämie — kommt, und zwar schon zu einer Zeit, wo von einer völligen Harnsperre noch gar keine Rede ist. Gelingt es, die relative Harnstase bald zu beseitigen, so kehren normale Verhältnisse wieder rasch zurück.

k) Diuretika und Tubulusfunktion. Glomerulusfiltration und Rückresorption sind die beiden großen Funktionen, die das Wesen der gesamten Nierentätigkeit darstellen. Wird die Niere von einer Krankheit betroffen, so wirkt sich der Schaden teils auf die Filtration, teils auf die Rückresorption oder auf beide aus. Es wäre daher wünschenswert, darüber etwas zu erfahren, wie sich die Schädigung bald der einen, bald der anderen Funktion therapeutisch beeinflussen läßt. Da uns Methoden zur Verfügung stehen, um sowohl die Filtration als auch die Rückresorption am Krankenbett zu prüfen, erschien es angebracht, die Wirkung der unterschiedlichen Diuretika mit der Rehbergschen Methode zu beobachten. Die dabei gewonnenen Erfahrungen sind sehr geeignet, unsere Anschauungen zu stützen, die wir im Rahmen unserer Permeabilitätspathologie bereits vertreten haben.

Mit den *Quecksilberpräparaten* (Salyrgan oder Novurit) lassen sich mächtige Diuresen erzielen, die gelegentlich 10 ccm pro Minute erreichen und so nahe an die Werte herankommen, die wir beim Wasserstoß erheben konnten. Unter 20 Versuchen bei verschiedenen Patienten ist das Glomerulusfiltrat elfmal sehr deutlich angestiegen, und zwar gerade in den Fällen mit den stärksten Diuresen (POPPER und MANDEL).[1] Selbstverständlich läßt sich die erhöhte Wasserausscheidung keineswegs durch eine Filtrationssteigerung allein erklären, vielmehr muß auch hier unbedingt mit der **Tätigkeit des Tubulusapparates** gerechnet werden. In 5 Fällen ist während der Salyrgandiurese keine wesentliche Veränderung der Filtration eingetreten, in 5 anderen Fällen ist sie sogar abgesunken. Im Gegensatz zur Harnflut, die nach Darreichung einer größeren Wassermenge einsetzt, gestaltet sich die Diurese nach Darreichung der meisten harntreibenden Mittel auch insofern anders, als es dabei vielfach zu einer *erhöhten Abgabe von Molen* kommt, was schon aus dem Verhalten des spezifischen Gewichtes zu erschließen ist. HITZENBERGER[2] hat z. B. bei gesunden und ödematösen Patienten Salyrgan gegeben und trotz stündlicher Wasserausscheidung von 1000 ccm und mehr nie ein wesentliches Absinken des spezifischen Gewichtes gesehen; das liegt eben daran, daß *Salyrgan bei Ödem nicht nur Wasser, sondern auch anorganische und organische Substanzen zur Ausscheidung bringt.* Alle diese Substanzen erhöhen das spezifische Gewicht des Harnes; vor allem gilt das vom Kochsalz.

In 8 von 13 Fällen, denen *Koffein* als Hauptvertreter der Purindiuretika subkutan gegeben wurde, stieg innerhalb der folgenden 3 Stunden die Diurese an, und zwar auf 2—3 ccm pro Minute; siebenmal ging dies mit einer Filtrationssteigerung

---

[1] POPPER und MANDEL: Erg. inn. Med. **53**, 685 (1937).
[2] HITZENBERGER: Z. Klin. Med. **129**, 290 (1935).

einher, die wieder mit der Diureseabnahme absank. *Niemals war die Harnflut zur Gänze durch Filtrationssteigerung zu erklären,* deren Anteil maximal 65%, meistens aber viel weniger betrug; immer spielte die Rückresorptionsdrosselung eine mehr oder weniger große Rolle. Bei den Purinkörpern ist anscheinend die Harnflut, sofern sie überhaupt eintritt, mit einer Filtrationssteigerung vergesellschaftet, doch nur zum Teil durch sie allein bedingt.

Der Einfluß der Purinpräparate auf die Tubulusfunktion ergibt sich auch aus experimentellen Befunden; das geht besonders deutlich aus Versuchen von GRÜNWALD[1] hervor. Chlorarm ernährte Kaninchen zeigen einen praktisch chlorfreien Harn, wird aber daneben Theobromin gegeben, so kommt es trotz kochsalzfreier Kost zu einer reichlichen Chlorausscheidung, die bei längerem Gebrauch, infolge Chlorverarmung, schließlich sogar zum Tode des Tieres führt. Anscheinend *schädigt das Theobromin* — das gilt ganz allgemein von allen Purinpräparaten — *den Tubulusapparat, der dies mit einer Preisgabe der gerichteten Rückresorption beantwortet.* Auf Grund klinischer Erfahrung macht man von Koffein auch bei der Behandlung der unterschiedlichen Nierenkrankheiten ungern Gebrauch, weil man vielfach den Eindruck gewinnt, dadurch eher eine Verschlimmerung als eine Besserung zu erzielen. In dem Sinne ist es auch zu verstehen, wenn H. H. MEYER[2] bei der Koffeinwirkung von einer Tubulusdiarrhöe spricht.

Merkwürdig gestaltet sich die *Diurese nach intravenöser Zufuhr von hypertonischer Traubenzuckerlösung.* Ich fasse unsere Ergebnisse in der Tabelle 55 zusammen. Sechsmal wurde Filtration und Diurese nach der intravenösen Gabe von 40% Traubenzuckerlösung (100—200 ccm) verfolgt, in einem Fall sogar zweimal. Außer in 2 Fällen — der eine davon war eine chronische Nephritis —, bei denen Diurese- und Filtrationssteigerung ausblieben, setzt eine gewöhnlich eine Stunde anhaltende mächtige Harnflut ein, die in einem Falle extremerweise 7 ccm pro Minute erreichte. Zugleich ist die Glomerulusfiltration mächtig angestiegen, am meisten bei dem erwähnten Fall von 74 ccm auf 218 ccm; doch ist sie auch hier nur zum geringen Teil für die Harnflut verantwortlich. *Jedenfalls steigert die intravenöse Traubenzuckerzufuhr die Filtration noch am stärksten von den angeführten Mitteln;* an der Verstärkung der Diurese ist aber auch hier die Rückresorptionshemmung wesentlich beteiligt.

Das Diureseausmaß hängt nicht nur von der Nierenleistung, sondern vor allem vom *Vorhandensein ausschwemmungsbereiter, bzw. im Körper aufgestapelter Flüssigkeitsmengen* ab; *extrarenale Faktoren* bestimmen vor allem die Höhe der Flüssigkeitsabgabe, während die Niere selbst nur das Erfolgsorgan darstellt. Als Diuresefaktor kommt weiter *die Blutzusammensetzung* in Frage. Durch Blutverwässerung kann einerseits der kolloidosmotische Druck des Plasmas vermindert, andererseits die *Blutmenge* vermehrt werden; beide müßten eigentlich die Filtration steigern. An positiven Tatsachen ist nur bekannt, daß z. B. Salyrgan beim Menschen die zirkulierende Blutmenge erhöht und ebenso den Chloridgehalt; der Albumin-Globulin-Quotient, also der kolloid-osmotische Druck ändert sich, aber nicht einheitlich.

---

[1] GRÜNWALD: Arch. exper. Path. (D.) **60,** 360 (1909).
[2] H. H. MEYER: Z. exper. Pharmak. **1936,** 512.

Tabelle 55.

Name	Diagnose	40% Dextrose i.-v. in cm³	Bemerkung	Konzentrationsindex	Harn pro Minute cm³	Filtrat cm³	Resorbat in %
Haa.	Ikterus parenchym..	160	Vorwert	236,00	0,37	88,4	99,5
			1 Std.	49,40	2,41	118,6	98,0
Haa.	Ikterus parenchym..	200	Vorwert	237,00	0,57	135,2	99,6
			1 Std.	30,50	5,50	167,8	96,7
Hei.	Ikterus parenchym..	200	Vorwert	82,00	0,91	74,1	99,5
			1 Std.	31,40	6,98	218,8	96,8
Gsch.	Mitralvitium	100	Vorwert	142,30	0,61	86,1	99,3
			2 Std.	149,00	0,62	92,2	99,4
Hor.	Subakute Nephritis .	150	Vorwert	304,00	0,23	69,0	99,4
			1,5 Std.	133,00	0,85	113,3	99,2
Kög.	Subakute Nephritis .	150	Vorwert	64,40	0,98	63,1	98,4
			1 Std.	40,60	1,95	79,2	97,5
Sch.	Chronische Nephritis	140	Vorwert	26,40	0,34	9,0	95,6
			1 Std.	6,45	1,39	9,0	84,4

Man hat die Diurese auch auf eine besondere *Nierendurchblutung* beziehen
wollen; im Tierexperiment hat sich dafür wenig Positives ergeben, das bedeutet
aber noch nicht eine Änderung der Blutversorgung, zumal uns bekannt ist, daß
das Ausmaß der Flüssigkeitsrückresorption von dem *Mischungsverhältnis des
Blutes in den Tubuluskapillaren* abhängt. Diese erhalten zum größten Teil
wasserarmes Blut aus den Arteriae rectae spuriae, das also die Glomeruli bereits
passiert hat und dementsprechend sehr stark rückziehende Kräfte entfaltet.
Daneben fließt in den Markkapillaren auch Blut mit normalem Wassergehalt,
das, aus den Art. rectae verae, bzw. *arteriovenösen Anastomosen* stammend, die
rückresorbierende Kraft des wasserarmen Blutes zum Teil kompensieren kann.
Die Diuretika könnten durch Verstärkung des Blutzuflusses aus den Art. rectae
verae bzw. Anastomosen die wasseranziehenden Kräfte des Markkapillarenblutes
vermindern und so die Diurese steigern; dies ist entweder als Folge einer unmittelbaren Einwirkung an dieser Stelle aufzufassen oder kommt auf dem Umwege über Änderung extrarenaler Faktoren, wie Blutzusammensetzung, *zentrale
Steuerung* usw., zustande, die erst sekundär die Gefäßschaltung variiert. Worin
der die Niere als Ganzes innervierende Reiz besteht, der einmal zu einer Steigerung
der Wasserabgabe, ein andermal zu einer Verminderung Anlaß gibt, ist schwer
zu entscheiden. Hervorheben möchte ich nur *die Anschauung von* PICK,[1] nach
der *die Niere weitgehend einer zentralen Steuerung unterworfen ist*, wobei er die
Wirksamkeit z. B. der Koffeindiurese auf eine Beeinflussung *hypothalamischer
Zentren* zurückführt.

Über die *diuresehemmende Wirkung der Hypophysenhinterlappenstoffe*, bzw.
ihren Ausfall beim *Diabetes insipidus* im Zusammenhang mit der Filtrations-
bzw. Rückresorptionsleistung der Niere sind wir durch die Untersuchungen
von POPPER und MANDEL weitgehend orientiert. Mit Hilfe der Rehbergschen Methode ist von ihnen festgestellt worden, *daß es beim normalen*

---

[1] PICK: Biochem. Z. **186**, 130 (1924); Arch. exper. Path. (D.) **101**, 169 (1924).

Menschen während der Pituitrinantidiurese zu einer Zunahme der Rück-
resorption ohne Veränderung der Filtration kommt. Darnach liegt der wesentliche Einfluß der Hinterlappenpräparate nicht wie beim Frosch in einer
Änderung der Filtrationsleistung, sondern er äußert sich in einer Starre der
Rückresorption. *Die Hypophysenhinterlappenhormone scheinen darnach einen*
regulierenden Einfluß auf die Rückresorption zu besitzen. Die Meinungen, ob diese
Wirkung sich direkt gegen den Tubulusapparat richtet oder ob es sich dabei
um eine Beeinflussung der zentralen Steuerung handelt, sind geteilt.

Die Einflußnahme auf die große *Wasserausscheidung beim Diabetes insipidus*
gestaltet sich ganz ähnlich. Zunächst muß betont werden, daß es sich beim
unbeeinflußten Diabetes insipidus in erster Linie um eine Störung der Rückresorption handelt. Jedenfalls ist die Filtration gegenüber der Norm nicht wesentlich geändert, eher entsprechend dem typischen Verhalten bei großen Diuresen etwas niedriger, bedingt durch den erhöhten Kanälcheninnendruck. Erhält ein Patient mit Diabetes insipidus Pituitrin, so setzt sofort die Rückresorption ein. Da die Niere beim Diabetes insipidus sonst keine Zeichen einer Funktionsstörung erkennen läßt, kann man sich nur die Vorstellung bilden, daß die große
Wasserausscheidung infolge Ausfalles des ordnenden Hormons dauernd denselben Zustand herbeiführt, der beim Gesunden auf der Höhe eines Wasserversuches besteht.

Da KROGH[1] beobachten konnte, wie sich unter dem Einfluß des Pituitrins die
Kapillaren kontrahieren, so nennt er das Pituitrin einen *Regulator des Kapillar-*
tonus. Diese Versuche wurden am Frosch erhoben, aber auch am Warmblüter
läßt sich etwas Ähnliches feststellen. SAXL und DONATH[2] sprechen von einer
Herabsetzung der Permeabilität und empfehlen Pituitrin zur Hemmung von
urtikariellen und Quinckeschen Ödemen. RICHARDS und SCHMIDT[3] haben, allerdings nur beim Frosch, eine Verminderung der durchbluteten Glomeruluskapillaren gesehen.

Auch das Pyramidon nimmt Einfluß auf die Diurese; eine Hemmung nach
Pyramidongaben wurde zuerst von SCHERF beobachtet. BRINGS deutet diese
Wirkung zentral im Sinne von PICK. Wir haben uns im Gegensatz dazu eher für
eine Abdichtung der Kapillaren eingesetzt; diese Beobachtung fand eine Bestätigung im Tierexperiment, indem AVERBUCK[4] eine Hemmung der Wasser-
diurese von 30—90% der Norm feststellen konnte. Nach Aussetzen des Pyramidons kommt es zu einer raschen Ausscheidung der retinierten Stoffe. WEITZ-
MANN nimmt gegenüber SCHERF[5] einen ablehnenden Standpunkt ein. Die ganze
Frage ist jetzt von SPIESS[6] überprüft worden, der zu folgendem Ergebnis kam:
Die Meinungsverschiedenheit zwischen SCHERF und WEITZMANN ist wohl darauf
zurückzuführen, daß der eine (SCHERF) die Pyramidonwirkung nur im akuten
Versuch überprüfte, während der andere das Pyramidon durch längere Zeit verab-
folgte. Da sich nun nach einmaliger Pyramidongabe stets eine Retention nach-

[1] KROGH: C. r. Soc. Biol. (Paris) **87**, 461 (1922).
[2] SAXL und DONATH: Z. exper. Med. **38**, 94 (1923).
[3] RICHARDS und SCHMIDT: Amer. J. Physiol. **71**, 178 (1924).
[4] AVERBUCK: Arch. exper. Path. (D.) **157**, 330 (1930).
[5] SCHERF: Klin. Wschr. **1931**, 1110.
[6] SPIESS: Z. Klin. Med. **143**, 302 (1943).

weisen läßt, nicht aber nach mehrtägiger Gabe, die sogar zu einer Diuresesteigerung führt, so scheint damit die Frage geklärt. Prüft man die Pyramidonwirkung bei gesunden Menschen mit der Rehbergschen Methode, so zeigt sich dort, wo die Harnmenge abfällt, eine Hemmung der Filtration. Das macht sich auch bei akuten Nephritiden bemerkbar. Das würde eigentlich eine Verschlechterung des Zustandes bedeuten; demgegenüber steht wieder die Beobachtung HITZENBERGERS,[1] die immer wieder bestätigt wird, daß die Hämaturie, oft aber auch die Albuminurie zurückgeht oder sogar schwindet, wenn man Pyramidon gibt. Die Einflußnahme auf die Albuminurie und Hämaturie will man auf eine Dichtung der Glomerulusmembran beziehen, dagegen die Wasserretention auf eine Beeinflussung zentraler Zentren, die vielleicht imstande sind, das Wasser in die Depots zu verschieben.

l) **Sauerstoffversorgung der Niere.** VOLHARD sieht das Wesen der akuten Nephritis in einem Gefäßkrampf der Arteriolen, wodurch es zu einer Blutleere der Glomeruli kommt, zu dem sich sekundär eine Reihe von glomerulären Veränderungen — „ischämisch-reaktiv" — hinzugesellt. FAHR vertritt dagegen den Standpunkt, daß es sich hier primär um eine entzündliche Reaktion in den Glomeruli handelt, die mit Hyperämie beginnt und erst später durch proliferative und exsudative Prozesse zur Blutleere der Glomeruli führt. In einem Punkt sind sich VOLHARD und FAHR allerdings einig, daß die *Blutleere* der Niere bei der akuten Nephritis eine große Rolle spielt. Es war daher zunächst zu entscheiden, ob diese Annahme einer schlechten Vaskularisation tatsächlich zu Recht besteht. Dieser Aufgabe unterzog sich SARRE;[2] er prüfte an Hand verschiedener Methoden, *wie sich die Durchblutung, bzw. die Sauerstoffversorgung der gesunden und kranken Kaninchenniere verhält.* Um eine Nephritis zu erzeugen, bediente er sich des Verfahrens von MASUGI; die so erzeugte Nierenschädigung entspricht sowohl klinisch als auch pathologisch-anatomisch weitgehend der menschlichen akuten Nephritis; histologisch ist an der Blutleere der Glomeruli bei der Masugi-Nephritis nicht zu zweifeln.

Zunächst hat SARRE mit der Reinschen Apparatur die Durchblutungsgröße geprüft und eigentlich keinen Unterschied gegenüber der Norm feststellen können. In einem zusammenfassenden Satz sagt er: Es handelt sich bei der Masugi-Nephritis um eine diffuse vollentwickelte Nephritis mit „zugeschwollenen" und größtenteils „blutleeren" Glomeruluskapillaren, die aber im Leben eine normale Gesamtdurchblutung zeigt.

In einer zweiten Versuchsreihe legte er sich die Frage vor, ob sich durch eine Tuscheinjektion etwas über die Nierendurchblutung aussagen läßt. Injiziert man Tusche in die Ohrvene und beobachtet die freigelegte Niere, so erscheint sie in wenigen Sekunden völlig schwarz, woraus SARRE schließt, daß das intertubuläre Kapillargebiet auch bei der Masugi-Nephritis durchblutet wird. Bei der histologischen Untersuchung kann man Tusche auch in den Glomeruli nachweisen; in den ganz frühen Stadien mit geschwollenen Schlingen, Proliferation und Exsudation ist die Füllung allerdings schlecht. Auch die **mangelhafte Glomerulusschwärzung** will er nicht als Ausdruck einer geringeren Durchblutung gelten lassen, sondern rechnet mit der Möglichkeit eines postmortalen Herausspülens

---

[1] HITZENBERGER: Med. Klin. **1935**.
[2] SARRE: Arch. klin. Med. **183**, 515 (1939).

des Farbstoffes. Er sagt: Nach dieser Betrachtung bedeutet der pathologisch-anatomische Befund leerer Schlingen nur einen besonders starken agonalen Spasmus; über die intravitale Durchblutung läßt dieser Befund — wie SARRE sagt — keine Schlüsse zu.

In einer letzten Untersuchungsreihe interessiert er sich für die arteriovenöse Sauerstoffdifferenz des Blutes der Nephritisniere; sie ist für ihn allein ein Maß für das entsprechende Verhältnis von Stoffwechsel zur Durchblutung. Dementsprechend ermittelt SARRE den Sauerstoffgehalt im Aortenblut und in der Vena renalis. Merkwürdigerweise zeigt sich nun bei der Masugi-Nephritis keine wesentliche Veränderung, ja SARRE betont ausdrücklich, daß die Differenz (Utilisation) im Sauerstoffgehalt des venösen und arteriellen Nierenblutes gerade bei den schwersten Fällen sogar gegenüber der Norm auffallend niedrig ist. Bei normalen Tieren beträgt die arteriovenöse Differenz im Mittel 20,4 Sättigungsprozent; in dem schwersten Falle von Masugi-Nephritis (siehe Tab. 56) nur 8%, im Mittel von 6 Fällen 16,0%. Berechnet man die arteriovenöse Sauerstoffdifferenz nicht in relativen Sättigungsprozenten, sondern in den absoluten Volumprozenten Sauerstoff, so ist der Unterschied zwischen gesunden und kranken Tieren noch deutlicher: 3,1 gegen 2,36 Vol.-%.

Tabelle 56. *Arteriovenöse Sauerstoffdifferenz des Nierenblutes.*

Nr.	Zeit nach Injektion	Blut-druck mm	Albumen %₀₀	+ Ur	Hgb.	Volum-% O₂				Sättigungs-% O₂		
						Kapa-zität	art.	venös	a.-v. Diffe-renz	art.	venös	a.-v. Diffe-renz
50	8 Std.	+10	—	—	71	15,1	14,6	10,9	3,7	97	72,2	24,8
49	4 Tage	+10	Trübung	—	52	11,1	10,8	8,7	2,1	97	78,5	18,8
33	9 ,,	+10	8	—	52	11,1	10,8	8,1	2,8	97	72,5	25,5
36	10 ,,	+15	4	81	52	11,1	10,4	9,5	0,9!	94	86,0	8,0!
34	11 ,,	+20	1	—	49	10,4	10,1	8,2	1,9	97	79,0	18,0
47	10 ,,	+20	1	60	50	12,6	12,2	9,4	2,8	97	75,0	22,0

SARRE beruft sich auch auf Beobachtungen von LEVY, LIGHT und BLALOCK,[1] die sich ebenfalls die Frage vorgelegt haben, warum sich die Durchblutung der nach dem Goldblattschen Verfahren geschädigten Niere fast normal verhält. Die Arterienklemme hat durch Wochen hindurch die Nierendurchblutung gedrosselt und starke Blutdrucksteigerung erzeugt, aber auch hier blieb die aterio-venöse Differenz mehr oder weniger unverändert, obwohl die absolute Durchblutungsgröße geringer wurde.

Auf Grund aller dieser Beobachtungen kommt SARRE daher zu dem Schluß, daß das Nierengewebe, wenn es entweder nach dem Masugi-Verfahren oder nach GOLDBLATT geschädigt wird, seine normale Gewebssauerstoffspannung aufrecht-erhält und man daher kaum von einer schlechten Durchblutung der kranken Niere sprechen könne. An den Ergebnissen, die SARRE und BLALOCK erheben konnten, ist nicht zu zweifeln, zumal wir in eigenen Versuchen dasselbe fest-stellen konnten. Ich glaube aber nicht die Beobachtungen so deuten zu können, wie es von SARRE geschieht.

---

[1] LEVY, LIGHT und BLALOCK: Amer. J. Physiol. **122**, 38 (1938).

Die Möglichkeiten, wie es zu einer schlechten Sauerstoffversorgung eines Gewebes kommt, sind mehrfach; eine sehr wichtige sehe ich darin, daß zwar in den Blutbahnen normales, also sauerstoffgesättigtes Blut rollt, *aber der Sauerstoff nicht in normaler Weise an die Parenchymzellen gelangt, weil die Kapillarwand vielleicht dem Sauerstoffdurchtritt Schwierigkeiten entgegensetzt.* In einem Teil der Fälle gibt sich das auch histologisch kund; so ist z. B. zwischen Kapillare und Zelle ein breites Interstitium eingeschaltet (Distanzierung) oder die Kapillarwand setzt rein funktionell der Diffusion Hemmnisse entgegen. Das letztere kann sich histologisch durch Verdickung der Kapillarwand bemerkbar machen, muß es aber nicht. Jedenfalls stellt das Charakteristische einer solchen Kapillarschädigung die *geringe arteriovenöse Differenz* vor.

Etwas Ähnliches muß in Erscheinung treten, wenn arterielles Nierenblut nicht den Weg über die Kapillaren (nach Passage der Glomeruli) nimmt, sondern direkt entlang der derivatorischen Gefäße von der arteriellen auf die venöse Seite übertritt. Diese Möglichkeit hat SARRE auch in Erwägung gezogen, doch glaubt er sie ausschließen zu müssen, weil seiner Ansicht nach die Zahl solcher Anastomosen im Nierenbereiche nur sehr gering ist. Die neuen Untersuchungen von SPANNER[1] dürften auch SARRE überzeugen, daß man an der Reichhaltigkeit der derivatorischen Kurzschlüsse innerhalb der Niere nicht vorbeigehen kann; sie müssen anscheinend eine große Bedeutung haben.

Ich möchte daher bezüglich der geringen Sauerstoffdifferenz zwischen arteriellem und venösem Blute bei einer Masugi-Nephritis folgenden Standpunkt vertreten: Schädigungen, die in der Niere zu Passagehindernissen in den Glomeruli führen, lösen eine vikariierende Öffnung der derivatorischen Anastomosen aus. Ein solcher Vorgang ist zwar geeignet, eine gewisse Sauerstoffversorgung der mehr oder weniger ausgeschalteten Nierenrinde durch retrograde Durchblutung sicherzustellen, aber *ein gut Teil des sauerstoffgesättigten arteriellen Blutes tritt noch vor Durchspülung der Glomeruli unter erhöhtem Druck auf die venöse Seite über und bedingt einerseits die geringe Sauerstoffdifferenz zwischen Aortenblut und dem venösen Blut und anderseits die erhöhte Durchblutung.* Jedenfalls kann man es dem aus der Nierenvene abfließendem Blute nicht ansehen, ob das Blut den Weg durch die Glomeruli oder entlang den derivatorischen Gefäßen genommen hat. Dasselbe gilt auch von der Durchblutungsgröße; ja man kann sich sogar vorstellen, daß die Durchblutungsgröße in die Höhe gehen muß, wenn das Blut den Weg entlang den derivatorischen Gefäßen nimmt.

Die Möglichkeit eines schlechten Sauerstoffdurchtrittes durch die Kapillarwand ist im Rahmen jedes erkrankten Organs in Erwägung zu ziehen und daher auch bei der akuten Nephritis zu berücksichtigen. Sicherlich hält sich die Kapillarwand noch weitgehend an die Gesetze, die vom Physikochemiker aufgestellt werden, aber schließlich kommt man bei der Analyse biologischer Probleme an einen Punkt, wo man mit diesen Gesetzen kaum mehr sein Auskommen findet, denn wie wären sonst die Beobachtungen zu deuten, die wir bei der intraarteriellen Injektion von Histamin oder Strophanthin erhalten haben. Ich vertrete daher den Standpunkt, *daß die Sauerstoffpassage durch die Kapillarwand nicht nur physikalischen Gesetzen folgt, sondern auch von der Beschaffenheit der*

---

[1] SPANNER: Verh. anat. Ges. **1937**, 81.

Kapillarwand abhängt. Unter krankhaften Bedingungen ist der Sauerstoff-durchtritt mit Schwierigkeiten verbunden und bedingt so eine innere Erstickung. Das klassische Beispiel einer solchen gestörten Sauerstoffpassage sind die Pneumonoseversuche von Rühl,[1] auf die ich bei der Besprechung der allgemeinen Kreislaufschäden noch ausführlich eingehen werde. Die bei der Masugi-Nephritis gefundene geringe Sauerstoffdifferenz zwischen arteriellem und venösem Blute kann meines Erachtens auf solche Störungen auch bezogen werden.

Die zweite Möglichkeit, warum das venöse Blut bei der geschädigten Niere gelegentlich so sauerstoffreich abfließt, sehe ich in der Öffnung der derivatorischen Anastomosen, die vikariierend eintreten muß, damit die Nierenrinde besser mit Sauerstoff und Nahrung versorgt wird, denn der normale Ernährungsweg — via Glomeruli — ist gerade bei der Masugi-Nephritis beeinträchtigt. Schon normalerweise stellen diese Anastomosen eine wichtige Einrichtung zur Regulation der Blutverteilung dar. Da der Blutbedarf in den einzelnen Organen entsprechend ihrem Funktionszustand stark schwankt und eine ständige maximale Durchströmung der einzelnen Organe nicht nur unwirtschaftlich, sondern geradezu unzweckmäßig wäre, so stellen diese Nebenschlüsse eine sinnvolle Spareinrichtung vor. Ist aber dieser Mechanismus in der einen oder der anderen Richtung gestört, so bemüht sich der Organismus auch das noch zu korrigieren, indem schlecht oder gar nicht ernährte Gewebe — via derivatorische Kurzschlüsse — *retrograd Nahrung und Sauerstoff* erhalten. Eine Nebenerscheinung dieses sonst so nützlichen Vorganges kann die Erhöhung der Durchblutungsgröße und die Sauerstoffanreicherung des venösen Blutes — schlechte Utilisation — sein.

Um die Durchblutungsgröße bzw. Sauerstoffversorgung auch der menschlichen Niere zu erfahren, hat Sarre[2] ein eigenes Verfahren ausgearbeitet; es ist ein indirektes, das aber ebenfalls zu Kritik herausfordert. Er geht von folgender Überlegung aus: Die Niere sezerniert durch viele Hunderttausende von Nephronen den Harn; die Oberflächenentfaltung des Tubulusepithels ist sehr groß; sie beträgt nach einer Berechnung von Pütter[3] 7,26 Quadratmeter. Der Harn soll nun nach der Annahme von Sarre beim Fluß durch das Kanälchensystem die Sauerstoffspannung des Nierengewebes annehmen und in den ableitenden Harnwegen der geringen Oberflächenentfaltung nichts von seiner Sauerstoffspannung verlieren. „Können wir also" — so sagt Sarre — „die Sauerstoffspannung im frischen und rasch sezernierten Harn bestimmen, so haben wir damit die Sauerstoffspannung des Nierengewebes vor uns."

Zur Ermittlung der Sauerstoffspannung des Harnes wird der frische Harn mit einem Gasbläschen geschüttelt und nachher in diesem Gasbläschen mittels einer Mikromethode der Sauerstoff- bzw. Kohlensäuregehalt bestimmt.

Vergleicht man die „Sauerstoffspannungen" der ruhenden Niere mit der während eines Volhardschen Wasserstoßes, so läßt sich auf der Höhe der Diurese eine Steigerung der Sauerstoffspannung nachweisen; im Durstversuch ergibt sich keine Änderung gegenüber der Ruhe. Sarre bezieht dieses Ergebnis auf eine Erhöhung der Nierendurchblutung und gleichzeitiger Vermehrung der durchbluteten Kapillaren.

---

[1] Rühl: Arch. exper. Path. (D.) **148**, 24 (1930).
[2] Sarre: Pflügers Arch. **239**, 377 (1937).
[3] Pütter: Dreidrüsentheorie. Berlin. 1926.

In derselben Weise wurden auch akute Nephritiden untersucht, wobei sich ebenfalls eine beträchtliche Steigerung der Sauerstoffspannung ergab; *die Sauerstoffspannung soll daher im Nierengewebe bei der akuten Nephritis höher sein als in der gesunden Niere.* Nachdem die Sauerstoffspannung ein Maß der Durchblutung ist, würde das nach SARRE beinhalten, *daß die Niere bei der akuten Nephritis besser durchblutet ist als die gesunde;* die subchronische Nephritis zeigt — wie SARRE sagt — eine „Starre" der Sauerstoffspannung, trotz Wasserstoß und hochnormaler Sauerstoffspannung.

Zunächst eine Bemerkung zu der Frage, ob die Sauerstoffspannung im Harn überhaupt als Maß der Sauerstoffversorgung der Niere gelten kann; SARRE bezieht sich auf die Untersuchungen von CAMPBELL,[1] der die Gasspannung im subkutanen Gewebe geprüft hat. Er führte Luft in das subkutane Gewebe und prüfte nach Stunden den Sauerstoff- und Kohlensäuregehalt in der wieder aspirierten Luft. Die Frage spitzt sich darauf hinaus, ob der Harn, der natürlich nur physikalisch gelösten Sauerstoff enthält, tatsächlich mit dem Nierengewebe in so innigen Kontakt tritt, wie es die Luft tut, wenn man sie nach CAMPBELL unmittelbar ins Unterhautzellgewebe einführt, und ob es daher gestattet ist, die Sauerstoffspannung im Harn der der Nierengewebe gleichzustellen. Der primäre Harn, der einem Ultrafiltrat des Plasmas entspricht, dürfte wohl dieselbe Sauerstoff- und Kohlensäurespannung wie das Plasma haben. Ob sich aber diese Spannung nicht während der Passage durch das Harnkanälchensystem ändert, das entzieht sich meines Erachtens unseren Überlegungen. Vielleicht ist das beiliegende Schema (Abb. 125) geeignet, auf die Schwierigkeiten aufmerksam zu machen. Bestimmend für die Stoffwechselvorgänge ist die Sauerstoffspannung im Plasma und in weiterer Folge im Interstitium. In die Zellen dringt anscheinend kein Sauerstoff, zumal hier reduktive Vorgänge vorherrschen, bloß an der Oberfläche kommt der Sauerstoff mit den dehydrierten Substanzen in Berührung, also vermutlich nur dort, wo die Zelle an das Interstitium heranreicht; dementsprechend ist die Permeabilität an der Membran I wohl eine ganz andere als bei II, wo ganz sicher mit einer gerichteten Permeabilität zu rechnen ist. Man muß sich auch fragen, ob der im Harn physikalisch gebundene Sauerstoff nicht von den Tubulusepithelien in Anspruch genommen wird. Jedenfalls drängt sich auf Grund all dieser Überlegungen — die man schließlich auch berücksichtigen muß — die Vermutung auf, daß es schwer angeht, die Sauerstoffspannung des in den Tubuli fließenden Harnes der des renalen Kapillarblutes gleichzusetzen; entscheidenden Einfluß auf die Sauerstoffspannung des primären Harnes, bzw. des Ultrafiltrates nimmt nur das Blut, das die Glomeruluskapillaren durchströmt. Was sonst noch zu berücksichtigen ist, läßt sich kaum ab-

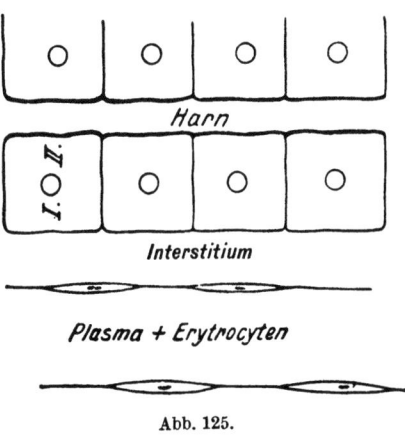

Harn

I.D.Z.

Interstitium

Plasma + Erytrocyten

Abb. 125.

[1] CAMPBELL: J. Physiol. (Brit.) **59**, 1, 305 (1924); **60**, 347 (1925).

schätzen. In dem Sinne entspricht die Sauerstoffspannung — wie so viele biologische Werte — einer Gleichung mit mehreren Unbekannten. Ich habe mich auch mit der Sauerstoffspannung im Harn längere Zeit beschäftigt, aber die angeführten Überlegungen waren dann der Grund, von einer weiteren Bearbeitung abzusehen.

m) Kapillardurchlässigkeit. Permeabilitätsstörungen spielen bei der Entstehung der verschiedensten Parenchymerkrankungen, so auch bei den Nephropathien eine große Rolle. Toxine der mannigfachsten Art führen zu einer Kapillarschädigung, was zu einer Beeinträchtigung des semipermeablen Charakters der Membranen führt und oft mit einem Übertritt der Plasmaeiweißkörper in das Interstitium verbunden ist. Richtet sich das betreffende Toxin gegen die Niere, so werden zunächst die Glomeruluskapillaren betroffen, und bei einer stärkeren Läsion kommt es zu einer Eiweißausscheidung in die Bowmansche Kapsel. Solche Gifte sind meist nicht Nierengifte allein, denn sie nehmen meist auch auf die Permeabilität anderer Organe schädigend Einfluß; relativ oft sind davon die Kapillaren der Haut, der Lunge, des Gehirnes betroffen. Die Schädigung der Glomeruluskapillaren verrät sich durch Albuminurie, während die anderen „Albuminurien ins Gewebe" z. B. in die Haut und das Unterhautzellgewebe schwieriger zu erkennen sind. Wenn es im Bereiche der Haut zu Ödem kommt, dann haben wir — wie ich glaube — volles Anrecht, hier an eine Kapillarläsion zu denken, denn durch das Ödem ist sie bereits manifest geworden; *aber uns handelt es sich auch darum, Kapillarschädigungen der Haut ohne Ödem sicherzustellen.*

Zunächst einige experimentelle Beobachtungen: WATANABE[1] prüfte beim Hund die Permeabilität der peripheren Kapillaren in Analogie zum Landis-Verfahren durch Venenstauung in folgender Weise: Vor und nach Abklemmen der Vena femoralis wird Blut aus dem gestauten Gebiete genommen und darin das Hämoglobin, die Erythrozytenzahl und der Eiweißgehalt des Plasmas ermittelt. Nach einstündiger Stauung kommt es entsprechend der Hämoglobinzunahme und der Eindickung der Bluteiweißkörper zu einer Abwanderung von Wasser und zu einem ganz geringen Eiweißverlust. Wird auf der gestauten Seite auch der N. femoralis durchschnitten, so zeigt sich im Bereiche des Fußes eine *gesteigerte* Permeabilität für Wasser. Da nach Nervendurchtrennung die Zunahme des Hämoglobins verhältnismäßig größer ist als die des Eiweißes, so muß dies im Sinne eines vermehrten Durchganges von Bluteiweiß verwertet werden. Da sich dabei der kolloidosmotische Druck im Plasma ändert, so läßt sich dies für eine Verschiebung des Molekularaggregates im Bluteiweiß verwerten. Drei Wochen nach der Nervendurchschneidung tritt die Zunahme der Hämoglobinkonzentration im Stauungsversuch noch deutlicher hervor, während die des Eiweißgehaltes sich weniger stark äußert, was auf eine immer stärker werdende Durchlässigkeit der Kapillarwand hinweist. Dieselbe Technik hat nun WATANABE[2] *beim mit Uran, bzw. mit Kantharidin vergifteten Hund angewendet* und so die Kapillardurchlässigkeit bei einer experimentellen akuten Nephritis geprüft. Die Ergebnisse sprechen eindeutig für eine viel stärker ausgeprägte Eiweißdurchlässigkeit, so daß er daraus den Schluß ableiten konnte, *daß es im Verlaufe*

---

[1] WATANABE: Tôhoku J. exper. Med. (Jap.) **34**, 78 (1938).
[2] WATANABE: Tôhoku J. exper. Med. (Jap.) **34**, 103 (1938).

einer Uran- oder Kantharidinvergiftung nicht nur zu einer Läsion der Glomerulus-
kapillaren kommt, sondern auch zu einer Schädigung der peripheren Gefäße.
Das ergibt sich nicht nur aus den Eiweißzahlen, sondern auch aus der
Sauerstoffsättigung. Ich zitiere hier die Angabe von WATANABE wörtlich:
Die O_2-Sättigung des venösen Blutes nimmt zwar durch Stauung zu,
der Grad der Zunahme ist aber niedriger als beim gesunden Tier; nach Beseitigung der Stauung rückt sie allmählich an den Vorwert heran. WATANABE
schließt: Die geringfügige Erhöhung der Sauerstoffsättigung des venösen
Blutes durch Stauung dürfte wohl dadurch bedingt sein, *daß durch die*
Kantharidinvergiftung sich Gewebe- und Kapillarschädigungen einstellen und
dadurch den Gasaustausch zwischen Blut und Gewebe stören. Eine ähnliche Anschauung vertritt auch WALLACE und PELLINI;[1] auch KIMURA[2] konnte
zeigen, daß der Gasaustausch bei Kantharidinvergiftung zwischen Blut und
Gewebe gestört ist, ja selbst die Atmungsfähigkeit der Erythrozyten kann
dabei Schaden erleiden. *Das, was ich für die menschliche Nephritis vertrete,*
findet in den angeführten Experimenten eine weitgehende Bestätigung: Gifte,
die zu einer akuten Nierenschädigung Anlaß geben, führen zu einer Läsion
der extrarenalen Kapillaren und darüber hinaus auch zu einer Störung der Sauer-
stoffdiffusion.

Daß die peripheren Kapillaren bei der menschlichen akuten Nephritis schon
frühzeitig vieles von ihrer normalen Permeabilität einbüßen, davon habe ich[3]
mich schon frühzeitig überzeugt. An Hand des Landis-Verfahrens ließ sich
nämlich eindeutig an der oberen Extremität der unterschiedlichen Nierenkranken
ein pathologischer Eiweißübertritt erkennen. Jedenfalls besitzen wir in der von
LANDIS angegebenen Methode die beste Möglichkeit, um auch am Krankenbett
die Kapillarpermeabilität zu prüfen. SARRE[4] hat mit der von uns angegebenen
Methode zehn akute Nephritiden untersucht und meine Angaben vollinhaltlich
bestätigt. Er schließt sich mir an, weil er *bei der akuten Nephritis auch im Arm-*
bereiche eine erhöhte Kapillarpermeabilität nachweisen kann, und zwar sowohl für
Flüssigkeit als auch für Eiweiß. Diese Permeabilitätsstörung kann bei einer
akuten Nephritis wochenlang anhalten, und zwar auch ohne gleichzeitigem Ödem
oder Blutdrucksteigerung; selbst wenn die Hämaturie bereits abgeklungen, besteht die periphere Permeabilitätsänderung meist noch weiter. Sobald aber aus
der akuten Nephritis eine chronische geworden ist, kann die Permeabilitätsstörung in den Hintergrund treten; fast sieht es so aus, als wäre der Nachweis
eines Kapillarschadens etwas nur für die *akute* Nephritis, bzw. für eine akute
Exazerbation Charakteristisches. SMIRK[5] hat das Landissche Verfahren insofern
verbessert, als er auch den kolloidosmotischen Druck mitberücksichtigt und dabei
die Armstauung so hoch, bzw. so niedrig wählt, daß die Differenz zwischen dem
kolloidosmotischen Druck und dem Stauungsdruck dieselbe bleibt, nämlich
20 ccm Wasser. Auf diese Weise läßt sich die Flüssigkeitsfiltration aus den
Kapillaren auf die mehr oder minder große Kapillarpermeabilität beziehen; ein

[1] WALLACE und PELLINI: Proc. Soc. exper. Biol. a. Med. (Am.) 18, 115 (1921).
[2] KIMURA: Tôhoku J. exper. Med. (Jap.) 15, 119 (1930).
[3] EPPINGER: Seröse Entzündung, S. 188.
[4] SARRE: Klin. Wschr. 1942 I, 8.
[5] SMIRK: Clin. Sci. 2, 57, 317 (1937).

weiterer Vorteil ist der, daß man so auch die Zunahme des Armvolumens, bzw. die Größe des latenten Ödems erfährt, die z. B. nach einer mehrstündigen Stauung auftritt.

Die Ursache der Kapillardurchlässigkeit bei der akuten Nephritis dürfte wohl keine einheitliche sein, *die verschiedensten Möglichkeiten* kommen dabei in Betracht. Sehr beachtlich ist die Beobachtung, daß sich im Plasma einer akuten Nephritis biologisch wirksame Substanzen nachweisen lassen, die im Tierexperiment — ich verweise auf die Versuche von ROLLER[1] — die Kapillaren für die verschiedensten Farbstoffe durchlässig machen. Solche „Toxine" finden sich nicht nur bei der akuten Nephritis, sondern bei den verschiedensten Krankheiten, die bald an dieser, bald an einer anderen Stelle unseres Organismus das Gewebe im Sinne einer Albuminurie ins Gewebe schädigen. Die Analogie zum Allylamin bzw. Allylformiat und Histamin ist sehr auffällig, gestattet uns aber keineswegs die Behauptung, daß vielleicht Histamin oder ein anderes uns bekanntes Amin als Ursache der gestörten Permeabilität bei der akuten Nephritis in Betracht kommt. Immerhin will ich hier ein höchst unangenehmes Ereignis erwähnen: Wir gaben einer abklingenden akuten Nephritis zwecks Magenfunktionsprüfung subkutan 1 ccm der gewöhnlichen Histaminlösung (1 : 1000), worauf eine bedrohliche Verschlechterung einsetzte; es kam innerhalb weniger Stunden sogar zur Anurie, die sich erst nach einer Dekapsulation löste; der Patient ist schließlich geheilt entlassen worden.

Die Anwesenheit von permeabilitätsändernden Stoffen im Blute von Nephritiskranken läßt sich auch nach der Rhodanmethode sicherstellen, wie sie ROLLER[2] angegeben hat. Versetzt man z. B. normale rote Blutkörperchen mit Rhodanlösungen, so kommt es nur zu einem minimalen Übertritt. Verwendet man aber Erythrozyten von einer akuten Nephritis, so erweisen sie sich als außerordentlich rhodanpermeabel; bringt man dieselben Nephritikererythrozyten wieder in normales Serum zurück, so läßt sich jetzt die Rhodanpermeabilität bis zu einem gewissen Grade verhindern. Besonders beachtlich ist der umgekehrte Versuch: Erythrozyten des Gesunden werden durch den Aufenthalt im Nephritikerplasma für Rhodan beträchtlich permeabler; das fragliche Toxin ist nicht an Eiweiß gebunden, denn es findet sich auch im Ultrafiltrat.

Zusammenfassend kann man daher sagen, daß *bei der akuten Nephritis eine gesteigerte Permeabilität für Wasser und Eiweiß besteht;* dieser Kapillarschaden scheint *etwas für die akute Nephritis Charakteristisches zu sein, denn bei chronischen Formen ist davon nichts zu bemerken.* Man kann aus diesen Beobachtungen auf einen allgemeinen Schaden schließen, denn *davon ist nicht nur die Niere, sondern sind vielleicht die Kapillaren des ganzen Organismus* betroffen. Sehr beachtlich ist weiters die Gegenwart von Substanzen im Plasma, bzw. im Blutwasser von akuten Nierenkranken, die in anderen gesunden Körpern auf die normale Permeabilität schädigend Einfluß nehmen, womit aber noch nicht gesagt sein soll, daß diese so nachgewiesenen Substanzen ursächlich für das Entstehen der akuten Nephritis unbedingt in Betracht kommen.

---

[1] ROLLER: Z. exper. Med. **100**, 587 (1937).
[2] ROLLER: Klin. Wschr. **1942**, 849.

Der Wasserbestand unseres Organismus beträgt annähernd zwei Drittel des Körpergewichtes, d. h. 45 Liter in einem 70 kg schweren Menschen; 5 Liter von diesen 45 Litern entfallen auf das Blut, 16 Liter (auf Grund der Berechnungen von ROLLER[1]) auf die Gewebsflüssigkeit und der Rest von 25 Litern auf die Flüssigkeit, die innerhalb der Zellen aufgestapelt ist. Zwei dieser Flüssigkeiten (Blut- und Gewebsflüssigkeit) befinden sich in lebhafter Bewegung; in welcher Verfassung sich das Wasser in den Zellen befindet, darüber sind wir am wenigsten unterrichtet, doch ist auch hier keineswegs mit einem absoluten Ruhezustand zu rechnen. Zwei dieser Substanzen — Blut und Zellprotoplasma — sind reich an Eiweiß, während die Gewebsflüssigkeit unter normalen Bedingungen eiweißfrei oder zum mindesten nur sehr eiweißarm ist. Dadurch, daß diese beiden Eiweißmassen durch Membranen von der Gewebsflüssigkeit abgehalten werden, wird die eiweißfreie interstitielle Flüssigkeit gleichsam zum Spielball zweier Kräfte, der hin und her geworfen wird, nur mit dem Unterschied, *daß der Transport vom Blute zur Gewebsflüssigkeit nach Art einer Ultrafiltration geschieht, während die Flüssigkeitsbewegung aus dem Interstitium gegen die Zellen viel komplizierter vonstatten geht.* An der Zellgrenze herrscht das Prinzip der sogenannten gerichteten Permeabilität; die Zellen nehmen nicht wahllos alles auf, was ihnen von der Gewebsflüssigkeit angeboten wird, sondern die Aufnahme gestaltet sich gleichsam individuell persönlich. Am klarsten tritt das hervor, wenn man sich die Tatsache vor Augen hält, daß innerhalb der Zellen vorwiegend Kalium und Phosphate zu finden sind, während im Blute und in der Gewebsflüssigkeit Natrium und Chlor überwiegen.

Diese grundlegende Erkenntnis bildet sozusagen nur das Skelett einer Auffassung vom physiologischen Geschehen der Wasserbewegungen in unserem Körper. Folgt man meinen Darlegungen über die Geschehnisse bei der Albuminurie ins Gewebe, so drängt sich die Vorstellung auf, *daß die Schädigung der Kapillarmembranen und damit einhergehend der Übertritt von Plasmaeiweißkörper ins Interstitium ein großes pathologisches Geschehnis darstellt, das sich in einzelnen Geweben,* aber gelegentlich, wie bei manchen Formen von akuter Nephritis, auch im ganzen Körper abspielen kann.

Die gewaltige Flüssigkeitsbewegung, die in der Niere mit der Filtration im Glomerulus beginnt und dann auf dem Wege vom Harnkanälchenlumen durch die Epithelien via Interstitium zu den Tubuluskapillaren ihre Fortsetzung findet, erfährt bei der akuten Nephritis durch das Hinübersickern von Eiweiß in das Tubuluslumen und dann in die Gewebsspalten eine schwere Beeinträchtigung. Der Wasserstrom zwischen Blut und Parenchym verlangsamt sich und kann so zu vielfachen Stasen Anlaß geben. Da bei der akuten Nephritis mehr oder weniger alle Organe, nicht nur die Niere, von einem solchen Kapillarschaden erfaßt werden, so kommt es überall zu einer Stockung der sonst reibungslos vonstatten gehenden Flüssigkeitsbewegung. Dementsprechend erscheinen die meisten Gewebe ödematös, weil infolge der allgemeinen serösen Exsudation sich die Gewebsflüssigkeit nicht mehr entsprechend vorwärtsentwickeln kann.

Die Durchtränkung der Gewebe mit eiweißhaltiger Flüssigkeit bedingt nicht nur eine atypische Flüssigkeitsansammlung, sondern auch eine Schädigung der unterschied-

---

[1] ROLLER: Klin. Wschr. **1939**, 1592; Z. Klin. Med. **136**, 1 (1939).

lichen Organfunktionen. In der Niere läuft vor allem der Filtrations- und Rück-resorptionsapparat Gefahr, seinen Aufgaben nicht mehr nachzukommen; Herz, Lunge und Gehirn leiden ebenfalls schwer unter der Flüssigkeitsüberschwemmung, denn sie sind von dem Kapillarschaden genau so betroffen wie die Niere; selbst die größeren Gefäße nehmen im Verlaufe einer akuten Nephritis an der Albumin-urie ins Gewebe teil und büßen so einiges von ihrer Funktion ein.

Gelingt es durch entsprechende therapeutische Maßnahmen, die normale Flüs-sigkeitsbewegung wieder in Gang zu bringen und auch den Zufluß von Eiweiß ins Interstitium zu drosseln, so kommt es schon nach kurzer Zeit zu einer vollständigen Wiederherstellung; an Hand der renalen Albuminurie ist es am besten zu beurteilen, ob die Niere noch unter Druck steht. Klingt aber die allgemeine Permeabilitäts-störung nicht ab, so macht sich das durch länger währende Funktionsstörungen bemerkbar. *Ein Nierenparenchym, in dessen Gewebsspalten noch immer Eiweiß ist, kann sich nicht erholen; je länger ein solcher Zustand anhält, desto mehr droht die Gefahr einer Umwandlung der im Interstitium liegengebliebenen Exsudat-massen in Bindegewebe, was gleichbedeutend mit einer bleibenden Schädigung der Nierenfunktion ist; die Gefahr einer Gewebserstickung ist zur Permanenz geworden.*

Die Blutdrucksteigerung, die gleich im Beginn der akuten Nephritis einsetzt und die vermutlich auch als Folge einer serösen Durchtränkung der Organe in Erscheinung tritt, ist ein vorübergehender Zustand, denn sie schwindet in dem Maße, als die Albuminurie ins Gewebe aufhört; leider kann sich das ausgetretene Eiweiß auch im Bereiche der Gefäße in Bindegewebe verwandeln und so zu Elastose und Hyalinose Anlaß geben. In diesem Stadium wird die Blutdruck-steigerung zur unbedingten Notwendigkeit, denn sonst besteht die Gefahr, daß die Blutversorgung der lebenswichtigen Organe, vor allem der Niere selbst, in-folge der anatomisch bedingten Gefäßverengung nicht mehr gewährleistet ist.

Das Herz nimmt im Anfang einer akuten Nephritis lebhaften Anteil, denn meist ist es von serösen Massen ebenfalls imbibiert. Tritt die Gefäßläsion mit ihrer Druck-steigerung stark in den Vordergrund, so hat der Kreislauf auch in dieser Richtung mit Schwierigkeiten zu rechnen. Das macht sich besonders dann bemerkbar, wenn es an den verschiedensten Stellen unseres Körpers zu einer Umwandlung der ausgetretenen Exsudatmassen zu Bindegewebe gekommen und damit die Nierenkrankheit in ein chronisches, besser gesagt in ein unheilbares Stadium übergetreten ist.

Jedenfalls zeigt der Versuch, das Nephritis-Nephrose-Problem vom Per-meabilitätsstandpunkt aus zu betrachten, viel Reizvolles; es wäre mir ein leichtes gewesen, noch so manches andere aus der Nierenpathologie im Rahmen einer solchen Krankheitsdarstellung zu bringen; ich habe davon Abstand genommen, weil ich nur das Wichtigste herausheben wollte.

3. Therapeutische Betrachtungen.

Pathogenetisch, aber auch morphologisch ergeben sich zwischen Hepatitis und Nephritis zahlreiche Beziehungen. In dem Sinne habe ich bereits vor vielen Jahren den sogenannten Ikterus katarrhalis als die Nephritis der Leber an-gesprochen. Der wichtigste Unterschied ist nur der, daß man die Hepatitis mit ihren Komplikationen als die Reaktion eines Schadens anzusehen hat, der vor-

wiegend im Pfortadergebiet angreift, während sich die akute Nephritis hauptsächlich an den großen Kreislauf hält. Dieser Antagonismus wirkt sich auch
pathogenetisch aus, indem die Angina tonsillaris, die sonst so gefürchtete Komplikation einer abklingenden Nephritis, sich auf die Heilungstendenz einer Hepatitis
fast nie in ungünstigem Sinne auswirkt und auch umgekehrt Diarrhöen oder
andere Darmstörungen meist eine Nephritis unbeeinflußt lassen.

Wenn ich an die Behandlung einer akuten Nephritis herantrete, die ich auf
eine Permeabilitätsstörung der Kapillaren vorwiegend im großen Kreislauf
zurückführe, so lasse ich mich hauptsächlich von drei therapeutischen Gesichtspunkten leiten:

1. Wie läßt sich die geschädigte Kapillarpermeabilität wieder bessern?

2. Was kann ich tun, um die in die Gewebe ausgetretene seröse Flüssigkeit
wieder zu entfernen?

3. Habe ich es in der Hand, die mutmaßlichen Gifte, die die Permeabilitätsstörung ausgelöst haben, irgendwie unschädlich zu machen?

Die allgemein eingeführte, weil sich bestens bewährende Hunger- und Durstkur der akuten Nephritis, kann wohl als eine Maßnahme angesehen werden, die
sich gegen die pathologische Flüssigkeitsansammlung richtet; liegen keine
Kontraindikationen vor, so soll man die Hunger- und Durstbehandlung bis auf
6 bis 8 Tage ausdehnen. Die Erfolge sind oft verblüffend, indem trotz maximalster
Flüssigkeitseinschränkung große Diuresen einsetzen und dementsprechend
nicht nur die sichtbaren, sondern auch die Ödeme der inneren Organe
schwinden; im Anschluß an die Hunger- und Durstkur setzen wir unsere Nephritispatienten auf Trockenrohkost, die sich ausgezeichnet bewährt. Eine
gleichzeitig eingeleitete Strophanthinkur unterstreicht den diuretischen Erfolg,
was meistens auch mit einer Verminderung des Blutdruckes verbunden ist; der
Abfall der Eiweiß- und Blutausscheidung kann als weiteres Kriterium einer fortschreitenden Besserung gewertet werden.

Eklamptische Erscheinungen, die sich vielfach mit Kopfschmerz, Erbrechen
und Schläfrigkeit einleiten, erfordern eine noch energischere Behandlung, um
vor allem das Gehirn von der serösen Durchtränkung tunlichst rasch zu befreien.
Als wirksamstes Prinzip kommt hier der *große Aderlaß*, die *Lumbalpunktion, Einschränkung der Flüssigkeitszufuhr* und *intravenöse Darreichung von großen Mengen
an hypertonischer Zuckerlösung* in Betracht; ein- bis zweimal am Tage durchgeführte Infusionen von 100 ccm einer 50%igen Traubenzuckerlösung gestalten
sich außerordentlich wirksam. Es tritt nicht nur die Eklampsiebereitschaft rasch
in den Hintergrund, sondern auch der Blutdruck, der vorher vielleicht Werte
bis zu 200 mm Hg aufweist, kann innerhalb kurzer Zeit zur Norm absinken.
Es ist auffallend, wie *rasch* im Anschluß an solche energische Maßnahmen gerade
die ganz schweren Krankheitsbilder zur Ausheilung gelangen; der von den alten
Ärzten so vielfach gerühmte energische Aderlaß scheint sich manchmal auch
bei der nicht mit Eklampsie einhergehenden akuten Nephritis bestens zu bewähren. Dasselbe gilt von der Verabfolgung hypertonischer Traubenzuckerlösungen; auch die leichten Formen einer akuten Nephritis soll man so wie die
ganz schweren energisch behandeln! Ein sehr wirksames Verfahren, um die
Niere vor der drohenden Erstickung durch das seröse Exsudat zu bewahren,
stellt gelegentlich die *Dekapsulation* vor. Bietet sich Gelegenheit, den Operateur

zu beraten, so empfehle ich, die bloßgelegte Niere mit einem Starmesser multipel zu sticheln; wenn es gelänge, den Eingriff wirklich aseptisch durchzuführen, wäre damit sicher vieles erreicht, aber in dem Wundsekret finden sich Toxine, die an sich schon geeignet sind, die Kapillaren neuerdings zu schädigen.

Wenn es sich bei der akuten Nephritis *nur* um eine vorübergehende Überschwemmung des Organismus mit seröser Flüssigkeit handelte, wäre die Behandlung kaum mit großen Schwierigkeiten verbunden, aber leider gewinnt man oft den Eindruck, daß die Kapillarläsion durch Tage, oft durch Wochen anhält. Die seröse Durchtränkung will ebensowenig weichen wie auch die renale Albuminurie nicht von heute auf morgen aufhört; dieser Gefahr hofft man in der Weise zu begegnen, daß man sich einerseits bemüht, die *Ursache der Kapillarläsion* zu beseitigen und andererseits es mit Medikamenten versucht, von denen man erwarten kann, daß sie vielleicht die Kapillaren abdichten und so vor neuerlichen Schäden bewahren. Die gefäßdichtende Wirkung des Pyramidons hat sich im Experiment immer wieder bewährt; so ist das zweite Kammerwasser nach Punktion des Kaninchenauges nach Pyramidon wesentlich eiweißärmer als ohne diese Behandlung; auch tritt das Fluoreszein nach Pyramidonverabreichung schwerer in das Kammerwasser über als vordem. Besonders markant äußerte sich die Wirkung des Pyramidons im Salamanderversuch, wenn man Allylformiat oder Histamin reicht; diese Beobachtungen hat HITZENBERGER[1] aufgegriffen und das Pyramidon zur Behandlung der verzögert abklingenden Nephritis empfohlen. WEITZMANN[2] hat das überprüft und in seiner Arbeit zusammenfassend gesagt: „In allen zur Behandlung kommenden Fällen konnte nach einer energischen Pyramidontherapie (Erwachsene erhielten viermal 0,5 g Pyramidon, Kinder zweimal 0,3 bis fünfmal 0,2 g) ein Verschwinden der Hämaturie und ein rasches Abklingen der entzündlichen Erscheinungen beobachtet werden." Oder an einer anderen Stelle: „Die Pyramidontherapie kürzt nach unseren Erfahrungen (Leipziger medizinische Klinik) die Krankheitsdauer ab und ermöglicht es, mehr als bisher, die Ausheilung eines diffusen Nierenleidens zu erreichen." Ähnliches wird von der Kalziumtherapie berichtet.

Die besten Erfolge sieht man, wenn es gelingt, den Herd zu beseitigen, von dem die Gifte vermutlich ausgehen, die die Nephritis, d. h. die Kapillarläsion ausgelöst haben; besonders gilt dies von der chronischen Tonsillitis. Als Zeichen, daß man den richtigen Fokus gefunden hat, kann die nach der Tonsillektomie vorübergehende akute Verschlechterung der abklingenden Nephritis gewertet werden. In dem Sinne erscheint es angebracht, daß man die Exstirpation der Tonsillen nicht auf der Höhe der akuten Nierenentzündung durchführen läßt; gibt man vor der Tonsillektomie entsprechende Pyramidondosen, so kann man meist die vorübergehende Verschlimmerung verhindern. Wenn der Fokus nicht in den Tonsillen liegt, so muß auf Granulome von schlecht plombierten Zähnen, Eiterungen der Nebenhöhlen usw. geachtet werden. *In der Beseitigung der kapillarschädigenden Giftquelle erblicke ich das Wesentliche einer zweckdienlichen Behandlung der akuten Nephritis.* Im übrigen verweise ich auf den Abschnitt: Allgemeine Therapie der Albuminurie ins Gewebe.

---

[1] HITZENBERGER: Med. Klin. 1935, Nr. 41.
[2] WEITZMANN: Z. Klin. Med. 429, 137 (1940); Med. Welt 1938, Nr. 52.

2. Die Leberkrankheiten.

Die Leber ist ein Organ, in dem sich die verschiedensten „Säfte" treffen und in gegenseitige Berührung kommen; insofern bietet sich hier reichlich Gelegenheit zu Permeabilitätsstörungen. Will man dieselben in ihrer Bedeutung für die Pathologie kennenlernen, dann darf man sich nicht nur auf die Analyse des Azinus beschränken. Die zu- und abführenden Bahnen nehmen bei ihrem Ein- und Austritt aus der Leber reichlich Bindegewebe mit, so daß das erweiterte Mesenchym bei Störungen der Säftemischung ebenso zu berücksichtigen ist wie das eigentliche Parenchym. In dem Sinne habe ich ein über den Azinus hinausreichendes Leberschema gezeichnet, an dem sich, wie ich glaube, die pathologischen Geschehnisse besser beurteilen lassen (s. Abb. 126).

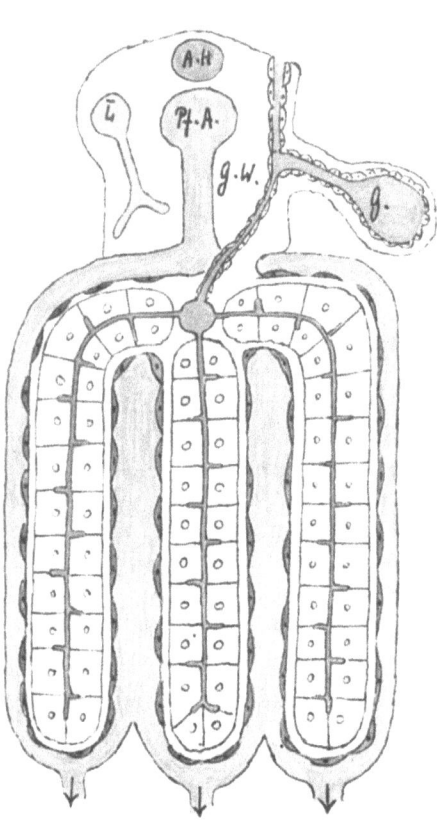

Abb. 126. Gegenseitige Beziehungen der Leberzellen zu den Blutbahnen, Galle, Lymphe und zur Gewebsflüssigkeit.
A. H. = Art. hepatica; Pf. A. = Pfortader; G = Gallenblase; G. W. = Gewebsflüssigkeit.

Das Pfortaderblut, reich beladen mit Nahrungsstoffen, aber relativ arm an Sauerstoff, bietet sich im Bereiche des Azinus den einzelnen Leberzellen an; hier dürfte ebenso eine Ultrafiltration erfolgen wie an anderen Stellen unseres Körpers, so zwar, daß Blutwasser in die Disseschen Räume eindringt und sich auf diese Weise den Parenchymzellen nähert; das setzt allerdings voraus, daß die Membran, welche das Pfortaderblut von den Leberzellen trennt, semipermeablen Charakter haben muß.

Die *Endothelien*, die dieser Membran aufsitzen, unterscheiden sich wesentlich von den gewöhnlichen Endothelien, die sonst das Charakteristikum einer Kapillare darstellen, indem sie aktiv in den Leberstoffwechsel eingreifen. Wie sich diese Zellen *Fremdkörpern* gegenüber verhalten, zu denen ich auch die unterschiedlichen Mikroorganismen zähle, davon möchte ich zunächst absehen, sondern nur ihre Stellung im Leberstoffwechsel berücksichtigen. Vieles spricht dafür, daß bereits in diesen Zellen — den Kupfferschen Sternzellen — der *Bilirubinstoffwechsel* beginnt; rote Blutzellen werden von den *Kupfferschen Sternzellen* auf phagozytärem Wege aufgenommen und hier in ähnlicher Weise einer Auflösung zugeführt, wie dies von den phagozytierten Bakterien als ganz sicher angenommen werden muß. Ob *alles Eisen*, das beim Abbau des Hämins frei wird, von den Kupfferschen Sternzellen zurückbehalten wird, ist schwer zu beurteilen; jedenfalls findet man in diesen Zellen bei erhöhtem Blutzerfall reichlich Eisen abgelagert; die Zellen können sich, falls sie voll beladen sind, aus ihrem Verbande lösen und auf Wanderschaft gehen. Vorstufen oder das schon fertige Bilirubin durchsetzen zusammen mit Nährstoffen die Kapillarmembran und gelangen in die Gewebsflüssigkeit; geringe Mengen des in den Kupfferschen Zellen frei-gewordenen Eisens begleiten das Bilirubin in der Richtung der Gallenwege, aber meist entspricht dies nur einem geringen Prozentsatz. Auf Grund solcher Er-wägungen muß auch den Kupfferschen Sternzellen ein gewisser Grad von ge-richteter Permeabilität zugesprochen werden, denn wie wäre sonst die Tatsache zu verstehen, daß das Bilirubin unter normalen Bedingungen nur in der Richtung gegen die Leberzellen abgeschoben wird, während die Hauptmenge des Eisens den umgekehrten Weg nimmt, im Blut erscheint und an das Knochenmark ab-gegeben wird.

Auch *Fett* und *Kohlehydrate* dürften, bevor sie mit der Gewebsflüssigkeit in Berührung treten, vorübergehend in den Kupfferschen Sternzellen haltmachen; in dem Sinne lassen sich verschiedene pathologische Befunde verwerten, die mit einer besonders ausgeprägten Fett- bzw. Kohlehydratlagerung einhergehen (z. B. beim Diabetes). Es liegt nahe, die Kupfferschen Sternzellen auch mit dem *Eiweißstoffwechsel* in Zusammenhang zu bringen. Wenn diese Zellen ganze Blutzellen in sich aufnehmen, warum sollen sie nicht auch das große Eiweiß-molekül phagozytieren und dann abbauen. Jedenfalls muß man diese Möglichkeit im Auge behalten, denn das Stickstoffangebot der Leberzelle wäre sonst ein sehr geringes, wenn sie nur auf die wenigen Prozente an Aminosäuren angewiesen wären, die der Leber auf dem Wege des Blutwassers — also filtratorisch — zur Verfügung gestellt werden.

Vorstufen, bzw. das schon fertige Bilirubin zusammen mit den unterschied-lichen Substanzen des Blutwassers gelangen in die Disseschen Räume und bieten sich in gelöster Form den Leberzellen an. Sicher ist auch die Leberzelle, wie mehr oder weniger jede Parenchymzelle mit der Eigenschaft einer gerichteten Permeabilität ausgestattet, denn wie wäre es sonst zu erklären, daß unter normalen Bedingungen so manches, was sich in der Gewebsflüssigkeit befindet, wie z. B. das Kochsalz, von der Leberzelle nicht aufgenommen wird und anderes fast quantitativ, wie z. B. das Bilirubin, in der Galle erscheint. Die in die Leberzelle eingedrungenen Substanzen dürften hier eine Unterteilung erfahren. Nach der sehr ansprechenden Vorstellung von HOFMEISTER, der MÖLLENDORF als Histologe zustimmt und dieser Annahme auch in Form eines Zellschemas Ausdruck ver-liehen hat, dürften die in die Leberzelle gelangten Substanzen bald in dieser, bald in jener Zellkammer Aufnahme finden. Nur in den ihnen bestimmten Kammern treten sie mit den ihnen zusagenden Fermenten in Kontakt und er-fahren hier eine Abwandlung bzw. Speicherung. Gelangt entweder zuviel an einer solchen Substanz in eine Zellkammer oder findet hierselbst keine ent-sprechende Fermentation statt, so kann dies zu einer atypischen Anhäufung führen, was sich gelegentlich sogar in Form von Granulationen histologisch be-merkbar machen kann. Das Zustandekommen einer intrazellulären Fett- oder Kohlehydratablagerung innerhalb der unterschiedlichen Zellkammern ist sicher ein sehr mannigfaltiges, und dementsprechend ist auch die Art der als Fett bzw. Glykogen erscheinenden Stoffe verschieden, aber die Möglichkeit einer atypischen Stase und ebenso einer krankhaften Störung im fermentativen Abbau ist immer in Betracht zu ziehen. Die Weiterbeförderung der Schlacken und Abbauprodukte, die sich als das Ergebnis des Leberstoffwechsels bilden, geschieht sicher im Sinne einer gerichteten Permeabilität. Diesem Umstande ist es wohl zuzuschreiben, daß das, was für den Organismus nicht mehr notwendig ist, den Weg gegen die Gallenkapillaren geht, um schließlich in der Galle zu erscheinen, während viele Abbauprodukte, weil sie in unserem Organismus noch eine Verwendung finden, wieder ihren Weg gegen die Gewebsflüssigkeit nehmen. Dieses Kommen und Gehen der einzelnen Substanzen, von denen wir nicht immer präzise entscheiden können, ob diese oder jene Substanz wirklich als Abbauprodukt oder als Schlacke anzusehen ist, gestaltet sich äußerst kompliziert.

Die bekanntesten Abbauprodukte der Leberzelle sind neben dem Bilirubin vor allem die *Gallensäuren,* beide bemüht sich die gesunde Leber in der Richtung gegen die Gallenkapillaren abzugeben. Anders steht es mit dem *Cholesterin,* das ebenfalls in der Galle erscheint, aber zum Teil wieder zur Gewebsflüssigkeit zurückkehrt. Ziemlich eindeutig verhalten sich die aus dem Glykogen freigewordenen Kohlehydrate und vermutlich auch die Hauptmenge des Harnstoffes, der fast ausschließlich auf dem Wege der Gewebsflüssigkeit die Leber verläßt. Nachdem die Galle auch Natrium und Chlor enthält, dürfte ein Bruchteil des Kochsalzes, das sonst der Leber durch die Gewebsflüssigkeit in großen Mengen angeboten wird, ebenfalls durch die Gallenwege zur Ausscheidung gelangen.

Versucht man manche Erfahrung, die sich uns als das Ergebnis des Nierenstudiums gezeigt hat, auf die Leber zu übertragen, so drängt sich unter anderem auch die Frage auf, ob die von den Leberzellen an die Gallenkapillaren abgegebene Flüssigkeit auf ihrem Abtransport nach Art der *gerichteten Rückresorption* nicht ebenfalls eine Änderung erfährt. Das Schicksal, dem z. B. das Kreatinin und der Traubenzucker in den Tubuli unterworfen ist, mahnt solche Vergleiche anzustellen; nicht zuletzt muß auch die Möglichkeit einer *Wasserrückresorption* durch die Galle abführenden Kapillaren und mit Epithel besetzten Lebergänge in Erwägung gezogen werden; die Henleschen Schleifen hätten damit auch in der Leber ein Analogon. In der Gallenblase, die entwicklungsgeschichtlich und anatomisch den abführenden Gallenwegen angehört, findet sicher eine Wasserrückresorption statt. Keller[1] hat auf Grund von Versuchen an niederen Tieren sogar die Möglichkeit einer *Kochsalzrückresorption* durch die Gallengangepithelien in Erwägung gezogen.

Falls in der Leber, ähnlich wie in der Niere, eine gerichtete Rückresorption stattfindet, müßte sie in den Gallenwegen in einer ebenso ideal abgestuften Weise vor sich gehen, denn unter normalen Bedingungen läßt sich nirgends eine Stase in Form einer Erweiterung der Disseschen Räume feststellen. Die *Lymphe* dürfte auf den Ablauf der Geschehnisse innerhalb des Azinus kaum von ausschlaggebender Bedeutung sein, denn das eigentliche Leberparenchym ist frei von Lymphkapillaren, wohl aber bestehen *ausgedehnte Verbindungen zwischen den Disseschen Räumen und den periportalen Gewebsspalten.* Kommt es innerhalb der Disseschen Räume zu einer stärkeren Flüssigkeitsansammlung, so kann sich der Flüssigkeitsdruck auf die periportalen Gewebsspalten übertragen; wir sehen dann nicht nur Leberschwellung, sondern auch Ödem des Bindegewebes an der Leberpforte und im Bereiche der Gallenblase.

---

[1] Keller: Elektrischer Faktor der Nierenarbeit. Mähr.-Ostrau. 1933.

Schädigungen, die ein Organ bedrohen, erfolgen vorzugsweise auf dem Blut-
wege; nachdem die Blutversorgung der Leber vorwiegend auf die Pfortader angewiesen ist, so treten Schädigungen hauptsächlich auf diesem Wege an die
Leber heran. Der Darminhalt enthält viele giftige Substanzen; wenn sich dieselben nicht bei jedem Menschen pharmakologisch auswirken, so ist das hauptsächlich auf zwei Vorrichtungen zurückzuführen: Einmal verfügt die Darmschleimhaut über eine Einrichtung, die es ihr kraft einer gerichteten Permeabilität ermöglicht, unter den Substanzen, die sich im Darmkanal befinden, eine
selektive Auswahl zu treffen. Viele schon im normalen Darm vorkommende
toxische Produkte finden daher keine Möglichkeit, vom Pfortaderblut angenommen zu werden und verlassen, ohne den Organismus zu gefährden, den
Darmkanal durch den Stuhl. Eine weitere Einrichtung, die sich gegen eine Vergiftung durch Darmtoxine (im Sinne von MAGNUS-ALSLEBEN[1]) richtet, ist die
Unschädlichmachung gewisser toxischer Substanzen durch die Leber; durch
Bindung z. B. an Schwefelsäure oder durch Oxydation bzw. Reduktion wird so
manches toxische Produkt unschädlich gemacht. Auch mit einer Einwanderung
von Darmbakterien in das Pfortadersystem hat man gelegentlich zu rechnen;
die gesunde Darmschleimhaut stellt dem Eindringen mehr oder weniger aller
Bakterien eine wirksame Barriere entgegen. Anders verhält sich dagegen der
Darm, wenn seine Schleimhaut irgendeinen Schaden davongetragen hat, also
krank ist, dann können sowohl Mikroorganismen als auch Darmtoxine, die
letzten Endes doch wieder auf die Wirksamkeit der im Darm vorhandenen
Bakterien zurückzuführen sind, im Pfortaderblut erscheinen und so die Leber
gefährden. Die Bezeichnung, daß der Darm die „Gifthütte" unseres Körpers
darstellt, erscheint vollkommen gerechtfertigt. Daß sich das im Verhältnis zur
Häufigkeit von intestinalen Schädigungen nicht mehr auswirkt, ist vermutlich hauptsächlich auf die Einschaltung der Leber zwischen Pfortader und großen
Kreislauf zu beziehen. Man kann daher *die Leber mit ihrem Kupffer-Zellapparat
gleichsam als ein Sieb* ansehen, das die Leberzellen vor Schädigungen bewahrt,
die ihnen sonst vom Darmkanal her drohen; diese altruistische Funktion der
Leber kann gelegentlich der Leber zum Schaden gereichen, wenn sie manches
von ihrer entgiftenden Tätigkeit eingebüßt hat.

Morphologisch hat sich das so ausgewirkt, daß die Leber allmählich zu
einem *Doppelorgan* wurde; der eine Teil — das ist der *Kupffer-Zellapparat* — dient
hauptsächlich zur Abwehr von Schädlichkeiten, die das Pfortaderblut bringt,
während der andere Teil — die *Leberzellen* — hauptsächlich als die Träger der
intermediären Stoffwechselvorgänge anzusehen sind. Die *Kupffer-Zellen stellen
daher ein Bollwerk vor*, das nicht nur das Eindringen von Schädlichkeiten in den
großen Kreislauf verhindert, sondern vermutlich auch die Leberzelle selbst vor
Gefahren bewahrt.

Schließlich steht dem ganzen Leberzellkomplex in seinem Bestreben, den
Gesamtorganismus vor Gefahren zu beschützen, noch eine große Abwehrvorrichtung zur Seite, das ist die außerordentliche *Regenerationskraft*. Die Leber ist
imstande, selbst hochgradige Parenchymverluste, die sich als die Folgen solcher
Schädigungen entwickelt haben, in Kauf zu nehmen, denn sie kann jederzeit

---

[1] MAGNUS-ALSLEBEN: Hofmeisters Beitr. VI, S. 503. 1907.

wieder neues Leberparenchym aufbauen, dem jetzt die Aufgabe zufällt, das verlorengegangene Parenchym zu ersetzen. Die Regeneration erstreckt sich sowohl auf den Leberzell- als auch auf den Kupffer-Zellapparat, wobei man den Eindruck gewinnt, daß der mesenchymale Kupffer-Zellapparat als der omnipotentere die größere Widerstandskraft aufbietet.

Gelangen Gifte (im weitesten Sinne des Wortes) in das Kapillargebiet der Leber, so bemüht sich zunächst der Kupffer-Zellapparat als Abwehrorgan, einer solchen Schädigung Herr zu werden; *das kann mit morphologisch nachweisbaren Veränderungen einhergehen, muß es aber nicht.* Die Vergrößerung der sonst normal schmalen Kerne der Sternzellen ist oft die erste Erscheinung, dem sich bald eine Vermehrung dieser Elemente, verbunden mit Protoplasmaschwellung, anschließt. Manchmal nimmt dabei das Protoplasma der Kupffer-Zellen eine feinschaumige Struktur an, die sich bis zur Ausbildung von größeren Vakuolen steigert. Erfolgt die Schädigung durch Bakterien, so sind oft noch Trümmer von Mikroorganismen in den Vakuolen zu erkennen. Die vergrößerten Kupfferschen Sternzellen ragen oft epithelartig in das Kapillarlumen vor; haben diese Gebilde eine bestimmte Größe erreicht, so lösen sie sich unter zunehmender Abrundung aus dem retikulären Verband und liegen dann als freie einkernige Elemente im Kapillarlumen (Monozyten). Gleichzeitig kommt es auch zu einer Vermehrung der seßhaften Kupfferschen Zellen, die sich allmählich in große protoplasmatische Gebilde verwandeln und deswegen weit ins Kapillarlumen hineinragen. Diese Reaktion der Leberendothelien bedeutet im Sinne von SIEGMUND[1] eine *Aktivierung des Mesenchyms,* zumal ähnliche Erscheinungen auch an anderen Stellen, z. B. in der Milz, zu beobachten sind. Beachtlich erscheint mir folgende Bemerkung von SIEGMUND: *Rein morphologisch entspricht die verschiedenartige Endothelaktivierung der Leber gleichsinnigen Veränderungen im Glomerulus, wo derartige Veränderungen zu den verschiedensten Bildern der Glomerulonephritis führen.* Experimentelle Beobachtungen an mit Benzol vergifteten Tieren gestatten den Schluß, daß man gelegentlich mit einer funktionellen Insuffizienz des retikulo-endothelialen Abwehrapparates rechnen muß. Treten Gifte an eine so geschädigte Leber heran, die also nur über einen schwachen oder gar gelähmten Kupffer-Zellapparat verfügt, so kann sich die Wirkung des betreffenden Giftes viel bösartiger gestalten.

Die Kupfferschen Sternzellen sitzen der Kapillarwandung unmittelbar auf und schützen die Kapillarmembran schon durch ihre Anwesenheit; das gilt sowohl morphologisch als auch funktionell. Versagt der Kupffer-Zellapparat als Abwehrvorrichtung oder ist das Toxin besonders wirksam, so richtet sich der Schaden sicher auch unmittelbar gegen die Membran. Die Möglichkeit, wie das Kapillarsystem auf einen solchen Schaden reagiert, kann sehr verschieden sein; meist kommt es zu einer Kapillarerweiterung und wahrscheinlich damit auch zu einem *Verlust der physiologischen Semipermeabilität;* am schlimmsten wirkt sich die Schädigung aus, wenn es zu einer Auflösung der Kapillarmembran kommt.

Nach den Untersuchungen von RICKER[2] entsteht in einem Strombahnnetz bei schnellem und starkem Einwirken eines Reizes direkt, bei langsam sich steigernder Reizstärke auf dem Umwege über die sogenannte pathische Fluxion

---

[1] SIEGMUND: Verh. pathol. Ges. 19, 114 (1923); Virchows Arch. 311, 180 (1943).
[2] RICKER: Pathologie der Naturwissenschaft. Berlin. 1924.

und Ischämie *der sogenannte prästatische Zustand.* Er versteht darunter eine Blutstromverlangsamung innerhalb der mehr oder weniger erweiterten Kapillare.
Nur während einer solchen Stromverlangsamung sollen nach RICKER Blutbestandteile die Strombahn verlassen; die Exsudation soll derart erfolgen, daß
bei nur geringer Strömungsverlangsamung keine Flüssigkeit übertritt, bei
mittleren Graden der Durchtritt einer zunächst wenig eiweißhaltigen Flüssigkeit
erfolgt, die bei weiterer Verlangsamung immer eiweißreicher wird. Kurz vor dem
völligen Stillstand der Blutbewegung können sogar Erythrozyten die Blutbahn
verlassen; verschließt sich gleichzeitig mit dem Stillstand auch die vorgeschaltete
Arterie, so kommt es zu einer *Stase.*

Der *Eiweißübertritt* geht meist mit morphologisch erkennbaren Veränderungen
der Kapillarwand einher; die Wandung wird dicker und läßt, nach dem *Haitinger-
Verfahren* geprüft, eine Eiweißimbibition erkennen. Manchmal kommt es auch
zu einem Eiweißübertritt durch die Kapillarwand, die selbst bei genauester
histologischer Prüfung nichts Atypisches erkennen läßt; dasselbe gilt auch von
der Erweiterung des Kapillarlumens, die nicht immer die unbedingte Voraussetzung einer Albuminurie ins Gewebe sein muß.

Steigert sich die Eiweißdurchtränkung der Kapillarwand, die nunmehr zu
einer wesentlichen Verdickung der Membran führt, so kann es sogar zu einem
Einreißen kommen; die Folge ist eine Kommunikation zwischen Dissesschem Raum
und dem Kapillarlumen. Die unmittelbare Berührung der Leberzellen mit den
Erythrozyten bedeutet, soweit das in die Leber eingedrungene Gift nicht schon
vorher die Parenchymzelle unabhängig von der Membranläsion gefährdet hat,
eine weitere Schädigung des Parenchyms.

Die Schädigung der Membran ist vielfach gleichbedeutend mit einem *Verlust
ihrer Semipermeabilität;* Bluteiweißkörper verlassen die Blutbahn und treten in
die Dissesschen Räume über. Nachdem jeder Eiweißübertritt ins Interstitium eine
Verschlechterung der Rückresorption bedeutet, so kommt es zu einer *Erweiterung
der Dissesschen Räume* und insofern auch zu einer *Distanzierung der Blutkapillaren*
von den Leberzellen. Bedeutet die Kapillarwandverdickung infolge Eiweißimbibition schon an sich eine *Erschwerung des Sauerstoffübertrittes,* so gestaltet
sich die Zellschädigung um so intensiver, je eiweißreicher die Gewebsflüssigkeit
wird und je stärker dadurch die Distanzierung zugenommen hat.

Unterwühlung durch die unter Druck stehende Gewebsflüssigkeit bedeutet
eine weitere Gefahr der Parenchymzellen, wobei in den Anfangsstadien sicher
auch mit einer Läsion der gerichteten Permeabilität zu rechnen ist. Die Leberzelle
kann sich jetzt noch weniger gegen Substanzen abschließend verhalten, die sonst
in der Gewebsflüssigkeit bleiben sollen; so nimmt jetzt die vielleicht nur leicht
geschädigte Zelle z. B. Kochsalz auf und tauscht es gegen die eigenen Kalium-
bestände aus. Allmählich wirkt sich das auch histologisch aus, indem jetzt die
Zelle zu quellen beginnt und dementsprechend vergrößert erscheint; unter dem
Drucke der sich stauenden Gewebsflüssigkeit werden die ohnehin schon geschädigten Leberzellen aus den Balkenverbänden herausgelöst. Gallig durchtränkte,
kernlose, verfettete Zellhaufen in regelloser Lagerung bilden ein Trümmerfeld,
in dem gequollene Fibrillen der Kapillarwände, abgelöste und abgerundete oder
in Ablösung begriffene Kupffer-Zellen mit langen gequollenen Fortsätzen, durch-
mischt mit angehäuften kleinen Rundzellen, roten Blutkörperchen und wolkigen

Niederschlägen, nur noch andeutungsweise die alte Leberläppchenstruktur erkennen lassen.

Solche *Nekrosefelder* finden sich bald mehr in den zentralen Läppchenabschnitten *um die Zentralvene* herum, bald mehr *an der Peripherie* des Azinus. Bevor es zu diesen Veränderungen kommt, macht die Leber ein Stadium durch, das hauptsächlich durch Erweiterung der Disseschen Räume gekennzeichnet ist. Bleibt der Prozeß auf dieser Stufe stehen, so gesellt sich meist die *trübe Schwellung der Leberzellen* hinzu. Die seröse Exsudation innerhalb der Disseschen Räume tritt besonders dann in Erscheinung, wenn der Kupffer-Zellapparat weniger aktiv eingreift; von einer solchen serösen Durchtränkung werden auch die peripheren Felder erfaßt. Nachdem diese Räume mit ihren Fortsetzungen bis an die Porta hepatis reichen, so kann sich ein Teil der gestauten Gewebsflüssigkeit entlang der periportalen Gewebsstücke bis an die Leberpforte vorschieben und so den intrahepatischen Gewebsdruck wesentlich herabsetzen. In nicht wenigen Fällen steigert sich die seröse Exsudation im periportalen Gewebe bis zu einem ausgesprochenen *Gallenblasenödem;* meist sind gleichzeitig auch die *regionären Lymphdrüsen* vergrößert bzw. geschwollen.

Während in leichten Fällen die degenerativen Veränderungen an den Leberzellen nicht sehr im Vordergrunde stehen und sich mit leichten Schwellungen und Trübungen, geringer Auflockerung des Zellverbandes, vorwiegend in der Läppchenmitte, sowie einer auffallenden Ungleichheit und Hyperchromatose der Kerne erschöpfen, kann sich die Zellschädigung unter ungünstigen Bedingungen bis zum Bilde der *akuten Leberatrophie* steigern. Der Vorgang der *sogenannten Entparenchymatisierung* ist die auffälligste Erscheinung; zunächst beschränkt sich der zerstörende Prozeß auf die zentralen Azinuspartien, allmählich greift er auch auf die mittleren Läppchenabschnitte über; in Fällen mit ungünstigem Ausgang (akute Leberatrophie) entwickeln sich auch schwere Zellausfälle in den äußeren Läppchenzonen. Unter allen Umständen bemüht sich der Organismus, den angerichteten Schaden durch *Regeneration* noch zu beseitigen, doch gerade bei der Leberatrophie hält die Regeneration mit der Degeneration nicht gleichen Schritt, was meist auch zu einer Atrophie des regenerierten Leberparenchyms führt. Als morphologischer Ausdruck eines regenerativen Bestrebens sind Zellsprossen mit Mitosen anzusehen. SIEGMUND macht darauf besonders aufmerksam, er sagt: Mehrkernige Zellen sind besonders in späteren Stadien in der Nähe von früheren Zellausfällen sehr häufig. Bizarr gestaltete Riesenzellen mit dichten übergroßen Kernen dürften wohl gleichfalls im Verlaufe regenerativer Zellneubildungen entstehen. Eine große Rolle bei den Regenerationsbestrebungen kommt dem Gitterfasergerüst sowie den Fibrillen zu; solange dasselbe keinen schweren Schaden davongetragen hat, ist eine weitgehende Wiederherstellung möglich; sobald aber die Kapillarwand, bzw. das Fibrillengerüst einreißt, kommt es nur zu leicht zu bleibenden Veränderungen, die schließlich zur *Zirrhose bzw. Sklerosierung der Leber* führen.

Schädigungen der Leber gehen oft mit *Verlust der Glykogenspeicherung* einher; ganz im Gegensatz dazu findet sich oft das *Glykogen im Kern,* der normalerweise glykogenfrei ist. HÜBSCHMANN[1] geht auf diese Frage näher ein und sagt:

---

[1] HÜBSCHMANN: Allgemeine Krankheitslehre, S. 43. 1942.

Es ist das einer der wenigen Fälle, bei denen wir eine *Beteiligung der Zellkerne* an den gewöhnlichen Stoffwechselvorgängen auch morphologisch erkennen können; anscheinend *dringen unter krankhaften Bedingungen* Substanzen, wie z. B. der Zucker, weil er vom Protoplasma nicht festgehalten wird, durch die Kernmembran durch und wird erst vom Kern in Glykogen verwandelt. Mit *Glykogen gefüllte Zellkerne* erscheinen als helle, durchsichtige Blasen oft von sehr erheblicher Größe und zeigen nur geringe Reste von Chromatin, gewöhnlich nur in Form von vereinzelten Körnchen. Relativ oft sieht man eine seröse Exsudation bei schweren Leberschädigungen nicht nur im Parenchym, sondern auch in den *Venenwandungen;* die Wände der Zentralvenen erscheinen gelegentlich gequollen, die Endothelien aufgelockert und von plasmatischen Niederschlägen erfüllt.

Das ist ungefähr die Grundeinstellung führender pathologischer Anatomen (z. B. von SIEGMUND), wenn sie den Vorgang einer Leberschädigung zur Darstellung bringen. Das Primäre ist immer eine *Läsion*, die der Kupffersche Zellapparat gleichsam nach Art einer defensiven Entzündung zu verbessern sucht. *Quellung und Vermehrung der Kupffer-Zellen ist als der sichtbare Ausdruck eines solchen Heilungsbestrebens* anzusehen. Versagt dieses Bemühen, dann kommt es zu einer *Quellung der Membran*, die meist von einem Durchsickern der Plasmaeiweißkörper gegen das Interstitium (Dissesche Räume) begleitet ist. Bedeutet bereits die Verdickung der Kapillarmembran eine Zellschädigung, so steigert sich diese Gefahr, wenn Plasmaeiweißkörper in den Disseschen Raum eingedrungen sind. Die unmittelbare Folge ist *Sauerstoffmangel* und Drucksteigerung im interstitiellen Raum; auch hier bemüht sich der Organismus der Schäden noch Herr zu werden; eine wichtige Rolle spielt bei diesem Bestreben der *Regenerationsvorgang der Leber*, der an Stelle zerstörter Elemente neues Gewebe aufbaut. Nicht zuletzt ist die Tätigkeit jener Zellen (Perizyten, Makrophagen) zu berücksichtigen, die auch sonst bei entzündlichen Vorgängen in Erscheinung treten.

Leberschädigungen, wie ich sie hier beschrieben habe, sieht der Anatom bei den verschiedensten krankhaften Zuständen. Es ist für den behandelnden Arzt, wenn ihm Gelegenheit geboten wird, den klinischen Befund mit dem anatomischen zu vergleichen, oft sehr erstaunlich, wie häufig sich schwerste Veränderungen in der Leber finden, besonders wenn man systematisch bei den unterschiedlichen Erkrankungen darauf achtet, und *wie wenig sich das in vivo im Sinne eines „Leberschadens" bemerkbar macht.* Ich habe hier vor allem die typhösen Krankheiten im Auge, wie überhaupt alle pathologischen Zustände, die sich im Bereiche des Pfortadergebietes abspielen; aber auch allgemeine schwere Erkrankungen, wie z. B. Flecktyphus, Diphtherie, Sepsis, wirken sich ganz ähnlich aus.

Mechanische Gallenstauung (z. B. durch Stein oder Tumor) bedingt nur selten schwere Parenchymschäden der Leber, wohl aber das Krankheitsbild, das uns unter dem Namen *Ikterus katarrhalis* bekannt ist. Das Wesen dieser Erkrankung ist lange nicht richtig eingeschätzt worden; da es sich hier um einen diffusen Leberschaden handelt, erscheint es auch nicht gerechtfertigt, an der alten Bezeichnung Ikterus katarrhalis festzuhalten; es ist besser, wenn man hier von einem *Parenchymikterus,* bzw. einer *Hepatitis* spricht.

Bereits vor 25 Jahren war ich bemüht, dem sogenannten Ikterus katarrhalis eine andere Deutung zu geben; im Gegensatz zur damaligen Lehrmeinung habe ich in diesem Krankheitsbilde, dessen Wesen in einem Katarrh der Gallenwege bestehen sollte, eine *akute Hepatitis* erkannt und in dem Sinne bereits von einer *Forme fruste der akuten Leberatrophie* gesprochen. *Das, was für die Niere die akute Nephritis bedeutet* — sagte ich schon damals —, *stellt für die Leber unter gewissen Bedingungen der sogenannte Ikterus katarrhalis vor.* Jetzt ist diese meine Meinung allgemein durchgedrungen und alle sprechen von einer *akuten Hepatitis*, wenn sie damit den Ikterus katarrhalis meinen.

Da sich der sogenannte Ikterus katarrhalis relativ oft im Anschluß an eine Nahrungsmittelvergiftung entwickelt und gerade die Nahrungsmittelvergiftung das klassische Beispiel einer toxischen serösen Exsudation darstellt, lag es nahe, beim Ikterus katarrhalis besonders auf die Symptome zu achten, die so oft die Begleiterscheinungen einer „Albuminurie ins Gewebe" sind.

Das erste, was mich veranlaßt hat, beim sogenannten Ikterus katarrhalis mit dem Vorkommen einer serösen Exsudation zu rechnen, war die im Beginne dieser Erkrankung so häufig zu beobachtende *Bluteindickung.*[1] In allen neuen Mitteilungen, die sich mit der akuten Hepatitis beschäftigen, wird in Bestätigung meiner Angabe immer wieder auf eine *Vermehrung der roten Blutzellen* hingewiesen. Nicht wenige Fälle — meist sind es gerade die schweren Formen — können Werte von über 6 Millionen roten Blutkörperchen zeigen. Da dieses Symptom im Beginne der Erkrankung am ausgeprägtesten ist, erscheint es diagnostisch ratsam, darauf tunlichst frühzeitig zu achten.

Die leeren Hautvenen z. B. am Vorderarm, ein Symptom, das man gerade auch im Beginne einer akuten Hepatitis beobachten kann, war dann der weitere Anlaß, auch auf *hämodynamische Störungen* im Verlaufe des Ikterus katarrhalis zu achten, zumal wir von der Histamin- und ebenso von der Nahrungsmittelvergiftung her wissen, daß diese beiden Zustände mit einer *Versackung des Blutes* einhergehen und deswegen oft die *Symptome eines Kollapses* zeigen. Damit hängt auch der niedrige Blutdruck zusammen, der sich ebenfalls vorwiegend in den Anfangsstadien des sogenannten Ikterus katarrhalis feststellen läßt. Waren diese Beobachtungen zunächst nur hinweisend, hier an eine *Albuminurie ins Gewebe* zu denken, so erhob sich meine Vermutung allmählich zur Gewißheit, als ich genaue Bestimmungen der zirkulierenden Blutmenge durchführen ließ Um dem Einwande zu begegnen, die hohen Erythrozytenwerte seien vielleicht. auf Wasserverluste zu beziehen, die auf die gar nicht so selten zu beobachtenden Diarrhöen zu beziehen seien, wurde auch im Plasma der Eiweißgehalt bestimmt.

Unsere Ergebnisse sind in der Tabelle 57 zusammengefaßt, jedenfalls entspricht die Bluteindickung einer Forderung, die ich zur Sicherstellung einer allerdings immer nur beträchtlichen Albuminurie ins Gewebe empfehle. *Bluteindickung und Verringerung der zirkulierenden Blutmenge* sind meist nur vorübergehende Anfangssymptome, denn schon bald nach der Plasmaabwanderung bemüht sich der Organismus, das Minus in den Blutbahnen durch Flüssigkeitszufuhr tunlichst wieder auszugleichen, was natürlich auf Kosten des Eiweißgehaltes im Plasma geschieht. Jedenfalls sehe ich in diesen Beobachtungen einen weiteren Hinweis, an einen ursächlichen Zusammenhang zwischen Albuminurie ins Gewebe und dem Ausbruch des Ikterus katarrhalis festzuhalten.

---

[1] EPPINGER: Med. Klin. **1932**, Nr. 40.

Tabelle 57.

Fall	Zirkulierende Blutmenge	Hämatokrit %	Plasma %	Plasmaeiweiß %	Bemerkungen
1	3500	55	45	6,7	Schweres Krankheitsbild
	4840	50	50	6,68	Fast geheilt
	5000	48	52	6,6	Geheilt
2	3900	57	43	7,9	Ikterus im Beginn
	6770	49	51	7,89	Geheilt
3	4440	52	48	5,2	Ikterus im Beginn
	6450	44	56	5,1	Geheilt
4	4760	55	45	6,7	Ikterus im Beginn
	5300	48	52	6,68	Geheilt
5	5100	56	44	7,00	Ikterus im Beginn
	6500	47	53	7,12	Geheilt

Falls diese Annahme zu Recht besteht, dann hätte die im Anfange der Erkrankung nie zu vermissende *Leber- und Milzschwellung* auch eine entsprechende Erklärung gefunden. Fast sieht es so aus, als ob gerade die Formen von Ikterus katarrhalis das Symptom einer Bluteindickung zeigen, die mit einer besonders starken Leber- bzw. Milzschwellung einhergehen. Wenn tatsächlich die Vergrößerung der Leber und Milz auf einer Flüssigkeitsansammlung beruht, wie dies durch die Untersuchung von RÖSSLE sehr wahrscheinlich gemacht wird, dann wäre es auch verständlich, warum Leber und Milz bei einer eintretenden Besserung kleiner und weniger hart werden. *Das anatomische Substrat für das Anfangsstadium eines Ikterus katarrhalis wäre demnach eine seröse Durchtränkung nicht nur der Leber, sondern auch der Milz;* inwieweit auch andere Organe von einer solchen Plasmaimbibition befallen sind, soll uns noch später beschäftigen.

Zugunsten der Annahme, daß im Rahmen des Parenchymikterus die seröse Imbibition von ausschlaggebender Bedeutung ist, läßt sich vielleicht auch folgende Tatsache anführen: Bekanntlich sehen wir bei sehr vielen Fällen dieser Art eine herabgesetzte Toleranz gegenüber Galaktose; sie verrät sich durch Galaktosurie nach peroraler Zufuhr von 40 g. Die Galaktosurie wird gewöhnlich als der Ausdruck einer funktionellen Leberläsion angesehen. Wenn meine Ansicht von der serösen Durchtränkung der Leber beim Ikterus katarrhalis zu Recht besteht und ein toxisches Ödem als Ursache der Leberläsion in Betracht kommt, dann müßte die kranke Leber auf jede neue Schädigung, die zu einer Steigerung der serösen Durchtränkung führt, auch mit einer vermehrten Galaktosurie reagieren. Als ein solches Reizmittel wählten wir[1] Histamin. Dieselben kleinen Dosen (0,001 g), die man sonst in der Klinik zur Prüfung der Magensekretion verwendet, genügen; entsprechende Vorversuche an lebergesunden Personen haben ein völlig negatives Resultat ergeben. Während der normale Mensch trotz Histamin keineswegs mit einer Galaktosurie reagiert, lösen die gleichen Histaminmengen bei Patienten mit Parenchymikterus (wir injizierten 45 Minuten nach der peroralen Darreichung von 40 g Galaktose 0,75 mg Histamin) oft eine beträchtliche Steigerung der Galaktoseausscheidung aus; zur Kontrolle wurde am nächsten Tag die Untersuchung wiederholt. Diese Befunde halte ich nicht nur

---

[1] FALTITSCHEK: Z. Klin. Med. **128**, 480 (1935).

wegen ihrer Beziehung zur Pathogenese des Ikterus katarrhalis von Bedeutung, sondern erblicke darin sogar auch eine Verfeinerung unserer Diagnostik. Die praktische Bedeutung dieser Histaminprobe möchte ich auch darin sehen, daß wir den Krankheitsprozeß eines katarrhalischen Ikterus nicht als abgeschlossen betrachten können, solange die Histaminprobe die Galaktosurie steigert; gerade bei der Beurteilung der anikterischen Hepatitis kann sich diese Probe besonders bewähren.

Daß das Histamin, selbst wenn man es in so kleinen Dosen verabfolgt, doch imstande ist, die bestehende Durchtränkung z. B. der Leber zu steigern, läßt sich gelegentlich auch an Hand der Erythrozytenzählung beweisen. Injiziert man einem gesunden Menschen 1 mg Histamin, so kommt es bei vielen Personen nach 10—15 Minuten zu einer deutlichen *Zunahme der roten Blutkörperchen*, die aber bereits nach kurzer Zeit (etwa 30 Minuten) wieder zurückgeht. Verfährt man in gleicher Weise bei einem Ikterus katarrhalis, so tritt zwar die Eindickung später ein, kann aber gelegentlich bis zu 4 Stunden anhalten. Ich habe diese Probe bei anderen pathologischen Zuständen nicht geprüft, möchte aber immerhin glauben, daß sich auch dieses Verfahren eignet, eine gewisse Bereitschaft zu einer Plasmaexsudation aufzudecken. Eine Verschlechterung des allgemeinen Krankheitsbildes habe ich beim sogenannten Ikterus katarrhalis nie gesehen; immerhin erscheint es ratsam, nur bei leichten Formen von dieser „Funktionsprüfung" Gebrauch zu machen.

In einer Reihe von Fällen haben wir auch die *Kapillardurchlässigkeit nach der Methode von* LANDIS *geprüft;* wir sind dabei zu keinem einheitlichen Ergebnis gelangt; vermutlich kommt es nur bei einer Beteiligung der peripheren Gefäße zu einem Eiweißübertritt, denn die Landis-Methode gibt uns nur die Möglichkeit, die Kapillaren im Bereiche der Extremitäten zu prüfen. Während die akute Nephritis fast immer eine Läsion der Armkapillaren erkennen läßt, zeigt sich bei der akuten Hepatitis relativ oft eine normale Beschaffenheit der Armkapillaren. Diese Verschiedenheit wundert mich nicht, da die Hepatitis vorwiegend als Teilerscheinung einer Erkrankung im Pfortadersystem anzusehen ist, während sich die Nephritis mehr an den großen Kreislauf hält und so die peripheren Gefäße leichter in Mitleidenschaft zieht.

Einen ähnlichen Standpunkt möchte ich vertreten, wenn ich unsere Ergebnisse mit der *Kantharidenmethode* überblicke. Der Eiweißgehalt in der Flüssigkeit der Kantharidenblase zeigt bei vielen Hepatitiden nur geringe Unterschiede gegenüber der Norm, wohl aber ergeben sich gelegentlich Abweichungen, wenn man auf die Differenz zwischen Blasen- und Serumeiweiß achtet. Beim Normalen finden sich Werte, die im Mittel 29% betragen; bei vielen Fällen von Parenchymikterus haben wir Unterschiede gefunden, die nur um 20% schwanken; es tritt also bei vielen Formen von akuter Hepatitis in die Blase ein viel eiweißreicheres Exsudat über als beim gesunden Menschen.

Mein Bestreben, tunlichst einen Zusammenhang zwischen Hepatitis und seröser Exsudation aufzudecken, war der unmittelbare Anlaß bei akuten Leberparenchymerkrankungen auch auf *eventuelle Veränderungen im Bluteiweißbild* zu achten. Bei der experimentellen serösen Exsudation konnten wir immer einen Albuminübertritt sicherstellen. Wahrscheinlich kommt es auch im Verlaufe des sogenannten Ikterus katarrhalis zu einer analogen Albuminabscheidung ins Ge-

webe, aber das läßt sich besser aus der Gegenüberstellung der quantitativ ermittelten Eiweißwerte erschließen, als aus der Blutsenkung allein. Gerade die
Diskrepanz zwischen dem Albumin-Globulin-Quotienten und der Blutsenkung läßt
an das Vorkommen von atypischen Eiweißkörpern im Blute von Leberparenchym-
erkrankten denken und schränkt so den Wert der Blutsenkung bei der Beurteilung der Leberparenchymerkrankungen ein.

Die *Hypoproteinämie*, die sich gelegentlich auf der Höhe eines Parenchymikterus einstellt, spricht — wie schon oben erwähnt wurde — nicht unbedingt
gegen einen Eiweißübertritt ins Gewebe, nachdem jeder Organismus das Bestreben zeigt, die Verminderung der Blutmenge durch Gewebsflüssigkeit rasch
zu ersetzen. Jedenfalls empfiehlt es sich, in der Beurteilung einer Hypoproteinämie als Maß einer Albuminurie ins Gewebe äußerste Kritik zu üben. Man muß
im Anschluß an eine seröse Exsudation mit der Möglichkeit einer verminderten
oder atypischen Eiweißbildung rechnen. In dem Sinne darf man sagen, die Hypoproteinämie stellt sozusagen eine Gleichung mit mindestens zwei Unbekannten
vor, von denen die eine von der *Durchwanderungsgröße* des Eiweißes durch die
Kapillarwand, also von der serösen Exsudation abhängt, während die andere
zur *Eiweißbildung* in Beziehung gebracht werden muß. Ob an der Eiweißbildung
die Leber direkt beteiligt ist, darüber läßt sich derzeit noch nichts Sicheres aussagen; *eine ausgesprochene Hypoproteinämie gehört im allgemeinen nicht zur
typischen Hepatitis.*

Im allgemeinen Teil war ich bemüht, zwischen Permeabilitätsstörung im
Kapillarbereich und jener an der Zellgrenze zu scheiden; das, was ich bis jetzt
als Zeichen einer Leberstörung angeführt habe, läßt sich nur auf *Läsionen der
Kapillarmembran* beziehen.

Es erscheint aber wün-
schenswert, beim Ikterus
katarrhalis auch auf *Permeabilitätsstörungen im Bereiche der Leberzellen* zu
achten. Auch hier hat sich
unter gewissen Voraus-
setzungen *die Mineralausscheidung durch den Harn*
als guter Maßstab be-
währt; gleiches ist auch
über das gegenseitige Verhältnis der Anionen zu
den Kationen im Blute zu
sagen. Das Verhalten des
molaren Natrium-Chlor-
Quotienten ist für den
gesunden Menschen weit-

Tabelle 58. *Der molekulare Na-Cl-Quotient im Harn
bei Ikterus katarrhalis.*

Name	Älter Geschlecht	Auf der Höhe der Erkrankung	In der Rekon- valeszenz
F. F.	21 W.	0,66	1,17
C. G.	12 W.	0,42	4,2
B. O.	30 M.	0,65	1,38
Sch. H.	19 M.	0,72	1,15
W. K.	25 M.	0,78	1,06
T. W.	30 M.	0,79	2,02
K. K.	18 M.	0,82	1,46
D. K.	31 M.	0,87	1,20
O. F.	17 M.	0,8	1,08
H. E.	20 W.	0,87	1,16
L. F.	21 M.	0,91	1,12
T. K.	40 M.	0,81	—
P. M.	23 M.	—	1,46
M. W.	21 M.	—	1,60
S. H.	39 M.	—	1,16

gehend festgelegt; die Werte schwanken um 1,0; sinkt der Quotient unter 1,0, so
bedeutet das Natriumretention, soweit keine überschießende Chlordiurese einsetzt.
Wie aus der Tabelle 58 zu entnehmen ist, sinkt auf der Höhe des Ikterus katarrhalis
dieser Quotient beträchtlich ab, um in der Rekonvaleszenz wieder zur Norm

zurückzukehren. Im Heilungsstadium läßt sich manchmal auf Grund des hohen Quotienten sogar eine überschießende Kochsalzausscheidung feststellen. Stoffwechseluntersuchungen haben ergeben, daß in der Rekonvaleszenz Kalium und Phosphorsäure sogar eingespart werden.

Patienten mit Ikterus katarrhalis retinieren nicht nur Kochsalz, sondern auch beträchtliche Wassermengen; damit dürfte auch die geringe Harnausscheidung im Beginne der Erkrankung zusammenhängen. Jede Besserung im Allgemeinbefinden leitet sich mit einer Steigerung der Diurese und selbstverständlich auch der Kochsalzausscheidung ein. Gewichtsmäßig kommt die Wasserretention weniger zum Ausdruck, weil solche Patienten zumeist die Nahrung verweigern, so daß man sich wegen der dadurch bedingten Unterernährung auf Gewichtsunterschiede nicht unbedingt verlassen kann.

Von einer beträchtlichen Wasser- bzw. Kochsalzretention kann man sich auch überzeugen, wenn man solchen Patienten *Salyrgan oder Novurit*[1] gibt; während der normale Mensch darauf mit einer geringen Wasserabgabe antwortet und auch nur wenig an Gewicht verliert, kann der Hepatitispatient im Anschluß an eine Salyrganinjektion bis zu 2,5 Liter an Harn abgeben und gleichzeitig damit über 2 kg an Gewicht verlieren. Parallel zur erhöhten Wasserausscheidung kommt es auch zu einer beträchtlichen Kochsalzausschwemmung. Jedenfalls deuten alle diese Beobachtungen darauf hin, daß es im Beginn des Parenchymikterus zu einer beträchtlichen Kochsalz- und Wasserretention kommt; da sich bei vielen Patienten weder Ödeme noch Ascites nachweisen lassen, so kann *diese Retention mit der stets zu beobachtenden Vergrößerung der Leber und Milz und darüber hinaus mit einer ödematösen Durchtränkung des ganzen Magen-Darmkanals in Zusammenhang gebracht werden.* Es ist immer als ein Zeichen einer nicht nur auf die Leber und Milz beschränkten serösen Exsudation anzusehen, wenn sich im Verlaufe einer akuten Hepatitis auch Ascites und Beinödeme hinzugesellen.

Prüft man röntgenologisch den Magen-Darmkanal, so vermißt man fast nie die Zeichen einer Gastritis bzw. Duodenitis, die meist in der Rekonvaleszenz wieder zurückgeht; also auch hier kommt es zu einer serösen Exsudation. In derselben Richtung bewegt sich auch folgende Beobachtung (PAP[2]) — sie liegt schon einige Jahre zurück: *Injiziert man einem gesunden Menschen 1000 ccm Normosallösung intravenös, so ist die dadurch erzeugte Hydrämie bereits nach wenigen Minuten wieder ausgeglichen, anders bei einem Patienten mit Hepatitis, der meist eine lang anhaltende Blutverdünnung erkennen läßt.* Anscheinend ist die kranke Leber mit Flüssigkeit schon so überladen, daß sie kaum mehr imstande ist, noch weitere Wassermengen in sich aufzunehmen. Die Wasserstauung ist auch palpatorisch zu erkennen. *Der normale Mensch zeigt im Anschluß an eine Normosalinjektion (1000 ccm) nur eine vorübergehende Leberschwellung, während beim Parenchymikterus die ohnehin schon große Leber noch eine weitere Vergrößerung erfährt,* die auch viel länger anhält; das zeigt sich auch an der Kochsalzausscheidung. Das mit der Normosalinjektion zugeführte Kochsalz verläßt beim gesunden Menschen innerhalb 24 Stunden den Organismus, während beim Ikterus katarrhalis das injizierte Natriumchlorid im Organismus gleichsam verschwindet. In dem Sinne kann daher eine solche Normosalinjektion für eine

---

[1] POLLITZER: Wien. Arch. inn. Med. 8, 289 (1924).
[2] PAP: Klin. Wschr. 1923, Nr. 30.

Hepatitis genau so mit unangenehmen Folgen begleitet sein, wie z. B. für eine akute Nephritis; therapeutische Kochsalzinfusionen, aber auch übertriebene Wasserbelastung sind daher bei der akuten Hepatitis tunlichst zu vermeiden. In dem Zusammenhang soll auch eine alte Beobachtung von RÖSSLE[1] Erwähnung finden, der als Prosektor hauptsächlich dann eine seröse Exsudation innerhalb der Disseschen Räume nachweisen konnte, wenn ante mortem in therapeutischer Absicht physiologische Kochsalzlösung parenteral verabreicht wurde.

Die Diagnose anikterische Hepatitis ist meistens mit Schwierigkeiten verbunden; wir sind dabei auf Funktionsprüfungen angewiesen; gerade die Untersuchungen mit der Normosallösung scheinen sich in dieser Richtung besonders zu bewähren.

Eine *Störung der gerichteten Permeabilität* wird bereits durch das eigentümliche Verhalten des Kochsalzes und des Wassers offenkundig; die Zelläsion tritt noch viel deutlicher hervor, wenn man nicht nur auf Natrium und Chlor achtet, sondern auch den Kalium- und Phosphorsäurestoffwechsel mit berücksichtigt. Gesunde Parenchymzellen halten entsprechend der gerichteten Permeabilität an ihrem Kalium- und Phosphorsäurebestand weitgehend fest; sobald aber die Zellen vieles von ihrer Vitalität verlieren, überwiegen die osmotischen Kräfte, so daß jetzt Austauschvorgänge zwischen Gewebsflüssigkeit und Zellinhalt eher erfolgen. Der Patient verliert Kalium und Phosphorsäure, während er Natrium und Chlor retiniert. Ein besonderer Glykogenmangel ist bei der akuten Hepatitis nicht zu beobachten. Wir haben als Kliniker das Recht, dazu Stellung zu nehmen, da wir uns durch die Leberpunktion jederzeit von den Geschehnissen überzeugen können. Ich erwähne dies deswegen, weil FLECKENSTEIN[2] die Ansicht vertritt, daß die bei der Allylvergiftung zu beobachtende Transmineralisation nur auf den Glykogenzerfall zu beziehen sei.

Die Schädigung der Leberzelle läßt sich auch aus *Mineralanalysen im Duodenalsaft* erschließen; der normale Gehalt an Natrium, Kalium, Chlor, Kalzium und Phosphorsäure des Duodenalsaftes wurde als Mittelwert berechnet, um als Grundlage für das Studium allfälliger Abweichungen bei Leberkrankheiten zu dienen. Vergleicht man diese Zahlen mit den Werten, die sich z. B. bei der Hepatitis ergeben, so *erscheint der Natrium- und Kalziumwert deutlich vermindert;* im Gegensatz dazu findet sich im Duodenalsaft relativ viel Kalium. Bei abklingender Hepatitis nähern sich die Werte wieder der Norm, indem jetzt Natrium in vermehrter Menge zur Ausscheidung gelangt (MINIBECK[3]). Daß es sich bei Schädigung des Leberparenchyms tatsächlich um eine Einbuße an Kalium und Phosphorsäure handelt und die Zellen dafür Natrium und Chlor eintauschen, davon kann man sich leicht im Tierexperiment überzeugen; die Allylformiatvergiftung erweist sich zu solchen Versuchen besonders geeignet.

Die vorgebrachten Beobachtungen drängen daher zu der Vorstellung, daß es sich bei dem krankhaften Vorgang, den wir Kliniker noch immer — allerdings fälschlich — Ikterus katarrhalis nennen und der richtiger als Parenchymikterus oder noch besser als akute Hepatitis angesprochen werden sollte, aller Wahrscheinlichkeit nach um eine

---

[1] RÖSSLE, Münch. med. Wschr. **1907**, 1168.
[2] FLECKENSTEIN: Arch. exper. Path. (D.) **303**, 151 (1944).
[3] MINIBECK: Z. Klin. Med. **132**, 55 (1937).

seröse Durchtränkung der Leber und Milz (einschließlich des ganzen Magendarm-traktes) handelt; in derselben Richtung lassen sich auch anatomische Befunde ver-werten, auf die ich nunmehr zu sprechen komme.

Es ist nicht die Aufgabe dieser Zusammenstellung, auf die Ätiologie der unterschiedlichen akuten Hepatitiden einzugehen, da es sich mir hier nur um die Beantwortung der prinzipiellen Frage handelt, ob wir wirklich ein Anrecht haben, beim Krankheitsbilde der akuten Hepatitis mit Permeabilitätsstörungen zu rechnen. Ich möchte mich daher nur darauf beschränken, die pathogenetische Vielheit zu betonen. Zunächst anerkenne ich die *alimentäre Schädigung* als Ur-sache einer Leberläsion, dann *verschiedene Infekte* und *Vergiftungen*. An der Existenz eines *epidemischen*, vielleicht auch *kontagiösen* Momentes kann man nicht vorübergehen, ob es aber gerechtfertigt erscheint, jeden parenchymatösen Ikterus als „kontagiös" anzusprechen — wie es leider jetzt vielfach geschieht —, möchte ich dahingestellt sein lassen. Eine definitive Entscheidung ist erst zu gewärtigen, bis man sich von der einwandfreien Existenz des Erregers der epidemischen Hepatitis überzeugt hat. Vorläufig, glaube ich, wird man den Tat-sachen am besten gerecht, wenn wir uns klinisch immer wieder vergegen-wärtigen, daß die Gelbsucht nur ein Symptom dieser Krankheit darstellt, so daß wir mindestens mit zwei Formen von Hepatitis zu rechnen haben: *die Hepatitis mit Ikterus* und die *Hepatitis ohne Ikterus*.

Auf Grund meiner klinischen Erfahrungen *sehe ich das Wesentliche bei der akuten Hepatitis in einer, serösen Durchtränkung der Leber;* meist sind gleichzeitig auch die Milz sowie mehr oder weniger alle Organe, die dem Pfortadersystem angehören, beteiligt. Seltener wird auch der große Kreislauf von dieser Schädi-gung erfaßt; eine Sonderstellung nimmt nur die Nebenniere ein, denn bei den verschiedensten Leberparenchymerkrankungen lassen sich morphologisch faßbare *Veränderungen an der Nebennierenrinde*[1] erkennen. Ähnlich wie die Nephritis ist auch die Hepatitis eine Systemerkrankung; darauf habe ich schon frühzeitig hingewiesen und in dem Sinne von hepato-lienalen Krankheiten gesprochen. Auf Grund unserer gegenwärtigen Kenntnisse müssen wir diese Annahme erweitern und wollen das Schwergewicht auf eine Läsion des gesamten Pfortadersystems legen.

Die seröse Durchtränkung der Leber führt gelegentlich zu Gewebsverände-rungen, die wir auch bei der akuten experimentellen Leberschädigung gesehen haben; die Schädigung lokalisiert sich nicht nur auf den Azinus, sondern auch das *periportale und das interstitielle Bindegewebe werden zum Sitz einer serösen Durch-tränkung* (Abb. 127). Nachdem das Mesenchym der Leber mit den Gewebsräumen entlang der großen Gefäße und Gallengänge in offener Verbindung steht, kann sich das intraparenchymatöse Exsudat bis in die Gegend der Porta hepatis vorschieben und sogar zu einer serösen Durchtränkung des Gallenblasenbettes Anlaß geben. Das *Gallenblasenödem* erheischt nicht nur pathogenetisches, sondern auch dia-gnostisches Interesse, weil vermutlich darauf die Schmerzen in der Gallenblasen-gegend zu beziehen sind, über die so mancher Patient mit Ikterus katarrhalis klagt. Da gerade die mit völliger Acholie einhergehenden Formen von parenchyma-töser Gelbsucht große diagnostische Schwierigkeiten bereiten, so kann sich die Beurteilung eines fraglichen Falles um so schwieriger gestalten, wenn ein solcher

---

[1] ALBRICH und SPIESS, Virchows Arch. (im Druck).

Patient über Schmerzen in der Gallenblasengegend klagt, die nur auf ein Gallenblasenödem zu beziehen sind.

Wir hatten im Laufe der letzten Jahre mehrfach Gelegenheit, Fälle mit
parenchymatösem Ikterus zu sehen, die außerordentlich an einen mechanischen
Gallengangverschluß erinnerten und dementsprechend der Operation zugeführt
wurden, nicht zuletzt auch deswegen, weil wir durch Schmerzen in der Gallenblasengegend irregeführt wurden. Bei vier dieser Fälle, die den operativen Ein-

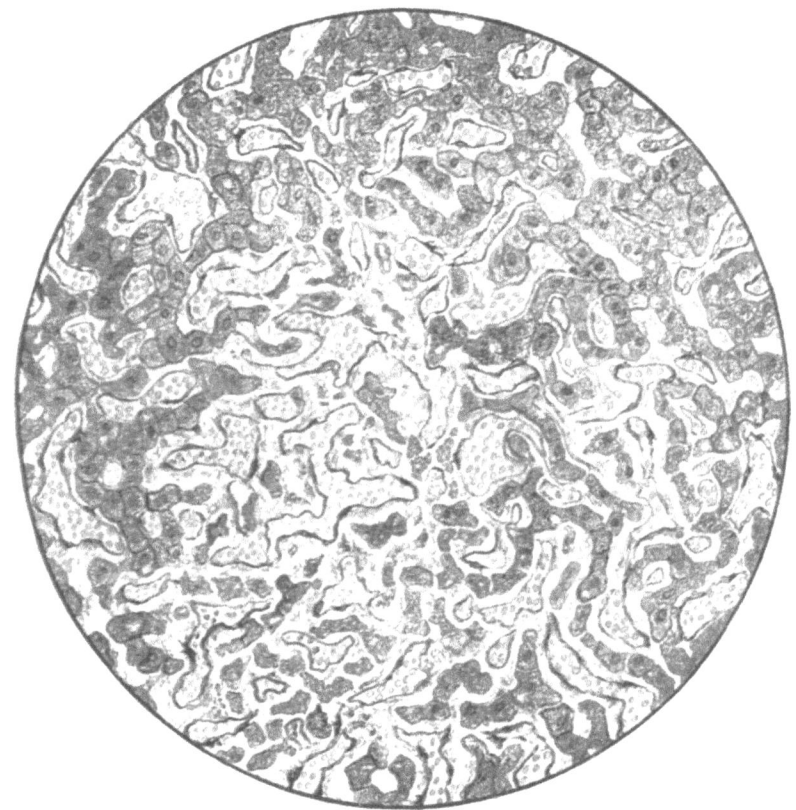

Abb. 127. Akute Hepatitis (Färbung nach OLIVERA).

griff schlecht vertrugen und bald nach der Operation zugrunde gingen, fand sich
schon bei der makroskopischen Untersuchung eine *starke Durchtränkung des
interstitiellen Lebergewebes;* ganz besonders galt dies vom *Gallenblasenbett.* Die
eröffnete Gallenblase zeigte zwar eine intakte Schleimhaut, aber zwischen Gallenblase und Leberparenchym fand sich ein etwa 1 cm breites Lager, in dem sich
histologisch neben Quellung und Ödem auch weite Lymphspalten nachweisen
ließen. Die abführenden Gallenwege waren ebenfalls von ödematösem Gewebe
umgeben, aber sonst frei von Veränderungen und auch nicht erweitert, so daß
eine mechanische Behinderung des Gallenabflusses nicht in Frage kam. Die
regionären Lymphdrüsen waren deutlich vergrößert und boten bei der histologischen Untersuchung das Bild eines sogenannten „Lymphdrüsenkatarrhs".

Die Milz erwies sich ebenfalls beträchtlich vergrößert und war reich an Flüssigkeit. In diesem Zusammenhang erscheint mir eine Mitteilung von RÖSSLE[1] beachtenswert: Die besonderen Einrichtungen an dem Gefäßbau der Milz bedingen anscheinend die Häufigkeit und Eigenart der Folgen des Durchtrittes von Blutbestandteilen. Wie in den Nieren und ebenso an den Pankreasarterien bleibt die Exsudation teilweise schon in den Gefäßwänden stecken und erzeugt hier dieselben polsterartigen hyalinen Entartungen, wie wir sie in einem früheren Abschnitt beschrieben haben; an keinem Organ sind aber — wie RÖSSLE richtig sagt — transsudative und exsudative Vorgänge auseinanderzuhalten, weil eben gewisse Strecken des Blutumlaufes in der Milz für eine auswahlreiche Durchlässigkeit von Blut und Plasma gebaut sind.

Von der erwähnten Arteriosklerose abgesehen, die schon bei Kindern, und da besonders nach Infektionen und Toxämien (Diphtherie), sehr rasch entstehen kann, gehört — wie RÖSSLE weiter sagt — hierher auch die Frage nach einer *serösen Splenitis der Follikel und der Pulpa*. An einer anderen Stelle hat RÖSSLE die Auffassung vertreten, daß die infektiöse Milzschwellung ebenfalls als Splenitis serosa anzusehen sei. Darnach wäre die dabei erfolgende Schwellung und Pulpaerweiterung von einer die Hyperämie begleitenden *serösen Exsudation* bedingt, mit Hilfe derer desmolytische Stoffe zu einer gewaltigen Mobilisation von Splenozyten und zu einer Verdauung des Gerüstes führen. Im Anschluß an diese Bemerkung fügt dann RÖSSLE hinzu: Heute kann ich einen Schritt weitergehen; auf Grund einer Untersuchung von HELMKE[2] können wir sagen, daß *der Wassergehalt solcher Milzen in der Schwellung nicht parallel der Hydrämie, sondern stärker zunimmt und somit von einer serösen Durchtränkung herrühren muß.* Man findet zudem in seltenen, freilich besonders lehrreichen Fällen unter Auflockerung und Auseinanderweichen der Wandschichten, Ergüsse aus den Follikelarterien in die Follikel hinein, die ohne weiteres den Namen *Plasmarrhagien* verdienen.

Bestimmungen des Trockenrückstandes haben wir nicht durchgeführt, doch hat mich die histologische Untersuchung der Milzen dieser vier Fälle von typischem Ikterus katarrhalis lebhaft an die Beschreibung von RÖSSLE erinnert. Besonders gilt dies von den *Gefäßveränderungen;* auch im Bereiche der größeren Milzvenen fanden sich Verquellungen, die von der Intima ausgingen. Man wird dabei auch an die alten Angaben von BANTI[3] erinnert, der bei der nach ihm benannten Krankheit auf *endophlebitische Verdickungen der Milzvene* aufmerksam machte. Der Prozeß kann — wie schon BANTI betonte — sich bis in den Hauptstamm der Pfortader fortsetzen, läßt aber die Venae mesentericae frei. *Jedenfalls zeigt auch die Milz beim typischen parenchymatösen Ikterus, bzw. bei der akuten Hepatitis Veränderungen, die außerordentlich an eine seröse Exsudation mahnen. Die schon klinisch fast immer nachweisbare Milzvergrößerung bei der Hepatitis muß man damit in Einklang bringen. Ich glaube daher, daß an dem Vorkommen einer Albuminurie ins Milzgewebe im Verlaufe des Krankheitsbildes des sogenannten Ikterus katarrhalis ebensowenig zu zweifeln ist wie an der serösen Exsudation der Leber.*

---

[1] RÖSSLE: Wien. klin. Wschr. **1935**, 769.
[2] HELMKE: Virchows Arch. **295**, 86 (1935).
[3] BANTI: Zieglers Beitr. **24**, 21 (1898); Fol. haemat. (D.) **10**, 35 (1910).

Daß *die Leber im Verlaufe eines Parenchymikterus großen Schwankungen unterworfen ist,* wurde bereits mehrfach betont; speziell im Anfang der Erkrankung wird eine Milzvergrößerung fast niemals vermißt. Eine Verkleinerung, die aber nicht immer leicht abzuschätzen ist, *kann* ein beunruhigendes Symptom sein, *muß* es aber

nicht. Die Leber- und Milzschwellung kann noch weiterbestehen, selbst wenn der Ikterus bereits abgeklungen ist; neben reparatorischen Vorgängen sind für die Schwankungen hauptsächlich Flüssigkeitsansammlungen innerhalb der Leber, bzw. der Milz verantwortlich zu machen. Erreicht die Leberverkleinerung ein gewisses Mindestmaß, dann ist ganz sicher mit der Möglichkeit einer Leberatrophie zu rechnen. Die drohende Leberatrophie ist gelegentlich daran zu erkennen, daß die Lunge röntgenologisch das Bild einer Lungenstauung annimmt. Tatsächlich findet man bei der Sektion der meisten Formen von Leberatrophie ein ausgesprochenes Lungenödem. Das Flüssig-

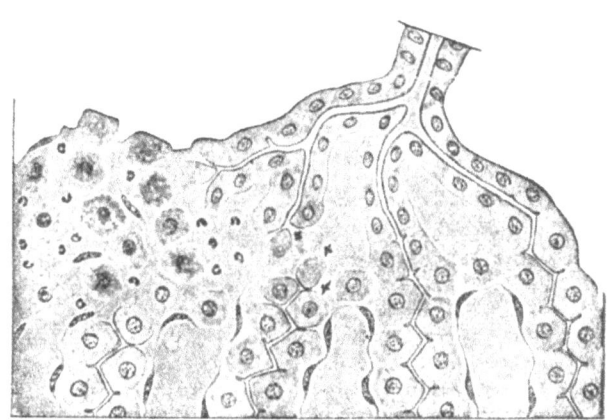

a

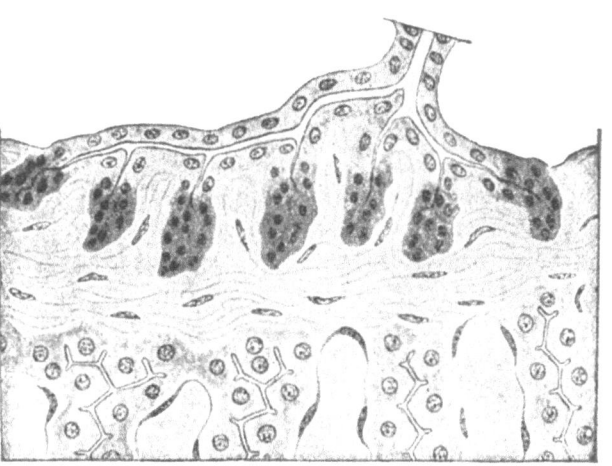

b

Abb. 128. Zerstörung der Verbindungen zwischen Präkapillaren und Leberparenchym (*a*); Regenerationsbestreben, die geschaffenen Lücken wieder zu schließen (*b*) (nach Hueck).

keitsquantum, das sonst die Leber fassen soll, erfährt bei der Atrophie in der Leber keine Anlagerung und muß sich eine neue Stätte aufsuchen; anscheinend kann dafür vikariierend die Lunge eintreten.

Histologisch glaube ich in der Leber im Verlaufe einer Hepatitis zwei Gruppen von Zellschädigung unterscheiden zu müssen; *bei der einen Form lokalisiert sich der Leberschaden hauptsächlich in der Nähe des Azinuszentrums, bei der anderen an der Peripherie des Leberläppchens.* Zentrale Läppchennekrosen sind uns hauptsächlich von der Phosphorvergiftung her bekannt, sie sind aber auch in einem Gutteil von Parenchymikterus zu sehen; dort, wo die Nekrose bereits höhere Grade angenommen hat, sind die Leberzellen in den zentralen Partien kaum mehr als solche zu erkennen; histologisch betrachtet, gehört diese Zell-schädigung bereits in den Formenkreis der akuten Leberatrophie.

Die *peripheren Leberschäden* kann man wieder in zwei Gruppen teilen; bei der einen ist nur das *Leberläppchen* betroffen, während bei der zweiten der Prozeß auch auf die *periportalen Felder* übergreift. Bei der *periazinösen parenchymatösen Form* kommt es zu einer Erweiterung der Disseschen Räume; später zu einer Isolierung der einzelnen Leberzellen aus dem Trabekelverband, Nekrosebildung und Eröffnung der Gallenkapillaren. Daraus entwickeln sich Kommunikationen zwischen Gallensystem und Detritus; die Eröffnung des Gallensystems geschieht aber nicht nur im Bereiche des Kapillarsystems, sondern auch die *präkapillären Gallengänge* haben dabei ihre Kontinuität verloren, denn die Präkapillaren enden gleichsam blind in der Detritusmasse. Das Sekret, das von den Leberzellen ge-bildet wird, ergießt sich in die zerstörten Partien und findet wegen der Unter-brechung keinen geeigneten Abfluß (siehe Abb. 128); in dem Gemenge aus zu-grunde gegangenen Leber- bzw. Kupfferschen Sternzellen und mononukleären Elementen finden sich meist Erythrozyten.

Derselbe Prozeß kann auch auf die *periportalen Felder* übergreifen; dies führt dann zu einem Auseinanderdrängen der zelligen Elemente; vor allem erscheinen die Lymphkapillaren, die unter normalen Bedingungen überhaupt nicht zu sehen sind, beträchtlich erweitert. Auch hier kommt es unter ungünstigen Bedingungen zu größeren Blutaustritten; das Wesentliche ist die Ansammlung von Exsudat-massen rings um den Azinus, die sich bald nur an der Peripherie des Leber-läppchens bilden, bald aber auch auf die periportalen Felder übergreifen und hier die Passage der Galle beeinträchtigen.

Die eigentliche Ursache all dieser Vorgänge sehe ich in einer Kombination von primärem Plasmaübertritt, ausgelöst durch Kapillarläsion, und toxischer Zellschädigung; morphologisch betrachtet, sieht man manchmal an den Kapil-laren kaum eine Veränderung, öfter aber eine Verdickung ihrer Wandungen, daneben Erweiterung der Disseschen Räume, in denen sich Eiweißgerinnsel finden. Die Kapillarmembran kann gelegentlich auch einreißen und so zur Bildung der sogenannten „Blutseen" Anlaß geben; das ausgetretene und scheinbar unter Druck stehende Blut bzw. Plasma bohrt sich zwischen die Leberzellen bzw. Gallengangsepithelien, drängt sie auseinander, um sie schließlich völlig zu isolieren. Die Giftwirkung der Toxine steigert natürlich die Schädigung. „*Blut-seen*" sind hier ebenso häufig zu sehen wie bei der Allylintoxikation, wobei ich als Blutseen alle nekrotischen Gebilde bezeichne, bei denen sich neben abge-sprengten und schon nekrotischen Leberzellen isolierte Kupffersche Stern-zellen und reichlich Erythrozyten nachweisen lassen; als eigentliche Ursache kommt hauptsächlich eine mechanische Zerstörung der Kapillarwand in Betracht.

Die zentralen und periportalen Formen können ineinander übergehen; am häufigsten sind diese Bilder zu sehen, wenn sich der Leberschaden bereits dem Krankheitsbilde der *akuten Leberatrophie* nähert.

Schließlich ist noch eine — allerdings recht seltene — Form zu berücksichtigen, das ist die *cholangitische Form der akuten Hepatitis;* anscheinend ist hier das Interstitium um die kleinen und größeren Gallengänge ganz besonders betroffen. Im akuten Stadium ist dies nur dann morphologisch zu erfassen, wenn man die Leber in Gelatine einbettet; auch dieser Schaden wird im Sinne einer Entzündung beantwortet, indem es längs der feineren und größeren Gallengänge zu einer starken Rundzelleninfiltration kommt.

Das weitere Schicksal des einmal gesetzten Leberschadens hängt von verschiedenen Faktoren ab; schreitet die Kapillarläsion weiter fort und kommt es zu keiner entsprechenden Regeneration, so setzt sehr bald das *Krankheitsbild der akuten Leberatrophie* ein. Der Anatom findet jetzt die *rote Atrophie*, die einem Stadium entspricht, in dem die Regeneration vollkommen versagt hat; der Rest der Leber läßt nur mehr Blutgefäße und Bindegewebe erkennen, ein eigentliches Leberparenchym ist kaum mehr zu finden.

In der *gelben Atrophie* müssen wir dagegen einen Zustand erkennen, bei dem der schwerkranke Organismus noch immer bestrebt ist, sich der drohenden Gefahr zu entziehen, aber schließlich doch unterliegt. Man sieht zwar an zahlreichen Stellen Regenerate, aber an ihnen macht sich die fortschreitende Zerstörung im Sinne einer gewaltigen Plasmaexsudation neuerdings bemerkbar, so daß der funktionelle Endeffekt jenem Krankheitsbilde entspricht, das der Kliniker unter dem Namen Leberinsuffizienz zusammenfaßt.

Wenn die akute Hepatitis einen günstigen, daher auf Heilung hinstrebenden Verlauf zeigt, sind die Leberveränderungen entweder wenig intensiv oder es kommt zu eigentümlichen Erscheinungen, auf die ich jetzt eingehen möchte: Wie im allgemeinen Teil bereits betont wurde, stellt die seröse Entzündung oft nur ein vorübergehendes Stadium dar. Sie bildet oft den Auftakt zu jenem zellulären Prozeß, den man unter dem Begriff der *reaktiven Entzündung* zusammenfaßt. Es darf uns daher nicht wundern, wenn sich das geschädigte Gewebe die Aufgabe stellt, die nekrotischen Partien in irgendeiner Weise zu beseitigen. In dem Sinne kommt es bei der Hepatitis oft zu einer *Vergrößerung und Vermehrung der intraazinösen Kapillarendothelien, also der Kupfferschen Sternzellen; während die vermehrte Produktion der adventitiellen Zellen bzw. Makrophagen periazinös im Vordergrund steht.* Jedenfalls sehen wir jetzt in der Nähe der periportalen Felder zahlreiche mononukleäre Zellen, also Elemente, die vielfach an Granulationsgewebe erinnern; da sich dazu das periportale Gewebe besser eignet als das intralobuläre, sind diese zellulären Reaktionen besonders an der Azinusperipherie zu sehen.

Gleichzeitig mit dieser Zellvermehrung kommt es auch zu einer Sprossung der präkapillären Gallengänge; fast gewinnt man den Eindruck, als würden diese Gebilde Anschluß an die Gallenkapillaren suchen, um auf diese Weise der von den Leberzellen gebildeten Galle wieder einen entsprechenden Abfluß zu ermöglichen (siehe Abb. 106). Das weitere Schicksal dieser periportalen zellulären Reaktion kann ein doppeltes sein: Entweder kommt es zu einer vollständigen Herstellung der ursprünglichen Verhältnisse — also Heilung — oder es erfolgt auf dem Boden dieses proliferierenden Gewebes eine Umwandlung zu Bindegewebe. Heilung ist glücklicherweise das häufigere Vorkommnis, mit der Umwandlung in „Zirrhose" oder richtiger gesagt in *Sklerosierung bzw. Narbenbildung* müssen wir aber leider auch oft rechnen.

Ein Mittelding stellt das Krankheitsbild vor, das ich *inkompensierte Zirrhose* genannt habe. Der zerstörende Prozeß ist noch nicht völlig zum Stillstand gekommen, immerhin hat aber schon Narbenbildung eingesetzt oder es hat sich auf dem Boden einer älteren Zirrhose ein neuer akuter Prozeß hinzugesellt. Das gleichzeitige Vorkommen von Granulationsgewebe läßt das Bemühen des Organismus erkennen, auch die neue Schädigung zu korrigieren, aber auf dem Boden eines älteren zirrhotischen Prozesses. Histologisch findet damit die klinische Beobachtung eine Bestätigung, daß das einmal schon geschädigte Lebergewebe nur zu häufig wieder zu gleichen Schädigungen (Rezidiven) neigt.

Eine *zelluläre Reaktion* ist gerade bei manchen Fällen von prognostisch gutartigen Formen von Ikterus katarrhalis besonders deutlich ausgeprägt; sie fehlt dagegen bei Fällen, die eher zu akuter Leberatrophie neigen. Bei ausgesprochener Leberatrophie ist die zelluläre Reaktion oft kaum angedeutet; das ist vielleicht auch der Grund, warum RÖSSLE[1] in der akuten Leberatrophie die Reaktion ausschließlich einer Leberzellschädigung sieht. In dem Sinne spricht er auch hier von einer *Hepatose.* Kennt man die Vorgänge bei avitaminotischen Tieren, dann könnte man fast veranlaßt werden, in der akuten Leberatrophie einen Zustand zu sehen, *bei dem der Organismus — ähnlich wie bei der Avitaminose — die Fähigkeit eingebüßt hat, auf den Leberschaden einerseits mit einer zellulären Abwehr, anderseits mit Regeneration zu antworten.* Hält man sich an die Rößlesche Nomenklatur, so müßte man bei der akuten Leberatrophie an eine *anergische Entzündung* denken, während der typische Ikterus katarrhalis einem *normergischen,* wenn nicht sogar *hyperergischen* Prozeß entspricht.

Es gibt Ikterusformen, die unter dem Krankheitsbilde einer katarrhalischen Gelbsucht verlaufen, wobei sich aber der serös entzündliche Prozeß vorwiegend im periportalen Gewebe abspielt; manchmal reicht die seröse Exsudation bis an die Gegend des Ductus choledochus heran, ja einmal sah *ich*[2] sogar ein Übergreifen bis auf die Papilla Vateri. Auch hier kann das gereizte Gewebe mit einer zellulären Reaktion beantwortet werden; die Zellen, die dabei aufschießen, sind vorwiegend *mononukleär und täuschen so eine echte Cholangitis vor;* mit ähnlichen periportalen Zellanhäufungen reagiert das Leberparenchym bei den verschiedensten entzündlichen Vorgängen innerhalb des Cavum peritonei. Diese Beobachtung erscheint *mir*[3] deswegen so wichtig, weil diese Veränderungen oft der Grund sind, wenn gelegentlich hier von einer „*cholangitischen Zirrhose*" gesprochen wird. Ich glaube damit hängt auch die Frage zusammen, ob diese cholangitischen Veränderungen als Ursache einer Gelbsucht in Betracht zu ziehen sind. Jedenfalls möchte ich *zwei Arten von Cholangitis* unterscheiden; die eine ist die eben besprochene, während die andere als *die Folge einer septischen Infektion anzusehen ist.* Die reichliche Anwesenheit von *Mikroorganismen und polynukleären* Leukozyten charakterisiert diese zweite Form; sie ist meist die Begleiterscheinung einer eitrigen Cholecystitis.

Die periportale Ansammlung von mononukleären Zellen ist wohl als die Reaktion einer toxischen Schädigung anzusehen, die meines Erachtens mit einer eitrigen Infektion nichts zu tun hat. Im Anfange handelt es sich auch hier nur um eine seröse Durchtränkung, zu der sich allerdings im weiteren Verlaufe mononukleäres Granulationsgewebe hinzugesellen kann; eine Kombination dieser Form mit einer Zirrhose ist gar nicht so selten zu sehen.

---

[1] RÖSSLE: Schweiz. med. Wschr. **1929,** 4.
[2] EPPINGER: Wien. klin. Wschr. **1908,** Nr. 14.
[3] EPPINGER: Klin. Wschr. **1929,** 679.

Bietet sich Gelegenheit, zahlreiche Formen von akuten Leberparenchymerkrankungen nicht nur klinisch, sondern auch anatomisch zu sehen, so lassen
sich Übergänge der verschiedensten Art erkennen. Das Traurige ist nur, daß es
nur selten gelingt, klinisches und anatomisches Bild gleichsam zur Deckung zu
bringen. Immerhin habe ich den Eindruck, daß alle diese Formen durch ein
gemeinsames Band untereinander verbunden sind, und das ist die seröse Exsudation, bzw. *die Kapillarschädigung, die bald an dieser, bald an einer anderen Stelle
der Leber stärker in Erscheinung tritt.* Unter dem Einflusse eines solchen Kapillarschadens kommt es zu einer Albuminurie ins Gewebe, und es hängt dann ganz
von der Intensität des Schadens und der Reaktionsfähigkeit der Gewebe ab, ob
es nur bei einer Plasmaexsudation bleibt oder ob dabei die Kapillaren auch ihre
morphologische Kontinuität verlieren. Dementsprechend entwickeln sich unter
dem Einflusse der verschiedensten Schädigungen auch verschiedenerlei Veränderungen, *die mildeste Form stellt das Ödem der Leber dar.* Ein schwererer Zustand ist bereits *die Kombination von Ödem und Nekrosebildung.* Ein weiterer
Grad ist dann die *Exsudation plus Zellzerstörung und Blutung;* auf die zahlreichen
Abweichungen will ich nicht weiter eingehen. Blutseen sind meist ein Zeichen
von ausgedehnten Kapillarzerreißungen und sind daher immer als Zeichen einer
besonders schweren Leberschädigung anzusehen.

Ob eine akute Hepatitis, teils klinisch, teils histologisch betrachtet, einen
milderen oder schwereren Verlauf nimmt, das ist von den verschiedensten Faktoren abhängig; *neben der Intensität der Schädigung* ist stets das, was man *Abwehrmechanismus* nennt, zu berücksichtigen, also *die Einstellung des Organismus
gegenüber dem einmal gesetzten Schaden.* Vieles spricht dafür, daß die zelluläre
Reaktion als der Ausdruck eines gesunden Organismus anzusprechen ist, dem
es vielleicht ein leichtes ist, dem schädigenden Einflusse Einhalt zu gebieten.
Anders der Organismus, der a priori schon mit einer gewissen Minderwertigkeit
seiner Gewebe zu rechnen hat. Aus der großen Zahl von Möglichkeiten, die in
diesem Zusammenhang zu berücksichtigen sind, möchte ich nur ein Beispiel
herausgreifen — das ist die *Avitaminose.* Dementsprechend sind *normergische,
anergische* und *hyperergische* Reaktionen weitgehend geeignet, sowohl dem
klinischen als auch dem morphologischen Verhalten der unterschiedlichen Leberparenchymerkrankungen den ihnen spezifischen Stempel aufzudrücken. *Das
Primäre aber all dieser Vorgänge ist in einer Permeabilitätsstörung der Leberkapillaren zu suchen;* auf die Unterscheidung der Hepatitis gegenüber der Hepatose
komme ich noch später zu sprechen.

Zugunsten der Annahme, daß das Wesentliche beim Ikterus katarrhalis eine
interstitielle Flüssigkeitsansammlung innerhalb der Leber und Milz darstellt,
kann man auch folgende Beobachtung, die schon vielfach erhoben wurde, verwerten: Wir sehen gelegentlich Krankheitsbilder, die uns meist große diagnostische
Schwierigkeiten bereiten. Der erste klinische Eindruck ist der eines Parenchymikterus, aber die sonst sich bewährende Therapie versagt, denn der „Gallengangs-
verschluß" hält an, d. h. der Duodenalsaft bleibt nach wie vor acholisch; schließlich glaubt man seine ursprüngliche Diagnose nicht mehr aufrechterhalten zu
können und entschließt sich zur Operation. Es ergeben sich aber keine Anhaltspunkte für ein grobmechanisches Hindernis, auch die Präparation der Gallenwege läßt weder ein mechanisches Hindernis noch eine Erweiterung erkennen.

Das einzige, was sich bei der Operation nachweisen läßt, ist eine sulzige Durchtränkung der Porta hepatis, ein Gallenblasenödem und vergrößerte Lymphdrüsen; der Chirurg legt vorsichtigerweise eine Gallenblasenfistel an, aus der sich zunächst keine oder nur sehr wenig helle Galle entleert. Eine Probeexzision bestätigt die Annahme, daß es sich hier um eine diffuse Parenchymerkrankung handelt; merkwürdig ist nur die Tatsache, daß es im Anschluß an eine solche Operation (Beseitigung des lokalen Ödems) oft zu einer rasch einsetzenden Besserung kommt. Die Gelbsucht blaßt ab und gleichzeitig damit entleert sich aus der Fistel reichlich gefärbte Galle, die von Tag zu Tag dunkler wird. Auf Fälle dieser Art hat zunächst HENSCHEN[1] aufmerksam gemacht und hier von einem „Glaukom der Leber" gesprochen. Es soll sich dabei um ein Ödem der Leber handeln; als Therapie schlägt HENSCHEN in geeigneten Fällen eine Punktion oder noch besser eine Drainage der Leber vor. Tropenärzte kennen solche Krankheitsbilder besser und punktieren mit einem dicken Troikar die geschwollene Leber, worauf rasch Besserung eintreten soll. Auf Grund solcher und auch eigener Beobachtungen könnte man sich vorstellen, daß das periportale Interstitium beim Präparieren der Porta hepatis eröffnet und so der interstitiellen Flüssigkeit Gelegenheit geboten wird abzufließen. Vielleicht ist auch die Probeexzision, vor der sonst so mancher ängstliche Chirurg zurückschreckt, geeignet, im Sinne von HENSCHEN dem Leberödem Abfluß zu verschaffen. Solche Erfahrungen sind dann für HABERER[2] und NORDMANN[3] der Anlaß gewesen, bei länger währendem Ikterus parenchymatosus die Gallenblasendrainage als wirksame Therapie zu empfehlen.

Faßt man die morphologischen Beobachtungen beim Ikterus katarrhalis zusammen, so spricht eigentlich alles dafür, daß die von *mir*[4] bereits vor 25 Jahren vertretene Anschauung über die Pathogenese des sogenannten Ikterus katarrhalis vollkommen zurecht besteht. *Der Ikterus katarrhalis ist eine destruierende Hepatitis, bei der es zu einer beträchtlichen Durchtränkung der Leber und Milz mit serösem Exsudat kommt;* manche Formen erinnern teils an die akute Leberatrophie, teils an die Anfangsstadien der Leberzirrhose. Dementsprechend handelt es sich hier keineswegs um eine gleichgültige Erkrankung, wie zunächst vielfach angenommen wurde, sondern tatsächlich um *einen ernsten Zustand,* der am ehesten mit der akuten Nephritis zu vergleichen wäre; wenn ich trotzdem an der alten Bezeichnung — Ikterus katarrhalis — festhalte, so geschieht dies aus historischen Gründen. Immerhin habe ich diese Bezeichnung einzuschränken versucht und oft nur von einem „sogenannten Ikterus katarrhalis" gesprochen; pathologisch-anatomisch sind die Veränderungen innerhalb der Leber als „Hepatitis" zu bezeichnen. In meiner zusammenfassenden Darstellung der Leberkrankheiten spreche ich von einer serösen interstitiellen Hepatitis. Die sehr häufige Mitbeteiligung der Milz, des Magen-Darmkanals und Pankreas findet leider in der Bezeichnung nicht die entsprechende Berücksichtigung, doch dürfen wir uns daran nicht stoßen, da auch die Bezeichnung „Nephritis" nicht das totale krankhafte Geschehen erfaßt.

---

[1] HENSCHEN: Arch. klin. Chir. **167**, 825 (1932).
[2] HABERER: Med. Klin. **1932**, 425.
[3] NORDMANN: Med. Klin. **1938**, 42.
[4] EPPINGER: Kraus-Brugsch, Bd. VI/2, S. 97. 1920.

Man brachte meiner Anschauung zunächst größte Skepsis entgegen und glaubte an der alten Virchowschen Lehre festhalten zu müssen, die die Ursache der Gelbsucht in einem Schleimpfropfen sieht, der sich an der Mündungsstelle des Ductus choledochus in das Duodenum bilden soll. Es ist möglich, daß sich die Albuminurie ins Gewebe, bzw. das Exsudat auch in der Nähe der Papilla Vateri entwickelt, doch ist dies eine große Seltenheit gegenüber der Ablagerung von Exsudatmassen innerhalb des Leberparenchyms.

Eine weitgehende Bestätigung, bzw. abschließende Klärung erfuhr meine Lehre vom sogenannten Ikterus katarrhalis, als Roholm und Iversen[1] die Leberpunktion im größeren Stil in die Diagnostik der Leberkrankheiten einführten. Jetzt ist es möglich, sich zu jeder Zeit auf histologischem Wege über die Geschehnisse Aufklärung zu verschaffen, die sich z. B. während des Ikterus katarrhalis in der Leber abspielen. Mittels eines eigens gebauten dünnen Troikarts wird im 9. I. C. R. in der hinteren oder mittleren Axillarlinie durch das Zwerchfell hindurch die Leber punktiert und mittels einer Spritze kleine Parenchymstückchen herausgeholt. Dieselben sind groß genug, um sie einer exakten histologischen Untersuchung zuzuführen; der Eingriff ist nach entsprechender Vorbereitung relativ ungefährlich; ich habe das Verfahren sehr oft durchführen lassen und kann es bei einiger Vorsicht empfehlen. Ich will zunächst von meinen eigenen dabei erhobenen Beobachtungen absehen und nur Roholm und Iversen zu Wort kommen lassen. In ihrer letzten großen Zusammenstellung (Erg. inn. Med., Bd. 61, S. 35, 1942) berichten sie über 297 Aspirationsbiopsien; darunter befanden sich 57 Fälle von sogenanntem Ikterus katarrhalis. Sie unterscheiden auf Grund ihrer Erfahrungen *zwei Stadien* im Verlaufe der akuten Hepatitis; das *Anfangsstadium* umfaßt die Zeit bis zum 25. Tag nach Beginn der Gelbsucht; das *zweite Stadium* ist durchschnittlich nach dem 50. Tag abgeschlossen; zeitliche Abweichungen muß man natürlich in Kauf nehmen.

Ihren Angaben entsprechend läßt sich im ersten Stadium eine umfassende Desorganisation der Leberzellbalken feststellen; dabei bleibt die Lobulusstruktur zwar völlig bewahrt, aber die Parenchymzellen liegen völlig regellos durcheinander; die parenchymatösen Veränderungen sind diffus, aber nur selten den ganzen Azinus erfassend. Die Parenchymzellen sind oft von sehr unregelmäßigem Bau, sie können vier- bis fünfmal so groß werden als normale; ebenso weisen die Kerne bedeutende Veränderungen auf; im Gegensatz zur normalen gleichmäßigen Gestaltung und Größe sind manche Kerne sehr klein, andere sehr groß, ja geradezu riesig. Die Kerngestalt ist unregelmäßig, oft oval mit umschriebenen Ausbuchtungen versehen; einzelne Kerne sind klein und pyknotisch, stark färbbar, andere sind schlecht färbbar und chromatinarm; die Kernkörperchen weichen von der Norm ab, ihre Anzahl ist erhöht; man kann alle Arten von regressiven Kernveränderungen beobachten. Häufig enthält eine Zelle 2 bis 5 Kerne, zuweilen noch mehr; Amitosen sind ein häufiges Phänomen, während mitotische Teilungen nur selten zur Beobachtung gelangen. Die nekrotischen Parenchymzellen enthalten körniges Gallenpigment; gelegentlich findet man Gallenklümpchen zwischen den Zellen. Die Kupfferschen Sternzellen sind hervortretend, zahlreich und stark färbbar, das interlobuläre Bindegewebe ist in der

---

[1] Roholm-Iversen: Erg. inn. Med. **61**, 635 (1942).

Regel etwas vermehrt, darunter zahlreiche Zellen mit schlanken und unregelmäßigen Kernen, vermutlich Fibrozyten. Die periazinösen und periportalen
Gallengänge sind gut erhalten und weisen keinerlei Entzündungserscheinungen
auf, selbst wenn sie von Zellinfiltrationen umgeben sind. Kleine Blutungen bemerkt man vor allem im Bereiche schwerer parenchymatöser Veränderungen.
Bedeutende Infiltrationen mit Entzündungzellen, insbesondere Lymphozyten
und Plasmazellen, aber auch polymorphkernige sieht man teils in und um das
interlobuläre Bindegewebe, teils zerstreut zwischen den Leberzellen; *häufig sind die
Parenchymzellen durch körniges Ödem mit zahlreichen Entzündungszellen zersplittert.*

*Um den 25. bis 35. Tag nach Beginn der Gelbsucht ist die Leberstruktur vielfach
wiederhergestellt;* die Parenchymzellen sind jetzt zumeist mittelgroß oder klein;
Zytoplasma und Kerne weichen zwar noch von der Norm ab, aber nicht in so
hohem Grade. Das interlobuläre Bindegewebe ist vermehrt, von einer leichten
Zunahme bis zur Entwicklung unregelmäßiger, oft recht bedeutender Binde-
gewebsstriche, die sich bis in die Lobuli erstrecken; das Retikulum tritt stark
hervor und ist zum Teil wie Kollagen färbbar. Die Infiltrationen mit Entzündungszellen sind stark zurückgegangen; im vermehrten Bindegewebe bemerkt man
stellenweise neugebildete Gallengänge oder sogenannte Pseudotubuli, Doppelreihen aus kleinen, dunklen, kubischen Zellen.

Bezüglich der Abweichungen machen ROHOLM-IVERSEN noch folgende Bemerkung: So können z. B. die Parenchymzellen am 10. bis 12. Tag auffallend
klein und dunkel gefärbt sein; in einem einzelnen Falle zeigt die Leber das Bild
einer subakuten Atrophie, die prinzipiell dem Befund bei akuter Hepatitis entspricht, nur stärker ausgesprochen ist; bald nach Eintritt des Todes tritt eine vollständige Nekrose des Leberparenchyms ein. In anderen Fällen war die Bindegewebsentwicklung schon wenige Wochen nach Beginn des Ikterus so bedeutend,
daß man zweifellos von einem zirrhoseähnlichen Prozeß reden konnte.

Seit der Mitteilung von ROHOLM-IVERSEN haben wir zahlreiche Leberpunktionen durchgeführt und sind zu denselben Resultaten gelangt, d. h. wir haben
das gefunden, was wir auf Grund unserer Probeexzisionen und Sektionsbefunde
nicht anders erwartet haben. Viele Bilder, die ROHOLM-IVERSEN in ihrer letzten
großen Abhandlung zur Darstellung bringen, decken sich vollinhaltlich mit jenen,
die ich in meiner Monographie über die „seröse Entzündung" gebracht habe.
Das anerkennen auch ROHOLM-IVERSEN, denn sie schließen ihre Abhandlung mit
folgenden Sätzen: *Diese Beobachtungen zeigen, daß der gewöhnliche akute benigne,
sogenannte katarrhalische Ikterus von einer durch Entzündungsphänomene, degenerative Veränderungen der Parenchymzellen und Bindegewebsproliferation charakte-
risierten, diffusen Hepatitis herrührt. Die Behauptung EPPINGERs, die Leberveränderungen ließen sich als akute oder subakute Lebernekrosen im Sinne einer
Leberatrophie „en miniature" charakterisieren, stimmt vollkommen mit unseren
Feststellungen überein.*

In der Zusammenstellung der dänischen Autoren vermisse ich die Beschreibung der *Frühstadien,* denn das, was in ihrer Zusammenstellung als Frühform
angeführt wird, entspricht meines Erachtens bereits dem Höhepunkt der Krankheit; der Grund ist wohl der, daß der Patient meist erst dann in die Hand des
Arztes kommt, wenn die Gelbfärbung schon mehrere Tage gedauert, also er
das eigentliche Frühstadium bereits überstanden hat.

Zum Studium des Frühstadiums eignen sich vor allem *Fälle von alimentärer Intoxikation*, besonders wenn sie bereits eine leichte subikterische Verfärbung erkennen lassen; meist ist zu dieser Zeit auch der Bilirubingehalt im Serum schon deutlich erhöht, ebenso die Leber und Milz vergrößert. Achtet man auf die hämodynamischen Verhältnisse, so ist auch jetzt schon die Zahl der roten Blutzellen deutlich vermehrt, das Minutenvolumen herabgesetzt, ebenso die zirkulierende Blutmenge; mehrmals bot sich die Gelegenheit auch in dieser Zeit Leberpunk-

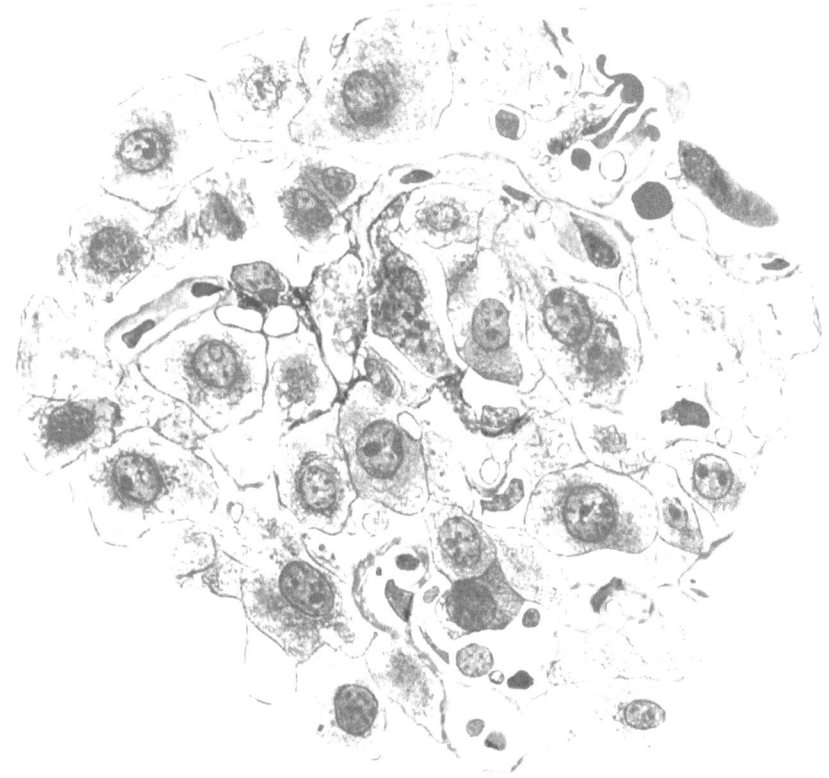

Abb. 129. Akute Hepatitis (Frühstadium) (Passini-Färbung).

tionen durchzuführen. Von einer zellulären Beteiligung ist auf der Höhe einer alimentären Intoxikation noch nichts zu bemerken, wohl aber steht die seröse Exsudation ganz im Vordergrund, so daß man an die Bilder erinnert wird, die uns von der akuten Histamin- bzw. Allylformiatvergiftung her bekannt sind (vgl. auch die Mitteilung von Siegmund[1]).

Unter geeigneten Bedingungen lassen sich bereits im Frühstadium Veränderungen an den Kupfferschen Sternzellen und an den Kapillarmembranen erkennen; die Kapillaren sind erweitert, oft blutleer. Die Endothelien sind von den Leberzellen abgehoben, dabei groß, geschwollen und enorm vermehrt (vgl. Abb. 129) und können sogar Teile der aus dem Verbande der Leberzellbalken abgestoßenen Epithelien in sich aufnehmen. Diese Phagozytose nekrobiotischer

[1] Siegmund: Münch. med. Wschr. **1942**, 463; Virchows Arch. **311**, 180 (1943).

Leberzellen ist eine für das akute Stadium sehr charakteristische Erscheinung. Gar nicht so selten lassen sich in den phagozytierten Leberzellen Kernreste und Gallenpigmentkörnchen nachweisen; Histiozyten liegen frei im Lumen und scheinen, indem sie sich zu förmlichen Thromben umformen, das Kapillarlumen zu verlegen. Die Kapillarwand selbst ist verdickt und an vielen Stellen gequollen (Abb. 130, 131); zwischendurch finden sich Blutaustritte, die auf histologisch nicht nachweisbare Lücken in der Kapillarwand hinweisen; eine stärkere fettige

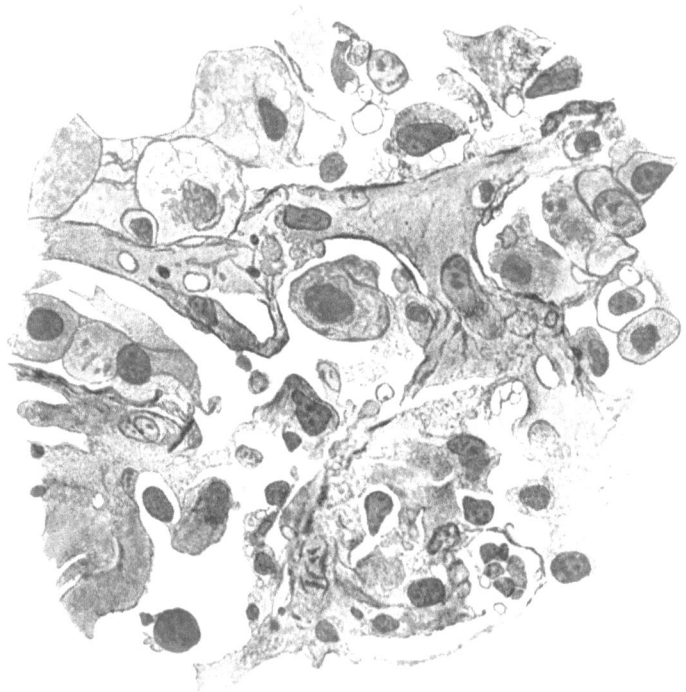

Abb. 130. Akute Hepatitis (Leberpunktat).

Degeneration ist nur in den wenigsten Fällen zu erkennen. *Von einem ausgesprochenen Glykogenmangel der Leberzellen kann — soweit man das histologisch beurteilen kann — ebenfalls nicht gesprochen werden.*

Vor einigen Jahren erschien die Arbeit von AXENFELD und BRASS.[1] Sie haben 27 Fälle von sogenanntem Ikterus katarrhalis leberpunktiert und histologisch untersucht; darunter waren 10 sporadische und 17 epidemische; über wesentlich neue Befunde können sie nicht berichten. Jedenfalls bestätigen sie meine Ergebnisse. Ein histologisch faßbarer Unterschied zwischen epidemischem und sporadischem Ikterus besteht ihrer Meinung nach nicht. Sie unterscheiden nicht — wie ROHOLM-IVERSEN — zwei, sondern vier Krankheitsstadien: das erste ist durch eine *Erweiterung der Disseschen Räume* charakterisiert, *in denen sich*

---

[1] AXENFELD-BRASS: Frankf. Z. Path. **57**, 147 (1942).

Eiweiß nachweisen läßt; dabei brauchen die Kapillarwände noch keine anatomisch nachweisbaren Veränderungen zu zeigen. Die dieser Durchlässigkeitsphase zugrunde liegende Kapillarläsion scheint rein funktioneller Natur zu sein. Im zweiten Stadium kommt es zu einer *Verdickung der Kapillarwand* und gleichzeitig damit auch zu einer *Verengung des Kapillarlumens.* Dazu gesellt sich *die*

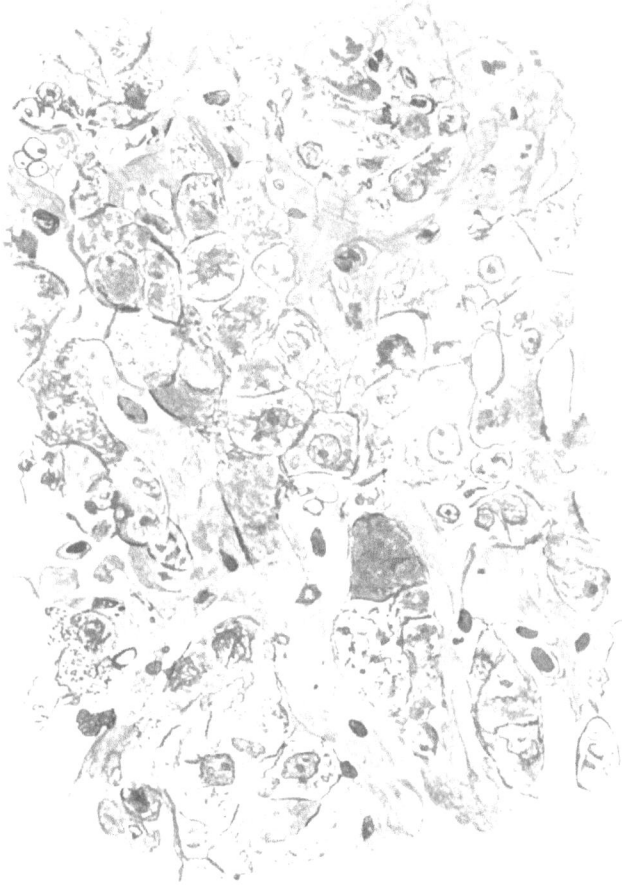

Abb. 131. Vorgeschrittenes Stadium einer Hepatitis (Passini-Färbung).

schon mehrfach erwähnte Dissoziation der Leberzellen; es kommt im weiterer Folge zu umschriebenen Parenchymnekrosen bei Erhaltung des Kapillargefäßes. Das dritte Stadium ist durch *morphologisch nachweisbare Störungen an den Kapillarwänden* charakterisiert, verbunden mit Austritt von Blut in die perikapillären Räume, dabei kommt es zur Bildung von Blutseen. Im vierten Stadium endlich sieht man *in den zentralen Läppchenpartien bei weitgehender Aufhebung des Grundgefüges ein Gemenge von Leberzellen, Erythrozyten, Sternzellen und Endothelien, also Nekrosen,* wobei es zu Kommunikationen zwischen Blutseen und Zentralvene kommen kann; eine Vermehrung der Leukozyten ist in keinem dieser vier Stadien nachweisbar. Am Ende ihrer Betrachtungen sagen die Autoren: *Diesen Eppingerschen Feststellungen haben wir nichts hinzuzufügen, denn sie umfassen in der Tat alle augenfälligen Veränderungen, denen wir bei der Untersuchung unseres Materials begegnet sind. Wir stimmen demnach* EPPINGER *betreffs der Wichtigkeit der kapillären Permeabilitätsstörung für die Genese des Ikterus katarrhalis durchaus zu.*

Darüber hinaus legen sie in Anlehnung an Untersuchungen von RICKER[1] auf das *Vorkommen einer unregelmäßigen Blutverteilung,* wie sie im Kapillarbereiche tatsächlich zu beobachten ist, großes Gewicht. Sie gehen sogar um einen Schritt weiter und sehen in der Kapillarerweiterung die eigentliche Ursache der unterschiedlichen Permeabilitätsstörungen und leugnen damit die Möglichkeit einer primären Permeabilitätsstörung und sprechen hier von einem *peristatischen Vorgang im Sinne von* RICKER. Darnach entsteht in einem Strombahnnetz bei schnellem und starkem Einwirken eines Reizes direkt, bei langsam sich steigernder Reizstärke auf dem Umwege über die pathische Fluxion und Ischämie ein prästatischer Zustand. Dabei kommt es unter zunehmender Verengerung der vorgeschalteten Arterienstrecke zunächst zu einer Blutstromverlangsamung innerhalb der mehr oder weniger erweiterten Kapillaren. Ausschließlich während dieser Stromverlangsamung verlassen Blutbestandteile die Strombahn. Dieser Rickerschen Anschauung schließen sich AXENFELD-BRASS an und sagen: *„Wir sehen daher in der kapillären Permeabilitätsstörung* EPPINGER*s lediglich die exsudative Komponente der prä- bzw. peristatischen Phase der den ganzen Prozeß einleitenden Kreislaufstörung.“*

Noch in einem Punkt sind AXENFELD-BRASS nicht meiner Meinung; sie halten eine Unterteilung der Hepatitis in drei Formen — zentrale, periazinös und interlobär — für nicht notwendig, weil es sich dabei ihrer Meinung nach keineswegs um selbständige Krankheitsbilder handelt, sondern um nichts anderes als um das subakute bzw. subchronische Stadium desselben Zustandes.

Zum ersten Einwand von AXENFELD-BRASS möchte ich folgendes sagen: Wenn die Kapillarerweiterung allein die Ursache für die Permeabilitätsstörung wäre, dann müßte jeder Mensch während des Landisschen Versuches mit einer Albuminurie ins Gewebe reagieren, ebenso müßte jede kompensierte Mitralstenose mit ihrem erhöhten Venendruck zu Ödemen neigen. Den schlagendsten Beweis gegen AXENFELD-BRASS sehe ich in dem Verhalten beim Vasomotorenkollaps, wie er sich im Tierexperiment, z. B. nach Anästhesie der Medulla oblongata, erzielen läßt; es kommt dabei zu einer mächtigen Kapillarerweiterung und Versackung des Blutes, aber es fehlt jede Plasmaexsudation. *Ich glaube daher nicht an einen unmittelbaren ursächlichen Zusammenhang zwischen Kapillarerweiterung und Eiweißdurchtritt.* Wohl muß ich aber zugestehen, daß so manches Gift, welches die Kapillaren durchlässig macht, häufig auch die Kapillaren erweitert; das Gegenteil läßt sich aber nicht vertreten, denn nicht jede Kapillarerweiterung führt zu einer Plasmaexsudation.

Was den zweiten Punkt betrifft, so muß ich nach wie vor an der von mir vertretenen klinischen Unterteilung festhalten: Die eine Form von ziemlich akut einsetzendem Ikterus zeigt schon frühzeitig Störungen, die auf eine schwere Benachteiligung des Leberparenchyms hindeuten, während die zweite, die viel seltenere Form, eher an den mechanischen Ikterus erinnert. Gerade hier zeigt die Leber funktionell, soweit man das an Hand der verschiedenen Prüfungen

---

[1] RICKER: Pathologie als Naturwissenschaft. Berlin. 1924.

beurteilen kann, viel geringere Schäden, also eigentlich fast normale Verhältnisse; auch wird hier oft über eine gewisse Schmerzhaftigkeit in der Gallenblasengegend geklagt. Diese Symptomatologie wird uns verständlich, wenn man berücksichtigt, *daß sich bei der ersten Form das pathologische Geschehen vorwiegend im Leber-azinus abspielt, während bei der zweiten die interazinösen Anteile von der serösen Exsudation besonders betroffen sind.* Es gibt Hepatitisfälle, die gleichsam beide Formen in sich vereinen; sie sind meines Erachtens nicht selten.

Hält man sich an das histologische Bild, das für die akute Hepatitis so charakteristisch ist, dann kann man sich leicht davon überzeugen, daß etwas Ähnliches bei den verschiedensten pathologischen Zuständen zu beobachten ist. Ganz abgesehen von der Nahrungsmittelvergiftung, sind solche Veränderungen bei den verschiedensten Infektionskrankheiten zu sehen; besonders gilt dies von den verschiedenen auf den Darmkanal lokalisierten Infekten (Typhus, Para-typhus) oder von der akuten Peritonitis. Obwohl das anatomische Bild manchmal ganz dem beim Ikterus katarrhalis gleicht, kann Gelbsucht vollständig fehlen. *Ikterus ist eben nur ein Symptom, das sehr häufig eine akute Hepatitis begleitet, was aber durchaus nicht zur Regel gehören muß. In dem Sinne unterscheide ich auch die Hepatitis in zwei bzw. drei Gruppen, in die Hepatitis mit Ikterus und in die anikterische Hepatitis (Ikterus katarrhalis sine iktero).* Ein seltenes Krankheitsbild ist die akute Hepatitis, die mit Ascites und Beinödemen einhergeht.

Meine histopathologischen Untersuchungen sind zwar heute durch die von Roholm-Iversen angegebene Leberpunktionsmethode weitgehend bestätigt worden, doch muß ich zugestehen, daß sich nicht bei allen Formen von so-genanntem Ikterus katarrhalis das typische Bild einer akuten Hepatitis nach-weisen läßt. Das gilt ganz besonders von den Gelbsuchtsfällen, wo der Ikterus nur wenige Tage anhält und der Patient bloß über geringe Beschwerden klagt; hier ist meist weder eine Erweiterung der Disseschen Räume zu erkennen noch eine sichere Dissoziation der Leberzellen. Immerhin finden sich zelluläre Re-aktionen; dieselben können das histologische Bild so beherrschen, daß man den Eindruck einer „*anderen Krankheit*" gewinnt. Obwohl Siegmund, der diese Bilder sehr genau beschreibt, sagt: Der Kundige erkennt, daß es sich um Ver-änderungen im Ablaufkomplex handelt, der mit dem Begriff der sogenannten serösen Entzündung und den experimentellen Untersuchungen Eppingers in gewisser Beziehung steht, schließt Beiglböck[1] aus dem Unterschied der zellu-lären Reaktion, die bei der Hepatitis epidemica durch kleinzellige Infiltration und Wucherung des Retikulo-Endothels viel stärker als beim sogenannten Ikterus katarrhalis zum Ausdruck kommt, auf eine nicht nur kausal, sondern auch formal-genetisch andere Krankheit. Diese Verschiedenheit war auch für Holler[2] der Anlaß, die Möglichkeit ins Auge zu fassen, daß es sich bei der epidemischen Hepatitis vielleicht um eine *Kombination von zwei Zuständen* handeln könnte. Seiner Ansicht nach ist das Wesen dieser Krankheit eine Infektion, die mit Lymphdrüsenschwellung und starker Reizung des Retikulo-Endothels einhergeht; auch die Leber ist davon betroffen, aber es kommt hauptsächlich nur dann zu einer Gelbsucht, wenn die Leber, die infolge des allgemeinen Infektes in ihrer

---

[1] Beiglböck: Z. Klin. Med. **143**, 530 (1944).
[2] Holler: Gelbsuchtsformen. Berlin-Wien. 1943.

Resistenz herabgesetzt ist, zusätzlich noch von einem alimentären Schaden er-
faßt wird. Der Ikterus ist nur eine häufige Begleiterscheinung einer solchen
Kombination, gehört aber nicht unbedingt dazu; als Beweis einer solchen Annahme führt HOLLER Fälle an, die zwar mit Leber- und Milzschwellung bzw.
Lymphdrüsenschwellung einhergehen, aber keinen Ikterus darbieten, wohl aber
durch eine besondere Ausschwemmung von Monozyten ausgezeichnet sind. Diese
Formen sind besonders häufig in Gegenden zu sehen, wo auch eine ikterische
Hepatitis vorkommt. HOLLER stellt sich vor, daß es sich beim sogenannten
kontagiösen Ikterus um eine Art *Drüsenfieber* handelt, und daß die Gelbsucht
nur die gelegentliche Exazerbation dieser Infektion darstellt, die letzten Endes
auf einem komplizierenden alimentären Schaden beruht. Prüft man Ikterische
und Nichtikterische mittels der Leberpunktion, so sieht man bei den mit Gelbsucht einhergehenden Leberparenchymschäden eine besondere Vermehrung der
Kupfferschen Sternzellen, aber sonst unterscheiden sich die beiden Formen kaum.

BEIGLBÖCK und HOLLER vertreten somit einen dualistischen Standpunkt und
glauben, die sogenannte kontagiöse Hepatitis von der alimentären Form auf
Grund des histologischen Bildes auseinanderhalten zu können. *Bei der alimentären
Form finden sich erweiterte Dissesche Räume, nicht aber eine Vermehrung und
Vergrößerung der Kupfferschen Sternzellen; umgekehrt bei der kontagiösen Form,
wo wieder die Reaktion des Mesenchyms im Vordergrunde steht, während von einer
Erweiterung der Disseschen Räume kaum etwas zu bemerken ist.* An diesem schein-
baren Dualismus glaube ich auch festhalten zu müssen, aber ich bin nicht der
Ansicht, daß ein aktives Mesenchym — Vermehrung und Vergrößerung der
Kupfferschen Sternzellen — nur bei der kontagiösen Form vorkommt oder gar
die Erweiterung der Disseschen Räume das Charakteristikum einer alimentären
Intoxikation darstellt.

Von FIESSINGER[1] stammt der Ausspruch: ,,Il n'y a qu'une cirrhose." Einen
ähnlichen Standpunkt vertritt auch JOSSELIN DE JONG:[2] Es gibt nur eine Zirrhose,
aber mit vielen klinischen Besonderheiten, bzw. Typen und anatomischen Bildern.
Diese hängen ab vom ätiologischen Moment, von der Wirkung des schädigenden
Faktors, von der Einbruchspforte, der Dauer des Prozesses, vom Alter, Ge-
schlecht, vom Widerstand des befallenen Organismus, von Konstitutions- und
Rasseneigenschaften, von Nahrung, Klima und von manchen anderen Umständen. Ganz dasselbe gilt auch von der Hepatitis; *meines Erachtens gibt es nur
eine Hepatitis, die ebenso wie die Zirrhose die epitheliale und mesenchymale Reaktion
der Leber auf eine Permeabilitätsstörung darstellt.* Jede Hepatitis beginnt mit
einer Kapillarschädigung, die zu einer Permeabilitätsstörung Anlaß gibt und
im weiteren Verlauf zu einer Albuminurie ins Gewebe führt; *die Frage ist immer
nur die, wie dieser Schaden vom Organismus beantwortet wird.* Nachdem sich daraus
die verschiedensten Modalitäten ergeben, sind die anatomischen und ebenso auch
die klinischen Erscheinungen sehr verschieden. Hauptsächlich die Fälle von
akuter Nahrungsmittelvergiftung, die schon wenige Stunden nach der Intoxikation zur Beobachtung kommen, die aber meist vor Ausbruch des Ikterus unter
dem Zeichen eines schweren Kollapses erliegen, zeigen reaktionslos das *reine
Bild der serösen Hepatitis.* Da wir nur selten Gelegenheit haben, das Krankheits-

---

[1] FIESSINGER: Ann. d'Anat. path. 6, 1929.
[2] JOSSELIN DE JONG: Pathologiegeograph. Genève. 1931.

bild in den ersten Stunden bzw. Tagen nach Einsetzen der krankmachenden Ursache (Nahrungsmittelintoxikation, Ikterus katarrhalis, Infektion, Hepatitis epidemica, Salvarsanikterus, Morbus Weil usw.) zu sehen, sind wir vielfach auf Modellversuche angewiesen, die uns das Tierexperiment allein ermöglicht.

In jahrelangen Untersuchungen, vor allem an dem klassischen Modellversuch der serösen Entzündung mit Allylformiat, haben wir nachgewiesen, daß es gelingt, durch Änderung der Versuchsbedingungen mit ein und demselben Gift,

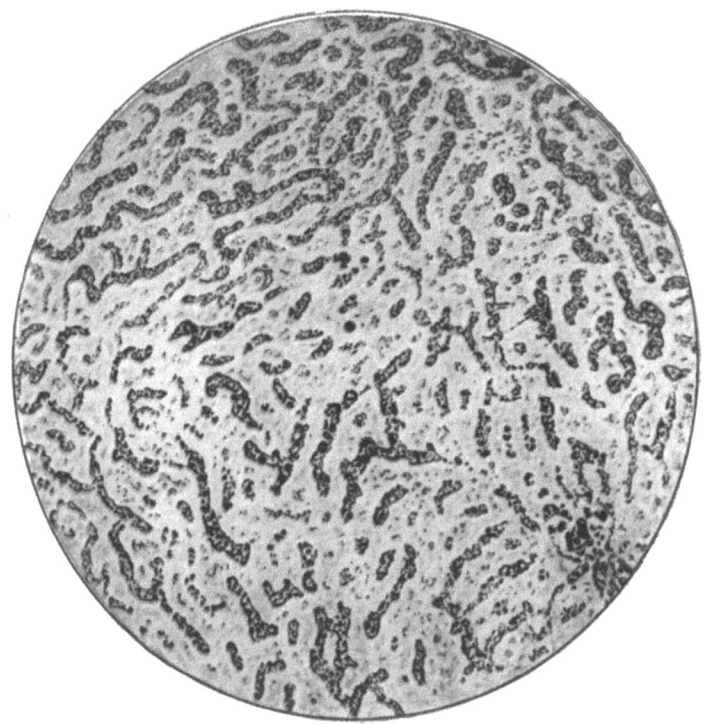

Abb. 132. Normale Leber. Nach HAITINGER gefärbt (Methode III).

das regelmäßig das typische Bild der serösen Entzündung hervorruft, nicht nur die einzelnen Stadien der menschlichen Hepatitis, sondern auch ihre einzelnen Formen nachzuahmen. Nicht zuletzt haben wir aus diesen Versuchen die Vorstellung abgeleitet, *daß im Beginn jeder diffusen Hepatitis die Störung der Kapillarpermeabilität, die diffuse Kapillaritis steht.*

Das Haitinger-Verfahren hat mir bei der Beurteilung der Albuminurie ins Gewebe sehr gute Dienste geleistet. Exzidiert man eine Hautpartie, in die man vorher etwas Serum injiziert hatte, und betrachtet sie nach entsprechender Vorbehandlung durch Fluorochrome im Fluoreszenzmikroskop, so bereitet es keine Schwierigkeit, das injizierte Eiweiß von dem Eiweiß der benachbarten Gewebe zu unterscheiden. Das gilt sowohl vom Eiweiß, aus dem das Mesenchym aufgebaut ist, als auch vom Eiweiß der epithelialen Elemente. Die Bilder, die man dabei erhält, gestalten sich so eigentümlich, daß man fast dazu veranlaßt wird, an Hand des

Haitingerschen Verfahrens eine normale Histologie der menschlichen Gewebe aufzubauen. Einen solchen Versuch mußte ich aber sehr bald aufgeben, weil sich vielfach
keine übereinstimmenden Resultate ergaben. Vor allem die Epithelien zeigten die
verschiedensten Farbenunterschiede. Zu relativ eindeutigeren Resultaten gelangt
man, wenn man lebensfrisches Gewebe, also auch z. B. Leberpunktate, heranzieht.

In den Abb. 132, 133 und 134 zeige ich Typen, die sich relativ am
häufigsten fanden. Abb. 132 zeigt die Verhältnisse innerhalb eines normalen

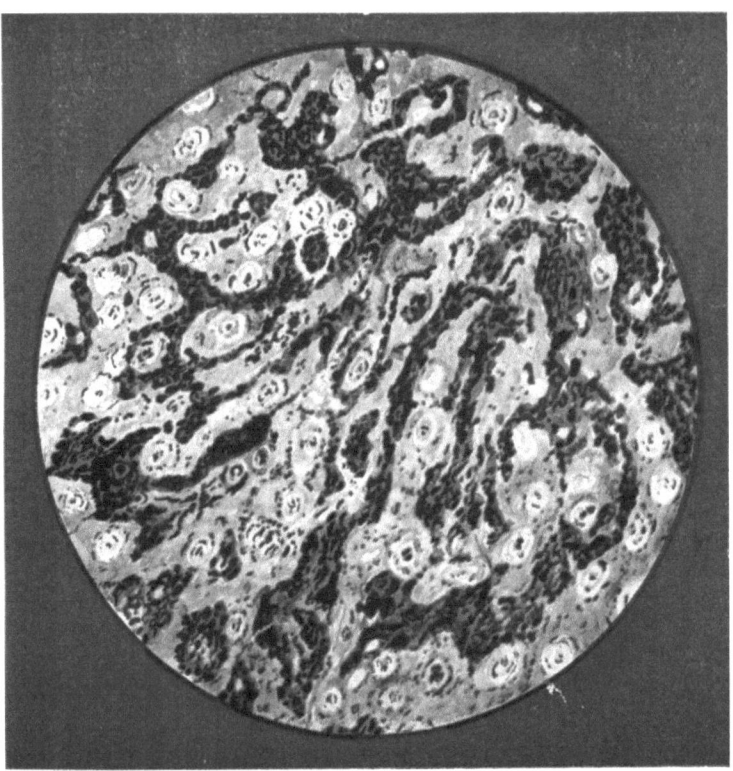

Abb. 133. Akute Hepatitis. Imbibition der Kupfferschen Sternzellen, der Kapillarmembran und der Gitterfasern mit Plasmaeiweiß. Nach HAITINGER gefärbt (Methode III).

Lebergewebes; die Epithelien, aber auch das Mesenchym lassen einen bläulich-
grauen Farbenton erkennen; obwohl der Schnitt in Thiazinrot getaucht war,
zeigt sich keine rote oder braune Reaktion. Das nächste Bild (Abb. 133) entspricht einer mittelschweren Hepatitis; neben der anderen Reaktion der Epithelien fällt vor allem die eigentümlich rotbräunliche Tinktion des Mesenchyms
auf. An manchen Stellen erkennt man die erweiterten Disseschen Räume, in
denen sich Massen befinden, die sich ebenfalls rötlichbraun färben. Relativ
selten reagiert die Hepatitis so, wie es das Bild (Abb. 134) zeigt; eigentlich habe
ich diese Beschaffenheit als charakteristisch für die akute Eiweißimbibition der
Leber erwartet, aber im allgemeinen ist diese Form der Gewebsreaktion als das
seltenere Ereignis anzusehen.

Wenn es gestattet ist, auf Grund dieser Befunde etwas zur allgemeinen Charakteristik der Permeabilitätspathologie zu sagen, so glaube ich folgenden Standpunkt vertreten zu können: Wenn man Serum in ein Gewebe injiziert, das reich an Bindegewebe ist, so läßt sich dasselbe durch längere Zeit durch das Haitinger-Verfahren als rotbraune Masse feststellen. Das gilt hauptsächlich vom Mesenchym, das reich an Bindegewebsfasern und arm an zellulären Elementen (Subkutis, Faszien, Kapselgewebe usw.) ist. Ganz anders scheinen die Parenchymorgane zu reagieren, weil sie anscheinend das übergetretene Eiweiß viel rascher

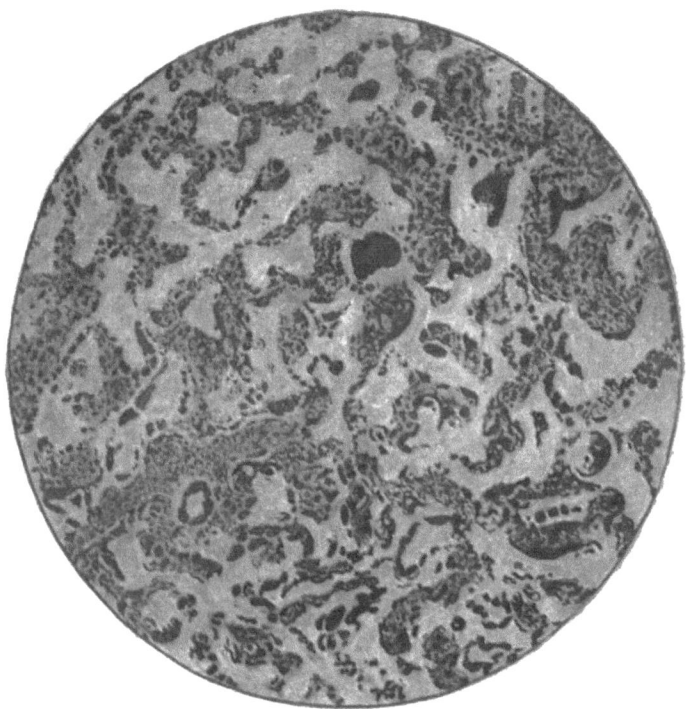

Abb. 134. Eiweißimbibition bei akuter Hepatitis (Methode III).

in eine Form verwandeln, worauf das Thiazinrot nicht mehr mit braunrotem Farbenton reagiert. Etwas Ähnliches spielt sich auch in der Niere ab; das Eiweiß im Bereiche des Glomerulus reagiert mit Thiazinrot noch braun, sobald es aber in die Tubuli gelangt, kann es eine intensive blaue Reaktion geben. Im Rahmen der speziellen Nierenpathologie habe ich mich mit der Frage beschäftigt, welche Modifikationen das im Glomerulus ausgetretene Eiweiß während des Abtransportes durch die Niere erfahren kann. Auch im Gehirn ist es nicht leicht, die Albuminurie ins Gewebe mittels des Haitinger-Verfahrens sicherzustellen; auf diesem Gebiete ist noch vieles von dieser sonst so aussichtsreichen Methode zu erwarten.

Injiziert man einem Tier eine hohe, absolut tödliche Dosis Allylformiat, dann geht es rasch unter den Zeichen des akuten protoplasmatischen Kollapses zugrunde; in der Leber finden wir das reine Bild der serösen Exsudation, also ge-

quollene Kapillaren und eiweißreiche Flüssigkeit in den gedehnten Disseschen
Räumen; der Zellapparat ist noch unverändert. Das Bild entspricht ungefähr
dem der Leber bei akuter Nahrungsmittelvergiftung. Bei mehrmaliger Injektion
großer, gerade noch unter der absolut tödlichen Menge stehenden Dosen finden
sich neben diesen rein exsudativen Vorgängen vor allem schwere Zerstörungen
im Leberparenchym, schwerste Degeneration und Nekrose ganzer Gruppen von
Leberzellen, so daß man an die akute Leberatrophie des Menschen erinnert wird.
Verabfolgt man aber öfter mittelgroße Dosen, so antwortet das Tier mit zellulärer
Abwehr. Jetzt finden sich schon lymphozytäre Infiltrate in den periportalen
Feldern, Hyperplasie und Vermehrung der Kupfferschen Sternzellen, dagegen
kann von einer Erweiterung der Disseschen Räume in den meisten Fällen kaum
mehr die Rede sein. Das ausgetretene Eiweiß scheint durch die Leberzellen und
das Mesenchym bereits aufgesaugt und abgebaut zu sein, worauf die oft sichtbare
trübe Schwellung und der fluoreszenzmikroskopisch zu führende Nachweis von
„degeneriertem" Eiweiß in den Leberzellen hinzuweisen scheint. Wir bezeichnen
diese Aufräumungsarbeit der Leberzellen als *Kompensation der serösen Exsudation*,
worüber später noch gesprochen werden soll. Daß bei diesen Bildern ursprünglich eine reine seröse Exsudation vorlag, ist wohl kaum mehr zu erkennen, wäre
uns das Beginnstadium nicht so sehr geläufig. Diese Bilder sind kaum mehr zu
unterscheiden von denen beim menschlichen hepatozellulären Ikterus, und wir
finden sie wieder beim sogenannten Ikterus katarrhalis, beim Salvarsanikterus
und nicht zuletzt auch bei der Hepatitis epidemica.

Bei sehr protrahierten kleinsten Allylformiatdosen gelingt es, auch beim Tier
eine *chronische Hepatitis* zu erzeugen, bei der es selbst dem Kenner schwerfällt,
sofort eindeutige Unterschiede gegenüber der menschlichen Zirrhose herzustellen.
*Wir sind also durch Dosierungsveränderungen und durch zeitliche Bedingungen
imstande, sehr verschiedene Bilder der serösen Hepatitis hervorzurufen, und glauben
daraus auch beim Menschen auf die Bedeutung der Stärke (Toxizität) des krankmachenden Agens und auf den Einfluß der Dauer seiner Einwirkung gegenüber
dem Organismus schließen zu müssen.*

Ein weiterer Faktor, der Berücksichtigung verdient, sind zusätzliche Schädigungen andersartiger Gifte, also *Kombination zweier auf die Leber einwirkender
Gifte*, die gleichzeitig oder nacheinander die Leber schädigen, von denen natürlich die Wirkung des einen oder anderen weit überwiegen und seine Wirkung
überdecken kann; hier wären vor allem aus der menschlichen Pathologie unzählige Beispiele aufzuzählen. Man denke nur an die Tatsache, daß ein mit
Gastroenteritis einhergehender Diätfehler bei einer abklingenden oder anikterischen Hepatitis epidemica zum schweren „Rezidivikterus" oder in letzterem
Falle erst zum Ausbruch der Gelbsucht führt.

Um zu unseren Modellversuchen zurückzukehren, sei in diesem Sinne erwähnt,
daß *das Schilddrüsenhormon und Histamin die exsudative Komponente der serösen
Exsudation weitgehend verstärkt, während die Kombination mit Bakterien die
zelluläre Reaktion und vor allem bei der chronischen Form der Allylformiatvergiftung die Zirrhosebildung außerordentlich fördert.*

Berücksichtigung verdienen sicher auch Faktoren der Ernährung, und hier
vor allem, soweit aus unseren Modellversuchen hervorgeht, *die Vitamine*. Es
gelingt mit den Vitaminen des B_2-Komplexes, dem Laktoflavin und Nikotin-

säureamid, sowohl die Symptome der akuten als auch der chronischen Allylformiatvergiftung weitgehend abzuschwächen, wobei hauptsächlich die Kompensation der serösen Exsudation sehr gefördert zu werden scheint. Wir glauben
diese Wirkung vor allem auf die unterstützende Einflußnahme der Vitamine
auf die fermentative Funktion der Leberzellen und die Erhaltung der Glykogen-
reserve der Leber zurückführen zu können.

Eine sehr interessante Wirkung zeigen die *Vitamine C* und *K.* Beeinflußt
man die Allylformiatvergiftung mit hohen Dosen Vitamin C, so kann man eine
hochgradige Vermehrung aller retikulo-endothelialen Zellelemente der Leber und
abnorm starke Bindegewebswucherung feststellen, so daß schon frühzeitig
und sehr intensiv ausgeprägt das Bild einer Zirrhose entsteht, das auch in vivo
durch Ascitesbildung der menschlichen Zirrhose gleicht. In frühen Stadien weist
die ausgeprägte Vermehrung der Retikulo-Endothelien Ähnlichkeit mit dem Bilde,
das BEIGLBÖCK und HOLLER als charakteristisch für manche Formen von epide-
mischer Hepatitis beschrieben haben. Im Gegensatz dazu zeigen *mit Allylformiat vergiftete Skorbuttiere das Fehlen jeglicher Bindegewebswucherung.* Kollagene Fasern können überhaupt nicht, Gitterfasern nur stellenweise und hier
schwer geschädigt nachgewiesen werden. Ähnliche Verhältnisse fand ROLLER[1]
bei Zufuhr bzw. Mangel an Vitamin K nach chronischer experimenteller Tetra-
chlorkohlenstoffvergiftung.

Schließlich seien noch die *Hormone* erwähnt, die, wie wir annehmen möchten,
nicht nur den Zellstoffwechsel beeinflussen, sondern möglicherweise für die sogenannte *Reaktionslage* zum mindesten in dem hier erwähnten Sinne mitverant-
wortlich sind. Bezüglich der Schilddrüse konnten wir feststellen, daß Zufuhr
von Schilddrüsenhormon die durch Allylformiatvergiftung hervorgerufene seröse
Exsudation der Leber verstärkt, aber anscheinend die Regeneration fördert,
während die Leber des schilddrüsenlosen Tieres schwerste Zerstörung, vor allem
ausgedehnte Nekrosen und das Fehlen jeglicher Regenerationsbestrebung aufweist. *Wir schließen daraus auf die regenerationsfördernde Wirkung der Schilddrüse und ziehen gewisse Analogien hinsichtlich der Histogenese und Ätiologie der
menschlichen akuten Leberatrophie.* Aus der von ALBRICH festgelegten Tatsache,
daß die Nebenniere sowohl bei der menschlichen als auch bei der tierexperimentellen Hepatitis schwere Schäden aufweist, wie auch auf Grund der von uns
und OETTEL und FRANK[2] beobachteten entgiftenden Wirkung des Cortins auf
die experimentelle Allylformiatvergiftung ergibt sich auch der Einfluß der
Nebenniere auf die seröse Exsudation.

Ich glaube somit, daß bei der Beurteilung der Hepatitispathogenese ähnliche
Verhältnisse zu berücksichtigen sind, wie ich sie bereits im Rahmen des Nephritis-
Nephrose-Problems vertreten habe. Eine geänderte Reaktionslage, wie sie z. B.
durch die Avitaminose geschaffen wird, wirkt sich bei einem Nierenschaden
histologisch ganz anders aus, als wenn der Organismus über alle Vitamine verfügt.
Es sind aber *nicht nur die Vitamine, die die Reaktionslage bestimmen, sondern es
gibt sicher noch eine Menge anderer Faktoren*, die sich ähnlich auswirken (Gravidität, Diabetes, Infekte usw.). In dem Sinne vertrete ich den Standpunkt, *daß es
nicht angeht, in der Retikulose der sogenannten epidemischen Hepatitis etwas*

---

[1] ROLLER: Persönliche Mitteilung.
[2] OETTEL und FRANK: Z. exper. Med. **110**, 535 (1942).

*Besonderes zu sehen; das Primäre ist sicher auch hier die Permeabilitätsstörung,
bzw. die Albuminurie ins Gewebe,* doch kann die allgemeine Reaktionslage auf
manche Abweichungen im klinischen und anatomischen Geschehen von größter
Bedeutung sein. Ich möchte einen solchen Standpunkt auch schon deswegen
vertreten, weil sich im ersten Weltkrieg der sogenannte Ikterus katarrhalis, der
vielfach auch epidemisch auftrat, histologisch wesentlich von der sogenannten
kontagiösen Hepatitis dieses Weltkrieges unterscheidet. Damals haben wir nur
Bilder gesehen, die ausschließlich an die „seröse Entzündung" erinnern, während
zur Zeit der Hochflut des epidemischen Ikterus vor mehreren Jahren die Proliferation der Kupfferschen Sternzellen viel häufiger zu sehen war. Ich brauche
in diesem Zusammenhang wohl nicht daran zu erinnern, daß im *ersten Weltkrieg
die allgemeine Avitaminose das große Schreckgespenst war, während vor einigen
Jahren davon noch nichts zu bemerken war. Die Reaktionslage war im ersten Weltkrieg doch eine andere.*

Das Schulbeispiel einer akuten Hepatitis geht mit Gelbsucht einher. Da
Ikterus nur ein Symptom, also eine Begleiterscheinung ist, wird es verständlich,
wenn nicht jede Hepatitis ikterisch ist; in dem Sinne habe ich auch zwischen
ikterischer und anikterischer Hepatitis unterschieden. Was ist nun der Grund,
warum die eine Hepatitis mit Ikterus einhergeht, die andere nicht? Das berührt
die Frage, *was wohl die eigentliche Ursache der Gelbsucht bei der akuten Hepatitis
sein mag.* Da Ikterus ein polyvalentes Symptom ist, so muß man auch bezüglich
der Gelbsuchtentstehung einen gleichsam vielseitigen Standpunkt einnehmen:
Veränderungen, wie sie ursprünglich von VIRCHOW angenommen wurden,
nämlich eine katarrhalische Schwellung der Papilla Vateri und damit einhergehende mechanische Verlegung des Gallenabflusses, können gelegentlich vorkommen, bilden aber im Rahmen der akuten Hepatitis die ganz große Seltenheit.

Ein ebenfalls nicht häufiges Vorkommnis im Verlaufe einer akuten Hepatitis
stellt der Pseudopankreaskopftumor vor. Damit hat es folgende Bewandtnis:
Unter der Annahme eines mechanischen Gallengangverschlusses wird eine
akute Hepatitis der Operation zugeführt; der Chirurg findet in der Gegend der
Einmündungsstelle des Ductus choledochus in das Duodenum eine deutliche
Resistenz — es handelt sich um einen Teil des Pankreaskopfes. In der Annahme
eines Karzinoms wird das Abdomen wieder geschlossen, aber nach kurzer Zeit
schwindet der Ikterus, der Patient wird geheilt entlassen und bleibt gesund.
Mit solchen Zuständen muß man rechnen, denn sie gehören durchaus nicht zu
den allzu großen Seltenheiten. Ich verfüge jetzt auch über einen *anatomisch
sichergestellten Fall von Pseudopankreaskopftumor,* so daß ich auf das Vorkommen
solcher Fälle aufmerksam machen muß. Anscheinend bedingt gelegentlich die
im Anschluß an eine alimentäre Intoxikation *einsetzende seröse Exsudation auch
eine Verhärtung des Pankreaskopfes.* Will es der Zufall, daß der Ductus choledochus unmittelbar vor seinem Eintritt in das Duodenum vom Pankreaskopf
umsäumt wird, dann kann eine solche seröse Schwellung des Pankreas die Gallenwege ebenso verlegen wie ein echter Tumor. Über das Vorkommen einer serösen
Exsudation im Bereiche des Pankreas berichtet auch RÖSSLE.[1] Gelbsuchtsformen
dieser Art gehören nicht in eine Beschreibung, wo Permeabilitätsstörungen das

---

[1] RÖSSLE: Virchows Arch. **311**, 252 (1943).

verbindende Glied darstellen; wenn es doch geschah, so war der unmittelbare Anlaß die *seröse Exsudation im Bereiche des Pankreas*, die letzten Endes doch auf eine Permeabilitätsstörung zurückzuführen ist.

Hier muß auch die Gelbsucht erwähnt werden, die auf cholangitische und periazinöse Veränderungen zurückzuführen ist; meist handelt es sich um chronisch entzündliche Infiltrate, vor allem in den periportalen Feldern; gleichzeitig damit kommt es auch zu Wucherungen der präkapillären Gallengänge und Abschnürung einzelner Läppchenteile. Ich habe diese Veränderungen bereits besprochen und möchte hier nur auf die Art und Weise zurückkommen, wie dabei der Ikterus entsteht. Der primäre Schaden setzt an der Grenze zwischen präkapillären Gallengängen und den Gallenkapillaren ein. ASCHOFF[1] hat diese Gegend mit vollem Recht die Achillesferse der Leber genannt, denn selbst eine seröse Exsudation kann an dieser Stelle eine Unterbrechung des Gallenabflusses herbeiführen. Normalerweise findet sich hier eine ampulläre Erweiterung, die nicht von Epithelien gebildet wird, sondern nur einer Membranerweiterung entspricht; ist hier die Verbindung unterbrochen, so kann sich die von den Leberzellen produzierte Galle nur zu leicht in dieses Zersetzungsgebiet ergießen und auf diesem Wege teils von den periazinösen Lymphbahnen, teils von den Blutkapillaren aufgenommen werden. Diese Form eines Bilirubinübertrittes ins Interstitium schließt natürlich die Möglichkeit nicht aus, daß unabhängig davon auch im Leberparenchym eine Dissoziation der Leberzellen Platz greift, die als solche gleichfalls zur Entstehung einer Gelbsucht das ihrige beiträgt. Der Heilungsprozeß erfolgt dann in der Weise, daß die Präkapillaren wieder Anschluß an die Leberzellen finden; histologisch äußert sich das durch Sprossung der Präkapillaren. Wir sehen in der intermediären Zone zahlreiche Gallengangwucherungen; ein Teil derselben zeigt bereits ein Lumen, andere bilden nur geschlossene Epithelzapfen (siehe Abb. 128).

Schließlich der *parenchymatöse Ikterus* selbst, den ich auch *Ikterus e destructione* genannt habe; bei entsprechender Gallenkapillarfärbung zeigen sich infolge Auflösung des Läppchengefüges zahlreiche Dehiszenzen; man findet breite Kommunikationen zwischen Gallenkapillarlumen und Disseschen Räumen. Da solche Dehiszenzen nicht überall im Azinus zu sehen sind, kann ein Teil der von den Zellen gebildeten Galle noch immer seinen normalen Weg gegen das Duodenum nehmen, während die Hauptmasse des Lebersekretes in der Gewebsflüssigkeit verschwindet und auf diese Weise in die Lymphe bzw. Blutflüssigkeit gelangt. Die Zerreißung des Lebergefüges ist an manchen Stellen so schwer, daß sich daraus — soweit man das histologisch beurteilen kann — fließende Übergänge zur Leberatrophie ergeben. Die Leberzellen haben untereinander vielfach den gegenseitigen Kontakt verloren, sie stehen nicht mehr in Reih und Glied, sondern zeigen eine völlig atypische Anordnung; die Gallenkapillaren sind nicht wie bei der mechanischen Gallenstauung erweitert, sondern eng, wohl aber von außen arrodiert. Solche Zellschädigungen sind bald diffus angeordnet, bald mehr im Zentrum des Azinus oder nur an der Peripherie zu sehen. Bei der Allylformiatvergiftung habe ich auf kleinere oder größere Blutextravasate aufmerksam gemacht; etwas Ähnliches findet sich auch beim menschlichen parenchymatösen Ikterus.

---

[1] ASCHOFF: Verh. dtsch. Ges. inn. Med. **1932**, 261.

Die periazinöse Exsudation kann sich bis in das periportale Gewebe erstrecken; wir sehen dann hier ganz dieselben Veränderungen wie bei der Allylformiatintoxikation; die Bindegewebsfasern erscheinen gequollen, die Spalträume deutlich erweitert, ebenso die Lymphkapillaren, die normalerweise, weil sie nicht erweitert sind, kaum zu sehen sind. Kleine Blutungen innerhalb der periportalen Felder sind keine Seltenheit; dieser Schwellungsprozeß kann an sich schon einen Druck auf die gallenabführenden Wege ausüben und so einen Ikterus bedingen; nur der Kenner wird darauf aufmerksam, weswegen man sich darüber nicht wundern darf, daß man das ödematöse Stadium nur allzu leicht übersieht. Treten allerdings zelluläre Reaktionen hinzu, dann können Bilder ausgelöst werden, die an eine „aszendierende Cholangitis" erinnern, es aber nicht sind; der Unterschied ist an den reagierenden Elementen zu erkennen. Bei der *aszendierenden eitrigen Cholangitis* sieht man, wie bereits erwähnt wurde, zahlreiche *polynukleäre Leukozyten*, dagegen bei den Folgen einer diffusen, mehr oder weniger die ganze Leber erfassenden serösen Exsudation *vorwiegend einkernige Elemente*. Ist die seröse Exsudation an sich schon imstande, den Gallenabfluß zu hemmen, so gilt dies in erhöhtem Maße, wenn sich zu dem serösen Exsudat noch Zellen hinzugesellen. Die Beeinträchtigung des Gallenabflusses braucht nicht an allen Stellen in Erscheinung zu treten, was zur Folge hat, daß noch immer etwas Galle im Duodenum erscheint.

Möglicherweise muß bei der Entstehung des parenchymatösen Ikterus auch mit einer *geschädigten Rückresorption* gerechnet werden. In Analogie zu unseren Vorstellungen über die Urämie könnte man auch folgende Möglichkeit einer Gelbsuchtentstehung in Erwägung ziehen: Die gesunde Leberzelle sezerniert den Gallenfarbstoff nur in der Richtung gegen die Gallenkapillaren, die normalerweise das Bilirubin quantitativ an den Darm weitergeben. Ein solcher Vorgang setzt allerdings die Annahme voraus, daß von der gesunden Leberzelle weder Bilirubin noch Gallensäuren rückresorbiert werden; das Bilirubin und die Gallensäuren müßten sich ebenso verhalten wie das Kreatinin in der gesunden Niere. Wenn daher die Leberzelle einen Schaden davongetragen hat, dann kann es ebenso wie in der kranken Niere zu einer atypischen Rückresorption von Gallenfarbstoff kommen und auf diese Weise eine Bilirubinüberschwemmung des Blutes bedingen; jedenfalls gibt es verschiedene Möglichkeiten, wie es bei der akuten Hepatitis zu einer atypischen Bilirubinanhäufung im Blute kommt. Ganz dasselbe gilt auch von den Gallensäuren, die gleichfalls bei der akuten Hepatitis in atypischer Weise im Harn erscheinen. Heilt die akute Hepatitis aus, dann können sich die Leberzellen erholen und damit wieder ihrer ursprünglichen Funktion nachkommen; Bilirubin und Gallensäuren erscheinen wieder quantitativ im Duodenum. Auf dem Boden der zellulären Reaktionen, wie sie so häufig bei der akuten Hepatitis zu sehen sind, kann es besonders im Bereiche der periportalen Felder und entlang der größeren Gallenwege zu einer *ausgedehnten Bindegewebsbildung* kommen; die Unwegsamkeit der Gallengänge kann dann zu einem bleibenden Zustande werden und damit auch den Ikterus chronisch gestalten; diese Zustände sind dann einer wirksamen Therapie nur mehr schwer zugänglich.

Obwohl ich stets bemüht war, dem parenchymatösen Ikterus eine morphologisch greifbare Grundlage zu geben, so muß ich jetzt auf Grund meiner letzten

Erfahrungen zugeben, wobei ich mich vielfach auf das Studium der unterschiedlichen Leberpunktate stütze, *daß es auch einen Ikterus gibt, bei dem sich greifbare Veränderungen weder an den Leberzellen noch an den Gallenkapillaren nachweisen lassen.* Man könnte sich fast im Sinne der alten Lehre von der *Paracholie* die Vorstellung bilden, daß die Leberzelle, der bekanntlich sonst die Aufgabe zufällt, Bilirubin nur in der einen Richtung, also gegen die Gallenkapillaren abzugeben, *die Fähigkeit einer gerichteten Permeabilität eingebüßt hat.* Dies gibt mir Gelegenheit, die *Stellung der Gallenkapillaren* zum Zytoplasma der Leberzelle kurz zu streifen. Die Gallenkapillaren bilden ein Kanälchensystem, das aus einem sehr zarten, innerhalb der Leberzellen verlaufenden und aus einem interzellulären Teil besteht. Die Wandung dieses Kapillarsystems unterscheidet sich vom Ektoplasma der Zelle durch eine stärkere Färbbarkeit. Wie im allgemeinen Teil gezeigt wurde, folgt die Ein- und Ausfuhr der Nahrungsbestandteile und deren Schlacken innerhalb der Zelle nicht ubiquitär, sondern hält sich an bestimmte Bahnen. Diese Trennung muß anscheinend bei den sezernierenden Zellen — zu denen auch die Leberzellen gehören — eine ganz besondere Rolle spielen. Eine gleiche Vorstellung vertritt auch HUECK,[1] wenn er sagt: daß man bei den Gallenkapillaren die wandungslosen, von der Zelloberfläche durch rinnenförmige Vertiefung gebildeten Gallenspalträume von einer kutikulaartigen Verdickung und einer schlußleistenartigen Abdichtung der Leberzelloberflächen gebildeten Gallenkapillarwandung unterscheiden muß. Diese letztere ist eine Bildung, die bis zu einem gewissen Grade von den Leberzellen selbst abhängt. Da sich etwas Ähnliches an anderen Parenchymzellen nicht zeigt, so nimmt die Leber auch in dieser Richtung eine Sonderstellung ein; darnach wäre also *die eigentümliche Färbbarkeit des Ektoplasmas im Bereiche der Gallenkapillaren der morphologisch sichtbare Ausdruck für die sezernierende Stelle innerhalb der Leberzelle.* Mit ähnlichen Fragen hat sich auch LA MANNA[2] beschäftigt, denn er machte die wichtige Beobachtung, daß es bei Schädigung der Leber zu einem teilweisen oder sogar vollkommenen Verlust der Färbbarkeit der Gallenkapillaren kommt; unter bestimmten Bedingungen scheint die Leberzelle, besonders wenn sie sich infolge einer Schädigung aus ihrem Verbande gelöst hat, die Fähigkeit zu verlieren, Gallenkapillaren zu bilden.

Es ist dann noch ein Drittes, was sich eventuell zugunsten einer geschädigten Sekretionstätigkeit der Gallenkapillaren verwerten läßt, das ist die sogenannte „Gallenkapillarthrombenbildung"; ich habe darauf zuerst aufmerksam gemacht. Um nichts zu präjudizieren, wird jetzt an Stelle meiner Bezeichnung häufig von einer „Gallenzylinderbildung" gesprochen; wahrscheinlich ist diese Erscheinung auf eine Absonderung einer veränderten Galle gegen das Gallenkapillarlumen zu beziehen. *Ich*[3] habe auch die Möglichkeit einer Albuminocholie in Erwägung gezogen; wenn sich diese Annahme bestätigen sollte, dann müßte man auch dafür eine Permeabilitätsstörung verantwortlich machen.

Das Bestreben, die Zytopathologie der Leberzelle zu vertiefen, geht auch aus einer anderen Arbeit von LA MANNA hervor; den Ausgangspunkt seiner Betrachtung bildete folgender Fall: Bei einem kurz nach der Geburt verstorbenen,

[1] HUECK: Morph. Pathol. **1937**, 131.
[2] LA MANNA: Virchows Arch. **298**, 44, 447 (1936).
[3] EPPINGER: Zieglers Beitr. **35**, 120 (1903).

mit zahlreichen Mißbildungen behafteten Kinde zeigte die Leber ein *völliges Fehlen der Gallenkapillaren;* wenigstens ließen sich die Gallenkapillaren mit den bekannten Methoden histologisch nicht nachweisen. Vielleicht — so meint LA MANNA — war das Zytoplasma noch nicht gehörig ausdifferenziert und die Anlage der Gallenkapillaren keine entsprechende; es ist dies ein einziger Befund, der vielleicht bei Frühgeburten öfter zu beobachten wäre, wenn man darauf systematisch achten würde.

Im Anschluß an diese Beobachtung habe ich versucht, die Gallenkapillaren in dem durch Punktion gewonnenen menschlichen Material darzustellen, leider versagt hier meine Methode, so daß ich dazu nicht Stellung nehmen kann.

Wenn ich nunmehr das *Krankheitsbild der akuten Hepatitis, bzw. des parenchymatösen Ikterus,* soweit man es morphologisch beurteilen kann, pathogenetisch überblicke, so glaube ich folgenden Standpunkt vertreten zu können: Das Leberparenchym kann auf zweifache Weise eine Schädigung erfahren. Entweder erfolgt die Läsion von der Pfortader, die die unterschiedlichen Gifte aus dem Darm aufnimmt, oder durch Toxine, die auf dem Wege des großen Kreislaufes der Leber zugeführt werden. Soweit ich mein Material überblicke, hat man hauptsächlich die erste Möglichkeit ins Auge zu fassen, zumal der Ausbruch einer akuten Hepatitis außerordentlich häufig im Anschluß an eine Darmstörung einsetzt; die zweite Art muß man in Erwägung ziehen, wenn sich z. B. im Verlaufe einer Pneumonie, einer Sepsis oder eines anderen Infektes Gelbsucht einstellt; wie es sich beim sogenannten „epidemischen Ikterus" verhält, darüber fehlen uns noch die entsprechenden Grundlagen.

Viele Leberschädigungen, die eventuell auf Darminfekte zu beziehen sind, bedingen auch Kapillarschäden in der Magendarmschleimhaut; ob es sich dabei nicht auch um eine atypische Resorption von Darmgiften handelt, wäre sehr zu überlegen. Vielleicht handelt es sich beim sogenannten Ikterus katarrhalis gar nicht um die Aufnahme von atypischen Giften, sondern um die Resorption jener toxischer Produkte, die schon in jedem Darm zu finden sind; in dem Sinne wäre das Schwergewicht auf die Beschaffenheit der Darmschleimhaut zu legen, die eben toxische Produkte resorbiert, die normalerweise überhaupt nicht zur Aufnahme gelangen sollen, weil sie die gesunde Darmschleimhaut nicht durchtreten läßt. Das Wesentliche wäre unter diesen Voraussetzungen *die gestörte Resorption von Seite des Magendarmtraktes.* Ich habe das *Cortin* in die Therapie der akuten Hepatitis eingeführt; die Erfolge sind gelegentlich verblüffend; unter anderem greift auf Grund der Untersuchungen von VERZAR das Nebennierenhormon in der Darmschleimhaut an; vielleicht ist die günstige Cortinwirkung beim Parenchymikterus auch darauf zu beziehen. Sicher leidet die Magendarmschleimhaut nach Genuß verschiedener toxischer Substanzen; auch hier kommt es zu Kapillarerweiterungen und schließlich zu Übertritt von Plasmaeiweißkörpern in die Schleimhaut. Darauf ist wohl das Ödem zu beziehen, das bei akuten Magendarmstörungen fast nie vermißt wird; dementsprechend müßte im Verlaufe so mancher Form von Parenchymikterus auch mit einer Albuminurie ins Gewebe im Bereiche des Magen-Darmkanals gerechnet werden. Es hängt dann von der Intensität und der Dauer der auf den Darm einwirkenden Schädigung ab, ob sich die Schleimhaut erholen kann oder sich daraus ein dauernder Schaden entwickelt. Die Schädigung der Darmschleimhaut kann verschiedene Folgen nach sich ziehen; während sich der normale Magendarminhalt in der Regel äußerst bakterienarm erweist, findet sich bei Darminfekten meist eine ziemlich gemischte Darmflora. Jedenfalls sind das wichtige Faktoren, die an sich schon die Toxizität des Darminhaltes und damit auch die Resorption bzw. Abwehr von Darmgiften beeinflussen können.

Gleichgültig, ob sich die Aufnahme von Darmgiften so gestaltet oder anders abläuft, unter allen Umständen — denn das lehrt die klinische Erfahrung — kann es im Gefolge akuter, aber auch chronischer Darmstörungen zu einer Mitbeteiligung der Leber kommen. Die Geschehnisse, die sich dabei abspielen, gestalten sich ähnlich wie in der Darmschleimhaut selbst; den Hauptangriffspunkt der resorbierten Toxine bilden die intraazinösen Blutkapillaren, die nur zu leicht mit einer Störung der ihnen zukommenden Semipermeabilität antworten. Zu dem durchtretenden Blutwasser, das die unterschiedlichen Nahrungsmittel den Leberzellen anbietet, mengen sich Plasmaeiweißkörper, was natürlich eine schwere Störung der intraparenchymatösen Austauschvorgänge bedeutet. Jedenfalls kommt es zu einer *Stase im inneren Kreislauf, was in weiterer Folge zu einer Erweiterung der Disseschen Räume* führt; es hängt auch hier von der Intensität des Kapillarschadens ab, ob die Flüssigkeitsstase nur auf ein Ödem beschränkt bleibt oder ob sie auf die Gegenwart von einem eiweißreichen Exsudat zu beziehen ist und dementsprechend die Restitution kürzer oder länger auf sich warten läßt. Auch die Kapillaren der anderen Organe, vor allem der Milz, des Pankreas und des Magen-Darmkanals können von einem gleichen Schaden erfaßt werden. Klinisch macht sich dieses Geschehen hauptsächlich dann bemerkbar, wenn es zu einer reichlichen Exsudatanschoppung innerhalb der Gewebe kommt; leider kann man sich klinisch auf eine genaue Beurteilung der Leberbzw. Milzgröße kaum verlassen. Schon gar nicht gilt dies vom Pankreas; wenn es daher, wie man es nur zu oft im Anschluß an einen alimentären Schaden sieht, zu einer ziemlich rasch einsetzenden Leber- und Milzvergrößerung kommt, so muß es sich schon um eine ganz beträchtliche Plasmaexsudation handeln; die Bluteindickung und die verschiedenen Funktionsprüfungen sind vielleicht die einzigen Symptome, die sich in dieser Richtung verwerten lassen. Dabei erfaßt die Exsudation nicht nur den Azinus, sondern sehr häufig auch das intraazinöse Gewebe; dies zusammen mit dem Ödem der Gallenblase und der Leberkapselspannung machen es uns verständlich, warum gar so häufig die akute Hepatitis mit einer leichten Schmerzhaftigkeit, besonders der Gallenblasengegend, einsetzt.

Das *intramurale Exsudat*, weniger das Ödem, kann sich auf die Leberzellen ungünstig auswirken; es kommt nicht nur zu funktionellen Schäden, auch die morphologische Integrität der einzelnen Leberbalken kann auf diese Weise Schaden erleiden; mit einer solchen Möglichkeit ist hauptsächlich dann zu rechnen, wenn die Kapillarläsionen auch zu histologisch faßbaren Veränderungen geführt haben. Im Anfangsstadium erscheint die Kapillarmembran von den Leberzellen nur abgedrängt, was dann zu den bekannten Erweiterungen der Disseschen Räume führt; allmählich gesellt sich aber auch eine Verdickung und schließlich auch eine Zerreißung der das Blut vom Interstitium trennenden Membran hinzu, so daß jetzt der unnatürliche Zustand einer unmittelbaren Berührung von Blut und Leberzellen einsetzt. Führt bereits Ödem in den Disseschen Räumen zu einer Benachteiligung der Leberzellfunktion, so kann die

Bildung von sogenannten Blutseen zu einer weiteren Zellschädigung Anlaß geben; die Leberzellen lösen sich eventuell aus ihrem Verbande, so daß sie jetzt frei in einem Gemenge von Gewebsflüssigkeit und Blut zu liegen kommen. Nehmen diese Geschehnisse größere Dimensionen an, so führt dies zu den bekannten bald größeren, bald kleineren Nekrosen; selbstverständlich muß immer auch die Möglichkeit ins Auge gefaßt werden, daß das Toxin, das die Kapillaren undicht macht, auch die Leberzellen in spezifischer Weise schädigt. Das weitere Schicksal der Leber hängt hauptsächlich davon ab, ob sie in der Lage ist, durch vikariierenden Einbau gesunder Leberzellen die Verluste wieder auszugleichen.

Nicht wenige Fälle von akuter Hepatitis, gleichgültig ob sie mit oder ohne Ikterus einhergehen, heilen von selbst aus; das gilt gelegentlich auch von schweren Formen. Unserem Organismus müssen irgendwelche Kräfte zur Verfügung stehen, sich der Albuminurie ins Gewebe zu erwehren. Manches an dem ausgetretenen Exsudat kann durch die Lymphbahnen beiseite geschafft werden, aber die Hauptlast dürfte den Leberzellen und dem intramuralen Mesenchym zufallen, die vermutlich auf fermentativem Wege das Parenchym vor den deletären Folgen des übergetretenen Plasmas bewahren. Die sogenannte trübe Schwellung und das, was man Kompensation der serösen Exsudation nennt, ist wohl der sichtbare Ausdruck eines solchen Bestrebens. Die Leberzelle ist vermutlich in der Lage, Eiweiß, das ins Interstitium übergetreten ist, in sich aufzunehmen und es nach geraumer Zeit in abgebautem Zustande an die Gewebsflüssigkeit abzugeben; wahrscheinlich beteiligen sich an diesem Verdauungsvorgang auch die mesenchymalen Elemente (Kupffer-Zellen und Gitterfasern).

BENDA[1] hat im Stoffwechselversuch in einer Reihe von Hepatitiden die Stickstoffausscheidung durch Harn und Stuhl verfolgt; an der Tatsache, daß es bei vielen akuten Hepatitiden zu einer starken negativen Bilanz kommt, ist nicht zu zweifeln. Ich entnehme seiner Arbeit nur ein Beispiel: Es betrifft einen schweren Salvarsanikterus, der schließlich im Leberkoma zugrunde ging; daß nicht alles an ausgeschiedenem Stickstoff von den zerstörten Leberzellen stammt, sondern auch von dem übergetretenen Plasma, beweist meines Erachtens das Mißverhältnis zwischen Gesamtstickstoffausscheidung und Harnsäureverlust (Tab. 59). Eine solche negative Stickstoffbilanz ist nicht nur bei schweren Hepatitiden zu sehen, sondern auch bei leichteren Formen; ich vertrete daher die Anschauung, *daß ein gut Teil des im Sinne einer Albuminurie ins Gewebe übergetretenen Plasmas innerhalb der Leber abgebaut und ihr so auf diese Weise Gelegenheit geboten wird, sich vor den Gefahren einer intraazinösen Gewebserstickung zu bewahren.*

Die Abbauprodukte der zerfallenden Leberzellen und des fermentativ zerlegten Plasmaeiweißes bestehen sicher nicht nur aus Harnstoff, Harnsäure und Aminosäuren, sondern es werden dabei sicher auch Substanzen zu berücksichtigen sein, an die H. PFEIFFER[2] gedacht hat, als er beim Leberkoma von einer *Eiweißzerfallsvergiftung* sprach. Es muß ja nicht nur im Koma zu einer Vergiftung kommen, sondern mildere Formen müssen vermutlich bei jeder schweren Hepatitis in Betracht gezogen werden; die Hyperpyrexie, die so häufig das Ende einer akuten Leberatrophie einleitet, ist wohl als Ausdruck einer Vergiftung zu deuten.

---

[1] BENDA: Zeitschrift f. Interne Medizin. Erscheint demnächst.
[2] PFEIFFER: Krkh.forsch. **I**, 407 (1926).

Tabelle 59.

Krank-heitstag	Harn ccm/spez. G.	Trockenkot g	N-Ein-nahme g	N-Ausgabe		N-Bilanz g	Harnsäure g	Urea-N g
				Harn	Kot			
8.	700/1019	30,0	2,811	5,271	1,241	— 3,701	0,274	0,091
9.	700/1019	30,0	5,795	5,166	1,478	— 0,849	0,283	0,094
10.	500/1018	15,0	2,910	3,740	0,816	— 1,646	0,131	0,044
11.	700/1015	12,0	2,457	5,198	0,653	— 3,394	0,296	0,099
12.	900/1015	16,0	2,240	5,296	1,171	— 4,227	0,225	0,075
13.	1200/1015	—	1,290	10,390	—	— 9,100	0,257	0,086
14.	550/1025	—	—	3,087	—	— 3,087	0,105	0,035
15.	700/1015	—	—	9,044	—	— 9,044	0,284	0,095
16.	1400/1015	—	—	9,290	—	— 9,290	0,392	0,131
17.	1300/1020	—	—	10,265	—	—10,265	0,412	0,137

Mit vorübergehenden Leberschäden haben wir sicher häufiger zu rechnen, als dies in der Praxis geschieht; das Wundersame und eigentlich auch Deprimierende ist nur die Tatsache, *daß sich so manches Krankhafte in der Leber abspielt, ohne daß es immer dem Patienten oder dem behandelnden Arzt zum Bewußtsein kommt.* Die Ursache ist wohl darauf zurückzuführen, daß unsere funktionelle Leberdiagnostik noch immer außerordentlich rückständig ist; vor allem fehlt uns das entsprechende Kriterium, was sich in der Beurteilung der unterschiedlichen Nierenkrankheiten so außerordentlich bewährt — das Analogon zur renalen Albuminurie, die meist schon den geringsten Nierenschaden anzeigt. Sicherlich kommt es im Verlaufe der verschiedenen Leberläsionen zu einer Bilirubinämie, bzw. zu einer Gallenfarbstoffausscheidung, aber ihre diagnostische Wertigkeit läßt sich keineswegs mit der Eiweißausscheidung bei Nierenkrankheiten vergleichen. Diesem Umstande ist es auch zuzuschreiben, warum wir über die akuten Leberparenchymerkrankungen noch immer so schlecht unterrichtet sind; der Durchschnittsarzt denkt nur dann an eine akute Leberkrankheit, wenn der Patient ikterisch ist, und doch gibt es genügend Hepatitiden ohne Gelbsucht. Zunächst hat man dieses Krankheitsbild nur vermutet; seitdem die Leberpunktion als wichtiges Diagnostikum eingeführt ist, läßt sich die Annahme einer anikterischen Hepatitis durch die histologische Untersuchung eindeutig feststellen. Damit ist auch etwas bewiesen, was ich immer schon vertreten habe: *Ikterus ist ein sehr häufiges Symptom der akuten Hepatitis, aber die Gelbsucht kann im Verlaufe dieses Krankheitsprozesses ebenso fehlen, wie die Gelbsucht bei der typischen Leberzirrhose, die bekanntlich den ungünstigen Ausgang so mancher Hepatitis darstellt.*

Die Frage, warum die eine Hepatitis mit Gelbsucht einhergeht, eine andere nicht, ist sehr schwierig zu beantworten, wie auch die umgekehrte Frage, warum manche Patienten — wie z. B. solche mit sogenanntem epidemischen Ikterus — reichlich Bilirubin im Serum und Harn zeigen, ohne histologisch greifbare Veränderungen in der Leber darzubieten. Fast gewinnt man den Eindruck — wie das schon oben angedeutet wurde —, als hätte die Leber gerade beim Krankheitsbilde des Ikterus katarrhalis sine iktero — vielleicht als Ausdruck einer gewissen Leberschädigung — die Fähigkeit überhaupt eingebüßt, Bilirubin zu bilden. *In einer Benachteiligung der Zusammenarbeit zwischen Kupfferschen Sternzellen und dem eigentlichen Leberparenchym vermute ich die Lösung dieses Rätsels.*

Vielleicht wird es einmal gelingen, die Leberschäden zu unterteilen in solche, die mit einer besonderen Läsion der Kupfferschen Sternzellen einhergehen, und solche, welche die eigentlichen Leberzellen betreffen.

Ich habe hier nicht die Absicht, das ätiologische Moment der akuten Hepatitis in den Vordergrund zu rücken; nur ein mir wichtig erscheinendes Moment möchte ich herausgreifen: Nach Abklingen des parenchymatösen Ikterus und der übrigen Erscheinungen einer akuten Hepatitis (Milztumor, Lebervergrößerung, Urobilinurie usw.) *schwelt der Prozeß der akuten Hepatitis sehr häufig noch weiter fort,* was besonders dann in Erscheinung tritt, wenn der betreffende Patient noch einmal von einer Durchfallkrankheit befallen wird. Die früheren Symptome, wie die abgeklungene Gelbsucht, die Urobilinurie usw., treten — manchmal nur schwach, manchmal auch sehr intensiv — wieder in Erscheinung. Das unmittelbar auslösende Moment einer solchen „Magendarmverstimmung" erscheint mir um so auffälliger, als wirkliche Infekte, wie z. B. eine Angina tonsillaris, Grippe, Bronchitis, keineswegs eine Verschlimmerung selbst einer abklingenden, also noch nicht völlig ausgeheilten Hepatitis zur Folge haben.

Jedenfalls begegnet man auf Schritt und Tritt Zuständen, die uns bei der Betrachtung der unterschiedlichen Leberkrankheiten an Permeabilitätsstörungen mahnen. Der Experimentator bemüht sich in mannigfaltigster Weise, die Durchlässigkeit der tierischen Membranen zu schädigen; die menschliche Pathologie trifft dies viel besser; in dem Sinne scheint mir der kranke Mensch das viel geeignetere Objekt, um Permeabilitätsstörungen der Leber zu studieren.

Wenn ich der Meinung bin, daß an den Anfang jeder Leberparenchymerkrankung Permeabilitätsstörungen treten, dann muß das auch für die *Zirrhose* gelten, denn die Zirrhose stellt nur den ungünstigen Ausgang der akuten Hepatitis dar; das Studium der chronischen Allylformiatvergiftung hat uns die Beantwortung der Frage, wie es im menschlichen Organismus zur Ausbildung einer Zirrhose kommt, wesentlich erleichtert.

Verfolgt man in fortlaufenden Untersuchungen die Geschehnisse bei der experimentellen Zirrhose, so gestaltet sich der Vorgang ungefähr in folgender Weise: Nach entsprechenden Dosen von Allylformiat, wobei ich auf die Verabfolgung von kleinen, aber durch lange Zeit hindurch injizierten Mengen das größte Gewicht lege, entwickeln sich kleine Nekroseherde, vorwiegend an der Peripherie des Azinus. Zunächst nur in Form zirkumskripter Herde; allmählich häufen sich dieselben und bilden schließlich einen förmlichen Ring um den ganzen Lobulus. Früher sahen wir dies nur nach subkutaner Darreichung, jetzt wissen wir, daß sich eine solche Schädigung noch viel intensiver gestaltet, wenn man das Gift per os oder gar intraperitoneal — also via Pfortader — verabfolgt. Nehmen die Nekrosen größere Dimensionen an, so wird der ganze Azinus, aber immer ausgehend von der Peripherie, davon betroffen; da das histologische Bild innerhalb der Nekrosen außerordentlich an das der akuten Leberatrophie erinnert, darf es uns nicht wundern, wenn die Tiere auch schwere Krankheitserscheinungen darbieten. Dementsprechend gehen nicht wenige Tiere schon im Anfangsstadium unter den Erscheinungen eines eigentümlichen Komas zugrunde; dauert der Prozeß länger an, so kann sich sogar Ikterus hinzugesellen; *immerhin spielt die Gelbsucht bei der experimentellen Hepatitis nur eine untergeordnete Rolle.* Reicht man das Allylformiat in ganz kleinen Dosen öfter, aber immer nur in Intervallen von 24—48 Stunden, so entwickelt sich innerhalb Wochen bzw. Monaten eine chronische Leberschädigung, die schon makroskopisch, aber noch mehr mikroskopisch an das typische Bild der menschlichen Zirrhose erinnert. Die schwersten, aber ausgeprägtesten Veränderungen im Sinne einer Zirrhose sind zu gewärtigen, wenn man die chronischen Vergiftungen mit der Darreichung von gewissen Bakterien oder Toxinen (Diphtherie) paart oder die Versuche *an avitaminotischen Tieren* vornimmt. Die Konsistenz solcher chronisch geschädigter Lebern ist hart und die Oberfläche granuliert, ganz ähnlich wie bei der Laennecschen Zirrhose der menschlichen Pathologie.

Den Vorgang, der sich dabei abspielt, habe ich in schematischer Weise in der Abb. 135 a bis c wiedergegeben; Abb. 135 a zeigt zunächst die Ausdehnung der zirkulären Nekrosen; dort, wo die konzentrischen Linien liegen, war Lebergewebe, das aber jetzt durch nekrotisches Gewebe ersetzt wird. Die Lage der peripheren Nekrosen hat

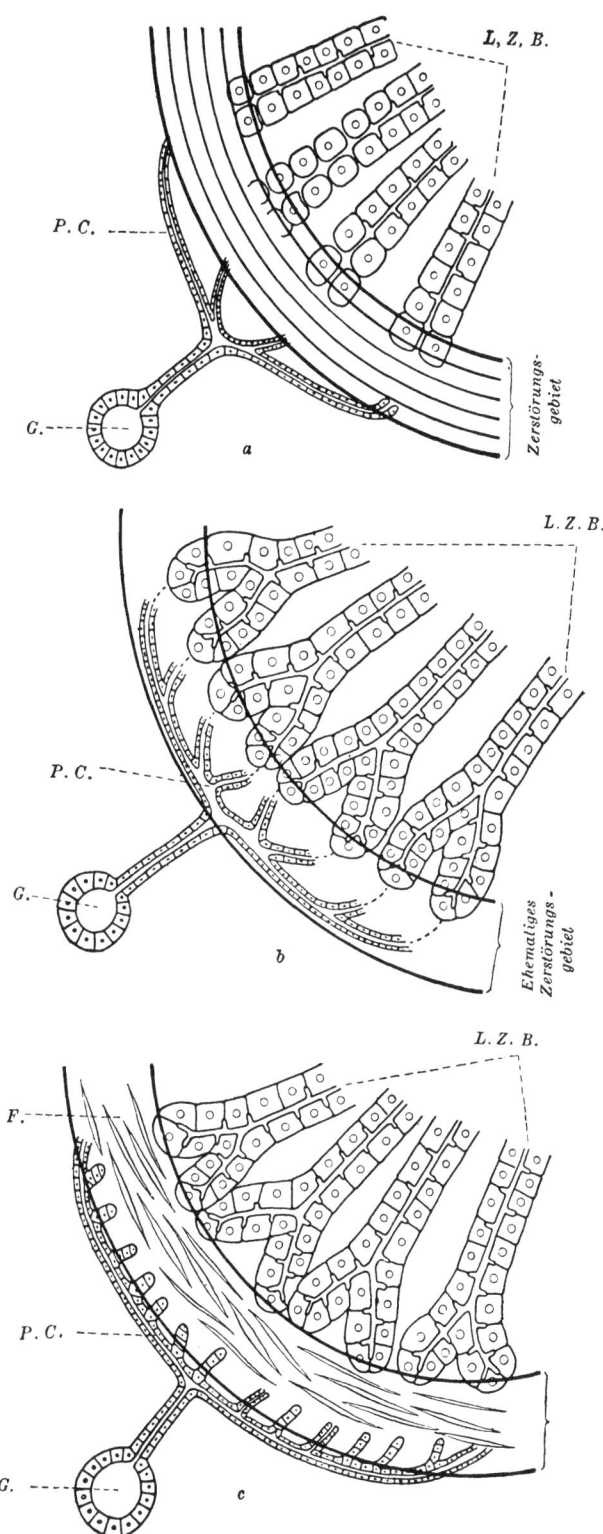

Abb. 135 a bis c. Zirrhosebildung nach chronischer Allylformiatvergiftung (Hund) in schematischer Darstellung. a Stadium der peripheren Zerstörung; b Stadium der Regeneration; c Stadium der Fibrillenbildung. G = Gallengang; P. C. = präkapillarer Gallengang; L. Z. B. = Leberzellbalken; F = Fibrillen.

es mit sich gebracht, daß die Kontinuität zwischen Leberparenchym und präkapillären Gallengängen aufhört; kommt es zu einer idealen Wiederherstellung,
dann vereinigen sich wieder Gallengänge und Gallenkapillaren, was ich in Form
einer Wucherung der Leberzellen und der Präkapillaren schematisch angedeutet
habe (Abb. 135 b).

Ist dagegen der Organismus nicht imstande, das zugrunde gegangene Gewebe
wieder durch normales zu ersetzen und hält vor allem auch die Giftwirkung an,
dann kann es zwischen den Erythrozyten, isolierten Leber- und Kupffer-Zellen,
die alle frei in einem serösen Exsudat liegen und das Wesen der Nekrose darstellen, zu einer Faserbildung bzw. Vermehrung kommen (Abb. 135 c). Dieser
Prozeß nimmt anscheinend seinen Anfang im Bereiche der erweiterten Disseschen
Räume, also an der Grenze zwischen völliger Zerstörung und eben noch nachweisbaren Trabekeln. Sicher beteiligen sich daran auch die Gitterfasern, die
schon frühzeitig, bevor noch die eigentlichen Bindegewebsfasern aufschießen, eine
Vermehrung und Verquellung erkennen lassen; daneben zeigen sich auch Re-
generationsbestrebungen von Seite der Leberzellen, erkennbar an einer reichlichen
Mitosenbildung, Vergrößerung der einzelnen Elemente und Vermehrung der
Kerne. Die typische Balkenstruktur mit den zu Doppelreihen angeordneten
Leberzellen fehlt; an dessen Stelle treten jetzt Leberzellen, die in ungeordneten
Haufen beisammenliegen.

Die peripheren Felder sind jetzt durch Wucherung eines wesentlich dichter
gewebten und van Giesonsche Reaktion gebenden Bindegewebes breiter geworden,
wobei es innerhalb dieser Verbreiterung zu einer recht ausgeprägten Vermehrung
der präkapillären Gallengänge kommt; mononukleäre Infiltrate sind an vielen
Stellen zu sehen. Ein solches vorgeschrittenes Stadium ist auch daran zu erkennen, daß in dem neugebildeten Bindegewebe am Rande der ehemaligen peri-
lobären Zerstörungsherde kollagene Fasern auftreten. Der Vorgang der experimentellen „Seenbildung" führt gelegentlich nicht nur zu einer Zerstörung des
eigentlichen Leberparenchyms, sondern auch des periportalen Gewebes; die
Blutung ist leicht zu erkennen, weniger gut das Ödem und die Erweiterung der
Lymphgefäße. Blutung und Ödem nehmen auf die Blutbewegung und den Gallen-
fluß einen hemmenden Einfluß; *im wesentlichen handelt es sich somit bei der
Zirrhosebildung um die Folgen einer Kapillarläsion, die mit einer serösen Exsudation beginnt und im weiteren Verlaufe zu einer diffusen Zerreißung der Kapillarwandungen* führt; den auf diese Weise angerichteten Schaden bemüht sich der
Organismus wiedergutzumachen. Ähnlich anderen Schädigungen können wir
*auch bei der experimentellen Allylformiatschädigung ein exsudatives und ein pro-
duktives Stadium unterscheiden;* gelegentlich schießt aber der Heilungsprozeß
gleichsam über sein Ziel, was zur Folge haben kann, daß sich zu dem *produktiven
Prozeß etwas Neues hinzugesellt, das ist im Sinne der Narbenbildung die Bindegewebswucherung,* die jetzt um das Leberläppchen einen festen Wall legt und
dadurch teils der Ernährung, teils der Regeneration gewisse Beschränkungen
auferlegt.

Betrachtet man vom Permeabilitätsstandpunkt den *Entwicklungsgang der
menschlichen Leberzirrhose,* so ergeben sich insofern Schwierigkeiten, als uns die
pathologische Anatomie meist nur das *Endstadium* zeigt, uns aber nichts über
die Anfänge zu sagen weiß. Eine wesentliche Klärung ist jetzt angebahnt, seit-

dem wir uns auch beim lebenden Menschen über die verschiedenen Stadien orientieren können; so hat uns vor allem die *Leberpunktion* belehrt, daß sich schon in relativ kurzer Zeit nach Einsetzen einer akuten Hepatitis Veränderungen nachweisen lassen, die an eine Leberzirrhose erinnern. Immerhin muß man in der Beurteilung des histologischen Bildes sehr vorsichtig sein, denn die interstitielle Ansammlung von mononukleären Elementen (Lymphozyten, Plasmazellen, Fibrozyten) gestattet noch lange nicht die Diagnose einer beginnenden Zirrhose, denn gerade diese Veränderungen können wieder restlos verschwinden. Anscheinend sind diese zellulären Reaktionen nur vorübergehend, denn sie müssen durchaus nicht immer zu einer dauernden Sklerosierung, also zu einer Zirrhose führen; je länger aber im Krankheitsbild der akuten Hepatitis die Gelbsucht, die harte Leber und vergrößerte Milz anhält, desto häufiger *tritt an Stelle einer ursprünglich nur zellulären Infiltration der Fibroblast, bzw. die Bindegewebsfaser* und beginnt so das Gesichtsfeld im Sinne der Zirrhose zu beherrschen. Sobald sich teils an der Peripherie des Azinus, teils mehr im Zentrum oder gar diffus Bindegewebsfasern nachweisen lassen, die sich mit Fuchsin rot färben, ist an der Diagnose einer Sklerosierung bzw. Zirrhose nicht mehr zu zweifeln. In dem Maß, als das Bindegewebe stärker hervortritt, wird die annuläre Umgürtung der einzelnen Azini deutlicher, wobei nicht nur Parenchyminseln abgeschnürt werden, sondern auch kleine Gruppen von vereinzelten Leberzellen aus dem Verband der Azini heraustreten. In den Bindegewebssepten ist gelegentlich Hyalinisierung zu sehen, während an der Grenze zwischen Leberparenchym und periportalem Gewebe noch die längste Zeit eine reichliche Infiltration mit Rundzellen zu bemerken ist. *Bei ganz chronischen Fällen nimmt die Zellinfiltration ab, während derbes Bindegewebe ganz die Oberhand gewinnt.*

Jede neue Magendarmverstimmung kann den latenten Zustand einer *kompensierten Zirrhose* — so nenne ich die inaktiv gewordene Sklerosierung — im Sinne eines Rezidivs wieder auslösen; das äußert sich meist durch ein abermaliges Auftreten der Gelbsucht. Die eigentliche Ursache ist wohl auf ein neuerliches Einschießen von serösem Exsudat in das Leberparenchym, bzw. in das Narbengewebe zu beziehen.

RoHOLM hat mit seiner Methode das Zirrhoseproblem ebenfalls verfolgt und seine Erfahrungen in folgenden Sätzen zusammengefaßt: Die untersuchten Fälle lassen es für wahrscheinlich gelten, daß *das Primäre bei der Zirrhosebildung die interstitielle Entzündung mit Rundzelleninfiltration ist, von da Übergang zum Granulationsgewebe und daraus folgender Bildung von Bindegewebe.* Die Veränderungen in den Parenchymzellen sind sekundär, teils Degeneration und Atrophie, teils Hyperplasie. Daß sich an der Bindegewebsbildung auch Lymphozyten und Monozyten beteiligen können, dafür tritt besonders MAXIMOW[1] ein. Er stellt es auf Grund von Gewebszüchtungsversuchen als sehr wahrscheinlich hin, daß sich Lymphozyten direkt in Monozyten und Makrophagen sowie in Plasmazellen verwandeln und dann weiter zu Fibroblasten und Fibrozyten werden, die wiederum kollagene Fibrillen und auf diese Weise echtes Bindegewebe bilden. RoHOLM sagt abschließend: Die Geschehnisse, die sich durch die Leberpunktion des Ikterus katarrhalis kontrollieren lassen, *stellen eigentlich eine experimentelle Bestätigung der Maximowschen Lehre vor.*

[1] MAXIMOW: Z. mikrosk.-anat. Forsch. **17**, 625 (1929).

Die Permeabilitätspathologie kann an der Maximowschen Lehre nicht völlig achtlos vorübergehen, denn sie legt im Gegensatz zu MAXIMOW das Schwergewicht, wie dies durch DOLIJANSKY und ROULETT auch zum Ausdruck gebracht wurde, auf die Bindegewebsbildung aus Plasma. Wie der Eiweißübertritt in den Pleuraraum zur Narbe oder sogar zur Schwarte werden kann, so ist ähnliches von der Albuminurie ins Parenchyminterstitium zu gewärtigen. Vielfach kann die seröse Exsudation innerhalb der Parenchymorgane restlos verschwinden, aber leider muß auch mit der Möglichkeit *einer direkten Umwandlung des serösen Exsudates in sklerosierendes Bindegewebe gerechnet werden*. Das läßt sich an Hand der Leberpunktionen manchmal besonders schön verfolgen.

Was sich histologisch bei der akuten Hepatitis in der Milz abspielt, darüber kann man sich nur vermutungsweise äußern, denn entsprechendes — vor allem in vivo gewonnenes Material steht uns kaum zur Verfügung. Wohl kann man aber an der Tatsache festhalten, daß es sehr häufig im Verlaufe einer Hepatitis zu Vergrößerung bzw. Schwankungen der Milz kommt, die wahrscheinlich ebenso auf einer serösen Durchtränkung beruhen, wie dies für die Leber nun sichergestellt ist. *Die seröse Exsudation in die Milz* führt zu den verschiedensten zellulären Reaktionen; dieselben können ebenso wieder zurückgehen, wie dies für die Leber gezeigt wurde; das Gegenstück zur Zirrhose der Leber ist die *Fibroadenie der Milz*, das ist die Umwandlung des übergetretenen Plasmas in Bindegewebe. Ja dieser Vorgang kann sich gelegentlich in der Milz stärker bemerkbar machen als in der Leber; ich spreche dann von einer *splenomegalen Zirrhose*. Kennt man den symptomatischen Verlauf der akuten Hepatitis, dann wird uns auch verständlich, wieso es zu einer *splenomegalen Zirrhose* kommt.

Im Verlaufe der verschiedensten Infektionen kann sich eine Hepatitis entwickeln; aber viel häufiger beschränkt sich die Schädigung auf die Milz und weniger auf die Leber; auch hier ist die Ursache der Milzvergrößerung auf eine Einlagerung von Plasmaeiweiß zu beziehen. Wenn es im Anschluß an Magendarmstörung zu einer Milzschwellung kommt, so könnte man in Analogie zur Leber auch von einer *Splenitis katarrhalis* sprechen. Ich glaube, es wird sich einmal die Bezeichnung Splenitis serosa einbürgern, um auch nominell die Beziehung zur serösen Hepatitis zu betonen. Die Milzvergrößerung im Verlaufe einer Hepatitis ist meist nur als ein Symptom zu werten; wenn nicht jede Hepatitis damit reagiert, so darf uns dies in unserer Auffassung von dem ganzen Geschehen ebensowenig stören, wie wir auch keinen Anstoß nehmen, wenn einmal eine Hepatitis ohne Gelbsucht einhergeht. Jedenfalls können die nämlichen Ursachen, die zu den uns bekannten Leberschädigungen führen, gelegentlich auch eine Milzvergrößerung auslösen. Ich anerkenne zwei Formen von splenomegaler Zirrhose: bei der einen ist Leber und Milz in gleichem Maße geschädigt, wir sehen also eine zirrhotisch veränderte Leber und eine große Milz mit den Zeichen einer Fibroadenie; bei der anderen Form tritt der Leberbefund ganz in den Hintergrund, während der fibroadenische Milztumor das Krankheitsbild beherrscht. Jede akute neuerliche Schädigung kann das histologische Bild nicht nur der Leber, sondern auch der fibroadenischen Milz verändern. Der Vollständigkeit halber sei noch erwähnt, daß es natürlich auch Leberzirrhosen gibt, bei denen es überhaupt zu keinen Milzveränderungen kommt. Auf die zahlreichen Übergangsformen, die sich aus dieser Dreiteilung ergeben, brauche ich nicht weiter einzugehen. *Jedenfalls muß der Milztumor, wie er bei so manchen Leberzirrhosen zu sehen ist, ebenso auf eine Permeabilitätsstörung, bzw. auf eine Albuminurie ins Gewebe bezogen werden wie die zirrhotischen Geschehnisse in der Leber.*

Untersucht man bei den verschiedenen Zirrhosen, die zur Sektion kommen, systematisch die unterschiedlichen Abdominalorgane, so kann man sich nur zu leicht davon überzeugen, daß nicht nur die Milz und Leber, sondern auch der Magen, der Darm und vor allem auch das *Pankreas* von einem ähnlichen sklerosierenden Prozeß erfaßt werden. Auf eine Mitbeteiligung des Pankreas ist schon vielfach verwiesen worden, vom eigentlichen Magen-Darmkanal fehlen entsprechende genaue Angaben, und doch finden sich auch hier Auswirkungen, die zur bindegewebigen Entartung der Leber in Beziehung stehen. Ein Organ, das bis jetzt fast noch gar keine Berücksichtigung gefunden hat, stellt die *Nebenniere* vor; dementsprechend hat ALBRICH und SPIESS[1] sich veranlaßt gesehen, der Nebenniere im Verlaufe der akuten Hepatitis besondere Aufmerksamkeit zuzuwenden. In den spärlichen Fällen, wo sich Gelegenheit bot, die Nebenniere

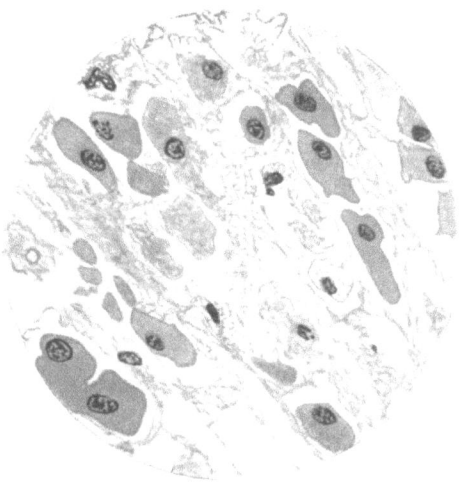

Abb. 136. Nebenniere bei subakuter Leberatrophie.

auch histologisch zu untersuchen, zeigten sich die *typischen Zeichen einer serösen Durchtränkung*, so daß an der *Existenz einer Albuminurie ins Gewebe der Nebenniere nicht zu zweifeln ist* (Abb. 136). In dem Sinne sprechen auch ALBRICH und SPIESS von einer *akuten serösen Epinephritis*. Schließt man sich diesem Standpunkt an, dann werden uns auch manche Symptome verständlich, die sich gelegentlich bei der akuten Hepatitis einstellen (niederer Blutdruck, Hypoglykämie); damit hängt vermutlich auch der therapeutische Erfolg des Cortins, bzw. der anderen Nebennierenpräparate zusammen.

Sowohl meine *eigenen* Untersuchungen als auch die von ROHOLM und AXEN-FELD-BRASS beweisen, daß *die Ursache der Leberzirrhose die akute Hepatitis ist, die uns bald mehr unter dem Bilde des Ikterus katarrhalis, aber wahrscheinlich noch viel häufiger unter dem Bilde des sogenannten Ikterus katarrhalis sine iktero begegnet.* Ich lege auf die durch Leberpunktion gewonnenen Befunde besonderen Wert, weil sich auf diese Weise gleichsam unter unseren Augen der Übergang von der akuten Hepatitis zur Leberzirrhose verfolgen läßt; weiter ergibt sich daraus die wichtige Tatsache, daß die Entwicklung zur Leberzirrhose nicht, wie man es bis jetzt vielfach angenommen hat, an Monate oder Jahre gebunden ist, sondern, daß gelegentlich eine Leberzirrhose innerhalb weniger Wochen entstehen kann, was natürlich nicht ausschließt, daß es manchmal auch Jahre dauert, bevor es zur Ausbildung der vollentwickelten Leberzirrhose kommt.

---

[1] ALBRICH und SPIESS: Virchows Arch. im Druck.

Der schon vorher herangezogene Vergleich der Leberkrankheiten mit der Nephritis bzw. Nephrose beansprucht noch in einer anderen Richtung unser Interesse. Bekanntlich fürchtet man in prognostischer Hinsicht die symptomenarme Nephritis viel mehr als jene, die gleich von Anfang an die schweren Symptome der akuten Nierenentzündung darbietet. Patienten, die vielleicht im Anschluß an eine Angina nur eine geringgradige Albuminurie und etwas Blutdrucksteigerung zeigen, messen diesen Erscheinungen viel geringere Bedeutung bei und sehen sich daher kaum veranlaßt, einen Arzt zu Rate zu ziehen und entsprechend diätetisch zu leben. Ganz anders der Patient mit dem ausgesprochenen Krankheitsbild, der sich an die therapeutischen Vorschriften strikte hält. Im Gegensatz zu der *sogenannten schlampigen akuten Nephritis* kommt es bei den zweckdienlich behandelten Formen vielfach zu einer völligen Ausheilung, während man nur zu oft die Erfahrung machen muß, daß Patienten mit einer tödlich endenden chronischen Nephritis nichts über ein akutes Stadium aussagen können. Ich habe diesen Vergleich deswegen herangezogen, weil ich der Ansicht bin, daß der Ikterus katarrhalis sine iktero — also *die schlampige Form einer Hepatitis* — viel häufiger zur Ursache einer Zirrhose wird als das mit schwerer Gelbsucht einhergehende Krankheitsbild; leider ist das Erkennen der anikterischen akuten Hepatitis oft mit großen Schwierigkeiten verbunden. Ich sehe daher in der Leberpunktion einen wesentlichen Fortschritt in der Diagnostik gerade dieses Krankheitsbildes; man wird hauptsächlich dann daran zu denken haben, wenn sich Patienten im Anschluß an eine akute oder chronische Durchfallkrankheit schwer erholen; viel kann man sich von den verschiedenen Funktionsprüfungen versprechen.

RÖSSLE[1] trennt die diffusen Leberkrankheiten in zwei Gruppen. Er spricht von einer *Hepatitis* und stellt sie in Gegensatz zur *Hepatose*. Die *Hepatitis ist die Erkrankung des Mesenchyms*, die *Hepatose die degenerative Parenchymveränderung*. Bei der Hepatitis greift der Schaden an den Kapillaren an, macht sie für die Bluteiweißkörper durchgängig, so daß es zu einem Übertritt von Plasma in die Disseschen Räume kommt; *der so angerichtete Schaden kann im Sinne einer reaktiven Entzündung behoben werden* und löst unter ungünstigen Bedingungen die Zirrhose aus.

Bei der Hepatose richtet sich der Schaden in erster Linie gegen die Leberzelle; in seiner letzten Zusammenstellung gesteht RÖSSLE allerdings zu, daß eine reinliche Scheidung der Hepatose von der Hepatitis nicht unbedingt angängig ist, weil Entzündungen in jedem Organ mit Schädigungen der spezifischen Organzellen verbunden sind. Nach RÖSSLE müßte man mit dem Vorkommen bestimmter Toxine rechnen, die, ohne sichtbare Spuren an der Kapillarwand zu hinterlassen, unmittelbar die Leberzellen schädigen oder sie sogar außer Tätigkeit setzen; das Wesentliche eines solchen hepatotoxischen Giftes müßte es sein, daß es keine Exsudation auslöst, sondern nur „entepithelisiert".

Ein typisches Beispiel, das bei Erhaltung der Kapillarwand und des Gittergerüstes nur die Leberzellen schädigt, soll nach RÖSSLE die akute Leberatrophie sein; infolge der allgemeinen Nekrotisierung der Leberzellen kommt es zu einem Kollaps des übriggebliebenen mesenchymatösen Anteiles. Der Anatom spricht hier von einer roten Atrophie; durch Regeneration kann wieder ein weitgehender

---

[1] RÖSSLE: Schweiz. med. Wschr. **1929**, 4; Jber. ärztl. Ausbildung **33**, 1 (1942).

Ersatz geschaffen werden, der aber neuerdings der Nekrose verfällt, wenn das ursächlich schädigende Moment nicht beseitigt wird. Es entsteht dann jenes bunte Bild, das uns unter dem Namen „gelbe Atrophie" bekannt ist. Würde diese Vorstellung von Rössle zu Recht bestehen, dann würden wir es *im Anfangsstadium jeder Hepatose mit einer Permeabilitätsstörung der Zellschicht zu tun haben, so daß man folgerichtig behaupten könnte, jede Zellnekrose ist die schwerste Auswirkung einer gestörten Zellpermeabilität.* Dieser Zerstörungsprozeß macht an der Zellgrenze nicht halt, sondern greift allmählich auch auf das Zytoplasma und schließlich auf den Zellkern über; auch beim Kern muß zuerst die Membran Schaden leiden, bevor sich die Nukleinsubstanzen dem Zerstörungsprozeß gefügig erweisen und umgekehrt Glykogen in das Kerninnere eindringen kann.

Der Auflösungsprozeß — die eigentliche Zellnekrose — ist wohl auf die Gegenwart von Fermenten zurückzuführen, die frei werden, wenn nicht nur die Zellmembran, sondern auch die trennenden Schichten der in der Zelle vorhandenen Zellkammern eine Auflösung erfahren. Mehr oder weniger jede Zelle birgt in sich spaltende Fermente, die aber für die Zelle und ihre Umgebung erst dann eine Gefahr bedeuten, wenn *die gerichtete Permeabilität der intrazellulären Membranen verlorengeht;* bei der Besprechung der Autolyse bin ich darauf eingegangen, so daß ich mich auf das dort Gesagte beziehen kann.

Die Untersuchungen von Albrich[1] geben mir Gelegenheit, den Prozeß der Leberatrophie noch in einer anderen Richtung zu besprechen. Wie schon früher hervorgehoben wurde, verhält sich die Allylformiatvergiftung im avitaminotischen Organismus ganz anders als beim normalen Tier. *Der gesunde — normergische — Organismus beantwortet die Leberzellschädigung im Sinne einer Entzündung, der avitaminotische kann das nicht, und doch kommt es dabei zu einer Plasmaexsudation als Zeichen, daß die Kapillaren eine Schädigung erfahren haben.* Bei der Besprechung des Nephroseproblems bin ich darauf eingegangen und habe dabei auch die Möglichkeit einer schlechten oder sogar fehlenden zellulären Beantwortung der Glomerulusschädigung in Erwägung gezogen. Das war auch mit ein Grund, warum ich die Nephrose vor der Hepatose zur Sprache brachte, zumal uns die Albuminurie darüber keinen Zweifel läßt, daß die Glomeruluskapillaren tatsächlich für Eiweiß durchlässig geworden sind, während eine analoge Störung innerhalb der Leber kaum zu erkennen ist. Ich glaube daher, man wird sich mit der Frage beschäftigen müssen, ob nicht auch die akute Leberatrophie — nominell bringt man sie schon lange mit der Nephrose in Beziehung (man nennt z. B. die akute Leberatrophie eine Hepatose) — auf jeden Fall mit einer histologisch weniger nachweisbaren Permeabilitätsstörung der Leberkapillaren beginnt. Auch Siegmund[2] will eine scharfe Trennung der Hepatose von der Hepatitis nicht anerkennen, *denn Kapillare, Mesenchym- und Parenchymzelle bilden* — wie er ganz richtig sagt — *ein synergistisches System; jeder Teil in diesem System dient zur Aufrechterhaltung des Ganzen, und insofern ist eine selbständige Erkrankung eines Teiles in diesem System nicht gut vorstellbar, ohne den anderen in Mitleidenschaft zu ziehen,* wenn auch mitunter (zum mindesten im morphologischen Bild) die Veränderung des einen Teiles weniger stark in die Augen fällt.

---

[1] Albrich: Erg. inn. Med. **63**, 264 (1943).
[2] Siegmund: Virchows Arch. **311**, 180 (1942).

Ich nehme weiter an, daß es nicht der Mangel an entsprechenden Vitaminen allein sein muß, der den Organismus *anergisch* macht, wahrscheinlich kommen hier die verschiedensten Faktoren in Betracht, z. B. Schwangerschaft, chronisch konsumierende Krankheiten, wie Lues, Tuberkulose usw. *Jedenfalls ist bei der Auswirkung der verschiedenen Gewebsschäden die körperliche Verfassung ebenso zu berücksichtigen wie die Qualität und Intensität der schädigenden Ursache; die Avitaminose stellt nur einen Faktor vor, der bei unseren Untersuchungen deswegen besonders berücksichtigt wurde, weil er sich experimentell relativ leicht erzeugen läßt.*

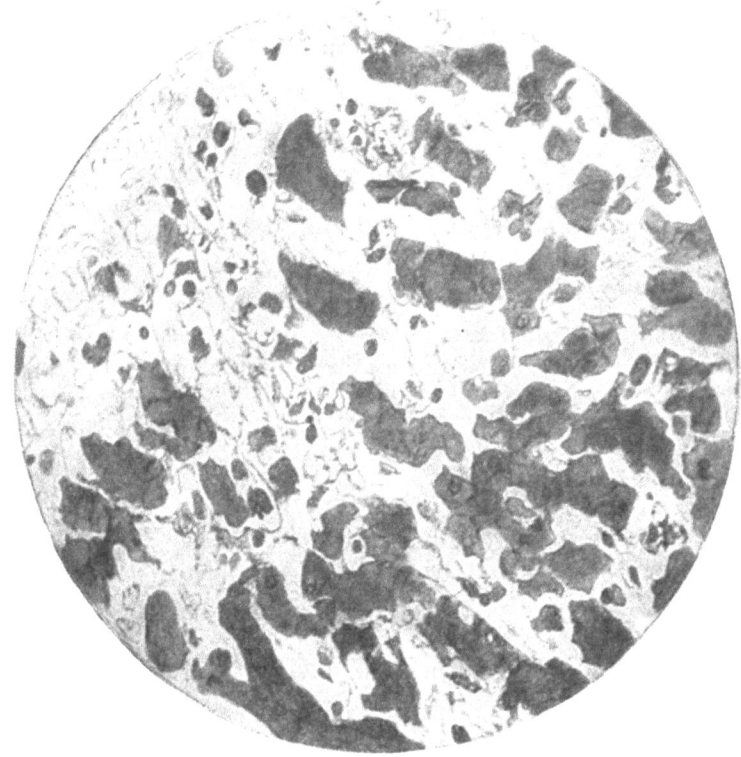

Abb. 137. Subakute Leberatrophie bei Hepatitis acuta (Färbung nach OLIVERA).

Ich glaube daher, daß bei der akuten Leberatrophie sowohl mit Störungen der Blutkapillaren als auch der Zellmembran zu rechnen ist; den besten Beweis für eine solche Annahme erblicke ich in dem gar nicht so seltenen Vorkommen von zerrissenen Kapillarwandungen. Die Färbung von Gitterfasern kann hier klärend Aufschluß geben (Abb. 137); es ist möglich, daß bei der Verschiedenheit der Entstehungsbedingungen bald der eine, bald der andere Vorgang stärker in den Vordergrund tritt, aber bei den schweren Krankheitsbildern sind Läsionen am Kapillarsystem *und* am Parenchym die Regel. Größtes Gewicht ist deswegen bei der Beurteilung auch der menschlichen akuten Leberatrophie auf die *Reaktionsfähigkeit des Organismus* zu legen; fast gewinnt man dabei den Eindruck, daß der Mensch, der schließlich an den Folgen einer akuten Leberatrophie zugrunde geht, schon von allem Anfang an dazu ausersehen und insofern a priori benachteiligt ist.

Anläßlich der Besprechung der akuten Hepatitis habe ich auf das gelegentliche Mißverhältnis zwischen schwerer anatomisch nachweisbarer Veränderung und dem Vorkommen einer Gelbsucht aufmerksam gemacht. Ähnliches gilt auch von der akuten Leberatrophie; sie geht in der Regel mit schwerer Gelbsucht einher, doch kennen wir genug Fälle von anatomisch sichergestellter Leberatrophie, die bis zum Tode anikterisch waren. Wohl die größte Überraschung in dieser Richtung bietet die *Basedowleber*, die bei der histologischen Betrachtung fast dieselbe Veränderung aufweist wie die akute Leberatrophie, und wie selten ist der schwere Basedowiker wirklich ikterisch.

Ebenso wie der Milztumor dem Krankheitsbilde der Leberzirrhose seinen charakteristischen Stempel aufdrückt, so gilt gleiches auch vom *Ascites;* weder Milztumor noch Ascites sind ausschließlich als Ausdruck einer Pfortaderstauung anzusehen, womit aber nicht gesagt werden soll, daß die *Drucksteigerung im Pfortadersystem* dabei gar keine Rolle spielt. Eine Erklärung der Ascitesbildung speziell bei den unterschiedlichen Leberzirrhosen wird uns leichter gemacht, wenn man an das Verhalten des *Wassertransportes im Bereiche des Abdomens* denkt. Die Flüssigkeit, die wir trinken, gelangt nach dem Durchtritt durch die Magendarmschleimhaut in das Pfortadersystem, dann kommt sie in die Leber, wo das Wasser vorübergehend haltmacht, um schließlich im Harn zu erscheinen; das Tempo dieser Flüssigkeitsbewegung gestaltet sich sehr verschieden; ähnlich verhält sich anscheinend auch das Kochsalz. Obwohl die Bluteiweißkörper als die Vehikel des Wassers und Kochsalzes anzusehen sind, läßt sich weder unmittelbar nach einer größeren Flüssigkeitsaufnahme noch später irgendeine Änderung in der Zusammensetzung des Blutes feststellen. Auch das Pfortaderblut macht in dieser Richtung keine prinzipielle Ausnahme; der Organismus muß daher über irgendwelche exakt arbeitende Vorrichtungen verfügen, um die nach Wasserzufuhr eintretende Hydrämie wieder rasch zu beseitigen.

Auch wenn man Flüssigkeit in Form von physiologischer Kochsalzlösung intravenös verabfolgt, läßt sich beim gesunden Menschen eine nur ganz kurz anhaltende Hydrämie feststellen; nach wenigen Minuten ist das ursprüngliche Gleichgewicht wiederhergestellt, ohne daß es dabei zu einer überstürzten Harnflut kommt. Dasselbe gilt auch vom Kochsalz als dem Hauptrepräsentanten des Mineralstoffwechsels. Auf Grund solcher und ähnlicher Beobachtungen drängt sich daher die Vorstellung auf, daß das getrunkene Wasser ebenso, wie es schon vom Kochsalz her bekannt ist, nicht nur in der Leber, sondern auch in den verschiedensten Geweben (Haut) vorübergehend zurückgehalten wird, um schließlich auf dem Wege der Nieren im Harn zu erscheinen.

Der Vorgang, wie eine intravenös verabfolgte Kochsalzlösung in die Gewebe gelangt, dürfte ein physikalisch-chemischer sein, wobei den Kapillaren eine wichtige Rolle zugesprochen werden muß; von Stellen höherer Konzentration wandern Ionen und Wasser in Partien mit niedrigerem Gehalt. Als treibender Faktor, der diese Diffusion unterstützt, kommt auch hier nur der Filtrationsdruck in Betracht; im Bereiche des arteriellen Kapillarschenkels, in dem auch ein höherer mechanischer Druck besteht, erfolgt die Diffusion ausschließlich in der Richtung gegen das Interstitium, während im venösen Schenkel, wo zwar der hydrostatische Druck niederer, aber der onkotische Druck höher ist, das Wasser samt Kochsalz wieder die Möglichkeit hat, in das Blut zurückbefördert

zu werden. Auf die Größe und Beschleunigung des geschilderten Austausch-
vorganges zwischen Blut und Gewebe nimmt die Qualität der Kapillarmembran
sicher bestimmenden Einfluß; erfährt die trennende Membran durch irgendeinen
Vorgang eine Änderung in ihrer kolloidalen Beschaffenheit, so kann dies auf
den Wasseraustausch teils hemmend, teils fördernd wirken.

Es ist daher auch anzunehmen, daß die Flüssigkeitsbewegung im Bereiche der
Pfortader ganz ähnlichen Gesetzen folgen muß wie an anderen Stellen unseres
Organismus (z. B. in der Haut). Nach der Passage durch die Darmschleimhaut
eröffnen sich für den Wasser- und Salztransport zahlreiche Kapillaren, die einen
Teil der Flüssigkeit und des Salzes in das Interstitium des Darmkanals abgeben;
was hier keinen Platz findet, gelangt in die Saftspalten der Leber, die Flüssigkeit
und Salz in großer Quantität aufzunehmen vermag.

Störungen des normalen intraabdominellen Wasserstoffwechsels können sich
in verschiedenster Richtung auswirken; befindet sich z. B. in der Gegend der
Porta hepatis ein Hindernis, so kommt es zu einer *Drucksteigerung im portalen
Wurzelgebiet*, die sich selbstverständlich auch auf das Kapillargebiet überträgt.
Da jetzt im venösen Schenkel zum mindesten derselbe Druck herrscht wie im
arteriellen, so ergeben sich für den Abtransport der Gewebsflüssigkeit Hindernisse, was zur Folge hat, daß der innere Kreislauf stockt; da aber gleichzeitig
auch der Druck im arteriellen Kapillarschenkel ansteigt, kann trotzdem der Übertritt von Flüssigkeit und Salzen aus dem Blute im Sinne einer gesteigerten Filtration erfolgen. Die sich daraus ergebende Flüssigkeitsstase versucht der Organismus durch neue Bahnen zu korrigieren, um schließlich doch den Weg gegen das
Blut freizubekommen. Zwei Wege stehen dabei der Gewebsflüssigkeit offen;
*der eine sind die Bahnen, die einen Übertritt der Gewebsflüssigkeit in die freie
Bauchhöhle ermöglichen, der andere sind Lymphkapillaren.*

Bevor ich auf diese beiden Möglichkeiten zu sprechen komme, erscheint es
geboten, auf die Stellung der Bauchhöhle, bzw. der unterschiedlichen serösen
Höhlen zum Wasserstoffwechsel einzugehen; bekanntlich ist die innere Bauch-
wand mit „Endothelien" ausgekleidet. Diese Bezeichnung kommt in der modernen
Histologie kaum mehr vor; vielmehr spricht man jetzt von sogenannten „Deck-
zellen"; dieselben entsprechen flach ausgebreiteten polygonalen Platten, deren
Zytoplasma Fibrozytencharakter zeigt; diese Deckzellen bilden die den serösen
Höhlen zugewandten Bindegewebsflächen. Dabei können extrem flache und
mehr kubische Zellformen vorkommen; in allen Fällen muß aber — um mit
MÖLLENDORF[1] zu reden — an der engen Verwandtschaft dieser Zellen mit den
Fibrozyten des Bindegewebes festgehalten werden. Die Deckzellen, die die
serösen Höhlen auskleiden, stellen somit nichts anderes vor als die tiefer liegenden
Bindegewebsfasern, nur haben sie entsprechend ihrer neuen Funktion auch eine
neue Form angenommen. Zwischen den Bindegewebsfasern finden sich Spalten,
die untereinander in Verbindung stehen; außerdem liegen hier die Ausläufer des
Lymphsystems und das Blutkapillarnetz; daraus ergibt sich somit kein wesentlicher Unterschied zwischen dem weiten Cavum peritonei und den engen Gewebsspalten, wie sie z. B. in der Haut oder in den großen Parenchymorganen zu
finden sind.

---

[1] MÖLLENDORF: Lehrbuch der Histologie, 24. Aufl., S. 70 u. 71. 1940.

Geht man von der Voraussetzung aus, daß es zwischen physiologischem und pathologischem Geschehen nur fließende Grenzen gibt, dann drängt sich die Frage auf, *was wohl die normale Miniaturform des Ascites sein mag.* Ich glaube, man kann folgenden Standpunkt vertreten: *Das Cavum peritonei ist ein großer Gewebsraum im Rahmen des gesamten Mesenchymapparates;* dieses weiträumige Interstitium steht mit zwei Gefäßsystemen in inniger Berührung; das eine ist das Ausbreitungsgebiet der Mesenterica, bzw. der Pfortader und das andere das der Cava inferior. Die Pfortader einschließlich der Mesenterica versorgt das Peritoneum viscerale, während das parietale Blatt der Cava inferior unterstellt ist; eingeschaltet zwischen diese beiden Gefäßausbreitungen befindet sich das Cavum peritonei. Man kann sich daher ganz gut vorstellen, daß die Kapillarausbreitungen der Art. mesenterica, soweit sie subserös gelegen sind, Blutwasser ins Cavum abfiltrieren, während umgekehrt die venösen Kapillaren, soweit sie von der Cava inferior an das Peritoneum parietale herantreten, dieses Blutwasser, das nunmehr zur intraperitonealen Gewebsflüssigkeit geworden ist, wieder rückresorbieren. *Ähnlich wie es von anderen Gewebsinterstitien gilt, hat auch das Peritonealgebiet einen inneren Wasserkreislauf;* in diesen Wasserkreislauf — man könnte ihn ebensogut *Kreislauf der Gewebsflüssigkeit* nennen — ist auch das Lymphkapillarsystem eingeschaltet, das besonders im Bereiche des Centrum tendineum eine mächtige Entwicklung erfährt.

Überall, wo es in unserem Körper zu einem inneren Kreislauf kommt, besteht die Gefahr, daß innerhalb der Bahnen, an die sich der innere Kreislauf hält, auch ein Eiweißaustritt aus den Kapillaren erfolgt; so darf es uns nicht wundern, *wenn unter dem Einflusse verschiedener Reize auch die Permeabilität der Peritonealkapillaren eine Änderung erfährt. Die Kapillarmembranen im Ausbreitungsgebiete der Art. mesenterica können ähnlich wie an anderen Stellen (z. B. in der Leber oder Niere) ihren semipermeablen Charakter verlieren und nunmehr für die Bluteiweißkörper durchlässig werden; umgekehrt können auch die venösen Kapillaren des Peritoneum parietale manches von ihrer normalen Funktion einbüßen, was gleichbedeutend mit verminderter Rückresorption der ins Cavum peritonei übergetretenen Blutflüssigkeit ist.* Sind beide Anteile betroffen, so kann dies, soweit der Lymphapparat nicht vikariierend eingreift, zu einer raschen Ansammlung einer eiweißhaltigen Flüssigkeit innerhalb des Cavum peritonei Anlaß geben.

Ich sehe somit im Ascites, der leider eine gar nicht so seltene Begleiterscheinung der unterschiedlichen Leberkrankheiten ist, *das Analogon zur serösen Exsudation,* die an den verschiedensten Stellen unseres Organismus zur Krankheit führt; es ist daher nur eine Frage des Gelegenheitsmomentes, ob die Schädigung des chylopoetischen Systems nur die Leber- und Milzkapillaren trifft oder ob auch die Peritonealkapillaren davon erfaßt werden.

Ich anerkenne selbstverständlich auch die *Rolle des gesteigerten Pfortaderdruckes,* der eine so häufige Begleiterscheinung der unterschiedlichen Leberzirrhosen darstellt, doch glaube ich kaum, ihm die entscheidende Rolle bei der Entstehung des Ascites zuschreiben zu müssen. Diese Annahme stellt keinen Sonderfall für das Cavum peritonei vor, denn auch bei anderer Gelegenheit bedingt venöse Stauung noch keineswegs eine pathologische Ansammlung von Gewebsflüssigkeit — also Ödem. Bekanntlich haben die meisten Mitralstenosen einen beträchtlich erhöhten Venendruck, der sich leicht durch direkte Messung feststellen läßt, und doch dauert es manchmal viele Jahre, ehe solche Patienten zu ausgesprochener Wasserretention, also Ödem neigen. Das, was meistens bei einer bis dahin kompensierten Mitralstenose zu einer Albuminurie ins Gewebe führt, ist vielfach eine *Infektion* oder eine *Intoxikation;* dabei geht oft der Venendruck eher herunter, jedenfalls kaum in die Höhe. Ich lege auf diese beiden Faktoren — Infektion und Intoxikation — besonderes Gewicht, denn sie sind es hauptsächlich, die die normale Kapillarpermeabilität störend beeinflussen und so zu einer Albuminurie ins Gewebe, bzw. zu Ödem Anlaß geben. Ähnliches ist auch bei den Zirrhosen zu beobachten; wie häufig sind gerade solche Gelegenheitsmomente die unmittelbare Ursache des Ascites. Ich glaube, vieles spricht somit dafür, *daß zwischen Hautödem, Organexsudation und Höhlenhydrops kein wesentlicher Unterschied besteht.*

Die Ascitesbildung im Verlaufe einer Hepatitis, vor allem aber bei den Zirrhosen, möchte ich daher pathogenetisch ungefähr so gedeutet wissen: Unter dem Einflusse verschiedener Toxine kommt es innerhalb der Leber zu periazinösen Zerfallsherden und *entzündlichen Vorgängen* entlang des periportalen Interstitiums; auch entlang der intrahepatischen Pfortaderverzweigungen spielt sich ähnliches ab. Die Nekrosen und die Zerstörung, die das seröse Exsudat in den periportalen Feldern angerichtet hat, erfahren entweder eine vollständige Wiederherstellung, wobei die Regeneration von entscheidender Bedeutung ist, oder auf dem Boden dieser Zerstörungen entwickelt sich Bindegewebe; dies zusammen mit dem Leberumbau führt relativ frühzeitig zu einer *Drucksteigerung im Pfortadergebiet* (Hypertension portale der Franzosen). Der Organismus bemüht sich, durch Bildung von Kollateralen diese Drucksteigerung auszugleichen, wobei dem Pfortaderblut neue Wege gewiesen werden; dieser Vorgang entspricht einer allgemeinen pathologischen Regel, denn mehr oder weniger jede venöse Drucksteigerung, bzw. Verlegung ihrer Lumen führt zu einer Neuentwicklung von Kollateralen. Die Ausbildung von Hämorrhoiden, der Ösophagusvarizen oder des sogenannten Caput Medusae ist als die unmittelbare Folge der Hypertension portale anzusehen. Die venöse Drucksteigerung im Pfortadersystem bedeutet aber noch keineswegs eine Wasserstase im Sinne des inneren Kreislaufes; dasselbe gilt auch von der Mitralstenose, die oft die längste Zeit trotz beträchtlicher Venenstauung kein Ödem zeigt; tritt aber eine Kapillarschädigung hinzu, wie das so oft bei Infekten oder Intoxikationen zu sehen ist, dann kommt es meist sehr bald zur Entwicklung von Ödemen. Ganz dasselbe gilt auch von der Stauung im Pfortadersystem; jede neue alimentäre Schädigung oder intestinale Infektion kann sowohl im Bereiche der Leber, Milz, aber auch im erweiterten Pfortadergebiete, z. B. in der Pfortader selbst, eine Kapillarläsion auslösen; in der zirrhotischen Leber bedingt dies eventuell ein neues Aufflackern, der eben erst abgeklungenen akuten Hepatitis. Dasselbe gilt von der Milz, aber auch vom Peritoneum, dessen Kapillaren zwar unter einem erhöhten Druck stehen, aber ihre Semipermeabilität bis dahin noch bewahrt haben; wird aber eines dieser Kapillargebiete von einer Läsion nach Art jener Gifte heimgesucht, die zu einer Albuminurie ins Gewebe führen, dann stößt der erhöhte Venendruck auf einen geringen Widerstand. Eiweiß tritt jetzt ins Cavum peritonei über und die Rückresorption der Bauchflüssigkeit bietet infolge des hohen osmotischen Druckes, der von dem übergetretenen Eiweiß ausgeübt wird, große Schwierigkeiten. *Jedenfalls sehe ich die Hauptursache der Ascitesbildung in einer Kapillarläsion der Peritonealgefäße; die Drucksteigerung im Pfortadergebiet muß selbstverständlich auch berücksichtigt werden, doch kommt ihr kaum die primäre und daher entscheidende Bedeutung zu.*

Die Gegenüberstellung der Kapillaren, die einerseits der Vena portae entspringen und anderseits dem Cava-inferior-Gebiet angehören, beleuchten ein eigentümliches Symptom, auf das uns die Anatomen bei der Sektion von Leberzirrhosen gerne aufmerksam machen — *die Retziussche Kapillarerweiterung* im Retroperitoneum. Sie sind vor allem in der Nähe der Mesenterialwurzel zu sehen, also in der Gegend, wo sich das Cava-inferior-Gebiet und die Ausbreitungen der Pfortader sehr nahekommen. Stößt das Pfortaderblut auf zirkulatorische Schwierigkeiten, so sucht es auf verschiedenste Weise neue Abflußwege; einer dieser Wege hält sich an die kapillären Verbindungen, die zwischen dem Gefäßgebiet der Pfortader und den Ausbreitungen der Cava inferior liegen. Von den anderen (entlang des Ösophagus, des Rektums und der vorderen Bauchwand) habe ich bereits gesprochen.

Läßt man sich von solchen Vorstellungen leiten, dann

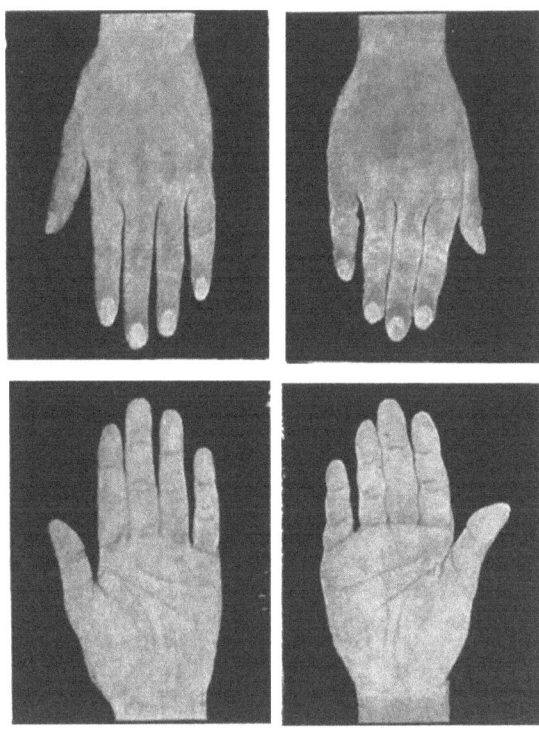

A B

Abb. 138. Hände im Fluoreszenzlicht. A Normale Hand, bzw. die Hand bei Bilirubinikterus. B Hand bei Atebrinikterus.

wird man auch die völlige Unwirksamkeit der Talmaschen Operation verstehen; gelingt es tatsächlich, was ja die Operation anstrebt, Kommunikationen zwischen Pfortadergebiet und Cava inferior zu erzeugen, *so wird vielleicht eine Herabsetzung des Pfortaderdruckes erreicht, aber die erhöhte Durchlässigkeit der Kapillaren wird dadurch in keiner Weise korrigiert.* Ich habe die Talmasche Operation zur Behandlung der Bauchwassersucht oft durchführen lassen, aber wesentliche Erfolge habe ich nach dieser Operation kaum gesehen; dementsprechend habe ich die Talmasche Operation seit Jahren nicht mehr empfohlen.

Im Rahmen meiner Permeabilitätspathologie möchte ich auch den *Atebrinikterus* zur Sprache bringen. Bekanntlich zeigen manche Personen, die durch längere Zeit Atebrin genommen haben, Gelbfärbung der Haut; hier handelt es sich keineswegs um einen echten Ikterus, denn Bilirubin findet sich weder im

Serum noch im Harn. Da Atebrin in wäßriger Lösung eine intensive Gelbfärbung zeigt, ist es naheliegend, damit den vermeintlichen Ikterus in Zusammenhang zu bringen. Das läßt sich nun mit relativ einfachen Mitteln auch beweisen. Atebrin zeigt im Ultraviolett *eine intensive grünlichgelbe Fluoreszenz*. Bringt man die Handfläche eines mit Atebrinikterus behafteten Menschen in ultraviolettes Licht, so läßt sich auch hier ein deutliches grünlichgelbes Aufleuchten erkennen. Da selbst intensivster Bilirubinikterus im Ultraviolettlicht gegenüber der Norm nichts Atypisches erkennen läßt, kann man die grünliche Fluoreszenz differentialdiagnostisch verwenden (siehe Abb. 138). Während beim Atebrinikterus die Fluoreszenz hauptsächlich nur an den Händen, Füßen — und da wieder ganz besonders an den Nägeln — in Erscheinung tritt, fluoreszieren die übrigen Hautpartien, obwohl sie deutlich gelb erscheinen, fast gar nicht. Dies ist um so auffälliger, als ihr Serum und selbstverständlich auch der Harn stark fluoreszieren.

Wenn die Verabfolgung des Atebrins die alleinige Ursache der gelblichen Hautverfärbung wäre, dann müßte jeder Mensch, der Atebrin erhalten hat, im Ultraviolettlicht fluoreszieren; da dies aber nicht der Fall ist, müssen noch *andere Faktoren* berücksichtigt werden; jedenfalls stellt uns die Frage, warum nur manche Patienten zu Atebrinikterus neigen, vor ein interessantes Problem.

Auf Grund der Bennholdschen[1] Untersuchungen gehört das Atebrin, wie so mancher andere Farbstoff, zu jenen Substanzen, die im Blute teils vom Plasmaalbumin, teils von den Erythrozyten gebunden werden; den Hauptanteil nehmen die roten Blutkörperchen für sich in Anspruch, den relativ kleineren Anteil das Albumin. Hält diese Bindung an, dann dürfte das Atebrin nur dann an der Hautoberfläche erscheinen, wenn gleichzeitig auch das Albumin die Hautkapillaren verläßt, es also zu einer *Albuminurie ins Hautgewebe* kommt. Zugunsten einer solchen Vorstellung kann ich anführen, daß die Haut eines gesunden Menschen, der nach mehrtägiger Atebrindarreichung keine Verfärbung und auch keine Fluoreszenz der Hand- bzw. Fußflächen zeigt, wohl eine zirkumskripte Gelbfärbung aufweist, wenn man eine Histaminquaddel erzeugt. Der Durchtritt des Atebrins in die Histaminquaddel ist leider durch Prüfung im Ultraviolettlicht nicht zu erkennen, weil die Haut — mit Ausnahme der Handfläche, bzw. der Fußsohle — trotz deutlicher Atebrinfärbung nicht oder nur sehr gering fluoresziert. Das mag vielleicht damit zusammenhängen, daß dabei Substanzen zu berücksichtigen sind, die die Fluoreszenz verhindern bzw. „auslöschen"; ob solche Körper in der Haut tatsächlich in Betracht kommen, erheischt eine gesonderte Untersuchung.

Den besten Beweis, daß die gelbe Hautverfärbung wirklich auf Atebrin beruht, aber sich nicht fluoreszenzmäßig Geltung verschaffen kann, sehe ich in folgender Versuchsanordnung: Exzidiert man bei einem solchen Patienten mit Atebrinikterus, dessen Haut aber im Ultraviolettlicht nicht fluoresziert, ein Hautstückchen und legt histologische Schnitte an, so zeigt jetzt das Epithel im Ultraviolettlicht selten schön die Gelbfärbung des fluoreszierenden Atebrins (Abb. 139). Wahrscheinlich ist es der Blutreichtum der lebenden Haut, der die Fluoreszenz auslöscht; das nimmt nicht wunder, weil wir eine ganze Reihe von Substanzen kennen, die, ähnlich dem Hämoglobin, die Fluoreszenz hemmen. In Fortsetzung dieser Beobachtung habe ich bei einer Reihe von Patienten Atebrin (meist durch

---

[1] BENNHOLD: Erg. inn. Med. 42, 273 (1932).

drei Tage) diagnostisch gereicht und nachgesehen, bei welchem pathologischen Prozeß es besonders häufig zu Gelbfärbung bzw. Fluoreszenz kommt; sicher kann man es nur von den ödematösen Nephritiden behaupten, wie überhaupt von pathologischen Zuständen, die zu einer Albuminurie ins Unterhautzellgewebe neigen. Sollte sich dies an einer größeren Zahl von Patienten bestätigen, dann würde sich die Atebrinmethode vielleicht dazu eignen, um überhaupt eine Kapillardurchlässigkeit im Bereiche der Haut zu erkennen.

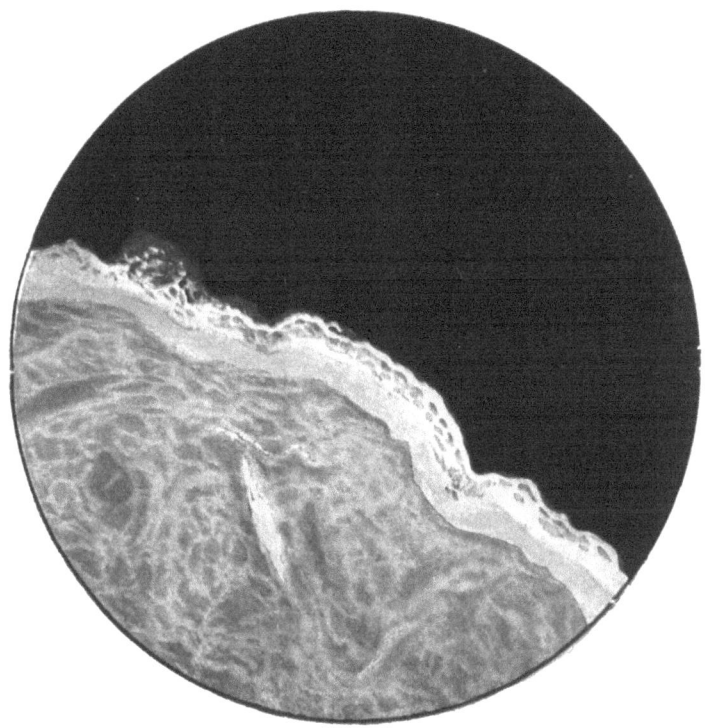

Abb. 139. Exzidierte Haut bei Atebringelbsucht.

In diesem Zusammenhang muß auch die *nichtikterische Verfärbung bei so mancher Bilirubinämie* besprochen werden. Bekanntlich kreist auch das Bilirubin nicht frei im Blute, sondern an das Albumin gebunden. BENNHOLD,[1] dem wir diese Kenntnis verdanken, interessierte sich zunächst für die Frage, warum es unter der Voraussetzung, daß das Bilirubin an das Albumin gebunden im Blute zirkuliert, doch im Harn bei vielen Leberkrankheiten erscheint. Nach seiner Ansicht kommt vermutlich der Niere die bisher unbekannte Funktion zu, Stoffe, die an die Serumeiweißkörper gebunden im Blute zirkulieren, abzuhängen, so daß sie jetzt gleichsam „frei" im Harn erscheinen können. BENNHOLD stützt sich dabei auf folgende, am Starlingschen Herz-Lungen-Präparat gewonnene Beobachtung: Setzt man der Durchblutungsflüssigkeit etwas Bilirubin zu, so läßt sich jetzt feststellen, daß das Nierenparenchym die Bindung von Bilirubin an

---

[1] BENNHOLD: Eiweißkörper des Plasmas, S. 220. 1938.

das Plasmaalbumin lockert bzw. löst, denn im Harn erscheint jetzt Bilirubin
ohne Albumin. Dementsprechend spricht er hier von einer *„Abhängefunktion"*
der Niere.

Schwieriger gestaltet sich die Frage, warum der an Albumin gebundene
Gallenfarbstoff überhaupt in der Haut erscheint und so zum Symptom Ikterus
führt. Vielleicht spielen hier die Gallensäuren die vermittelnde Rolle, denn
BENNHOLD konnte zeigen, daß gerade die Gallensäuren es sind, die bereits in
vitro die Bindung des Bilirubins an Albumin lösen. Diese Annahme erscheint
mir sehr wahrscheinlich, weil gerade beim hämolytischen Ikterus sich öfter eine
Divergenz zwischen Bilirubinämie und fehlender Hautverfärbung nachweisen
läßt; bekanntlich kommt es auch hier zu keiner Gallenfarbstoffausscheidung
durch den Harn. Die Tatsache, daß Gallensäuren beim hämolytischen Ikterus
weder im Harn noch im Serum in vermehrter Menge erscheinen, kann ich als
bekannt voraussetzen. Jedenfalls zeigen diese Beobachtungen, wie kompliziert
sich gelegentlich der Durchtritt so mancher Substanz durch eine Membran gestalten kann.

Betrachtet man das Problem der Leberpathologie vom Standpunkte der
Permeabilitätspathologie, so erscheinen uns auch die einzelnen *Funktionsprüfungen, die die Klinik zu diagnostischen Zwecken in Anwendung bringt, in
einem anderen Lichte.* Bevor ich darauf zu sprechen komme, soll noch einmal
auf die *Beziehungen der gerichteten Permeabilität zum Zellaufbau* hingewiesen
werden: Betrachtet man die Zelle als einen Würfel, so steht die eine Fläche mit
der Gewebsflüssigkeit in Berührung, während die gegenüberliegende für die
Gallenabsonderung zu sorgen hat; histologisch ist die sekretorische Fläche dadurch charakterisiert, daß hier durch eine Kutikularverdickung ein Rohrsystem
geschaffen wird, das den Beginn des Gallensystems bildet. Die übrigen
Flächen des Würfels treten mit den benachbarten Zellen in Berührung und
spielen so funktionell kaum eine bedeutende Rolle. Die Zellfläche, die an die
Gewebsflüssigkeit grenzt, nimmt insofern eine eigentümliche Stellung ein, als
sie ausschließlich für den Stoffaustausch zwischen Gewebsflüssigkeit und Zellinhalt zu sorgen hat. Die Leberzelle nimmt nicht nur Stoffe aus der Blutbahn
auf, sie gibt solche wieder an die Gewebsflüssigkeit zurück. Ganz anders gestaltet sich die Aufgabe jener Zellflächen, aus der sich die Gallenkapillaren entwickeln; sie dient ausschließlich für den Export der Stoffwechselabbauprodukte
und ist daher tunlichst bemüht, alles zurückzuhalten, was für den Gesamtorganismus irgendwie noch eine Bedeutung haben könnte. Funktionell sind all
diese Geschehnisse nur zu verstehen, *wenn man der Leberzelle eine gerichtete
Permeabilität zuerkennt.*

Entsprechend den Prinzipien der gerichteten Permeabilität sollen die *Gallensäuren,* die bekanntlich in der Leberzelle gebildet werden, nur in der Richtung
gegen die Gallenwege zur Ausscheidung gelangen; sie teilen daher in vieler
Beziehung das Schicksal der Gallenfarbstoffe, die unter normalen Bedingungen
als echte Sekretionsprodukte der Leberzelle nicht an die Gewebsflüssigkeit abgegeben werden, sondern in der Galle erscheinen sollen. Wenn daher Gallensäuren im Harn erscheinen, so weist das immer auf Leberzellstörungen; als Erklärung, warum gelegentlich Gallensäuren im Harn erscheinen, kommen zwei
Möglichkeiten in Betracht: entweder wird ein Teil der Gallensäuren primär

doch an die Gewebsflüssigkeit abgegeben oder man muß auf eine atypische Rückresorption der Gallensäuren zurückgreifen, wie wir sie in der Nierenpathologie kennengelernt haben. Normalerweise werden in den Nierentubuli nur gewisse Substanzen rückresorbiert, wie z. B. Zucker, Kochsalz, Aminosäuren. Kreatinin und so manche andere stickstoffhaltige Substanz dagegen erscheint 100%ig im definitiven Harn, was darauf schließen läßt, daß diese Körper entsprechend einer gerichteten Rückresorption sich der Wiederaufnahme entziehen. Handelt es sich aber um eine Tubulusschädigung, dann ergeben sich Störungen, die sogar zur Urämie, vermehrter Kationenausscheidung usw. führen können. In Analogie zur Niere wäre in Erwägung zu ziehen, ob nicht auch im Bereiche der Gallenkapillaren, wenn nicht sogar der Präkapillaren gelegentlich eine atypische Rückresorption erfolgt und daß dies die Ursache ist, warum bei vielen Hepatitiden Gallensäuren im Harn erscheinen. Bei KELLER[1] findet sich die Angabe, daß die gallenabführenden Gänge bei niederen Tieren Kochsalz rückresorbieren; mit einer Wasserrückresorption im Bereiche der Gallengänge glaube ich wohl ganz sicher rechnen zu müssen. Das Vorkommen von Gallensäuren im Harn, bzw. die verminderte Abgabe durch die Gallenwege kann daher als Schädigung der Leberzelle gedeutet werden und ist daher vielleicht das feinste Diagnostikum eines Leberschadens.

Auch die *Urobilinurie* wird vielfach als Kriterium einer gestörten Leberfunktion hingestellt; obwohl Urobilin im Harn auch bei anderen pathologischen Vorgängen vorkommt, ist bei einer stark positiven Harnreaktion immer mit der Möglichkeit eines Leberschadens zu rechnen.

Bekanntlich wird im Darmkanal des normalen Menschen Urobilinogen rückresorbiert; dasselbe wird anscheinend von der Leber in Beschlag genommen und durch die Galle wieder an den Darm abgegeben. Besteht aber eine Leberschädigung, so tritt Urobilinogen bzw. Urobilin in den Harn über. Die Verhältnisse, die sich dabei abspielen, gestalten sich vermutlich folgendermaßen: Das Urobilinogen, das der Leber durch die Pfortader zugeführt wird, gelangt in die Leberzelle, wird hier unter normalen Bedingungen festgehalten und in der Richtung gegen die Gallenwege weitergeleitet; es nimmt also denselben Weg wie Bilirubin und Gallensäuren. Eine Abgabe zurück an die Gewebsflüssigkeit erfolgt im gesunden Organismus anscheinend nicht; besteht aber eine Störung der gerichteten Permeabilität, so funktioniert dieser normale Mechanismus nicht mehr vollständig und Urobilinogen gelangt zurück in die Gewebsflüssigkeit, die sich des Urobilinogens in der Weise entledigt, daß sie es an das Blut abgibt und schließlich durch die Niere zur Ausscheidung bringt.

Die französischen Ärzte haben zuerst auf das Vorkommen des *Ikterus dissocié* aufmerksam gemacht; an dem Vorkommen von Leberkrankheiten, bei denen sich im Harn nur Bilirubin zeigt, Gallensäuren dagegen nicht zur Ausscheidung gelangen, ist nicht zu zweifeln; betrachtet man diese Frage vom Permeabilitätsstandpunkt, so bereitet uns die Deutung ebenfalls keine Schwierigkeit, denn im Duodenalsaft läßt sich neben reichlich Gallensäuren auch Bilirubin nachweisen; anscheinend hat hier nur die Abgabe des Bilirubins an die abführenden Gallenwege Schaden gelitten, nicht aber die der Gallensäuren.

---

[1] KELLER: Der elektrische Faktor der Ernährung. Berlin: Karger. 1936.

Einen ähnlichen Standpunkt muß man vertreten, wenn es gilt, so manche andere *Funktionsstörung der Leber* einer Erklärung zuzuführen: *Phenolphthalein* wird von der gesunden Leber rasch absorbiert und ausschließlich durch die Galle zur Ausscheidung gebracht; bei gewissen Störungen aber findet das Phenolphthalein in der Leber gleichsam verschlossene Türen, so daß es einen anderen Weg, nämlich über die Niere, einschlagen muß, um den Körper zu verlassen. In gleicher Weise müssen wir uns den Vorgang vorstellen, wenn ein Leberkranker *Azorubin*, *Bengalrot* oder so manchen anderen Farbstoff nicht oder nur verspätet an die Galle abgibt.

Bei der Beurteilung der unterschiedlichen Leberkrankheiten spielt die *Galaktosurie* und *Lävulosurie* eine beachtliche Rolle; der normale Organismus verwendet diese beiden Kohlehydrate zum Glykogenaufbau. Der Patient mit schwerer Hepatitis kann nur einen Teil in Glykogen verwandeln, während ein anderer Teil durch den Harn zur Ausscheidung gelangt. Im Sinne des Permeabilitätsproblems könnte man sich vorstellen, daß bei vielen Lebererkrankungen nur deswegen ein Teil dieser beiden Kohlehydrate durch die Leberzelle keine Aufnahme findet, weil das erkrankte Gewebe ähnlich wie gegenüber dem Phenolphthalein bzw. Azorubin die Fähigkeit der gerichteten Permeabilität eingebüßt hat. Man wird zu einer solchen Vorstellung um so mehr gedrängt, als die Galaktosurie sehr häufig noch stärker ausfällt, wenn man solchen Patienten gleichzeitig Histamin gibt, also jenes Pharmakon, das bekanntlich die Albuminurie ins Gewebe steigert und in weiterer Folge sogar die gerichtete Permeabilität beeinträchtigt. Die Zunahme der alimentären Galaktosurie nach Cortinzufuhr ist wohl nur so zu deuten, daß jetzt die Galaktoseaufnahme vom Darm her sich gebessert hat.

Nachdem ich im allgemeinen Teil auf die verschiedenen Möglichkeiten zu sprechen kam, wie man sich gegen Permeabilitätsstörungen schützen kann, genügt es, wenn ich hier nur das hervorhebe, was sich mir bei der *Behandlung der Hepatitis* als besonders zweckmäßig erwiesen hat.

Seröse Exsudation innerhalb der Leber ist bei den verschiedensten pathologischen Vorgängen zu beobachten; es ist daher immer zuerst darauf zu achten, ob es sich bei einer Hepatitis nur um eine Teilerscheinung eines allgemeinen Prozesses oder um einen Morbus sui generis handelt; nur auf die Behandlung der eigentlichen Hepatitis will ich hier zu sprechen kommen; auf jeden Fall hat man sich zuerst auf zwei Fragen einzustellen:

1. *Die Bekämpfung bzw. Beseitigung der Grundursache der serösen Exsudation.*
2. *Die Behandlung der serösen Exsudation selbst, bzw. der durch sie gesetzten Schäden* in der Leber und der mit ihr in funktioneller Einheit stehenden Organe. Selbstverständlich muß in jedem Falle einer serösen Hepatitis, auch wenn die Grundursache bekannt ist, nicht nur der auslösende Faktor, sondern auch die Behandlung der Leberschädigung berücksichtigt werden.

Ad 1. Relativ einfach gestaltet sich die Behandlung der serösen Hepatitis, wenn sie als *Begleiterscheinung* verschiedener akuter Infektionskrankheiten (Pneumonie, Meningitis, Diphtherie, Gonorrhöe usw.) auftritt. Immerhin soll auch hier wie bei jeder anderen Hepatitis versucht werden, eine ausreichende Leberschutztherapie einzuleiten, da gerade diesen meist ohne Gelbsucht verlaufenden „Begleithepatitiden" vieler Infektionskrankheiten eine nicht zu unterschätzende ätiologische Bedeutung für die Leberzirrhose zukommt. Da das *Anfangsstadium* jeder akuten Hepatitis durch die Kapillarschädigung charakterisiert ist, könnte man sich vorstellen, daß Medikamente, die erfahrungsgemäß auf die Kapillaren „*dichtend*" einwirken, dem Ausbruch so mancher Schädigung Einhalt gebieten, zum mindesten stößt das leberschädigende Gift auf eine Kapillarmembran, die vielleicht mehr Widerstand zu leisten vermag, als wenn darauf nicht geachtet wird. Es erscheint daher zweckmäßig, bei allen akuten Gastroenteritiden und gewissen Infekten, die erfahrungsgemäß häufig dem Ausbruch einer akuten Hepatitis vorausgehen, *Pyramidon* zu geben, zumal ich der Meinung bin, daß sich der Ausbruch einer akuten Hepatitis noch am ehesten durch eine entsprechende Dosis Pyramidon (1,5—2,0 g) vermeiden läßt.

Schwieriger gestaltet sich die ätiologische Behandlung bei der *Lues*. Einerseits muß bei *syphilitischem Ikterus praecox* versucht werden, den luetischen Prozeß möglichst rasch zum Abschluß zu bringen, anderseits kennen wir die leberschädigende Wirkung des hierfür spezifischen *Salvarsans.* In solchen Fällen lasse ich bei gleichzeitiger Leberschutztherapie mit der Salvarsanbehandlung möglichst frühzeitig einsetzen, vor allem soll man anfangs ganz kleine Dosen in größeren Abständen verabreichen; vielfach nehme ich vom Salvarsan überhaupt Abstand und bevorzuge eine energische Quecksilbertherapie. Beeindruckt durch die schönen Untersuchungen von Forsgren, der rhythmische Schwankungen bezüglich des Leberglykogens feststellen konnte (die Leber zeigt um 2 Uhr früh und 14 Uhr ein Glykogenmaximum), empfehle ich, daß das Salvarsan nicht in den Morgenstunden gegeben wird, weil gerade zu dieser Zeit mit einem Minimum im Glykogengehalt zu rechnen ist.

Vor nicht geringe Schwierigkeiten stellt uns die Behandlung des *Salvarsanikterus.* Wenn ich auch geneigt bin anzunehmen, daß die als Salvarsanikterus bezeichnete akute Hepatitis eine besondere Reaktion der bereits luetisch erkrankten Leber auf die Salvarsanbehandlung darstellt, so vermeide ich doch bis zur weitgehenden Besserung des Leberparenchyms jede antiluetische Behandlung. Erst nach Abklingen des Ikterus soll die antiluetische Kur mit Salvarsan fortgesetzt werden; man kann, wenn man die Kur unter gleichzeitiger ausreichender Leberschutztherapie fortsetzt, einen neuerlichen Ikterus oder einen „Rezidivikterus" sicher vermeiden. Wie wichtig das ist, geht aus der Beobachtung hervor, daß in der Anamnese vieler Leberzirrhosen nicht allzu selten ein oder mehrere Gelbsuchtserkrankungen im Laufe der antiluetischen Behandlung angegeben werden.

In Zeiten von Epidemien kann der Forderung nach Frühbehandlung des *Morbus Weil* mit dem von Uhlenhut und Fromme[1] hergestellten *Immunserum* entsprochen werden, und man kann damit ausgezeichnete Erfolge erzielen. Bei sporadischen Fällen, bei denen erst der fieberhafte Verlauf des Ikterus an die Möglichkeit einer Weilschen Krankheit denken läßt, ist die Serumtherapie, da sie zu spät einsetzt, erfolglos.

Für die *Hepatitis epidemica* gibt es vorläufig noch keine ätiologische Therapie, und wir müssen mit unseren therapeutischen Überlegungen vorläufig mit der

---

[1] Uhlenhut und Fromme: Handbuch der pathologischen Mikroorganismen, Bd. VII. 1930.

Tatsache des Krankheitseintrittes rechnen. Sollte — und dies ist wohl anzunehmen — es gelingen, die Krankheitsursache, also etwa ein Virus endgültig
zu fassen, dann kommt wahrscheinlich auch hier eine wirksame ätiologische
Behandlung in Frage.

Etwas klarer sehen wir schon bei jener Krankheitsgruppe, die ich als *sogenannten Ikterus katarrhalis* auffasse. Die wirksamste ätiologische Behandlung
könnte hier beschrieben werden, wenn wir das Toxin, das mit der alimentären
Intoxikation zur Enteritis und Hepatitis führt, chemisch fassen könnten. Vorläufig nehmen wir ein noch unbekanntes Gift an, das sich entweder in der aufgenommenen Nahrung befindet oder sich vielleicht durch fermentative oder andere
Störungen der Darmtätigkeit im Verdauungstrakt erst bildet. Läßt man sich
von solchen Vorstellungen leiten, dann ist auch der Weg gezeigt, den unsere
Therapie einzuschlagen hat, die wir in diesen Fällen vorläufig als ätiologische
Komponente der Therapie auffassen wollen. Das Wesentliche ist also die *Verhinderung oder Minderung der Intoxikation*, der wohl am besten dadurch begegnet wird, daß man die vermeintlichen *Gifte tunlichst rasch aus dem Körper
entfernt*. Energische Abführmittel bewähren sich in bester Form; diese sind
gleich nach Ausbruch der Gelbsucht oder schon vorher — also *prophylaktisch* —
nach jeder „alimentären" Intoxikation zu verabfolgen. Am besten bewährt sich
das *Kalomel*. Durch eine energische Kalomelkur läßt sich ein beginnender
Ikterus katarrhalis oft innerhalb kurzer Zeit beseitigen. Dementsprechend leite
ich die Behandlung jeder katarrhalischen Gelbsucht, auch wenn die Anamnese
über keinen „Diätfehler" berichten kann, mit Kalomel ein. Im akuten Stadium
gebe ich eine einmalige Dosis von 0,25—0,30 g, bei chronischen Fällen dreimal
täglich 0,03 durch 3 Tage hindurch, dann 4 Tage Pause, dann wieder 3 Tage
dreimal täglich 0,03, 4 Tage Pause usw. Eine solche Kur kann 3—4 Wochen
hindurch fortgeführt werden. Besteht gleichzeitig Obstipation, gebe ich zusätzlich Karlsbadersalz oder Bittersalz ($MgSO_4$), um eine längere Retention des
Kalomels zu verhindern. Als Kontraindikation zu einer Kalomelkur gelten
Nephritis und Colitis ulcerosa.

Ich habe den Eindruck, daß Kalomel nicht nur purgierend wirkt, sondern
auch dem Pfortaderkreislauf Eiweiß entzieht; die diarrhöischen Stühle nach
einer Kalomelkur enthalten viel mehr Stickstoff, als der genossenen Nahrung
entspricht; gelegentlich läßt sich in den Stühlen Eiweiß direkt nachweisen.

In der *Diät*, die noch später besprochen wird, muß vor allem vermieden
werden, was eine neuerliche Schädigung in dem durch die Intoxikation ohnehin
schon empfindlichen Darmtrakt hervorrufen könnte, also vor allem tierisches
Eiweiß; auch die Fettzufuhr soll beschränkt werden. Bei schweren gastrointestinalen Erscheinungen hat sich das Saftfasten (ausschließliche Verabfolgung gezuckerter Fruchtsäfte mehrere Tage hindurch) und die Apfeldiät (ausschließliche
Gabe roher geschabter Äpfel mit Zucker 1—2 Tage hindurch) gut bewährt.
Die eigentliche Behandlung gilt neben der spezifischen Therapie der Vergiftung
selbst und dem Leberschutz für jene Fälle akuter Hepatitis, die als Folge
enteraler Zufuhr bekannter Gifte, so z. B. der Pilz-, Phosphor- und Arsenvergiftung, auftreten.

Wenn wir annehmen, daß dieselben ätiologischen Momente, die zur akuten
Hepatitis führen, auch eine Zirrhose verursachen können, gilt auch für die

ätiologische *Therapie der Leberzirrhose* das eben Besprochene. Außerordentlich wichtig erscheint mir die richtige, ausreichende und rechtzeitige Behandlung der einzelnen Formen der akuten Hepatitis, da ich den Eindruck habe, daß ein Großteil der Leberzirrhosen auf unrichtig behandelte, oft auch anikterische Hepatitisformen zurückzuführen ist. Akute und chronische Durchfallkrankheiten sind genau so wie die chronische Obstipation, vor allem die sogenannte Colitis spastica nicht als leichte oder nebensächliche Krankheiten zu betrachten, seit wir wissen, daß in ihrem Gefolge sich schwerste Zirrhosen entwickeln können. Ihre Behandlung ist gleichzeitig die wichtigste Prophylaxe jeder Hepatitis, einschließlich der Leberzirrhose. Bieten sich Anhaltspunkte, daß nach Absinken der Gelbsucht noch immer Zeichen einer Leberschädigung weiterbestehen, muß an der Leberschutztherapie festgehalten werden; auch diätetische und Trinkkuren in Karlsbad oder Mergentheim zeitigen bei leichten chronischen Hepatitiden ausgezeichnete Erfolge.

Ad 2. Die *Behandlung der serösen Exsudation selbst*, bzw. der auf diese Weise entstandenen Leberschäden. Die Austauschvorgänge, die sich im Bereiche der Kapillaren abspielen, sind bedingt durch das Wirken gewisser physikalisch-chemischer Kräfte, durch die einerseits den Zellen das für ihr „Leben" und ihre Funktion nötige Material zugeführt und anderseits Stoffwechselabbauprodukte auf dem Blut- oder Lymphwege weggeschafft werden. Durch den Plasmaaustritt wird die Wirksamkeit dieser Kräfte weitgehend in Frage gestellt, so daß die Zellernährung und der Schlackenabtransport Schaden leiden. Auch der Plasmaverlust und die dadurch bedingte Verringerung der zirkulierenden Blutmenge wirkt sich schädigend auf die Lebertätigkeit aus, denn dadurch erfolgt ein Absinken des hydrostatischen Druckes, wodurch weniger Flüssigkeit aus den Gefäßen in die Gewebe abgepreßt wird. Durch den, besonders das Albumin betreffenden Eiweißaustritt in die Gewebsräume wird die auf der onkotischen Differenz zwischen dem Plasma und der Gewebsflüssigkeit beruhenden Wirksamkeit des kolloidosmotischen Druckes stark in Mitleidenschaft gezogen. Durch die Verdickung der Kapillarmembran und das Abdrängen der Haargefäße von den Parenchymzellen (Distanzierung) werden die osmoregulatorischen Vorgänge zwischen Blut und Gewebe gestört. Infolge dieses Zustandes nimmt die Sauerstoffversorgung des Gewebes Schaden. Außerdem entwickeln sich im Gefolge dieser serösen Exsudation Störungen der elektrostatischen Kräfte im Sinne von KELLER, die wir im vorhergehenden als Störungen der gerichteten Permeabilität bezeichnet haben und die durch Mineralstoffwechselverschiebungen gekennzeichnet sind. Diese haben für die Leber sicher verhängnisvolle Folgen, da die Zelle dabei die für die Glykogenbildung und fermentativen Vorgänge wichtigen Kalisalze und Phosphate verliert, während die die Glykogenbildung und Fermentreaktionen hemmenden, außerdem quellungsfördernden, also zur „trüben Schwellung" führenden Natrium- und Kalziumsalze in die Parenchymzellen eindringen. Die bloße Anwesenheit einer eiweißhaltigen Flüssigkeit zwischen Blutkapillare und lebenswichtiger Zelle scheint zu genügen, um 1. rein mechanisch die Blutkapillare von dem zu ernährenden Gewebe zu entfernen, und 2. den Gas- bzw. Stoffwechselaustausch zu stören. Man kann auch von dem Begriff der Hypoxydose, also dem Zustand verminderter Oxydation der Zelle ausgehen und ihn auf die seröse Exsudation übertragen. Es wäre dann die

Folge der serösen Exsudation die Kombination einer Hypoxydose infolge der schlechten Sauerstoffversorgung der Zelle und eines Nährstoffmangels, bei dem dem Stoffwechsel zu wenig Brennmaterial zur Verfügung steht. Infolge der geringgradigen Zufuhr von Nährstoffen aus der Kapillare, die zum Teil auch durch den Glykogenmangel in der Leber seröse Exsudation äußert, bestünde eine Wirkstoffmangelhypoxydose durch Fermentmangel oder Fermenthemmung.

Diese theoretischen Voraussetzungen mögen zum Verständnis der Wirkungsweise unserer therapeutischen Maßnahmen genügen. Grundlage der Therapie ist also, wie nicht oft genug erwähnt werden kann, die Bekämpfung des giftigen Agens, das zum Plasmaaustritt durch die geschädigte Kapillarwand geführt hat. Es wäre nun naheliegend, als *zweite* therapeutische Maßnahme ein Mittel anzuwenden, das die Kapillarwand gegen den Eiweißdurchtritt abdichtet, wenn es nicht gelingt, die Grundursache der serösen Exsudation zu beseitigen. So gut sich in diesem Sinne die membrandichtende Wirkung der Pyrazolonderivate, vor allem das *Pyramidon*, bei vielen serösen Exsudationen anderer Organe und im Tierexperiment bewährt hat, scheinen die Leberkapillaren, sobald das vollentwickelte Krankheitsbild der akuten Hepatitis zum Ausbruch gekommen ist, weder auf das Pyramidon noch auf andere Medikamente anzusprechen, *bloß während der Entstehung gewinnt man den Eindruck, daß Pyramidon den Ausbruch einer schweren katarrhalischen Gelbsucht verhindert.* Deswegen geht unser therapeutisches Bestreben dahin, einerseits mit allen Mitteln die Kompensation, also die Aufsaugung und den Abtransport der schädlichen Eiweißmassen zu fördern, andererseits, wie schon dargelegt, die kapillarschädigende Grundkrankheit zu bekämpfen.

Was stehen uns für Möglichkeiten zur Verfügung, um die seröse Durchtränkung bei der ausgebrochenen akuten Hepatitis wirksam zu beseitigen? Wie ich schon oben angedeutet habe, beginne ich die Behandlung des sogenannten Ikterus katarrhalis mit der *Darreichung eines energisch wirkenden Abführmittels.* Die dabei beobachtete günstige Wirkung bezog ich zunächst auf die Beseitigung von alimentären Giften, aber darüber hinaus sind starke Abführmittel — wie vor allem das Kalomel — geeignet, den Flüssigkeits- und vermutlich auch den Eiweißüberschuß im Bereiche des Pfortadersystems wesentlich zu verringern. Achtet man vor und nach der Kalomelwirkung auf die Leber- bzw. Milzgröße, so läßt sich fast immer eine Verkleinerung feststellen; ich möchte dies mit der Tatsache in Einklang bringen, daß Kalomel, in entsprechenden Dosen verabfolgt (0,3—0,50 g pro dosis), den Geweben große Mengen an Gewebsflüssigkeit einschließlich Kochsalz entzieht.

Ähnlich wirkt *Salyrgan* oder *Novurit*, nur mit dem Unterschied, daß hier Wasser und Salz mehr den Organen des großen Kreislaufes entzogen wird; deswegen möchte ich bei der Behandlung der akuten Hepatitis dem Kalomel unbedingt den Vorzug geben.

Zu einer wesentlichen Entlastung des Pfortaderkreislaufes kommt es auch, wenn man im Bereiche der Leber bzw. Milz mehrere *Blutegel* setzt; meist ist dieser kleine Aderlaß mit einer besseren Diurese verbunden, wie bei der akuten Hepatitis jede vermehrte Harnausscheidung als Zeichen einer Pfortaderentlastung und damit einer Besserung des Zustandes angesehen werden kann. Hält man sich an solche Vorstellungen, dann wird man auf eine *starke Einschränkung der Wasser- und Salzzufuhr* ebenso großen Wert legen wie bei der akuten Nephritis. Kurzdauernde Durst- und Hungerkuren erscheinen mir außerordentlich zweckmäßig.

Das Gefährliche bei der akuten Hepatitis ist nicht so sehr die Wasser- bzw. Kochsalzretention, sondern der Übertritt von Plasmaeiweiß in die Gewebe des Pfortadersystems, der die Entlastung des Leberparenchyms viel schwieriger gestaltet. Gibt es nun eine Möglichkeit, um die Leberschwellung zu bekämpfen, und sind wir vor allem imstande, das ausgetretene Eiweiß in irgendeiner Weise zu beseitigen? Ich habe mir oft die Frage vorgelegt, ob es nicht zweckmäßig wäre, ähnlich wie bei der akuten Nephritis auch die Behandlung des akuten Parenchymikterus mit einem *energischen Aderlaß* einzuleiten. Die Kenntnis, daß es im Verlaufe so mancher akuten Hepatitis zu einer deutlichen Verminderung der zirkulierenden Blutmenge kommt, mahnt zu Vorsicht und hat mich veranlaßt, diesen Eingriff nicht in allen schweren Fällen in Erwägung zu ziehen. Jedenfalls ist mir kein anderes Verfahren bekannt, das in so energischer Weise Eiweiß, das in die Gewebe eingedrungen ist, in die Blutbahnen zurückführen kann, wie gerade der Aderlaß.

Auch die Injektion von *hypertonischer Traubenzuckerlösung* dürfte sich in gleicher Richtung auswirken; durch Erhöhung des osmotischen Druckes im Plasma kann Flüssigkeit aus den verschiedenen Gewebsprovinzen in der Richtung gegen die Blutbahnen angezogen werden. Ob sich an dieser Rückbewegung auch das in die Gewebe übergetretene Plasmaeiweiß beteiligt, ist schwer zu entscheiden, aber immerhin möglich.

Ursprünglich deutete man die günstige Wirkung einer Traubenzuckerinfusion im Sinne einer *Glykogenmast;* seitdem uns die Leberpunktion darüber Auskunft gegeben hat, daß die Leberzellen auch auf der Höhe einer Hepatitis noch immer reichlich Glykogen enthalten, sieht man sich gezwungen, auch noch mit anderen Möglichkeiten zu rechnen. Jedenfalls ist es sehr eindrucksvoll, wie rasch im Duodenalsaft der Bilirubingehalt gelegentlich zunimmt, wenn man einer akuten Hepatitis 100—200 ccm einer 10%igen Traubenzuckerlösung intravenös infundiert; meist setzt im Anschluß an eine solche Traubenzuckerinfusion auch eine bessere Diurese ein, so daß man den Eindruck gewinnt, auf diese Weise dem Patienten wirklich genützt zu haben.

Auf Grund solcher Erfahrungen sind wir in verzweifelten Fällen — also bei der drohenden akuten Leberatrophie — selbst vor der intraperitonealen Injektion von *1000 ccm einer 30%igen sterilen Traubenzuckerlösung nicht zurückgeschreckt* und haben die Flüssigkeit nach 1—2 Stunden mittels Punktion wieder herausgeholt. An Hand eines solchen Verfahrens kann man sich auch über das Ausmaß der im Pfortaderkreislauf retinierten Kochsalz- und verfügbaren Eiweißmenge überzeugen. Was die Besserung der akuten Hepatitis, soweit sich eine solche auf Grund des Symptoms Gelbsucht beurteilen läßt, betrifft, erscheint es zweckmäßig, auch andere *Diuretika* in Anwendung zu bringen. Manchmal sieht man eine überraschend einsetzende Besserung nach Darreichung von *Kaliumazetat,* eventuell in Kombination mit *Magnesiumsulfat;* im Schrifttum wird auch *Theophyllin* empfohlen. Ich habe das gelegentlich auch versucht und kann daher diese Angabe bestätigen; sobald die Diurese einsetzt, ist der Hepatitis meist der maligne Charakter genommen.

Inwieweit auch *Wärmeapplikation* auf die Permeabilität Einfluß nimmt, wage ich nicht zu entscheiden; jedenfalls bewährt sich Diathermie der Leber oder die Applikation von heißen Moorumschlägen (besonders von den Karlsbader Ärzten empfohlen) ausgezeichnet. Auch das läßt sich objektiv sicherstellen, wenn man z. B. den Einfluß der Leberdiathermie auf die Gallenfarbstoffausscheidung im Duodenalsaft prüft; der bei der akuten Hepatitis meist nur wenig gefärbte Duodenalsaft nimmt oft schon während der Diathermie, ebenso nach Auflegen eines Heizkissens eine dunklere Farbe an.

An einer außerordentlich günstigen Wirkung der unterschiedlichen *Gallen-säurepräparate* ist ebenfalls nicht zu zweifeln. Wenn man den Vorstellungen BENNHOLDS folgt, so obliegt der gesunden Leber die Aufgabe, die Bindung des Bilirubins an das Plasmaalbumin zu lösen. Der Niere kommt eine ähnliche Funktion zu, denn wie wäre es sonst zu verstehen, daß im Harn des ikterischen Patienten Gallenfarbstoff erscheint. Nach BENNHOLD wird nun diese Lockerung durch die Gallensäuren besorgt. Unter pathologischen Bedingungen — das dürfte vielleicht bei der akuten Hepatitis der Fall sein — hat die Leber vermutlich diese Eigenschaft eingebüßt, so daß jetzt Bilirubin im Blute bleibt und in der Leber-galle entweder gar nicht oder nur in geringen Mengen erscheint. Selbstverständlich drängt sich dabei auch die Frage auf, ob die Gallensäurepräparate die Hepatitis als Ganzes beeinflussen oder nur das Symptom Gelbsucht. Sehr beachtlich sind die Untersuchungen von SCHWIEGK, der eine bessere arterielle Durchblutung der Leber an Hand der Reinschen Methode sicherstellte.

Wenn ich mich vielfach für eine energische Behandlung des sogenannten Ikterus katarrhalis einsetze, so wird mir häufig entgegengehalten, es sei gar nicht notwendig, sich für eine so weitgehende Therapie einzusetzen, weil die Hepatitis zumeist ohne jede Behandlung von selbst ausheilt. Das ist in vieler Beziehung sicher richtig, aber man vergißt dabei, daß die Gelbsucht nur ein Symptom der Hepatitis darstellt und es daher nicht angeht, von einer restlosen Heilung der Hepatitis zu sprechen, weil der Ikterus zurückgegangen ist. Demgegenüber muß man daran festhalten, daß *das Entscheidende bei der Hepatitis nicht die Gelbsucht, sondern die Albuminurie ins Leber- bzw. Milzgewebe ist, die meist mit einer Ver-größerung und Verhärtung einhergeht und eventuell die Gelbsucht auslöst.*

Man wird zu einer solchen Einstellung um so mehr gedrängt, als auch mit einer *anikterischen Hepatitis* gerechnet werden muß, also mit einer Hepatitis, die während ihres ganzen Verlaufes mit einer stärkeren Bilirubinämie nicht einher-geht. Der Prozeß des sogenannten Ikterus katarrhalis sine iktero — wie ich dieses Krankheitsbild ursprünglich genannt habe — erfordert die gleiche ärztliche Betreuung wie die mit Ikterus einhergehende Hepatitis, denn gerade dieser Zustand ist es, der so häufig als das Anfangsstadium schwerer chronischer Leber-krankheiten — also vor allem der unterschiedlichen Zirrhosen — angesehen werden muß. Gleiches habe ich auch bei der Besprechung der Nephritis gesagt und betont, daß sich gerade die symptomenarmen Krankheitsbilder oft prognostisch viel ungünstiger auswirken; die sogenannte schlampige akute Nephritis ist es, die häufig zur sekundären Schrumpfniere wird.

Wird ein Gewebe von einem Schaden betroffen, so bemüht sich das Organ, die Läsion tunlichst zu beseitigen; dieses physiologische Bestreben, das bekanntlich jedem Organ zukommt und das Wesen des Entzündungsvorganges darstellt, ist die Eigentümlichkeit der gesunden Leber, die es sich zur Aufgabe macht, bestehende Schäden wiedergutzumachen. So kann auch übergetretenes Eiweiß von den verschiedenen Gewebselementen aufgenommen und abgebaut werden; ebenso besteht die Tendenz, die Kapillaren wieder einer normalen Funktion zuzuführen. Histologisch macht sich das teils durch Vermehrung der Kupfferschen Sternzellen, teils durch Aufschießen mononukleärer Elemente bemerkbar; auf diese Weise kann es zu eigentümlichen Bildern kommen, die noch das Gepräge der reinen serösen Exsudation darbieten. Daß es wirklich so ist, davon können uns Leberpunktionen überzeugen; der Zustand der reinen Exsudation ohne Beteiligung des Mesenchyms kann relativ lange Zeit anhalten; meist setzt aber eine zelluläre *entzündliche Reaktion* ein, von der man oft den Eindruck gewinnt, daß sie den gesetzten Schaden wieder beseitigt.

Welche Möglichkeiten stehen uns zur Verfügung, um diese spontane, also entzündliche Heilungstendenz der Leber noch zu unterstützen? Reicht man einer schweren Hepatitis *Cortin* (oder *Corticosteron*), so führt dies innerhalb weniger Tage zu einer rasch fortschreitenden Besserung; die Wirkung wird wesentlich unterstützt, wenn man gleichzeitig *Azetylcholin* reicht. Der Erfolg dieser Behandlung ist gelegentlich so in die Augen springend, daß ich jetzt bei jeder akuten und chronischen Hepatitis und vor allem auch bei drohender akuter Leberatrophie Cortin in großen Mengen gebe. KÖHLER[1] sah sehr rasch einsetzende Heilung durch Implantation von Desoxycorticosteronkristallen. Diese Wirkung scheint nicht zuletzt auf der von VERZAR[2] festgestellten Glykogenaufbauförderung des Nebennierenrindenhormons zu beruhen. Wiederholt man nach 8—14 Tagen die Leberpunktion, so zeigt sich ein wesentlicher Rückgang der vorherigen Veränderungen: Die Rundzellinfiltration ist jetzt weniger reichlich, ebenso tritt die Vermehrung der Kupfferschen Sternzellen wesentlich in den Hintergrund. Wird die Cortinverabreichung weiter fortgesetzt, so schwindet meist nicht nur die Gelbsucht, bzw. die Leber- und Milzvergrößerung, sondern auch das histologische Leberbild nähert sich wieder weitgehend der Norm.

Versucht man, sich klarere Vorstellungen über die Wirkung des Cortins oder des Azetylcholins zu bilden, so läßt sich kaum etwas Abschließendes sagen; ich denke an Beziehungen zur gerichteten Permeabilität, weil beide Substanzen auf den Mineralstoffwechsel, der in erster Linie von den Parenchymzellen betrieben wird, Einfluß nehmen. Über die günstige Wirkung des *Azetylcholins* gehen die Ansichten auseinander; es besteht die Möglichkeit einer Beeinflussung über das vegetative Nervensystem, doch muß man bedenken, daß das Azetylcholin im Organismus sehr rasch zerstört wird. Da der *Vagus als der Sparnerv* an den verschiedenen Austauschvorgängen regsten Anteil nimmt und Azetylcholin, in entsprechenden Dosen verabfolgt, die Kochsalzausscheidung fördert, dagegen den Kaliumexport hemmt, rückt die Möglichkeit einer direkten Beeinflussung des vegetativen Nervensystems in greifbare Nähe, zumal sich auch HORSTERS[3]

---

[1] KÖHLER: Dtsch. med. Wschr. **1944**, 446.
[2] VERZAR: Funktion der Nebenniere. 1939.
[3] HORSTERS: Ther. Gegenw. **1937**, H. 7.

sehr lobend über die Wirkung anderer vagotroper Mittel bei Behandlung der akuten Hepatitis ausspricht.

Da *Cholin* als solches schon die Verfettung der Leber verhindert, muß auch mit einer direkten Cholinwirkung des Azetylcholins gerechnet werden; ob allerdings die nach der Spaltung des Azetylcholins freiwerdende Cholinmenge genügt, um sich in günstigem Sinne auf die Leberschädigung bemerkbar zu machen, erscheint fraglich; immerhin bewährt sich bei der Behandlung so mancher akuter Hepatitis das Cholin; wir geben täglich zweimal 1,0 g.

Eine sehr wichtige Rolle in der Behandlung der verschiedenen Hepatitiden spielt die *Diät*. Ich gebe den Patienten vorwiegend aufgeschlossene Kohlehydrate, dann viel Obst und Gemüse, während man mit der Darreichung von Eiweiß und Fetten sparen soll. Sind die ersten Tage der Kalomelbehandlung vorbei, dann beginne ich mit *Rohkost*, die sich gerade bei der Wiederherstellung der unterschiedlichen Leberschäden ausgezeichnet bewährt. Jedenfalls stellt die Rohkost die einfachste und bekömmlichste Form einer kochsalzarmen Diät vor, die außerdem noch den Vorzug bietet, reich an Ballaststoffen zu sein. Noch besser als die gewöhnliche Rohkost wirkt die sogenannte *Trockenrohkost*, denn sie vermeidet eine allzu große Flüssigkeitszufuhr, die bei der akuten Hepatitis ebenso zu vermeiden ist wie bei der Nephritis; auf die Regelung der Darmtätigkeit ist bei allen Leberkrankheiten größtes Gewicht zu legen.

Höchste Beachtung erfordert der *Vitamingehalt der Nahrung*, dem durch Darreichung von Rohkost weitgehend Genüge geleistet wird. Falls es gestattet ist, die experimentellen Erfahrungen auf die Klinik zu übertragen, dann wird sich ein Organismus mit einem Minus an Vitaminen — vor allem bei einem Mangel an B_2 — gegenüber Leberschädigungen weniger widerstandsfähig erweisen. Da bei Darmstörungen, wie sie bei jeder akuten Hepatitis in Frage kommen, die Aufnahme von Vitaminen mit Schwierigkeiten verbunden ist, erscheint es angebracht, die *perorale Vitaminzufuhr durch subkutane Zufuhr tunlichst zu unterstützen*. Dies gilt nicht nur vom Vitamin-B-Komplex, sondern auch vom Vitamin K; denn anscheinend richtet sich das Vitamin K nicht nur gegen den Antithrombingehalt, sondern auch darüber hinaus. Ich habe jedenfalls den Eindruck gewonnen, daß die Darreichung von Vitamin K auf die verschiedensten Leberstörungen einen günstigen Einfluß ausübt, dies erscheint um so berechtigter, als auch experimentelle Beobachtungen diese Annahme weitgehend stützen. Bezüglich der Darreichung von Vitamin C möchte ich zu Vorsicht raten, da BERTSCHINGER[1] bei allylvergifteten Ratten durch Darreichung von Vitamin C Ascites erzeugen konnte, was sonst nach Allylformiat fast nie zu beobachten ist.

Den wesentlichen Grund, warum die akute Hepatitis so oft zu einer völligen Ausheilung führt und die Probepunktion schon nach kurzer Zeit wieder ein normales Leberbild erkennen läßt, erblicke ich in der *enormen Regenerationsfähigkeit des Lebergewebes*. Ihr ist es hauptsächlich zu verdanken, wenn sich der durch den Leberschaden bedingte Gewebszerfall funktionell kaum auswirkt und, morphologisch betrachtet, die Leber die längste Zeit keine Verkleinerung erkennen läßt. Versagt allerdings diese vikariierende Tätigkeit und zerstören die

---

[1] BERTSCHINGER: Klin. Wschr. **1943**, 249.

in der Pfortader kreisenden Gifte immer wieder das frisch aufgebaute Parenchym, dann entwickelt sich die akute Leberatrophie, die sich klinisch als Leber-insuffizienz bemerkbar macht.

Läßt sich nun der Leberzusammenbruch irgendwie therapeutisch verhindern? Wenn die akute Hepatitis unter den Erscheinungen einer Leberatrophie zum Koma führt, handelt es sich meist um ärztlich vernachlässigte Fälle oder um Patienten, die es überhaupt nicht für notwendig erachtet haben, einen Arzt auf-zusuchen. Selbstverständlich ist auch die allgemeine Körperverfassung der be-treffenden Patienten zu berücksichtigen; der unterernährte und auch sonst kranke Mensch neigt viel eher zur Leberatrophie; einen ungünstigen Einfluß übt sicher die *Lues* und die *Gravidität* aus. Ich glaube, man kann das Krankheitsbild der akuten Leberatrophie am besten verhüten, wenn man jede akute Hepatitis gleich von Anfang an richtig und energisch behandelt. Früher galt der Ikterus katarrhalis als eine gutartige Erkrankung und wurde deswegen ärztlicherseits oft vernachlässigt; jetzt, da wir wissen, daß sich hinter der sogenannten gut-artigen Gelbsucht eine akute Hepatitis verbirgt und daß sich an diesem Krank-heitsbild mehr oder weniger der ganze Pfortaderkreislauf beteiligen kann, er-heischt die Behandlung um so höheres Interesse. Nicht zuletzt ist es die Erkennt-nis, daß der Ikterus katarrhalis vielfach das Anfangsstadium einer zukünftigen Leberzirrhose werden kann und daß es akute Hepatitiden gibt, die ohne Gelb-sucht einhergehen. Jedenfalls muß der Leitgedanke in unserem therapeutischen Handeln immer der sein, daß es sich bei der akuten Hepatitis und bei ihren Aus-wirkungen um eine *Albuminurie in die Leber und Milz* handelt, die letzten Endes auf *Permeabilitätsstörungen der Kapillaren des gesamten Pfortadersystems* zu be-ziehen ist. Sollte ich noch einmal Gelegenheit haben, eine allgemeine und spezielle Leberpathologie zu schreiben, so würde ich wahrscheinlich weiter aus-greifen und im Sinne der alten Pathologen meine Erfahrungen in Form — die Erkrankungen des chylopoetischen Systems — zusammenfassen.

3. Die Erkrankungen des Kreislaufes.

Im Blute der meisten Infektionskrankheiten, einschließlich des akuten Rheumatismus, lassen sich Substanzen nachweisen, die die Permeabilität der Kapillaren schädigen. Als biologischen Test zum Nachweis solcher „Gifte" haben wir die Kapillaren der Kaltblüter — vor allem des Salamanders — verwendet. Injiziert man einem solchen Tier Fluoreszein intrakardial, so leuchten im Ultra-violettlicht alle Kapillaren gelb auf. Der Farbstoff bleibt durch lange Zeit mehr oder weniger unverändert in der Blutbahn; injiziert man jetzt einem so vorbehan-delten Tier, dessen Kapillaren man im Ultraviolettlicht dauernd beobachtet, ein Kapillargift, z. B. Histamin oder Allylformiat, intrakardial, so kommt es innerhalb kürzester Zeit zu einem Übertritt des im Blute zirkulierenden Fluoreszeins in das die Kapillaren umgebende Interstitium. *Die Kapillaren sind somit unter dem Einflusse des Histamins bzw. Allylformiates für Fluoreszein durchlässig geworden.*

Verwendet man statt Histamin bzw. Allylformiat das Serum eines gesunden Menschen, so erweist sich das normale Serum als nicht toxisch; *im Gegensatz dazu lassen sich aber im Serum von Menschen, die z. B. an einer akuten Infektions-krankheit leiden, an Hand dieser biologischen Methode Substanzen nachweisen, die ähnlich wie Histamin bzw. Allylformiat wirken.* Das toxische Prinzip ist nicht an die Eiweißkörper des Serums gebunden, denn auch das entsprechende Ultrafiltrat erweist sich in gleicher Weise toxisch. Ich kenne keine zweite Methode, durch die sich kapillarschädigende Substanzen im Blute eines kranken Menschen so eindeutig nachweisen lassen, wie diese von ROLLER angegebene.

Wir kennen noch eine zweite, allerdings etwas umständlichere Methode, durch die sich die Gegenwart eines toxischen Prinzips im Serum von Infektionskrankheiten, einschließlich des akuten Rheumatismus, nachweisen läßt — das ist durch Messung des elektrischen Potentials. Ermittelt man mittels eines Röhrenpotentiometers (Versuchsanordnung nach KELLER und GICKLHORN[1] oder F. P. FISCHER[2]) die *elektrostatische Potentialdifferenz zwischen Blut und Leberzelle,* wobei sich das Arbeiten am Salamander ebenfalls sehr bewährt hat, so löst das Serum eines gesunden Menschen, wenn man es dem Salamander intrakardial injiziert, keine Potentialänderung aus, wohl aber kommt es zu einem beträchtlichen Potentialsturz, wenn das Serum von einem Patienten verwendet wird, der z. B. an einem akuten Rheumatismus erkrankt ist. Klingt der akute Krankheitsprozeß wieder ab und ist der Patient wieder gesund geworden, dann sind keine Toxine mehr im Serum dieses Patienten nachweisbar; es kommt weder zu einem Übertritt von Fluoreszein noch zu einer Änderung des Potentials.

Im Rahmen der Besprechung des Rheumatismus erscheint es doch sehr beachtlich, daß jenes Medikament, das sich als das wirksamste Heilmittel des akuten Rheumatismus bewährt, nämlich das Pyramidon, auch im Experiment imstande ist, den Übertritt von Fluoreszein nach intrakardialer Injektion von Histamin zu verhindern. Auch *die Toxizität des Serums, das von einem akuten Rheumatismus stammt, läßt sich durch Pyramidon in wirksamster Weise beeinflussen.*

Zwei wichtige Befunde lassen sich somit aus diesen Experimenten herauslesen: *Im Serum jener Krankheit, die so häufig den Auftakt vieler Herzkrankheiten bildet, findet sich ein „Toxin", das die normale Permeabilität der Salamanderkapillaren stört, und Pyramidon, das als das spezifische Medikament des akuten menschlichen Rheumatismus anzusehen ist, die kapillarschädigende Wirkung des Rheumatikerserums aufheben kann.*

-Es sind dann noch zwei experimentelle Befunde, die vom Standpunkt der Permeabilitätspathologie gelegentlich der Besprechung der unterschiedlichen Kreislaufschäden erhöhte Aufmerksamkeit verdienen, das ist *jene eigentümliche, an akute Endokarditis erinnernde Veränderung der Herzklappen, die gelegentlich nach Darreichung entsprechender Histamin- bzw. Allylformiatdosen zu sehen ist, und das Auftreten eines schweren Kreislaufkollapses, wenn man Hunden große Histamindosen intravenös verabreicht,* also Gifte, die die Kapillarpermeabilität schwer beeinträchtigen. Beide — die *experimentelle Endokarditis* und der *protoplasmatische Kollaps* — *sind auf Albuminurien ins Gewebe zu beziehen.* Ich will versuchen, auch diese experimentellen Befunde mit den Erfahrungen der Klinik in Einklang zu bringen.

---

[1] KELLER und GICKLHORN: Handbuch der Arbeitsmethoden, Bd. V/2, S. 1189. 1928.
[2] F. P. FISCHER: Arch. Augenhk. **107**, 303 (1933).

a) Der akute Rheumatismus.

Das morphologische Substrat des akuten Rheumatismus ist eine typische gewebliche Veränderung am Gefäßbindegewebsapparat. Zunächst hielt man sich an das Aschoffsche[1] Knötchen; jetzt wissen wir, daß das Aschoffsche Knötchen bereits ein weiterentwickeltes Stadium darstellt, während als erste morphologisch faßbare Schädigung eine *degenerative Veränderung des Bindegewebes* anzusehen ist. Diese primäre Schädigung innerhalb des Bindegewebes kann unter ungünstigen Bedingungen sogar zur Nekrose führen. KLINGE[2] bezeichnet diese Veränderung als fibrinoide Verquellung des Bindegewebes und nennt sie wegen des spezifischen Charakters rheumatisches Frühinfiltrat; daraus entwickelt sich innerhalb von Tagen bis zu Wochen das zweite Stadium, das ist das Aschoffsche Knötchen. Das Aschoffsche Knötchen entspricht einem Granulationsgewebe, das sich um das ursprüngliche fibrinoide Frühinfiltrat lagert und es zu bereinigen sucht. Ödematöse Verquellung und die Zellwucherung können sich völlig rückbilden und im Laufe von Wochen zu einer gewöhnlichen Narbe werden.

Rheumaknötchen sind von ASCHOFF zuerst im Herzmuskel gefunden und mit dem Rheumatismus in Beziehung gebracht worden; sie kommen aber nicht nur im Herzen vor, sondern finden sich an den verschiedensten Stellen unseres Organismus: Endo-, Myo-, Perikard, Gelenkgewebe, Skelettmuskulatur. Nerven sind am häufigsten betroffen, aber auch das Gefäßsystem, einschließlich der Aorta und Pulmonalis, ist oft Sitz solcher Veränderungen. Meist beginnt der Rheumatismus im Anschluß an eine Angina tonsillaris; damit hängt wohl auch die besondere Häufung von Aschoffschen Knötchen in der unmittelbaren Umgebung der Tonsillen zusammen; die Herde finden sich im Tonsillarbereiche vorwiegend im Perimysium oder an der Muskelsehnengrenze; immer ist aber das Mesenchym und nie die Muskelfibrille der Sitz eines Aschoffschen Knötchens.

Ebenso wie die großen Gefäße (Aorta und Pulmonalis) können auch die *Kranzarterien* der Sitz solcher rheumatischer Veränderungen werden. Wir kennen auch hier ein typisches Frühinfiltrat, wie überall im Mesenchym; man spricht hier von einer *Arteriitis, um das Entzündliche dieser Erscheinungen zu betonen,* dabei können alle drei Gefäßschichten gleichzeitig befallen sein. Das gilt nicht nur von den Koronararterien, sondern in modifizierter Form auch von den *Venen*; die Gefäßveränderungen können polsterartig gegen das Gefäßlumen vortreten und auch hier Anlaß zur Ansammlung von Thromben bzw. Gerinnseln werden. Auch aus diesem *Frühinfiltrat* kann sich allmählich ein *granulomatöses Gebilde* entwickeln, wenn es nicht unter dem Einfluß einer entsprechenden Behandlung gelingt, wieder normale Verhältnisse anzubahnen. Ist die Therapie nicht imstande, das Frühinfiltrat — also die fibrinoide Quellung — entsprechend einzudämmen, so treten nur zu leicht Bindegewebselemente hinzu, was einer *Vernarbung* des Granuloms, einem dauernden Zustande, entspricht.

Zunächst hat man sich nur für das Vorkommen der Aschoffschen Knötchen interessiert, je mehr aber das Rheumaproblem die allgemeine Aufmerksamkeit erweckte, desto häufiger konnte man sich auch von dem Vorkommen der Vorstufen der Aschoffschen Knötchen überzeugen. Die gequollenen Massen färben

---

[1] ASCHOFF: Verh. pathol. Ges. **1904**, 46.
[2] KLINGE: Virchows Arch. **279**, 430 (1930).

sich nach der Weigertschen Methode gelegentlich blau; dies war der Hauptgrund, warum sich die Bezeichnung „fibrinoide Verquellung" eingebürgert hat. In dem Sinne sagt auch KLINGE,[1] der beste Kenner der Rheumamorphologie: *Das Wesentliche und Gemeinsame, das alle rheumatische Schäden umfaßt, ist die eigentümliche fibrinoide Aufquellung der Grundsubstanz des Bindegewebes; aus diesem Schaden heraus entwickelt sich erst das Knötchen, dessen ausgesprochenste Form das Aschoffsche Knötchen ist.*

Für die Frage, *wie* es zu dieser fibrinoiden Degeneration im Bindegewebe kommt und um *was* es sich bei dieser so eigentümlich färbenden Masse handelt, hat man sich verschiedentlich interessiert. Bietet sich Gelegenheit — ich folge hier der Darstellung von CHIARI[2] —, Frühfälle zu untersuchen, so sieht man als initiale Erscheinung des rheumatischen Schadens neben einem „schleimigen Ödem" mit deutlicher Basophilie vor allem eine eigentümliche „fibrinoide Verquellung" des Bindegewebes. Dieselbe erfaßt an umschriebener Stelle die Fibrillenbündel, während die ödematöse Durchtränkung des Gewebes viel ausgedehnter und auch nicht scharf umschrieben ist. Diese Massen färben sich lebhaft mit Eosin nach der van Giesonschen Methode deutlich gelb. Bei Versilberung des Gewebes, besonders gut darstellbar nach dem Verfahren von TIBOR-PAP, sind innerhalb der gequollenen Bündel noch feinste argentophile Fäserchen zu sehen.

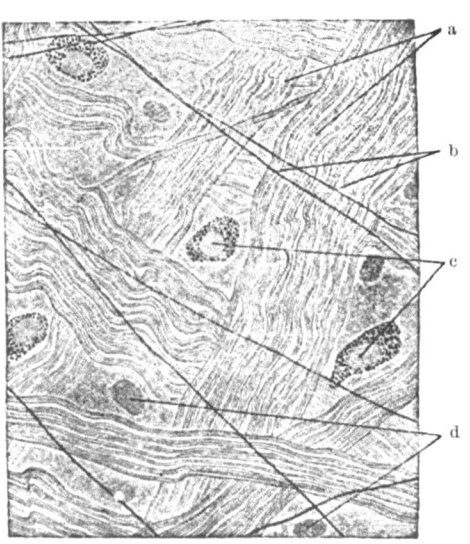

Abb. 140. Schematische Darstellung der Bindegewebsmasse. a Kollagene Fasern; b elastische Fasern; c retikulo-endotheliale Elemente; d Fibrozyten.

Zum einfacheren Verständnis der sich dabei im Mesenchym abspielenden Vorgänge ist es am besten, wenn man vom morphologischen Aufbau des Bindegewebes ausgeht. Wie aus beiliegender Abbildung (Abb. 140) zu entnehmen ist, besteht das Bindegewebe aus Zellen (Fibrozyten, retikulo-endothelialen Elementen) und dem Zwischengewebe (Interzellularsubstanz). Räumlich spielen die Zellen im Bindegewebe eine ganz untergeordnete Rolle gegenüber der Masse der Interzellularsubstanz; diese bestimmt allein den eigentlichen Charakter des Bindegewebes. In der Interzellularsubstanz lassen sich drei aus Kolloiden aufgebaute Bestandteile unterscheiden: die *kollagenen Fasern*, die *elastischen Fasern* und die *homogene Grundsubstanz* (Kittsubstanz). Funktionell betrachtet setzt sich das Bindegewebe — wenn wir von den wenigen Zellen absehen — eigentlich nur aus zwei Anteilen zusammen: aus der mikroskopisch homogenen, vielfach noch flüssigen *Grundsubstanz* und aus einer *Masse von festeren Gebilden* (kollagene und elastische Fasern), die innig mit der Grundsubstanz verwoben sind. Der

---

[1] KLINGE: Erg. Path. **26**, 1 (1933).
[2] CHIARI: Rheumatismus. Leipzig. 1938.

Morphologe faßt beide Anteile vielfach zusammen und spricht von einem *Para-plasma*. Uns interessiert diese bauliche Zusammensetzung deswegen, weil es sich hier um einen Teil des Strombettes handelt, durch das sich die Gewebsflüssigkeit im Sinne des inneren Kreislaufes hindurchbewegt.

Das *Paraplasma*, das einem Gemenge von Sol- und Gelsubstanzen entspricht, läßt große Unterschiede erkennen; am deutlichsten läßt sich das beurteilen, wenn man die verschiedenen Altersgrade des Bindegewebes betrachtet. Das jugendliche Mesenchym z. B. des Unterhautzellgewebes ist saftig, weich und unbegrenzt dehnbar, weil es reich an Grundsubstanz ist, das des Greises dagegen hart, wasserarm und reich an Fibrillen, aber nicht an elastischen Fasern. Parallel zu dieser Umbildung ändert sich auch so manche physikalische Eigenschaft, z. B. die Färbbarkeit (SCHULTZ[1]); das alternde Gewebe zeigt ausgesprochene Basophilie.

Die vielfach gallertige Beschaffenheit des Bindegewebes bringt es auch mit sich, daß sich das Paraplasma ausgezeichnet als *Depotorgan* eignet; bekannt ist seine Fähigkeit, Wasser und Salze zu speichern; wenn man dem Organismus reichlich Flüssigkeit zur Verfügung stellt, nimmt der Wassergehalt zu. An der Quellung beteiligt sich nicht das gesamte Paraplasma, es ist vielmehr die Grund-substanz, die Wasser in sich aufnimmt, viel weniger die kollagenen Fasern. Auch in anderer Beziehung besteht eine Art von *Antagonismus*, da die kollagenen Fasern in schwachen Säuren stärker quellen als die Grundsubstanz, während umgekehrt die Fasern in Alkalien nicht dicker werden, wohl aber die Grund-substanz quillt. Die zwischenzellige Kolloidmasse — also die eigentliche Grund-substanz — ist daher vermutlich nicht nur das Depot des Wassers, sondern auch des Kochsalzes.

Nun ist es aber nicht so, *daß das Bindegewebe nur Wasser und Kochsalz festhält, sondern vermutlich kann es auch Plasmaeiweiß in sich aufnehmen.* SCHADE[2] hat sich bereits für diese Möglichkeit interessiert und in diesem Zusammenhang auf eine beachtliche Tatsache aufmerksam gemacht: Die Gerberei der Haut hat den Zweck, in der Masse des Hautbindegewebes das Zusammenkleben der Fasern und damit das Brüchigwerden beim Trockenprozeß zu verhindern. Die ver-schiedensten kolloidchemischen Verfahren erreichen dieses Ziel. Das zarteste und weichste Leder erzielt man durch folgendes Verfahren: Die gereinigte und aus-gewaschene Haut wird 24 Stunden mit einer Kleienbeize oder einer weißen Schnellbeize vorbehandelt; nach erzielter Quellung wird die Haut in eine zweite Lösung gebracht, in die sogenannte „Nahrung"; dieselbe hat folgende Zusammen-setzung: etwa 28% Mehl, dazu $1/4$ Eidotter (für 100 g), 3,3% Alaun und 0,9% Kochsalz. Darin bleibt die Haut 24 Stunden bei 35 Grad. Das Merkwürdige ist nun, daß 100 ccm von dieser Lösung in 24 Stunden von derselben Menge Haut völlig aufgenommen werden. Diese „gesättigte Haut" wird dann getrocknet und stellt Glacéleder dar. Epikritisch sagt SCHADE zu dieser Methode: „Mit relativ indifferenten Substanzen wird hier vermittels kolloidchemischer Vorgänge — sit venia verbo — eine postmortale Fütterung des Hautbindegewebes erreicht; es wäre ein sehr auffälliges Spiel des Zufalles, wenn solche Befähigung des Binde-gewebes, dessen physiologische Ausnützung so nahezuliegen scheint, vom Körper intra vitam in keiner Weise verwertet würde."

[1] SCHULTZ: Münch. med. Wschr. **1922**, 371.
[2] SCHADE: Phys. Chem. **1922**, 384.

Ich habe diese Angaben vorausgeschickt, weil ich den Eindruck habe, *daß es sich bei der fibrinoiden Verquellung ebenfalls um eine Aufnahme von Eiweiß oder anderer Kolloide durch das Bindegewebe handelt, also um eine Art von Albuminurie ins Gewebe. Nach der Paarung mit der Grundsubstanz kommt es vielleicht zur Bildung einer homogen erscheinenden, stärker lichtbrechenden und sich intensiver mit Eosin färbenden Masse.* Im gewöhnlich gefärbten Schnitt ist auf der Höhe einer fibrinoiden Entartung von kollagenen Fasern nichts zu bemerken, sie sind aber nicht zerstört, sondern durch die fibrinoide Masse nur verdeckt, bzw. auseinandergedrängt, denn bei Silberimprägnation sind noch immer die argentophilen Fasern nachweisbar, wie dies BAHRMANN[1] gezeigt hat. Ob es sich dabei wirklich um eine Mischung von Bindegewebe mit „Fibrin" handelt — denn nur auf ein färberisches Verhalten stützt sich die Bezeichnung —, ist schwer zu entscheiden, zumal uns die typische Weigertsche Reaktion oft im Stiche läßt. Das Haitinger-Verfahren färbt die fibrinoide Masse nicht im Sinne des Plasmaeiweißes, aber auch nicht des reinen Bindegewebes; jedenfalls spricht vieles dafür, daß man *in der „fibrinoiden Entquellung" gleichsam den morphologischen Ausdruck einer gegenseitigen Fühlungnahme des Bindegewebes zu den Bluteiweißkörpern* annehmen darf. Dies ist auch der Grund, warum ich diese Frage im Rahmen der Permeabilitätspathologie zur Sprache brachte; im übrigen verweise ich auf das Kapitel „Allergisches Geschehen".

In allen Darstellungen, die sich mit den Anfangsstadien der rheumatischen Knötchen beschäftigen, wird auch das Vorkommen eines *interstitiellen Ödems* betont; gelegentlich soll es auch ohne gleichzeitige fibrinoide Degeneration zu sehen sein. Auch dazu nimmt KLINGE[2] Stellung und sagt: „Daß außer der Schädigung des Bindegewebes selbst, die wir als fibrinoide Entartung bezeichnen, eine Fibrinexsudation, ein Austritt von fibrinhaltigem Serum aus den Gefäßen hinzukommt, wird man um so weniger leugnen, als die serösen Häute oft sehr starke Fibrinausschwitzung und Niederschlagsbildung an der Oberfläche aufweisen."

Daß die Blutkapillaren beim akuten Rheumatismus für die Bluteiweißkörper durchlässig werden, das läßt sich klinisch sicherstellen. Ich habe bei einer großen Zahl von Patienten mit akutem und chronischem Rheumatismus das Landis-Verfahren in Anwendung gebracht und beim akuten immer, bei den chronischen Formen nur zur Zeit einer akuten Exazerbation eine erhöhte Kapillardurchlässigkeit nachweisen können. Diese Beobachtung erscheint mir deswegen so wichtig, weil *nach* Abklingen der Krankheit der Stauungsversuch wieder ein völlig normales Verhalten zeigt. Da sich auf der Höhe der Krankheit auch eine erhöhte Kapillardurchlässigkeit der Arme nachweisen läßt, also an Stellen, die nicht unmittelbar in der Nähe klinisch nachweisbarer rheumatischer Schädigungen liegen, so drängt sich die Überzeugung auf, daß es sich beim akuten Rheumatismus wirklich um eine allgemeine Krankheit handelt und *daß überall dort, wo der Morphologe im Bindegewebe Exsudatmassen nachweisen kann, eine Kapillarschädigung im Sinne einer Albuminurie ins Gewebe außer Zweifel steht.* Die Frage ist nur die, warum manche Stellen — histologisch betrachtet — dazu besonders disponieren, während in unmittelbarer Nachbarschaft eines rheumatischen Knötchens von einer Eiweißexsudation nichts zu bemerken ist; der

---

[1] BAHRMANN: Virchows Arch. **300**, 342 (1937).
[2] KLINGE: Erg. Path. **26**, 38 (1933).

rheumatische Prozeß mit seiner mehr *lokalen* Wirkung steht somit in einem gewissen Gegensatz zur Nephritis, bei der mehr oder weniger alle Kapillaren, anscheinend weniger intensiv, dafür aber *diffus*, in Mitleidenschaft gezogen sind.

Fibrinoide Massen bzw. Aschoffsche Knötchen finden sich nicht nur im interstitiellen Bindegewebe; auch das gesamte Gefäßsystem, sowohl Arterien als auch Venen, kann von der rheumatoiden Schädigung erfaßt werden; dabei können sich die morphologischen Veränderungen unter Umständen außerordentlich mannigfalt gestalten. Eine besonders eigentümliche Variante des Rheumatismus stellt die *Periarthritis nodosa* vor. KLINGE anerkennt auch hier ein Frühstadium; Intima und Media werden von einer fibrinoiden Verquellung erfaßt, die unter ungünstigen Bedingungen sogar zu einer hochgradigen Einengung des Gefäßlumens führen kann. Die vorwiegend umschriebene Schädigung durch das rheumatische Gift gilt auch für das Gefäßsystem; selbst im Kapillar- bzw. Präkapillarbereiche kommt es, soweit sich das histologisch erkennen läßt, nie zu diffusen Veränderungen, sondern zu vorwiegend zirkumskripten Schäden.

Die besondere Beteiligung der *Gelenke* hat sich auf den Namen der Krankheit ausgewirkt — Gelenkrheumatismus. Wir wissen heute, daß die Weichteile *um* die Gelenke von der rheumatischen Affektion viel stärker betroffen sind als das Gelenkinnere. Dies zusammen mit der Verallgemeinerung des pathologischen Geschehens war dann der unmittelbare Anlaß, warum wir seit längerer Zeit nur mehr von einem *akuten Rheumatismus* sprechen, nicht aber, wie es früher vielfach geschah, von einem Gelenkrheumatismus.

Die Schmerzen, über die der Rheumatiker klagt, sind teils auf den Druck, den das entzündliche Ödem auf die Nerven ausübt, zu beziehen, teils sind dafür Infiltrate in den Nervenstämmen selbst verantwortlich zu machen.

Im Blute findet sich meist eine *Vermehrung des Fibrinogens;* aber um exzessive Werte handelt es sich dabei keineswegs. Diese Angaben sind mir deswegen so wichtig, weil sich daraus einerseits kein bindender Schluß auf die mutmaßliche Entstehung einer Fibrinogenexsudation, anderseits der fibrinoiden Quellung ableiten läßt; über die feineren Vorgänge, die sich dabei abspielen, bestehen begreiflicherweise, wie bereits oben angedeutet wurde, nur histologische Angaben.

Die Geschehnisse, wie sie sich im Experiment (z. B. bei der Allylformiatvergiftung) und ebenso nach Darreichung von Masugi-Serum bei der experimentellen Nephritis gestalten, müssen vielfach als zur Entzündung gehörig angesehen werden. Den primären Gewebsschaden bemüht sich der Organismus durch Abwehrvorgänge zu beseitigen; histologisch äußert sich das durch Zellproliferationsvorgänge, die geeignet sind, den angerichteten Schaden völlig zur Ausheilung zu bringen, gelegentlich aber zu Gewebsuntergang führen; unter Umständen bleibt als Rest des überstandenen mesenchymalen Vorganges eine Narbe. Ganz ähnlich wird man das Geschehen auch beim akuten Rheumatismus deuten müssen. *Es kommt im Bindegewebe zu einem primären Kapillarschaden, der mit seröser, vielleicht auch fibrinöser Exsudation einhergeht.* Die vorwiegend *lokale Exsudation* bedingt im benachbarten Bindegewebe Reaktionen, die die längste Zeit — fast im Sinne einer serösen Entzündung — also ohne Zellreaktion einhergehen; erst allmählich setzt ein lokaler Proliferationsprozeß ein, der histologisch das Gepräge eines Aschoffschen Knötchens darbietet. Wenn es am Schluß entweder zu einer restlosen Heilung oder zur Narbe kommt, so unterscheidet sich der rheumatische Vorgang auch in dieser Richtung kaum von einem gewöhnlichen entzündlichen Prozeß. Wenn es gestattet ist, die Nephritis und die Hepatitis vom Standpunkt einer Permeabilitätsstörung zu betrachten, so erscheint es gerechtfertigt, in gleicher Weise auch zum Geschehen des akuten Rheumatismus Stellung zu nehmen. Sowohl bei der Nephritis als auch bei der Hepatitis kennen wir ein Stadium, das, morphologisch betrachtet, *die längste Zeit das Gepräge einer nur serösen bzw. zellarmen Entzündung* trägt, gleiches gilt auch vom Rheumatismus. Man hat sogar den Eindruck, als würde dieses seröse Stadium beim Rheumatismus besonders lange andauern; diesem serösen langwährenden Stadium glaube ich es zuschreiben zu müssen, daß sich eine zweckdienlich eingeleitete Therapie (Salizylsäure oder Pyramidon) so rasch Geltung verschaffen kann. Die Poren in der Kapillarwand, die sich vermutlich unter der Wirkung des Rheumatoxins um ein beträchtliches erweitern, bieten so den Plasmaeiweißkörpern offene Tore; dieser Kapillarschaden wird anscheinend durch Pyramidon wiedergutgemacht, was wohl darauf zurückzuführen ist, daß das Pyramidon die Kapillarmembran abdichtet und so ein weiteres Übertreten von Plasma verhindert.

Vielleicht handelt es sich beim reinen Muskelrheumatismus auch nur um einen solchen Eiweißübertritt in das Muskelinterstitium, doch läßt sich darüber noch kein abschließendes Urteil fällen, denn entsprechendes histologisches Material steht mir nicht zur Verfügung; auch die sogenannte *Gelose* wäre in dieser Richtung zu untersuchen. Jedenfalls spricht alles dafür, daß das rheumatische Leiden im Sinne einer Permeabilitätsstörung zu betrachten und daher ebenfalls als Albuminurie ins Gewebe anzusehen ist. Das Merkwürdige am akuten Rheumatismus gegenüber der Hepatitis und Nephritis ist nur die besondere Bevorzugung des interlobulären Mesenchyms im Bereiche der Extremitäten, des Stammes und der muskulären Organe (z. B. des Herzens), während das Hepatitis- und Nephritisgift sich vorwiegend an das interzellulare Mesenchym der großen Parenchymorgane hält. *Im übrigen handelt es sich hier und dort um dasselbe Geschehen: primäre Schädigung der Kapillarpermeabilität mit nachfolgender Albuminurie ins Gewebe.*

b) Die Endokarditis.

Der akute Rheumatismus führt sehr häufig, wenn er nicht frühzeitig durch Salizylsäure oder Pyramidon gestoppt wird, zu den bekannten Klappenveränderungen des Herzens; die dabei entstehende Endocarditis verrucosa ist für dieses Krankheitsbild so charakteristisch, daß man oft von einer Endocarditis rheumatica spricht, wenn man darunter die Endocarditis verrucosa meint. Wie es dazu kommt, darüber herrschte lange Zeit keine klare Vorstellung; die pathologischen Veränderungen sollen — so meinte man — durch wärzchenförmige Auflagerungen von im Blute gebildeten Thrombenmassen entstehen. Jetzt wissen wir, daß die Schädigung im Klappengewebe selbst ihren Anfang nimmt; im lockeren Mesenchym der unterschiedlichen Herzklappen, aber auch Sehnenfäden, entwickeln sich rheumatische Frühinfiltrate, die bis an das Endokard heranreichen und so sekundär zu thrombotischen Auflagerungen Anlaß geben. Das Bindegewebe der Herzklappen zeigt gelegentlich die typische, lokalisierte fibrinoide Degeneration; dadurch tritt das Gewebe über die Oberfläche der Klappe hervor und bedingt so die *charakteristische Verruca.* Auf dem Boden eines fibrinoid

umgewandelten Klappenbindegewebes entwickelt sich, aber auch erst allmählich,
eine zelluläre Infiltration, doch tritt sie bei der rheumatischen Endokarditis —
wenigstens in ihren Anfangsstadien — gegenüber der starken Verquellung sehr
zurück. Nach geraumer Zeit setzt dann eine Wucherung von Bindegewebszellen
ein, die in ihrem Aussehen weitgehend den Elementen der Aschoffschen Knötchen
gleicht; da von diesem Prozeß fast die ganze Klappe ergriffen werden kann,
wurde von mancher Seite sogar von einer Valvulitis gesprochen. Schließlich
kann die entzündliche Reaktion auch auf die thrombotische Auflagerung übergreifen und so zu einer Durchwachsung der Thromben führen; sowie es an anderen
Stellen möglich ist, entwickelt sich auch im Klappengewebe allmählich unter
Bildung von festeren Bindegewebsfasern eine Narbe. Sie ist meist die unmittelbare Ursache der schweren Klappenveränderungen mit all ihren Folgen (Insuffizienz bzw. Stenose). *Der rheumatische Vorgang zeigt eine außerordentliche
Neigung zu Rezidiven;* dies gilt nicht nur vom periartikulären Gewebe, sondern
auch von den Schädigungen an den Herzklappen; der gleiche Vorgang, der die
Herzklappen rheumatisch erfaßt, kann auch das Wandendokard, bzw. das Perikard in Mitleidenschaft ziehen.

Vergleicht man die am Menschen erhobenen Klappenveränderungen mit
jenen, die wir im allgemeinen Teil anläßlich der Allylformiatvergiftung beschrieben
haben, so ergeben sich daraus weitgehende Analogien. So manches Bild, das wir
bereits in unserer ersten Monographie, „Die seröse Entzündung", zur Darstellung gebracht haben, könnte ebensogut auch in der Zusammenstellung von
KLINGE[1] erschienen sein, wo es sich ausschließlich um die Darstellung menschlicher Krankheiten handelte.

Nachdem ich die rheumatischen Veränderungen, wie sie sich z. B. im periartikulären Bindegewebe finden, auf Permeabilitätsstörungen bezogen habe,
liegt es auf der Hand, dasselbe Geschehen auch auf die endokarditischen
Veränderungen auszudehnen. Meines Erachtens ist es nicht notwendig, wie es
ursprünglich geschah, mit primären mechanischen Läsionen der Intima zu
rechnen, chemische bzw. toxische Einflüsse scheinen allein zu genügen, um die
Intima des Klappenapparates durchgängig zu machen, so daß jetzt Bluteiweißkörper in das Gefüge des Klappenapparates eindringen und von hier aus die
Nachbarschaft — das ist vor allem das Endokard — schädigend beeinflussen.
Das durchtretende Plasmaeiweiß bedient sich dabei derselben Wege, die die Ernährungsflüssigkeit nimmt, um das Klappengewebe zu versorgen. Durch die
Intima hindurch sickert Blutwasser und versorgt so das Klappengewebe, das
bekanntlich nur aus Bindegewebe besteht, aber keine Blutkapillaren besitzt.
Diese Art der Gewebsernährung geschieht durch Membranen, die unter normalen
Bedingungen absolut semipermeablen Charakter zeigen, also kein Eiweiß durchlassen; unter pathologischen Bedingungen geht aber die Semipermeabilität verloren, so daß jetzt Eiweißkörper in das Klappengewebe eindringen. Die Folgen,
die sich daraus ergeben, sind leicht zu übersehen; wenn das Klappengewebe über
Blut- und Lymphkapillaren verfügen würde, so könnte sich wahrscheinlich der
Abtransport des eingedrungenen Eiweißes leichter gestalten, da dies aber nicht
in Betracht kommt, so muß damit das Bindegewebe allein fertig werden. Als

---

[1] KLINGE, Der Rheumatismus. Erg. Path. (1933).

ein solches Reaktionsprodukt zwischen Eiweiß und Bindegewebe ist vermutlich —
wenn wir den Morphologen folgen — das fibrinoide Frühinfiltrat anzusehen. Den
trägen Resorptionsverhältnissen, mit denen sich der Klappenapparat abfinden
muß, ist es wohl hauptsächlich zuzuschreiben, warum das einmal gebildete akute
Frühinfiltrat gerade im Klappenapparat so wenig Neigung zeigt, sich wieder
zurückzubilden, selbst bei zweckentsprechender Therapie. Das, was vielleicht
doch durch die Therapie, z. B. durch Salizylsäure oder Pyramidon, erzielt wird,
ist höchstens die Abriegelung, *so daß nicht neues Plasmaeiweiß in den Klappenapparat eindringen kann.*

Die Gefahren, die sich aus solchen Schädigungen für den Organismus ergeben,
sind verschiedene; wir fürchten uns vor allem vor der Thrombose, die sich auf
dem Boden so mancher „Schwiele", besonders im Bereiche der Koronargefäße,
entwickeln und so das Krankheitsbild der Koronarthrombose zur Folge haben.
Es erscheint nicht notwendig, darauf genauer einzugehen, da dabei Permeabilitätsänderungen nur indirekt in Betracht kommen. Die seltenen Fälle von Koronarthrombose, wie sie beim akuten Rheumatismus zu beobachten sind, haben
letzten Endes ihre Ursache doch nur in Endothelschäden. Dasselbe gilt von
den *Venenveränderungen* und den sich darauf aufbauenden Venenthrombosen;
schließlich ist die *Phlebitis* auch nur auf eine Schädigung der Venenwandung
zu beziehen.

Somit handelt es sich auch bei der Endokarditis um einen entzündlichen
Prozeß, denn man kann an dem befallenen Gewebe alle charakteristischen
Stadien einer Entzündung unterscheiden; über eine vorwiegend seröse Periode
kommt es zum produktiven Stadium, das schließlich in ein narbiges ausartet.

Bei der *ulzerösen Endokarditis* könnte man sich vorstellen, daß es sich hier
weniger um einen hyperergischen, sondern vielmehr um einen *anergischen Prozeß*
handeln muß, der sich zu einem granulomatösen Zustand nicht aufraffen kann
und dementsprechend auch kein Narbenstadium erreicht. Wir waren bemüht,
diesen Geschehnissen auch klinisch näherzukommen und haben als Prüfstein
der Allergie *das Arthus-Phänomen* und die *Reaktion auf Typhusvakzine* gewählt.
Es ist doch sehr auffällig, *daß sich bei einem Patienten mit ulzeröser oder gar Endocarditis lenta weder ein Arthus-Phänomen erzeugen läßt noch auf Injektion von
abgetöteten Typhusbazillen Antikörper gebildet werden.* Der Befund einer *biologischen Anergie* erlaubt es auch, das histologische Verhalten entsprechend zu
werten; jedenfalls erweckt die Albuminurie ins Gewebe auch bei der Entstehung
der Endokarditis unser besonderes Interesse.

c) Die Myokarditis.

Im Verlaufe des akuten Rheumatismus kann es zu Erscheinungen kommen,
die der Kliniker als Myokarditis auffaßt und sie auf eine Erkrankung des Herzmuskels bezieht. Im allgemeinen kann man zwei Formen unterscheiden: die
zirkumskripte und die *diffuse.* Die zirkumskripte macht sich nur dann bemerkbar,
wenn Partien in Mitleidenschaft gezogen werden, die für den Herzrhythmus
von Bedeutung sind. Die Diagnose einer den akuten Rheumatismus komplizierenden *diffusen Myokarditis* stellt man meist nur per exclusionem. Ein
wesentliches Symptom bildet z. B. der Nachweis einer gestörten Überleitungs-
fähigkeit; durch Läsion des Hisschen Bündels verläuft die Erregung vom Vorhof

zum Ventrikel viel langsamer. Bietet sich Gelegenheit, das anatomisch zu überprüfen, so kann man gelegentlich eine seröse Durchtränkung des Hisschen
Bündels feststellen.

Zwischen der zirkumskripten und diffusen Myokarditis ergeben sich zahlreiche Übergänge. Man wird wohl mit einiger Sicherheit annehmen dürfen, daß
es bei jedem schweren Rheumatismus im Sinne der *Pankarditis* auch zur Entwicklung eines Myokardschadens kommt, nur macht sich das meist klinisch
kaum bemerkbar, denn, wie sollten wir sonst die Tatsache deuten, daß wir bei
der Sektion von **an Herzfehler Verstorbenen** gar so häufig auf alte myokard-
itische Schwielen stoßen?

Wie bei jedem Infekt, haben wir auch beim akuten Rheumatismus mit der
Möglichkeit einer *Albuminurie in den Muskelapparat* zu rechnen und insofern
auch mit dem Vorkommnis einer „serösen Myokarditis". Man kommt in der
Beurteilung der serösen Durchtränkung der Herzmuskulatur am raschesten vorwärts, wenn man zunächst von normalen Verhältnissen ausgeht. Am Muskelquerschnitt ist das gegenseitige Verhältnis der Kapillaren zu den Muskelquerschnitten leicht zu erkennen; rings um jede Muskelspindel lagert sich ein Kranz
quergetroffener Kapillaren. Die Querschnitte der Kapillaren sind außerordentlich fein gezeichnet, so daß man den Eindruck gewinnen muß, daß auf diese
Weise die Sauerstoffversorgung der Herzmuskulatur in außerordentlich günstiger
Weise gelöst erscheint; von wesentlicher Bedeutung ist die unmittelbare Nähe
der Kapillaren zu den Muskelfibrillen.

Dort, wo sich eine *seröse Durchtränkung des Herzens* nachweisen läßt, bestehen verschiedene Abweichungen von der Norm. Zunächst sind die einzelnen
Muskelquerschnitte beträchtlich auseinandergerückt (ich spreche hier von einer
Distanzierung); außerdem erscheinen die Kapillarwandungen verdickt, gequollen; nicht zuletzt sind es Eiweißgerinnsel, die innerhalb der erweiterten
Interstitien zu sehen sind, so daß an der Gegenwart von ausgetretenem Plasmaeiweiß in die interstitielle Gewebsflüssigkeit des Herzens nicht zu zweifeln ist.

Schon unter „normalen" Verhältnissen finden wir in der menschlichen Herzmuskulatur eine Andeutung einer geringgradigen Distanzierung zwischen den
einzelnen Muskelfasern, wobei sich in den Zwischenräumen, die von feinsten
Bindegewebszügen — dem Perimysium internum — durchzogen sind, auch gelegentlich einige schollige Eiweißmassen in nach Carnoy fixierten Präparaten
nachweisen lassen. Auch die einzelnen Kapillaren des Myokards können etwas
dickwandiger erscheinen, als wir es sonst von Kapillaren erwarten. Vielleicht ist
dieses merkwürdige Verhalten darin begründet, daß wir den menschlichen Herzmuskel kaum unter völlig normalen Bedingungen in die Hand bekommen. Der
Todeskampf, der ja einer langsamen Erstickung entspricht, macht sich anscheinend in einem so lebhaft tätigen Organ, wie es das Herz ist, ganz besonders
bemerkbar; am stärksten sind davon die Papillarmuskeln betroffen.

Unter ausgesprochen *krankhaften Bedingungen* erscheint nun die Distanzierung
und Kapillarverdickung noch weit ausgesprochener als in dem sogenannten
normalen Herzmuskel. Bei Fällen, wo wir eine akute seröse Durchtränkung des
Herzens schon *vor dem Tode* annehmen müssen, so z. B. bei den unterschiedlichen
Infektionskrankheiten, ist der Raum zwischen den Muskelfasern noch wesentlich
breiter. Im Perimysium internum sind die Fibrillen besonders gut zu erkennen,

besonders wenn man sich einer Bindegewebsfärbung bedient. An einem deutlichen Auseinanderrücken der einzelnen Muskelelemente des Herzens ist daher nicht zu zweifeln; außerdem ist im Interstitium Eiweiß reichlich nachweisbar, das nur von ausgetretenem Plasma herrühren kann. Auch hier hat sich uns das Haitinger-Verfahren ausgezeichnet bewährt; gelegentlich kann man sich davon überzeugen, wie Eiweiß in die Muskelzelle allmählich eindringt. Die Herzmuskelkapillaren erweisen sich beträchtlich erweitert und anscheinend auch vermehrt, sie enthalten Plasma, aber verhältnismäßig wenig rote Blutzellen.

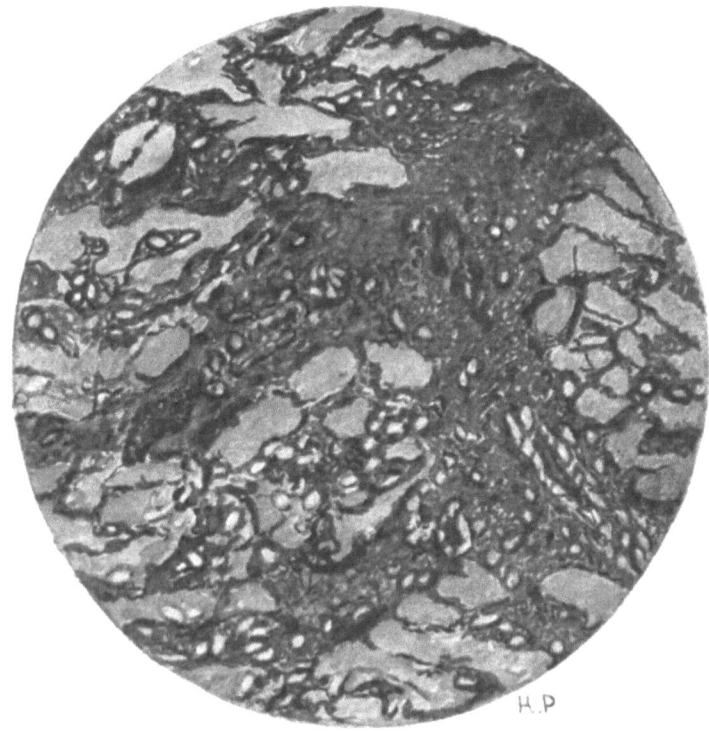

Abb. 141. Eiweißimbibition des Herzmuskels bei Diphtherie (Thiazinrotfärbung).

Dabei erscheinen die Muskelfasern verschmälert, so daß man an vielen Stellen den Eindruck gewinnt, als ob die einzelnen Elemente durch das Ödem komprimiert wären. Die Kapillaren, die am Querschnitt besonders deutlich und reichlich zu erkennen sind, erscheinen *dickwandig*, wobei die Lichtung durch die Wandverdickung verengt wird. Als gleichfalls pathologisch muß die Vermehrung der Endothelien und die gleichzeitige Vergrößerung der Kerne gedeutet werden, die vielfach knopfförmig in das Kapillarlumen hereinragen; am Längsschnitt ist die Wandverdickung weniger deutlich zu erkennen, dafür um so besser die Schlängelung und Endothelvermehrung. Da jetzt im Perimysium, das unter normalen Umständen sonst nur aus feinen, bei Mallory-Färbung eben tingierbaren Fibrillen besteht, auch dicke Bindegewebsfasern hinzugetreten sind, so drängt sich die Annahme auf, daß das junge, noch gequollene Bindegewebe auf dem Boden des ausgetretenen Plasmas eben erst entstanden ist.

Eigentümliche Veränderungen zeigt das Haitinger-Verfahren bei manchen Formen von *schwerer Diphtherie;* in den Interstitien findet sich gleich anderen Myokarditiden ausgetretenes Plasma, aber das Auffällige ist manchmal die *intensiv braunrote Färbung sämtlicher Muskelfibrillen* (Abb. 141). Nichts liegt näher, als hier ganz im Sinne der Albuminurie ins Gewebe an eine gleichmäßige Eiweißimbibition der gesamten Herzmuskulatur zu denken. Auf etwas Ähnliches habe ich auch bei der Besprechung der akuten Hepatitis aufmerksam gemacht und auch dort betont, daß die Rotbraunfärbung, die nach dem Haitinger-Verfahren auf die Gegenwart von Plasmaeiweiß hinweist, nur gelegentlich so intensiv zu sehen ist. Jedenfalls drängt sich die Frage auf, warum man mit dem Haitinger-

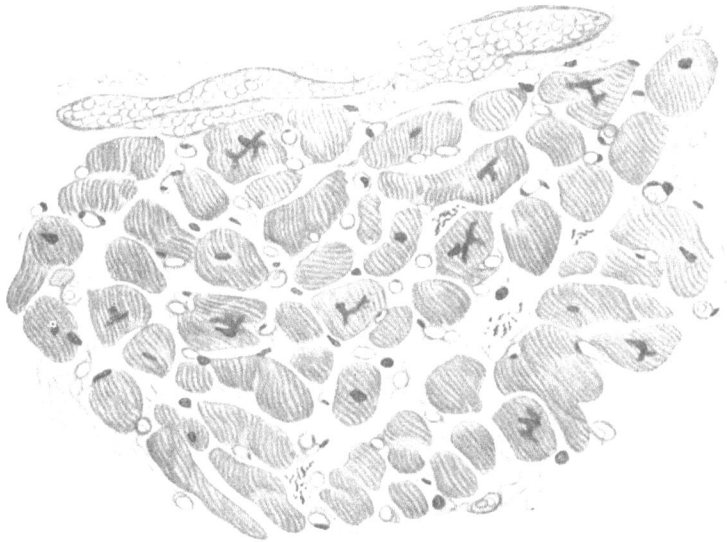

Abb. 142. Eigentümliche Kernbildung in der Herzmuskulatur; besonders häufig bei maligner Nephrosklerose zu sehen.

Verfahren nicht immer dieselbe Reaktion nachweisen kann, obwohl es sich anscheinend stets um den gleichen Prozeß handelt, nämlich um die Albuminurie ins Gewebe. Ich glaube diesem Problem am nächsten zu kommen, wenn man folgenden Standpunkt vertritt: Das in die Zelle eingedrungene Eiweiß erfährt hierselbst eine Zerlegung im Sinne einer fermentativen Verdauung, um das Parenchym zu entlasten. Da dieser Vorgang von den verschiedensten Faktoren abhängen dürfte, wird man sowohl mit qualitativen als auch quantitativen Unterschieden zu rechnen haben. Kommt man in die Lage, das Herz unmittelbar nach dem Eiweißeintritt zu untersuchen und zeigt auch die Parenchymzelle nur eine geringe Tendenz, das Eiweiß rasch abzubauen, dann wird der Charakter des intrazellulären Plasmaeiweißes noch längere Zeit bewahrt bleiben und dementsprechend nach dem Haitinger-Verfahren anders reagieren, als wenn das eingedrungene Eiweiß bereits eine weitgehende Zerlegung erfahren hätte. Die verschiedenen Fluorochrome scheinen gegenüber den Abbauprodukten des Eiweißes anders zu reagieren als gegenüber dem intakten Molekül. Läßt man sich von solchen Vorstellungen leiten, dann erkennt man erst auf der einen Seite die Reize,

aber auf der anderen Seite auch die Schwierigkeiten, mit denen die Fluoreszenzmikroskopie zu rechnen hat.

Die akute bzw. subakute Myokarditis begegnet uns noch in einer dritten
Form; ich sehe sie besonders häufig bei der *typischen malignen Nephrosklerose*,
wobei trotz hohem Blutdruck der Patient unter den Erscheinungen einer dauernd
fortschreitenden Herzerweiterung relativ rasch zugrunde geht. Oft leitet sich
dieses Krankheitsbild unter leichter Temperatursteigerung und zunehmender
Blutkörperchensenkung ein; das Herz wird von Woche zu Woche größer. Das
Myokard erscheint bei der makroskopischen Betrachtung, besonders am Querschnitt eigentümlich glänzend. Zwei Eigentümlichkeiten lassen sich dabei mikroskopisch feststellen: Zwischen den hypertrophischen Muskelfasern findet man
ein von ausgetretenem Plasma durchtränktes breites Zwischengewebe, in dem
die doppelt konturierten Kapillarquerschnitte sehr leicht zu erkennen sind. Besonders eigentümlich sind aber *bizarre Bildungen von verzerrten Muskelkernen*, die
an manchen Stellen an die polynukleären Kerne der reifen Leukozyten erinnern
(Abb. 142). Auch in diesen Fällen findet sich eine beginnende Bindegewebsver-
mehrung; die einzelnen Fasern erscheinen verdickt und gequollen, vielleicht auch
zahlreicher als gewöhnlich. Falls man auf das Problem der Permeabilitätspathologie eingestellt ist, läuft man Gefahr, vieles etwas monoton zu sehen; immerhin
drängt sich bei der Betrachtung dieser Veränderungen die Vorstellung auf, daß wir
es bei diesen eigentümlichen Kernbildungen vielleicht mit *Grenzmembranstörungen
zwischen Protoplasma und Kernsubstanz* zu tun haben. In der Zukunft ist meines
Erachtens der Frage einer *gestörten Kernpermeabilität* höchste Aufmerksamkeit zu
schenken; ähnliche Kernveränderungen sind auch bei anderen Formen von Herzinsuffizienz zu sehen, aber in so ausgedehntem Maße hauptsächlich bei der
malignen Nephrosklerose.

Aus einer sogenannten „akuten serösen Myokarditis" kann sich allmählich
ein Zustand entwickeln, der uns außerordentlich an die bekannte diffuse, meist
nur anatomisch faßbare Myokarditis erinnert. Vergegenwärtigt man sich die Art
und Weise, wie es überhaupt zu einer Bindegewebsbildung kommen kann, dann
darf man sich über den Übergang der akuten zur chronischen Myokarditis nicht
wundern. Eine solche Faservermehrung *kann* sich schließlich in ein Gewebe verwandeln, so daß an vielen Stellen des Herzens sich im Interstitium nur mehr
Bindegewebsfasern finden und insofern weitgehend einer Narbe entsprechen.

*Klinisch läßt sich die akute seröse Durchtränkung des Herzmuskels nur gelegent-
lich erkennen;* etwas Ähnliches gilt auch von der akuten Hepatitis, soweit sie sich
nicht durch eine Gelbsucht bemerkbar macht. Leider muß man sich nur zu häufig
von einer *Diskrepanz zwischen Funktion und morphologischem Befund* überzeugen;
das gilt vielfach nicht nur von den akuten Formen, sondern ganz besonders von
den chronischen. *In dem Sinne ist es nicht immer gestattet, allzu weitgehende Schlüsse
von der Histologie auf die Leistungsfähigkeit bzw. Funktion eines Organs, z. B.
auch des Herzens, zu ziehen.* Immerhin muß man die seröse, also akute Myokarditis
als phatogenetischen Faktor im Auge behalten, denn auf diesem Boden können
sich krankhafte Prozesse entwickeln, die dann in der Folge doch zu schweren
Ausfallserscheinungen führen.

Ich sehe daher einen wesentlichen Fortschritt in der von mir vertretenen Betrachtungsweise, daß ich mich bei den unterschiedlichen Erkrankungen nicht

nur für die Permeabilität an der Grenze zwischen Blut und Interstitium interessiere, sondern darüber hinaus auch eventuelle *Störungen der Zellmembran* berücksichtige, *denn von entscheidender Bedeutung für die Funktion eines Gewebes ist nicht die Beschaffenheit des Interstitiums allein, also z. B. die seröse Durchtränkung, sondern vor allem, wie sich die stattgefundene Albuminurie ins Gewebe auf die unterschiedlichen Parenchymzellen auswirkt.* Die *Herzmuskelzelle ist der eigentliche Garant* der Leistungsfähigkeit des Herzens.

Eine der wichtigsten Eigenschaften einer Parenchymzelle, also auch der Herzmuskelzelle, ist *die Fähigkeit, sich gegen ein atypisches Eindringen von Substanzen zur Wehr zu setzen, die sonst in die Zelle gelangen müßten, wenn das betreffende Gewebe nur auf physikalisch-chemische Kräfte angewiesen wäre.* Geht nun unter krankhaften Bedingungen diese Eigenschaft, nämlich die gerichtete Permeabilität verloren, dann bedeutet dies vielfach auch einen Verlust jener Zellfunktion, die uns Kliniker in der Beurteilung eines krankhaften Vorganges vor allem interessieren müßte. Von den vielen Möglichkeiten, wie sich eventuell eine Schädigung der gerichteten Permeabilität heranbildet, um damit das ganze Gewebe zu gefährden, kommt die seröse Imbibition des Interstitiums in erster Linie in Betracht, denn meist ist sie mit einer *schlechten Sauerstoffversorgung der Parenchymzellen* verbunden. Von der Bedeutung des Sauerstoffes für die Organfunktion kann man sich ganz besonders gut am Herzen überzeugen, denn jede Störung in der Sauerstoffversorgung bedeutet ein Nachlassen der Schlagkraft des Herzens. Hält eine solche Hypoxämie länger an, so läßt die Herztätigkeit allmählich nach und kann sogar zum Erlahmen des Herzens führen. Selbst im akuten Erstickungsversuch kommt es zu einer Plasmaexsudation, die beträchtliche Grade annehmen kann, wenn die Sauerstoffzufuhr für längere Zeit ungenügend ist oder gar stoppt. Gelegentlich solcher Erstickungsversuche habe ich mich immer wieder davon überzeugen können, *daß sich die seröse Durchtränkung hauptsächlich dort ungünstig auswirkt, wo über die Imbibition des Interstitiums hinaus auch die Parenchymzelle einen Schaden davongetragen hatte.*

Wenn wir bei einer Reihe von menschlichen Erkrankungen auf histologischem Wege eine ausgesprochen seröse Durchtränkung des Herzens aufdecken konnten, so hat sich das meistens auch in vivo funktionell ausgewirkt. Dort, wo es nicht der Fall war, konnte man sich vorstellen, daß die seröse Durchtränkung erst in ultimis eingesetzt hat und daher die Funktion der Parenchymzelle, also die gerichtete Permeabilität noch keinen Schaden davongetragen hat. Dies gilt ganz besonders von der chronischen Myokarditis, denn wie oft zeigt uns der Prosektor einen ausgedehnten narbigen Herzdefekt, und doch ist der betreffende Patient vielleicht an einem ganz anderen Leiden zugrunde gegangen, jedenfalls an keiner chronischen Herzinsuffizienz. Besonders sinnfällig tritt uns dieser Gegensatz zwischen schwerer histologisch nachweisbarer Gewebsschädigung und doch normaler Funktion nicht nur am Herzen, sondern auch bei der chronischen Hepatitis entgegen. In dem Sinne spreche ich von einer kompensierten und inkompensierten Form der Leberzirrhose und verstehe unter *kompensierter Leberzirrhose* den Narbenzustand nach einer überstandenen akuten Hepatitis, der sich aber funktionell kaum von einer gesunden Leber unterscheidet. Müßte ich die Diskrepanz zwischen einer kompensierten und inkompensierten Parenchymerkrankung im Sinne meiner Permeabilitätspathologie deuten, so würde ich sagen, daß bei der kompensierten Leberzirrhose zwar das Interstitium schwer in Mitleidenschaft gezogen wurde, doch ist die Bindegewebswucherung nicht imstande gewesen, die gerichtete Permeabilität der betreffenden Zellen zu untergraben.

Etwas Ähnliches muß auch bei der Beurteilung einer serösen Durchtränkung des Herzmuskels oder bei der chronischen Myokarditis angenommen werden. Wenn bei einem jungen Menschen im Verlaufe eines rheumatischen Infektes eine Herzdilatation hinzutritt, dann haben sicherlich nicht nur die Kapillaren, sondern auch die Zellen mit ihrer gerichteten Permeabilität Schaden gelitten, was natürlich nicht ausschließt, daß aus irgendeinem Grunde die Muskelzelle unabhängig von der Kapillarläsion erkrankt ist.

Im Gegensatz dazu möchte ich die nur *vorübergehende Reizleitungsstörung* hervorheben, die vielleicht auf eine *lokale seröse Imbibition* des Hisschen Bündels zurückzuführen ist, aber keineswegs als Ausdruck einer Permeabilitätsstörung der gesamten Herzmuskulatur aufgefaßt werden kann. Immerhin stellt diese lokale Schädigung des Herzmuskels eine Gefahr dar, denn dasselbe Toxin, das die seröse Durchtränkung auslöst, kann auch unabhängig von der Albuminurie ins Gewebe auf die Zellgrenzen übergreifen und so die Gesamtfunktion des Herzens benachteiligen. Dementsprechend muß es, wie bei jeder Parenchymerkrankung, unsere Aufgabe sein, einerseits *die Giftquelle*, die die Kapillarläsion auslöst, rasch zu beseitigen und andererseits *das Herz vor einer Überflutung mit Plasmaeiweißkörpern tunlichst zu schützen.*

Die Bedeutung einer toxischen Kapillarschädigung tritt bei chronischen Herzfehlern gelegentlich ganz besonders markant in Erscheinung. Immer wieder begegnen wir Patienten, die trotz ihres ausgedehnten Herzfehlers durch lange Zeit hindurch kaum Zeichen einer Kreislaufinsuffizienz darbieten, tritt aber ein fieberhafter Infekt hinzu, der sich auch an der Peripherie im Sinne der Landisschen Versuchsanordnung als Kapillarläsion erkennbar macht, so ist ein solcher Kranker sofort gefährdet, denn nur zu häufig wird jetzt dieser Infekt zum Anlaß einer nachlassenden Herzfunktion. Wenn man es miterlebt, wie vielleicht derselbe Infekt auch eine abklingende Nephritis neuerdings verschlechtert, so darf man sich nicht wundern, wenn sich eine analoge Kapillarschädigung auch im Herzen in ungünstiger Weise auswirkt. Folgt man diesen Darlegungen, dann wird man auch zu der Überzeugung gedrängt, daß man bei der Beurteilung einer Permeabilitätsstörung stets unterscheiden muß, *ob die Albuminurie ins Gewebe sich nur auf das Interstitium beschränkt oder ob auch das Herzfleisch einen funktionellen oder gar histologisch nachweisbaren Schaden davongetragen hat.*

d) Die Benachteiligung des Herzens durch geschädigte Koronargefäße.

Bei der Darstellung der Nierenkrankheiten mußte ich auf die Gefäßveränderungen eingehen. *Mehr oder weniger jede schwere Infektionskrankheit bedingt nicht nur eine Kapillarläsion, sondern führt auch zu Veränderungen an den größeren Gefäßen.* Davon kann man sich auch klinisch überzeugen, man muß nur fortlaufend die Radialis z. B. bei einer Pneumonie oder beim Flecktyphus palpatorisch verfolgen; sie fühlt sich von Tag zu Tag härter an. Bietet sich Gelegenheit, diese Gefäße auch anatomisch zu prüfen, dann ist es nicht schwer, die seröse Durchtränkung der Radialis oder Karotis sicherzustellen. Gleiches gilt auch von den Gefäßen der inneren Organe. Mit den Lungengefäßen hat sich in letzter Zeit besonders BREDT[1] und FOSSEL[2] beschäftigt; das, was hier beschrieben wird, gilt mutatis mutandis für das ganze Gefäßsystem, insbesondere auch für die Aorta (HOLLE[3]). *Das Primäre ist stets die Imbibition der Intima mit seröser Flüssigkeit.*

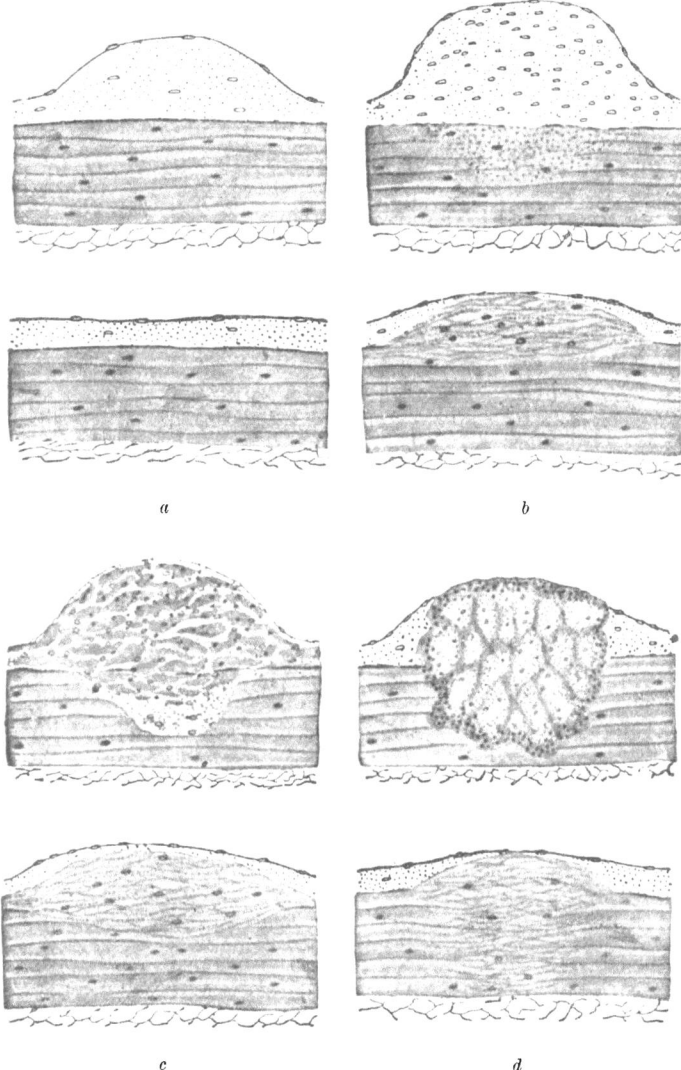

Abb. 143. Schematische Darstellung der einzelnen Formen der Endarteriitis pulmonalis und ihrer Ausheilungszustände. *a* seröse Endarteriitis (Ödem) mit völliger Ausheilung; *b* serös-zellige Endarteriitis mit Ausgang in oberflächliche Narbe (Sklerose); *c* fibrinoid-zellige Endarteriitis mit Ausgang in mehr oder weniger tiefreichende Sklerose; *d* nekrotisierende zellige Endarteriitis mit tiefgreifender Narbe. (Nach BREDT.)

Dieser Prozeß kann auf die Media übergreifen; allmählich kann sich das seröse Exsudat in eine Masse verwandeln, in der sich auch Zellen und Fibrin finden. Ebenso kommt es zur Bildung von umschriebenen, knötchenförmigen, fibrinoiden

[1] BREDT: Virchows Arch. **308**, 60 (1941).
[2] FOSSEL: Wien. klin. Wschr. **1941**, 843.
[3] HOLLE: Virchows Arch. **310**, 160 (1943).

Degenerationen in den lumennahen Teilen der subendothelialen Grundsubstanz; ihre Aufquellung bedingt gelegentlich eine Zerbröckelung und Auflösung der elastischen Fasern innerhalb der Media. Es hängt dann ganz von der allgemeinen Stoffwechsellage ab, ob der Prozeß restlos ausheilt oder ob es sekundär in den zerstörten Gefäßabschnitten zu einer Einlagerung von Kalk oder Lipoiden kommt. In dem Sinne unterscheidet BREDT eine *fortschreitende Phase* (akutes florides Krankheitsstadium), eine *Stillstands-* und eine *Ausgleichsphase* (Stadium der Verfestigung des örtlichen Krankheitszustandes) und eine *Phase der sekundären Umbildung* (Stadium der nichtobligaten Ablagerungsvorgänge). Dementsprechend hat die Gefäßerkrankung — *Arteriosklerose* — einen Beginn, einen Höhepunkt und ein Ende, d. h. sie heilt mit einem Schaden aus, der zu ihr im gleichen Verhältnis steht wie die Narbe zur fibrinoiden Entzündung. BREDT faßt die Vorgänge in einer schematischen Zeichnung zusammen; in dieser Abbildung spiegeln sich die Geschehnisse bei der serösen Durchtränkung der Gefäße, einschließlich ihrer Folgen so klar, daß ich es nicht verabsäumen will, dieses Schema hier wiederzugeben (siehe Abb. 143).

Auch die *Phlebosklerose* muß pathohistologisch in diesen Formenkreis einbezogen werden. Auf dem Boden solcher seröser Gefäßveränderungen kann es zu Ablagerung von Blutbestandteilen kommen, die sich schließlich bis zur Thrombose mit allen ihren Folgen auswirken.

Jedenfalls ist der *Formenkreis möglicher Reaktionen der Gefäßintima wesentlich größer*, als bis jetzt angenommen wurde, denn er umfaßt auch ein „serös entzündliches Geschehen", *wobei das „entzündliche" nicht als Vorgang im Kapillarbereiche, sondern als eine vorwiegend von Toxinen her bestimmte Ausgleichreaktion des subendothelialen Gewebsschadens aufzufassen ist. Das Primäre ist immer eine Läsion der normalen Permeabilität, die letzten Endes immer auf eine Funktionsstörung der Gefäßintima zu beziehen ist.* Geht dabei der semipermeable Charakter verloren, dann läßt die Intima nicht nur Blutwasser, sondern auch Eiweiß ins Gefäßparenchym übertreten; ist einmal Eiweiß eingedrungen, so kommt es nur zu bald zu einer ödematösen Durchtränkung der subendothelialen Schichten. Diese Flüssigkeitsvermehrung bildet — wie HOLLE zusammenfassend sagt — sowohl die Grundlage für die in der Aorta so häufig vorkommenden Lipoidflecke als auch für die Entstehung des Atheroms. Das Atherom kommt dadurch zustande, daß in der Tiefe des beetförmigen Intimaödems das Gewebe abstirbt, während in den oberflächlichen Schichten infolge günstigerer Ernährungsbedingungen Faserbildung einsetzt. Gefäßschäden dieser Art können sich funktionell in verschiedenster Weise auswirken; das Entscheidende ist immer die Lokalisation, also die Lagerung des betreffenden Gefäßschadens.

Mit KNEBEL konnte ich mich von einer Herabsetzung der Windkesselfunktion überzeugen, wenn mit der Wetzlerschen Methode der Einfluß einer schweren Histaminvergiftung auf die tierische Aorta verfolgt wird. Plasmaeiweißkörper dringen schon bei der akuten Histaminvergiftung durch die Intima in das Gefäßparenchym ein und können so ungünstigen Einfluß auf die Elastizität des Aortenwindkessels nehmen.

Im Bereiche kleinerer Gefäße, unter anderem auch der *Koronargefäße*, besteht die Gefahr einer Behinderung der Blutzufuhr, sobald ein solcher Prozeß das Koronarlumen auch nur vorübergehend verengert. Der arteriosklerotische Prozeß kann von der Aorta auf die Koronargefäße übergreifen oder unabhängig von der Aorta zu kleinen Veränderungen innerhalb des Koronarkreislaufes führen und so zum Ausgangspunkt von thrombotischen Ablagerungen werden, die dann die Ernährung des Herzmuskels gefährden können. Das kann sich akut (Koronarthrombose) oder mehr allmählich gestalten; jedenfalls können solche Koronarschäden zu schweren **Störungen**, wenn nicht sogar akutem Herztod Anlaß geben. Die *eigentlichen Ursachen* solcher Gefäßläsionen können sehr verschieden sein; es muß nicht immer eine schwere Infektionskrankheit sein, die man für eine solche Intimaläsion verantwortlich macht, es genügen scheinbar unbedeutende krankhafte Prozesse, zumal uns auch der positive Ausfall der Landisschen Versuchsanordnung und ebenso der Nachweis von kapillarschädigenden Toxinen im Blute sagt, *wie häufig wir selbst bei scheinbar harmlosen Erkrankungen mit Schädigungen des Gefäßsystems zu rechnen haben.*

e) Die eigentliche Herzinsuffizienz.

Das Wesentliche einer geregelten Zirkulation erblicke ich in einer zweckmäßigen Ernährung des gesamten Zellstaates; insofern rücken die bekannten Kreislauforgane, wie vor allem das Herz und die Gefäße, an die zweite Stelle, *während in den Kapillaren, ihren Wandungen und vor allem in ihrer Fühlungnahme zu den lebenswichtigen Zellen* sowie in der Beschaffenheit des Blutes das Um und Auf des ganzen Kreislaufproblems zu erblicken ist. Wir haben mit einer hämodynamischen und einer protoplasmatischen Funktion des Kreislaufes zu rechnen; beide Prozesse sind im Kapillarbereich so innig miteinander verbunden, daß es kaum angeht, dieselben anatomisch, geschweige denn funktionell scharf auseinanderzuhalten. An der Stelle, wo rein hämodynamisch gedacht der kapilläre Widerstand beginnt, setzt bereits der Bereich der Protoplasmatik ein. *Die Wechselbeziehungen zwischen Hämodynamik und Protoplasmatik haben nicht nur für die Peripherie Geltung, sondern ebenso auch für das Herz selbst, das als hämodynamische Maschine nur dann vollwertig ist, wenn sich auch seine Protoplasmatik optimal gestaltet.*

Das gesunde Herz — ich folge da den bekannten Untersuchungen von FRANK[1] und STARLING[2] — stellt ein ideal arbeitendes Pumpwerk vor, denn es kann gleichsam reibungslos jedes ihm angebotene Blutquantum auf die arterielle Seite weitergeben. Damit hängt auch die Frage zusammen, ob das ideal gesunde Herz ein größeres Blutangebot — wie z. B. bei der Arbeit — mit einem großen Einzelschlagvolumen beantworten kann oder ob es nicht zweckmäßiger wäre, dieselbe Quantität mit einer beschleunigten Herztätigkeit, also mit vielen kleinen Einzelvolumina zu beantworten. Sieht man in einem trainierten gesunden Menschen das Optimum einer ökonomischen Arbeitsmaschine, dann müßten wir wohl in dem großen Einzelschlagvolumen das Zweckmäßigere erblicken; damit stimmt auch die experimentelle Erfahrung überein, die nur dann eine Beschleunigung als ökonomisch anerkennt, wenn die Tachykardie gleichzeitig mit einem großen Einzelschlagvolumen einhergeht.

Da das Herz *keine wirksame aktive Diastole*, also keine Saugkraft entwickelt, vielmehr nur als *Druckpumpe* funktioniert, so ist das Herz darauf ange-

---

[1] FRANK: Z. Biol. **32**, 379 (1895).
[2] STARLING: Low of the Heard. London. 1918.

wiesen, daß ihm *das Blut von der Peripherie gleichsam passiv angeboten wird;* insofern stellt die Muskelarbeit nicht nur an das Herz, sondern in erhöhtem Maße an die Peripherie die höchsten Anforderungen. Der arbeitende Muskel benötigt mehr Nahrung und liefert auch mehr Stoffwechselschlacken, die weggeschafft werden müssen; da gleichzeitig damit auch der Sauerstoffverbrauch in die Höhe geht, *so ist die Peripherie für das daraus erwachsende Minutenvolumen in erster Linie verantwortlich.* Die Peripherie bietet dem Herz das Blut an, das dann in entsprechender Menge wieder weitergegeben werden muß, damit die Muskeln, bzw. die Peripherie neuerdings Nahrung und Sauerstoff erhalten.

Nachdem der Sauerstoffverbrauch bei einer mäßig schweren Arbeit leicht auf das Zehnfache des Normalen ansteigt, müßte dementsprechend das Minutenvolumen auf 25—30 Liter pro Minute emporschnellen. Da sich der Organismus bemüht, die daraus für das Herz erwachsende enorme Überlastung tunlichst herabzusetzen, stehen ihm Einrichtungen zur Verfügung, die wohl zu den wichtigsten Aufgaben der Peripherie gehören. Das mit Sauerstoff gesättigte arterielle Blut verliert in der Ruhe bei der Passage durch das Kapillarsystem zirka 25% seines Sauerstoffbestandes; wird der Arm unabhängig von der Arbeit gestaut, so ist die Sauerstoffeinbuße viel größer. Es können so bis 80% des Sauerstoffes dem arteriellen Blute entzogen werden; während der Muskeltätigkeit kann das venöse Blut ebenfalls viel sauerstoffärmer aus den Extremitäten in das rechte Herz gelangen. Diese bessere Ausnützung des arteriellen Blutes während der Arbeit, die aber mit Stauung sicher nichts zu tun hat, stellt *eine Einrichtung des gesunden und trainierten Organismus zu dem Zwecke dar, um das Herz vor einer hämodynamischen Mehrbelastung zu bewahren, denn durch eine bessere periphere Sauerstoffausnützung wird das Minutenvolumen wesentlich herabgesetzt.*

Diese physiologische Funktion, die es sich zur Aufgabe macht, das Herz trotz erhöhtem Sauerstoffverbrauch vor einem allzu großen Minutenvolumen zu bewahren, faßt man unter dem Begriff der „*Utilisation*" zusammen; je ausgiebiger sich die Utilisation im Bereiche der Peripherie — speziell während der Arbeit — gestaltet, desto geringer die Gefahr einer diastolischen Überdehnung des Herzens. *Die Utilisation bedeutet daher den besten Sicherheitsfaktor für das Herz;* wenn auch dem gesunden Herzen die Eigenschaft zukommt, ohne Schwierigkeit große Blutangebote zu bewältigen, so kann es für die Dauer nicht völlig gleichgültig sein, ob das Einzelschlagvolumen 50 oder 100 ccm beträgt. Aus solchen Zahlen ergibt sich auch *die Bedeutung des Minutenvolumens, zumal diese Größe im Verhältnis zum Sauerstoffverbrauch der beste Maßstab der Peripherie, aber auch des Herzens selbst ist.* Je größer das Minutenvolumen, desto rascher und unökonomischer erfolgt der Übertritt des arteriellen Blutes auf die venöse Seite, und umgekehrt, je kleiner diese Größe, desto länger weilt das Blut in den Extremitäten, wo es dann um so mehr Sauerstoff abgeben kann. Da auch schon bei einem normalen Menschen bereits Unterschiede in der Größe des Minutenvolumens vorkommen, muß mit einer *individuellen Einstellung der Peripherie* gerechnet werden; je ungünstiger anderseits die Utilisation, desto mehr Arbeit erwächst dem Herzen und umgekehrt. Über die Ursachen der bald besseren, bald schlechteren Utilisation läßt sich schwer ein abschließendes Urteil abgeben; wahrscheinlich spielt dabei das vegetative Nervensystem eine große Rolle. Vor allem scheint es der *Vagus*, bzw. das *Azetylcholin* zu sein, *das bei entsprechendem Tonus bzw. Konzentration die Utili-*

sation fördernd und regulierend beeinflußt. In dem Sinne hat auch GREMELS[1] und WETZLER[2] von einer Sparfunktion des Nervus vagus gesprochen.

Eine stärker ausgeprägte Utilisation kann gelegentlich von großer Bedeutung sein, denn sie kann vikariierend ein Herz, das aus mechanischen Gründen auf ein kleines Minutenvolumen eingestellt ist, vor Schäden bewahren; dafür scheint mir die Mitralstenose ein beredtes Beispiel abzugeben. Würde bei einer hochgradigen Verengerung des Mitralostiums dieselbe Blutgeschwindigkeit bestehen, wie sie sonst dem normalen Menschen zukommt, so müßte dies schon sehr bald zu einer schweren Herzerweiterung bzw. Stauung vor dem Herzen führen. Nachdem aber bei der kompensierten Mitralstenose kaum eine wesentliche Drucksteigerung im venösen System zu erkennen ist, so muß das verkleinerte Minutenvolumen ursächlich auf eine bessere Utilisation bezogen werden.

Unter ungünstigen Bedingungen kann sich die Peripherie auf das Herz auch schädigend auswirken; sowohl bei der Hypertonie als auch bei den Aortenfehlern, also bei Affektionen, bei denen das linke Herz schon an und für sich maximal beansprucht ist, kann es zum *Asthma cardiale* kommen. Die Ursachen dieses schweren Zustandes können verschieden sein; als *eine* Ursache kann die schlagartig einsetzende Vergrößerung des Minutenvolumens angesehen werden. Eigene[3] Untersuchungen haben gezeigt, daß es bei diesen nächtlichen Anfällen zu einer *beträchtlichen Beschleunigung der Blutzirkulation* kommt. Nichts liegt daher näher, als an einen ursächlichen Zusammenhang zwischen dem Ausbruch des Asthma cardiale und einer schlechten Utilisation von seiten der Peripherie zu denken. Würde das Blut in entsprechender Weise ausgenützt werden, so wäre das Angebot an den linken Ventrikel geringer und die Neigung zum Asthma cardiale wäre herabgesetzt.

Tritt aber ein großes Stromvolumen an das Herz heran, das vom Ventrikel in nichtentsprechender Weise weitergegeben wird, dann bedingt dies ein Liegenbleiben von Blut innerhalb der Herzhöhlen oder vor dem Herzen. Hält dieser Zustand länger an, so kommt es zu einer *Dilatation der Herzhöhlen* oder zum mindesten zu einer starken Blutansammlung in den dem Herzen vorgelagerten Organen. Geraume Zeit kann die sich daraus ergebende Drucksteigerung vielleicht noch durch eine beschleunigte Herztätigkeit korrigiert werden, allmählich überträgt sich aber die Last teils auf die Lungenvenen, teils auf das erweiterte Pfortadersystem, bzw. auf das Vena-cava-Gebiet, was allerdings Stauung bedeutet. Entwickelt sich dieses Mißverhältnis rasch, so führt dies bei Überlastung des linken Herzens eventuell zum Bild des *akuten Lungenödems bzw. Asthma cardiale.* Im Prinzip dasselbe kann sich auch bei einer Insuffizienz des rechten Herzens abspielen, wobei aber nicht Lungenstauung, sondern die Überschwemmung der Leber (Stauungsleber) die hervorstechende Erscheinung darstellt.

Eine bedeutsame *Störung der Peripherie* läßt sich bei vielen Herzfehlern während der Arbeit nachweisen; bestimmt man bei nicht sehr dekompensierten Herzpatienten das Minutenvolumen, aus dem sich die Utilisation leicht errechnen läßt, dann kann man sich gelegentlich von der Unökonomie der Muskeltätigkeit bei manchen Herzpatienten überzeugen. Im Gegensatz zur Arbeit eines gesunden

---

[1] GREMELS: Arch. exper. Path. (D.) **182**, 8 (1936).
[2] WETZLER: Zbl. exper. Med. **107**, 673 (1940).
[3] EPPINGER: Asthma cardiale. 1924.

Menschen erfolgt bei solchen Herzkranken nur eine *höchst mangelhafte Utilisation*. Ja, wir haben sogar Fälle gesehen — allerdings handelt es sich dabei nie um schwer dekompensierte Patienten —, wo die Utilisation während der manchmal gar nicht so bedeutsamen Muskeltätigkeit schlechter erfolgt als während der Ruhe. Ein solches Herz hat somit zu einer Zeit, wo es bereits weniger funktionstüchtig ist, bei gleicher Arbeitsleistung quantitativ mehr zu pumpen als zu Zeiten völliger Kompensation; solche Beobachtungen, die sich immer wieder feststellen lassen, drängen zu der Annahme einer gestörten Utilisation im tätigen Muskelgebiet. Ähnliche Beobachtungen sind bei schwer dekompensierten Herzpatienten nicht durchführbar; wenn man sich aber auf die Untersuchung des Venenblutes der Extremitäten einstellt, was allerdings nicht immer als stichhaltig anzusehen ist, so müßte man das Gegenteil erwarten, also gute, vielleicht sogar übernormale Utilisation; wieweit dabei auch Stauung in Frage kommt, möchte ich zunächst dahingestellt sein lassen. Jedenfalls glaube ich auf Grund meiner Untersuchungen daran festhalten zu müssen, daß man im Beginne vieler Inkompensationen mit einem Stadium rechnen kann, in dem während der Arbeit das periphere Blut schlechter ausgenützt wird, als dies beim normalen Menschen geschieht. Übt schon ein größeres Minutenvolumen in der Ruhe einen ungünstigen Einfluß auf das weniger leistungsfähige Herz aus, so muß sich das während der Arbeit, besonders wenn das Minutenvolumen infolge mangelhafter Utilisation unverhältnismäßig in die Höhe schnellt, noch weit ungünstiger auswirken.

Das normale hämodynamische Zusammenspiel zwischen Peripherie und Herz kann unter krankhaften Bedingungen — allerdings zunächst nur rein mechanisch betrachtet — in doppelter Weise eine Störung erfahren: Handelt es sich um eine *reine Herzinsuffizienz*, dann ist das Herz nicht mehr imstande, das ihm von der Peripherie angebotene Blutquantum wieder restlos gegen die Aorta abzugeben. Die unmittelbare Folge ist zunächst eine Zunahme des sogenannten Restblutes im Herzen (Dilatation), dann Drucksteigerung im vorgelagerten Vorhof und Erweiterung der zuführenden, unter erhöhtem Druck stehenden Venen. Das Gegenstück ist die *reine periphere Insuffizienz;* hier versagt die Utilisation und bedingt so ein unverhältnismäßig großes Minutenvolumen; die betreffenden peripheren Organe arbeiten höchst unökonomisch, denn dem vorbeiströmenden Blute wird nur wenig Sauerstoff entnommen, weswegen das Herz dauernd unter dem Schwalle des zuströmenden Blutes überbelastet ist. Solange das Herz vom Sauerstoffangebot noch ökonomisch Gebrauch macht, wirkt sich die Unökonomie an der Peripherie weniger schwer aus, sobald aber die Utilisation absinkt, treten die schweren Erscheinungen der sogenannten Dekompensation in den Vordergrund.

Welcher Anteil — die Peripherie oder das Herz — schwerer betroffen ist, das hängt von verschiedenen Faktoren ab, unter anderem auch von der Konstitution. Nachdem *jedes Individuum eine charakteristische vegetative Struktur* besitzt, die wieder durch eine eigentümliche Gleichgewichtslage der vegetativen Funktionen gegeben ist, habe *ich*[1] versucht, die Menschen in *Vagotoniker* und *Sympathikotoniker* zu scheiden. Gegen dieses Einteilungsprinzip haben sich zunächst Widerstände

---

[1] EPPINGER und HESS: Vagotonie. 1910.

erhoben, doch ist auf Grund neuerer Beobachtungen an der Richtigkeit dieses funktionellen Antagonismus nicht mehr zu zweifeln. WETZLER[1] hat bei normalen Menschen den Kreislauf geprüft und ebenfalls zwei Typen erkannt. *Der Vago-toniker zeigt Bradykardie, geringes Minutenvolumen und gute Utilisation; das Herz arbeitet — wie* WETZLER *sagt — im Schongang, während umgekehrt der Sympathiko-toniker den Kreislauf überanstrengt, denn er zeigt Tachykardie, schlechte Utilisation und hohes Minutenvolumen schon in der Ruhe; der normale Mensch befindet sich kreislaufmäßig gleichsam in der Mitte zwischen Vagotonie und Sympathikotonie.* Ich greife aus der Zusammenstellung von WETZLER die Mittelwerte heraus. WETZLER hat auch Versuche während der Arbeit durchgeführt (bei Studenten). *Der Vago-toniker deckt seinen Sauerstoffverbrauch bei der Arbeit (wie schon in der Ruhe) vergleichsweise mehr durch stärkere Sauerstoffausnützung des Blutes — bessere Utili-sation — als der Sympathikotoniker.* Auch die Atemökonomie des Vagotonikers ist besser, indem er zur Aufnahme einer bestimmten Sauerstoffmenge ein kleineres Atemvolumen benötigt als der Sympathikotoniker. Der *Vagotoniker schöpft die Atemluft besser aus.*

Wenn sich somit am Kreislauf zeigen läßt, daß der Funktionsablauf gegen-über bestimmten Belastungen von der Gleichgewichtslage des vegetativen Nervensystems abhängig ist, so darf man sich darüber nicht wundern, wenn pathologische Zustände in derselben Richtung ausarten und eventuell sogar über das Ziel schießen. Dementsprechend ist der Sympathikotoniker, wenn er von einem Herzfehler befallen wird, sicher schlechter daran als der Vagotoniker. Damit ist aber auch der Nachweis erbracht, *welch großen Einfluß das vegetative Nerven-system auf die Utilisation ausübt, denn die periphere Sauerstoffausnützung ist es, welche das Minutenvolumen bestimmt.* Nachdem enge Verknüpfungen und gegen-seitige Rückwirkungen zwischen dem eigentlichen vegetativen Nervensystem und den *Regulationszentren im Zwischenhirn* bestehen, so müßte sowohl der Vagus als auch der Sympathikus auf die Utilisation Einfluß nehmen. Das wird uns bei der Besprechung des *Trainings* noch besonders beschäftigen.

Tabelle 60.

	Schlagvolumen ccm	Frequenz	Minuten-volumen Liter	Blutdruck mm Hg
Sympathikotoniker .	80	88	6,8	101
Normaler Typus ...	67	72	4,6	100
Vagotoniker	66	49	3,2	98

Zusammenfassend kann man somit sagen: *Die Peripherie bedeutet bereits für das gesunde Herz einen hämodynamischen Schutz, dementsprechend kann eine stärker in Wirksamkeit tretende Bremsvorrichtung ein geschädigtes Herz vor einem zu schnellen Versagen bewahren. Versagt allerdings diese peripher bremsende Funktion und fehlt die zweckdienliche Utilisation, wie dies vielleicht im Anfangsstadium mancher Herzdekompensierten zu sehen ist* — wahrscheinlich sind es Sympathiko-toniker —, *so bedeutet das eine größere Gefahr für ein weniger gut funktionstüchtiges Herz.*

---

[1] WETZLER: Organismus und Umwelt. 1939.

Die Frage, was wohl die eigentliche Ursache sein mag, warum die Peripherie bei beginnender Herzinsuffizienz gelegentlich versagt, ist, rein hämodynamisch betrachtet, schwer zu beantworten. Ich werde aber zu zeigen versuchen, daß uns die protoplasmatische Analyse bei der mutmaßlichen Klärung dieses schwierigen Problems etwas weiterführt. Die protoplasmatische Betrachtungsweise wird uns auch beweisen, wie richtig es ist, wenn ich bestimmte Fragen aus der Kreislauflehre, so vor allem das Problem der Herzinsuffizienz, im Rahmen meiner Permeabilitätspathologie zur Sprache bringe.

Die protoplasmatische Energetik beim kreislaufinsuffizienten Patienten wird dem Verständnisse nähergebracht, wenn man sich zunächst an den normalen Muskelstoffwechsel hält. Seit den Untersuchungen von HILL[1] und MEYERHOF[2] ist es geklärt, daß bei der Kontraktion des Skelettmuskels aus Glykogen über das Laktazidogen anaerob Milchsäure gebildet wird. Ein nicht konstanter Anteil — etwa vier Fünftel — der Milchsäure wird oxydativ wieder zu Glykogen resynthetisiert. Bei gesteigerter Arbeitsleistung wird mehr Milchsäure gebildet als resynthetisiert bzw. verbrannt werden kann; es kommt daher zur Milchsäureanhäufung zunächst im Muskel, später auch im Blute.

Der Vorgang der Muskelkontraktion wird vielfach, und zwar mit vollem Recht, mit einem Akkumulator verglichen, weil bei der Arbeitsleistung ebenfalls kein Sauerstoff benötigt wird. Die eigentliche Oxydation geschieht erst in der Ruhepause, also wenn der Akkumulator wieder geladen wird. Man spricht hier auch *von einer Beseitigung der Sauerstoffschuld*, eines „*Debts*", weil die Muskeltätigkeit von dem Sauerstoff lebt, der erst in der Ruhepause zur Aufladung des Akkumulators verwendet wird. Die Ökonomie des ganzen Arbeitsvorganges ist daher abhängig von dem *Verhältnis des resynthetisierten zu den tatsächlich verbrannten Zwischenprodukten*, wobei neben Milchsäure auch andere Substanzen in Frage kommen. Je mehr aber Milchsäure, bzw. andere Zwischenprodukte der unmittelbaren Oxydation verfallen und so der Aufladung des Akkumulators entzogen werden, desto größer ist die Sauerstoffschuld nach der Arbeit und insofern die Unökonomie des arbeitenden Muskels. Daß auf diesen Resynthesevorgang das vegetative Nervensystem Einfluß nimmt, erscheint sehr wahrscheinlich, bewiesen ist es aber noch nicht; bekannt ist nur, *daß das Adrenalin das Reizmittel des Sympathikus den Stoffwechsel steigert und Azetylcholin ihn senkt.* In Fortsetzung der Beobachtungen von GREMELS[3] hat HUEBER[4] ähnliches auch beim Menschen gefunden. Eine Dauerinfusion von Gammadosen an Azetylcholin setzt auch beim Menschen den Sauerstoffverbrauch herab, während Adrenalin ihn steigert. Damit wird es auch verständlich, warum WETZLER beim Vagotoniker mit dem niederen Minutenvolumen und der hohen Utilisation relativ geringe Sauerstoffwerte im Ruheumsatz findet und das Gegenteil beim Sympathikotoniker erfolgt. In dem Sinne ist es auch weiter verständlich, warum W. R. HESS[5] *den Vagus als den ergotropen und den Sympathikus als den histotropen Nerven* bezeichnet.

---

[1] HILL: Erg. Physiol. **22**, 301 (1923).
[2] MEYERHOF: Handbuch der Physiologie, Bd. VIII/1, S. 476 u. 500. 1928.
[3] GREMELS: Arch. exper. Path. (D.) **182**, 6 (1936).
[4] HUEBER: Dtsch. med. Wschr. **1942**, 483.
[5] W. R. HESS: Regulierung des Kreislaufs. Leipzig. 1930.

Auch beim Menschen lassen sich die beiden Größen Milchsäure und Sauerstoffverbrauch leicht ermitteln; entsprechende Untersuchungen an dekompensierten Herzfehlerpatienten haben nun Zusammenhänge zwischen Stoffwechselvorgängen und Kreislaufinsuffizienz aufgedeckt und uns so eine Möglichkeit aufgezeigt, *warum der Herzkranke selbst bei der geringsten Arbeitsleistung so rasch ermüdet und warum die Kurzatmigkeit so lange anhält, wenn sich der Patient anschickt, eine leichte Arbeit zu leisten.*

Der Resynthesevorgang ist zunächst nur am herausgeschnittenen Froschmuskel studiert worden; unter bestimmten Voraussetzungen kann man auch beim Menschen in das Getriebe des Muskelmechanismus Einblick gewinnen; ja es ist sogar möglich, sich über die *Größe des Resynthesevorganges* zu unterrichten.

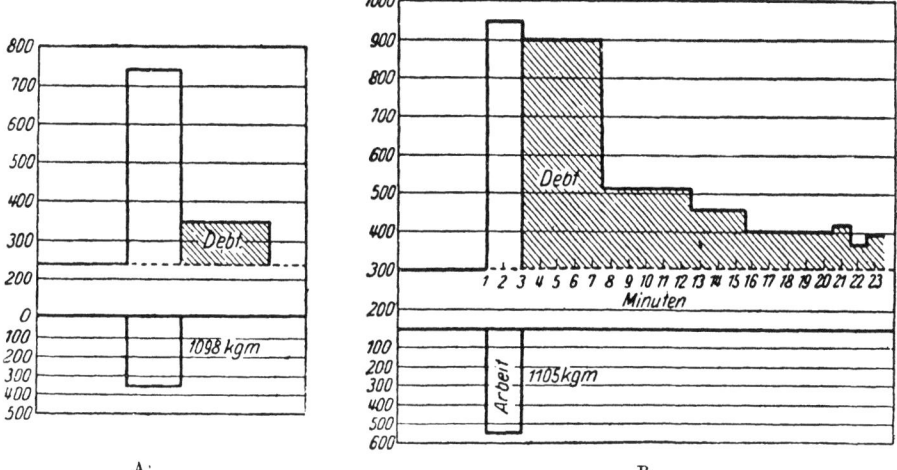

Abb. 144. A Sauerstoffverbrauch eines normalen Menschen bei einer Arbeitsleistung von 1098 kgm in 3 Minuten. B Sauerstoffverbrauch eines Herzfehlers bei einer Arbeitsleistung von 1105 kgm in 3 Minuten.

Diese Erkenntnis verdanken wir vor allem HILL. Wenn ein völlig gesunder Mensch schwer arbeitet, dann plötzlich aufhört und dabei der Sauerstoffverbrauch bestimmt wird, so sinken die erhöhten Sauerstoffwerte nicht sofort auf den Ruhewert ab, sondern halten noch eine Zeit an. Durch fortlaufende Analysen kann man sich nun leicht davon überzeugen, wann wieder der Ruhewert erreicht ist (das ist beim gesunden Menschen je nach der Arbeitsleistung nach zirka 4—6 Minuten). HILL nennt das ganze Plus an Sauerstoff über den Ruhewert „*Requirement*", während das Quantum Sauerstoff, das vom Organismus erst nach Beendigung der Arbeit in Anspruch genommen wird, dem „*Debt*" entspricht.

Untersucht man nun mit diesem Verfahren verschiedene Herzfehlerpatienten, die bereits Zeichen deutlicher Insuffizienz darbieten, so ergeben sich gegenüber der Norm wesentliche Unterschiede. Wie die beiden Schemen (Abb. 144) zeigen, die den Sauerstoffverbrauch eines Normalen und eines Herzkranken wiedergeben, erweist sich *das Debt beim Herzkranken wesentlich größer* (zirka achtmal so groß) *als bei der entsprechenden Kontrollperson.* Die Differenz würde sich noch größer gestalten, wenn wir den Versuch beim Herzkranken nicht unterbrochen hätten, denn nach 20 Minuten hat er noch nicht seinen ursprünglichen Ruhewert erreicht; die Kontrollperson zeigte bereits nach 4 Minuten den Ruhewert. Dadurch, daß HILL[1] annimmt, daß das Debt als Maßstab der Oxydation jener Substanzen zu betrachten ist, die der Resynthese, bzw. der Aufladung des Akkumulators entgangen sind, erweist sich diese Versuchsanordnung für das Studium des Muskelmechanismus als außerordentlich bedeutungsvoll. *Je größer der Debtwert, desto mehr Abbauprodukte des Glykogens haben sich der Resynthese entzogen und desto unökonomischer gestaltet sich die Arbeitsleistung.* Eine ähnliche Unökonomie der Muskeltätigkeit, wie wir sie beim herzkranken Menschen erheben konnten, läßt sich auch am Froschmuskel beobachten, *wenn man ihn in irgendeiner Weise schädigt, z. B. wenn man die Sauerstoffzufuhr drosselt.* Der Resynthesekoeffizient, der beim Froschmuskel vier Fünftel beträgt, kann auf drei Fünftel und noch weniger absinken; unter diesem Gesichtspunkte kann dieser Koeffizient dem tatsächlichen Nutzeffekt des Erholungsvorganges gleichgestellt werden.

Überträgt man diese Beobachtung auf die Befunde bei unseren Herzkranken, so weisen unsere Debtversuche auf eine außerordentliche Unökonomie hin, die vielleicht auf Sauerstoffmangel zu beziehen ist. Diese Störung kann nicht als der Ausdruck eines allgemeinen Krankseins hingestellt werden, denn analoge Untersuchungen bei kachektischen Menschen (z. B. Magenkarzinom) haben kaum nennenswerte Unterschiede ergeben. Man darf aus diesen Beobachtungen weiter schließen, daß im Organismus eines dekompensierten Herzkranken Milchsäure und andere beim Glykogenabbau freigewordene Substanzen sich weitgehend der Resynthese entziehen, bzw. daß der Akkumulator, der die Muskelmaschine betätigt, nicht entsprechend aufgeladen wird. Tatsächlich findet sich im Blute des Herzkranken reichlich Milchsäure, die während der Arbeit noch beträchtlich ansteigt; selbst die Ödemflüssigkeit enthält Milchsäure. Diese Störungen im Milchsäurestoffwechsel beeinflussen den dekompensierten Organismus nicht nur im Sinne einer Verschlechterung der Arbeitsökonomie, sondern bedingen auch eine Azidose, welche nicht als belanglos anzusehen ist, denn sie beanspruchen die Puffersubstanzen. Solange die Pufferfähigkeit noch intakt ist, wird sich eine vorübergehende Säurebildung kaum bemerkbar machen, aber bei länger bestehender Inkompensation führt jede körperliche Anstrengung zu einer Verminderung der Pufferfähigkeit und damit zu einer *echten inkompensierten Azidose.*

Wenn man sich nun die Frage vorlegt, was vermutlich die Ursache der bisher besprochenen Veränderungen, vor allem der großen Debts, der Unökonomie im Kohlehydratstoffwechsel, der Azidose sein könnte, so wird man zunächst auf die wichtigen Versuche von BARCROFT[2] verwiesen. Er zeigte, *daß sich bei Sauerstoffmangel das Arbeitsdebt des Muskels und damit auch das Requirement wesentlich größer gestaltet als bei genügender Sauerstoffversorgung.* Damit lenken die bei inkompensierten Herzkranken erhobenen Befunde unsere Aufmerksamkeit auf einen eventuellen Sauerstoffmangel der Gewebe, im besonderen der Muskeln. Unsere Vermutung geht somit dahin, daß *die Muskulatur eines inkompensierten Herzfehlers zu wenig Sauerstoff erhält* und daß sich dieses Mißverhältnis bei der Arbeit noch steigert.

---

[1] HILL: Proc. roy. Soc., Lond. **97**, 84 (1924).
[2] BARCROFT: Phil. trans. roy. Soc. **206**, 49 (1914); **207**, 149 (1915).

Die Möglichkeiten, *wie* es zu einer mangelhaften Sauerstoffversorgung der Gewebe ganz im allgemeinen kommen kann, sind verschieden; ich glaube, es sind vor allem vier zu berücksichtigen.

1. Verminderung der zirkulierenden Blutmenge.

Wenn das Herz nicht mehr imstande ist, das normale Minutenvolumen aufrechtzuhalten, kommt es zu einer ungenügenden Blutversorgung und damit auch zu einer schlechten Sauerstoffversorgung der Gewebe. Nun haben aber zahlreiche Bestimmungen des Minutenvolumens immer wieder ergeben, daß selbst bei der hochgradigsten Dekompensation das Minutenvolumen kaum eine wesentliche Änderung erfährt. Anders gestaltet sich allerdings das Verhältnis, *wenn die zuführenden Gefäße durch irgendwelche Wandverdickungen eine Beeinträchtigung des Lumens erfahren* (z. B. bei der Koronarthrombose; auch die Angina pectoris ist auf eine solche Anoxämie zu beziehen).

2. Hypoxämie des Blutes.

Arterienpunktionen bei den unterschiedlichen Herzkranken haben wichtige Ergebnisse gezeitigt; bei geringer Dekompensation zeigen sich kaum Abweichungen gegenüber der Norm, so daß ein derartiger Sauerstoffmangel als Ursache der schlechten Muskelökonomie kaum in Frage kommt. Anders dagegen, wenn die Dekompensation mit starker *Lungenstauung, Bronchitis, Emphysem oder herabgesetzter Vitalkapazität,* z. B. infolge Hydrothorax, gepaart ist, denn das sind Veränderungen, die nur zu leicht zu einer Störung des pulmonalen Gasaustausches Anlaß geben und fast immer zu einem beträchtlichen arteriellen Sauerstoffdefizit führen. Doch glaube ich kaum, dies allein für das hohe Debt bei unseren Herzkranken verantwortlich machen zu können, zumal maßgebende Physiologen den Standpunkt vertreten, daß selbst eine herabgesetzte arterielle Sauerstoffsättigung nicht ausreicht, um den peripheren Sauerstoffmangel zu erklären, der tatsächlich bei den meisten dekompensierten Herzfehlern zu finden ist.

3. Hämodynamische Kapillarstörungen.

Im allgemeinen Teil bin ich auf die Frage der *Distanzierung der Kapillaren* zu sprechen gekommen; auch auf diese Weise kann die Sauerstoffzufuhr eines Gewebes Schaden erleiden. Ödem kann die *Distanz zwischen Kapillare und Grenzschicht der Muskelfibrille vergrößern;* das Wirkungsfeld der Sauerstoffspannung des Blutes erfährt auf diese Weise schon rein mechanisch betrachtet eine wesentliche Beeinträchtigung. Nimmt man noch die gleichzeitig bestehende *Kapillarwandverdickung* hinzu, so ergeben sich daraus Schwierigkeiten, die eine wesentlich schlechtere Sauerstoffversorgung der Gewebe zur Folge haben können.

Das beigefügte Schema versucht die schlechte Sauerstoffversorgung bei der sogenannten Distanzierung zu veranschaulichen.

Bei Klappenfehler mit hypertrophischen Muskeln, ganz besonders aber bei der Hypertonie gestaltet sich das Mißverhältnis noch ungünstiger, denn durch die beträchtliche Dickenzunahme der Muskelfasern wird das Wirkungsfeld der

Sauerstoffspannung noch mehr verkleinert (Abb. 145). Ähnliches gilt auch von den peripheren Muskeln, wenn sie infolge Arbeitsüberlastung hypertrophieren. Der Versorgungsradius, auf dessen Größe die Zahl der vorhandenen Kapillaren ohne Einfluß ist, nimmt mit zunehmender Hypertrophie so zu, daß die Sauerstoffversorgung des hypertrophischen Herzens, aber auch der dickeren peripheren Muskeln ungenügend bleibt. Dieses Mißverhältnis kommt um so mehr zur Geltung, als durch Steigerung des Sauerstoffbedarfes oder durch ungenügende Sauerstoffversorgung von Seite der Koronarien das hypertrophische Herz noch zusätzlich eine Belastung erfährt. Da nun ungenügende Sauerstoff-

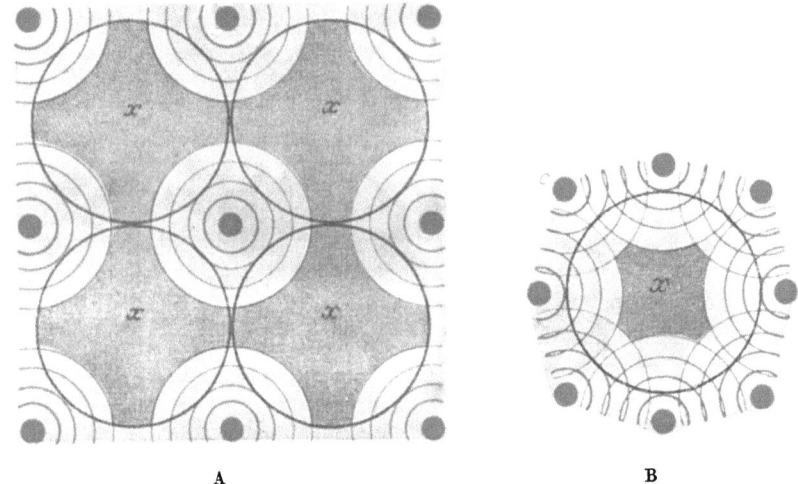

A   B

Abb. 145. Querschnitt durch vier hypertrophische Muskelfibrillen (A); besteht dieselbe Sauerstoffdiffusion wie bei nicht hypertrophischen Muskeln, so kommt es zu einer schlechteren Sauerstoffversorgung, selbst wenn die Zahl der ernährenden Kapillaren auf das Doppelte ansteigt (B).

versorgung zu einem Versagen der Herzleistung führt, wird man sich auch mit der Frage beschäftigen müssen, ob nicht das hypertrophische Herz und ebenso der hypertrophische Muskel an sich schon den Stempel einer kommenden Insuffizienz in sich tragen.

4. Gestörte Gasdiffusion durch die Kapillarwand.

Die klinische Erfahrung betont den ungünstigen Einfluß, den Infektionen auf das weitere Schicksal des hypertrophischen Herzmuskels ausüben. So können manche Klappenfehler jahrelang bestehen, ohne sich dem Träger im Sinne einer Dekompensation unangenehm bemerkbar zu machen. Tritt aber ein Infekt, z. B. eine Angina, ein Rheumatismus, eine Pneumonie hinzu, so kann dies genügen, um eine schwere Dekompensation auszulösen; manchmal können sogar ganz geringe Komplikationen, wie Erkältung oder leichte Grippe, von ausschlaggebender Bedeutung sein. Das wird verständlich, wenn man sich an die Tatsache hält, daß jeder auch noch so lokalisiert erscheinende Infekt mehr oder weniger immer das Gepräge einer Allgemeinkrankheit trägt und so zu universellen Kapillarläsionen Anlaß gibt. Unsere Erfahrungen mit dem Landisschen Verfahren bestärken uns in dieser Ansicht, ebenso die Beobachtungen von ROLLER. Jedenfalls gewinnt man den Eindruck, daß es *im Verlaufe der verschiedensten Infekte zu einer allgemeinen, zum mindesten weitverbreiteten Änderung der normalen Kapillarpermeabilität kommt.* Die Folgen können sich auf den Kreislauf in verschiedener Richtung auswirken. Über die durch Plasmaaustritt einsetzende Distanzierung habe ich bereits gesprochen; ebenso über die Möglichkeit eines allmählichen Überganges von serösem Exsudat ins Bindegewebe und der sich daraus entwickelnden chronischen Myokarditis. Aber das ist es meines Erachtens nicht allein, was zu einer Herzinsuffizienz führt.

Sicherlich spielen die eben erwähnten Faktoren bei der Entstehung der Herzinsuffizienz eine große Rolle, aber von wirklich entscheidender Bedeutung ist die *Änderung der gerichteten Permeabilität.* HARRISON und PICHLER[1] haben uns zuerst auf eine Abwanderung gewisser Mineralstoffe aus dem Herzmuskel aufmerksam gemacht; aber auch im peripheren Muskel eines dekompensierten Herzfehlers (z. B. im Gastroknemius) findet sich eine auffallende Armut an Kalium. Um dem Einwande einer postmortalen Veränderung zu begegnen, wurden von HARRISON und PICHLER Muskelstückchen in vivo exzidiert und auf ihren Mineralgehalt geprüft, wobei sich ebenfalls eine Verminderung der Kaliumwerte nachweisen ließ. Wir haben am diphtheriekranken Meerschweinchen ihre Beobachtungen vollinhaltlich bestätigen können. Neben der Kaliumverarmung kommt es auch zu einer Anreicherung von Natrium und Chlor; jedenfalls weisen diese Beobachtungen auf Störungen in den Grenzschichten zwischen Interstitium und Muskelfibrille, bzw. auf eine Einbuße jener Kräfte hin, die sonst das Muskelparenchym vor einem atypischen Eindringen fremder Kationen und Anionen schützen sollen.

Am Herz-Lungen-Präparat läßt sich leicht eine Herzinsuffizienz erzeugen; als *das geeignete Mittel erweist sich das Histamin* (RÜHL[2]). Nach entsprechenden Dosen kommt es zu Herzerweiterung, Ansteigen des Vorhofdruckes bei sinkendem peripherem und Ansteigen des Pulmonalisdruckes, kurz, die typischen Erscheinungen eines akuten Herzversagens. Als Ursache nimmt RÜHL eine schlechte Sauerstoffversorgung der Herzmuskulatur an; nachdem sich am Herz-Lungen-Präparat nach Histamin trotz funktioneller Schädigung keine Verminderung der Koronardurchblutung feststellen läßt, kann kaum mit einer hämodynamischen Störung der Blutversorgung gerechnet werden. Da aber dabei der Sauerstoffverbrauch absinkt und der respiratorische Quotient ansteigt, sieht sich RÜHL veranlaßt, hier von einer partiellen Erstickung zu sprechen. Als eigentliche Ursache des bestehenden Sauerstoffmangels nimmt RÜHL[3] eine ödematöse Veränderung der Herzmuskelkapillaren an. Wie es unter Histamin zu einer Pneumonose, also zu Wandverdickung der Lungenkapillaren kommt und dadurch der Sauerstoff schwieriger an das Lungenblut abgegeben wird, *so soll auch die Sauerstoffpermeabilität der Herzmuskelkapillaren unter Histamin Schaden erleiden.* Im vorbeiströmenden Blute ist genug Sauerstoff vorhanden, nur kann er sich wegen der Kapillarveränderung nicht in entsprechender Weise den Muskelfibrillen zur Verfügung stellen; Sauerstoffatmung erhöht zwar den physikalisch gelösten Sauerstoffgehalt im Plasma, ist aber doch nicht imstande, das Herzfleisch vollwertig mit Sauerstoff zu versorgen.

---

[1] HARRISON und PICHLER: J. clin. Invest. (Am.) **8**, 335 (1930); **9**, 193 (1930).
[2] RÜHL: Arch. exper. Path. (D.) **145**, 255 (1929).
[3] RÜHL: Arch. exper. Path. (D.) **174**, 96 (1934).

Ähnlich dem Histamin läßt sich auch durch Barbitursäure, bzw. ihre Derivate (Numal, Somnifen, Pernocton) am Herz-Lungen-Präparat eine Herzinsuffizienz erzeugen. Beide Formen von akutem Herzversagen, sowohl die nach Histamin als auch die nach Barbitursäure läßt sich bessern, wenn man dem Durchströmungsblut *Strophanthin* zusetzt. In der Mehrzahl der Fälle bedingt Strophanthin nicht nur eine funktionelle Besserung der Herzkraft, sondern auch eine Erhöhung des Sauerstoffverbrauches. Parallel dazu erfolgt *eine bessere Sauerstoffausnützung des Koronarblutes bei gleichzeitigem Absinken des respiratorischen Quotienten.* Als Ursache, warum Strophanthin die Herzinsuffizienz beseitigt und anderseits den Sauerstoffverbrauch hebt, wird in Analogie zur Pneumonose eine Besserung der kapillären Sauerstoffdiffusion angenommen. Vergleichsuntersuchungen an spontan insuffizient gewordenem Herzen zeitigen dieselben Resultate wie bei der Herzsuffizienz, bedingt durch Histamin bzw. Barbitursäure — Abnahme des Sauerstoffverbrauches und Ansteigen des respiratorischen Quotienten. Als Ursache dieser Form von Herzinsuffizienz wird ebenfalls Kapillarödem beschuldigt; Strophanthin kann auch diese Insuffizienz in günstigem Sinne beeinflussen.

Die Untersuchungen von RÜHL erfolgten am denervierten Herzen. Die Übertragung dieser Befunde auf das gesunde und vom vegetativen Nervensystem innervierten Herzen hat mit gewissen Schwierigkeiten zu rechnen, weil sich der Gaswechsel des innervierten Herzens in mancher Beziehung anders gestaltet als im isolierten Herzen. Das hängt zum Teil damit zusammen, daß *durch den Dauertonus des Vagus der Sauerstoffverbrauch niedrig gehalten wird, und umgekehrt bei hohem Sympathikustonus die Oxydationen im Herzmuskel gesteigert sind;* der Einfluß der vegetativen Nerven auf den Herzstoffwechsel scheint sich unabhängig von der Herzfrequenz zu gestalten. Als Beweis für diese Annahme kann die Tatsache angeführt werden, daß *Azetylcholin den oxydativen Stoffwechsel bereits mit Dosen herabsetzt,* die noch zu keiner Änderung der Frequenz oder des Schlagvolumens führen; da Azetylcholin die Kranzgefäße erweitert (nicht wie die elektrische Vagusreizung, die Koronargefäße verengt), gestaltet sich der oxydative Herzstoffwechsel noch günstiger (MEYER-GOLLWITZER[1]).

Betrachtet man das *Problem der Herzinsuffizienz vom Standpunkt einer Permeabilitätsstörung,* wie sie sich z. B. im Anschluß an eine Histaminvergiftung entwickelt, so kann man folgendes festhalten: Ähnlich wie es an anderen Stellen unseres Körpers im Anschluß an eine Histamindarreichung zu einer Erschwerung des Sauerstoffdurchtrittes durch die Kapillarmembran kommt, *bedingt das Histamin und so manches andere Gift auch am Herzen eine Erschwerung des Sauerstoffdurchtrittes.* Das ist wohl die unmittelbare Ursache, warum der Sauerstoffverbrauch heruntergeht und der respiratorische Quotient ansteigt. Es ergeben sich somit ähnliche Verhältnisse wie am peripheren Muskel, wo wir im Anschluß an einen Histaminkollaps ein tiefes Absinken des Sauerstoffverbrauches gesehen haben. Während aber der periphere Muskel, wenn er nach Histamindarreichung ermüdet, in der Erholungsperiode ein deutliches Debt erkennen läßt, fehlt dies bei der Insuffizienz des Herzmuskels; der Grund des fehlenden Debts ist wohl darin zu erblicken, daß die Sauerstoffschuld beim Warmblüterherzen überhaupt sehr gering ist.

---

[1] MEYER-GOLLWITZER: Klin. Wschr. **1940**, 580; **1939**, 225, 869.

Das eigentümliche antagonistische Verhalten im Sauerstoffverbrauch des Herzens, je nachdem, ob der Sympathikus- oder Vagustonus überwiegt, bietet mir Gelegenheit, auf die Sauerstoffversorgung der Gewebe ganz im allgemeinen noch einmal zu sprechen zu kommen. Wie bereits mehrfach betont wurde, unterscheidet EHRLICH[1] auf Grund seiner Untersuchungen — das Sauerstoffbedürfnis des Organismus — *in der Zelle drei Zonen*: Die erste umfaßt die Orte der höchsten Sauerstoffaffinität; sie verharrt während der normalen Organtätigkeit in gesättigtem Zustande und stellt somit gleichsam das *Reservedepot* vor, aus dem die Zelle Sauerstoff schöpfen kann, wenn ihr sonst Sauerstoff nicht in entsprechender Menge zur Verfügung steht. *Die zweite Zone enthält diejenigen Sauerstofforte, die während der normalen Zelltätigkeit funktionieren; hier erfolgt bald Oxydation, bald Reduktion.* Die dritte Zone entspricht Stellen, die auch bei erhöhter Inanspruchnahme *stets von Sauerstoff unbesetzt bleiben* und die dadurch eine *kontinuierliche Zugkraft auf den Blutsauerstoff* ausüben. Die außerordentliche Zweckmäßigkeit einer solchen Einrichtung erkennt man ohne weiteres, denn die Oxydation in einer Zelle muß sich um so energischer gestalten, je lockerer der Sauerstoff gebunden ist und dementsprechend um so leichter in die Zelle gelangt. Mit zunehmender Sättigung der Oxydationsorte müßte die Verbrennungskraft qualitativ und quantitativ lawinenartig ansteigen und zu einer Hitzeentwicklung Anlaß geben, die mit dem Leben der Zelle unvereinbar wäre; die geringe Sauerstoffsättigung bzw. Zufuhr zur Zelle hat daher den Zweck, die Verbrennungsvorgänge innerhalb der Zelle auf ein gerade zum Leben ausreichendes Minimum zu beschränken. Folgt man dieser Vorstellung, dann drängt sich auch der Vergleich mit dem gewöhnlichen Brennofen auf, der die Kohle, wenn die Luft- oder Sauerstoffzufuhr zu groß ist, viel zu rasch, allerdings mit einer stürmischen Hitzeentwicklung, verbrennt. Die Beschränkung der Luftzufuhr stellt das Ökonomische einer solchen Heizanlage in das richtige Licht; wären die der Sauerstoffdiffusion entgegenstehenden Dämpfungen innerhalb der Zelle aufgehoben, so müßte der Verbrennungsprozeß, bzw. der Sauerstoffverbrauch in beträchtlichem Maße in die Höhe gehen. Es würde mehr Sauerstoff verbraucht, mehr Kohlensäure ausgeschieden, mehr Wärme gebildet und mehr verbrennungsfähiges Material (Reservestoffe) konsumiert werden, als es der Norm entspricht. Da in der Zelle zwei physiologisch zu trennende Territorien existieren, das Paraplasma und das Protoplasma (MÖLLENDORF sagt: Alle aktiv tätigen Bestandteile des Zellkörpers nennen wir *Protoplasma;* alles was Objekt oder Produkt des Stoffwechsels ist *Paraplasma*), so möchte EHRLICH dem Protoplasma die höchste Reduktionskraft zuweisen und dem Paraplasma nur die Rolle eines Durchgangsortes zubilligen.

Von ähnlichen Vorstellungen läßt sich auch KOLLATH[2] leiten; auch er rechnet mit einer Drosselung des Sauerstoffangebotes an die Zelle, in der sich wichtige Reduktionsgeschehnisse vollziehen, die sich aber nicht Geltung verschaffen können, wenn *zuviel* Sauerstoff in die Zelle eindringt und hier gleichsam als Gift wirken kann. Dringt zuviel Sauerstoff in die Zelle ein, so ist das krankhaft, und hier spricht KOLLATH von einer Oxydose, die er der Reduktose entgegenhält.

---

[1] EHRLICH: Sauerstoffbedürfnis. 1885.

[2] KOLLATH: Erg. Hyg. usw. **14**, 382 (1933); Klin. Wschr. **1935**, 31; Erg. Physiol. **41**, 806 (1939).

Versucht man, diese Vorstellungen mit der Beeinflussung des Stoffwechsels durch das autonome Nervensystem, bzw. mit dem Azetylcholin und Adrenalin in Einklang zu bringen, so könnte man sagen, *daß Adrenalin bzw. Sympathikusreizung den Sauerstoffdurchtritt ins Protoplasma fördert, während umgekehrt Azetylcholin bzw. Vagusreizung sparend auf die Oxydationsvorgänge wirkt und so den Sauerstoffdurchtritt ökonomischer gestaltet.* Jedenfalls sind derartige Überlegungen geeignet, sich ebenfalls mit solchen Fragen im Rahmen einer Permeabilitätspathologie zu beschäftigen, denn sie beinhalten eine Erweiterung der Lehre vom Sauerstoffbedürfnis des Organismus. EHRLICH erkannte bereits die Schwierigkeiten seiner Theorie und schließt gleichsam entschuldigend sein Buch mit dem Satze: „Daß somit eine selbst verfehlte Theorie immer noch fruchtbringender werden kann als rohe Empirie, die ohne Erklärungsversuch nur Tatsachen registriert."

Die Membran, die sich an der Grenze zwischen Blut und Gewebsflüssigkeit befindet, ist gelegentlich gewissen pathologischen Schädigungen unterworfen; als Maßstab, ob die Zellmembran, also die Grenzschicht zwischen Gewebsflüssigkeit und Protoplasma, ihrer normalen Funktion im Sinne der gerichteten Permeabilität nachkommt, hat sich der Mineralstoffwechsel bewährt. So konnten wir uns von der Abwanderung des Kaliums, bzw. von einer pathologischen Einlagerung des Natriums in die Parenchymzelle gelegentlich pathologischer Geschehnisse überzeugen. Diese Vorkommnisse sind relativ leicht zu überblicken, weil sie anscheinend greifbarer Natur sind, und trotzdem erscheint es nicht angebracht, wie ich schon wiederholt betont habe, *hier gleichsam nur von einer Verbesserung oder einer Verschlechterung der Permeabilität zu sprechen;* die Dinge liegen viel zu kompliziert. Die Permeabilitätsvorgänge an der Grenze zwischen Blut und Interstitium gestalten sich außerordentlich umständlich, aber noch viel diffiziler erfolgt der Ionenaustausch im Bereiche der Zellgrenzschicht, von dem man sich vorstellen muß, daß er keineswegs ein bleibender ist, vielmehr im Laufe eines Tages schon großen Schwankungen unterworfen sein muß. Jedenfalls handelt es sich hier um einen *außerordentlich abwechslungsreich arbeitenden Mechanismus, der sicher auch mit physikalischen Kräften rechnen muß, aber ebenso auch mit Faktoren, die sich gegen die physikalische Chemie richten. Nur in dem Sinne spreche ich von einer gerichteten Permeabilität und bemühe mich, sie mit vitalen Vorgängen, aber auch rein chemischen Stoffwechselgeschehnissen in Einklang zu bringen. Die gerichtete Permeabilität ist eine Eigenschaft der gesunden lebenden Zelle; sie erlischt mit dem Tode und erfährt unter krankhaften Bedingungen wesentliche Einschränkungen. Es liegt auf der Hand, eine Läsion dieser wichtigen Zelleigenschaft auch bei der Herzinsuffizienz z. B. nach Histamin oder nach Schädigung des Herz-Lungen-Präparates im Anschluß an Darreichung von Barbitursäurederivaten anzunehmen.*

Auf eine schwere Beeinträchtigung der peripheren Muskelelemente habe ich im allgemeinen Teil aufmerksam gemacht. Es ist nun sehr interessant, daß selbst kleine Histamindosen, also Dosen, wie man sie z. B. in der Klinik zur Prüfung der Magenfunktion verwendet, auch beim gesunden Menschen den Sauerstoffverbrauch während einer Arbeitsleistung ungünstig beeinflussen. Wir haben dies teils mit der Knippingschen Apparatur, teils mit dem „Sackverfahren" sicherstellen können. Ich führe ein Beispiel an: Ein junger, kräftiger, sportgeübter,

28 Jahre alter Mann arbeitet 8 Minuten lang am Knippingschen Ergometer und leistet dabei 120 Watt; die übrigen Befunde finden sich in der folgenden Tabelle zusammengestellt.

Tabelle 61.

	Ohne Histamin	Nach Histamin 0,001 g subkutan
Ruhe	300 ccm O_2	296 ccm O_2
Arbeit (8 Minuten)....	12040 ccm O_2	12152 ccm O_2
Debt	2157 ccm O_2	4106 ccm O_2
Requirement	14497 ccm O_2	16258 ccm O_2

Den Zahlen wäre noch hinzuzufügen, daß der junge Mann vor der Histamin-injektion bereits nach 8 Minuten wieder den ursprünglichen Ruhewert erreicht hatte, während das Debt nach der Histamininjektion selbst nach 20 Minuten noch nicht abgeschlossen war. Der schädigende Einfluß des Histamins ist am deutlichsten zu erkennen, wenn man sich an das Debt hält; dasselbe war vor der Injektion 2 Liter Sauerstoff, nach Histamin betrug das Debt über 4 Liter; dabei handelte es sich hier um eine Person, die die Versuchstechnik ausgezeichnet be-herrschte und an verschiedenen Tagen immer wieder dieselben Ergebnisse zeitigte. Auch subjektiv macht sich das Histamin unangenehm bemerkbar, indem sich die Versuchsperson nach Histamin viel stärker „anstrengen" muß, um dieselbe Arbeit zu bewältigen, die sie vorher ohne die geringste Schwierigkeit leisten konnte. Ein schädigender Einfluß des Histamins auf die Atmung und insofern auf die Sauer-stoffversorgung und die Ventilation kann nicht in Betracht kommen; im Gegenteil, die Ventilationsgröße steigt sogar beträchtlich an. Auch Änderungen der arteriellen Sauerstoffsättigung können keine Rolle spielen, denn das arterielle Blut zeigte, wie entsprechende Analysen des Blutes ergaben, keinen Unterschied. Es genügen somit anscheinend ganz kleine Histamindosen, um die Permeabilität der mensch-lichen Muskulatur schädigend zu beeinflussen, das dürfte sowohl für die peri-pheren Muskeln als auch für das Herz Geltung haben. Ich verweise in diesem Zu-sammenhang auf die ungünstige Wirkung, die ich einmal nach Injektion von sogenannten „erlaubten" Histamindosen bei einer akuten Nephritis gesehen habe; ebenso auf unsere Beobachtungen beim Parenchymikterus. Nach Histamin kommt es beim Ikterus katarrhalis zu einer wesentlich stärkeren Galaktose-ausscheidung. Etwas Gleiches gilt auch von der Azorubinprobe; während beim normalen Menschen das Azorubin bereits nach 8—10 Minuten im Duodenalsaft erscheint, zeigt sich nach Histamin eine beträchtliche Verzögerung.

Die Ursachen einer menschlichen Herzinsuffizienz sind sehr verschieden; aber unter den vielen Möglichkeiten läßt sich — wie ich glaube — etwas *Gemeinsames herauslösen, das sich bei jeder Gelegenheit in ungünstiger Weise auf das Herz aus-wirkt, so daß es zu einem Nachlassen der Myokardfunktion kommen muß — das ist die schlechte Sauerstoffversorgung der Muskelfibrillen.* An dem Vorkommen von Substanzen, die auf der Höhe einer Infektion im Blute zirkulieren und geeignet sind, die Kapillarfunktion zu stören, ist nicht mehr zu zweifeln, das beweisen

die verschiedenen Verfahren, vor allem aber die Landis-Methode und der Salamanderversuch nach ROLLER. Die Membran, die das Blut vom Interstitium trennt,
verliert unter dem Einfluß eines Infektes oder einer Intoxikation die normale
Semipermeabilität und läßt eventuell Bluteiweißkörper durchtreten.   Den
Kapillaren obliegt aber auch die Aufgabe, den Blutsauerstoff an die Gewebe in
entsprechender Konzentration heranzubringen, denn nur so ist der Zelle die Möglichkeit gegeben, die ihr angebotene Nahrung oxydativ abzubauen. Auch diese
Eigenschaft der Kapillare kann unter krankhaften Bedingungen Schaden leiden,
so daß es zu einer Art innerer Erstickung kommt, ähnlich der Gewebserstickung,
die eintreten muß, wenn sich im Blute kein verfügbarer Sauerstoff findet. Im
Tierexperiment haben wir uns von der Existenz einer solchen inneren Erstickung
im Anschluß an eine Histaminvergiftung überzeugen können. Nachdem sich Ähnliches auch beim Menschen — allerdings nach viel kleineren Histamindosen —
funktionell nachweisen läßt, steht eigentlich der Vorstellung nichts im Wege,
*daß auch die alltäglich an der Klinik nachweisbare Herzinsuffizienz auf einer solchen
Sauerstoffpermeabilitätsstörung beruht.*   Dadurch, daß sich jetzt weniger Sauerstoff in der Gewebsflüssigkeit befindet, erfährt die gerichtete Permeabilität der
Parenchymzelle eine Beeinträchtigung, die sich funktionell in verschiedenster
Weise auswirken muß. Eine dieser Möglichkeiten besteht darin, daß sich die
Muskelzelle nicht mehr gegen das Eindringen von Natrium und Chlor ablehnend
wehren kann, vielmehr von den eigenen Kaliumbeständen etwas abgibt und so
wasserreicher wird. Die sich dabei abspielenden Vorgänge setzen oft morphologisch nachweisbare Veränderungen, aber die Zellfunktion kann infolge Sauerstoffmangel darniederliegen, ohne daß sich das histologisch unbedingt bemerkbar machen muß, wie auch umgekehrt nicht jede anatomisch veränderte
Kapillare mit einer funktionellen Störung, z. B. einer lädierten Gasdiffusion,
einhergeht.

Bei unseren Debtversuchen an Herzkranken zeigen sich hohe Sauerstoffwerte,
dieselben sind gelegentlich so hoch, daß es nicht angeht, sie nur auf eine Läsion
des Herzmuskels zu beziehen. *Anscheinend sind beim dekompensierten Herzkranken
auch die sonst so ökonomisch arbeitenden peripheren Muskeln gleichfalls gestört.*
Seinerzeit hat man beim rheumatischen Herzfehler von einer Pankarditis gesprochen, um damit zum Ausdruck zu bringen, daß es sich dabei nicht nur um
eine Klappenschädigung allein handelt, vielmehr das ganze Herz in Mitleidenschaft gezogen ist. Ich möchte darüber hinausgehen und *im dekompensierten Herzfehler eine Läsion des ganzen Muskelapparates, wenn nicht sogar aller Organe vermuten;* wahrscheinlich erfolgt in der ganzen Muskulatur des Herzpatienten die
Glykogensynthese aus den unterschiedlichen Vorstufen sehr unregelmäßig.
Schon bei der physiologischen Ermüdung ist man geneigt, das Schwäche-
gefühl in den Muskeln auf eine Ansammlung von Stoffwechselprodukten zu
beziehen, die sich wahrscheinlich infolge einer gestörten Resynthese im Muskelparenchym angesammelt haben. Während eine Störung der Resynthese beim
gesunden Menschen im Anschluß an eine allzu große Anstrengung relativ spät
auftritt, tritt beim dekompensierten Herzfehler die unökonomische Resynthese
schon sehr bald nach Einsetzen der Arbeit auf.

Die Unfähigkeit des Herzfehlerorganismus, bei der Arbeit mit einem Sauer-
stoffminimum sein Auskommen zu finden, wirft auch ein Licht darauf, warum

der Sauerstoffverbrauch bei vielen Herzpatienten schon in der Ruhe erhöht ist; wahrscheinlich ist auch dieser erhöhte Sauerstoffverbrauch auf eine fehlerhafte Resynthese innerhalb der Muskulatur, wenn nicht sogar aller parenchymatösen Organe zu beziehen.

Die Annahme, daß die Ökonomie einer Arbeitsleistung sich um so ergiebiger gestaltet, je reichlicher die Sauerstoffversorgung erfolgt, wurde bereits von BARCROFT in eindeutiger Weise bewiesen; jedenfalls erinnern uns die Barcroftschen Beobachtungen außerordentlich an das unökonomische Geschehen im Organismus eines dekompensierten Herzkranken.

Wie ungünstig sich gelegentlich nur eine mangelhafte Sauerstoffversorgung auch beim gesunden Menschen auf die Arbeitsökonomie gestalten kann, davon konnten sich EWIG und HINSBERG[1] anläßlich einer Expedition überzeugen. Wurde dieselbe Arbeit in Freiburg i. Br. und oben am Jungfraujoch (3500 m) durchgeführt, so brauchten dieselben jungen Personen drei- bis viermal soviel Sauerstoff als unten (350 m). Analysen im arteriellen Blute ergaben folgende Werte: In Freiburg schwankte die Sauerstoffsättigung zwischen 95—96%; auf dem Jungfraujoch um 80%; läßt man aber oben am Jungfraujoch 30% Sauerstoff atmen, so bessert sich nicht nur die Sauerstoffspannung im arteriellen Blute, sondern gleichzeitig auch die Arbeitsökonomie.

Nachdem die Ursache des Sauerstoffmangels für die meisten Formen von beginnender Herzinsuffizienz kaum auf eine arterielle Hypoxämie zu beziehen ist, haben wir auch die Frage aufgeworfen, ob nicht die Venenstauung auf den Muskelstoffwechsel Einfluß nimmt. Ich kann eine solche Möglichkeit nicht unbedingt ausschließen, sondern möchte einen ähnlichen Standpunkt einnehmen, den ich anläßlich der Besprechung der Ödempathogenese eingenommen habe. Stauung allein führt meines Erachtens zu keiner Stoffwechselstörung, aber Stauung plus Permeabilitätsstörung wirkt sich sicher viel stärker aus als eine Permeabilitätsstörung allein. In diesem Zusammenhang kann ich auf zwei Fälle mit mechanischer Cava-inferior-Stauung verweisen, bei denen weder der Grundumsatz gesteigert war noch ein höheres Debt während der Arbeit sichergestellt werden konnte. Versuchsweise haben wir an uns selbst durch Drosselung der Oberschenkelvenen Blutstauung erzeugt und im Anschluß daran keine wesentliche Erhöhung des Arbeitsdebts, z. B. nach Treppensteigen, gesehen.

Wie schon mehrfach betont wurde, sehe ich somit das Wesentliche bei der Durchblutung eines gesunden und absolut leistungsfähigen Organs nicht so sehr in der Größe des Blutquantums, das durch die Arterien an die Gewebe herangebracht wird, und auch nicht im absoluten Sauerstoffgehalt des arteriellen Blutes, sondern vor allem in der Art und Weise, wie der den Geweben angebotene Sauerstoff von den Zellen aufgenommen bzw. verwertet wird. Das ist am besten veranschaulicht, wenn man sich an das Kroghsche Schema hält, das das gegenseitige Verhältnis zwischen Kapillarquerschnitt und Muskelfibrille zur Darstellung bringt. Unter dem Begriff der „Kapillarisierung" lege ich das Schwergewicht nicht nur auf die anatomische Verteilung der Kapillaren zum Muskelquerschnitt, sondern auch auf *die Beschaffenheit der Kapillarwandung, die für den Durchtritt des Sauerstoffes zu den Geweben in idealer Weise zu sorgen hat.* Auf diese Möglichkeit hat vor allem

---

[1] EWIG und HINSBERG: Z. Klin. Med. **115**, 732 (1931).

RÜHL bei seinen Untersuchungen über die Arterialisierung des Lungenblutes aufmerksam gemacht. Es ist daher nicht einzusehen, warum nicht Ähnliches auch im Kapillarsystem anderer Organe, so vor allem auch im Bereiche des Herzens zu berücksichtigen ist und daher Störungen dieser „kombinierten Kapillarisierung" die unmittelbare Ursache einer kardialen Herzinsuffizienz sein können.

Wie sehr man mit solchen Möglichkeiten auch beim schwer dekompensierten Herzfehler zu rechnen hat, glaube ich aus Untersuchungen von HARRISON[1] herauslesen zu können; er punktierte bei ödematösen Kreislaufpatienten die Vena femoralis und gleichzeitig die Vena cubitalis, in dessen Bereich sich kein Ödem befand. Merkwürdigerweise fand sich im Femoralblut, also im ödematösen Bereiche, eine viel geringere Reduktion als im Brachialisgebiet. Wurde jetzt nach Darreichung von Digitalis eine Besserung erzielt, so erwies sich das Femoralisblut ärmer an Sauerstoff als vorher, d. h. die Utilisation hat sich gebessert, bzw. die Gewebe haben mehr Sauerstoff absorbiert; offenbar kommt das arterielle Blut in einer ödematösen Extremität mit dem Gewebe weniger gut in Kontakt als bei normalem Kreislauf.

Da nun die alltägliche Erfahrung lehrt, daß der kompensierte Herzfehler immer mit einer funktionellen Schädigung zu rechnen hat, wenn er sich den Gefahren einer Infektion oder einer Intoxikation aussetzt, so rechne ich mit der Möglichkeit, daß die bakteriellen Toxine, ebenso wie *gewisse Gifte, die Kapillaren in doppelter Weise schädigen; sie zerstören nicht nur die Semipermeabilität,* sondern sie können gelegentlich den *Sauerstoffdurchtritt* durch die Kapillarmembran in ungünstiger Weise beeinträchtigen. In dem Sinne möchte ich auch *die Ursache mehr oder weniger jeder Herzinsuffizienz in einem Sauerstoffmangel* sehen; das Unterschiedliche ist nur die Art und Weise, *wie* es dazu kommt, ob nämlich die Ursache in einer *arteriellen Hypoxämie,* einer *gestörten Durchblutung* oder in einer *kapillären Störung des Sauerstoffdurchtrittes* zu suchen ist. Ich habe fast den Eindruck, daß die kapilläre Permeabilitätsstörung vielleicht die häufigste Ursache der kardialen Insuffizienz darstellt.

Solche Überlegungen bieten uns auch Gelegenheit, den Weg zu suchen, wie man sich vielleicht die Wirkung der unterschiedlichen Cardiaca auf das insuffiziente Herz vorzustellen hat. Die Spontanherzinsuffizienz des Starlingschen Herzens zeigt mit der menschlichen Herzinsuffizienz viele gemeinsame Züge und bietet so Gelegenheit, Einblick in den klinischen Wirkungsmechanismus der Digitalistherapie zu gewinnen. Das spontan insuffizient gewordene Herz zeigt bei geringer Arbeitsleistung einen hohen Sauerstoffverbrauch. GREMELS[2] sah z. B. nach Digitalis die mechanische Arbeitsleistung um rund 9% gesteigert, gleichzeitig ging auch der Sauerstoffverbrauch um 33% herunter. MEYER-GOLLWITZER[3] beobachtete Ähnliches; so kam es z. B. in einem Fall nach Strophanthin zu einer Abnahme des diastolischen Volumens um 7 ccm, einer Zunahme der mechanischen Leistungsfähigkeit um 35%, bei gleichzeitiger Abnahme des Sauerstoffverbrauches um 12,5%. Folgt man den Gremelsschen Beobachtungen und ebenso den Ergebnissen, die uns MEYER-GOLLWITZER mitteilt, so gewinnt die Annahme sehr an Wahrscheinlichkeit, *daß den unterschiedlichen Cardiaca die Fähig-*

---

[1] HARRISON: Amer. J. Physiol. **79**, 589 (1929).
[2] GREMELS: Arch. exper. Path. (D.) **186**, 625 (1937).
[3] MEYER-GOLLWITZER: Pflügers Arch. **245**, 385 (1901).

keit zugesprochen werden muß, die Schwierigkeiten eines gestörten intraparenchyma-
tösen Sauerstofftransportes zu beseitigen, nachdem die unterschiedlichen Digitalispräparate auch eine vagotonische Wirkung entfalten, ist vielleicht ein gut Teil
der unterschiedlichen Cardiaca auf die fördernde Einflußnahme des Vagus zu
beziehen.

Man hielt die Debtversuche bei dekompensierten Herzkranken zunächst
wenig beweisend, weil es sich hier um *untrainierte Menschen* handelt, die sich
ähnlich verhalten sollen; während die untrainierte Person auf körperliche Belastung mit Pulsbeschleunigung, Steigerung des Blutdruckes reagiert, steigt beim
trainierten die Pulszahl nur wenig und der Blutdruck bleibt unverändert. Das
in vermehrter Menge dem Herzen zuströmende Blut wird vom Trainierten
weniger durch Frequenzzunahme als durch Steigerung des Einzelschlagvolumens
bewältigt. Aber das ist es nicht allein, denn der wesentliche Unterschied ist die
bessere Utilisation beim Trainierten, die an der außerordentlich großen arteriovenösen Sauerstoffdifferenz zu erkennen ist. Der Muskel eines geübten Sportlers
entnimmt dem vorbeiströmenden Blute viel Sauerstoff, das ist auch der Grund,
warum der trainierte Mensch ein kleines Minutenvolumen zeigt. Der trainierte
Muskel besitzt auch mehr Glykogen, mehr Kalium und Phosphate und ist dementsprechend auch zur Resynthese besonders befähigt. Ermüdungsstoffe werden
rascher beseitigt, so daß alle Aufbauarbeiten besser bewerkstelligt werden;
kurz, der Trainierte arbeitet ökonomischer. Dementsprechend hat es auch der
periphere trainierte Muskel nicht notwendig, seine Masse in unnatürlicher Weise
im Sinne einer Hypertrophie zu erhöhen, was auch mit der Erfahrung übereinstimmt, daß der trainierte Mensch oft erstaunliche Leistungen ohne wesentliche
Muskelhypertrophie zu leisten vermag (Langstreckenläufer zeigen keine stärkere
Zunahme ihrer Muskelmasse). Gleichsam im Gegensatz dazu verhält sich der
Schwerathlet, der mit seiner oft notwendigen Preßatmung und der dadurch bedingten Hemmung der Zirkulation kaum unter sehr günstigen Sauerstoffbedin-
gungen arbeitet.

Nachdem ich in einem früheren Abschnitt darauf hinweisen konnte, daß das
vegetative Nervensystem auf den Sauerstoffdurchtritt durch die Kapillarwandung
Einfluß nimmt, so liegt es nahe, auch beim Training darauf zurückzukommen.
Auf erhöhten Vagustonus ist nicht nur die Bradykardie und das Fehlen einer
Blutdrucksteigerung zu beziehen, sondern sicher auch die bessere Utilisation,
wenigstens glaube ich die Beobachtungen von WETZLER[1] bei der vagotonischen
Konstitution so deuten zu müssen. Er findet bei Vagotonikern nicht nur in der
Ruhe, sondern auch während der Arbeit eine bessere Sauerstoffausnutzung; die
Ankurbelung des Kreislaufes, gemessen an der prozentualen Steigerung des
Minutenvolumens, ist bei vergleichbarer Arbeitsleistung zwar bei Vagotonikern
stärker als bei Sympathikotonikern, aber die absoluten Werte für Minutenvolumen
und Herzleistung sind beim Vagotoniker niemals so hoch wie beim Sympathikotoniker. Im Sinne von W. R. HESS[2] lassen sich diese Befunde nur so deuten, daß
der Kreislauf von Personen, die in der Ruhe stark unter dem Einflusse des
sparenden Vagus stehen, mit einer verhältnismäßig viel geringeren Steigerung
der Kreislaufleistung antworten als die Sympathikotoniker. Entscheidend für die

---

[1] WETZLER: Z. exper. Med. **107**, 673 (1940); Pflügers Arch. **244**, 622 (1941).
[2] W. R. HESS: Regulierung des Blutkreislaufes. Leipzig. 1930.

Reaktionsform scheint also *die Ausgangslage des Kreislaufes* zu sein. Betrachtet man unter diesem Gesichtspunkte den trainierten und untrainierten Menschen, so könnte man sagen, der *Untrainierte ist der Sympathikotoniker, während der Trainierte einem Vagotoniker* entspricht. Sicher spielen beim Training die verschiedensten Faktoren eine Rolle, aber von entscheidender Bedeutung ist die *bessere Utilisation,* die sich nur dann in idealer Weise auswirkt, wenn man sich auf die Permeabilität des Sauerstoffes durch die Kapillarwand unbedingt verlassen kann.

Vergleicht man den hämodynamischen als auch energetischen Zustand einerseits beim untrainierten und anderseits beim kardial insuffizienten Menschen, so ergeben sich gewisse Analogien, denn bei beiden Zuständen ist die Sauerstoffversorgung der Gewebe eine nicht entsprechende. Das ist auch der Grund, *warum sich die Arbeitsleistung beim Untrainierten und ebenso beim Herzinsuffizienten so unökonomisch gestaltet; das verbindende Glied scheint mir die gestörte Permeabilität der Kapillaren für den Sauerstoffdurchtritt zu sein.* Jedenfalls betone ich es bei jeder Gelegenheit, *daß der untrainierte Mensch gelegentlich einer Herzinsuffizienz schlechter daran ist als der trainierte;* das wirkt sich ganz besonders bei der Mitralstenose aus, der man es immer wünschen möchte, daß sie vagotonisch veranlagt ist. Jedenfalls sollte man dieser Erkenntnis bei der Behandlung unserer Herzpatienten mehr Aufmerksamkeit zuwenden.

Wenn man sich nun am Schlusse dieser Auseinandersetzungen fragt, was das *Unterscheidende zwischen Untraining und Herzinsuffizienz* bildet, so muß man auf die Albuminurie ins Gewebe verweisen. *Solange sich eine Permeabilitätsstörung nur auf eine schlechtere Utilisation beschränkt, wird das unökonomische hohe Minutenvolumen noch von dem Herzen bald besser, bald schlechter bewältigt, tritt aber eine Albuminurie ins Myokard hinzu, dann ist das Herz nicht mehr imstande, das Blutangebot zu bewältigen, es kommt zu einer Erhöhung des Restblutes innerhalb der Ventrikel, Erweiterung und Drucksteigerung in und vor den Vorhöfen und Stauung in den dem Herzen vorgelagerten Organen — also zu Herzinsuffizienz.*

5. Insuffizienz des peripheren Kreislaufes (Kollaps).

Die normale Blutmenge ist im Vergleich zur Größe des Gefäßsystems sehr klein; das Gefäßsystem muß daher unter einer bestimmten Spannung gehalten und eingeengt werden, damit die vorhandene Blutmenge ausreicht, um einen genügenden Blutdruck zur Versorgung aller Gewebe sicherzustellen. Tonusnachlaß im Gefäßbereiche beinhaltet noch nicht unbedingten Kollaps, denn die mit der Erweiterung des Strombettes einhergehende schlechtere Blutfüllung kann durch Einengen in anderen Bezirken bzw. Drucksteigerung wieder korrigiert werden. Solche Blutverschiebungen gehören selbst zu den physiologischen Geschehnissen und führen im allgemeinen zu keiner wesentlichen Beeinträchtigung des gesamten Kreislaufes; außerdem verfügt unser Körper über besondere Blutdepots, aus denen er im Bedarfsfalle sich Blut ausborgen kann. Wir unterscheiden daher *zwei Blutarten: Das in den Blutreservoiren stagnierende Blut bezeichnen wir als Depotblut und setzen es in Gegensatz zur zirkulierenden Blutmenge.* Die Depotfüllung bzw. Depotentleerung erfolgt durch nervöse Regulation und stellt einen äußerst fein arbeitenden Mechanismus vor, so daß die einzelnen Gewebe stets vom Prinzip getragen werden, mit einem möglichst geringen Blutquantum ihr

Auskommen zu finden, so daß sie sowohl in der Ruhe als auch während der Arbeit optimal mit Blut versorgt sind.

Die Frage der zirkulierenden bzw. deponierten Blutmenge spielt in der *Pathogenese des Kollapses* die entscheidende Rolle; sowohl im experimentellen als auch beim humanen Kollaps kommt es zu einer *starken Verringerung der zirkulierenden Blutmenge*. Dabei zeigt sich im Tierversuch, daß es zunächst gleichgültig ist, ob man einen zentral angreifenden Kollaps z. B. durch Ausschaltung der Medulla oblongata oder durch peripher wirksame Gifte erzeugt.

Zunächst hat man für die Entstehung des Kollapses nur das *Herz* verantwortlich gemacht; sicherlich muß ein gewisser Anteil des Herzens am Zustandekommen der meisten Kollapsformen auch anerkannt werden, zumal sich innerhalb der Herzmuskulatur derselbe Vorgang abspielen kann wie an der Peripherie, doch darf man an der *überragenden Bedeutung der peripheren Kapillaren* und kleinen Gefäße nicht vorübergehen. In dem Sinne ist auch vielfach der Bezeichnung „*Kreislaufinsuffizienz*" der Vorzug gegeben worden.

Als Ablagerungsstätten des deponierten Blutes kommen weniger die großen und kleineren Gefäße in Betracht, sondern vor allem die Venen und Kapillaren der großen abdominellen Organe. In dem Maße, als es hier zu einer Verlangsamung oder gar zu einem Aufhören der Blutströmung kommt, entwickelt sich ein Zustand, den man *Stase* nennt und der nach den Untersuchungen von KROGH[1] zu eigenartigen Veränderungen in der Blutmenge Anlaß gibt. Schon lange ehe die Strömung in den Kapillaren erlischt, erfolgt eine Art Sedimentierung des Blutes. Die im Achsenstrom fließenden roten Blutkörperchen werden zu förmlichen Erythrozytensäulen zusammengeballt, während das Plasma sich immer mehr absondert.

Mit der beim Kollaps stattfindenden Stase hat sich besonders RICKER[2] beschäftigt. Reizt man die bloßgelegten Kapillaren durch Applikation von Wärme oder Giften, so kommt es zu einer maximalen Erweiterung der terminalen Strombahn, die zunächst eine Beschleunigung der Strömung bedingt. Ihr folgt das Stadium der „prästatischen Verlangsamung" des Blutstromes, bedingt durch eine Verengerung der vorgeschalteten Arterien. In diesem Stadium ist der Austritt von Flüssigkeit und von festen Bestandteilen (Diapedese) aus der Strombahn ins Gewebe zu beobachten; der Vorgang schließt mit einem Zustande völliger Stase, die, wenn sie sich nicht völlig löst, zur Ursache von Gewebsnekrosen werden kann.

Diese Überlegungen, die zunächst mit einer Permeabilitätspathologie gar nichts zu tun haben, sind vorausgeschickt worden, weil darüber Meinungsverschiedenheiten bestehen, *ob die Kapillardurchlässigkeit, die uns vom Kollapsstandpunkt in erster Linie interessiert, die Folge einer selbständigen Kapillarläsion darstellt oder ob sie unbedingt an eine Kapillarerweiterung gebunden ist.*

Daß es beim Kollaps zu einer pathologischen Kapillarläsion kommt, davon konnte ich mich überzeugen, als ich im Anschluß an meine klinischen Beobachtungen über die Verminderung der zirkulierenden Blutmenge die Histaminbzw. Allylformiatvergiftung kennenlernte. Bei der Analyse der Histaminvergiftung bin ich um einen Schritt weitergekommen. Verabreicht man einer Katze

---

[1] KROGH: Kapillaren, S. 12. 1929.
[2] RICKER: Pathologie als Naturwissenschaft. Virchows Arch. **231**, 1 (1921).

oder einem Hund entsprechende Histaminmengen, so fällt der Blutdruck tief ab, so daß Lebensgefährdung auftreten kann. Auf der Höhe der Blutdrucksenkung liegt das Tier völlig erschlafft darnieder; meist erholt sich das Tier und nach einer weiteren Stunde können wieder normale Verhältnisse eintreten.

Ich habe die hämodynamischen Verhältnisse während eines solchen Zustandes genau studiert und bin in völliger Übereinstimmung mit DALE-LAIDLAW[1] zu der Überzeugung gekommen, daß es sich hier wirklich um einen Kollaps handelt. Das Wesentliche ist auch hier, genau wie beim menschlichen Schock, *die Verringerung der Blutzufuhr zum Herzen, die Abnahme der zirkulierenden Blutmenge, die Abnahme des Druckes im rechten Vorhof und die Verkleinerung des Herzens.*

Gleiche hämodynamische Verhältnisse sind zu erzielen, wenn man beim Tier die medullären und bulbären Gefäßzentren durch subokzipitale Novokaininjektion ausschaltet. So ähnlich sich das hämodynamische Bild des medullären und Histaminkollapses gestaltet, so ergeben sich doch große Unterschiede: Beim Histaminkollaps kommt es zu einer ausgeprägten *Bluteindickung,* die sich in Form von beträchtlicher Vermehrung der Erythrozytenwerte äußert, während beim Vasomotorenkollaps davon nichts zu bemerken ist. Auch im Verhalten des Sauerstoffverbrauches gestaltet sich — wie im allgemeinen Teil schon ausführlich berichtet wurde — der Histaminkollaps anders als der Kollaps bei der Vasomotorenlähmung. Die Blutkörperchenvermehrung nach Histamin ist als Folge einer Plasmaauswanderung aus den Gefäßen anzusehen; wenn man gleichzeitig auch den Eiweißgehalt im Serum bestimmt, so kommt es trotz Steigerung der Erythrozytenwerte zu keiner prozentualen Zunahme im Eiweißgehalt des Plasmas. Da sich außerdem im Histaminkollaps mittels des Kohlenoxydverfahrens eine starke Verminderung der zirkulierenden Blutmenge nachweisen läßt, so kann nur ein Teil des Erythrozytenanstieges auf Auspressen der Blutdepots zurückgeführt werden; dementsprechend ist *die Ursache der Verringerung der zirkulierenden Blutmenge ebenfalls als Ausdruck einer Plasmaabwanderung anzusehen.*

Da sich beim *Vasomotorenkollaps* eine Plasmaabwanderung nicht nachweisen läßt, muß die Verringerung der zirkulierenden Blutmenge bloß auf eine periphere Versackung des Blutes in den unterschiedlichen Blutdepots bezogen werden. Auf Grund dieser Erfahrungen hat man somit zwei Formen des experimentellen Kollapses zu unterscheiden. Die eine Form geht mit Plasmaexsudation einher, die andere läßt die Blutzusammensetzung mehr oder weniger unbeeinflußt. Betrachtet man diese beiden Formen vom Permeabilitätsstandpunkt aus, so kann man sagen: Nur bei dem Kollaps, bei dem es zu einer Bluteindickung kommt, hat die Kapillarpermeabilität irgendwie Schaden erlitten; dort aber, wo sich keine Erythrozytenvermehrung feststellen läßt, haben die Kapillaren anscheinend ihren semipermeablen Charakter nicht eingebüßt. Diese Befunde sind für mich auch der Anlaß gewesen, die Plasmaexsudation, wie sie beim Histaminkollaps zur Regel gehört, von einer prästatischen Stase im Sinne von RICKER unabhängig zu machen. Stase und Exsudation kommen allerdings sehr häufig nebeneinander vor; die Stase ist aber meines Erachtens nicht die unbedingte Voraussetzung einer Exsudation und auch umgekehrt: Es gibt eine Exsudation ohne Kapillarerweiterung.

---

[1] DALE-LAIDLAW: J. Physiol. (Brit.) **41**, 318 (1910); **43**, 182 (1911); **52**, 355 (1919).

Es lag nahe, unter einem ähnlichen Gesichtspunkt auch die *humanen Kollaps-formen* zu überprüfen, wobei sich die Frage aufdrängte, wie sich das Kapillar-system bei den unterschiedlichen Infektionskrankheiten verhält. Es ist das Ver-dienst ROMBERGS[1] gewesen, das Wesen dieser Kreislaufstörung in seinen Grund-zügen richtig erkannt zu haben. Er sieht die letzte Ursache der Gefäßerschlaffung, bzw. des Kollapses in einer Vergiftung der den Gefäßtonus regulierenden Zentren; diese Zentren haben auf der Höhe des Kollapses ihre Erregbarkeit verloren und können schließlich sogar in einen Lähmungszustand verfallen. Im Gegensatz dazu hat HOLZBACH[2] das Schwergewicht bei den unterschiedlichen Infekten in einer peripheren Schädigung gesehen und damit den Begriff einer Kapillarvergiftung geschaffen. Er weist auf eine Reihe von Giften hin, die nicht auf dem Umwege des Vasomotorenzentrums den Kollaps erzeugen, sondern direkt an der Gefäß-wand angreifen und so den Gefäßtonus herabsetzen. So schädigen z. B. das Arsen, Veronal, das Sepsin, die Goldsalze unmittelbar die Blutkapillaren. *Die Darm-kapillaren stellen die Prädilektionsstellen einer solchen Giftwirkung dar.* Als Haupt-argument gilt HOLZBACH der Befund, daß die Erregbarkeit des N. splanchnicus auf elektrische Reize während der sich allmählich entwickelnden Blutdruck-senkung verlorengeht. Weitere Versuche sprechen dafür, daß es auch bei den unterschiedlichen experimentellen Infektionskrankheiten zu einer Art Kapillar-vergiftung kommen kann und daß darauf ein gut Teil des Kreislaufversagens beruht. Ein genereller Unterschied gegenüber den Bildern von Kapillarvergiftung, wie sie z. B. HEUBNER[3] für das Arsen oder Gold angegeben hat, läßt sich aber bei den mit Bakterien, bzw. ihren Toxinen vergifteten Organismen nicht aufrecht erhalten, nur das Tempo wirkt sich insofern aus, als einmal sich die Kapillar-schädigung mit ihren Folgen voll entwickelt, das andere Mal nur eben ange-deutet ist. Ob es sich beim Kollaps im Verlaufe der unterschiedlichen In-fekte um eine periphere oder um eine zentrale Schädigung handelt, darüber gehen die Meinungen auseinander, zumal es nicht immer möglich ist, bei schwerkranken Personen genaue Untersuchungen anzustellen. Das war der Hauptgrund, warum sich EWIG zunächst an experimentelle Untersuchungen hielt. Da er im akuten Versuch ebenfalls einen erheblichen Plasmaverlust mit nachfolgender Bluteindickung nachweisen konnte, sieht EWIG[4] im akuten Infektionskollaps in erster Linie eine periphere Kapillarschädigung, die mit entsprechender gestörter Permeabilität einhergeht. In gleicher Richtung bewegen sich auch die klinischen Beobachtungen von DIECKHOFF[5] und STRÖDER.[6] Im chronischen Versuch, z. B. bei häufiger Einverleibung kleinerer Giftdosen, gestalten sich die Verhältnisse komplizierter; die anfängliche Bluteindickung wird nur zu schnell durch Einströmen von Gewebs-flüssigkeit ausgeglichen. Immerhin kommt es zu einem beträchtlichen Eiweiß-verlust, was daran zu erkennen ist, daß der absolute Eiweißgehalt im Plasma erheblich abnimmt. Die hinzutretende toxische Anämie — also die verminderte

---

[1] ROMBERG: Arch. klin. Med. **64**, 652 (1899).
[2] HOLZBACH: Würzbg. Abh. **27**, 1 (1931).
[3] HEUBNER: Arch. exper. Path. (D.) **56**, 370 (1907).
[4] EWIG: Zbl. ges. inn. Med. **1933**, 690.
[5] DIECKHOFF: Klin. Wschr. **1937 II**, 1154.
[6] STRÖDER: Erg. inn. Med. **62**, 532 (1943).

Erythrozytenbildung — ist ebenfalls nicht geeignet, uns über das wahre Geschehen eine richtige Vorstellung zu bilden.

Wenn es vielleicht den Anschein haben könnte, daß ich die Bedeutung der Albuminurie ins Gewebe in der Pathogenese der Infektionskrankheiten im Verhältnis zu den spärlichen klinischen Anhaltspunkten überwerte, so wurde ich dazu hauptsächlich durch die pathologisch-anatomisch nachweisbaren Befunde gedrängt, denn gerade bei den Infekten kann man sich von der Häufigkeit schwerster Kapillarschäden immer wieder überzeugen. Das Bild der erweiterten Disseschen Räume, die außerdem mit Eiweißgerinnsel erfüllt sind, ist bei zahlreichen Infektionskrankheiten so überzeugend, daß sich die Bedeutung der Albuminurie ins Gewebe von selbst aufdrängt. Kennt man das histologische Bild bei der Histamin- bzw. Allylvergiftung, dann ist es nicht schwierig, ähnliche Veränderungen auch in anderen Organen, nicht nur in der Leber, zu erkennen. So ist es nicht schwer, eine seröse Exsudation im Herzen, in der Niere, im Pankreas und in der Nebenniere, z. B. bei der Sepsis, dem Fleckfieber sowie bei mehr oder weniger allen Infekten und Intoxikationen (Veronalvergiftung) zu sehen. Viel schwieriger ist es, histologisch zu entscheiden, ob sich an diesem Vorgang auch die Milz beteiligt. Die große Milz, wie sie bei vielen Infekten zu sehen ist, dürfte wohl sicher auf einer serösen Exsudation beruhen. Ich glaube dies um so mehr annehmen zu müssen, zumal die seröse Exsudation in die Milz bei Infekten durch die Untersuchungen von HELMKE[1] absolut sichergestellt ist; der Nachweis einer serösen Exsudation in die Hundemilz stößt auf Schwierigkeiten, weil sich die Milz in ultimis — also z. B. während des Kollapses — immer kontrahiert und dadurch Bilder vortäuscht, die vielleicht in vivo gar nicht vorhanden waren. Eine seröse Imbibition kann bei den verschiedenen Infekten kleine und größere Gefäße, selbst die Aorta und Pulmonalis erfassen, was sich in den Anfangsstadien als Quellung der inneren Gefäßlage äußert. Das Endothel erscheint gelegentlich von Exsudatmassen abgehoben, mitunter finden sich sogar Erythrozyten in den so entstandenen Lücken; vermutlich kann sich das ausgetretene Exsudat bis an das Gefüge der Elastika vordrängen und so zur Ursache der bekannten Elastose bzw. Elastikaaufsplitterung werden. Jedenfalls ist das auch ein Beweis, wie ungünstig sich gelegentlich jeder Infekt auf die verschiedenen latenten Gefäßerkrankungen (Nephritis, Herzfehler, Hypertonie) auswirken kann.

So klar daher die Verhältnisse dem Anatomen zu liegen scheinen, so schwer fällt es dem Kliniker, die Albuminurie ins Gewebe zu erkennen. Man darf sich daher nicht wundern, wenn sich die Ärzte zunächst für eine Exsudation in die parenchymatösen Organe sehr wenig oder gar nicht interessiert haben. Nur wenn man sich zunächst im Tierexperiment davon überzeugt hat, was alles unter dem Einfluß einer machtvollen serösen Exsudation im Organismus vor sich geht und beobachten kann, wie sich bei einem schweren Infekt oder bei einer Intoxikation mehr oder weniger an allen Stellen des Körpers ein Plasmaübertritt vorbereitet und dann wirklich in Erscheinung tritt, lernt man gewisse Symptome am Krankenbette besser beurteilen, bzw. zu verstehen, als dies bis jetzt vielfach geschehen ist.

---

[1] HELMKE: Virchows Arch. **295**, 86 (1935).

Besteht darüber noch ein Zweifel, dann macht uns der Landissche Stauungsversuch auf die Häufigkeit von Kapillarschäden gerade bei den Infektionskrankheiten mit Nachdruck aufmerksam; in gleicher Richtung bewegen sich auch die
Befunde, wenn man den Einfluß eines Infektes auf den Inhalt einer Kantharidenblase oder auf die Salzausscheidung durch den Harn verfolgt. Hämorrhagien in
die Haut oder in die inneren Gewebe, die bei Infektionskrankheiten gar so häufig
zu sehen sind, müssen wohl als Kriterien eines besonders schweren Kapillarschadens angesehen werden. In dem Sinne ist auch das Rumpel-Leedesche
Symptom zu verwerten.

Wir haben uns oft die Frage vorgelegt, *ob zwischen der Schwere der anatomisch
feststellbaren Gewebsveränderung und bestimmten klinischen Erscheinungen ein
Parallelismus besteht;* dies scheint mitunter tatsächlich der Fall zu sein, während
man ein andermal mit Überraschungen rechnen muß, weil sich oft schwerste
anatomische Schädigungen klinisch fast kaum bemerkbar gemacht haben. Ähnliches gilt auch von der renalen Albuminurie, die bei manchen Infekten außerordentlich in den Vordergrund tritt, während sie ein andermal, trotz Schwere
des allgemeinen Zustandes, nur in Spuren in Erscheinung tritt. Jedenfalls stellt
die renale Albuminurie, die so oft bei Infekten zur Beobachtung gelangt, nichts
anderes vor als ein Plasmaaustritt ins Gewebe, nur mit dem Unterschied, daß
die seröse Exsudation einmal in der Niere stattfindet, ein andermal in der Leber,
im Herz usw. Mutatis mutandis gilt dasselbe auch vom Landis-Versuch, wobei man
sich bei negativem Ausfall der Probe immer noch vorstellen kann, daß die Armkapillaren vom Toxin weniger betroffen wurden als die inneren Organe. *Unter
allen Umständen sind aber die Kapillaren bei mehr oder weniger allen Infektionskrankheiten gefährdet.*

Kapillarläsionen können gelegentlich ganz in den Hintergrund treten, oft
bilden sie aber den Auftakt einer Albuminurie ins Gewebe und werden so zu
Gefahren für die verschiedenen Organe. Wieweit sich ein solcher Plasmaübertritt für das betroffene Organ günstig oder gefährlich auswirkt, ist in jedem
einzelnen Fall, teils von der Schwere der Infektion, teils von der Beschaffenheit
des Patienten abhängig. Die Konstitution es ist, die bestimmt, ob der angerichtete Schaden vom einzelnen Individuum einmal mit Resorption, also
mit Heilung, ein andermal mit Fibrose, also mit Übergang in einen sklerosierenden Prozeß beantwortet wird, um nur zwei Möglichkeiten aus der großen
Reihe hervorzuheben, die sich im Anschluß an einen Kapillarschaden entwickeln
können.

Romberg ging bei seinen grundlegenden Untersuchungen über die Entstehung der Kreislaufinsuffizienz bei Infektionskrankheiten von der Annahme aus,
daß die Höhe des Blutdruckes teils von der Herzleistung, teils vom Tonus der
peripheren Gefäße geregelt wird. Er versuchte zuerst im Experiment diese beiden
Faktoren auseinanderzuhalten; als Prüfstein des Vasomotorenzentrums verwendet er adäquate Reize (Erstickung oder sensible Insulte), als Maßstab des
Herzens die Blutdrucksteigerung, die nach vorübergehender Kompression der
Aorta oder nach Auspressen der Bauchgefäße erfolgt. An Hand solcher Methoden
prüfte er im Tierkörper den Kreislauf während des Kollapses, den er durch
Injektion verschiedener bakterieller Toxine ausgelöst hatte. Besonders auffällig
war es nun, daß sich das Herz selbst im vollentwickelten Kollaps noch immer

fähig zeigte, den Blutdruck nach Aortenkompression zu steigern. Voraussetzung ist allerdings, daß dem Herzen wirklich genügend Blut zur Füllung der Ventrikel zur Verfügung steht; anders dagegen, wenn das Vasomotorenzentrum eine Schädigung erfahren hat. Hier versagen alle Reize, die im Sinne irgendwelcher Reflexe zu einer Blutdrucksteigerung führen. Romberg sah sich daher schon im Jahre 1900 veranlaßt, den Standpunkt zu vertreten, *daß die durch bakterielle Toxine bedingte Kreislaufschädigung nicht auf einer Läsion des Herzens beruht, sondern auf eine Lähmung der Gefäße zu beziehen ist.*

Die experimentelle Physiologie konnte vielfach nachweisen, daß es im Zentralnervensystem mehrere Stellen gibt, die — elektrisch gereizt — bald mit beträchtlicher Blutdrucksteigerung, bald mit Blutdrucksenkung antworten. So sahen Ludwig und Thiry[1] nach elektrischer Reizung des Halsmarkes Blutdruckanstieg mit allgemeiner Verengerung der kleinen Arterien. Bezold[2] beobachtete nach Abtrennung der *Medulla oblongata* einen Blutdruckabfall und deutete ihn auf Ausschaltung des medullären Vasokonstriktorenzentrums; histologische Untersuchungen lokalisierten dieses Zentrum 2 mm unterhalb des *Vierhügels* beginnend und 3—5 mm oberhalb des Calamus scriptorius endend. Bruchstein,[3] ein Schüler Bechterews, lokalisierte das *Vasomotorenzentrum* des Menschen in die Formatio reticularis grisea des seitlichen Abschnittes im verlängerten Mark dicht oberhalb des Calamus scriptorius. In demselben Sinne ist auch eine Beobachtung von Nordmann-Müller[4] zu verwerten. Eine jugendliche Person akquiriert Poliomyelitis mit anschließender Hypertonie; die Sektion stellt eine entzündliche Gewebsveränderung in der Formatio reticularis grisea in der Höhe des Fazialiskernes, bzw. dorsal der Olive fest, also an jener Stelle, die Bruchstein als Sitz des Vasomotorenzentrums angesprochen hat. Nach traumatischer Schädigung des Gehirnes kann es zu ähnlichen Veränderungen mit gleichzeitiger Hypertonie kommen. Auch *im Zwischenhirn* gibt es eine zentrale Regulationsstelle der Gefäßinnervation, der man die längste Zeit keine Aufmerksamkeit geschenkt hat. Erst die exakten Untersuchungen von Karplus-Kreidl[5] ließen keinen Zweifel aufkommen, daß auch der Hypothalamus Sitz eines Blutdruckzentrums ist. Ein Kerngebilde des Tuber cinereum soll das entsprechende Blutdruckzentrum sein; näher wurde es von W. R. Hess[6] lokalisiert. Das pressorische Feld liegt in der Umgebung der Hinterwand des 3. Ventrikels und dem hinteren und seitlichen Hypothalamus. Eindeutig sind auch die Versuche von Dixon und Heller,[7] die beim Hund eine monatelang anhaltende Blutdrucksteigerung nach Reizung des 3. Ventrikels durch Blockierung des Lymphabflusses nach Kaolininjektion in die Cisterna cerebro-medullaris erzeugten. Daß für die Entwicklung eines solchen experimentellen Hochdruckes die Intaktheit des sympathischen Nervensystems notwendig ist, zeigten Freemann und Jeffers,[8] die durch totale Sympathektomie das Auftreten des Hochdruckes verhindern konnten.

[1] Ludwig und Thiry: Wien. Akad. Wiss. **49**, 421 (1864).

[2] Bezold: Innerv. des Herzens, Bd. II, S. 273 (1863).

[3] Bruchstein: Obs. phys. 1901.

[4] Nordmann-Müller: Verh. dtsch. Ges. Kreisl.forsch. **1932**, 145.

[5] Karplus und Kreidl: Pflügers Arch. **215**, 667 (1927).

[6] W. R. Hess: Zwischenhirn. Leipzig. 1938.

[7] Dixon-Heller: Arch. exper. Path. (D.) **166**, 265 (1932).

[8] Freemann-Jeffers: Amer. J. Physiol. **128**, 662 (1940).

Klinisch haben sich diese Befunde in der pathogenetischen Betrachtungsweise der menschlichen Hypertonie noch kaum ausgewirkt. Ausnahmen bilden nur die Untersuchungen von KAHLER[1] und RAAB.[2] RAAB spricht von einer zerebromedullären Ischämie als Ursache des „essentiellen" arteriellen Hochdruckes.

Im Zentralnervensystem finden sich ebenfalls Stellen, die bei Reizung mit Blutdrucksenkung reagieren. RANSON-BILINGSLEY[3] und SCOTT-ROBERTS[4] machen das Vorkommen von Zellgruppen im Bereiche der Rautengrube wahrscheinlich, die als Depressorenzentren angesprochen werden können. Nach den neuen Beobachtungen von W. R. HESS existieren im Zwischenhirn Reizgebiete, die ebenfalls mit Blutdrucksenkung antworten; sie liegen vielfach in unmittelbarer Nähe der pressorischen Reizzentren.

Die Möglichkeit eines Vorkommens von antagonistischen Zentren im Zwischenhirn ist zuerst von H. H. MEYER[5] in Erwägung gezogen worden. Anläßlich seines Fieberreferates sprach er von einem *parasympathischen Kühl-* und einem *sympathischen Wärmezentrum*, wobei er unter Zentrum nicht eine engumgrenzte Stelle, sondern ein ganzes System zusammenhängender Wirkorte versteht, die einander die Waage halten, solange das Gleichgewicht weder pathologisch noch künstlich gestört ist. *In gleicher Weise hat man sich auch die Wirkung des Pressor- bzw. Depressorzentrums zwecks Regulierung des normalen Blutdruckes vorzustellen.* Der Blutdruck wird von den verschiedensten, vielfach auch variablen Faktoren bestimmt, die aber alle im Interesse der Gesamtperson auf einen gemeinsamen Nenner gebracht werden sollen. In der Peripherie sind zahlreiche, von Organ zu Organ verschiedene, den dort obwaltenden Verhältnissen angepaßte und nach Spezialaufgaben differenzierte Mechanismen tätig. Zum Gehirn aufsteigend erfolgt — um mit W. R. HESS zu sprechen — *eine gestufte Zusammenfassung in Repräsentanten synergischer regulatorischer Kräfte, während aber die Medulla den Kreislauf, bzw. den Blutdruck nur im groben abstuft und damit die erste Voraussetzung für eine geordnete Regulation bildet, stellt das Zwischenhirn die höhere Stufe vor. Hier ist es gleichsam die Mikrometerschraube, die alle peripher-zentripetalen und alle kortiko-zentrifugalen Reize empfängt, entsprechend umschaltet und in zweckdienlicher Weise weitergibt.*

Anläßlich der Besprechung der Blutdrucksteigerung während der akuten Nephritis habe ich unter anderem auch die Möglichkeit ins Auge gefaßt, *daß es im Bereiche des Pressorenzentrums zu einer ähnlichen Kapillarschädigung kommen könnte, wie sie innerhalb des Glomerulus so leicht zu erkennen ist.* In Analogie dazu möchte ich auch hier den Standpunkt vertreten, daß *es sich vielleicht beim Kollaps — der sicher die verschiedensten Ursachen haben kann — gelegentlich auch um eine seröse Exsudation im Blutdruckzentrum, allerdings mit verkehrtem Vorzeichen, handelt.* Denn nicht nur bei der Nephritis, sondern auch bei mehr oder weniger allen Infektionskrankheiten kommt es zu einem Undichtwerden der Kapillaren; daß daran auch das Gehirn teilnimmt, das lehrt

[1] KAHLER: Erg. inn. Med. **25**, 265 (1924).
[2] RAAB: Erg. inn. Med. **48**, 452 (1934).
[3] RANSON-BILINGSLEY: Amer. J. Physiol. **41**, 85 (1916).
[4] SCOTT-ROBERTS: J. Physiol. (Brit.) **58**, 168 (1923).
[5] H. H. MEYER: Kongr.zbl. inn. Med. **1913**, 36.

uns die so gefürchtete seröse Meningitis im Verlaufe z. B. des Typhus. Nicht zuletzt sind es die selbst histologisch erkennbaren Kapillarschäden beim Fleckfieber. Wenn es daher bei einem schweren Infekt nach länger anhaltendem Fieber, wie z. B. bei der Pneumonie, zu einem Kollaps kommt, *so möchte ich als Ursache für manche Fälle von infektiösem Kollaps auch eine Schädigung im Sinne einer serösen Exsudation im Bereiche des Blutdruckzentrums in Erwägung ziehen.*

Betrachtet man das Kollapsproblem vom Permeabilitätsstandpunkt, so möchte ich mich für zwei Möglichkeiten einsetzen: *Beim protoplasmatischen Kollaps steht die allgemeine Albuminurie ins Gewebe — ähnlich wie bei der schweren Histaminvergiftung — im Vordergrund.* Es kommt wegen der hochgradigen Plasmaabwanderung zu einer Verminderung des Blutangebotes an das Herz und in weiterer Folge zu einer schlechten Durchblutung des Gehirnes, was dann Kollaps bedeutet. Dieser Form von Kollaps möchte ich eine zweite entgegenhalten, es ist dies der *zentrale Kollaps, wobei es sich anscheinend um eine vorwiegend auf die Gegend des Blutdruckzentrums beschränkte, also lokalisierte seröse Exsudation handelt.* Infolge Läsion des Pressorenzentrums überwiegt die depressorische Komponente und führt so — ähnlich wie bei der Kokainisierung der Medulla oblongata — zu einer allgemeinen Erschlaffung der Venen und Kapillaren; das Blut versackt dabei rein hämodynamisch vor allem im Splanchnikusgebiet, so daß große Blutmengen der allgemeinen Zirkulation entzogen werden. Die unmittelbare Folge ist Abnahme des Druckes im rechten Vorhof, mangelhafte Füllung des linken Herzens und schlechte Durchblutung lebenswichtiger Organe, vor allem des Gehirnes. *Wesentlich und daher diagnostisch zu verwerten ist die Blutbeschaffenheit.* Nur beim schweren protoplasmatischen Kollaps kommt es zu einer *Bluteindickung,* während bei der medullären bzw. hypothalamischen Form die *Blutzusammensetzung unverändert* bleibt. Immerhin handelt es sich in beiden Fällen um das gleiche, nämlich um ein Durchlässigwerden der Kapillaren für Bluteiweißkörper, aber in dem einen Fall beschränkt sich die seröse Exsudation nur auf einen zirkumskripten Bezirk des Gehirnes, während bei der anderen Form mehr oder weniger der gesamte Organismus gleichmäßig von einer Albuminurie ins Gewebe betroffen ist. In übertragenem Sinne könnte man sagen, in dem einen Fall handelt es sich nur um eine *Histaminquaddel,* in dem anderen um eine schwere *Histaminvergiftung.*

Bei den Krankheitsbildern, die wir auf der inneren Klinik zu sehen gewohnt sind, handelt es sich meistens um zentralregulatorische Schäden und dadurch bedingte Verminderung der zirkulierenden Blutmenge, was natürlich nicht ausschließt, daß es Kombinationen der beiden Kollapsformen gibt. Speziell bei den unterschiedlichen Infektionskrankheiten haben wir es neben dem zentralen Kollaps auch mit schweren Parenchymschäden zu tun, die wieder einen protoplasmatischen Kollaps auslösen können.

Ich kann im Rahmen dieser Zusammenstellung nur so weit auf die Behandlung des Kollapses zu sprechen kommen, als es sich um die Beeinflussung einer gestörten Permeabilität handelt. Der *zentral bedingte Kollaps,* soweit er auf einer serösen Exsudation des Vasomotorenzentrums beruht, ist ebenso einer entsprechenden Therapie zugänglich wie jede Gefäßlähmung (Strychnin, Koffein, Kampfer, CO_2). Viel schwieriger gestaltet sich eine Einflußnahme **auf den** *allgemei-*

nen protoplasmatischen Kollaps. Ähnlich wie bei jeder Störung, die auf einer Verminderung der zirkulierenden Blutmenge beruht, hat man in Erwägung der Wichtigkeit, welche die Aufrechterhaltung des kolloidosmotischen Druckes in den zirkulierenden Flüssigkeiten bedeutet, intravenös entweder Blut oder *isotonische Gummilösung* verabfolgt. In letzter Zeit bevorzugt man nur die *Injektion von Serum*, das **auch** in trockenem Zustand in den Handel gebracht wird. Injektionen *isotonischer oder hypertonischer Lösungen* verschiedener Kristalloide sind immer wieder versucht worden, haben sich aber vielfach als nutzlos erwiesen. Es ist leicht einzusehen, daß in Fällen mit gesteigerter Durchlässigkeit der Kapillarwand solche Lösungen sehr rasch wieder aus dem Kreislauf verschwinden. Wenn trotzdem, wie es leider bei den meisten Fällen von protoplasmatischem Kollaps der Fall ist, die Kapillaren unter dem Einflusse der infektiösen Toxine fortfahren, sich zu erweitern, tritt auch das injizierte Eiweiß ins Gewebe aus, so daß der Erfolg meist nur ein vorübergehender ist.

STRÖDER sieht in der toxischen Diphtherie das typische Beispiel eines allgemeinen protoplasmatischen Kollapses. Nachdem er in der *Bluttransfusion*, besonders wenn man sie mehrmals wiederholt, die beste Behandlung der schweren Diphtherie sieht, legt er sich die Frage vor, *ob der Transfusion eine permeabilitätsvermindernde Wirkung zugesprochen werden kann*. Er bezieht sich zunächst auf Mitteilungen von MAYER und LINSER,[1] die als erste auf die Bedeutung der abdichtenden Wirkung menschlichen Blutes für die Therapie aufmerksam gemacht haben. Sie beziehen sich dabei auf eine sehr wichtige Mitteilung von KROGH,[2] der zeigen konnte, daß eine 15%ige Lösung eines Pferdeserums zur Gefäßdichtung der in der Froschschwimmhaut enthaltenen Kapillaren ausreicht. Das Serum muß daher eine noch unbekannte Substanz enthalten, die anscheinend auf die Permeabilität der Kapillaren Einfluß nimmt. Vielleicht handelt es sich dabei um *Pituitrin*, zumal POULSON[3] über die exsudathemmende Wirkung des Pituitrins ausführlich berichtet hat. Es erheben sich aber auch Stimmen, die gegen die Behandlung der schweren Diphtherie mit Transfusionen Stellung nehmen, weil zu bedenken ist, ob nicht das infundierte Eiweiß erst recht zu einer Steigerung der Albuminurie ins Gewebe führt. Jedenfalls wäre es wünschenswert, etwas Genaues über die gefäßdichtende Substanz im Sinne von KROGH auch beim Menschen zu erfahren.

Es ist selbstverständlich im Rahmen dieser Zusammenstellung nicht möglich gewesen, auf einem Gebiete, wie es die Kreislaufpathologie darstellt, vollständig zu sein, das gilt weder für das Gebiet der Kapillar- noch für die gerichtete Permeabilität. Auch wurde so manches gebracht, was sich noch im Stadium der heuristischen Hypothese befindet und daher noch weiterer Klärung bedarf. Immerhin glaube ich gezeigt zu haben, daß sich auch auf dem Gebiete mancher Kreislaufstörungen die Permeabilitätspathologie Geltung verschaffen muß.

[1] MAYER und LINSER: Münch. med. Wschr. **1910 II**, 2757.

[2] KROGH: Kapillaren, S. 150. 1924.

[3] POULSON: Arch. exper. Path. (D.) **120**, 120 (1926).

4. Erkrankungen des Magen-Darmkanals.

Der Darm wird vielfach als die Gifthütte unseres Organismus bezeichnet. Nur ein wenige Tausendstel Millimeter starker Epithelwall steht als Schutzwehr zwischen der Giftquelle des Darmlumens und dem Blut, bzw. den Geweben unseres Körpers. Die sinnfälligen Vergiftungserscheinungen beim Austritt von Kot in die Bauchhöhle führten zur Lehre von der enterogenen Autointoxikation, indem man sich vorstellte, daß gelegentlich doch etwas von den Darmgiften durch den Epithelwall durchsickert und so zu Krankheitserscheinungen Anlaß gibt. Der ganze Fragenkomplex, der schon immer zur Diskussion stand, trat in ein akuteres Stadium, als MAGNUS-ALSLEBEN[1] bei HOFMEISTER im oberen Teil des Dünndarmes von normalen Hunden und ebenso in der dazugehörigen Schleimhaut giftige Substanzen nachweisen konnte, die, beim Kaninchen intravenös beigebracht, zentrale Lähmung, Krämpfe und schließlich den Tod durch Atemstillstand herbeiführten. Diese giftige Wirkung des Dünndarminhaltes bleibt aber aus oder zeigt sich nur in geringem Maße, wenn das Gift nicht in eine periphere Vene, sondern in die Pfortader injiziert wird. Dabei konnte auch festgestellt werden, daß die Toxizität des Darminhaltes anscheinend mit der Nahrung des Tieres zusammenhängt; sie ist nach Fleischfütterung am stärksten.

Unter dem Eindrucke solcher Beobachtungen hat die alte, hauptsächlich von französischen Ärzten vertretene Lehre eine Art Wiederbelebung erfahren. Wieder spricht man von *intestinalen Autointoxikationen* und versteht darunter Krankheitsbilder, *die durch Gifte verursacht werden sollen, die schon normalerweise im Darm vorkommen und vermutlich mit der Verdauung in Zusammenhang stehen, wobei man unter Verdauung nicht nur die Verdauung versteht, wie sie durch Fermente gebildet wird, sondern die viel kompliziertere, an der sich neben den Fermenten auch Mikroorganismen beteiligen.*

Nach dieser Feststellung drängt sich die Frage auf, ob die Mitbeteiligung von Bakterien für den Organismus nützlich, unentbehrlich oder schädlich sein kann. An der *Nützlichkeit der Mitwirkung der Mikroorganismen bei der Verdauung* ist nicht zu zweifeln, denn bekanntlich ist es nicht gelungen, Tiere, die unter allen Vorsichtsmaßnahmen der Asepsis dem mütterlichen Organismus entnommen wurden und die nur sterile Nahrung bekamen, am Leben zu erhalten. Der Hauptnutzen der Bakterien im Dickdarm besteht aber darin, daß gewisse Bestandteile der Nahrung, welche für die Enzyme unangreifbar sind, erst durch die Tätigkeit der Mikroorganismen verdaut und assimiliert werden können; ein Standpunkt, der hauptsächlich von PASTEUR[2] vertreten wurde. Ob nun diese Anschauung zu Recht besteht oder nicht, jedenfalls läßt sich sagen, daß *die Mikroorganismen bei der Verdauungstätigkeit mitwirken,* daß sie jedoch neben dem unbestreitbaren Nutzen, den sie sicher stiften, den Verdauungskanal selbst im normalen Zustande in einen Behälter, bzw. in eine *Fabrik von Giften* verwandeln. Wir müssen daher auf die dritte Frage eingehen, ob nämlich die *Tätigkeit der Darmbakterien auch für den Organismus schädlich* sein kann, im besonderen: Kann die Quantität der *Darmgifte,* welche durch die intestinalen Bakterien gebildet werden, eine solche Größe erreichen oder die Stärke der Abwehrvorrich-

---

[1] MAGNUS-ALSLEBEN: Hofmeisters Beitr. **6**, 503 (1905).
[2] PASTEUR: C. r. Soc. Biol. **100**, 68 (1885).

tungen so schwächen, daß diese giftigen Substanzen in das Blut übergehen und so eine intestinale Autointoxikation erzeugen?

Man betrachtet als wesentliche Quelle aller enterogenen Gifte die *Eiweiß-körper*. In dem Sinne lehnt sich der Begriff „enterogene Autointoxikation" an die Vorstellung, daß aus Eiweißsubstanzen im Darmkanal giftige Stoffe gebildet werden, die in den Kreislauf gelangen und hier eine Giftwirkung entfalten. Als enterale Zersetzungsprodukte des Eiweißes betrachtet man auch die so-genannten „*Ptomaine*"; es handelt sich um basische Körper, die unter anderem auch bei der bakteriellen Zersetzung der Aminosäuren entstehen. Nur ein geringer Teil der Ptomaine hat eine chemische Aufklärung gefunden; manche unter ihnen sind hochtoxisch, aber leider haben sich die chemisch sichergestellten Amine mehr oder weniger alle als ungiftig herausgestellt, wie z. B. das Putrescin und Cadaverin.

Was ist nun das Schicksal dieser Darmgifte? Was man sicher weiß, ist, daß einzelne dieser Ptomaine sich auch im normalen Harn finden, so daß man mit einer Resorption derselben rechnen muß (KUTSCHER[1]); bei vielen Krankheiten hat man eine vermehrte Ptomainausscheidung nachweisen können. BOUCHARD[2] hat geglaubt, den experimentellen Nachweis durch die Ermittlung der Gift-wirkung des Harns liefern zu können. Er konnte ein Kaninchen durch Injektion von 45 ccm normalen Harns pro Kilo Körpergewicht und einen Hund mit 60 ccm pro Kilo Körpergewicht töten, während sich der Harn von kranken Menschen viel stärker toxisch erwies. Sicher ist dieses Verfahren mit Fehlerquellen be-haftet, aber eines scheint aus diesen Beobachtungen doch hervorzugehen, *daß der Harn des kranken Menschen gelegentlich toxischer ist als der des gesunden* und daher BOUCHARD doch vielleicht recht hatte, wenn er sagte, daß der „*urotoxische Koeffizient*" als Maßstab jener giftigen Substanzen angesehen werden kann, die die Darmschleimhaut nicht zurückhalten konnte und daher durch den Harn zur Ausscheidung gelangen.

Durch die chemische Sicherstellung, daß gewisse im Darm vorkommende Bakterien aus Histidin durch Dekarboxylierung Histamin erzeugen, hat die Lehre von den Darmgiften eine greifbare Grundlage gewonnen, zumal sich im Stuhl tatsächlich Histamin nachweisen läßt.[3] Etwas Ähnliches gilt von der Desamidierung einzelner aromatischer Aminosäuren zu Oxysäuren. Durch Abbau der Seitenkette können daraus Phenol, Kresol, Indol entstehen; auch mit der Toxizität dieser Substanzen hat man sich beschäftigt, doch sind alle diese Sub-stanzen lange nicht so giftig, wie man es von den Ptomainen erwartet hatte.[4] Der Grund, warum man dem Autointoxikationsproblem, obwohl es sehr plausibel erscheint und sich auch eine Menge klinischer Tatsachen zugunsten einer solchen Lehre verwerten lassen, speziell in der deutschen Klinik so wenig Aufmerksam-keit schenkte, ist wohl hauptsächlich darauf zurückzuführen, daß es bis jetzt nicht gelungen ist, die „Ptomaine", wie sie im Stuhl und Harn vorkommen, chemisch zu fassen, geschweige denn die Toxizität der chemisch isolierten Sub-stanzen zu prüfen.

---

[1] KUTSCHER: Z. physiol. Chem. **48**, 1 (1906).
[2] BOUCHARD: Leçons sur les autointoxications. Paris. 1887.
[3] EPPINGER: Z. Klin. Med. **78**, 399 (1913).
[4] BIEBL, Habilitationsschrift. Königsberg. 1929.

Immerhin erfuhr der ganze Fragenkomplex durch die Untersuchungen von
FLURY[1] eine wesentliche Förderung, der den Darminhalt von operierten Patienten
pharmakologisch bzw. chemisch prüfen konnte. Jeder Darminhalt erwies sich
mehr oder weniger toxisch, wobei er aber die sehr beachtliche Feststellung
machte, daß die Giftwirkung durchaus nicht parallel mit den äußeren Merkmalen
(Geruch) der Fäulnis geht; geradezu unerträglich stinkende Massen weisen oft
eine viel geringere Giftigkeit auf als normaler Darminhalt. Eine weitere wichtige
Feststellung besteht darin, daß auch die Art der Ernährung nur von geringem
Einflusse auf die Giftigkeit des Darminhaltes ist. Der Darminhalt von nüchternen
oder hungernden Tieren war bisweilen giftiger als der nach reichlicher Fleischfütterung; endlich ergab sich beim Ileus kein deutlicher Zusammenhang zwischen
dem Grad der Giftwirkung und der Schwere der Krankheitserscheinungen. Damit war eigentlich zum ersten Male von pharmakologischer Seite bewiesen, daß
sich im menschlichen Darm besonders unter pathologischen Verhältnissen eine
große Zahl von mehr oder weniger stark wirksamen Stoffen befinden.

FLURY hat sich auch für die chemische Beschaffenheit der Darmgifte interessiert; ein erheblicher Anteil der toxischen Substanzen ist *hitzebeständig und*
geht durch das Ultrafilter, aber auch der kolloide Anteil erweist sich wirksam.
Die Vergiftungssymptome, die sich durch Darmgifte hervorrufen lassen, zeigen,
wie FLURY ausdrücklich betont, vielfach den Charakter der *Endothel-* bzw.
Kapillargifte; sie erzeugen Ödeme, z. B. an der durchströmten Leber, auch
„Lebersperre" im Sinne von MAUTNER und PICK.[2] Diese in erster Linie kreislauf-
wirksamen Stoffe verhalten sich pharmakologisch ähnlich wie Histamin oder
Cholin. Wie man aus den Mitteilungen von FLURY entnehmen kann, hat man
im Darminhalt noch mit zahlreichen, ähnlich wirksamen, aber chemisch verschiedenen Stoffen zu tun; der Angriffspunkt dieser Wirkstoffe liegt ganz über-
wiegend im vegetativen Nervensystem. Die Toxizität mancher dieser Stoffe muß
als eine außerordentlich hohe bezeichnet werden, denn FLURY spricht hier von
zum Teil noch in millionenfacher Verdünnung wirksamen Stoffen. Es gibt jedenfalls kein bestimmtes, vielleicht organspezifisches Darmgift, man muß vielmehr
eine *Vielzahl von giftigen Stoffen* annehmen, deren definitive Erforschung noch
lange nicht abgeschlossen ist.

Auch mit der Frage, woher diese Darmgifte stammen, hat sich FLURY beschäftigt. Mit der Möglichkeit einer Anwesenheit von *Bakteriengiften* im Darminhalt ist ebenfalls zu rechnen, zumal ein Teil dieser Gifte durch die Hitze zerstört
wird. Von entscheidender Bedeutung sind Zersetzungsprodukte des Duodenalsaftes, der Galle und des Pankreas anzusehen. Die höchste Giftigkeit kommt dem
faulenden Pankreassaft zu.

FLURY hat seine Erfahrungen in einem Sammelreferat zusammengefaßt, auf
Details ist er leider nicht eingegangen; auch fehlt eine ausführliche Mitteilung
über diese wichtigen Beobachtungen, die mir persönlich deswegen so besonders
beachtlich erscheinen, weil er seinen Vortrag mit folgendem Satze schließt:
„*Durch die lokale Schädigung der Gewebselemente des Darmes kommt es ganz analog*
wie bei der serösen Entzündung in anderen Organen zu mehr oder weniger eingreifen-
den Funktionsstörungen, vor allem zu gesteigerter Permeabilität, zu Störungen der

---

[1] FLURY: Verh. Ges. Verdgskrkh. **1939,** 390.

[2] MAUTNER-PICK, Münch. med. Wschr. **1915,** 1141.

*Resorptions- und Sekretionsvorgänge, die in den schwersten Fällen zu einer Zer-
rüttung des gesamten Stoffaustausches führen.*"

Angeregt durch diese Beobachtungen, habe ich die Organveränderungen histologisch verfolgt, die sich im Organismus entwickeln, wenn man Tiere mit solchen
Darmtoxinen vergiftet. Zunächst waren wir bemüht, aus Fäzes, Darmsäften,
Fäulnisprodukten und Durchfallstühlen irgendwelche Gifte zu isolieren, doch
sind alle diese Versuche fehlgeschlagen. Wir verwendeten daher alkoholische Extrakte (die vor der Injektion im Vakuum bei schwach saurer Reaktion und
niedriger Temperatur eingedampft und dann mit Wasser wieder auf das ursprüngliche Volumen aufgefüllt wurden) und verabfolgten sie teils intravenös, teils
subkutan bzw. intraperitoneal. Es ergaben sich dabei vielfach ganz ähnliche Vergiftungserscheinungen, wie wir sie bei der experimentellen Histamin- oder Allylformiatvergiftung gesehen haben; die Versuche wurden ausschließlich an Hunden
durchgeführt. Ob es dabei zu einem schweren, gelegentlich tödlichen Kollaps
kommt oder nur zu einer schleichenden Gewebsschädigung, hängt ganz von der
Höhe der gewählten Giftdosis ab und von dem Ort der Injektion, d. h. ob intravenös oder intraperitoneal. Gehen die Tiere innerhalb weniger Stunden zugrunde,
so bietet sich — wobei ich mich nur auf die Veränderungen des Magen-Darmkanals beschränke — das typische Bild einer universellen Kapillarerweiterung.
Die Därme erscheinen intensiv gerötet und in späteren Stadien schwappend; die
Schleimhaut zeigt nach Eröffnung des Darmes eine düsterrote Verfärbung.
Histologisch erweisen sich die Kapillaren des Magen-Darmkanals strotzend mit
Blut gefüllt; an vielen Stellen kommt es auch zu Blutungen, die wohl auf ein-
gerissene Kapillaren zu beziehen sind. Sekundär kommt es auf diese Weise zu
kleinen Epitheldefekten in der Schleimhaut; ähnlich wie bei der Histaminvergiftung erstreckt sich die Kapillardilatation vorwiegend auf den venösen
Schenkel; der zuführende arterielle Schenkel ist stark verengt, vielfach gar nicht
zu sehen. Das Stroma der einzelnen Zotten erscheint aufgelockert, die Fasern
gequollen; wurde das Gewebe in Carnoyscher Flüssigkeit fixiert, so bereitet es
meist keine Schwierigkeit, zwischen den erweiterten Kapillaren, im sogenannten
Gruenhagen-Mingazzinischen Raum Eiweißgerinnsel sichtbar zu machen. Wegen
der starken Blutfüllung ist es nicht immer leicht, sich über die Kapillarwand
selbst ein sicheres Urteil zu bilden; wo es doch gelingt, ist an einer Quellung
bzw. Verdickung der Kapillarwand nicht zu zweifeln. Das Haitinger-Verfahren
bestätigt unsere Annahme, daß es hier zu einem Plasmaaustritt gekommen ist;
die normalen interstitiellen Räume sind eiweißfrei. Lymphkapillaren sind in
gesunden Darmzotten nicht zu sehen; haben aber die Tiere Extrakte aus Darminhalt erhalten, so erweisen sich auch diese erweitert. All diese Veränderungen
machen es verständlich, *daß das am meisten beteiligte Kolon funktionell schwer
beeinträchtigt sein muß und daher mit Diarrhöen antwortet, die bei länger bestehender
Vergiftung im Vordergrund des experimentellen Krankheitsbildes stehen.* Gelegentlich haben wir auch eine geringe Bluteindickung gesehen, doch reichen die Erythrozytenwerte niemals an jene bei der Histaminvergiftung heran.

Injiziert man die aus Darminhalt, aus Fäulnisprodukten oder Fäzes gewonnenen Extrakte in das Darmlumen oder verfüttert große Mengen davon, so
kommt es weder zu Diarrhöen noch zu histologisch nachweisbaren Veränderungen
in der Darmschleimhaut.

Wir können somit die Angaben von FLURY vollinhaltlich bestätigen und sie noch in der Richtung erweitern, daß *sich die Darmgifte, die, intravenös verabreicht, als schwere Gifte anzusehen sind, per os verabfolgt, als völlig unwirksam erweisen.*

Meine Angaben decken sich weitgehend mit den Befunden, die LETTERER[1] bei experimenteller Ruhr erheben konnte; für ihn sind diese Befunde ein Beweis, daß das Ruhrtoxin nicht primär an der Darmschleimhaut angreift, sondern nur von den Blutbahnen aus seine Wirksamkeit entfaltet. Am Schluß seiner Mitteilung findet sich folgender Satz: Der Eiweißaustritt in den Gruenhagen-Mingazzinischen Raum der Darmzotte, die Verquellung des Zellstromas, Erweiterung, Hyperämie, Stase in den Kapillaren der Zotten, sekundäre Schädigung des Zottenepithels können histologisch sichergestellt werden. Mangel an entsprechendem Tiermaterial gestattet es mir nicht, die begonnenen Untersuchungen weiter auszubauen, immerhin erlauben sie die Schlußfolgerung, daß *Darmgifte, wenn sie sich innerhalb des Darmlumens befinden, kaum zu toxischen Erscheinungen Anlaß geben, ganz im Gegensatz, wenn man dieselben Gifte entweder intravenös oder intraperitoneal verabfolgt.* Der Grund, warum die Darmgifte keine allgemeine Wirkung entfalten, wenn man sie verfüttert oder in das Darmlumen injiziert, ist vermutlich *in der Eigenschaft des normalen Darmepithels zu suchen, das ein rasches Durchsickern von bestimmten Giften verhindert.*

Von der Richtigkeit einer solchen Annahme kann man sich auch überzeugen, wenn man analoge Versuche mit *Histamin* anstellt: intravenös genügen wenige Milligramme, um schwere Vergiftungserscheinungen auszulösen, während per os gegeben die hundertfache tödliche Dosis völlig unwirksam bleibt. Diesen Versuch kann man an sich selbst durchführen. Ich habe 0,5 g Histamin in Wasser gelöst, getrunken und dabei nicht die geringste toxische Wirkung empfunden. Mit der Frage, warum Darmgifte, wenn sie sich im Darmlumen befinden, keine allgemeine Schädigung entfalten, haben sich die verschiedensten Pathologen beschäftigt. Besonders eingehend beschäftigte sich damit NOORDEN;[2] er sagt: Wenn trotz ihres Bestehens die Gifte nicht zur Wirkung gelangen, so weist dies auf Schutzvorrichtungen hin. Nicht zu übersehen ist die gegenseitige Beeinflussung der Darmbakterien; veranschaulicht wird das schon durch das ungeheure Massensterben der Bakterien auf dem Wege vom Coecum zum After; in welchem Umfange dadurch Toxine zerstört werden, steht dahin und ist wohl bei jeder Bakterienart verschieden. Dem Fortschreiten der Giftbildung beugt das Absterben aber wohl sicher vor; es dürften wohl auch die Stoffwechselprodukte der einen Bakterienart die Toxine anderer Arten abschwächen, gleichsam entgiften. In dieser Richtung bewegt sich auch der Gedankengang METSCHNIKOFFS,[3] wenn er auch mehr darauf abzielte, Produzenten von Starkgiften durch Produzenten von Schwachgiften überwuchern zu lassen.

Einen *wichtigen Schutzwall bildet das gesunde Darmepithel.* Wenn wir annehmen, was höchst wahrscheinlich ist, daß die Toxine löslichen, nicht koagulablen Proteosen nahestehen, so erkennen wir den ungeheuren Wert der *Nichtdurchgängigkeit der Epithelschicht für Proteine und Albumosen.* Der damit gewährte Schutz ist sicher kein absoluter, denn es können sich vielleicht gewisse Toxine vermöge

---

[1] LETTERER: Virchows Arch. **312**, 673 (1944).
[2] NOORDEN: Darmkrankheiten, S. 63. 1921.
[3] METSCHNIKOFF: Lait caillé, élixir de longue vie. 1905.

ihres chemischen Baues und ihrer Lipoidlöslichkeit oder vermöge lockernden Einflusses auf die interzelluläre Kittsubstanz usw. doch den Durchtritt leichter als andere erzwingen. Im allgemeinen aber ist der Schutz jedenfalls beträchtlich. *Bedarf es doch im Tierexperiment einer vieltausendmal größeren Menge an Choleratoxin, um Tiere vom gesunden Darm aus als durch subkutane oder intraperitoneale Injektion zu vergiften.* Der Theorie nach, und dies stimmt mit klinischen Erfahrungen gut überein, *begünstigt Erkrankung der Darmschleimhaut die Aufnahme von Giften aus dem Darm; sie ist bei manchen Giften vielleicht sogar unerläßliche Vorbedingung dafür.*

Mit der Frage, warum Darmgifte vom gesunden Darmkanal keine Aufnahme finden, hat sich auch FLURY beschäftigt; er nimmt an, daß die Darmschleimhaut für gewisse Gifte nur dann durchlässig wird, wenn sie „entzündet" ist. Er sagt: Wenn auch der normale Darm solche hochmolekulare Stoffe nicht oder nur schwer resorbiert, ist doch damit zu rechnen, daß *die entzündlich veränderte Darmwand auch kolloidale Gifte* aufnimmt, wie sie selbst für unverdautes, artfremdes Eiweiß durchlässig wird.

Bevor ich die zur Sprache gebrachten Veränderungen vom Permeabilitätsstandpunkt aus betrachte, möchte ich noch einmal an folgendes erinnern: Bereits die normale einzellige Valonia verfügt über die Fähigkeit, unter den Substanzen, die sie umgeben, eine selektive Auswahl zu treffen. Obwohl sie in einer fast 4%igen Kochsalzlösung schwimmt, enthält die Innenflüssigkeit dieser Alge nur Spuren von Natrium, dagegen reichlich Kalium, was — wieder umgekehrt — im Meerwasser nur in minimalen Mengen vorhanden ist. Dieselbe Eigenschaft kommt mehr oder weniger jeder Parenchymzelle unseres Organismus zu. Wie sollen wir uns sonst den ablehnenden Standpunkt z. B. der Leber- oder Muskelzelle gegenüber Natrium und Chlor erklären? Dagegen büßt die Valoniazelle diese spezifische Selektion ein, wenn sie von einem Schaden betroffen wird und daher krank ist. Lehrreich ist daher der Versuch, daß die Valonia sofort Natrium und Chlor aufnimmt, wenn das Meerwasser, in dem die Alge schwimmt, nur geringste Spuren von Ammoniak enthält. In gleicher Weise haben wir auch den Einfluß so mancher Schädigung auf den Mineralbestand gesunder Tierzellen verfolgt und auf diese Weise vieles bestätigt, was sich zuerst im Pflanzenorganismus eindeutig demonstrieren ließ. Dieser Befund und so manche andere Tatsache war dann für mich der Anlaß, das Prinzip der sogenannten gerichteten Permeabilität zu vertreten. *Die gesunde und lebende Parenchymzelle nimmt aus der ihr zur Verfügung gestellten Gewebsflüssigkeit nicht alles in sich auf, sondern nur jene Substanzen, die ihr im Interesse des beteiligten Gewebes zuträglich erscheinen.* Ich habe die Vorstellung einer spezifischen Selektion auch auf das Verhältnis der Parenchymzelle zu dem von ihr abgesonderten Sekret übertragen und habe mich dabei vor allem an die Vorgänge in der Niere gehalten, wo bekanntlich der Tubulusapparat gegenüber dem Glomerulusfiltrat auch eine ganz spezifische Selektion ausübt und die gesunden Nierenepithelien nur bestimmte Bestandteile rückresorbieren, andere wieder ablehnen. Wie ganz anders gestaltet sich aber die *Rückresorption*, wenn der Tubulusapparat einen Schaden davongetragen hat. *Was sich gleichsam im Nephron, der Einheit einer Niere, im kleinen abspielt, das geschieht im großen im Darmkanal, wobei ich zunächst von einer Unterteilung des Darmes in Dünn- und Dickdarm absehe.* Jedenfalls kommt auch dem Darm die

Eigenschaft zu, unter dem ihm Angebotenen eine Auswahl zu treffen. Diesem Umstande möchte ich es auch zuschreiben, warum sich die unterschiedlichen Darmgifte bei einer geregelten Funktion der Darmschleimhaut kaum Geltung verschaffen können. *Anscheinend bringt es die der normalen Darmschleimhaut zukommende gerichtete Rückresorption mit sich, daß der Gesamtheit unseres Organismus keine Gefahr droht, obwohl im Darmkanal, also an jener Stelle, wo die Aufnahme unserer Nahrungsbestandteile erfolgt, Gifte und Speisen nebeneinander vorkommen.*

Um dieser vielfach vertretenen Anschauung auch wissenschaftlich Nachdruck zu verleihen, hat man so manches Experiment angestellt. Wenn es bis jetzt nicht gelungen ist, exakte Beweise zugunsten einer enterogenen Autointoxikation sicherzustellen, so liegt das an verschiedenen Schwierigkeiten, nicht zuletzt an der Tatsache, *daß wir zwar viel von Darmgiften reden, aber über ihre chemische Beschaffenheit und ihre pharmakologische Wirkung noch keine klare Vorstellung haben.* Das zweite Moment, was uns stört, die Wirksamkeit der Darmgifte genauer zu verfolgen, sehe ich in der *vikariierenden Tätigkeit der Leber,* die gleichsam im Hintergrunde schützend steht und alles, was an Giften das Schleimhautepithel doch durchdrungen hat, in irgendeiner Weise unschädlich macht. Die mutmaßlichen Gifte, die sich die Passage ermöglicht haben, gelangen zwar nicht in die allgemeine Zirkulation, wirken sich aber gelegentlich doch recht störend an verschiedenen Stellen des Pfortadersystems (Magen, Milz, Pankreas) aus. In dem Sinne ist es auch verständlich, warum sich so manches Darmgift, selbst wenn es doch durchgetreten ist, im großen Kreislauf kaum bemerkbar macht. Jedenfalls ist es nicht leicht — auch das erschwert sowohl die Diagnostik als auch das Verständnis der enterogenen Vergiftungen —, sich von der Gegenwart einer gestörten Rückresorption durch den Darmkanal zu überzeugen.

Der Darmkanal ist nicht nur eine Gifthütte, sondern auch eine Brutstätte zahlreicher Bakterien, bietet doch der Darm, besonders in seinem unteren Abschnitt, Bedingungen für ihr Wachstum, wie sie sonst in der Natur nirgends geboten werden. Auf dem Wege vom Coecum zum Rektum erfolgt ein Massensterben der Bakterien, sicher ist daran auch der Wasserverlust des Darminhaltes beteiligt, **ebenso** wahrscheinlich auch Bakterien und bakterizide Kräfte; immerhin finden sich im Endabschnitt noch genug virulente Mikroorganismen.

Mit der Frage, warum beim gesunden Menschen und ebenso beim gesunden Tier Darmbakterien nicht in die Blutbahn übergehen, haben sich zahlreiche Autoren beschäftigt. Schließlich kam man zu der Überzeugung, *daß der normale Darm für Bakterien undurchgängig ist.* So eine Schutzvorrichtung muß existieren, denn wie wäre sonst die Tatsache zu verstehen, daß beim Austritt von Kot in die Bauchhöhle oder beim tierexperimentellen Einspritzen von Kotextrakten in die Blutbahn die schwersten Vergiftungserscheinungen auftreten.

Ganz anders scheint sich nun der kranke Darm zu verhalten, wobei oft ganz geringgradige Störungen genügen dürften, daß es zu einem Durchwandern von Bakterien kommt; besonders neigt dazu der jugendliche Organismus. FICKER[1] konnte z. B. zeigen, daß es bei jungen Tieren (Hunden und Katzen) immer gelingt, die verfütterten Keime im Blute nachzuweisen, daß es aber bei erwachsenen und gesunden Tieren fast unmöglich ist, ein Durchtreten von

---

[1] FICKER: Arch. Hyg. (D.) **52**, 177 (1905); **53**, 56 (1906).

Bakterien sicherzustellen. Ein Übertritt wird erst ermöglicht, wenn man die Tiere vorher hungern läßt oder stark ermüdet. Ähnliche Beobachtungen wurden auch am Menschen erhoben. So berichtet z. B. CHWOSTEK,[1] daß es gelingt, beim Menschen im Fieberanfall der Malaria oder nach Tuberkulininjektion Mikroorganismen im Harn nachzuweisen, was aber in fieberfreien Zeiten unmöglich ist. Ebenso berichtet er, daß während der Agonie Mikroorganismen aus dem Darm in die Blutbahn gelangen. Als solches Gelegenheitsmoment, das eine Darmpassage von Mikroorganismen in die allgemeine Zirkulation ermöglicht, wird man auch jede „Verdauungsstörung" annehmen können. In dem Sinne sind Beobachtungen aus dem Weltkrieg zu verwerten: In den Sommermonaten fanden sich in Galizien sehr viel Soldaten, die Ruhrbazillen in den Fäzes hatten, sich aber dabei völlig gesund fühlten. Wurden sie aber von irgendeiner alimentären Darmaffektion erfaßt, so brach die toxische Ruhr aus, wobei man sich vorstellen muß, *daß es erst die akute Enteritis war, die den Übertritt der Ruhrbazillen ermöglichte.* Ähnliches sieht man, wenn man sich als Soldat einer Erkältung aussetzt oder schutzgeimpft wurde. Es ließen sich noch viele andere Beispiele heranziehen, jedenfalls gewinnt man den Eindruck, *daß der Darmkanal nur dann für Bakterien durchlässig wird, wenn er irgendwie erkrankt ist.* Das gilt anscheinend nicht nur für körperfremde Bakterien, sondern auch für die Dauerbewohner des Darmes, also vor allem für die Kolibakterien und Enterokokken. Damit dürfte auch die *Bakteriurie* zusammenhängen, die man so häufig bei obstipierten Patienten beobachtet; dies ist um so auffälliger, als bei der spastischen Obstipation die Fäzes oft nur sehr wenig Darmbakterien enthalten.

Über die Ursache dieser merkwürdigen Erscheinungen ist viel diskutiert worden; ich glaube, man kommt diesem Problem am nächsten, *wenn man auch hier mit der Möglichkeit einer gerichteten Rückresorption rechnet,* wie ich sie für die Aufnahme von „Ptomainen" vertreten habe. Man darf sich nur nicht den Vorgang gar so einfach vorstellen, wie es am klassischen Beispiel der Alge Valonia zu erkennen ist, wo es wirklich nur *eine Membran* ist, die man dafür verantwortlich machen kann, daß unter normalen Bedingungen Kalium in der Zelle bleibt und Natrium nicht eindringen kann. Über der Permeabilität des Darmepithels wachen sicher die verschiedensten Kräfte, aber im Endeffekt ist es hier und dort dasselbe, nämlich gerichtete Permeabilität.

Eine wichtige Teilfunktion des Enddarmes ist die *Wasserrückresorption;* der Chymus, der nach Passieren der Bauhinschen Klappe dem Dickdarm angeboten wird, erfährt hierselbst — ähnlich wie der primäre Harn während der Tubuluspassage — eine weitgehende Eindickung. Ist dieser Mechanismus gestört, so kommt es zur Entleerung von dünnflüssigen Stühlen; hält der Durchfall längere Zeit an, so gesellt sich oft eine Absonderung von Eiweiß und Schleim hinzu, was wohl darauf zurückzuführen ist, daß jetzt auch eine Kapillarschädigung innerhalb der Kolonschleimhaut hinzugetreten ist; man findet auch Nukleoproteide. Sie rühren nicht von der Nahrung her, sie müssen ebenfalls als eine Teilerscheinung der Schleimhautschädigung angesehen werden. Mehr oder weniger alle Abführmittel lösen eine Störung der gerichteten Wasserrückresorption aus. Man kann sich von dem anatomischen Geschehen, das sich dabei abspielt, im Tierexperiment

---

[1] CHWOSTEK: Wien. klin. Wschr. **1908**, 453.

leicht überzeugen, wenn man den Einfluß eines starken Abführmittels verfolgt. Das Wesentliche, was dabei histologisch zu sehen ist, ist ein *Ödem der Schleimhaut*, das bald stärker, bald weniger intensiv in Erscheinung tritt. Die Kapillarerweiterung tritt lange nicht so in den Vordergrund, wie z. B. nach Darreichung von Histamin. Immerhin erscheint das Interstitium verbreitert, ja es läßt sich gelegentlich sogar übergetretenes Eiweiß nachweisen; unter ungünstigen Bedingungen drängt sich das Exsudat bis an die Darmepithelien heran und bedingt sogar eine starke Desquamation. Der Schleimhaut aufgelagert findet sich eine Schicht von Schleim, untermengt mit Eiweiß; ähnliche Veränderungen sind zu sehen, wenn man Alkalien oder Säuren lokal auf die Darmschleimhaut einwirken läßt. In dem Maße, als die Schleimhaut bereits anatomische Veränderungen erkennen läßt, ist wohl sicher auch mit einer funktionellen Beeinträchtigung zu rechnen, was wohl gleichbedeutend mit dem Verluste jener Fähigkeit ist, die einen atypischen Übertritt von Darmgiften und Bakterien verhindern soll.

Indol und *Skatol* findet sich im Stuhl fast jedes Menschen; besonders reichlich nach Genuß von Eiweiß; die eigentliche Muttersubstanz ist das Tryptophan. Der normale Darm hat die Tendenz, diese beiden Substanzen zurückzubehalten; geringe Mengen werden aber auch von normalen Menschen resorbiert, dagegen beträchtliche Quantitäten, sobald die Darmschleimhaut erkrankt ist. Das resorbierte Indol bzw. Skatol — soweit es nicht den Darm durch den Stuhl verlassen hat — wird im Organismus in Indoxylschwefelsäure verwandelt und schließlich als Indican — das ist das Natronsalz der Indoxylschwefelsäure — durch den Harn zur Ausscheidung gebracht. Experimentell läßt sich beim Hund eine starke Indicanurie erzeugen, wenn man den Dünndarm abbindet, nicht aber, wenn man den Dickdarm stenosiert. Die höchsten Werte im menschlichen Harn findet man bei der akuten Peritonitis und beim Ileus. Durch die Untersuchungen von NICOLAI[1] ist das Problem der Indicanurie weitgehend geklärt worden, so daß man jetzt mit ziemlicher Sicherheit sagen kann, dort, wo sich im Harn reichlich Indican findet, hat vermutlich die gerichtete Rückresorption von Indol bzw. Skatol Schaden gelitten.

Auch dem *Kochsalz* gegenüber verhält sich die Darmschleimhaut eigentümlich resorptiv; unter normalen Bedingungen wird die Hauptmenge des durch die Nahrung zugeführten Kochsalzes vom Darmkanal aufgenommen und durch den Harn wieder zur Ausscheidung gebracht. Obwohl das Mesenterialblut reichlich Kochsalz enthält, ist der Organismus ängstlich bemüht, davon nichts an den Darminhalt abzugeben. Da nun bei schweren Durchfallserkrankungen dem Organismus durch den Stuhl erhebliche Mengen an Kochsalz entzogen werden, muß auch dafür eine Schädigung der gerichteten Permeabilität der Darmschleimhaut in Frage kommen. Im selben Sinne ist auch die Eiweißausscheidung der Darmschleimhaut gegen das Darmlumen zu deuten, die bei manchen Infektionskrankheiten — besonders bei der Cholera oder bei der Ruhr — solche Dimensionen annehmen kann, daß es einerseits zu einer starken Bluteindickung und anderseits zu einer Verringerung der Blutmenge kommen muß.

In letzter Zeit habe ich mich auch für die *Darmgase* interessiert; wieso ich darauf kam, hat folgende Bewandtnis: Anläßlich einer akuten Peritonitis habe ich den

---

[1] NICOLAI: Klin. Wschr. **1939**, 123; **1942**, 108.

Gasinhalt den mächtig geblähten Därmen entnommen und ihn analysiert; dabei zeigte sich die große Merkwürdigkeit, daß die Gase fast der atmosphärischen Luft entsprachen. Dieser Befund erscheint um so auffälliger, als vielfach der Standpunkt vertreten wird, daß im gesunden Darm vorwiegend Anaerobiose vorherrschen soll.

Die Frage nach der Zusammensetzung der Darmgase in ihrer Beziehung zu den Bakterien schien um so interessanter, als sich beim Studium der unterschiedlichen Darmkrankheiten immer wieder feststellen ließ, daß so manche Enteritis oft mit einer Änderung der vorhandenen physiologischen Darmflora einhergeht. Ob nun die anfängliche Ursache mit einer unzureichenden motorischen oder sekretorischen Tätigkeit der Darmmuskulatur, bzw. der Darmschleimhaut zusammenhängt, die vielleicht zu einer abnormen Zersetzung des Darminhaltes geführt hat, oder ob andere Schädlichkeiten zu einer Erkrankung der Darmschleimhaut Anlaß gaben, immer kommt es zu einer Änderung der normalen Bakterien, und an ihrer Stelle kann dann eine fremde, meist für den menschlichen Körper pathologische Darmflora treten. Die Schnelligkeit, mit der dieser Ersatz erfolgt, kann vermutlich nur mit einer umstoßenden Milieuänderung in den betreffenden Darmabschnitten erklärt werden, weswegen der Gedanke naheliegt, nachdem die Mikroorganismen schon lange in anaerobe, aerobe und obligat, bzw. fakultativ anaerobe unterschieden werden, einmal die Darmgase, die ja eine wichtige Voraussetzung des erforderlichen Milieus bilden, gasanalytisch zu untersuchen. Dabei wurden lediglich die vorkommenden Mengen von Sauerstoff und Kohlensäure im Flatus bestimmt, während die anderen Gase (Methan, Schwefelwasserstoff und Stickstoff) nicht berücksichtigt wurden. TURNER,[1] der solche Untersuchungen durchführte, fand beim gesunden Menschen mit vorwiegend vegetarischer Kost weniger Sauerstoff als bei jenen Menschen, die vorwiegend Fleisch essen; seine Beobachtungen finden sich in der beigefügten Tabelle zusammengestellt:

Tabelle 62.

Lauf. Nr.	Diät	Diagnose	CO_2	O_2	
			Volumprozent		
1	Vorwiegend vegetabilische Kost	Pneumonie	17,0	1,8	
2		Pneumonie...............	9,8	0,8	Als
3		Einseitiger Exophthalmus ..	11,5	1,8	Normalfälle
4		Schwere Psychopathie	7,8	2,6	anzusehen.
5	Eiweißreichere Diät	Offene Tuberkulose	20,3	5,6	Bakteriologisch o. B.
6		Myokardschaden...........	26,7	4,3	
7		Grippe	15,0	5,4	
8		Ischias, Klimax	9,6	5,3	
9	Schrotkost	Spastische Obstipation	1,3	20,3	
10		Spastische Obstipation	1,5	20,6	Darmflora bakteriologisch verändert
11	Rohkost	Kolitis	3,8	19,7	
12		Kolitis	1,3	19,7	
13	Ikterusdiät	Leberzirrhose mit kolitischer Reizung	1,9	18,6	

Während beim Normalen trotz verschiedener Diätform in den Darmgasen immer viel Kohlensäure und wenig Sauerstoff zu finden ist, ist dieses Verhältnis

---

[1] TURNER: Wien. klin. Wschr. 1944, 93.

bei verschiedenen Fällen von Kolitis und Obstipation extrem umgekehrt. Zweifellos werden sich daher pathologische Darmkeime, welche bei diesen Krankheiten vorkommen, in diesem neuen, also besonders sauerstoffreichen Milieu anders entwickeln und können eventuell physiologische Keime verdrängen. Vielleicht ist für den atypischen Sauerstoffgehalt der Darmgase eine veränderte Resorption verantwortlich zu machen, so zwar, *daß vielleicht die gesunde Darmschleimhaut den geschluckten Sauerstoff resorbiert, während sich dazu die geschädigte weniger eignet;* eine Störung der gerichteten Permeabilität könnte auch dafür verantwortlich gemacht werden.

Zusammenfassend läßt sich, soweit sich die Permeabilitätspathologie für den Darmkanal interessiert, nur folgendes sagen: *Schon bei der normalen Verdauung findet man im Darmkanal infolge einer Symbiose mit den Mikroorganismen aromatische Substanzen und Ptomaine.* Diese mehr oder weniger giftigen Körper werden, nachdem sie im Darm in weniger schädliche Substanzen umgewandelt sind, größtenteils durch die Fäzes ausgeschieden. Wenn aber ihre Menge sehr zunimmt, kommt es leicht zu Durchfällen und rascherer Ausscheidung. Der Rest wird resorbiert und in der Leber verarbeitet, bevor er in den großen Kreislauf gelangt; falls diese so verwandelten Körper noch giftigen Charakter zeigen, können sie sich an den verschiedenen Stellen unseres Körpers ungünstig auswirken; die Hauptwirksamkeit der vom Darmkanal aufgenommenen Gifte kann sich auf die Organe des Pfortaderkreislaufes beschränken.

Wenn nun schon die Produkte einer normalen Verdauung als giftig angesehen werden müssen, so ist es nicht erstaunlich, daß die aus abnormer Gärung und Fäulnis hervorgegangenen Substanzen ebenfalls toxische Eigenschaften besitzen. Bei der relativen Häufigkeit solcher Vorkommnisse muß man sich eigentlich wundern, daß wir nicht viel öfter Gelegenheit haben, mit Schädigungen jenseits der Darmschleimhaut zu rechnen. Die Ursache ist wohl hauptsächlich darin zu suchen, daß dem normalen Darm die Fähigkeit innewohnt, den Organismus vor einer solchen chronischen Vergiftung durch Darmtoxine zu schützen; ein sehr wichtiger Selbstschutz ist die rasche Entleerung, also der Durchfall. Da nun derselben Darmschleimhaut auch die Aufgabe zufällt, dem Organismus entsprechende Nahrungsbestandteile zur Verfügung zu stellen, so obliegt ihr gleichsam eine doppelte Aufgabe: Auf der einen Seite soll sie die Resorption von Nahrung fördern, auf der anderen die Aufnahme von Giften hemmen; *ein solches Geschehen wird nur verständlich, wenn man mit dem Vorkommen einer gerichteten Permeabilität, also spezifischen Resorption rechnet.*

Wie an anderen Stellen unseres Organismus die gerichtete Permeabilität nur zu leicht durch krankhafte Vorgänge eine Beeinträchtigung erfährt, so ist Analoges auch von der Darmschleimhaut zu gewärtigen; eine solche Störung kann sich für die Organe des Pfortaderkreislaufes außerordentlich ungünstig gestalten. Daß sich die Darmgifte nicht auch im großen Kreislauf öfter schädigend bemerkbar machen, ist wohl auf die *Zwischenschaltung der Leber* zurückzuführen, die anscheinend — allerdings oft unter Hintansetzung ihrer eigenen Existenz — so manches Darmgift abfängt, zunichte macht und so unseren Organismus vor Krankheiten bewahrt. *Die gerichtete Permeabilität der Darmschleimhaut schützt unseren Zellstaat nicht nur vor der Gifthütte des Darmtraktes, sondern auch vor der Brutstätte der Darmbakterien;* sie beide bedeuten eine dauernde Gefahr für den

Menschen. Auf welche Weise die Leber den eventuell durchgetretenen Darmgiften ihre Schärfe nimmt, ist unklar; gegen die Darmbakterien findet sich ein
eigener Apparat, das ist das Kupffer-Zellsystem, das mit seinen Fangarmen phago-
zytär in das Pfortaderblut eingreift und so in der Lage ist, die übergetretenen
Bakterien zu beseitigen. Jedenfalls ist dem Darmtrakt bei der pathogenetischen
Beurteilung der unterschiedlichen Krankheiten, besonders des Pfortadersystems,
volle Aufmerksamkeit zu schenken.

Der unmittelbare Grund, warum ich mich im Rahmen meiner Permeabilitätspathologie auch mit der *Gastritis* und in weiterer Folge mit dem *Ulcus ventriculi
und duodeni* beschäftigen mußte, war durch den Tierversuch gegeben, von dem
ich ausging. Hunde, die an den Folgen einer teils *akuten*, teils *chronischen
Histaminvergiftung* zugrunde gehen, zeigen meist schwere Veränderungen der
Magenschleimhaut; eine Beteiligung des Magens an der akuten Vergiftung ist
auch daran zu erkennen, daß die Tiere erbrechen, und zwar nicht nur auf der
Höhe der Vergiftung, sondern auch noch später. Das Erbrochene enthält meist
Blut und Schleim. Hält der Vergiftungszustand länger an, so können die Erscheinungen von Seite des Magen-Darmkanals (die Tiere zeigen oft blutige
Diarrhöen) so in den Vordergrund treten, daß dadurch allein schon das Leben
des Tieres gefährdet erscheint. Hat man Gelegenheit, schon bald nach dem Tode
des Tieres die Sektion vorzunehmen, so erweist sich der *Magen* gebläht, schwappend und flüssigkeitshaltig. Die Schleimhaut ist intensiv gerötet; ein Teil der
Rötung ist auf eine stellenweise sehr hochgradige Gefäßinjektion zu beziehen;
die Schleimhaut selbst ist meist samtartig weich, geschwollen, stark durchfeuchtet, vielfach gesprenkelt, wobei helle, rosafarbige Partien mit dunkel-
violetten abwechseln. In der Pars pylorica erreicht die Rötung und Schwellung
der Schleimhaut ihren Höhepunkt, die von da ab sich kontinuierlich bis in die
Pars descendens duodeni hinein fortsetzt; stets werden im Duodenum die
schwersten Veränderungen gesehen.

Mikroskopisch ist die Magenschleimhaut hauptsächlich durch drei pathologische, oft gleichzeitig nebeneinander festzustellende Prozesse gekennzeichnet.

Der *erste dieser Prozesse* betrifft das zarte, lockere, subepithelial gelegene und
alle Drüsenschläuche umhüllende Bindegewebe. Das Stroma erweist sich an zahlreichen umschriebenen Stellen — also herdförmig — hochgradig aufgelockert
und verbreitert. Diese Verbreiterung nimmt nach dem Epithel hin erheblich zu,
so daß zwischen der Muskulatur und den Endausläufern der Drüsenschläuche
breitklaffende Lücken entstehen, die nur von diesem lockeren — zahlreiche
maximal weite, blutleere Kapillaren enthaltende — Maschengewebe ausgefüllt
werden. Es entsteht so der Eindruck, als ob das Epithel förmlich auf bestimmte Strecken durch ein in der Schleimhaut gelegenes, subepithelial
zunehmendes *Ödem* abgehoben wird. Auffallend ist das Verhalten der Drüsenschläuche; ihre sonst regelmäßige Anordnung wird unregelmäßig, ihre
Kontinuität erscheint vielfach unterbrochen. Einzelne Zellverbände erweisen
sich losgelöst und erdrückt, so daß *einzelne Zellen in der Ödemflüssigkeit
förmlich flottieren;* stellenweise sind die Drüsenschläuche sogar ganz zerstört
und es verbleiben nur noch einige schlechter färbbare Zellreste; größere Zellanhäufungen im Bereiche dieses ödematösen Stromas werden so gut wie immer
vermißt.

Der zweite Prozeß ist charakterisiert durch das Auftreten von breiteren oder schmäleren, infarktähnlichen, blutunterlaufenen Bezirken der Magenschleimhaut. Davon sind besonders die Spitzen der Schleimhautfalten betroffen; hier sieht man ausgedehnte Blutextravasate, die vielfach nicht bis ans Epithel heranreichen, vielmehr subepithelial wieder einem zellarmen Ödem Raum geben. Die normale Gewebsstruktur ist im Bereiche solcher Herde entweder ganz geschwunden oder nur andeutungsweise zu erkennen; dabei ist es bereits zu kleinen Nekrosen gekommen; außerdem ist eine beginnende Demarkierung gegen die unteren Abschnitte der Drüsenschläuche unverkennbar. Im Gegensatz zum ersten Prozeß sind hier sämtliche Gefäße, am hochgradigsten die unmittelbar oberhalb der Muskularis gelegenen, aber auch die der Submukosa, mit Blut gefüllt.

Der dritte Prozeß ist durch das Vorkommen kleiner Ulzerationen gekennzeichnet. Hier ist die eben beschriebene Demarkierung manchmal noch innerhalb der Drüsenschicht, manchmal aber erst in der Höhe der Muskularis bereits vollzogen. Reste der nekrotisierenden Schleimhaut flottieren frei im Krater. In den Wandungen des Kraters sind ebenfalls strotzend gefüllte Gefäße zu beobachten, außerdem lassen sich im Stroma Anhäufungen rundzelliger Elemente nachweisen. Am Grunde solcher Geschwüre sind größere Zellanhäufungen kaum zu erkennen, nur die Submukosa zeigt manchmal in diesem Bereiche eine gewisse Reaktion von seiten des Blutgefäßbindegewebes. Im Gegensatz zu diesen mehr herdförmigen Veränderungen der Magenschleimhaut erweist sich das *Duodenum* diffus geschädigt. Hier kommt es regelmäßig zu einer schweren nekrotisierenden Schädigung. Die noch vorhandenen Darmzotten sind geschwollen und am Ende kolbig verdickt, in ihrem Stroma finden sich reichlich Zellanhäufungen, gepaart mit hochgradiger Hyperämie. Nekrotische oder in Nekrotisierung begriffene Zotten oder Teile von ihnen sind in Abstoßung begriffen.

Die Tatsache, daß sich im Anschluß an eine Histaminvergiftung Veränderungen im Sinne einer Gastritis entwickeln, die schließlich sogar bis zur Geschwürsbildung ausarten, ist schon von verschiedener Seite hervorgehoben worden. Vor allem war es BÜCHNER,[1] der ganz ähnliche Versuche auch bei Ratten feststellte. Während aber BÜCHNER an einen unmittelbaren Zusammenhang von vermehrter Salzsäurebildung und den geschilderten Magenveränderungen dachte und damit den Standpunkt vertrat, daß es die Salzsäure allein ist, die die Magenschleimhaut schädigt und so zur Geschwürsbildung führt, möchte *ich*[2] das Wesentliche in der serösen Imbibition der Magenschleimhaut sehen. Das *Primäre ist die Permeabilitätsänderung der Magenkapillaren;* sekundär kommt es infolge der Durchwanderung von Plasmaeiweißkörpern zur Ansammlung eines außerordentlich eiweißreichen Ödems. Dadurch werden schon *rein mechanisch die Drüsenschläuche der Magenschleimhaut auseinandergedrängt, wozu sich noch eine mangelhafte Sauerstoffversorgung der im Ödem erstickenden Gewebe hinzugesellt,* die sich einerseits aus der trägen Blutzirkulation ergibt, anderseits aber auch darauf zurückzuführen ist, daß der Sauerstoff aus den Kapillaren nur schwer seinen Weg zu den Zellen findet. Auch in dieser Beziehung ergibt sich eine Benachteiligung, da sich zwischen Blutbahn und den Parenchymzellen der Magenschleimhaut Exsudat einschiebt, die die Sauerstoffdiffusion außerordentlich be-

---

[1] BÜCHNER: Klin. Wschr. **1927**, 2193.
[2] EPPINGER: Z. exper. Path. u. Ther. **85**, 598 (1932).

nachteiligt. Nimmt man noch hinzu, daß unter dem Einflusse des Histamins große Mengen eines höchst aktiven Magensaftes produziert werden, so erscheinen damit *die besten Vorbedingungen für eine Andauung der Magenschleimhaut gegeben*. Das Wesentliche bei der Magengeschwürbildung sehe ich somit in der *Kombination von geschädigter Magenschleimhaut und hochaktivem Magensaft*. Sehr zugunsten einer solchen Annahme spricht auch die streng lokalisierte Ansammlung des ausgetretenen Blutplasmas, wie sie gerade bei der Histaminvergiftung so häufig in der Magenschleimhaut zu sehen ist. Wie sich die Blutungen innerhalb der Schleimhaut entwickeln, möchte ich dahingestellt sein lassen; entweder führt die Histaminintoxikation zu einer solchen Schädigung der Kapillaren, daß nunmehr auch die Wandungen sogar für Erythrozyten durchlässig werden, oder die Verdauungstätigkeit des Magensaftes findet in der durch das Ödem geschädigten Schleimhaut einen solch günstigen Nährboden, daß nunmehr sekundär die Kapillaren durch die Salzsäure, bzw. das Pepsin eröffnet werden; wahrscheinlich sind beide Momente in Betracht zu ziehen.

Auch bei der *Allylformiatvergiftung* haben wir eine schwere Gastritis und Duodenitis beschrieben, aber Geschwürsbildungen, wie ich sie von der Histaminvergiftung her kenne, kommen bei der Allylvergiftung nicht vor. Da der Magensaft auf der Höhe einer Allylvergiftung eher alkalisch, jedenfalls nicht sauer reagiert, so kann gerade dieser Befund als Beweis dienen, daß bei der Entstehung des experimentellen Magengeschwüres *nicht nur die Gastritis, sondern auch die Gegenwart eines hochaktiven, also sehr sauren Magensaftes von Bedeutung ist*. Bei der histologischen Untersuchung der geschwollenen Magen- und Duodenalschleimhaut macht sich die ödematöse Durchtränkung der sonst ganz schmalen Submukosa besonders bemerkbar. In dem ödematösen Gewebe finden sich neben mächtig erweiterten Blutkapillaren zahlreiche, von Endothel ausgekleidete weite Räume, die dilatierten Lymphkapillaren entsprechen. Die einzelnen Elemente der Schleimhaut werden durch das Ödem auseinandergedrängt. Nicht so selten sind auch Blutaustritte zu bemerken. An manchen Stellen sind die Epithelien der einzelnen Drüsenabschnitte, ähnlich wie bei der Histaminintoxikation, durch das Ödem auseinandergedrängt, aber *zu Geschwüren kommt es nicht*; im übrigen gleichen die Veränderungen im Duodenum denen bei der Histaminvergiftung.

Vertritt man den Standpunkt, daß der Aufbau der Magenschleimhaut weitgehend dem eines parenchymatösen, allerdings breit an der Oberfläche liegenden Organs entspricht, dann gleichen sich die Verhältnisse bei der experimentellen Gastritis vielfach jenen an, die wir bei der Allylvergiftung innerhalb der Leber gesehen haben. Dementsprechend handelt es sich bei der Allylformiatvergiftung nicht um eine katarrhalische, sondern um *eine parenchymatöse und interstitielle Affektion der Magenschleimhaut*, welche mit einem Katarrh nur die mehr oder weniger reichliche Schleimabsonderung gegen das Magenlumen gemein hat. Das Wesentliche, was sich aber bei der Allylvergiftung innerhalb der Magen- und Duodenalschleimhaut abspielt, *sind akut entzündliche Geschehnisse*. Sie sind daher weitgehend mit den Veränderungen zu vergleichen, die z. B. in der Leber bei der Allylformiatvergiftung zu beobachten sind. Diese Analogie tritt besonders deutlich in Erscheinung, wenn man sich an chronische Vergiftungen hält. Verabfolgt man durch längere Zeit hindurch an Hunde oder Ratten kleine Allylformiatdosen, so entwickelt sich in der Leber ein Bild, das außerordentlich an die Leber-

zirrhose der menschlichen Pathologie erinnert. Zu ganz ähnlichen anatomischen
Veränderungen kommt es auch innerhalb der Magen- und Duodenalschleimhaut.

Die bei der akuten Gastritis beschriebenen Bilder erinnern außerordentlich
an die Geschehnisse *alterativer* und *exsudativer* Natur; aber schon in diesem
akuten Stadium sind mehr oder weniger deutliche *regenerative* Veränderungen
wahrzunehmen, und damit setzen in vollem Umfange die eigentlichen *Reparationsvorgänge* ein, wie sie sich sonst als Ausdruck jeder defensiven Entzündung
geben. Dabei kann es teils zur völligen *Ausheilung*, teils aber auch zu einer *chronischen Gastritis* kommen, zu der sich gar nicht so selten *Atrophie* bzw. *Hyperplasie* hinzugesellt. Die Atrophie führt zu einem fortschreitenden Schwund der
spezifischen Magendrüsen, also des eigentlichen Parenchyms, und die Hyperplasie
zu einer auffallenden Wucherung des Deck- und Grübchenepithels. Während
sonst die Magen- und Duodenaldrüsen palisadenartig dicht aneindergedrängt
sind, kommt es schon im akuten Stadium zu einem Auseinanderweichen durch
Ödem und zellige Elemente, an dessen Stelle bei der chronischen Gastritis allmählich junges Bindegewebe tritt. Hand in Hand mit diesen Veränderungen
erfolgt eine Verschmälerung der eigentlichen Drüsenschicht, während die Grübchen in die Tiefe wuchern und eventuell zu atypischen Bildern Anlaß geben; die
Grübchenwucherung kann schließlich zu einem völligen Schwund der Drüsen
führen. Die Schleimhaut sieht mikroskopisch dann so aus, als wäre sie nur mehr
von gewucherten Grübchen gebildet. Vergleicht man die chronische Gastritis mit
den chronischen Leberveränderungen, so ergeben sich daraus weitgehende
Analogien; in der Leber findet sich Umbau, Gallengangswucherung und Sklerosierung, in der Magenschleimhaut Atrophie neben Hyperplasie.

Die Bilder, die wir teils bei der akuten, teils bei der chronischen Allylformiatgastritis erheben konnten, gleichen weitgehend den Vorgängen, die KONJETZNY[1]
für die *menschliche Gastritis* beschreibt. Die Ähnlichkeit, wenn nicht sogar Gleichheit ergibt sich auch daraus, daß viele Bilder, die KONJETZNY in seinen unterschiedlichen Monographien zur Darstellung bringt, ebensogut von einer experimentellen Gastritis herrühren könnten. Bei der experimentellen Gastritis kommt
es nicht nur zu einer serösen Exsudation im Bereiche des Drüsenparenchyms,
sondern auch zu einer Schädigung des Gewebes zwischen Muskularis und Schleimhaut; hier sehen wir manchmal ein mächtiges Ödem. Die dadurch **gegebene** Auflockerung des Interstitiums gibt uns Gelegenheit, die Veränderungen an den hier
liegenden Gefäßen und Kapillaren zu verfolgen. Ähnlich wie an anderen Stellen
sieht man auch hier Quellung der Kapillarwandung und Imbibition der Intima
der kleinen Arterien und Venen. Die Kapillaren der Magenschleimhaut können
unter dem Einflusse der serösen Imbibition einreißen und zu kleinen Blutungen
Anlaß geben; im Bereiche der eigentlichen Schleimhaut sind die Veränderungen
der Kapillaren weniger deutlich zu erkennen, denn hier steht die Ansammlung
von zelligen Elementen gelegentlich so im Vordergrunde, daß feinere Details
speziell an den Kapillaren kaum zu erkennen sind. *Jedenfalls beherrscht die
seröse Exsudation, die ich auch hier auf Störungen der Kapillarpermeabilität beziehen muß, absolut das histologische Geschehen der Gastritis.*

---

[1] KONJETZNY: Handbuch der speziellen pathologischen Anatomie, Bd. IV/2,
S. 768. 1928.

Bei *chronisch anhaltenden Schäden* wandelt sich auch dieses Exsudat allmählich in Bindegewebe um und gibt unter anderem auch zu *polsterartigen Verdickungen zwischen Schleimhaut und Muskularis* Anlaß. KONJETZNY beschreibt ähnliche Veränderungen für die menschliche Gastritis; diese Bindegewebswucherungen finden sich meist zirkumskript und nur selten diffus. KONJETZNY sagt dazu: Bei der gleichmäßigen diffusen atrophischen Gastritis liegt der Muscularis mucosae oft in ganzer Ausdehnung des Prozesses eine mehr oder weniger breite Bindegewebsschicht auf, die nur schwer von der Muscularis mucosae abzutrennen ist. Ich habe mich für die Beziehungen dieses submukösen Ödems zu den vegetativen Nerven interessiert und mich gelegentlich davon überzeugen müssen, daß der Meißnersche Plexus von ödematöser Flüssigkeit umspült ist; manchmal dringt das Exsudat zwischen Rings- und Längsmuskelschicht und läßt auf diese Weise auch den Auerbachschen Plexus nicht unversehrt.

Die Ähnlichkeit des histologischen Bildes zwischen experimenteller und humaner Gastritis fordert natürlich auf, nach *ätiologischen Analogien* Umschau zu halten. Unter den führenden Ärzten, die schon seit langer Zeit dyspeptische Beschwerden auf entzündliche Veränderungen der Magenschleimhaut im Sinne einer Gastritis bezogen haben, ist besonders KNUT FABER[1] zu nennen. Er spricht seit langer Zeit von einer *hämatogenen bzw. infektiös-toxischen Gastritis;* in dem Sinne wurden viele Experimente durchgeführt. Zunächst hat HAYEM[2] auf das Vorkommen einer Gastritis nach Injektion von Diphtherietoxin aufmerksam gemacht; manche Autoren haben das gleiche mit anderen Bakterientoxinen erreicht, z. B. mit Tuberkulin. Aber schon frühzeitig legte man sich die Frage vor, ob bei der Entstehung so mancher Gastritis nicht auch Gifte in Betracht kommen, die nichts mit Bakterien zu tun haben. So rechnete man z. B. mit dem Gift, das sich in der Haut bei der Verbrennung bildet, zumal es immer schon bekannt war, daß Menschen mit ausgedehnten Verbrennungen zu Magenbeschwerden, bzw. zu Ulcera besonders neigen. In dem Sinne habe ich mich auch mit dem *Akrolein* beschäftigt, das ganz sicher bei der Erhitzung von Fett entstehen kann. Verabfolgt man nur Spuren von Akrolein einem Hund mittels Magenschlauch, so kommt es rasch zu einer ausgedehnten Gastritis. Ich halte es für möglich, daß Akrolein auch in der humanen Pathologie eine Rolle spielt; jedenfalls ist *Akrolein ein typisches Kapillargift,* das an den verschiedensten Stellen zu einer ausgedehnten Albuminurie ins Gewebe führt.

Mit der Gastritisbildung durch sogenannte Eiweißzerfallstoxine hat sich besonders KAUFMANN[3] beschäftigt. In einer ersten Versuchsreihe wurde die rasierte Haut mit Höhensonne bestrahlt; in einer anderen Terpentinabszesse erzeugt und schließlich auch der Einfluß von anderen sterilen Abszessen auf die Magenschleimhaut verfolgt. In den nekrotisierenden Abszessen sollen Gifte entstehen, die man als Eiweißzerfallstoxine anspricht. KAUFMANN beschuldigt solche Gifte als Ursache so mancher Gastritis; doch kann man die Veränderungen, wie sie KAUFMANN abbildet, keineswegs als hochgradig ansprechen; makroskopisch war überhaupt nichts von einer Gastritis zu sehen. Immerhin kann man sich vor-

---

[1] KNUT FABER: Krankheiten des Magens. Berlin. 1924.
[2] HAYEM: Maladie de l'estomac. Paris. 1897.
[3] KAUFMANN: Dtsch. med. Wschr. 1929, Nr. 42/43.

stellen, daß auch so geschädigte Partien gegenüber einem aktiven Magensaft
wenig Widerstandskraft besitzen. Auch sonst hat KAUFMANN mit dem Vorkommen allgemeiner Schädigungen gerechnet, wie sich aus seinen Versuchen
ergibt. So beobachtete er z. B. bei kalten Abszessen nicht nur Veränderungen
im Sinne einer Gastritis, sondern auch in der Leber. Er geht auch auf den Begriff
„Zweite Krankheit" im Sinne von RÖSSLE[1] ein und will damit zum Ausdruck
bringen, daß es sehr häufig bei den verschiedensten und besonders chronisch
einwirkenden Erkrankungen zu gastritischen Schleimhautveränderungen kommt.
In dem Sinne ist es auch zu verstehen, wenn KONJETZNY in seiner großen Zusammenstellung einen eigenen Abschnitt der Gastritis bei akuten und chronischen
Infektionskrankheiten widmet. Mich als Internisten interessieren vor allem die
Abschnitte über Gastritis bei Typhus, Paratyphus, Diphtherie, Syphilis, Tuberkulose; ich vermisse in seiner Zusammenstellung die Berücksichtigung der
Dysenterie, die wohl als die häufigste Ursache der Achylie und insofern auch der
Gastritis anzusehen ist. Jedenfalls gewinnt man auch hier den Eindruck, daß
die verschiedensten Toxine bei der Entstehung einer Gastritis in Frage kommen.
Das verbindende Glied bildet meines Erachtens die *Einwirkung der unterschiedlichen „Toxine" auf die Permeabilität der Magenkapillaren;* daraus ergibt sich
neuerdings der Beweis, wie richtig es ist, wenn ich die Nephritis und Hepatitis
auf dieselbe Stufe stelle wie die Gastritis. Dementsprechend glaube ich drei
Folgerungen für die Pathogenese der Gastritis ableiten zu können: 1. Schädigungen, die bei der Nephritis oder Hepatitis zu berücksichtigen sind, kommen
ätiologisch auch bei der Gastritis in Frage. 2. Man darf sich darüber nicht
wundern, wenn gelegentlich Nephritis, Hepatitis und Gastritis nebeneinander
vorkommen, wie z. B. bei der Eklampsia gravidarum. 3. Daß der Fokus, der
bei der Entstehung der Nephritis eine so große Rolle spielt, auch bei der Gastritis-
frage nicht vernachlässigt werden darf.

In jedem Fokus kommt es unter der Wirkung von Bakterien zu *Eiweißzerfallsprodukten;* aber auch unabhängig von Mikroorganismen entstehen überall
dort, wo auf eine beliebige Weise lebendes Gewebe zugrunde geht, Substanzen,
die zu den merkwürdigsten Krankheitserscheinungen Anlaß geben können. Gleichgültig, ob solche toxische Substanzen durch Hitze, durch photodynamische Lichtwirkung, durch Zytotoxine gebildet werden oder, wie das Arthus-Phänomen zeigt,
dieselben durch eine örtliche Antigen-Antikörperreaktion im lebenden Gewebe
entstehen oder ob endlich der Zerfall durch ausgedehnte Gewebszertrümmerung
oder durch gewisse Gewebsgifte eingeleitet wird. Unter all diesen Umständen
kann es zu allgemeinen Kapillarschädigungen kommen, die sich mehr oder weniger
klinisch ähnlich geben; eine entsprechende Bezeichnung für dieses Krankheitsbild
hat sich bereits gefunden — man spricht von *Eiweißzerfallstoxikosen. Das Verbindende ist immer die Kapillarläsion,* die zu einer Änderung der Permeabilität
führt. An eine gemeinsame Grundursache chemischer Art dabei zu denken lag
um so näher, als die älteren grundlegenden Versuche von KREHL-MATHES[2] über
die Giftwirkung der Eiweißspaltprodukte und gleichzeitige Erfahrungen von
WEICHARDT[3] über sein „Kenotoxin" dargetan haben, daß *beim Abbau von Pro-*

---

[1] RÖSSLE: Grenzgebiete **25**, 766 (1913).
[2] KREHL-MATHES: Arch. exper. Path. (D.) **38**, 248 (1897); **35**, 222 (1895).
[3] WEICHARDT: Erg. Hyg. usw. **5**, 875 (1922).

teinen Gifte entstehen, deren Wirkung eine weitgehende Übereinstimmung mit den von uns beobachteten Vergiftungen durch Histamin oder Allylformiat zeigt.

Den Untersuchungen von Schmidt-Mühlheim[1] folgend haben wir auch den Peptonschock verfolgt und nach intravenöser Injektion die drei typischen Veränderungen eines Kollapses gesehen: hochgradige Blutdrucksenkung mit starker Gefäßerweiterung, Verminderung des Minutenvolumens und Bluteindickung. Gelingt es, die Tiere längere Zeit am Leben zu erhalten, so sind auch dieselben histologischen Veränderungen wie bei der Allyl- bzw. Histaminintoxikation zu sehen. In jüngster Zeit hat sich Geiser[2] mit der *experimentellen Trypsinvergiftung* beschäftigt und auch nach dieser Vergiftung dasselbe beobachtet. Er sagt: Nach intraperitonealer Injektion von 0,25—0,35 g Trypsin (Merck) pro Kilogramm Körpergewicht (Hund) kommt es zu Kollaps, Bluteindickung, Leukozytose, flüchtiger Hyperglykämie, Rest-N-Steigerung, Verminderung des Gesamt-N und zu Glykosurie.

Eine Erklärung finden diese Ergebnisse durch den Obduktionsbefund und durch die histologische Untersuchung: hämorrhagische Peritonitis, seröse exsudative Nephropathie und seröse Hepatitis. Als Zeichen der allgemeinen Endothelläsion finden sich petechiale Blutungen des Gehirns, Ödem und Blutungen der Mitralsegel. Neben den vielen Gewebsläsionen kommt es auch zu einer hämorrhagischen Gastritis und Duodenitis. Also auch hier wieder *Kapillarläsionen, die an den verschiedensten Stellen zu einer Störung der Permeabilität führen können.*

Dasselbe ist auch im *experimentellen anaphylaktischen Zustand* zu beobachten; in dem Sinne ist es vollkommen verständlich, wenn sich Hansen[3] für eine *Gastritis anaphylactica* einsetzt. Wie schon im allgemeinen Teil hervorgehoben wurde, steht auch bei der Anaphylaxie die Permeabilitätsstörung im Vordergrund der Geschehnisse. *Gastritis ist daher ebenso nur eine symptomatische Erscheinung wie die Nephritis oder die Hepatitis.* Weder die Nephritis, die Hepatitis noch die Gastritis sind einheitlich zu erklären, vielmehr nur als *Erscheinungen einer polyvalenten Pathogenese* zu betrachten; das alle Verbindende und daher *Gemeinsame ist die gestörte Kapillarpermeabilität.*

Wenn man vom *Fokus* spricht, so denkt man zunächst an die chronische Tonsillitis oder an das Zahngranulom. Sicher spielen diese beiden auch bei der Entstehung einer Gastritis eine Rolle, daneben muß aber auch der *Darmkanal als Fokus* in Betracht gezogen werden; das ist von Baumgärtel[4] und unabhängig von ihm auch von *mir*[5] betont worden. Im Hinblick auf die experimentell erwiesene enterogene Sensibilisierung, Schockauslösung und Antianaphylaxieerzeugung (Doerr) ist es klar, daß für den Intestinaltrakt anaphylaktische Bakterienstoffwechselprodukte, insbesondere bakterielle Toxine — im Sinne einer Fokusinfektion — vom Darm aus den Organismus sensibilisieren und bei fortgesetzter Reizwirkung an hierfür empfindlichen Prädilektionsstellen zur Allergisierung führen können. Aber auch durch Ulzerationen im Darmtrakt, wie sie bei

---

[1] Schmidt-Mühlheim: Arch. Anat. u. Physiol. **1880**, 33.
[2] Geiser: Virchows Arch. **309**, 502 (1942).
[3] Hansen: Dtsch. med. Wschr. **1941**, 197.
[4] Baumgärtel: Münch. med. Wschr. **1942**, 567.
[5] Eppinger: Dtsch. med. Wschr. **1941**, Nr. 41 u. 42.

der spastischen Obstipation so häufig zu sehen sind, kann es vom Darm aus zu
einer Aussaat der verschiedensten Bakterien kommen, die von sich aus den
Organismus sensibilisieren und ihn so für ein anaphylaktisches Geschehen bereit-
stellen. Von diesem Gesichtspunkte aus habe ich den *Kolitest* eingeführt, der uns gelegentlich ein Hinweis sein kann, *daß das Bacterium coli die gerichtete Permeabilität
der Darmschleimhaut durchbrochen* und in den verschiedensten Geweben, z. B.
auch in der Magenschleimhaut, Schädigungen angerichtet hat. Jedenfalls ist es
sehr beachtlich, daß die *Kombination Gastritis bzw. Ulkuskrankheit mit spastischer Obstipation* oft zu sehen ist, zumal gerade bei diesem Zustande der Kolitest
oft stark positiv ausfällt; auch das Vorkommen von *Kolibakteriurie* oder *Koli-
cholurie* mit spastischer Obstipation bzw. Magengeschwür ist sehr auffällig, denn
auch diese Erscheinungen lassen sich im Sinne einer *Bakteriendurchwanderung
durch die Darmschleimhaut, also einer gestörten Permeabilität,* verwerten.

Über die Anschauung, wie es auf dem Boden einer Gastritis zum Ausbruch
eines Ulcus ventriculi bzw. duodeni kommt und was vor allem die Ursache seines
chronischen Bestehens sein mag, gehen die Meinungen auseinander. Im allgemeinen
lassen sich dieselben in zwei Gruppen unterteilen; es ist dies die *gastrische Theorie*
und die *Salzsäuretheorie.* KONJETZNY,[1] der Hauptvertreter der entzündlichen
Anschauung, betont, daß es entzündliche leukozytäre Infiltrationen sind, am
intensivsten im Stützgewebe der Magenleisten, die gegen das Epithel vordringen,
es abheben und auf diese Weise Defekte bzw. Erosionen erzeugen. Durch ausgedehnte Sprengungen der Epitheldecke ergeben sich alle Übergänge von der
Erosion zum Magengeschwür. Ein verdauender Einfluß des Magensaftes wird von
KONJETZNY beim Zustandekommen der Erosion oder des Geschwüres abgelehnt.

Als Vertreter der Salzsäuretheorie gilt BÜCHNER,[2] dem sich ASCHOFF[3] angeschlossen hat. Darnach soll die Salzsäure, bzw. der aktive Magensaft der
Erzeuger nicht nur des Magengeschwüres, sondern auch der Gastritis und damit
die häufigste unmittelbare Ursache der peptischen Veränderung sein. Der Magensaft soll besonders dann wirksam sein, wenn entweder die Salzsäurebindung des
Magen- bzw. Duodenalsekretes herabgesetzt ist oder die Widerstandskraft der
Magendarmwand vermindert.

Ich möchte das Wesentliche in einer Kombination beider Annahmen sehen.
Durch den gastritischen Prozeß erfährt das Magenschleimhautgewebe in verschiedenster Richtung eine schwere Einbuße; es sind nicht nur mechanische
Faktoren, die zu einer Kontinuitätstrennung der Schleimhautoberfläche führen,
sondern vor allem *Änderungen der Permeabilität.* Das normale Grübchen- bzw.
Deckepithel muß kraft seiner gerichteten Permeabilität eine seltene Widerstandskraft gegenüber dem Eindringen von Salzsäure und Pepsin besitzen, die aber
verlorengeht, wenn Krankheit oder gar der Tod die Magenschleimhaut in seiner
normalen Zusammensetzung gestört hat. Dementsprechend kommt es auch post
mortem zu einer raschen Zerstörung der Magenschleimhaut. *Einer an das Leben,
bzw. an die Gesundheit der Grübchen- bzw. Deckepithelien gebundenen Abwehrkraft*
ist es wohl hauptsächlich zuzuschreiben, wenn bei leichter Erkrankung der
Magenschleimhaut sich der Organismus noch die längste Zeit gegen die zer-

[1] KONJETZNY: Erg. inn. Med. **37**, 184 (1930).
[2] BÜCHNER: Dtsch. med. Wschr. **1934**, 1460.
[3] ASCHOFF: Peptische Schädigung. Berlin. 1929.

störende Kraft eines aktiven Magensaftes im Sinne einer defensiven Entzündung zur Wehr setzt. Schließlich versagt aber die Widerstandskraft, bzw. das Regenerationsvermögen und es kommt zur Erosion. In diesem Zusammenhang glaube ich auch die Untersuchungen von JARNO[1] deuten zu können; er bereitet aus frisch herausgenommenen Hundemagen kleine Beutel und füllt sie mit hyperazidem menschlichem Magensaft. Stammen diese Magen von gesunden Tieren, so wird die Schleimhaut selbst von aktivstem Magensaft nicht angegriffen, findet aber vorher eine Schädigung der Magenschleimhaut statt (z. B. durch Vorbehandlung des Tieres mit Senföl, das bekanntlich eine schwere seröse Gastritis bedingt), so kommt es ziemlich rasch zu einer fortschreitenden Verdauung der oberflächlichen Mukosaschichten. Dabei ergeben sich auch Unterschiede, wenn man Magensäfte verschiedener Azidität wählt; hochsaurer Magensaft wirkt stärker als normazider. Sicherlich sind das nur *Modellversuche*, aber sie werfen doch ein deutliches Licht auf die Geschehnisse, wie sich vermutlich der hyperazide Magensaft gegenüber einer geschädigten Magenschleimhaut verhält.

Nachdem es nicht möglich ist, hier das ganze Ulkusproblem aufzurollen, so möchte ich auf die *Behandlung* nur so weit zu sprechen kommen, als dabei Permeabilitätseinflüsse in Frage stehen.

Vertritt man daher den Standpunkt, daß die Gastritis bzw. Duodenitis die Voraussetzung des Ulkus darstellt — ein Standpunkt, der jetzt von den meisten Pathologen vertreten wird —, dann gestaltet sich die Beantwortung der Frage, was man vom Permeabilitätsstandpunkte aus alles tun kann, um auf die Heilungstendenz des Ulkus Einfluß zu nehmen, einfacher. Es sind dann hauptsächlich nur zwei Momente zu berücksichtigen: 1. *Wie läßt sich eventuell die Gastritis vermeiden*, und 2. *wie kann man die bereits entstandene Gastritis bzw. Duodenitis günstig beeinflussen?* Vom Permeabilitätsstandpunkt aus interessierte uns vor allem die *zweite Frage*, denn die erste Frage ergibt sich mehr oder weniger aus dem bereits Gesagten: Unter den vielen schädigenden Faktoren ist besonders an die Beseitigung eventueller Foci zu denken.

Geht man von der Vorstellung aus, daß die Gastritis die Folge einer chronischen Gewebsschädigung darstellt und daß es dabei zu einer Transmineralisation kommt, dann liegt es nahe, gegen diesen Vorgang eventuell therapeutisch vorzugehen. Die einzuschlagende Therapie müßte sich die Aufgabe stellen, einerseits *aus der kranken Schleimhaut das Kochsalz und das flüssige Exsudat herauszulocken* und anderseits *den pathologischen Verlust von Kalium und Phosphaten zu verhindern*. Vielleicht ist es auf diese Weise möglich, die ursprüngliche Permeabilität wiederherzustellen und so zu erreichen, daß sich die Magenschleimhaut gegenüber ihrer Umgebung wieder weitgehend ablehnend verhält, was allerdings nur dann möglich wäre, wenn auch die Blutkapillaren der Magenschleimhaut wieder ihre ursprüngliche Beschaffenheit erhalten.

Ob nun unsere Überlegungen richtig waren oder ob wir von falschen Voraussetzungen ausgingen, jedenfalls hat sich unsere Behandlungsweise bewährt: *Spült man nämlich den Magen mit hypertonischer Traubenzuckerlösung* und erzeugt so eine beträchtliche Konzentrationsdifferenz zwischen Magensaft und Gewebsflüssigkeit, so sieht man, soweit man das röntgenologisch und gastroskopisch be-

---

[1] JARNO: Wien. Arch. inn. Med. **29**, 201 (1926).

urteilen kann, eine weitgehende Besserung der Gastritis. Da sich die Traubenzuckerlösung auf den normalen Magen in keiner Weise auswirkt, wird man sich
vorstellen müssen, *daß die normale Magenschleimhaut entsprechend ihrer gerichteten
Permeabilität sich gegenüber der hypertonischen Traubenzuckerlösung ziemlich
refraktär verhält, während die geschädigte einem solchen erstrebten Austausch eher
zugänglich ist.* Besteht eine solche Voraussetzung zu Recht, dann kann das so
geschaffene Potentialgefälle auf dem Umwege über die Osmose bzw. Diffusion
aus der geschwollenen Magenschleimhaut Natrium und Chlor besser heraus-
ziehen. Die hypertonische Traubenzuckerlösung dürfte sich gegenüber anderen
hypertonischen Lösungen auch schon deswegen besser eignen, da sie die kranke
Schleimhaut in keiner Weise belastet und als Ernährungsflüssigkeit auch noch
in Betracht kommt. Damit das aus der gastritisch veränderten Magenschleimhaut herausgeholte Kochsalz nicht neuerdings, z. B. im Bereiche des Dünndarmes,
in den Organismus zurückkehrt, haben wir zunächst *die Traubenzuckerlösung
nach einiger Zeit wieder aus dem Magen herausgehebert.* In dem Sinne wurde dem
Patienten zunächst mittels Duodenalschlauch 200—300 ccm einer 25—30%igen
Traubenzuckerlösung in den Magen eingeflößt und nach 20—30 Minuten mittels
Aspiration wieder herausgeholt; die Spülung kann mit derselben Menge noch
einmal wiederholt werden. Eine ähnliche Wirkung ist zu erzielen, wenn man
nüchtern die Traubenzuckerlösung morgens trinken läßt; der Nachteil dieses
sonst viel einfacheren Verfahrens ist nur der, daß das aus der Magenschleimhaut
herausgelockte Kochsalz im Körper bleibt.

Verfolgt man in den wiedergewonnenen Lösungen die Kochsalzwerte, so gelingt es auf diese Weise tatsächlich, *große Mengen an Natrium und Chlor der
Magenschleimhaut zu entziehen,* während sich der Kaliumverlust innerhalb
mäßiger Grenzen bewegt. *Das Verblüffende ist aber vor allem der therapeutische
Erfolg, denn nach ein bis zwei Spülungen setzt meist eine völlige Schmerzfreiheit ein,*
so daß man dem Ulkuskranken jetzt jede Kost in beliebiger Menge zumuten
kann, ohne daß er darauf mit Schmerzen reagiert. Wird dieses Verfahren längere
Zeit fortgesetzt, so läßt sich sowohl gastroskopisch als auch röntgenologisch nicht
nur eine ausgezeichnete Wirkung auf die Gastritis, sondern sogar auf das Ulkus
selbst beobachten; nicht wenige Ulcera sind nach 2—3 Wochen nicht mehr
sichtbar.

Verfolgt man an Hand der Kochsalzanalysen die Ausscheidung von Natrium
und Chlor bzw. Kalium, so zeigen die Zahlen, daß im Laufe der Behandlung diese
Werte allmählich absinken, daß also in dem Maße, als sich der Zustand der
Magenschleimhaut bessert, die Kochsalzabgabe aus dem entzündeten Gewebe
geringer wird. Während z. B. am ersten Tage in 820 ccm 309 mg Natrium gefunden wurden, ließen sich nach 10 Tagen durch 880 ccm Flüssigkeit nur noch
206 mg Natrium herausholen. Aus dem beigefügten Beispiel, das aus einer großen
Reihe ähnlicher Untersuchungen herausgegriffen ist, geht z. B. hervor, daß es
hier gelungen ist, 2,6 g Natrium gegenüber einem Kaliumverlust von nur 1,1 g
der Schleimhaut zu entziehen. Gleichzeitig verlor der Patient zirka 10 g Salzsäure. Jedenfalls zeigen diese Zahlen, daß es durch Spülung mit hochprozentiger
Traubenzuckerlösung gelingt, der kranken Magenschleimhaut beträchtliche
Mengen an Kochsalz zu entziehen. Weniger klar gestaltet sich die Kaliumwerte,
zum mindesten wird durch die Traubenzuckerspülung Kalium in weit geringerem

Maße der Schleimhaut entzogen. Das kann verschiedene Gründe haben; entweder ist die kranke Magenschleimhaut mit Kochsalz übersättigt oder es besteht bei der Gastritis noch immer ein gewisser Grad von gerichteter Permeabilität, der es zu verdanken ist, daß es zu keiner pathologischen Anhäufung von Natrium in der Magenschleimhaut kommt. Das wirkt sich auch auf das gegenseitige Verhältnis zwischen Natrium- und Kaliumverlust aus; kontinuierlich fällt der Quotient (K : Na) im Laufe der Spülungen von 1 : 424 auf 1 : 89.

Tabelle 63.

Tag		Na mg	K mg	Cl mg	Azidität freie	Azidität gesamt	K : Na	ccm
1.	Nüchtern.....	149	43	376	58	72	—	65
	Spülung......	309	73	1218	—	—	1 : 4,2	820
2.	Nüchtern.....	90	34	376	44	62	—	45
	Spülung......	238	86	1049	—	—	1 : 2,7	760
3.	Nüchtern.....	71	33	356	42	60	—	42
	Spülung......	221	83	981	—	—	1 : 2,7	790
4.	Nüchtern.....	121	39	341	32	50	—	55
	Spülung......	143	56	696	—	—	1 : 2,6	650
5.	Nüchtern.....	102	31	335	30	46	—	35
	Spülung......	214	96	1037	—	—	1 : 2,2	895
6.	Nüchtern.....	94	49	330	18	42	—	42
	Spülung......	216	102	667	—	—	1 : 2,1	852
7.	Nüchtern.....	99	38	332	22	40	—	35
	Spülung......	184	90	695	—	—	1 : 2,0	780
10.	Nüchtern.....	112	30	312	12	40	—	35
	Spülung......	207	110	643	—	—	1 : 1,9	880

Gesamtausscheidung: 2,6 g Na + 1,1 g K + 8,8 g Cl.

Ganz ähnliche Wirkungen lassen sich erzielen, wenn man statt der 25%igen Traubenzuckerlösung Periston oder Santuron (Pektin) verwendet. Versuchsweise haben wir Patienten mit einer schwachen Gastritis mit 5%iger Kochsalzlösung gespült und darauf regelmäßig keine Besserung, ja im Gegenteil eine wesentliche Steigerung der Beschwerden gesehen.

Schließlich muß noch der *Erfolg der Zuckerspülung auf die Sekretion* betont werden. Die anfänglich bestehende Hypersekretion bzw. Hyperazidität bessert sich von einem auf das andere Mal. Im Anfang betrug bei dem Patienten, den wir oben beschrieben haben, die Nüchternmenge bei einer Azidität von 58 freie und 73 gebundene HCl 65 ccm; nach der zehnten Spülung sank sie auf 35 ccm bei einer Azidität von 12 freie HCl und 40 gebundene.

Überblickt man das Gesamtergebnis, soweit es sich objektiv erfassen läßt, so kann man sagen: *Durch Spülung mit hypertonischer Traubenzuckerlösung kann man der geschädigten Magenschleimhaut beträchtliche Mengen an Natrium bzw. Kochsalz entziehen.* Die normale Schleimhaut verliert ebenfalls Kochsalz, doch halten sich die Werte innerhalb mäßiger Grenzen. Kalium wird der kranken Schleimhaut nur in geringen Mengen entlockt; das Verhältnis von Kalium zum Natrium verschiebt sich im Laufe der Behandlung zugunsten des Kaliums; die Hypersekretion geht weitgehend zurück, ebenso sinkt die Hyperazidität.

Unsere Annahme einer spezifischen Einflußnahme der hypertonischen Traubenzuckerlösung auf das Geschehen in der gastritisch veränderten Magenschleimhaut
findet eine weitgehende Bestätigung in dem therapeutischen Erfolg, denn es
kommt *während der Spülung zu einem Rückgang der Magenbeschwerden:* Sod-
brennen, Inappetenz, saures Aufstoßen, Erbrechen und krampfartige Schmerzen
nach der Nahrungsaufnahme, aber auch der Nüchternschmerz beim Ulcus
duodeni werden beseitigt. Erhärtet wurden unsere klinischen Erfolge durch die
Gastroskopie und das *Röntgenverfahren.* Besonders beachtlich ist das gastro-
skopische Ergebnis, durch das sich feststellen läßt, daß oft am Ende einer solchen
Kur sämtliche pathologischen Erscheinungen, wie Hypertrophie der Schleimhaut, die Beläge in den Faltentälern und auf den Faltenkämmen, die Trübung
des Sekretes, in manchen Fällen auch die Spiegelreflexe der Gastritis granularis,
verschwinden.

Die Traubenzuckerspülung wirkt sich therapeutisch noch in einer anderen
Richtung auf die Gastritis, bzw. auf die Ulkuskrankheit aus. Unter den vielen
Foci, die bei der Behandlung einer Gastritis, zu berücksichtigen sind, muß auch
der pathologische Darm Erwähnung finden. Die *spastische Obstipation* führt teils
zu funktionellen, teils anatomisch faßbaren Veränderungen der Darmschleimhaut.
Gelingt es, dieses Leiden — dem ich auch die Bedeutung eines Fokus beimesse —
wirksam zu beseitigen, so ist damit meines Erachtens ein ähnlicher Erfolg erzielt,
wie z. B. bei der akuten Nephritis durch eine Tonsillektomie. Denn mehr oder
weniger *jede Obstipation bzw. Diarrhöe ist mit einer Störung der Darmschleimhaut
verbunden,* so daß jetzt Bakterien oder Toxine in den Kreislauf gelangen können.
Gelingt es aber, die Ursache dieser beiden Störungen zu beseitigen, dann kann
sich die Darmschleimhaut erholen, und damit stellen sich wieder normale Verhältnisse her.

Eine der wichtigsten Maßnahmen zur Beseitigung der Obstipation — die ich
im Sinne der Fokuslehre als eine wichtige Gelegenheitsursache der Gastritis und
insofern auch des Ulkus ansehe — ist die *Verabfolgung einer zellulosereichen Kost.*
Nachdem nun die meisten Patienten mit Gastritis oder gar mit Ulkuskrankheit
derbe Kost tunlichst vermeiden, weil dadurch nur zu leicht Schmerzen ausgelöst
werden und deswegen eine zellulosearme Diät bevorzugen, stößt eine entsprechende Behandlung der komplizierenden Obstipation auf große Schwierigkeiten. Ich sehe daher in der Zuckerspülung einen wesentlichen Fortschritt, weil
es auf diesem Wege jetzt möglich ist, eine sogenannte Schrotkost durchzuführen,
die sich gerade in der Behandlung der spastischen Obstipation so außerordentlich bewährt.

Die *kombinierte Behandlung von Zuckerspülung des Magens mit der Schrotkost*
zur Beseitigung der spastischen Obstipation wirkt sich gelegentlich ausgezeichnet
auf die Heilungstendenz der Gastritis und des damit in Zusammenhang stehenden
Ulkus aus. Der günstige, fast an Heilung erinnernde Zustand hält lange an; parallel
dazu geht auch die oben erwähnte Empfindlichkeit gegenüber dem Kolitest zurück.

Hat man Gelegenheit, das anatomische Substrat einer *schweren Kolitis,* gleichgültig ob akut oder chronisch, zu sehen, so ist man auch hier von der *ödematösen
Schwellung der Darmschleimhaut* überrascht. Der pathologische Anatom kann
sich davon weniger gut überzeugen, besser der Chirurg, zumal er eher gelegentlich
lebenswarmes Gewebe in die Hand bekommt. Besonders eindrucksvoll gestaltet

sich das histologische Bild bei einer schweren Kolitis. *In Analogie zur Gastritis habe ich es auch hier mit der Darreichung hochosmotischer Lösungen versucht.* Zuerst gab ich vielfach mit ausgezeichnetem Erfolg *Lösungen von Gummi arabicum*, dann 25%igen *Traubenzucker* und schließlich auch *Periston*. Die Wirkung von *Santuron* ist wohl ähnlich zu deuten, denn der osmotische Druck einer Santuronlösung ist außerordentlich hoch.

Im allgemeinen Teil kam ich auf die *Bedeutung hypertonischer Trauben-zuckerlösungen bei den unterschiedlichen Parenchymkrankheiten* zu sprechen. Injiziert man intravenös 30%igen Traubenzucker, so kann man auf diese Weise den einzelnen Organen Gewebsflüssigkeit entziehen und so manche Zelle entlasten. Vor allem richtet sich diese Therapie gegen Mineralstoffe, wie z. B. gegen Koch-salz und Wasser, die sich unter krankhaften Bedingungen im Gegensatz zur ge-richteten Permeabilität in geschädigte Gewebe eingenistet haben. Dieses thera-peutische Prinzip scheint sich bei den verschiedensten Nieren- und Leberkrank-heiten zu bewähren, besonders wenn man dieses Verfahren mit einem energischen *Aderlaß* kombiniert. In diesem Zusammenhang kann auch an die schmerz-stillende Wirkung einer spontanen Magenblutung beim Ulcus ventriculi erinnert werden. Sicherlich richten sich solche Maßnahmen gegen eine Anhäufung von Gewebsflüssigkeit, die das Wesentliche bei vielen pathologischen Zuständen bildet, aber indirekt wird davon auch das Parenchym getroffen. Die Richtigkeit einer solchen Annahme sehe ich in dem therapeutischen Erfolg so mancher Magen-spülung bei Ulcus ventriculi, zumal es gerade hier besonders schön gelingt, *Besse-rung im anatomischen Sinn und vermehrte Kochsalzabgabe nebeneinanderzustellen.*

HALASZ[1] hat sich für den Einfluß mancher Pharmaka auf die Wirkung der Zuckerspülung des Magens interessiert. Besonders beachtlich erscheint mir sein Befund, daß sich durch Atropin die Wirkung der Zuckerspülung noch wesentlich steigern läßt; es gelingt auf diese Weise mehr Kochsalz aus der Schleimhaut herauszulocken, dagegen weniger Kalium. Die entgegengesetzte Wirkung zeigt sich, wie zu erwarten war, nach Anwendung von Histamin; wenn man bedenkt, daß Histamin tatsächlich imstande ist, eine schon bestehende Albuminurie ins Gewebe noch zu steigern, so darf uns dieses Ergebnis nicht wundern. Merkwürdig ist nur der Befund, warum es nach Darreichung von Pilocarpin nicht zu einer Verschlechterung kommt, sondern im Gegenteil, auch zu einer Förderung der Kochsalzausscheidung. BEIGELBÖCK[2] kombiniert die Traubenzuckerspülung des Magens mit Insulin und sieht auch so eine bessere Kochsalzausscheidung.

Im Rahmen meiner Permeabilitätspathologie hatte ich auch Gelegenheit, die Frage zur Diskussion zu stellen, *was das Schicksal des ins Interstitium überge-tretenen Plasmaeiweißes sein kann.* An diesem Geschehen sind die verschiedensten Faktoren beteiligt; ein gut Teil wird von den Parenchymzellen übernommen und abgebaut, was in den meisten Fällen zu einer vermehrten Stickstoffausscheidung Anlaß gibt. Ob das von den Parenchymzellen, z. B. von den Leberzellen, direkt geschieht oder ob vermittelnd die mesenchymalen Elemente eingreifen, ist schwer zu entscheiden, jedenfalls kommt es im gesunden Organismus zu dem, was SIEGMUND[3] „Aktivierung des Mesenchyms" nennt. Wir sehen in der Leber eine

---

[1] HALASZ: Z. Klin. Med. **140**, 201 (1942).
[2] BEIGELBÖCK: Z. Klin. Med. **133**, 36 (1937).
[3] SIEGMUND: Med. Klin. **1927**, Beih. 1.

Vergrößerung und Vermehrung der Kupfferschen Sternzellen und eine Quellung der Gitterfasern. Stellt man sich auf den berechtigten Standpunkt, daß mehr oder weniger jede Albuminurie ins Gewebe eine Schädigung bedeutet, die sich der Organismus zu beseitigen bemüht, dann haben wir das Anrecht, hier von einer *Entzündung* zu sprechen. *Nun findet sich eine sogenannte Aktivierung nicht nur in der Leber, sondern an jeder Stelle, wo es zu einer serösen Exsudation gekommen ist, also auch in der Niere, im Herzen und selbstverständlich auch im Bereiche des Magen-Darmkanals.*

Der Reinigungsvorgang — denn das ist doch eigentlich die Entzündung — erfolgt in gewissen Etappen; die Schädigung, die im Bereiche der Haut zu einem Furunkel geführt hat, ist die Voraussetzung der entzündlichen Reaktion, es folgt Hyperämie und Exsudation von Blutflüssigkeit, verbunden mit Auswanderung der Leukozyten. Ein Teil der Leukozyten stammt sicher aus dem Blut, ein nicht geringer leitet sich von den bodenständigen Makrophagen ab; die Gesamtheit dieser Vorgänge faßt man unter dem Begriffe des *exsudativen Stadiums* zusammen. Es folgt dann die *Bildung des Granulationsgewebes*, dessen wesentliches Merkmal darin besteht, daß ein neues Gewebe, eben das Granulationsgewebe, produziert wird und so die entstandene Gewebslücke, soweit sie nicht durch Regenerationsvorgänge gedeckt wird, wieder verschwindet. Das exsudative Stadium zeigt vielfach die Merkmale einer Beseitigung der durch den Gewebsschaden angerichteten Trümmer, während das produktive Stadium — also der zweite Teil des Entzündungsvorganges — sich tunlichst bemüht, wieder normale Verhältnisse anzubahnen.

An manchen Stellen unseres Körpers ist es ein leichtes — wie z. B. in der Lunge —, ein exsudatives von einem produktiven Stadium zu unterscheiden, aber an anderen ist diese Unterscheidung mit größeren Schwierigkeiten verbunden, immerhin sollen wir uns aber bemühen, bei jedem entzündlichen Vorgang diese beiden Möglichkeiten ins Auge zu fassen. Das exsudative Stadium schließt die Wahrscheinlichkeit einer Progression noch nicht aus, während das produktive Stadium doch schon als ein Maßstab angesehen werden kann, daß es dem Organismus gelungen ist, den Schaden zu meistern, selbst auf die Gefahr hin, daß die Neubildung von Granulationsgewebe weit über das Ziel schießt und so zu einer Narbenbildung (Sklerosierung) führt.

Prüft man unter diesem Gesichtspunkte die exstirpierten Ulcera, die uns der Chirurg zur Verfügung stellt, *so ist es auch hier möglich, eine Trennung im Sinne eines exsudativen und produktiven Stadiums durchzuführen*, leider versagt hier vielfach die klinische Diagnostik, obwohl uns gelegentlich die *hohe Blutsenkung* und das *verkürzte Koagulationsband* (WELTMANN) ein Hinweis sein kann.

Die Frage nach einer exsudativen und produktiven Form des Ulcus ventriculi bzw. duodeni interessiert uns aus zwei Gründen: 1. *wegen der günstigen Beeinflussung so manchen Magengeschwüres durch eine Proteinkörpertherapie*, und 2. *wegen der Häufung der schweren Magenblutungen und Perforationen zur Zeit starker Unterernährung.*

Ad 1. Wenn man sich davon überzeugen kann, wie rasch gelegentlich ein Ulkus unter der Proteinkörpertherapie zur Ausheilung gelangt und daß es sich dabei keineswegs um vereinzelte Fälle handelt, dann drängt sich die Vorstellung eines möglichen Zusammenhanges auf. Es ist nun sehr beachtlich, *daß unter der Einwirkung der unspezifischen Immunisierungsreize Veränderungen gerade bei jenen Zellgruppen auftreten, die als fixe oder mobile Phagozyten an der Abwehr von Infektionen, aber auch bei der Entzündung besonders beteiligt sind.* Unter der Einwirkung des unspezifischen Reizes kommt es zu einer allgemeinen Schwellung der retikulo-endothelialen Elemente, ein Vorgang, der als *entzündlicher Zustand der gesamten fixen Phagozyten des Körpers aufgefaßt werden kann* (BIELING[1]). Dabei kommt es gleichzeitig auch zu einer ausgesprochenen Mauserung der retikulo-endothelialen Elemente, d. h. erhebliche Mengen älterer Zellen lösen sich aus ihrem Verband, werden in die Blutbahn abgestoßen und erscheinen dort als mononukleäre Zellen und Histiozyten. An die Stelle dieser abgestoßenen Zellen treten junge Elemente; dadurch erklärt sich die durch den unspezifischen Immunisierungsreiz gesteigerte Fähigkeit des Körpers, fremde Stoffe rascher zu beseitigen.

Überträgt man diese Geschehnisse auf die entzündlichen Vorgänge im Bereiche eines Ulcus ventriculi, so könnte man sich vorstellen, *daß unter dem Einfluß einer zweckentsprechend geleiteten Proteinkörpertherapie die exsudative oder ins Stocken geratene produktive Entzündung unter Reaktivierung des Mesenchyms in neue Bahnen gelenkt und so einer vollständigen Heilung eher zugeführt wird.* Jedenfalls gewinne ich den Eindruck, daß bei *der Behandlung eines Ulkus, nachdem die Zuckerspülung und die nachfolgende diätetische Behandlung zu einem Abklingen der Gastritis bzw. Duodenitis schmerzstillend wesentlich beigetragen hat, die Proteinkörpertherapie die Heilungstendenz vervollständigt.* Wir haben uns vielfach davon überzeugt, daß große Ulcera innerhalb weniger Wochen vollständig, und zwar röntgenologisch als auch gastroskopisch überprüft, zur Ausheilung gebracht wurden. Als Proteinkörperreiz bevorzuge ich das *Alttuberkulin,* das sich genau abstufen läßt; ich gebe vielfach nur homöopathische Dosen und erziele dieselben Resultate, wenn nicht sogar bessere als z. B. mit der Omnadinbehandlung.

Ad 2. Wir kennen verschiedene Zustände, die der Entzündungsbereitschaft entgegenarbeiten; es kommt zwar zu exsudativen Vorgängen, aber das produktive, das eigentlich heilende Stadium tritt mit seiner Aktivierung des Mesenchyms kaum oder gar nicht in Erscheinung. Wir haben uns im allgemeinen Teil für die Bedeutung der Vitamine interessiert und speziell für die Leber- und Nierenparenchymschädigungen sicherstellen können, daß z. B. *der Mangel des Vitamin-B-Komplexes den produktiven Vorgang nicht aufkommen läßt, während umgekehrt die Darreichung von Vitamin C mit frühzeitigem Aufschießen von jungem Bindegewebe einhergeht.* Nachdem Hunger mit Vitaminmangel vergesellschaftet ist, wird es verständlich, warum die gegenwärtige Unterernährung den Heilungsvorgang vieler Infekte so schwierig gestaltet. Dieses eigentümliche Verhalten scheint sich auch auf das *Heilungsbestreben der verschiedenen Ulcera ventriculi und duodeni auszuwirken,* jedenfalls sehen wir gegenwärtig eine *Häufung von Magenblutungen und Perforationen bei Personen, die bis dahin über keinerlei Beschwerden zu klagen hatten.* Bietet sich die Gelegenheit, das entsprechende anatomische Substrat zu überprüfen, wozu sich vor allem das operativ gewonnene Material eignet, so ist man vielfach erstaunt über die geringe entzündliche

---

[1] BIELING: Behrings Mitt., H. 6, S. 20. 1937.

Reaktion, die ein solches Geschwür erkennen läßt. Ich habe daher den Eindruck, daß Ulcera, die über das exsudative Stadium nicht hinauskommen, viel eher zu Perforation bzw. Blutung neigen als Geschwüre, die schon frühzeitig Zeichen einer gewissen Produktivität erkennen lassen.

In vieler Beziehung ähnlich dem Darmkanal verhält sich der *Bronchialbaum* mit seinen verschiedenen Anhängen. Wissen wir doch, *daß Pneumokokken und so manche andere Bakterien gleichsam als Saprophyten in der Mundhöhle und den Luftwegen vorhanden sind und sich die längste Zeit keinen Eintritt ins Gewebe verschaffen*, denn Infektion bzw. Krankheit ist erst das Ansiedeln und Vermehren von Mikroorganismen in einem höher organisierten Wirtsorganismus. Es muß also auch im Respirationstrakt, ganz so wie im Darmkanal, *eine gerichtete Permeabilität* existieren, *die sich gegen das Durchtreten von Bakterien richtet*. Auch diese Barriere kann gegebenenfalls eine Schädigung erleiden und damit den Übertritt z. B. von Pneumokokken oder Influenzavirus in das Mesenchym der Lunge ermöglichen. Sehr eindrucksvoll gestaltete sich folgende Beobachtung: Zur Zeit eines gehäuften Vorkommens von Pneumonien prüften wir die Bedeutung des Landis-Verfahrens; bei allen Pneumonien zeigten sich große Ausschläge. Zur Kontrolle stellten sich junge Kollegen zur Verfügung. Während wir bei unseren Medizinern normale Verhältnisse feststellen konnten, zeigte sich bei einer jungen Krankenschwester eine ausgesprochene Permeabilitätssteigerung. Sie fühlte sich vollkommen gesund und arbeitskräftig, aber 16 Stunden später erkrankte sie unter Schüttelfrost an einer typischen Mittellappenpneumonie. *Die Landissche Probe erweist sich als ein ausgezeichneter Test für eine gestörte Kapillarpermeabilität*. Es ist möglich, daß gewisse Toxine oder anderweitig bedingte Vorgänge parallel dazu auch die gerichtete Permeabilität jener Schichten beeinflussen, die unter normalen Verhältnissen dafür zu sorgen haben, daß nicht jeder Mikrokokkus den Respirationstrakt verläßt und die trennende Membran durchschreitet, die gleichsam das Gute vom Bösen scheidet.

Auch im Bereiche des Zentralnervensystems kommt es gelegentlich zu einer Albuminurie ins Gewebe; manchmal ist davon nur das Nervengewebe betroffen, ein andermal ist die Nervenstörung nur die Teilerscheinung einer allgemeinen Kapillarschädigung. Insofern wäre es zweckmäßig, diesen ganzen Fragenkomplex in einem größeren Abschnitt zur Sprache zu bringen. Da ich aber stets bemüht bin, die Darstellung einer Permeabilitätsstörung auf Grund eigener Erfahrungen morphologisch zu unterbauen, mir aber die Gehirnhistologie ferner liegt, habe ich von einer ausführlichen Beschreibung Abstand genommen und mich nur auf eine kurze Zusammenfassung des mir geeignet erscheinenden Schrifttums beschränkt.

Zwei Gehirnveränderungen erscheinen mir besonders geeignet, in diesem Zusammenhang besprochen zu werden: Die eine ist die *Gehirnschwellung*, die andere das *Gehirnödem*. Diese beiden Veränderungen finden sich sehr häufig bei Infekten, Vergiftungen, dann im Vereine mit Leber- und Nierenkrankheiten, also bei Zuständen, die sehr oft mit schweren Kapillarschäden und Störungen der Zellpermeabilität einhergehen; anatomisch sind diese beiden Zustände gut auseinanderzuhalten, aber klinisch ist eine Trennung kaum durchführbar.

Die Unterscheidung der Hirnschwellung vom Hirnödem geht bis auf ROKI-TANSKY[1] zurück; ihm war es bereits klar, daß die Hirnschwellung nichts mit dem Hirnödem zu tun hat; ja daß im Gegenteil die Hirnschwellung — ROKITANSKY spricht hier von einer *Hypertrophie des Gehirnes* — gerade durch den verminderten Wassergehalt und durch die Konsistenzvermehrung ausgezeichnet ist. REICHARDT,[2] dem wir auf diesem Gebiete besonders viel zu verdanken haben, versteht unter Hirnschwellung eine besondere Art der Volumenvergrößerung des Gehirnes, welche keine unmittelbare Folge von Hyperämie, Hirnödem und Hydrocephalus ist. Hat die Volumenvergrößerung ein hohes Maß erreicht, so kommt es zur Raumeinengung und damit zu den klinischen Erscheinungen eines erhöhten Hirndruckes.

Zunächst hat man gehofft, Hirnschwellung und Hirnödem histologisch zu trennen, das ist aber **nicht** möglich. Man hat sich **auch** vergeblich bemüht, pathologisch-anatomisch oder pathophysiologisch speziell für die Hirnschwellung eine eindeutige Erklärung zu finden — entscheidend ist nur das makroskopische Aussehen des Gehirns. Die Diagnose *Hirnschwellung* stützt sich vor allem auf die durch den gesteigerten Hirndruck bedingte Abplattung der Gehirnwindungen, Verengerung der Liquorräume, Verquellung der Subarachnoidealräume und die erhöhte Konsistenz, Trockenheit und Klebrigkeit des Gehirngewebes bei auffallend geringer Blutfülle des Gehirns. Während das Gehirn bei *Gehirnödem* feucht durchtränkt ist, ist das Gehirn bei der Hirnschwellung trocken; auf der Schnittfläche bleibt das Messer infolge der Klebrigkeit leicht haften.

Für die Beurteilung der Hirnschwellung erscheint mir die Tatsache doch sehr wichtig, daß die Obduktion eines solchen Gehirnes tunlichst unmittelbar nach dem Tode gemacht werden muß, denn die kadaverösen Leichenveränderungen am Gehirn nach 10—12 Stunden können mit ähnlichen Merkmalen einhergehen, welche als *kadaveröse Hirnschwellung* nicht immer leicht von einer *echten Hirnschwellung* zu unterscheiden sind. Bekanntlich wird bei der kadaverösen Hirnschwellung, wie angeblich auch bei der echten Hirnschwellung Liquorflüssigkeit resorbiert. Jedenfalls weist diese Beobachtung auf physikalisch-chemische Vorgänge, die anscheinend mit der Beschaffenheit des Gehirngewebes in Zusammenhang stehen; ist doch das Gehirn dasjenige Organ, das am reichsten an hydrophilen Kolloiden ist. Sie sind ausgezeichnet durch ihre sehr energische Sauerstoffavidität und durch ihr sehr großes Lösungsvermögen für organische und anorganische Substanzen, Eigenschaften, die von größter physiologischer Wichtigkeit sind, aber leider die Reindarstellung dieser Verbindungen technisch sehr schwierig gestalten. Physiologisch kommt ihnen sicherlich eine große Rolle bei der Gewebsatmung und bei der Assimilation der in den Zirkulationsflüssigkeiten vorhandenen Substanzen zu.

Nachdem sich REICHARDT auf Grund histologischer Untersuchungen keine klare Vorstellung über die Genese der Hirnschwellung bilden konnte, versuchte er dem Problem auf physikalisch-chemischem Wege näherzukommen und sieht in der Hirnschwellung eine *Säurequellung*; er hält es für sicher, daß sie auf einem intrazellulären Ödem beruht. HENSCHEN[3] erwägt auch die Möglichkeit einer

---

[1] ROKITANSKY: Lehrbuch der pathologischen Anatomie, Bd. II, S. 430. 1856.

[2] REICHARDT: Handbuch der normalen und pathologischen Physiologie, Bd. X, S. 103. 1927.

[3] HENSCHEN: Zbl. Chir. **54**, 3169 (1927).

Säurequellung und vergleicht die Hirnschwellung mit einer Gelose. In Fortsetzung dieser Anschauung von der Wasserbindung als Vermehrung des Hirnvolumens sieht er in der Verringerung, die bei der Commotio ebenfalls beobachtet wird, eine Entquellungsschrumpfung.

FÜNFGELD[1] nimmt ebenfalls als Grundlage der Hirnschwellung eine Quellung der Hirnkolloide an; gebundenes Wasser, also im Gegensatz zum freien beim Hirnödem, soll das Wesentliche der Konsistenzsteigerung bei der Hirnschwellung sein.

Auch RIEBBELING[2] ging ursprünglich von der Möglichkeit einer doppelten Wasserbindung im Gehirn aus; hier *intrazelluläres*, dort *interzelluläres* Ödem. Zur Klärung der Frage nahm er bei den verschiedenen Gehirnen Trockenrückstandsbestimmungen vor und mußte sich davon überzeugen, daß es sich bei der Hirnschwellung kaum um eine intrazelluläre Wasserbindung handeln könne, da er bei der typischen Hirnschwellung fast ausnahmslos eine *Vermehrung des Trockenrückstandes* nachweisen konnte. Bald handelte es sich um eine Rückstandsvermehrung der Rinde, bald des Markes. Da eine Vermehrung der Trockensubstanz kaum auf einer Zunahme der Lipoide beruhen kann, so rechnet RIEBBELING in Anlehnung an meine Lehre von der Albuminurie ins Gewebe mit der Möglichkeit einer *Eiweißeinlagerung*. Er hat um so mehr recht, dies in Erwägung zu ziehen, als er bei einer Reihe von Hirnschwellungen eine deutliche Eiweißzunahme im Gehirn feststellen konnte (siehe Tabelle).

Tabelle 64.

	Eiweißstickstoff (oben auf das Feuchtigkeitsgewicht berechnet)				Trockenrückstand			
	Rinde	Mark	Stamm	Kleinhirn	Rinde	Mark	Stamm	Kleinhirn
Normal	885	1530	—	1230	—	—	—	—
	1740	5275	—	5505	15,46	29,01	21,0	22,10
Hirnschwellung	1520	1820	1970	1720	—	—	—	—
	8790	5580	8500	7960	17,30	34,50	23,20	21,60
Hirnödem	1062	445	—	1115	—	—	—	—
	*	1435	—	4700	11,85	31,00	18,45	26,00
Urämie	1185	1430	1105	1500	—	—	—	—
	8015	4560	5345	8290	14,77	30,98	20,63	18,10

* Die für den Eiweißstickstoff angegebene Zahl entspricht nicht dem vom Autor im Text angegebenen Wert; falls dieser Wert tatsächlich der richtige wäre, so hätte das Gehirn bei Schwellung einen geringeren Eiweißgehalt als beim Ödem. Hier hat sich in die Arbeit von RIEBBELING anscheinend ein Druckfehler eingeschlichen.

Aus dieser Tabelle geht noch weiter hervor, daß sich die einzelnen Gehirnabschnitte, sowohl was den Trockenrückstand als auch was die Eiweißeinlagerung anbelangt, verschieden verhalten. Auf Grund dieser Ergebnisse sieht sich RIEBBELING veranlaßt, eine Unterteilung der Hirnschwellung in Vorschlag zu bringen; er unterscheidet eine Rinden- und eine Markschwellung, je nachdem, welches Gebiet stärker befallen ist. Gelegentlich müßte man auch von einer

---

[1] FÜNFGELD: Dtsch. Z. Nervenhk. 114 (1930).
[2] RIEBBELING: Dtsch. med. Wschr. 1937, 1446; Z. Neur. 166, 149, 161, 170 (1939).

Schwellung der Stammganglien oder des Kleinhirns sprechen; entgegen der makroskopischen Betrachtung spielt auf Grund der Trockenrückstandsbestimmungen die Schwellung der Rinde, bezogen auf das Gesamtvolumen des Gehirns, eine größere Rolle als die Schwellung des Markes.

Da das normale Gehirn — wie bereits erwähnt wurde — postmortal auch in einen Zustand von Schwellung verfällt, hat RIEBBELING sich selbst Einwände gegen die Verwertung seiner Befunde gemacht und zu diesem Zwecke auf die Verteilung des Trockenrückstandes und des Eiweißgehaltes im postmortalen Zustande geachtet. Er hat am Meerschweinchengehirn entsprechende Versuche angestellt; das Wichtigste ergibt sich aus der beiliegenden Tabelle:

Tabelle 65.

Zeit nach der Tötung	Trocken-rückstand	Wasser-gehalt	Gesamtstickstoff		Harnstoff	
			frisch	n. d. T. berechnet	frisch	n. d. T. berechnet
sofort	22,04	77,96	18,90	85,65	26,2	114
9 Stunden ..	21,14	77,86	18,19	82,25	21,8	101
46 Stunden ..	21,05	78,95	18,87	89,77	23,8	113
55 Stunden ..	19,63	80,37	19,00	96,60	33,88	173
72 Stunden ..	21,01	78,99	18,88	89,80	56,9	283

Es zeigt sich somit, daß eine postmortale Veränderung des Gesamtstickstoffgehaltes nur recht belanglos ist, sich überhaupt nur zeigt, wenn die betreffenden Stickstoffzahlen auf die Trockensubstanz umgerechnet werden, und daß der Wassergehalt eher zu- als abnimmt. Einzig der Harnstoffgehalt nimmt zu, was durch Autolyse des eingedrungenen Eiweißes zu erklären ist und besagen würde, daß Eiweißstickstoffbestimmungen eine Abnahme, aber keine Zunahme anzeigen.

Demnach gibt es einen typischen Unterschied zwischen Hirnschwellung und Hirnödem. Bei der Hirnschwellung ist der Wassergehalt des Gehirnes — so wie es ROKITANSKY schon sagte — vermindert und der Eiweißgehalt erhöht; beim Hirnödem verhält es sich gerade umgekehrt.

ZÜLCH[1] schließt sich den Anschauungen von RIEBBELING weitgehend an; er sieht in der Hirnschwellung eine Allgemeinerkrankung des Gehirnes; ja man kann vielleicht noch weitergehen und in der Hirnschwellung eine Teilerscheinung eines allgemeinen pathologischen Vorganges sehen, denn in nicht wenigen Fällen findet sich der Hirnschwellung parallelgehend auch eine Eiweißschwellung der Leber. Damit würde auch übereinstimmen, daß die Hirnschwellung vielfach bei allgemeinen Toxikosen und Vergiftungen vorkommt, die bekanntlich fast immer mit einer Albuminurie ins Gewebe einhergehen.

Bei der histologischen Untersuchung der Hirnschwellung handelt es sich nicht um eine Exsudatansammlung zwischen den Zellen, sondern um eine Eiweißanschoppung in den Zellen selbst. ZÜLCH vergleicht daher mit vollem Recht die Hirnschwellung mit der „trüben Schwellung", die wahrscheinlich auch durch eine Veränderung des intrazellulären Wasser- und Eiweißgehaltes, bzw. seiner kolloidosmotischen Bedingungen verursacht ist.

---

[1] ZÜLCH: Virchows Arch. **310**, 1 (1943).

Das eingedrungene Eiweiß erfährt vermutlich im Gehirn einen ähnlichen fermentativen Abbau wie das Eiweiß, das z. B. von der Leberzelle bei der trüben Schwellung aufgenommen wurde. In dem Sinne glaube ich auch die Beobachtungen von DE CRINIS[1] deuten zu müssen, der bei der Hirnschwellung in den besonders betroffenen Partien Harnstoff in Form von Xanthydrolkristallen nachweisen konnte.

Ich war vielfach bemüht, bei der Hirnschwellung den Eiweißübertritt mittels des **Haitinger**-Verfahrens sicherzustellen. Ich bin dabei zu keinem eindeutigen Resultat gekommen, weil ich mit den Methoden, die sich bei der Untersuchung der Leber, Niere und Muskulatur bewährt haben, kein entsprechendes Auslangen fand; außerdem wirkt sich die Eigenfluoreszenz des Gehirngewebes vielfach störend aus.

Nachdem die Hirnschwellung pathogenetisch nichts anderes darstellt als die Albuminurie z. B. in die Leber, so wird die eigentliche Ursache ebenfalls auf Gefäß- bzw. Kapillarveränderungen beruhen, die im Gehirn zu einer erhöhten Durchlässigkeit für Plasmaeiweißkörper geführt haben. Um das nachzuweisen, benötigt man nicht das **Haitinger**-Verfahren; es genügt, wenn man die betreffenden Gehirnpartien in Carnoyscher Flüssigkeit fixiert und sie mit Hämatoxylin-Eosin färbt. In den perikapillären Räumen finden sich Eiweißgerinnsel, außerdem erscheinen die Kapillarwandungen deutlich verdickt, so daß die Sauerstoffversorgung des Gehirnes sicherlich einen Schaden davontragen muß. In dem Sinne müssen wir die klinischen Erscheinungen, wie Bewußtlosigkeit, Erbrechen, flüchtig auftretende Lokalsymptome mit Hirndrucksteigerung (Stauungspapille usw.), auf Hypoxydose beziehen.

Therapeutisch empfiehlt man die Osmotherapie, um eine Entwässerung und damit eine Entquellung des erkrankten Gehirnes zu erzielen. Im allgemeinen sind es dieselben Maßnahmen, die sich bei der Albuminurie ins Gewebe eingebürgert haben. Auf Grund meiner Erfahrungen hat sich immer der große Aderlaß am besten bewährt. Quecksilberpräparate (Salyrgan usw.) sind meist nur von vorübergehendem Erfolg begleitet, was auch verständlich ist, da sich die Eiweißanschoppung auf diese Weise doch nicht so radikal beseitigen läßt. Durch Entwässerung läßt sich das Hirnödem viel eher beseitigen, so daß der Erfolg einer Salyrgantherapie gelegentlich sogar differentialdiagnostisch verwertet werden kann.

Auch im Bereiche des peripheren Nervensystems wirkt sich die Albuminurie ins Gewebe aus. Zuerst hat darauf KRÜCKE[2] aufmerksam gemacht. Bei der Neuritis kommt es im Anfang des Prozesses zu einer erhöhten Durchlässigkeit der Gefäßwände mit einer serösen Durchtränkung der Nerven und der dadurch bedingten Auseinanderdrängung der Nervenfasern. Die seröse Durchtränkung kann gelegentlich eiweißarm sein und sich so dem histologischen Nachweis entziehen, kann aber auch sehr eiweißreich werden. Das gilt besonders für die sogenannte Paraamyloidose, die man nach der Meinung von KRÜCKE als den höchsten Grad einer „Albuminurie ins Gewebe" ansehen kann. Makroskopisch erscheinen die Nerven verdickt — hypertrophische Neuritis. Die seröse Durch-

---

[1] DE CRINIS: Z. Neur. **162**, 646 (1938).
[2] KRÜCKE: Virchows Arch. **308**, 1 (1941); **304**, 442 (1939); Arch. Psychiatr. (D.) **114**, 183 (1941).

tränkung der Gewebe einschließlich der Verdickung der Kapillarmembran führt zu einem erschwerten Stoffaustausch der Gewebe und einer Hypoxämie. Die hypoxämische Schädigung verursacht eine weitere Störung der Kapillardurchlässigkeit. Auf dem Boden der neuralen Exsudate kann es zu einer Sklerosierung kommen. Auf diese Weise unterscheidet sich das Geschehen bei den unterschiedlichen Neuritiden durch nichts von der Faserbildung, wie sie in anderen Organen im Anschluß an eine seröse Durchtränkung auftreten kann.

Der Titel dieses Buches lautet: *Die Permeabilitätspathologie.* Ich habe mich lange mit dem Gedanken getragen, an dessen Stelle den Titel: *Albuminurie ins Gewebe* zu wählen. Je mehr man sich mit dem Permeabilitätsproblem beschäftigt, desto häufiger kann man sich davon überzeugen, *daß eine Membranschädigung, bzw. eine Änderung ihrer Permeabilität mehr oder weniger jeden krankhaften Prozeß einleitet. Dabei kann es bleiben oder es stellt diese Störung z. B. bei den Kapillaren nur den Auftakt einer Albuminurie ins Gewebe vor. Jedenfalls ist das Ursprüngliche die Permeabilitätsstörung, weswegen ich der obigen Bezeichnung den Vorzug gegeben habe.*

Da ich den unterschiedlichen Permeabilitätsstörungen eine wesentliche Bedeutung bei der Entstehung der verschiedenen Krankheiten, gleichgültig ob es sich um pathologische Störungen des Menschen oder des Tieres handelt, beimesse, wollte ich dies auch im Titel zum Ausdruck bringen und nannte das Buch: *Die Permeabilitätspathologie, eine Lehre vom Krankheitsbeginn.* Vielfach bereitet es keine Schwierigkeit, die Störung der Permeabilität auch morphologisch zu fassen, aber oft spielt sich dieses pathologische Geschehen so heimlich, gleichsam hinter den Kulissen ab, daß es selbst dem genau beobachtenden Auge schwerfällt, das Wesentliche, nämlich die Membranläsion, zu erkennen.

Zusammenfassung.

Das *Wasser,* das *Feuer,* die *Luft* und die *Erde* sind die Grundstoffe, aus denen man sich im klassischen Altertum die anorganische und organische Natur aufgebaut dachte. Der Mensch, das höchstorganisierte Wesen, ist ebenfalls aus solchen Grundstoffen zusammengesetzt. Den Ausdruck dieses Gedankens finden wir bereits bei HIPPOKRATES, und er gewinnt bei GALEN feste Gestalt.

Die vier Galenschen Kardinalsäfte des Körpers versinnbildlichen die Eigenschaften der vier Naturelemente: Das *Blut* ist feucht und warm wie die Luft, der *Schleim* ist feucht und kalt wie das Wasser, die *gelbe Galle* ist trocken und warm wie das Feuer, die *schwarze Galle* ist trocken und kalt wie die Erde. Sind diese vier Säfte im Körper richtig gemischt und verteilt, so ist der Körper gesund; ist dies aber nicht der Fall, herrscht einer dieser Säfte in irgendeinem Teil unseres Organismus vor, so entsteht nach den Vorstellungen der alten Ärzte eine *falsche Mischung,* eine *Dyskrasie* (Krasis = Mischung), was gleichbedeutend mit *Krankheit* ist.

Das Problem der Dyskrasie beherrschte durch viele Jahrhunderte die Lehre der *Humoralpathologie,* denn auch sie vertrat den Standpunkt, daß aus dem fehlerhaften Wechsel der Humores jedwede Krankheit entsteht. Dadurch, daß sie sich im Laufe der Jahrhunderte allen Wandlungen der Natur- und Arzneiwissenschaften anpassen konnte, blieb sie die lebenskräftigste aller medizinischen

Theorien. Die klassische Humoralpathologie, bzw. die alte Säftelehre, deren
Grenzen gegen die aufsteigende Wissenschaft höchstens durch die Methode, nicht
aber durch den Inhalt gezogen waren, schien durch die am Ausgang des Mittel-
alters erstaunlich angewachsenen Kenntnisse chemischer Tatsachen sinnlos geworden, selbst als die damalige Humoralpathologie versuchte, im Sinne einer
Chemiatrie dem ganzen Prinzip eine neue Gestalt zu geben. Aber nicht PARA-
CELSUS und die anderen Alchemisten bestimmten das weitere Schicksal der alten
Lehre, sondern aufgefrischt wurde sie in erster Linie durch HARVEY, *der den
Blutkreislauf entdeckte* und so die Humoralpathologie vor neue Tatsachen stellte,
denn gerade durch die Erkenntnis von der Bedeutung des Blutkreislaufes wurden
die alten Vorstellungen von der Säftelehre wieder wach. Je mehr sich die Überzeugung festigte, daß eine den ganzen Körper durchspülende Flüssigkeit nicht
nur der Träger, sondern sogar der Mittelpunkt aller wesentlichen Veränderungen
in unserem Organismus ist, desto mehr bekam die alte humorale Lehre einen
neuen Sinn, der sich darauf konzentrierte, daß *die richtige Krasis nicht aus den
vier Galenschen Säften entsteht, sondern sie ist allein im Blute zu suchen.*

Das zweite, auf was die Humoralpathologie der vergangenen Zeit großen Wert
legte und was leider unter dem Einfluß der Zellularpathologie stark in den Hintergrund gedrängt wurde, war die Vorstellung, daß die *Krankheit nur eine lokale
Manifestation einer allgemeinen Stoffwechselstörung ist und daß sie daher am besten
durch stoffwechselverbessernde, entzündungshemmende und blutreinigende Mittel,
also durch allgemein eingreifende, den ganzen Körper beeinflussende Maßnahmen
zu behandeln sei.*

Zu diesen Vorstellungen gesellte sich schon frühzeitig noch ein drittes Dogma,
das ist das *Prinzip der Konstitution.* So wie GALEN und seine Schüler die vier
Krankheitssäfte — das Blut, den Schleim, die gelbe und schwarze Galle — als
die Träger des Lebens ansahen, unterschieden sie je nach dem Vorherrschen des
einen oder des anderen dieser vier Humores eine *sanguinische,* eine *phlegmatische,*
eine *biliäre* und eine *atrabiliäre Konstitution.* Jede dieser vier Konstitutionen
disponiert zu gewissen Krankheiten und soll bei der Beurteilung jeder Krankheit
berücksichtigt werden. An dem Gedanken einer konstitutionellen Bedingtheit
als Ausdruck einer gewissen Krankheitsbereitschaft hielt auch die spätere
Humoralpathologie immer fest; so glaubte man im bewußten Gegensatz zu den
älteren Anschauungen im Zeitalter der Solidarpathologie, die in ihrer *atomisti-
schen Auffassung vom Leben und Krankheit nur die mechanischen Verhältnisse
gelten ließ, das gewebliche Moment in den Vordergrund schieben zu müssen* und
sprach gerne von einer mehr oder weniger straffen Beschaffenheit der Körper-
gewebe. In dem Sinne unterschied man einen *Status strictus, laxus oder mixtus.*
Viele dieser Bezeichnungen haben sich bis in die Mitte des vorigen Jahrhunderts
erhalten. Wegen gewisser Zwiespältigkeiten sah man sich veranlaßt, immer wieder
neue Einteilungen in Vorschlag zu bringen, so daß die Konstitutionslehre im
Verlaufe der Zeit immer schwankender und willkürlicher wurde.

Einen wirklich neuen Weg betrat vor zirka 100 Jahren der praktische Arzt
SPIESS, der als Einteilungsprinzip der verschiedenen Konstitutionstypen die verschiedenen Gewebe benützte und unter anderem auch *das Bindegewebe als Maßstab einer gewissen Konstitution* in Vorschlag brachte. Er unterschied je nach der
Beschaffenheit und der dadurch bedingten Elastizität des Bindegewebes 1. eine

normale Konstitution mit mittlerer Festigkeit, 2. eine übermäßig *straffe Konstitution* mit unnachgiebigen Fasern und 3. eine *schlaffe Konstitution*. Für eine solche Einteilung hat sich in jüngerer Zeit besonders AUGUST BIER interessiert und unter anderem die Meinung vertreten, daß eine Gruppe von chirurgischen Krankheiten keine örtliche Erkrankung darstellt, sondern als Ausdruck einer universellen Bindegewebsschwäche anzusehen sei. Die eigentliche Störung bestände in einer *primären Schwäche und Insuffizienz des gesamten Stütz- und Aufhängeapparates;* die Bindegewebsfasern sind dabei dünn und schwach, weitmaschig und arm an elastischen Fasern.

Die ältere Klinik hat sich auch für das Vorkommen eines *Status mesenchymo hyperplasticus* eingesetzt, der gleichzeitig auch als *Status irritabilis* bezeichnet wurde; dies ist aber erst möglich gewesen, nachdem man bei der Beurteilung dieser Konstitution das *Schwergewicht weniger auf das morphologische Verhalten legte, sondern das funktionelle, also das biologische* in den Vordergrund drängte. Den Anfang in dieser Richtung hat ebenfalls SPIESS schon getan, indem er drei Merkmale für diesen Konstitutionstyp betonte: 1. erhöhte Reaktionsfähigkeit auf Reize, 2. als Folge davon vorzeitige Abnützung und 3. verstärkte Bindegewebsbildung.

Großen Einfluß auf die Säftelehre übte die *pathologische Anatomie*. Bei den Alten galt die Humoralpathologie nur der Deutung klinischer Krankheitsbilder, jetzt sollte sie auch mit den Leichenöffnungen in Einklang gebracht werden. So mancher von den alten Ärzten lehnte eine solche Bevorzugung der Morphologie ab, denn sie sagten sich, eine Disziplin, die den Patienten im Drama Krankheit erst nach dem letzten Akte, letzte Szene sieht, hat kein Recht, zu einer rein vitalen Frage, wie sie die Säftelehre ist, Stellung zu nehmen.

In dieser Zeit großer Meinungsverschiedenheiten wirkte ROKITANSKY, der für die Humoralpathologie großes Interesse zeigte, sich aber als pathologischer Anatom doch schon veranlaßt sah, allen Krankheiten einen bestimmten Sitz im Körper zuzuweisen. Sein zunehmender Reichtum an Erfahrungen täuschte ihn nicht darüber, daß er oft das Messer weglegen mußte, ohne daß ihm der Befund genügte. Es müssen sich daher im kranken Organismus doch noch pathologische Vorgänge abspielen, die sich morphologisch nicht erfassen lassen, so daß er sich oft die Frage vorlegte, ob nicht manches, was die Humoralpathologie vertreten hat, doch noch zu Recht besteht und vielleicht das Prinzipielle vieler Krankheiten doch in Besonderheiten des Ganzen oder zum mindesten des Blutes zu suchen sei. So drängte sich wieder einmal im Laufe der Lebensgeschichte eines großen Arztes die alte Frage nach der Bedeutung der Säfte zu neuer Beantwortung. Geht man von solchen Voraussetzungen aus, dann wird es auch verständlich, daß in dem Kopf unseres bedeutendsten pathologischen Anatomen jene eigentümliche Spannung entstand, ohne die ROKITANSKYS *Krasenlehre* nicht zu erfassen ist. Dadurch, daß er sich aber verleiten ließ — das war sein großer Fehler —, die alte Säftelehre in eine scheinbar zeitgemäße Form zu bringen, dabei aber das ganze Problem als Nichtbiologe und noch dazu mit unzulänglichen chemischen Kenntnissen in Angriff nahm, mußte ein Werk entstehen, das zu Widersprüchen herausforderte.

VIRCHOW, damals noch ein junger Mann, aber bereits erfüllt von den Grundsätzen der Begründung einer streng wissenschaftlichen Pathologie, unterzog die

Krasenlehre einer sehr scharfen Kritik, weniger des allgemeinen Inhaltes wegen,
als vielmehr der fehlenden Beweise, die ROKITANSKY zur Stützung seiner Lehre
hätte heranziehen sollen.

ROKITANSKY hat auf diese Schrift nicht geantwortet, sondern stillschweigend
seine Krasenlehre — allerdings nur nach außen, denn sie fand in der nächsten
Auflage seines Handbuches keine Erwähnung — fallen gelassen, vermutlich wohl
deswegen, weil er selbst erkannte, daß chemische Kenntnisse und experimentelle
Erfahrungen die Voraussetzung einer allgemeinen Pathologie bilden. Beides
fehlte dem großen Meister. Das, was er aber tat, um vielleicht in logischer Weise
den Virchowschen Einwänden Genüge zu leisten und sich für eine neue Auflage
der Krasenlehre, die er sich als ideale Paarung von pathologischer Anatomie und
Humoralpathologie dachte, war die Schaffung zweier Lehrkanzeln in seinem
eigenen Wirkungskreis. So entstand das Institut für medizinische Chemie und die
Lehrkanzel für allgemeine und experimentelle Pathologie. Der Gedanke ROKI-
TANSKYS war sicher richtig, aber die Wahl der Personen, die ROKITANSKY be-
hilflich sein sollten, die neue Krasenlehre vorzubereiten, war keine glückliche.

Wenige Jahre später, nach der Herausgabe der Krasenlehre, erschien *die
Zellularpathologie* von VIRCHOW. Dieses Werk richtete sich nicht direkt gegen
ROKITANSKY, sondern hauptsächlich *gegen das Prinzip der Säftelehre* ganz im
allgemeinen. Nicht eine eigentümliche Veränderung des Gesamtorganismus bzw.
des Blutes im Sinne einer Dyskrasie ist es, was zur Krankheit führt, sondern eine
besondere, lokalisierte Störung. Sie ist, wenn nicht makroskopisch greifbar, zum
mindesten mit dem Mikroskop zu erfassen, denn sie betrifft die Zellen, welche
den ganzen Organismus aufbauen. Da somit *die Zellen den Sitz der Gesundheit
darstellen, ist in ihnen auch die Ursache der Krankheit zu suchen.* VIRCHOW sieht
somit in den menschlichen Krankheiten nur zelluläre Störungen. In dem Sinne
erklärte er auch feierlich, als er auf der Höhe seines Ruhmes stehend den inter-
nationalen medizinischen Kongreß in Rom mit dem Vortrag eröffnete: *Es gibt
keine allgemeinen Krankheiten, sondern es gibt nur Organ- und Zellkrankheiten.*

Die Autorität eines VIRCHOW hat es mit sich gebracht, daß durch viele Jahrzehnte nicht nur die morphologischen Disziplinen, sondern vor allem auch die
Kliniken in ihrem Bestreben, das Wesen der Krankheit zu erfassen, ganz im Banne
der Zellularpathologie standen; es wagte niemand, noch etwas über die Säfte zu
sagen. Es dauerte dann noch ein halbes Jahrhundert, bis wieder den „Säften
des Körpers", vor allem dem Plasma eine bedeutsame Rolle zuerkannt wurde
und die rein solidarpathologische Richtung durch humorale Lehren ergänzt wurde.
Vor allem waren es aber *empirische Erfahrungen*, die die führenden Pathologen
davon überzeugten, *daß der von ROKITANSKY vertretenen und von VIRCHOW so
sehr bekämpften Krasenlehre ein mehr als berechtigter Kern innewohnt.*

Im Wandel der Zeiten ist die Krankheitserkenntnis fortgeschritten, aber
*der Gedanke GALENS ist gewissermaßen der klassische Vorbote der modernen Patho-
logie geworden*, besonders wenn man dem in diesem Buche vertretenen Standpunkt folgt, *daß der Beginn so mancher pathologischer Geschehnisse in der Albuminurie ins Gewebe zu suchen ist, die letzten Endes auf einer Permeabilitätsstörung,*
auf einer falschen Mischung der Säfte, also auf einer *Dyskrasie* beruht.

Zwei Drittel unseres Körpergewichtes **sind** auf Flüssigkeit zu beziehen. Insofern
stellt unser Organismus ein großes Schwammorgan **dar**, zusammengesetzt aus

zahlreichen größeren und kleinsten Räumen bzw. Gewebsspalten, die innig zu einem gewaltigen Labyrinth aneinandergereiht sind; in all diesen Räumen befindet sich Flüssigkeit, die aber an keinem Punkte stillsteht.

Neben Blut und Lymphe und den bekannten Säften, wie z. B. Galle und Liquor, haben wir vor allem mit der Existenz der intra- und extrazellulären Flüssigkeit zu rechnen. Die *extrazelluläre Flüssigkeit*, die sich im Organismus eines erwachsenen Menschen auf durchschnittlich 16—18 Liter beziffert, bewegt sich in diesen Gewebsspalten im Sinne eines eigenen Kreislaufes, weswegen es gerechtfertigt ist, hier auch einen neuen Namen einzuführen. Ich spreche von einem *inneren Kreislauf*. Die extrazelluläre Flüssigkeit ist eingeschaltet zwischen Zelle und Blut, was zur Folge hat, *daß sich Blut und Zelle an keiner Stelle unmittelbar berühren*. Aufgabe des inneren Kreislaufes ist es, den Transport von Nahrung und Sauerstoff an die Zelle zu bewerkstelligen und den Abtransport der Stoffwechselschlacken zu regeln; schon daraus muß man ableiten, daß sich die extrazelluläre Flüssigkeit ebenso in dauernder Bewegung befinden muß wie das Blut und die Lymphe. Nicht zuletzt muß man sich auch vor Augen halten, daß die *intrazelluläre Flüssigkeit* keineswegs ruht, sondern sich ebenfalls dauernd bewegt — πάντα ῥεῖ.

Die extrazelluläre Flüssigkeit hat die verschiedensten *Membranen* zu passieren. Will man sich über die Bewegung, die sie nimmt, eine richtige Vorstellung bilden, so muß man von bestimmten physikalisch-chemischen Voraussetzungen ausgehen, denn diese regeln vor allem die Austauschvorgänge im Bereiche der Membranen. Damit hängt auch der Aufbau der Gewebe zusammen, der von dem allgemein gültigen Gesetze bestimmt wird, daß überall zwischen den lebenswichtigen Parenchymzellen und den Blutkapillaren noch ein Raum eingeschaltet ist, das ist der Raum, in dem sich die Gewebsflüssigkeit bewegt. Wäre er nicht vorhanden, so könnte man sich die Wirkung der vom Blute und von den Zellen ausgehenden Kräfte kaum vorstellen. Um diese Kräfte möglichst intensiv zu gestalten, muß die Gewebsflüssigkeit einen vom Blute und den Parenchymzellen wesentlich abweichenden kolloidosmotischen Druck ausüben. Dieser Forderung wird am besten entsprochen, wenn man *die Gewebsflüssigkeit* — wie schon oben gesagt wurde — *im Gegensatz zum Blutplasma und zum Zellinhalt als außerordentlich eiweißarm annimmt*. Geht man von solchen Vorstellungen aus, dann gewinnt man erst das richtige Verständnis, welche deletäre Wirkung es für die normalen Austauschvorgänge bedeutet, wenn die trennende Membran zwischen Blutplasma und Gewebsflüssigkeit ihre Semipermeabilität eingebüßt hat und jetzt Eiweißkörper ins Interstitium eindringen läßt. Rasch kommt es zu einem Spannungsausgleich und so zu einem Abfall des onkotischen Druckes im Blutplasma, denn in dem Maße, als sich Eiweiß diesseits und jenseits der Kapillarmembran befindet, besteht die Gefahr einer Bewegungshemmung, wenn nicht sogar einer völligen Drosselung. Auch das elektrische Potential kann sich dem Nullpunkte nähern, ganz ähnlich wie in einer Batterie, wenn man in das Element, das die Kohle vom Kupfer trennt, statt Säure Serum einfließen läßt. Jedenfalls ist ein ungestörter Kreislauf der Gewebsflüssigkeit und damit die Ernährung unseres Körpers nur dann sichergestellt, wenn es *bleibend zu chemischen und physikalischen Differenzen* kommt, die sich aber in unserem Körper nur dann volle Geltung verschaffen können, wenn sich zwischen Blut und Parenchymzelle, ähnlich wie in einem Element, eine kolloidfreie Flüssigkeitsschicht einschaltet.

Ist man vor die Frage gestellt, was wohl die Ursache sein mag, warum bestimmte Schäden gar so häufig nicht nur ein Organ erfassen, sondern es im Sinne einer „Allgemeinkrankheit" an den verschiedensten Stellen — oft sogar gleichzeitig — zu krankhaften Vorgängen kommt, dann wird man, morphologisch betrachtet, mit Nachdruck auf die *Kapillaren* verwiesen, denn sie stellen vielfach das einzig Gemeinsame vor, was die einzelnen Gewebe miteinander verbindet, im Gegensatz zu den epithelialen Elementen, die in den verschiedenen Organen große Abweichungen erkennen lassen. Die Blutkapillaren zeigen dagegen in allen Geweben mehr oder weniger denselben Bau, was vielleicht auf eine gemeinsame Schwäche hinweist. Um das entsprechend würdigen zu können, muß man von der Morphologie ausgehen.

Mir erscheint es sehr wichtig, immer wieder zu betonen, daß an keiner Stelle unseres Organismus Blut und Parenchymzelle in direkte Berührung kommen; stets ist ein Raum dazwischengeschaltet, in dem sich die Gewebsflüssigkeit bewegen kann — das ist das Interstitium. An dem Prinzip des sogenannten *Dreikammersystems* ist daher unbedingt festzuhalten. Die drei Kammern sind: das Zellprotoplasma, das Interstitium und das Plasma. Das Interstitium mit seinen Bindegewebsbeständen nimmt eine Mittelstellung für sich in Anspruch; dank dieser Lage ist somit das Interstitium an allen Austauschvorgängen hervorragend beteiligt.

Zwei Scheidewände sehr unterschiedlicher Art beinhalten in diesem Dreikammersystem das trennende Prinzip: Die *Kapillarwand* steht, entsprechend ihrer Austauschaufgabe, einer Dialysiermembran sehr nahe; dementsprechend ist sie nur für Wasser und Echtgelöstes durchgängig, nicht aber für Kolloide.

Grundsätzlich anders ist die Funktion der *Zellmembran* zu beurteilen; auch hier werden die Austauschvorgänge von Osmose und Diffusion beherrscht, aber nur in selektiver Weise: Einzelne Anionen bzw. Kationen können ins Zellinnere eindringen, andere Elektrolyte werden aber vom Protoplasma mehr oder weniger abgelehnt. So kommt es, um nur ein Beispiel anzuführen, daß Kalium und Phosphor im Zellinneren überwiegen, während umgekehrt in der Außenflüssigkeit, also im Interstitium und im Plasma Natrium und Chlor viel reichlicher vorhanden sind. Diese physikochemische Verschiedenheit der beiden Scheidewände wirkt sich hauptsächlich darin aus, daß im Rahmen des Dreikammersystems die Zahl und Form der Austauschvorgänge ins Unermeßliche ansteigt. Im Gegensatz zu den Vorgängen, die sich im Bereiche der Kapillarwandungen abspielen, spreche ich hier von einer *gerichteten Permeabilität*.

Die Beschreibung des Dreikammersystems wäre unvollständig, wenn ich nicht noch drei Momente hervorheben würde. Das sind die *roten Blutkörperchen*, die *Bindegewebsfasern* und die *Zellkerne*. Die *Erythrozyten* schwimmen als Puffer und Sauerstoffträger im Plasma, die *Bindegewebsfasern* funktionieren wie Fließpapier, das in die Gewebsflüssigkeit eintaucht, und der *Kern* stellt ein Gebilde vor, das sich durch eigene Membranen gegenüber dem Zellprotoplasma eine weitgehende Selbständigkeit gewahrt hat. In diesem Zusammenhang ist noch das *Lymphsystem* zu nennen; auch ihm obliegt die Aufgabe, die Integrität des Dreikammersystems sicherzustellen. Das gilt besonders von der der Lymphe zugeschriebenen reinigenden Funktion, falls von außen ins Interstitium doch etwas Eiweiß gelangt sein sollte.

Man war von der Semipermeabilität der Kapillarmembranen im Dreikammersystem so überzeugt und sah in ihr eine solche physiologische Notwendigkeit,
daß man sich kaum etwas Zweckmäßigeres vorstellen konnte. Nun haben uns
aber zahlreiche Untersuchungen am Menschen und Tier davon überzeugt, daß
*unter pathologischen Bedingungen die Gewebsflüssigkeit gelegentlich doch eiweiß-
haltig werden kann.* Ich verweise auf die im 6. und 9. Kapitel geschilderte
Histamin- bzw. Allylformiatvergiftung. Innerhalb kürzester Zeit kommt es auf
der Höhe einer solchen Intoxikation zu einer *Zunahme der Erythrozyten,* die ihre
eigentliche Ursache nur in einer *Abwanderung von Plasmaeiweiß* aus den Blutbahnen haben kann; die Menge, die dabei in Frage kommt, ist keineswegs als
gering anzuschlagen. Nicht zuletzt sind es auch Beobachtungen am Menschen,
die uns ebenfalls davon überzeugt haben, daß unter krankhaften Bedingungen
Protoplasmaeiweiß ins Interstitium übertreten kann, denn injiziert man einen
Tropfen einer Histaminlösung intrakutan oder träufelt davon etwas auf einen
Hautritzer, so entwickelt sich innerhalb kürzester Zeit eine Quaddel, aus der sich
allerdings nur wenig Flüssigkeit auspressen läßt. Wenn es aber doch gelingt, einen
Tropfen herauszupressen, so enthält er außerordentlich viel Eiweiß. Alles das
läßt sich nur so deuten, daß *die Blutkapillaren unter dem Einfluß bestimmter Gifte
ihre Semipermeabilität verlieren und nunmehr Blutplasma unter Verringerung der
Blutmenge und gleichzeitiger Erythrozyteneindickung an das benachbarte Gewebe
abgeben.*

Wenn die Vorstellung vom Dreikammersystem auf Richtigkeit beruht — ich
zweifle nicht daran —, dann ist uns auch der Weg gezeigt, wohin das ausgetretene
Plasma gelangt — *in den Raum zwischen Blut und Parenchymzelle.* Da das
Interstitium das Terrain darstellt, in dem sich die normale Gewebsflüssigkeit
bewegt, so bedeutet eine Eiweißanreicherung derselben eine Beeinflussung des
inneren Kreislaufes. Die unmittelbare Folge ist eine *Verlangsamung der Flüssigkeitsbewegung,* was zur weiteren Folge haben muß, daß das sonst reibungslos vor
sich gehende Fließen an dieser oder jener Stelle zu einer Stase Anlaß gibt. Die
Gewebsspalten, die sonst unter normalen Bedingungen kaum zu sehen sind, erweitern sich, was wohl als bester Beweis dafür anzusehen ist, daß die Gewebsflüssigkeit an bestimmten Stellen unseres Körpers auf Widerstand stößt. Im
Bereiche der Haut mit ihren zahlreichen Gewebsspalten bereitet es meist keine
Schwierigkeit, die *Stase der Gewebsflüssigkeit* auch zu sehen — wie sollen wir
uns sonst das Ödem anders deuten. Schwieriger gestaltet sich die Beurteilung
der Stase, wenn es *innerhalb der großen Parenchymorgane zu einem Ödem kommt.*
Das einzige, was uns vielleicht veranlaßt, auch hier an eine seröse Exsudation
zu denken, ist, soweit eine Blutstauung nicht in Frage kommt, die rasch einsetzende *Organvergrößerung.*

Pathologisches Übertreten von Plasma ins Interstitium nenne ich *Albuminurie ins Gewebe* und beziehe mich dabei auf die Vorgänge in der Niere. Wird die
Niere von einem Schaden ergriffen, so werden ihre Kapillaren — vor allem im
Bereiche des Glomerulus — für die Plasmaeiweißkörper durchlässig und Albumin
erscheint im Harn. In gleicher Weise kann dies bei der akuten Nephritis auch
an anderen Stellen zu einer Undichtigkeit, also zu einer „Albuminurie ins Gewebe"
führen, was allerdings nicht immer leicht zu erkennen ist. Nur dann, wenn der
Organismus von einer *generellen Kapillarläsion* erfaßt wird und es auf diese Weise

zu einem ausgesprochenen „Ödem" kommt, dann drängt sich gleichsam von selbst der Gedanke auf, daß die Schwellung der Parenchymorgane auf dieselbe Ursache zurückzuführen ist, wie z. B. das deutlich sichtbare Ödem der Haut, das letzten Endes ganz sicher auf einer Albuminurie ins Gewebe beruht.

Entwicklungsgeschichtlich stellen *die großen serösen Höhlen nichts anderes vor als mächtig erweiterte Gewebsspalten.* Insofern besteht kein wesentlicher Unterschied zwischen der Eiweißansammlung im Interstitium der großen Organe und der Albuminurie im Pleuraraum. Durch Analyse des Pleurapunktates kann man sich leicht über den Eiweißgehalt in der krankhaft veränderten Pleuraflüssigkeit orientieren und auf diese Weise Ödem, Transsudat und Exsudat unterscheiden. Sicher ist auch der Eiweißgehalt in der krankhaft veränderten intraparenchymatösen Gewebsflüssigkeit ein sehr verschiedener, aber leider kann man sich darüber kein bestimmtes Urteil bilden.

Die Albuminurie ins Gewebe ist die *Begleiterscheinung der verschiedensten krankhaften Zustände* und ist deswegen, wie so manches andere Symptom, als eine pathogenetische Einheit anzusehen. Die Albuminurie ins Gewebe ist oft nur *eine vorübergehende Erscheinung,* besonders wenn unser Organismus in die Lage kommt, an Hand der ihm zur Verfügung stehenden Reservekräfte sich des an falscher Stelle gelagerten Eiweißes rasch zu entledigen. Als Typus einer solchen nur vorübergehenden Betriebsstörung möchte ich die experimentelle Histaminvergiftung hinstellen. Auch die Histaminquaddel, die jeder an sich selbst erzeugen kann, ist nichts anderes als nur eine passagere *lokalisierte Albuminurie ins Gewebe;* nach 2 Stunden ist von einer Schwellung der Haut nichts mehr zu erkennen. Da auf der Höhe der Histaminvergiftung ein mächtiger Lymphfluß einsetzt und auch der Eiweißgehalt der Lymphe beträchtlich ansteigt, so mag wohl ein Teil des in die Quaddel übergetretenen Eiweißes *eine Beute der Lymphkapillaren* werden. Vielleicht wird auf diese Weise das körpereigene Eiweiß wieder in die Blutbahn zurückgelenkt. An der Eiweißaufsaugung beteiligt sich auch das interstitielle Bindegewebe, denn man sieht neben der Erweiterung der Gewebsspalten auch *eine Quellung der Bindegewebsfasern und der Endothelien,* besonders der Kupfferschen Sternzellen, so daß es fast den Anschein hat, als gebe es *zwei Möglichkeiten,* wie das übergetretene Eiweiß z. B. in der Leber verarbeitet wird. Entweder geschieht dies *kurzerhand durch die Kupfferschen Sternzellen und das interstitielle Bindegewebe* oder, wenn diese Möglichkeit irgendwie erschöpft oder ausgeschaltet ist, *auf dem Umwege über die erweiterten Disseschen Räume durch die Leberzellen;* in nicht wenigen Fällen sehen wir eine *Beteiligung beider Möglichkeiten.*

An der Eiweißaufnahme durch die Leber nehmen die *Parenchymzellen* lebhaften Anteil; vor allem erscheinen sie im Anschluß an die interstitielle Plasmaüberschwemmung *größer;* dabei lassen sie Veränderungen erkennen, die uns außerordentlich an die „trübe Schwellung" erinnern. Anscheinend erleiden unter dem Einfluß so mancher Schädigung nicht nur die mesenchymale Kapillarwand, sondern auch die Grenzschichten, sowohl der Parenchymzellen als auch der Bindegewebselemente, eine Änderung.

Wir haben Substanzen kennengelernt, die ganz ähnliche Veränderungen wie das Histamin hervorrufen, aber außerdem noch schwere, gelegentlich bleibende Gewebsschädigung auslösen. Als Typus eines solchen Giftes verwendeten wir das

Allylformiat; hier sieht man, abgesehen von der schweren serösen Durchtränkung, auch *Zerreißungen der Kapillarwand,* was vielfach zu kleinen Blutungen Anlaß gibt. Anfangs steht nur der Plasmaaustritt im Vordergrund, später greift aber die Schädigung auch auf das Parenchym über und bedingt ausgedehnte Veränderungen. *Alle Übergänge von der Dissoziation bis zur ausgedehnten Nekrose sind jetzt zu sehen.*

Arbeitet man mit nicht tödlichen Dosen und wiederholt die Vergiftung vielfach, so kann eine so erzeugte *chronische Vergiftung* zu den verschiedensten Gewebsveränderungen Anlaß geben; hauptsächlich kommen dabei drei Möglichkeiten in Frage:

1. Trotz ausgedehnter Nekrosebildung kommt es doch zu einer *vollständigen Wiederherstellung;* durch Resorptionsvorgänge ist das zerstörte Gewebe ersetzt worden und hat so den ursprünglichen Zustand wieder herbeigeführt.

2. In nicht wenigen Fällen *schreitet der Zerstörungsprozeß* weiter und erfaßt auch das eben erst neuentstandene Gewebe; es entwickeln sich in der Leber Veränderungen, die uns weitgehend an die *akute Leberatrophie* erinnern.

3. Auf dem Boden eines solchen Zerstörungsprozesses kann sich aber auch eine *Sklerosierung* entwickeln; aus den Trümmern der zerstörten Zellen, eingerissenen Kapillaren und dem ausgetretenen Plasma, das nicht schwinden kann, schießt Bindegewebe auf, was zwar im Sinne einer *Narbenbildung* gleichsam den Abschluß des Zerstörungsprozesses bedeutet, aber gelegentlich weit über das Ziel schießt und so zum Krankheitsbilde der *Zirrhose* führt.

Gleichgültig, ob der Zerstörungsprozeß in dem einen oder dem anderen Sinne beantwortet wird, immer begegnen wir der *Tätigkeit des Mesenchyms, das sich nach Art des Entzündungsvorganges bemüht, das zerstörte Gewebe zu beseitigen* und so den Boden vorbereitet, auf dem regeneriertes Gewebe wieder bodenständig wird. Es hängt daher das endgültige Schicksal einer solchen Gewebsschädigung — ganz abgesehen von der Malignität des Zerstörungsfaktors — hauptsächlich von der Tätigkeit des Bindegewebes ab, welches Los der einmal angerichtete Schaden schließlich zu gewärtigen hat.

Auch an folgendem läßt sich der Unterschied zwischen Histamin- und Allylvergiftung erkennen: Bei chronischer Verabfolgung kleinster Allylformiatmengen bilden sich gelegentlich — besonders wenn man gleichzeitig daneben noch Serum verabfolgt — an den Aorten und Mitralklappen kleinste Wärzchen, die bereits makroskopisch außerordentlich an die *Anfangsstadien der Endocarditis verrucosa* erinnern. Anscheinend geht unter dem Einfluß so mancher Gifte die normale *Permeabilität* der Endothelien verloren, so daß jetzt Plasmaeiweiß auch in die Klappensegel eindringen kann.

Derselbe Vorgang spielt sich auch im Bereiche größerer und kleinerer Gefäße (Arterien und Venen) ab, so daß auch Gefäße von einer Permeabilitätsstörung mit nachfolgender Albuminurie ins Gewebe im Anschluß an eine Allylformiatvergiftung nicht verschont bleiben.

Ich habe nur zwei pathologische Prozesse — die Histamin- und die Allylformiatvergiftung — herausgegriffen, aber es wäre mir ein leichtes gewesen, eine ganze Reihe von ähnlichen Intoxikationen zu beschreiben, so daß *die seröse Exsudation keineswegs als ein zufälliger Befund, sondern als ein wichtiges, allgemein pathogenetisches Geschehen* angesprochen werden muß. Mehr oder weniger alle diese Gifte greifen an den Kapillaren an, zerstören ihre normale Permeabilität und bedingen damit den Plasmaübertritt ins Mesenchym, also eine Mischung benachbarter Gewebssäfte. Hätten die alten Humoralpathologen diesen Zustand erkannt, so hätten sie ganz sicher von einer *Dyskrasie* gesprochen. Ich bin auf diese Experimente, denen natürlich nur der Wert von *Modellversuchen* zugebilligt werden kann, deswegen etwas genauer eingegangen, weil ich die Überzeugung gewonnen habe, daß sich mehr oder weniger ähnliche, wenn nicht sogar die gleichen Prozesse auch in den Organen kranker Menschen abspielen dürften. Wenn ich dabei besonders die Leber berücksichtigt habe, so ist daran nicht nur mein persönliches Interesse schuld, sondern vor allem die Möglichkeit, durch fortlaufende Leberpunktionen die Geschehnisse im Verlaufe einer Hepatitis auch am Krankenbette zu verfolgen.

Der pathologische Anatom kennt die Erweiterung der Disseschen Räume schon lange, hat ihr aber bis vor nicht langer Zeit kaum Aufmerksamkeit geschenkt. Man sprach in solchen Fällen entweder von einem *toxischen Ödem* oder von einer *serösen Entzündung;* kein Organ bleibt davon verschont. Ich vermeide jetzt die Bezeichnung seröse Entzündung und spreche nur von einer *Albuminurie ins Gewebe.*

Seit langem vertrete ich den Standpunkt, daß die im Verlaufe des sogenannten Ikterus katarrhalis auftretende Gelbsucht nicht mechanisch zu erklären ist, sondern auf einer Parenchymschädigung der Leber beruht. An der Richtigkeit dieser Annahme zweifelt heute wohl niemand mehr, ja man ist sogar um einen Schritt weitergegangen und sieht *in der akuten Hepatitis das Analogon zur akuten Nephritis.* Bei beiderlei Krankheiten steht die Albuminurie ins Gewebe ganz im Vordergrund, nur mit dem Unterschied, daß beim Ikterus katarrhalis vor allem das *Kapillargebiet der Pfortader* betroffen ist, während das akute Nephritisgift hauptsächlich *den großen Kreislauf* in Mitleidenschaft zieht. Auch klinische Symptome, wie z. B. die anfängliche *Bluteindickung* bei unveränderter Eiweißkonzentration, dann die rasch einsetzende *Leber- bzw. Milzschwellung,* weisen auf das Bestehen einer Flüssigkeitsüberschwemmung dieser Organe hin; die dabei bestehende Gastritis bzw. Duodenitis findet wohl kaum eine bessere Erklärung als in der Annahme, daß Eiweiß in das Interstitium des ganzen Pfortaderkreislaufes übergetreten ist. Eine wesentliche Bestätigung dieser Annahme ergibt sich auch aus dem histologischen Befund, denn in nicht wenigen Fällen, die zufällig zur Sektion kamen, ließ sich mehr oder weniger dasselbe feststellen, was ich bei der Histamin- bzw. Allylformiatvergiftung beschrieben habe.

Das in das Leberparenchym ausgetretene Plasma führt zunächst zu einer *Quellung bzw. Verdickung* der Kapillarwand. An der Eiweißaufnahme beteiligen sich auch die Kupfferschen Sternzellen sowie das interstitielle Bindegewebe; schließlich kann sich Eiweiß auch in den Disseschen Räumen ansammeln, was zu einer beträchtlichen Erweiterung führt. Besteht Zweifel, ob die Quellung wirklich auf einer Eiweißeinlagerung beruht, so kann man das **Haitinger**-Verfahren zu Rate ziehen, das in eindeutiger Weise den Eiweißcharakter erkennen läßt. Nicht zuletzt bedingt der Eiweißübertritt auch eine Kochsalz- und Wasserretention in den Räumen, die die großen Gefäße und Gallengänge begleiten; bei hochgradiger interstitieller Flüssigkeitsansammlung kann es sogar zu einem *Gallenblasenödem* kommen.

An der Existenz einer Albuminurie ins Gewebe ist somit auch bei vielen menschlichen Erkrankungen nicht zu zweifeln; ja dieser Zustand kann gelegentlich eine solche Ausdehnung annehmen, daß man den Eindruck gewinnt, als wäre die kranke Niere oder die kranke Leber im eigenen Serum ertrunken, ganz ähnlich wie die Lunge beim Lungenödem. Betrachtet man Schnitte, die nach dem Haitinger-Verfahren behandelt wurden, dann drängt sich ein solcher Vergleich auf.

Ähnlich wie im Tierexperiment hält sich die Albuminurie ins Gewebe auch beim Menschen nicht nur an den Kapillarbereich, auch die großen Gefäße werden von einer Albuminurie ins Gewebe gelegentlich erfaßt. Durch die Intima hindurch kann Plasma gegen die Innenschichten der Gefäßwand eindringen und so denselben Weg nehmen, den sonst nur das Blutwasser zwecks Ernährung der Gefäße einschlägt.

Damit ist das Problem der Albuminurie ins Gewebe noch lange nicht erschöpft, denn mehr oder weniger jedes Gewebe kann von einer solchen serösen Imbibition erfaßt werden, sobald sich dort eine Krankheit vorbereitet.

An der Grenze zwischen Physiologie und Pathologie steht die *Muskelermüdung*. Jetzt wissen wir, daß es auch bei der schweren Ermüdung zu einer Albuminurie ins Gewebe kommt. Bedeutet bereits eine Ermüdung eine Herabsetzung der körperlichen Leistungsfähigkeit, so darf man sich nicht wundern, daß sich eine Beeinträchtigung der Funktion einstellen muß, wenn ein parenchymatöses Organ, wie z. B. das Herz, die Niere oder das Gehirn, von einer solchen Albuminurie ins Gewebe erfaßt wird. Jedenfalls wird jede stärkere Eiweißeinlagerung in die Leber zu einer schweren Beeinträchtigung ihrer Funktion führen, und es hängt dann ganz von der Dauer und der Intensität des Eiweißübertrittes ab, ob das betroffene Gewebe funktionell zusammenbricht oder sich dieser schweren Bürde zu entledigen weiß. *In Analogie zu unseren experimentellen Erfahrungen läßt sich somit auch für die menschliche Pathologie feststellen, daß der Beginn vieler Parenchymschäden mit einer Permeabilitätsstörung der betreffenden Kapillarwandungen einhergeht. Ist dieselbe auch von einer Eiweißeinlagerung ins Interstitium begleitet, so wird die Kapillarläsion auch histologisch manifest, aber man kann sich vorstellen, daß diesem Stadium der Kapillarläsion eine Periode vorausgeht, die sich vielleicht nur funktionell auswirkt und sich daher der mikroskopischen Beobachtung entzieht.*

Die Leberkrankheiten genießen bei der Beantwortung der Frage, ob wir es in einem gegebenen Fall mit einer Kapillarschädigung zu tun haben, insofern eine Vorzugsstellung, als man sich durch die *Leberpunktion* jederzeit von der Beschaffenheit der Gewebsveränderungen überzeugen kann. Wie steht es aber mit den *anderen Organerkrankungen*, die gleichfalls auf einer Albuminurie ins Gewebe beruhen, wo uns aber eine histologische Beurteilung in vivo nicht zur Verfügung steht? Jedenfalls war es notwendig, *falls das Problem der Kapillarpermeabilität in die Klinik eingeführt werden sollte*, nach neuen Methoden Umschau zu halten.

Einen Fortschritt bedeutet das von uns in die Klinik eingeführte *Landis-Verfahren*, das in eindeutiger Weise das Vorkommen einer allerdings nur an der oberen Extremität vorkommenden Albuminurie ins Gewebe, also einer Kapillarläsion funktionell sicherstellt: Wenn man den Oberarm venös staut und das

Blut dieses Armes nach einer halben Stunde Stauung mit dem Venenblut des ungestauten Armes vergleicht, so findet man auch beim gesunden Menschen eine gewisse Eindickung des Blutes, die nur auf einen Flüssigkeitsverlust zu beziehen ist. LANDIS fand nun beim gesunden Menschen bei zunehmender Stauung ab 40 mm Hg aufwärts einen *Flüssigkeitsverlust* im Venenblut und ab 60 mm Hg auch einen *Eiweißverlust.* Untersucht man nun mit dieser Methode verschiedene Menschen, deren Kapillaren bereits eine Schädigung erfahren haben, so genügt die Stauung von 40 mm Hg, um einen Eiweißverlust, also eine Albuminurie ins Gewebe hervorzurufen. Wir besitzen somit in der Messung des Flüssigkeits- bzw. Eiweißverlustes im Blut einer gestauten Extremität die Möglichkeit, sogar etwas Quantitatives über die Schädigung der Kapillarpermeabilität zu erfahren. Diese Methode orientiert uns aber noch über etwas anderes: *Anscheinend zirkulieren im Blute gewisser Patienten Toxine gleichsam in latentem Zustande.* Sie schädigen die Kapillaren vermutlich nur ganz allmählich und machen sich deshalb die längste Zeit weder dem Arzte noch dem Patienten subjektiv bzw. objektiv besonders bemerkbar. Erst wenn man an Hand feinerer Methoden diese Gifte durch Stauung gleichsam aktiviert, erfährt man etwas von ihrer Existenz; die Analogie zum Histamin liegt auf der Hand, doch handelt es sich hier kaum um das Histamin selbst.

Prüft man mit dieser Methode verschiedene Krankheiten, so ist man über die Häufigkeit eines positiven Ausfalles überrascht. So sahen wir eine besonders stark ausgeprägte Eiweißdurchlässigkeit bei fast allen Infektionskrankheiten und Intoxikationen, dann bei der akuten Nephritis, Rheumatismus und Pneumonie. Selbst bei der Angina tonsillaris kann es zu beträchtlichen Graden einer gestörten Kapillarpermeabilität kommen; ja sie ist gelegentlich schon am ersten Krankheitstage nachweisbar. In der Rekonvaleszenz und ebenso, wenn der akute Prozeß in ein chronisches Stadium (z. B. bei der Nephritis) tritt, klingt die Störung ab oder die Permeabilität wird normal.

Wenn wir bei der *akuten Hepatitis* nicht immer einen positiven **Landis** nachweisen können, so spricht das nicht gegen unsere Vorstellung einer serösen Durchtränkung der Leber, denn bei der Hepatitis sind *vorwiegend die Kapillaren des Pfortadersystems* betroffen und seltener die des großen Kreislaufes. Anderseits darf es uns nicht wundern, wenn es im Verlaufe einer *akuten Nephritis* zu einer besonders ausgeprägten Kapillarschädigung am Oberarm kommt, zumal die Haut bei der akuten Nephritis nur zu oft zu Ödemen neigt, die ja bekanntlich ebenfalls auf einer Albuminurie ins Gewebe beruhen. In dem Sinne ist es auch gerechtfertigt, wenn man bei der akuten Nephritis schon frühzeitig von einer *Kapillaropathia universalis* sprach und sie sogar als Ursache des ganzen renalen Krankheitsbildes verantwortlich machte. Warum aber bei der *Pneumonie* oder beim *Rheumatismus* der **Landis**-Versuch eine erhöhte Kapillarpermeabilität zeigt, erscheint zunächst auffällig, ist es aber nicht, da das Toxin, das die Lungenentzündung erzeugt, nur zu oft — wie die Anatomen feststellen — auch in den verschiedensten Organen Kapillarschädigungen erzeugt.

Leider eignet sich das **Landis**-Verfahren nur zur Prüfung der Armkapillaren, viel interessanter wäre es, etwas Ähnliches auch über die Kapillaren der inneren Organe zu erfahren.

Findet sich bei einem Patienten eine erhöhte Permeabilität bereits am Oberarm, dann kann dies auch als Beweis gelten, daß es sich z. B. *bei der Pneumonie nicht nur um ein Lungenleiden allein*, sondern um eine Beeinträchtigung mehr oder weniger *aller Kapillaren des großen Kreislaufes* handelt, also um eine *Allgemeinerkrankung*.

Jetzt, wo wir bei vielen Krankheiten einen Befund feststellen können, der sich für das Vorkommen allgemeiner Schädigungen verwerten läßt, erscheint es doch sehr beachtlich, daß die alten Ärzte mehr oder weniger dasselbe vorausgesagt haben, was wir jetzt gleichsam als Neuland betrachten. Nur dem Mangel wissenschaftlicher Denkungsweise ist es zuzuschreiben, daß die alten Humoralpathologen nicht in der Lage waren, ihre sicher ganz richtigen Beobachtungen im Sinne einer Dyskinese zu beweisen. Jedenfalls sprechen unsere Beobachtungen sehr zugunsten der alten Annahme, daß vermutlich *so manche Krankheit keineswegs nur eine lokale Manifestation darstellt, und daß man recht hat, wenn man wegen der generellen Schädigungen der Blutkapillaren von jetzt an häufiger von allgemeinen Krankheiten spricht*. Darüber hinaus sehe ich das Bedeutsame der mit dem **Landis**-Verfahren erhobenen Beobachtungen, daß sich universelle Kapillarschädigungen nicht nur bei den ganz schweren Krankheiten (wie z. B. beim Fleckfieber) nachweisen lassen, sondern allgemeine Kapillarschädigungen auch bei relativ leichteren Affektionen vorkommen.

Meine Vorstellung, daß es sich bei vielen anscheinend harmlosen Krankheiten nicht so sehr um lokale, sondern oft auch um allgemeine Krankheiten handeln muß, erfuhr durch die Untersuchungen von ROLLER eine wesentliche Stütze, der bekanntlich im Blute vieler Patienten Substanzen nachweisen konnte, deren bloßes Vorhandensein im Blute bereits genügt, um eine Permeabilitätsstörung der Kapillaren zu erzeugen: Injiziert man einem Salamander — bekanntlich ein Tier, das sich für Kapillaruntersuchungen besonders eignet — intrakardial etwas Uranin, so sieht man beim normalen Tier kein Durchtreten des fluoreszierenden Farbstoffes durch die Kapillarwand. Injiziert man aber gleichzeitig Histamin oder Allylformiat, so sieht man nach kurzer Zeit, daß jetzt das Uranin die Kapillaren verläßt und in das die Gefäße umgebende Gewebe übertritt.

Diese, anscheinend *sehr empfindliche Methode* erwies sich auch geeignet, um *im Blute kranker Menschen „toxische Substanzen"* sicherzustellen, die sich gegen die normale Kapillarpermeabilität ähnlich dem Histamin richten. Normales Serum, das man dem Salamander injiziert, führt zu keinerlei Begleitstreifen, wohl aber das Serum, das von kranken Menschen gewonnen wurde. Schon bald nach der Injektion von Serum, das man z. B. von einer akuten Nephritis, Rheumatismus, Pneumonie, Intoxikation usw. gewonnen hat, beginnt das Uranin auszutreten, ganz so, wie wir es für das Histamin beschrieben haben. Die Ergebnisse gestalten sich noch viel eindeutiger, wenn man statt Vollserum das betreffende Ultrafiltrat verwendet.

Zum biologischen Nachweis toxischer Substanzen, die im Blute so mancher Patienten kreisen und die normale Permeabilität gefährden, stehen uns noch eine Reihe anderer Methoden zur Verfügung. Sie alle bewähren sich, so daß es fast den Anschein hat, daß ein Blut nur dann die normale Permeabilität der Salamanderkapillaren stört, wenn es von einem Patienten stammt, bei dem es zu einer Albuminurie ins Gewebe gekommen ist.

Mit solchen Methoden war uns auch der Weg gezeigt, wie man die *Wirksamkeit mancher Medikamente* gegenüber geschädigten Kapillaren prüfen kann und ob sich nicht durch solche Maßnahmen die Kapillarwand gegenüber Giften auch prophylaktisch irgendwie schützen läßt. Tatsächlich konnten wir zeigen, daß sich das in der Klinik so vielfach bewährte *Pyramidon* ganz besonders eignet. Jedenfalls ist Pyramidon imstande, eine durch Histamin erzeugte Permeabilitätsstörung teils zu mildern, teils aufzuheben, zum mindesten läßt sich zeigen, *daß das Uranin bei mit Pyramidon vorbehandelten Tieren trotz Histamin viel später oder gar nicht ins umgebende Gewebe übertritt.*

Auf Grund all dieser Beobachtungen läßt sich somit feststellen, *daß wir im Blute mancher Patienten mit dem Vorkommen von Substanzen rechnen können, die an sich schon auf die Kapillarpermeabilität ungünstigen Einfluß nehmen, und daß wir über Medikamente verfügen, die die gestörte Kapillarfunktion wieder verbessern oder eine Störung prophylaktisch verhindern.*

Im Tierexperiment haben wir uns vom Vorkommen chemisch wohldefinierter Körper überzeugt, die die Kapillarpermeabilität schwer beeinträchtigen und auf diesem Wege Krankheitsbilder erzeugen, die mit Zuständen der menschlichen Pathologie zu vergleichen sind. Es wäre aber vermessen zu glauben, daß dieselben Gifte, die wir im Tierversuch gleichsam nur als *Modellversuche* verwendet haben, auch für die Entstehung menschlicher Krankheiten in Betracht kommen. Welcher Natur aber die im menschlichen Blute vorkommenden Gifte sind, die die normale Kapillarpermeabilität akut schädigen, darüber ist nichts bekannt, geschweige denn über die Qualität jener Toxine, die sich über lange Zeit hinziehend die Kapillaren ganz allmählich vergiften. Über Vermutungen kommt man nicht hinaus; wahrscheinlich sind es bakterielle Abbauprodukte, die Mikroorganismen selbst sind es nicht.

Betrachtet man die Albuminurie ins Gewebe gleichsam von einer höheren Warte, so findet sich in diesem Prinzip etwas Ähnliches wiedergegeben, was den alten Ärzten als Dyskrasie vorschwebte. Blut, Gewebsflüssigkeit und Lymphe kommen trotz der sie trennenden Membranen in innigste Berührung, und es ist wundersam, warum es selbst im gesunden Organismus zu keiner Mischung dieser drei Humores kommt. Anscheinend verfügt der normale Organismus über ein so ideal gebautes Kapillarsystem, das nur partielle Austauschvorgänge gestattet, nicht aber eine totale Dyskrasie.

Histamin ist ein normaler Wirkstoff, genau so auch das Insulin, Thyreoidin oder das Cortin. Ihnen allen kommt eine große physiologische Bedeutung zu, aber nur dann, wenn sich diese Hormone im Blute in einer entsprechenden Konzentration befinden. Höhere und vermutlich auch zu niedrige Konzentrationen wirken sich **wahrscheinlich** auf die Kapillarpermeabilität ungünstig, ja gelegentlich sogar gefährlich aus, indem sie die normale Krasis, also die physiologischen Austauschvorgänge nicht nur stören, sondern sogar zu bleibenden Krankheiten Anlaß geben. Jedenfalls ist die Vorstellung sehr verlockend, *daß der Beginn vieler menschlicher Krankheiten in einer Störung der physiologischen Permeabilität zu suchen ist.* Die Schwere einer Krankheit dürfte, abgesehen von der Qualität der Abwehrkräfte und dem Reparationsbestreben, sehr davon abhängen, *wie schwerwiegend sich die durch das Toxin gesetzte Störung gestaltet und ob die hinzutretende Albuminurie ins Gewebe höhere Grade annimmt.*

Dyskrasische Zustände spielen bei den verschiedensten pathologischen Prozessen eine große Rolle; sie verfolgen nicht nur im Bereiche der primär erkrankten Organe, sondern führen, wie uns vor allem das Landis-Verfahren zeigt, zu einem mehr oder weniger *universellen Krankheitszustand. Wir müssen daher mit dem Vorkommen sogenannter Allgemeinerkrankungen viel häufiger rechnen,* als es gegenwärtig tatsächlich geschieht.

Schließlich — glaube ich — ist es uns gelungen, ebenfalls, wie es die Humoralpathologie voraussetzt, *im Blute mancher Patienten Toxine sicherzustellen, die man wohl für eine gestörte Kapillarpermeabilität verantwortlich machen muß.*

All diese Befunde sind noch lange nicht als Beweise anzusehen, daß man daraufhin schon von einer *wiedergeborenen Humoralpathologie* sprechen darf. Immerhin fordern sie aber auf, sich mehr, als es bis jetzt geschehen ist, an die Prinzipien der alten Säftelehre zu halten.

Die experimentelle Histamin- bzw. Allylformiatvergiftung wies uns nicht nur den Weg, wie man Permeabilitätsstörungen im Kapillarbereiche zu beurteilen hat, sondern ermöglichen uns auch, *die Permeabilität an der Zellgrenze* zu verfolgen. Zunächst wird man vor die Frage gestellt, warum sich in den Parenchymzellen so reichlich Kalium und Phosphate ansammeln, und umgekehrt Chlor und Natrium im Plasma und vermutlich auch in der Gewebsflüssigkeit überwiegen. Dieser *Antagonismus im Mineralbestand* ist im Rahmen des Dreikammersystems ebenso einzubauen wie die Semipermeabilität der Kapillarwandung. Es ist nun pathogenetisch sehr beachtlich, daß *sich dieser Antagonismus in der kranken Zelle ganz anders gestaltet,* denn, wenn man den Organismus mit Allylformiat vergiftet, so führt das zu einer weitgehenden gegenseitigen Mineralangleichung zwischen Parenchym und Plasma. Nachdem sich im Prinzip ganz dasselbe im menschlichen Organismus nachweisen läßt, wenn er krank wird, so kann man den Standpunkt vertreten, daß *das Protoplasma, sobald es krank ist und die Permeabilität seiner Grenzschicht einbüßt, auch nicht mehr imstande ist, Kalium und Phosphate in entsprechender Konzentration zurückzubehalten, und man kann es daher nicht verhindern, wenn jetzt an Stelle des verlorengegangenen Phosphors und Kaliums Natrium und Chlor aus der Gewebsflüssigkeit in die Zelle nachdrängt. Diese Mineralangleichung ist meist schon zu einer Zeit zu erkennen, in der sich die Vergiftung, z. B. in der Leber, histologisch noch kaum nachweisen läßt.*

Eine Störung macht sich auch *elektrometrisch* bemerkbar. Versenkt man bei einem gesunden Tier die eine Elektrode in das Leberparenchym, die andere in ein Blutgefäß, so zeigt das Galvanometer meist eine Potentialdifferenz von 50 bis 80 Millivolt. Erfährt aber das Parenchym irgendeine Schädigung, so sinkt das Potential innerhalb kurzer Zeit auf Null. Da dies nicht nur bei der Allylvergiftung, sondern auch bei der Erstickung zu sehen ist, so drängt sich die Frage auf, ob nicht auch die Allylwirkung letzten Endes auf Sauerstoffmangel zu beziehen ist, zumal die Anfangsstadien der Allylformiatvergiftung sehr an die Gewebsveränderungen bei der Erstickung erinnern. *Da die Permeabilität auf das Potential entscheidenden Einfluß nimmt, kann die Höhe des Potentials eventuell als Maß der Permeabilitätsstörung angesehen werden.* Nachdem sich eine solche Angleichung im Anschluß an eine Allylvergiftung nicht nur in der Leber feststellen läßt, sondern auch in den anderen Organen, z. B. innerhalb der Muskulatur, so spricht das ebenfalls für die allgemein schädigende Wirkung des Allylformiates.

Die Frage ist nur die, ob die Schädigung der Zellpermeabilität direkt zustande kommt oder erst auf dem Umwege einer Kapillarläsion; mit beiden Möglichkeiten haben wir wohl zu rechnen.

Unsere Beobachtungen erheischen hohes klinisches Interesse, denn eine solche Potentialherabsetzung läßt sich im Tierkörper erzielen, *wenn man das Serum kranker Menschen injiziert.* Die betreffenden „Toxine", die dabei in Frage kommen, dürften kaum sehr kompliziert gebaut sein, denn man erzielt dieselbe Wirkung, wenn man statt des Serums das entsprechende Ultrafiltrat injiziert. Da der Potentialsturz vermutlich mit dem Mineralaustausch in Zusammenhang stehen dürfte, so führt vielleicht jede Mineralverschiebung, gleichgültig ob sie vom Gewebe oder vom Blute ihren Ausgang nimmt, zu einer Änderung des Potentials.

Den Grund, warum ich so manche Parenchymschädigung weniger auf eine direkte Zellwirkung beziehe, vielmehr als Folge einer Kapillarläsion betrachte, leite ich aus dem histologischen Geschehen ab. In dem Maße, als eiweißhaltige Flüssigkeit ins Interstitium übertritt, kommt es sehr bald zur *sogenannten Distanzierung der Blutkapillaren. Es bedeutet daher die Albuminurie ins Gewebe nicht nur eine Erschwerung des An- und Abtransportes der Nahrung, sondern auch eine Benachteiligung der Sauerstoffversorgung für die lebenswichtigen Zellen.* Auch dieses Verhalten hat man sich zunächst einfacher vorgestellt, als es tatsächlich der Fall zu sein scheint. In den Parenchymzellen erfolgen nicht nur Oxydationen, sondern auch Reduktionen. Ein solches, gleichsam umkehrbares Verhalten ist aber nur denkbar, wenn innerhalb der Zellen ein abgestufter Abbau der Nährsubstanzen erfolgt; am besten kommt man einer solchen Vorstellung nahe, wenn man in der Zelle nicht ein einheitliches Raumgebilde sieht, sondern im Sinne der *Schaumstruktur* mit einer *Unterteilung in zahlreiche Kammern* rechnet. Jede Kammer besitzt die ihr eigene Grenzmembran, die dafür Sorge trägt, daß Elektrolyte oder Fermente, die sich in benachbarten Kammern befinden, nicht in den Wirkungskreis einer anderen gelangen. Zurückkommend auf das Vorkommen von reduktiven und oxydativen Vorgängen innerhalb der Zelleinheit, hat man sich daher vorzustellen, daß diese beiden sich konträr verhaltenden chemischen Geschehnisse auf verschiedene Kammern verteilt sind. Im Zentrum der Zelle, also relativ weitab von der sauerstoffführenden Kapillare, dürften die reduktiven Vorgänge erfolgen, während an der Peripherie der Zelle es dem Sauerstoff relativ leichter fällt, sich Geltung zu verschaffen. In dem Sinne muß auch in der gesunden und lebenden Zelle dafür Sorge getragen werden, daß der Zutritt des Sauerstoffes zu den einzelnen Zellkammern abgestuft stattfindet; jedes Zuviel an Sauerstoff muß sich auf Kosten der Reduktion auswirken, ein Zuwenig beeinträchtigt den oxydativen Vorgang; es ist sicher Aufgabe der sogenannten gerichteten Permeabilität, auch hier den entsprechenden Mittelweg zu finden.

Schon frühzeitig erkannte ich, daß die Albuminurie ins Gewebe ein Geschehnis darstellt, das bei sehr vielen Krankheiten des Menschen zu berücksichtigen ist. Auf der Suche nach einem besonders ausgeprägten Beispiel wurde ich auf die *Nahrungsmittelvergiftung* aufmerksam. Der unmittelbare Anlaß war die schon frühzeitig einsetzende *Bluteindickung;* auch sonst ergaben sich Anhaltspunkte, hier an eine Vergiftung vom Typus des Histamins bzw. Allylformiates zu denken. Kommen solche Fälle zur Obduktion, so macht uns auch die histologische Untersuchung auf Analogien aufmerksam. Vermutlich handelt es sich auch beim Krankheitsbild der sogenannten alimentären Intoxikation um eine generalisierte Albuminurie ins Gewebe, also um eine *Allgemeinerkrankung*.

Zunächst hat uns als klinisches Symptom einer eventuellen Albuminurie ins Gewebe die *akut einsetzende Bluteindickung* weitergeholfen; bei länger währender Krankheit ist aber darauf kein unbedingter Verlaß, denn jeder Organismus bemüht sich, die mit der Erythrozytenvermehrung einhergehende Blutmengenverminderung tunlichst rasch zu beheben. Ein solcher sonst zum Kollaps hinneigender Mensch holt sich daher aus den verschiedensten Provinzen seines Körpers Flüssigkeit, um das Minus innerhalb der Blutbahn wieder zu decken. Hier springt vor allem die Gewebsflüssigkeit vikariierend ein und erzeugt damit im Sinne eines Ausgleiches wieder fast normale Verhältnisse, besonders wenn gleichzeitig neues Eiweiß an die Blutbahnen abgegeben wird. Diesem Umstande ist es hauptsächlich zuzuschreiben, wenn es im Anschluß an so manche Albuminurie ins Gewebe nicht nur nicht zu einer Bluteindickung, sondern sogar zu einer *Diluierung des Plasmas* kommt. Jedenfalls ist die Bluteindickung ausschließlich im akuten und schweren Zustande einer Albuminurie ins Gewebe zu sehen und nur dann von diagnostischem Wert. Das verläßlichste Kriterium einer Albuminurie ins Gewebe scheint mir das *Landissche Verfahren* zu sein.

An der Grenze zwischen Physiologie und Pathologie steht die *Muskelermüdung*. Jetzt wissen wir, daß es auch nach anstrengender Arbeit ebenfalls zu einer Albuminurie ins Gewebe kommt. Bedeutet bereits die Muskelermüdung eine verminderte Leistungsfähigkeit, so muß sich die Albuminurie ins Gewebe auf die Leistungsfähigkeit der parenchymatösen Organe, wie z. B. auf das Herz, die Niere oder das Gehirn, erst recht bemerkbar machen. Ich habe das Beispiel von der Muskelermüdung deswegen hervorgehoben, weil es in besonders klarer Weise den Einfluß der Albuminurie ins Gewebe auf die Organfunktion beleuchtet. Es hängt dann ganz von der Dauer und der Intensität des Eiweißübertrittes ab, ob das betreffende Gewebe funktionell zusammenbricht oder sich der Bürde zu entledigen weiß.

Auch beim Studium der Ermüdung hat sich das **Landis**-Verfahren bewährt. Kombiniert mit der Ermittlung der zirkulierenden Blutmenge, kann man sogar die Plasmamenge zahlenmäßig ermitteln, die bei anstrengender Arbeit die Blutbahn verläßt, dabei zeigt sich auch, daß die Ermüdung nicht nur eine Angelegenheit der Muskulatur ist, sondern eine *allgemeine Erscheinung*, an der sich mehr oder weniger alle Organe beteiligen.

Beachtlich sind die Ermüdungsversuche, die wir während der Histaminvergiftung durchführen und die uns davon überzeugten, wie viel rascher die Ermüdung der Muskulatur einsetzt; die doppelte Kapillarschädigung (Ermüdung *und* Histamin) wirkt sich funktionell viel stärker aus als die Ermüdung allein.

Da eine wirksame Ermüdung nicht in Erscheinung tritt, wenn man die zur Muskulatur hinzutretenden Arterien abbindet oder den Blutstrom nur drosselt, ebenso nicht, wenn man den Sauerstoffgehalt in der Einatmungsluft herabsetzt, so bot mir gerade diese Versuchsanordnung Gelegenheit, auf neue Möglichkeiten zu achten, wie es sonst noch zu einer Erstickung der Organe kommen kann. *Die greifbarste Form einer Gewebserstickung ist die Anoxämie;* sie setzt ein, wenn zu wenig Sauerstoff dem arteriellen Blute zur Verfügung gestellt wird. Es gibt aber auch eine *„innere Erstickung"*, und ich verstehe darunter die Unfähigkeit des Sauerstoffes, aus dem arteriellen Blut ins Gewebe zu gelangen. *Die Kapillarwandungen sind nicht nur als gewöhnliche Membranen zu betrachten, die unter allen Umständen für Gase gleichmäßig durchlässig sind, sondern es muß ganz sicher auch mit Passagehindernissen für einzelne Gase — vor allem für Sauerstoff — durch die Kapillarwand gerechnet werden.* Die ersten Anhaltspunkte einer solchen Möglichkeit ergaben sich, als Rühl die sogenannte *Pneumonose* klarstellte. Unter Histamin verliert die Lunge die Fähigkeit, Sauerstoff aus dem Alveolarraum in normaler Menge an das Lungenblut abzugeben. Etwas Ähnliches spielt sich auch an der Peripherie ab, wie uns der Histaminversuch lehrt. Auch an der Peripherie gibt es eine Art „Pneumonose", d. h. Histamin stört in höherer Konzentration die Permeabilität der peripheren Kapillaren, so daß sich der Durchtritt des Sauerstoffes gegen die Gewebe ungünstiger gestaltet. In dem Sinne halte ich es für möglich, daß die rasche Ermüdbarkeit der Muskulatur während des Histaminkollapses weniger auf Verlangsamung des Blutstromes, als vielmehr auf einer solchen „Pneumonose" beruht. Die *sogenannte innere Erstickung* ist meines Erachtens eine Erscheinung, die nicht nur bei der Histaminvergiftung in Erscheinung tritt, sondern vermutlich als die Folge der verschiedensten Kapillarschädigungen — ich denke hier nicht nur an Infekte, sondern auch an die Kälte- und Hitzewirkung — zutage tritt und daher klinisch ebenso berücksichtigt werden muß, wie die sonst so handgreifliche Albuminurie ins Gewebe. Daraus möchte ich die Vermutung ableiten, daß sich die Sauerstoffdurchlässigkeit der Kapillaren vielleicht auch medikamentös beeinflussen läßt. Medikamente dieser Art müßten, falls sie therapeutisch von Interesse wären, den Sauerstoffdurchtritt durch die Kapillaren verbessern; möglicherweise geht dieser Vorgang auch mit hämodynamischen Veränderungen einher (Kapillarisierung), aber das merkwürdige Verhalten der Kohlensäure spricht doch sehr dafür, daß es weniger auf eine Mitbeteiligung der derivatorischen Gefäße ankommt, als vielmehr auf eine spezifische Beeinflussung der Permeabilität.

Schon bald nach Erkenntnis der Albuminurie ins Gewebe habe ich mir die Frage vorgelegt, ob nicht der Plasmaübertritt ins Interstitium auch zur *Bildung von Antikörper* Anlaß gibt; a priori war dies nicht zu erwarten, denn körpereigenes Eiweiß wirkt sich kaum als Antigen aus. Immerhin habe ich in dieser Richtung Untersuchungen durchgeführt, allerdings — wie nicht anders zu erwarten — mit völlig negativem Erfolg.

In Erweiterung dieses Fragenkomplexes bin ich auch dem *Allergieproblem* nähergetreten, zumal jetzt feststeht, daß wir *mit dem Freiwerden von Histamin bei der Entstehung vieler allergischer Reaktionen zu rechnen haben.* So legte ich mir unter anderem auch die Frage vor, wie sich das *Bindegewebe* dem injizierten Eiweiß gegenüber verhält. Auch hoffte ich so etwas zu erfahren, ob das Bindegewebe, falls es mit körpereigenem Eiweiß in Berührung kommt, überhaupt in irgendeiner Weise reagiert. Zunächst hatte man sich für das Verhalten eines Antigens im sensibilisierten Organismus interessiert und dabei feststellen können, daß sich so ein Zustand einstellt, den man vielfach als fibrinoide Verquellung bezeichnet. Am ausgesprochensten ist das beim Arthus-Phänomen zu erkennen;

ähnlich, aber natürlich lange nicht so stürmisch, reagiert der Organismus, wenn das Antigen in einem nichtsensibilisierten Organismus mit dem Bindegewebe in Berührung kommt. Mit dem aussichtsreichen Haitingerschen Verfahren ist auf diesem Gebiete sicher noch so manches Neue zu ermitteln; vorläufig kann ich nur feststellen, daß sich Serumeiweiß, wenn es ins Bindegewebe eindringt, färberisch ganz anders verhält. Eine solche Trennung ist auch schon möglich, wenn man unmittelbar nach der Seruminjektion die Injektionsstelle mit dem Haitinger-Verfahren verfolgt; man sieht, wie die Fibrille allmählich an Dicke zunimmt und gleichzeitig das dazwischenliegende Serumeiweiß färberisch allmählich verschwindet. Das Serum wird entweder vom Bindegewebe aufgenommen oder es taucht in der Grundsubstanz in irgendeiner Form unter, wobei es jetzt die fluorochrome Eigenschaft des Serumeiweißes (allerdings nur nach dem Haitinger-Verfahren beurteilt) einbüßt. Es ist naheliegend, auch hier an Permeabilitäts-änderungen zu denken. Auf Grund dieser und so mancher anderer Beobachtungen glaube ich daher den Standpunkt vertreten zu können, daß bei der Albuminurie ins Gewebe das Bindegewebe nicht uninteressiert beiseite steht, sondern sich vermutlich an der Beseitigung des in atypischer Weise ins Interstitium eingedrungenen Eiweißes ebenso beteiligt, wie wir es sowohl von den Parenchymzellen als auch von den Lymphkapillaren mit ziemlicher Sicherheit annehmen können. Im allgemeinen Teil habe ich auch die *Verbrennung* zur Sprache gebracht. Man kann wohl sagen, daß es sich hier um das *klassische Beispiel einer allgemeinen Albuminurie ins Gewebe handelt;* das läßt sich nicht nur histologisch, sondern auch funktionell sicherstellen. Es ist nicht nur die Hitzewirkung allein, die die normale Permeabilität zerstört, vielmehr muß auch mit der Bildung irgendeines Giftstoffes gerechnet werden, der sich im verbrühten bzw. verbrannten Gewebe bildet und dann in die allgemeine Zirkulation gelangt und hier die schweren Kapillarschädigungen nach sich zieht. Histamin findet sich im Blute des Verbrannten, aber lange nicht in der Menge, die man eigentlich für eine so intensive Kapillarschädigung verantwortlich machen müßte. *Akrolein* bzw. akroleinähnliche Substanzen dürften bei der Verbrennung des Fettes entstehen; in dem Sinne habe ich auch Tierversuche mit Akrolein angestellt und es ebenfalls als ein schweres Kapillargift erkannt.

Auf dem Umwege über die Beriberikrankheit, bei der sich alle Formen einer Albuminurie ins Gewebe feststellen lassen, wurden wir auf die *Bedeutung der Vitamine für das Permeabilitätsproblem* aufmerksam. Sie alle müssen in diesem Zusammenhang berücksichtigt werden; das gilt sowohl von der Beeinflussung der Kapillarmembran als **auch** von den Grenzschichten der Parenchymzellen.

Etwas Ähnliches gilt auch von den *Hormonen;* allerdings haben wir zu unterscheiden zwischen Hormonen, die die Permeabilität bessern, und solchen, die bei einem Plus den gegenteiligen Erfolg nach sich ziehen. So löst z. B. die Basedow-sche Krankheit an den verschiedensten Stellen unseres Körpers eine Albuminurie ins Gewebe aus, während der Insulinschock das gerade Gegenteil zur Folge hat. In dem Sinne verwenden wir auch das Insulin, ebenso auch das Cortin als Heilmittel einer Albuminurie ins Gewebe mit vielfach sehr gutem Erfolg. Manchmal ergibt sich auch eine Benachteiligung der Permeabilität, wenn ein Hormon fehlt.

Schwieriger ist die *Wirkung des vegetativen Nervensystems* zu beurteilen. Angeregt durch die neuen Erkenntnisse von der *Sparfunktion des Vagus, bzw. des*

Azetylcholins, habe ich die Frage aufgeworfen, ob nicht auch hier die Permeabilität berücksichtigt werden muß. Anhaltspunkte dazu bieten alte Beobachtungen über den Sauerstoffgehalt in der tierischen Schwimmblase. Wird der Vagus beim Dorsch durchschnitten, so hört sofort die Sauerstoffabgabe auf, während nach Durchschneidung des sympathischen Astes eine Zunahme im Sauerstoffgehalt der Schwimmblase erfolgt.

Die Kritik, die vielfach an der Bezeichnung „seröse Entzündung" geübt wurde, veranlaßte mich, auch zum *Entzündungsproblem* Stellung zu nehmen, zumal wir uns davon überzeugen konnten, daß gerade die Vitamine hier von entscheidender Bedeutung sein können. Den Ausgangspunkt bildeten Beobachtungen von ALBRICH. Er fand, daß die Masugi-Nephritis im avitaminotischen Organismus ganz anders abläuft als in der normal gefütterten Ratte. Die *entzündliche Reaktion,* wenn man dabei vor allem die proliferativen Vorgänge ins Auge faßt, tritt nicht in Erscheinung, wenn gewisse Vitamine fehlen; auch ist der Gesamtorganismus nicht mehr imstande, sich gegen minimale Antiserummengen biologisch zu schützen, er geht bereits auf geringste Dosen hin zugrunde. Dasselbe gilt auch vom Allylformiat; nur wenn man ganz kleine Dosen von Allylformiat verwendet, kommt es zu den bekannten Erscheinungen in der Leber, die aber merkwürdigerweise einen fast rein „serös-exsudativen" Charakter darbieten, es kommt zu keiner zellulären Reaktion. In dem Sinne könnte man fast — wie RÖSSLE dies für das embryonale Gewebe angenommen hat — von einer *fehlenden Entzündungsbereitschaft* sprechen. Auch die Schädigung, die das Masugi-Gift setzt, findet im avitaminotischen Organismus kein normales Gewebe, denn auch dieser Reiz ist nicht imstande, die typischen Abwehrreaktionen im Bereiche der lädierten Kapillaren hervorzurufen. *Der avitaminotische Organismus äußert sich sowohl histologisch als auch biologisch anders; es gelingt weder eine „entzündliche Krankheit" zu erzeugen noch ist ein solches Tier fähig, sich gegen das Gift zur Wehr zu setzen;* kleinste Mengen der unterschiedlichen Kapillargifte genügen bereits, um das Tier zu töten.

Solche Beobachtungen waren dann auch der unmittelbare Anlaß, sich für die Reaktionslage der unterschiedlichen Patienten zu interessieren. Wir prüften, wie sich ein kranker Mensch auf eine Sensibilisierung, z. B. gegenüber Pferdeserum im Arthus-Phänomen, verhält; gleichzeitig haben wir auch nachgesehen, ob derselbe nach Injektion von Typhusvakzine Antikörper bildet. Es ergaben sich große Unterschiede; Vitamine sind dabei ebenso zu berücksichtigen wie humorale Umstimmungen. Im Sinne von DIETRICH, der immer schon bei der Entzündung auf die allgemeine Reaktionslage großen Wert legte, haben wir den Eindruck gewonnen, daß die Vitamine das Krankheitsgeschehen sowie die Immunitätslage stark beeinflussen; ganz besonders gilt dies von der B-Gruppe. Die Hormone sind selbstverständlich ebenso zu berücksichtigen, doch möchte ich darüber noch kein abschließendes Urteil fällen.

Überträgt man diese experimentellen Erfahrungen auf die klinische Permeabilitätspathologie, so kann man sich vorstellen, daß eine Kapillarschädigung hauptsächlich nur dann zu einer „serösen Enzündung" führt, wenn das betreffende Individuum sich in einem mehr oder weniger *anergischen Zustande* befindet. Über analoge Untersuchungen an hyperergischen Tieren kann ich vorläufig noch nichts aussagen; nur soviel glaube ich sagen zu können, *daß z. B.*

eine hyperergische Entzündung durch Überschüttung mit Vitaminen der B-Gruppe nicht zu erzielen ist. Jedenfalls verhält sich das sogenannte „normale", also vielleicht als normergisch bezeichnete Tier gegenüber Allylformiat nicht absolut anergisch, d. h. die reaktiven Erscheinungen gestalten sich nicht nur im Sinne einer serösen Entzündung, sondern darüber hinaus, also mit deutlicher zellulärer Reaktion.

Die Albuminurie ins Gewebe wird meist durch die Tätigkeit des *Lymphsystems,* der *Parenchymzellen* und des *Bindegewebes* wieder der Norm zugeführt; dort aber, wo die Kapillaren einen schweren Schaden davongetragen haben und wo der Organismus mit seinen gewöhnlichen Hilfsmitteln nicht auskommt, muß er Abwehrvorrichtungen in Bewegung setzen, die es sich im Sinne einer reaktiven Entzündung zur Aufgabe machen, den Schaden teils zellulär, teils biologisch wiedergutzumachen. *Ein solcher Versuch kann entweder völlig versagen,* dann schreitet der degenerative Prozeß immer weiter und führt schließlich zum *Untergang des betreffenden Organs,* oder er gestaltet sich *erfolgreich* zum Nutzen des gesamten Organismus, indem der Schaden wieder weitgehend korrigiert wird. Der Endeffekt einer solchen Reaktion ist entweder *völlige Heilung* unter weitgehender Rückbildung jeglicher zellulärer Reaktion oder es kommt zur *Sklerosierung.* Das sich daraus ergebende *Narbenstadium* stellt entweder tatsächlich das Endergebnis eines reaktiven Prozesses dar oder bereitet den Boden vor — nach Art eines locus minoris resistentiae —, auf dem bei jeder Gelegenheit neue Schäden wieder aufschießen können.

Es erscheint verlockend, unter diesem Gesichtspunkte die verschiedenen Formen von Hepatitis und Nephritis zu betrachten. In diesem Zusammenhang drängt sich die Frage auf, ob nicht auch die *Amyloidose,* die *Hyalinose* und so manche andere Einlagerung ins Mesenchym eine atypische Beantwortung des Organismus gegenüber der Albuminurie ins Gewebe darstellt. Unsere Beobachtung, daß so manche Amyloidose kein Arthus-Phänomen erkennen läßt und auch nicht zur Bildung von Antikörper neigt, erscheint doch sehr beachtenswert. Im Laufe unserer Untersuchungen haben sich noch viele andere Tatsachen ergeben, die ebenfalls zugunsten irgendwelcher Beziehungen des Mesenchyms zum Plasmaeiweiß sprechen; offenbar ist das Mesenchym, welches im Interstitium die große Rolle spielt, imstande, Eiweiß in sich aufzunehmen und dann wieder abzugeben, ob unverändert oder in kleinere Moleküle zerlegt, das entzieht sich vorläufig noch unserer Kenntnis. Die Möglichkeit halte ich offen, daß das Bindegewebe gelegentlich diese Eigenschaft einbüßt; die Folge wäre dann, daß das Eiweiß im Mesenchym gleichsam liegenbleibt; die letzte Ursache wäre somit in einer generalisierten Schwäche des Mesenchyms zu erblicken. So manches ins Mesenchym eingelagerte Eiweiß kann vielleicht andere optische Eigenschaften, z. B. gegenüber Anilinfarbstoffen, zeigen; jedenfalls sind wir — wie ich glaube — auf dem besten Wege, einmal der Frage: die Erkrankungen des Bindegewebes, nähertreten zu können.

Regelmäßig, wenn auch in wechselndem Maße, ist der Vorgang einer sogenannten hyalinelastoiden Degeneration der bindegewebigen Grundsubstanz auch im *höheren Alter* beobachtet worden. Solche *Altersveränderungen* finden sich am häufigsten in der Gefäßwand und da wieder am ausgeprägtesten in der Haut des Gesichtes. Das Netz der elastischen Fasern schließt sich dichter, die nahe aneinanderrückenden Fasern werden stark gewunden; sie stellen den Boden einer „hyalinen Aufquellung" und Schollenbildung durch ungleichmäßige Verdickung der gequollenen Fasern dar. Das führt zu einem Zusammenfließen der Fasern und zur Entstehung von größeren homogenen Bezirken. Auf dem Höhepunkt dieses Zustandes kann dann eine breite Zone der Kutis ausschließlich aus eng-verfilzten Fasern zusammengesetzt erscheinen. Kennt man solche Beschreibungen, dann wird man es verstehen, wenn manche Autoren *im Vorgang des alternden Mesenchyms eine sogenannte Synärese sehen.* Von der weichen, wasserreichen, hochdispersen, jugendlichen Gallerte wird es langsam zum harten, wasserarmen Gel des Greises. Parallel dieser Umbildung, die sich kolloidchemisch vor allem als eine *Entquellung* charakterisiert, ändert sich auch das physikalische und chemische Verhalten. Die *Festigkeit wird zwar größer,* aber die *Elastizität nimmt ab,* die *Diffusionsdurchlässigkeit sinkt,* ebenso die *Beeinflussung durch chemische Agentien* und die *Färbbarkeit.*

Ich habe im allgemeinen Teil auch das *Geschehen im schwangeren Organismus und des Neugeborenen* zur Sprache gebracht. Fast gewinnt man den Eindruck, als würde es sich hier um das Gegenteil des Altersvorganges handeln; sowohl während der Gravidität als auch beim Neugeborenen erscheint das Bindegewebe aufgelockert. Die Ursache ist vermutlich in einem geänderten physikalischen Verhalten des Bindegewebes zu suchen, so daß es mehr Flüssigkeit aufnehmen kann. Ob nicht dabei auch eine Einlagerung von Eiweiß nach Art einer Albuminurie ins Gewebe in Frage kommt, ist schwer zu entscheiden, aber jedenfalls berücksichtigenswert. *Zum mindesten gestaltet sich die Permeabilität im schwangeren Organismus* und ebenso beim Neugeborenen anders als im alternden Menschen.

Besteht die Lehre von der Permeabilitätspathologie zu Recht, so ergibt sich daraus auch die Notwendigkeit, dies auch therapeutisch zu verwerten. Vorläufig sind wir medikamentös nur über die *Wirkung des Pyramidons und Kalziums* orientiert, aber es liegen eine Menge Andeutungen vor, den Gedanken einer Permeabilitätstherapie auch auf andere Medikamente zu übertragen. Erfahrungen, die wir über die Einflußnahme so mancher *Vitamine* und *Hormone* gesammelt haben, sind noch weiter auszubauen.

Bei der Behandlung, der von mir geschilderten pathologischen Zustände kommt es nicht nur darauf an, den Eiweißübertritt therapeutisch zu mildern, bzw. zu verhindern, sondern das einmal ins Interstitium übergetretene Plasma in irgendeiner Weise zu beseitigen, bzw. unschädlich zu machen. Zwei Möglichkeiten schweben mir hier vor: entweder soll man sich bemühen, das *ausgetretene Eiweiß wieder in die Blutbahnen zurückzuführen* oder *den Abbau tunlichst zu beschleunigen.* Der fortschreitenden Einlagerung von Natrium und Chlor in das geschädigte Gewebe können wir am besten begegnen, wenn wir dem Patienten eine Kost reichen, die reich an Kalium und arm an Natrium ist.

Die wichtigsten Tatsachen und die sich daraus ergebenden Gedanken, die mich veranlaßt haben, die Permeabilität in den Vordergrund einer logischen Krankenbetrachtung zu stellen, habe ich im allgemeinen Teil zusammengefaßt. Im speziellen Teil habe ich den Versuch unternommen, vier bzw. fünf Krankheitsgruppen einer solchen Betrachtung zu unterstellen; auf Schritt und Tritt stößt man bei diesen Krankheiten auf Erscheinungen, die sich im Rahmen einer Permeabilitätspathologie verwerten lassen, wobei ich stets bemüht war, um nicht einseitig zu werden, Morphologie und Biologie nebeneinanderzustellen. Es wäre mir ein leichtes gewesen, noch andere Krankheitskomplexe im Sinne einer Permeabilitätspathologie zur Sprache zu bringen, doch wollte ich zunächst nur auf Geschehnisse eingehen, die meine besondere Aufmerksamkeit erweckt haben.

Da ich die Überzeugung gewonnen habe, daß *Permeabilitätsstörungen im Anfang vieler Krankheiten stehen,* wurde dies im Untertitel auch zum Ausdruck gebracht: Die *Permeabilitätspathologie, als Lehre vom Krankheitsbeginn,* ist der Titel des ganzen Buches. *Das gesunde Leben hängt weitgehend von der gegenseitigen Beziehung der im Organismus kreisenden Säfte ab; weder ein gesundes noch ein krankes Geschehen ist ohne Berücksichtigung der gegenseitigen Beziehungen des Blutes zur Gewebsflüssigkeit und in weiterer Folge auch zur Beschaffenheit des intrazellulären Fluidums zu verstehen. Der normale Zustand wird durch die Leistungsfähigkeit der die einzelnen Säfte trennenden Membranen garantiert; erfolgt aber in dieser Wechselbeziehung eine Störung, so ist das gleichbedeutend mit einer funktionellen Beeinträchtigung des Zusammenspieles der in unserem Organismus kreisenden Säfte, und damit beginnt eine Krankheit.* Die alten Humoralpathologen haben hier von einer *Dyskrasie* gesprochen und so vieles richtig vorausgeahnt, was sich jetzt als gesicherte Tatsache herausstellt.

Die Totalität des Organismus soll dem Arzt stets als Hauptsache vorschweben und dementsprechend sich sein therapeutisches Handeln so universell wie möglich gestalten. Am Krankenbette hat man immer das physiologische Ganze, das geschlossen und untrennbar zusammenhängende Tätigkeitssystem des Organismus im Auge zu behalten, denn der Mensch tritt uns nur so gegenüber, daß Teile zum Zwecke des Ganzen geordnet erscheinen. Das Einzelorgan muß, um fortzubestehen und zu funktionieren, im Zusammenhange mit dem Ganzen bleiben; die abnorme Tätigkeit eines einzigen Organs führt sonst nur zu leicht den ganzen Lebensprozeß in abweichende Bahnen. Eine solche Zurückkehr zur Vorstellung, daß die Krankheit etwas Allgemeines ist, schafft durchaus nicht etwa den anatomischen Gedanken aus der Medizin. Die physiologische Verkehrsweise des Gesamtorganismus mit der Außenwelt bringt es ja notwendig mit sich, daß alle Störungen des Lebensvorganges von einem an der äußeren oder inneren Körperperipherie gelegenen Organ ausgehen und in einem oder in vielen Teilen unterhalten werden. Die Lokalisation der Atria morbi und ihrer Krankheitsherde wird immerdar eines der höchsten Ziele des diagnostischen Strebens und ärztlichen Könnens bleiben. Aber das anatomische Denken soll immer nur an die vitale Funktion anknüpfen; in diesem Sinne enthalten auch die sogenannten dynamischen Prozesse, für welche Messer und Mikroskop sichtbare Veränderungen nicht nachzuweisen vermögen, eine anatomische Grundlage. Wenn wir uns demnach von der untrennbaren Einheit des Organismus leiten lassen, fällt es auch nicht schwer, im Streite zwischen den begründeten Tatsachen der Anatomie, bzw. der Zellularpathologie einerseits und einer modernen Humoralpathologie anderseits zu vermitteln. Unsere neueren experimentellen und klinischen Erfahrungen über die Albuminurie ins Gewebe haben unabweisbare Grundlagen für solche humorale Vorstellungen geschaffen und damit auch das Wünschenswerte einer Erweiterung der zellularpathologischen Auffassung betont. Damit soll keineswegs wieder der vor

100 Jahren noch bestandene Zustand angestrebt werden, aber man soll sich bemühen, zwischen der allzu spezialistisch gewordenen Solidar-, Organ- und Zellularpathologie und der Humoralpathologie und ihrer Lehre von den Allgemeinkrankheiten tunlichst eine Verbindung zu suchen. Es sollen nicht in einseitig spekulativer Weise nur humoralpathologische Anschauungen gelten; vielmehr soll im Gegensatz zur jetzigen einseitigen Spezialistenmedizin wieder ein Zusammenhang zwischen Zellular- und Humoralpathologie angestrebt werden. Wir würden damit zum Standpunkte ROKI-TANSKYS *zurückkehren, der einmal zugunsten seiner Krasenlehre gesagt hat: „Die Krankheit kann in jedem ihrer Stadien Gegenstand anatomischer Forschung sein, wenn man die Grenze zwischen Morphologischem und Biologischem nicht unnötig scharf absteckt.“*

Namenverzeichnis.

Sachverzeichnis.

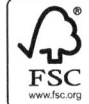